2016 第32卷

中国药学年鉴

CHINESE PHARMACEUTICAL YEARBOOK

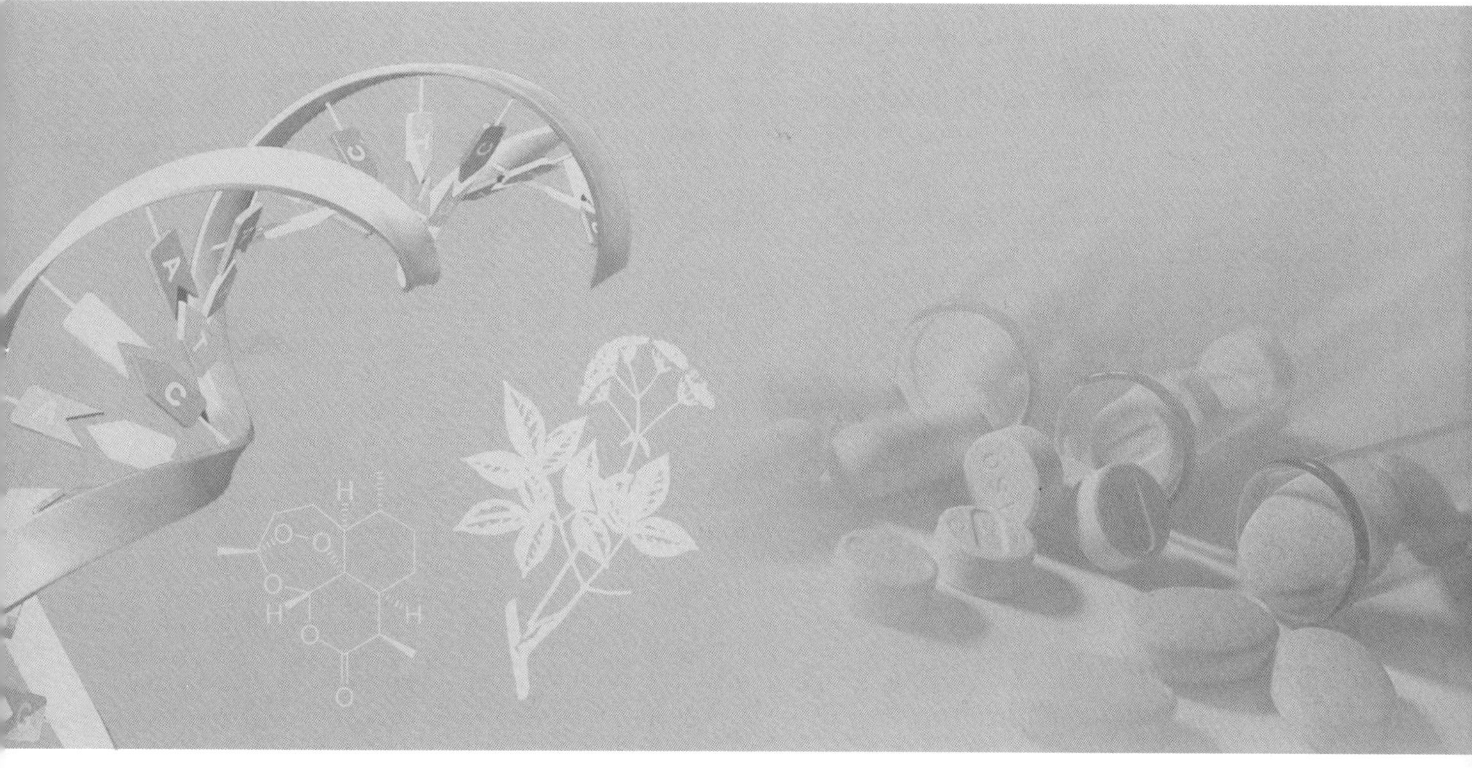

中国医药科技出版社

《中国药学年鉴》编委会(2016)

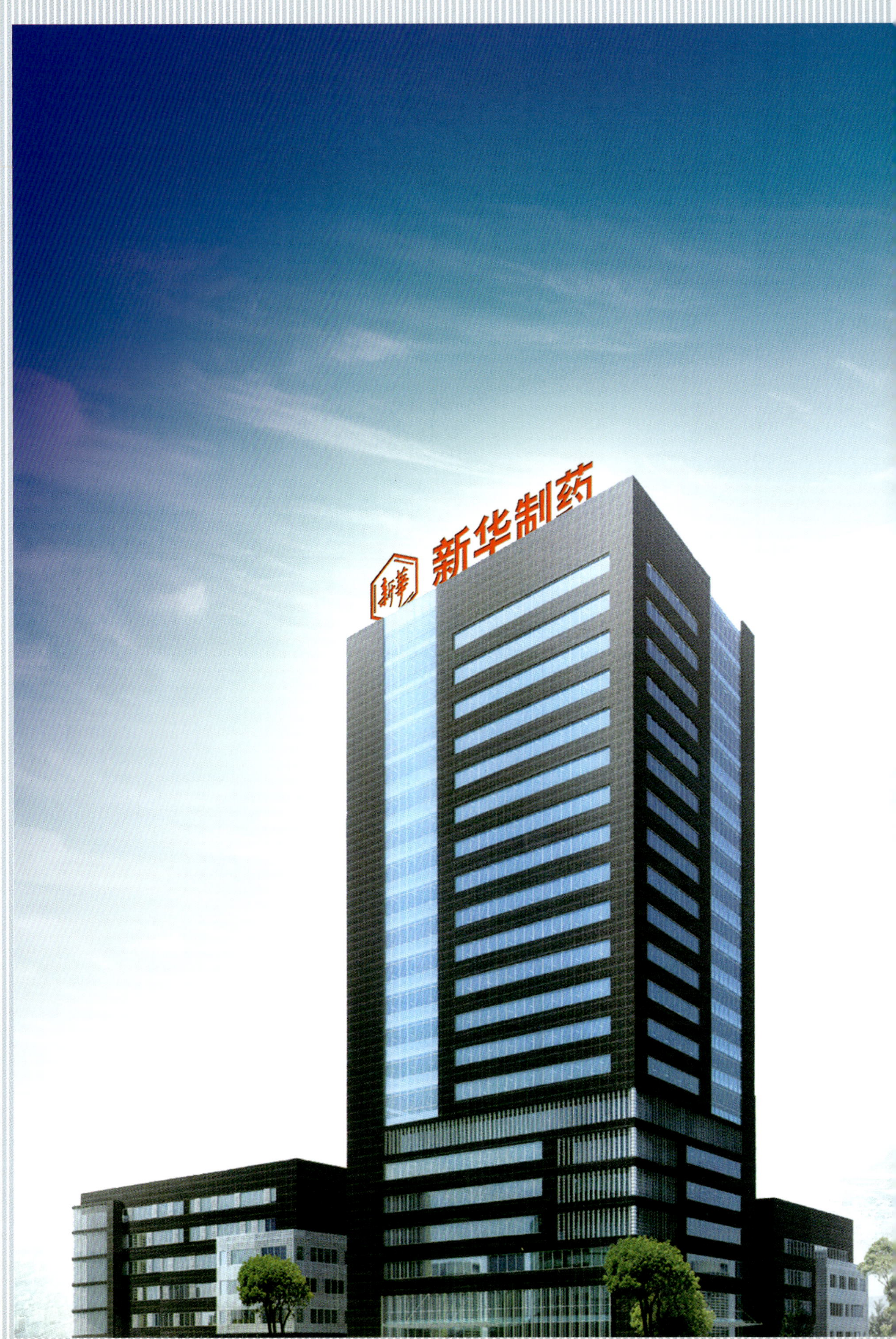
新華
新华制药

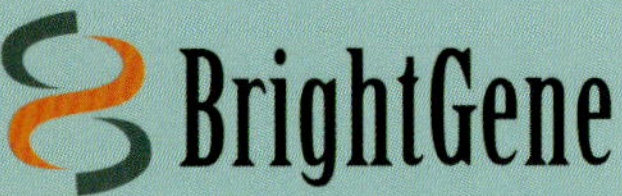

BrightGene Bio-Medical Technology Co.,Ltd

The development of BrightGene

BrightGene Bio-Medical Technology Co.,Ltd was established in 2001

With the help of BrightGene, Entecavir was developed successfully and was made a generic version by Chia Tai Tianqing Pharmaceutical Group Co., Ltd in 2006.

The first subsidiary named BrightGene Pharmaceutical Co., Ltd. was founded in 2010 meanwhile BrightGene was formally filed for new drug application at home and aboard, providing technology services and medical intermediates to foreign countries. Sales reached over 10 million RMB.

In 2011, BrightGene made the acquisition of Chongqing BioTech company and began to enter the field of fermentation by cooperating with international famous generics firms such as TEVA, sales reached tens of millions.

BrightGene Fermentation Technology Co., Ltd. was founded and started making scale production of active pharmaceutical ingredients, intermediates and fermented product. Tenofovir was granted Category 1.1 new drug clinical trial approval certificate. The BrightGene had certain popularity in the world, sales revenue exceeded one hundred million yuan in 2012.

The API workshop passed FDA certification, several kinds of API declared DMF in 2013.

A drug research institute was founded in 2014. International Business and domestic technology transfer service are developing together.

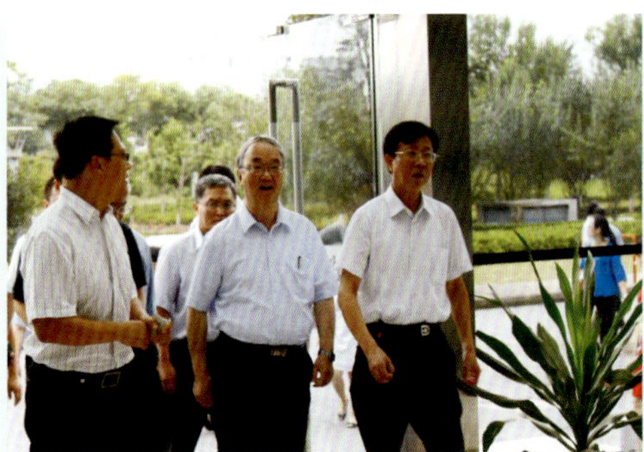

Vice chairman Sangguowei ,academecian of National People's Congress visited BrightGene in Sept. 2014.

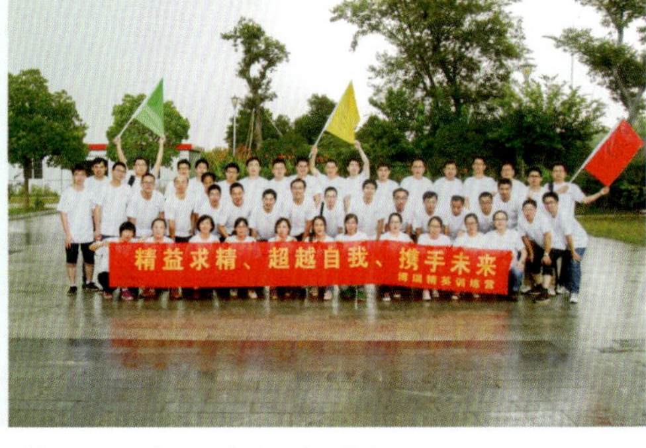

Elite Training Club of BrightGene

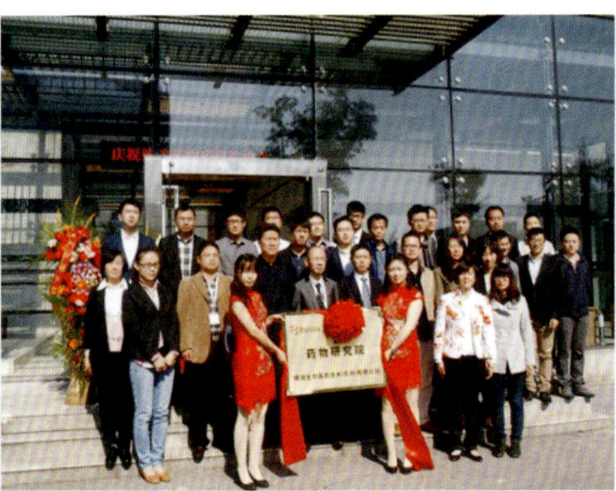

The BrightGene Drug Research Institute was founded in Nov. 2014. The institute covers an area of 7600m including 280 staffs of R&D and contains with synthesis, analysis, preparation laboratories and pilot plants.

NMR

The company building of BrightGene

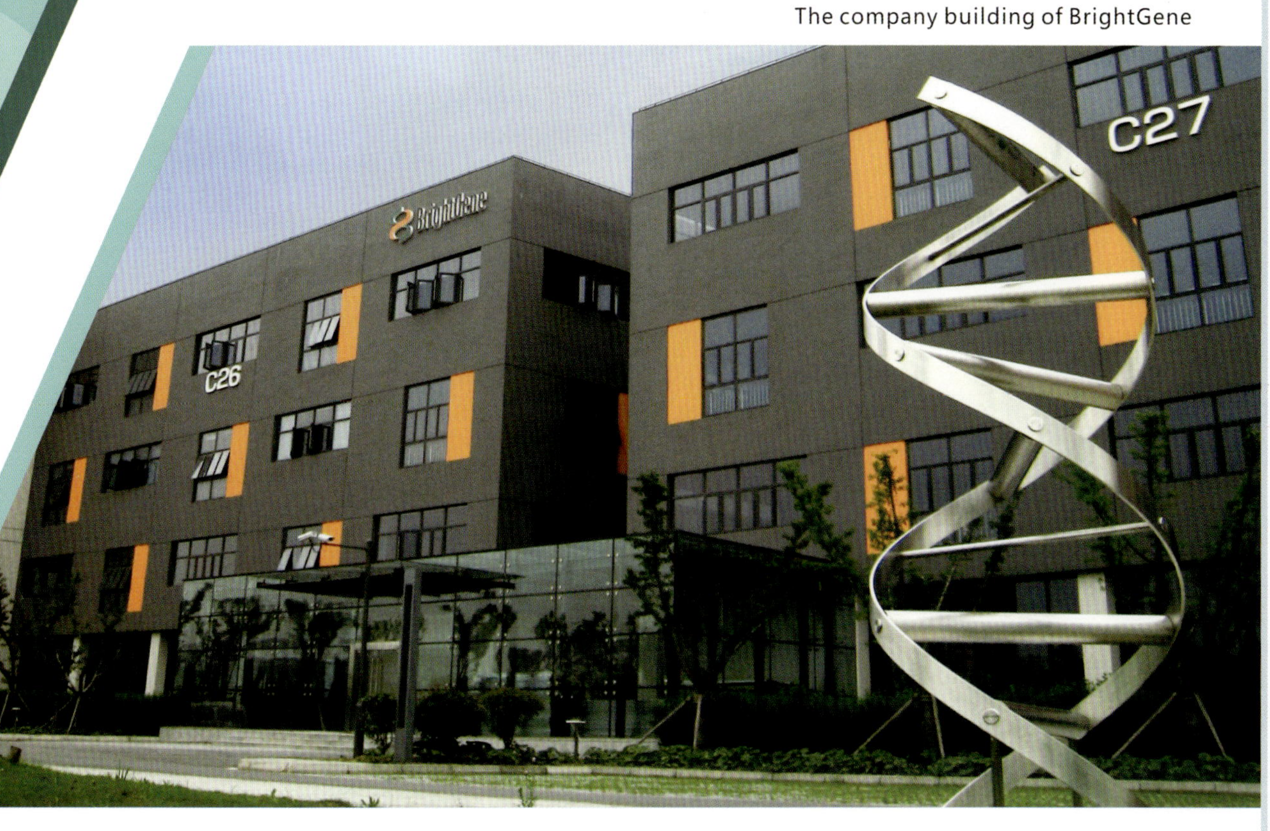

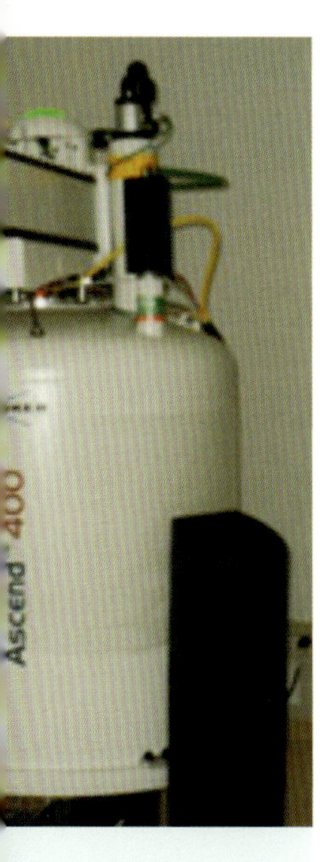

Syntech API Mfg Comply with:GMP &cGMP

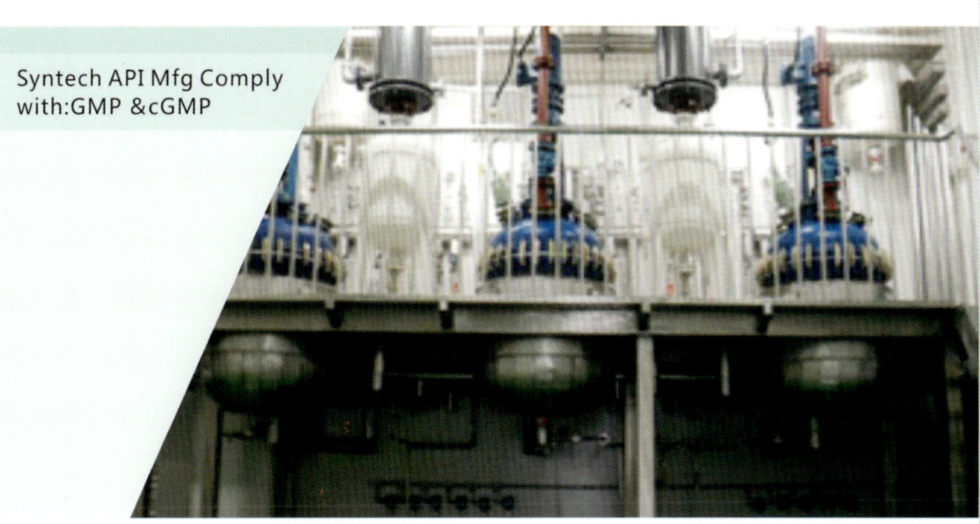

◆ 国家生物医药产业化骨干企业

◆ 国家博士后科研工作站

◆ 国家火炬计划重点高新科技企业

◆ 山东省第一家粉针剂生产企业

◆ 全国头孢类原料药生产基地

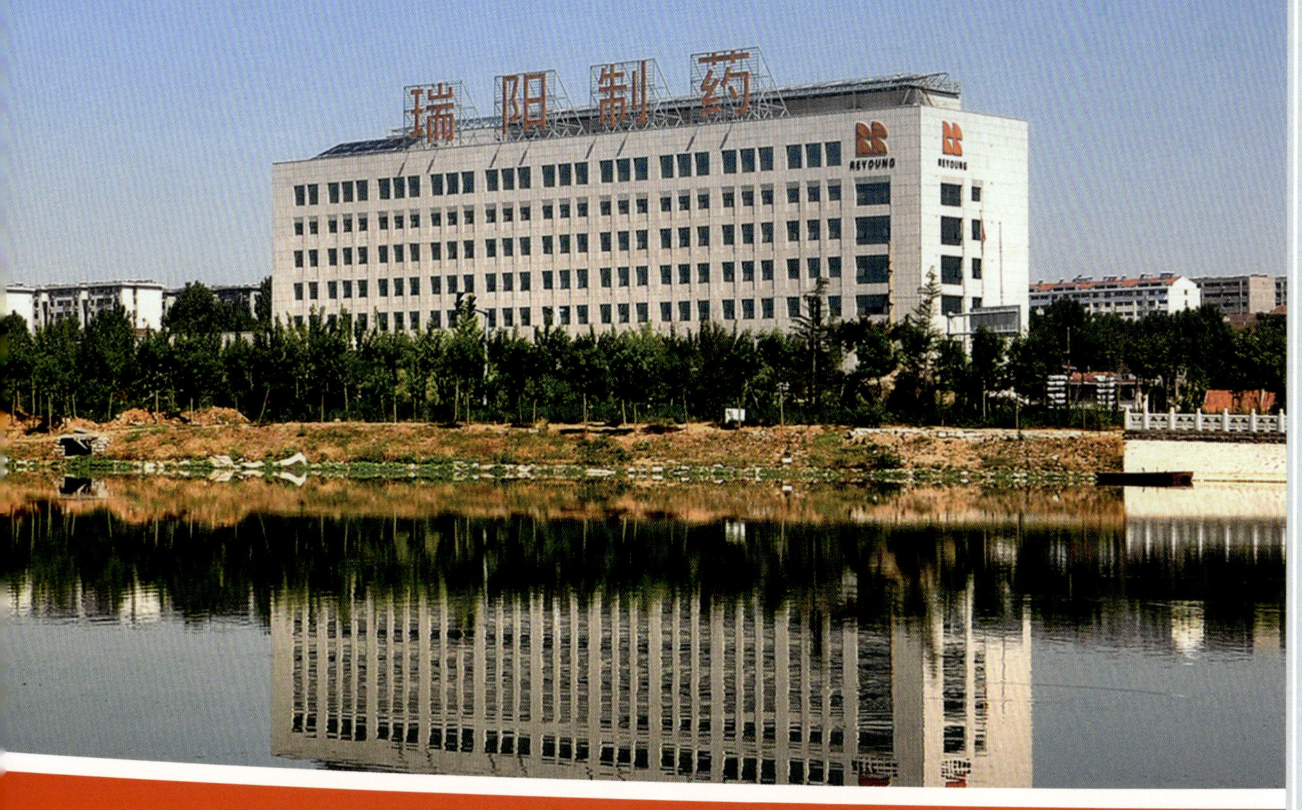

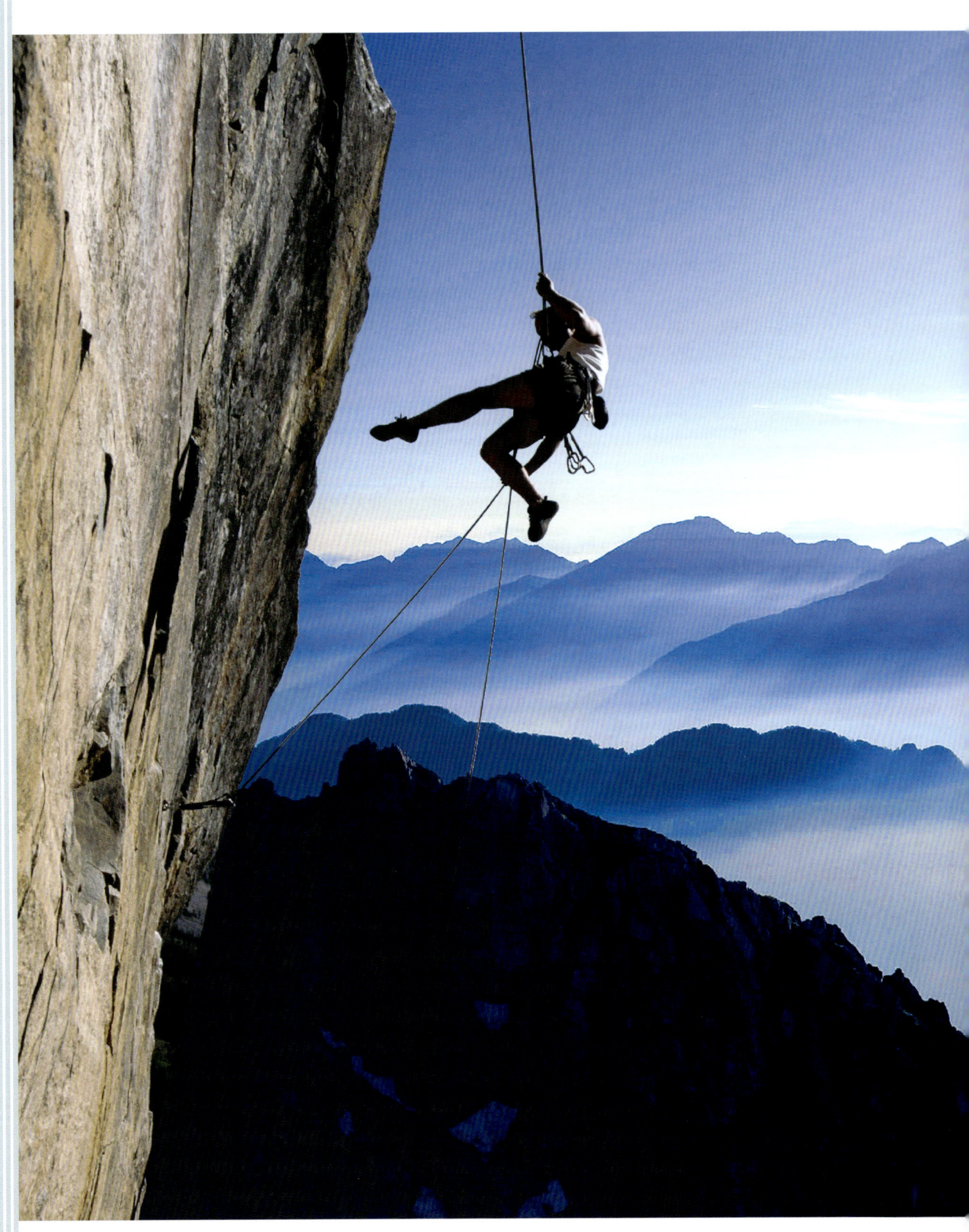

贵阳新天药业股份有限公司

贵阳新天药业股份有限公司成立于1995年8月，地处贵阳国家高新技术产业开发区，是一家集科研、生产、销售为一体的现代化中成药制药企业。属国家高新技术企业、农业产业化国家重点龙头企业、全国民族用品定点生产企业、贵阳市重点制药企业。

公司致力于中成药研究与开发，不断提高自身的科研水平和自主创新能力，年均投入研发资金过千万元，已形成以“泌尿外科、妇科、心脑血管”三大体系为主的50余个药品品种，拥有知名产品宁泌泰胶囊、和颜®坤泰胶囊、苦参凝胶、夏枯草口服液等。

公司全国市场发展中心位于上海。全资子公司上海海天医药有限公司承担新药的研发工作。上海已成为新天药业的又一中心。2000年在上海建立营销中心，负责统筹全国市场策划和销售，强化对市场的快捷服务和监督管理，逐步形成一个多层次、多渠道的营销网络。企业视产品质量为生命，严格把关，确保药品的质量稳定。现有硬胶囊剂、凝胶剂、合剂、颗粒剂、片剂、糖浆剂六条生产线，已能基本满足各种口服制剂的生产需求。

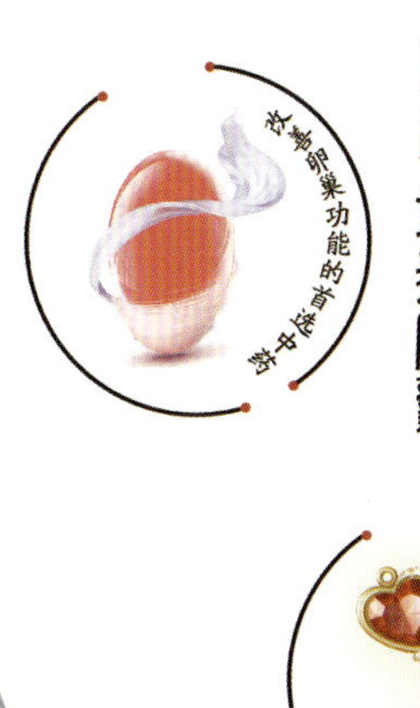

和颜®坤泰胶囊

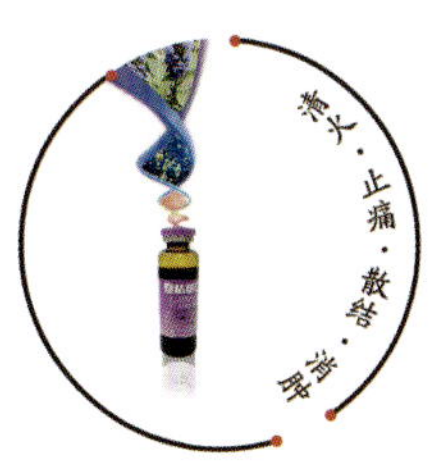

夏枯草口服液

宁泌泰胶囊

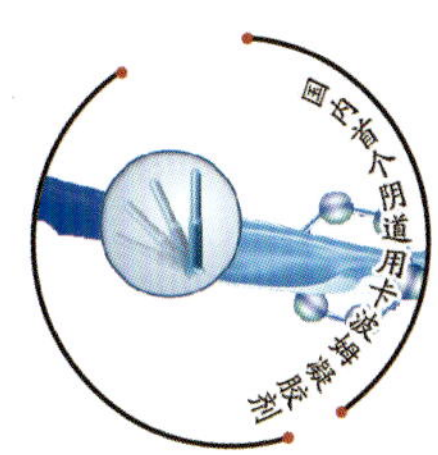

苦参凝胶

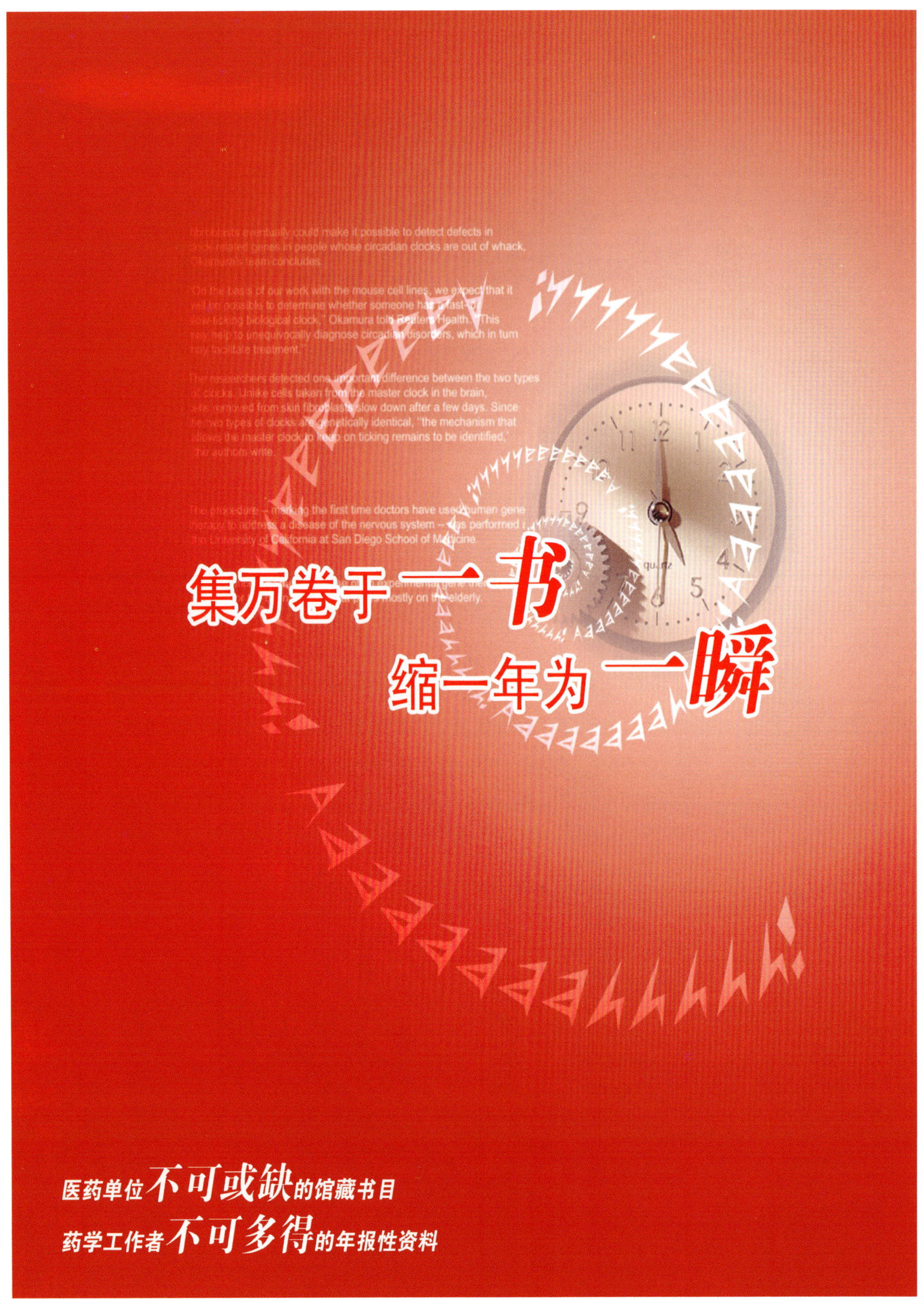
集万卷于一书
缩一年为一瞬
医药单位不可或缺的馆藏书目
药学工作者不可多得的年报性资料

目　次

专　论

药学研究

药学教育

药物生产与流通

医院药学

药品监督管理

药学人物

学会与学术活动

药学书刊

药学记事

附　录

索　引

彩页目次

MAIN CONTENTS

Review

Pharmaceutical Research

Pharmaceutical Education

Drug Production, Supply and Distribution

Hospital Pharmacy

Drug Supervision and Administration

Prominent Figures

Association and Academic Activities

Pharmaceutical Publications

Event

Appendix

Index

专论

Review

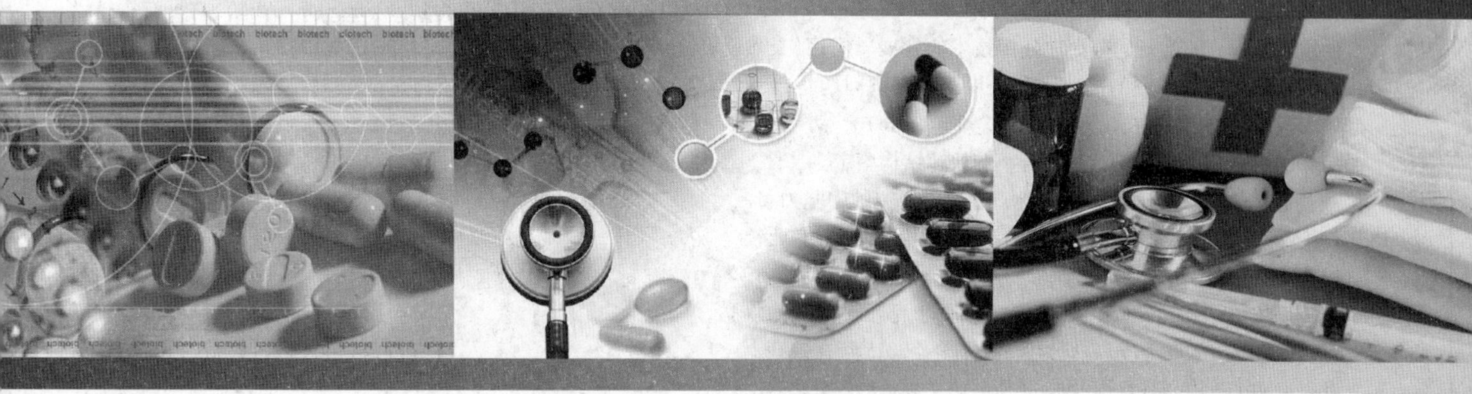

天然产物化学研究进展

杨国勋,熊　娟,胡金锋

(复旦大学药学院天然药物化学教研室,上海 201203)

天然产物对人类健康和疾病防治大有裨益,历来是新药发现的重要来源。2015 年我国科技界举世瞩目的事件之一就是屠呦呦研究员由于在青蒿素类抗疟药物发现过程中所做出的突出贡献而获得诺贝尔生理学或医学奖。在"回归自然、回归绿色"的大趋势下,天然产物的研究与开发再一次成为世人瞩目的焦点。

事实上,大自然仍然是新药效分子不竭的源泉,结构新颖和多样的天然产物依然是新化学实体(New Chemical Entity)的重要来源。随着新的分离和分析技术的发展与应用,天然药物先导化合物研究的高成本和长周期等瓶颈问题均得到较大改善,尤其体现在大型"类药性"(Drug-like)天然产物样品库的建立和微量活性成分的分离与快速结构鉴定。

毫无疑问,我国已经成为天然产物化学研究的中坚力量。就论文发表而言,来自本土学者的论文数量在多个本专业领域国际期刊,如 *Journal of Natural Products*、*Phytochemistry*、*Organic Letters*、*Tetrahedron* 和 *Planta Medica* 上都位于前列。仅以 *Journal of Natural Products* 为例,我国学者 2015 年在该刊上发表论文 112 篇,超过该刊物全年所载论文数量的四分之一。

1　萜类

1.1　单萜

在 LC-MS 的指导下从云南獐牙菜(*Swertia yunnanensis*)中分离得到一个新颖的裂环环烯醚三聚体 sweriyunnanlactone A(**1**)。这是首个具有 28 个碳原子骨架的裂环环烯醚三聚体。化合物**1** 对 HepG2. 2. 15 细胞中乙型肝炎病毒(HBV)DNA 的复制具有一定的抑制作用,IC_{50}值为 60. 76μmol/L(SI = 12. 6)[1]。

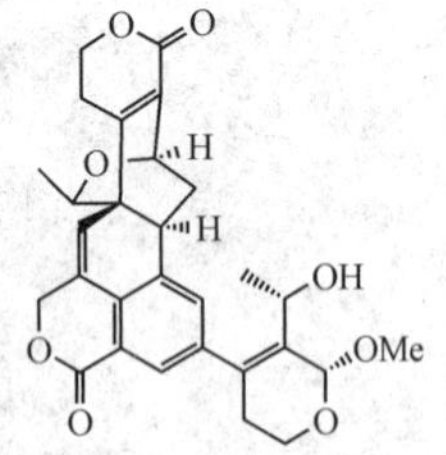

1

1.2　倍半萜

从苍耳(*Xanthium sibiricum*)的果实中分离到的倍半萜 norxanthantolide F(**2**)具有较强抗炎作用,在体外它可抑制 BV2 小胶质细胞中脂多糖(LPS)诱导一氧化氮(NO)的生成,IC_{50}值为 3. 0μmol/L[2]。对佛光草(*Salvia substolonifera*)全草化学成分研究得到 7 个吉马烷型倍半萜,其中 substolide G(**3**)可抑制血管内皮生长因子(vascular endothelial growth factor,VEGF)诱导的人脐带静脉内皮细胞增殖作用,IC_{50} 值为 16. 15μmol/L[3]。从隔山消(*Cynanchum wilfordii*)的根部分离到的、具有新型双环[6. 3. 0]十一烷吡邻丁内酯片段的 humulanolide 类型倍半萜 wilfolide A(**4**),它显示出一定的乙酰胆碱酯酶(AChE)抑制作用[4]。从我国南海酥脆绝海绵(*Dysidea fragilis*)中分离得到 dysifragilone A(**5**),它具有重排 avarone 骨架,且对 LPS 诱导的小鼠 RAW264. 7 细胞中 NO 的生成具有抑制作用,IC_{50}值为 6. 61μmol/L[5]。

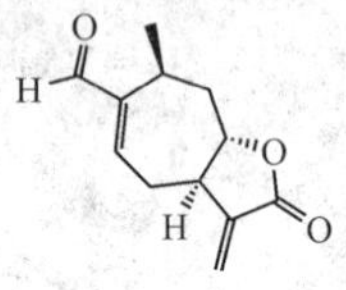

2 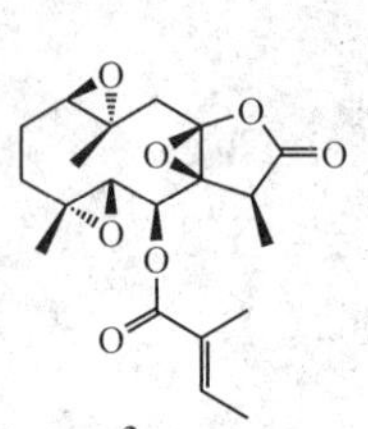　**3**

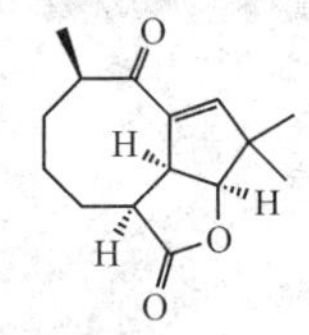

4 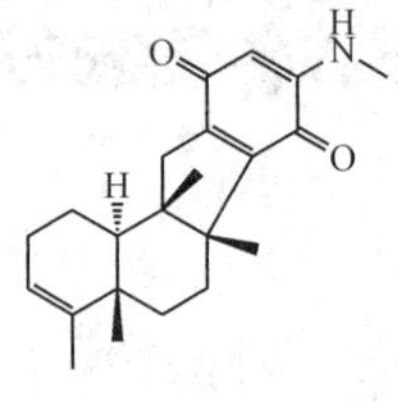　**5**

1.3　二聚倍半萜

从土田七(*Stahlianthus involucratus*)的根茎中分离得到三个具有多个连续季碳的杜松烷型二聚体。其中,involucratustone A(**6**)为自然界中首次发现的骈合了独特的全取代 1-氧杂螺[4. 4]壬烷为核心的重排杜松烷倍半萜二聚体。该化合物对人骨肉瘤细胞系 U-2OS 有较强的细胞毒作用。同时,另外一个新型的 3′,4′-裂环的杜松烷二聚体 involucratustone C(**7**)具有较好的抗炎活性[6]。从草珊瑚(*Sarcandra glabra*)的种子中分离鉴定出 11 个倍半萜二聚体。其中,sarglabolide A(**8**)含有一个由倍半萜二聚体和小分子有机酸构成的 17 元内酯环。该化合物可显著抑制 LPS 诱导的巨噬细胞中 NO 的生成,IC_{50}值为 3. 04μmol/L[7]。从贵州天名精(*Carpesium faberi*)中分离得到的倍半萜内酯二聚物 guaianodilactone B(**9**),它对人白血病细胞 CCRF-CEM 具有较强的细胞毒作用,IC_{50}值为 2. 03μmol/L[8]。从天名精(*Carpesium abrotanoides*)的全草提取物分离得到的 dicarabrone A(**10**),具有两个倍半萜内酯单元以五元碳环骈合而成的新骨架，它对 HL-60 细胞具有一定的抑制作用，IC_{50} 值为 9.1μmol/L[9]。从毛韧革菌（*Stereum hirsutum*）的培养物中分离得到的杂合倍半萜二聚体 sterhirsutin C（**11**），对 K562 和 HCT116 细胞均具有一定的细胞毒作用[10]。

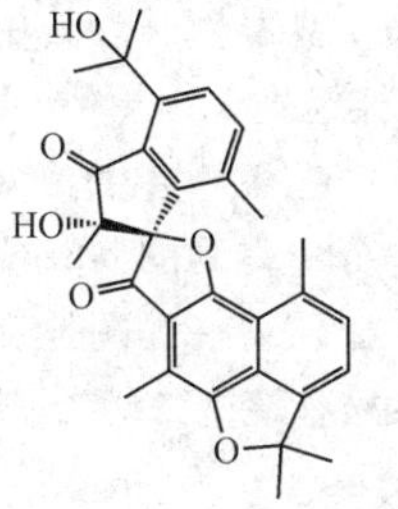

6 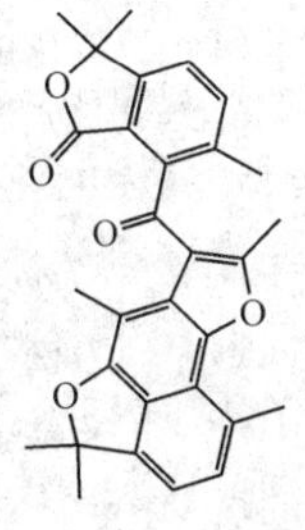　**7** 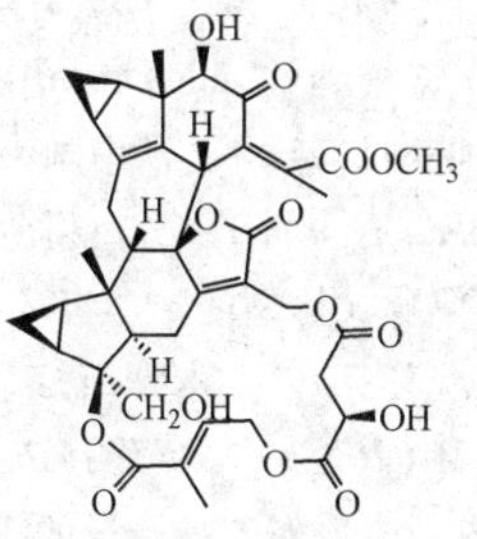　**8**

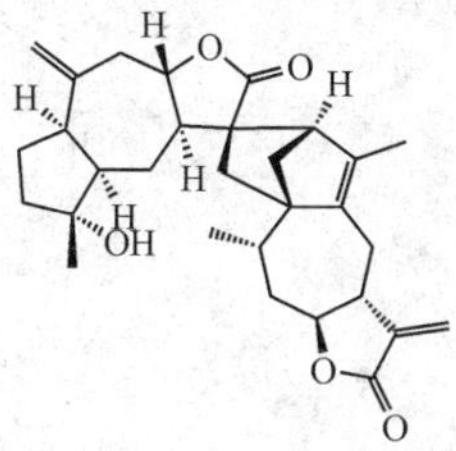

9 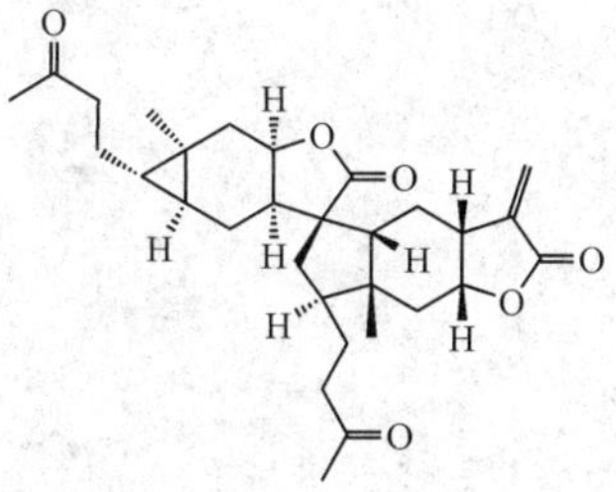　**10** 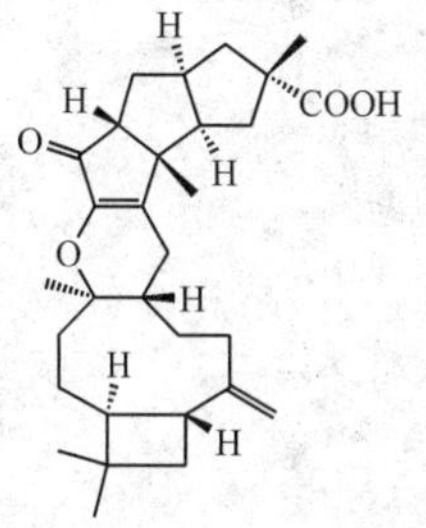　**11**

1.4　二　萜

从唇形科植物阔刺兔唇花（*Lagochilus platyacanthus*）中分离得到一个具有氧杂螺环的二萜成分 lagoditerpene A（**12**），该化合物可通过缩短激活部分凝血活酶时间发挥一定的止血功能[11]。自益母草（*Leonurus japonicas*）地上部分分离得到一个结构较为复杂的螺缩酮二萜 leonuketal（**13**），它对 KCl 诱导的大鼠主动脉收缩具有较好的舒张作用，EC_{50} 值为 2.32μmol/L[12]。从中国的苔类植物圆叶裸蒴苔（*Haplomitrium mnioides*）中分离得到两个具有六环体系的半日花烷型二萜 haplomintrin A（**14**）和 B[13]。自疏花毛萼香茶菜（*Isodon eriocalyx* var. *laxiflora*）的叶子中分离得到的 laxiflorol A（**15**）具有 7,8∶15,16-双开裂-15-降碳-21-增碳-对映贝壳杉烷结构[14]。Stelleralide F（**16**）是自瑞香狼毒（*Stellera chamaejasme*）的根中分离得到的，体外抗 HIV 活性试验显示，它对 MT-4 淋巴细胞中 NL4-3 病毒的复制具有很强的抑制作用，其 EC_{50} 值可达到 0.93nmol/L，显著强于阳性对照药（AZT，EC_{50} 值为 32.00nmol/L）[15]。

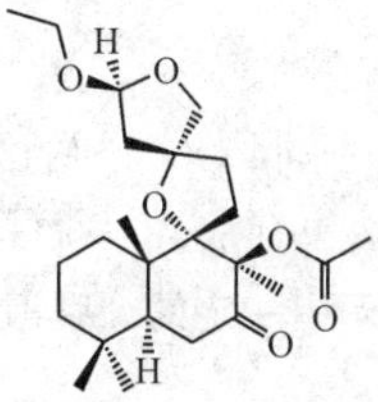

12 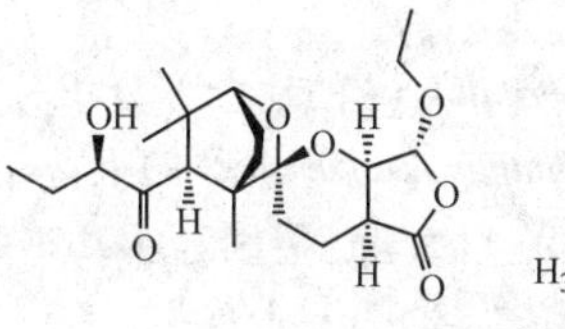　**13** 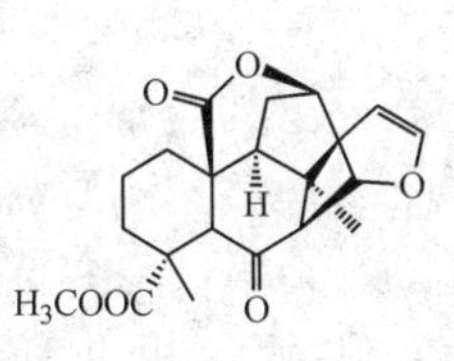　**14** 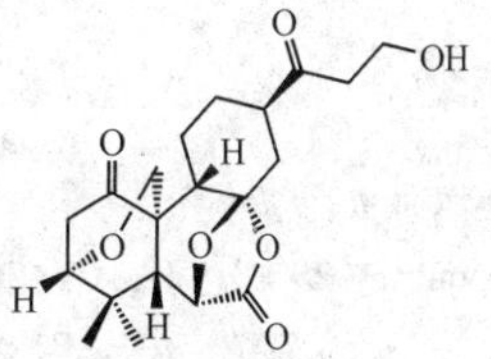　**15** 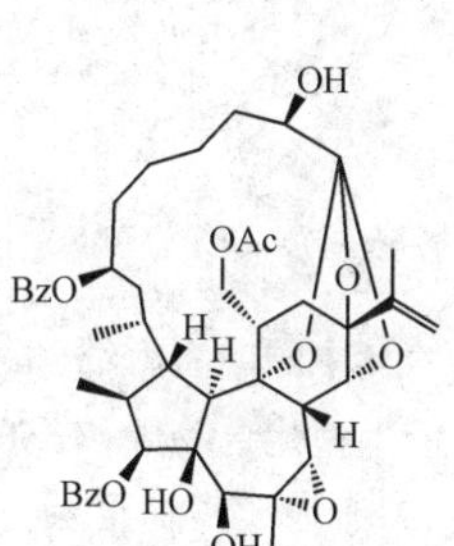　**16**

从滨藜叶分药花（*Perovskia atriplicifolia*）中分离得到的 icetexane 型二萜化合物 perovskatone B（**17**），具有一定的体外抗 HBV 作用[16]。从狗骨柴（*Tricalysia fruticosa*）的嫩枝中分离得到 8 个咖啡醇型（cafestol）二萜。其中，化合物 tricalysin H（**18**）显示出对 LPS 诱导 RAW264.7 巨噬细胞产生 NO 的抑制作用，IC_{50} 值为 6.6μmol/L[17]。从喙荚云实（*Caesalpinia minax* hance）的种子中分离得到一个具有 A 环开裂并重排的 cassane 型二萜 neocaesalminin A（**19**），该化合物含呋喃环结构片段[18]。从苏木（*Caesalpinia sappan*）的种子中分离得到的 caesalsappanin H（**20**），对氯喹耐药的恶性疟原虫（*Plasmodium falciparum*）K1 菌株显示出较强的抗疟活性，IC_{50} 值为 0.52μmol/L[19]。自乳香（*Boswellia carterii*）的树脂胶中分离得到的 boscartin A（**21**）具有较强的抗溃疡性结肠炎活性，即它可显著激活 XBP 1 转录，EC_{50} 值为 0.34μmol/L[20]。新克罗烷型（*neo*-clerodane）二萜 scutolide D（**22**）是自半枝莲（*Scutellaria barbata*）全草中分离得到的，该化合物具有一定的抗埃博拉病毒裂解性复制作用，EC_{50} 值为 3.2μmol/L[21]。

从草酸青霉菌（*Penicillium oxalicum* TW01-1）的发酵物

中分离得到的 penioxalicin(**23**)是首例 A 环 2,3 位断裂 3 位脱羧的 3-降碳-2,3-开裂半日花烷型二萜,它对 HL-60 细胞具有一定的细胞毒作用[22]。自宽叶金粟兰(*Chloranthus henryi*)全草中分离得到的 chloranhenryin D(**24**)是一个天然 14 位降碳松香烷型二萜[23]。从中国南海花环肉质软珊瑚(*Sarcophyton trocheliophorum*)中分离得到的 sarcophytrol A(**25**)具有新颖的 1 位顺式构型的十二氢环戊烷[6,7]环十一烷[1,2-*b*]环氧乙烷环系[24]。木藜芦烷(grayanoid)型二萜 rhodomollein XXVIII(**26**)是自羊踯躅(*Rhododendron molle*)根中分离得到的,该化合物对乙酸诱导的扭体试验显示出较强的镇痛作用。此外,其类似物 rhodojaponins III 和 VI 对急性或者炎症疼痛模型均显示出比吗啡更强的镇痛作用[25]。从担子菌隆纹黑蛋巢菌(*Cyathus striatus*)的培养物中得到六个高度氧化的多环鸟巢烷(cyathane)型木糖苷。其中,striatoid F(**27**)可以剂量依赖性地提高神经生长因子(NGF)介导的大鼠嗜铬细胞瘤细胞(PC-12)神经突增生[26]。从血见愁(*Teucrium viscidum*)的全草中分离得到的 biteuvisone A(**28**)为松香烷二萜二聚体结构[27]。值得一提的是,2000 年以来文献中大约报道了 20 个天然松香烷型二萜二聚体。

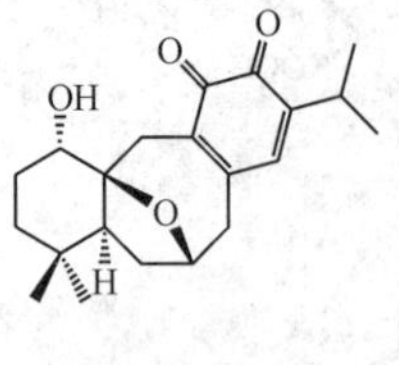

17 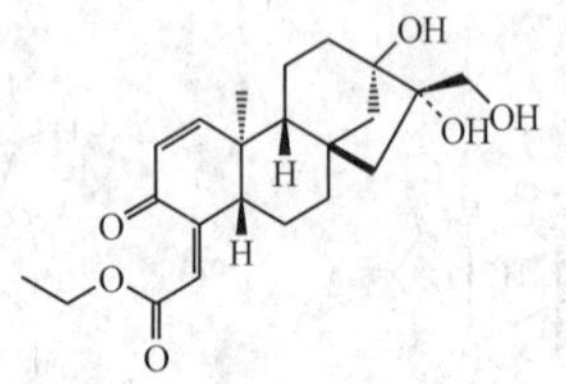 **18** 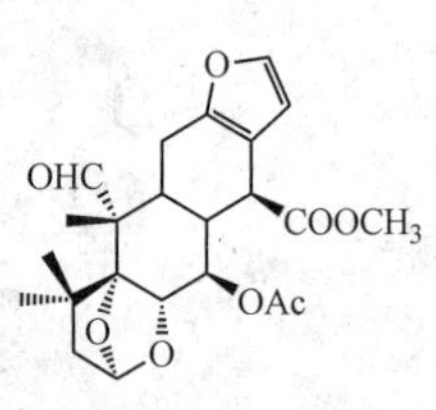 **19** 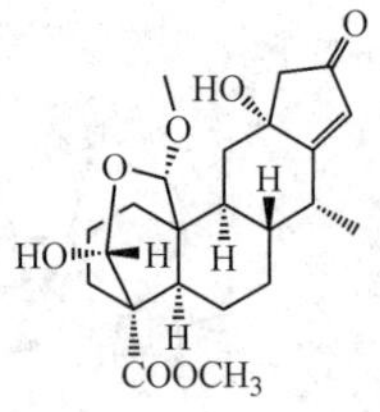 **20**

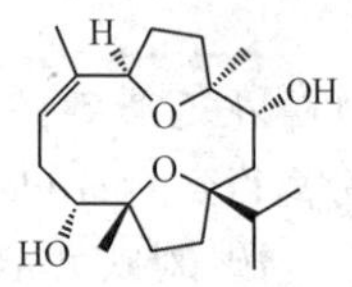

21 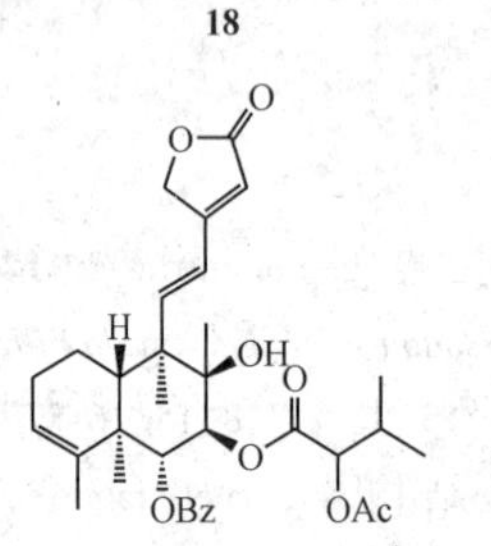 **22** 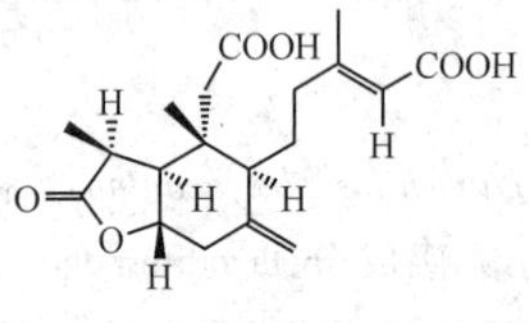 **23** 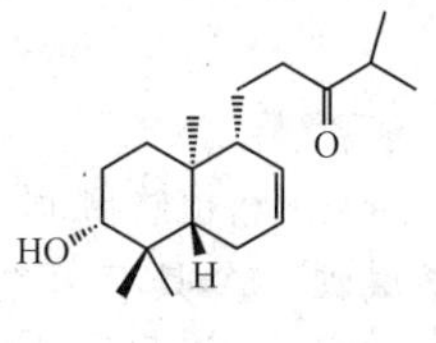 **24**

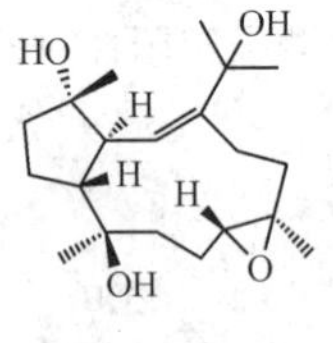

25 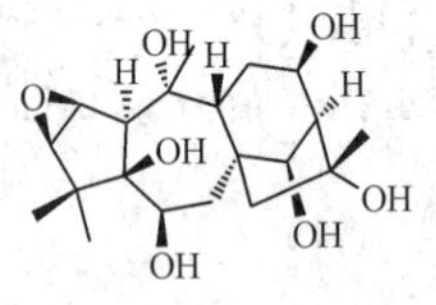 **26** 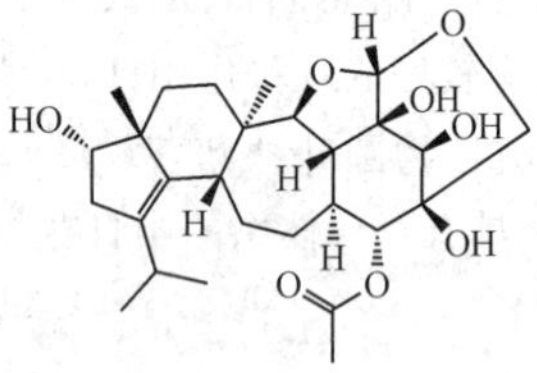 **27** 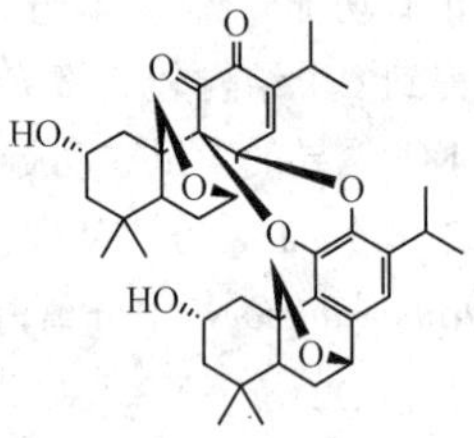 **28**

1.5 二倍半萜

从中国南海海绵 *Carteriospongia foliascens* 中分离得到的二倍半萜化合物 carteriofenone D(**29**),它对小鼠淋巴细胞白血病细胞 P388 显示出较强的细胞毒作用,IC_{50} 值为 0.96μmol/L[28]。Dibritannilactone A(**30**)是自欧亚旋覆花(*Inula britannica*)的地上部分中分离得到的[29]。从土田七(*Stahlianthus involucratus*)的根茎中分离得到 involudispirone A(**31**),它对人乳腺癌细胞系 MCF-7 显示出一定的细胞毒作用,IC_{50}值为 8.97μmol/L[30]。

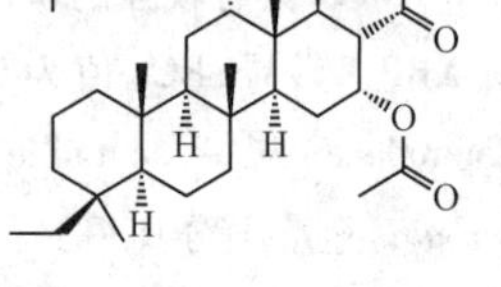

29 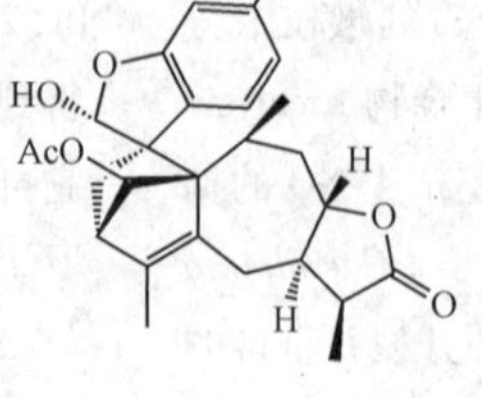 **30** 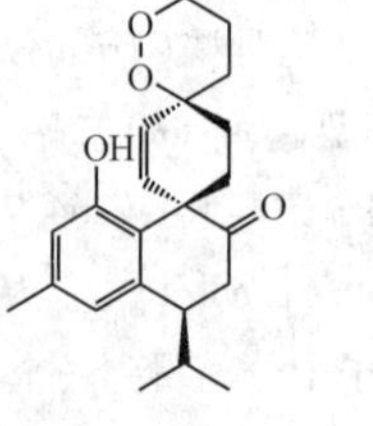 **31**

1.6 三 萜

从黑老虎(*Kadsura coccinea*)中分离到六个羊毛脂烷型三萜。其中,kadcoccinone A(**32**)具有少见的14(13→12)-*abeo*-6/6/5/6骈合的重排羊毛脂烷三萜骨架;dadcoccinone C(**33**)具有一个新颖的含有罕见氧杂双环[4.3.1]癸烷体系的6/6/9骈合碳环;dadcoccinones D(**34**)和E均为首次从自然界中得到的18(13→12)-*abeo*-26-降碳羊毛脂烷型三萜[31]。从蘑菇岛灵芝(*Ganoderma boninense*)子实体部分分离得到的ganoboninone A(**35**)是一个十四氢苯并[4,5]茚[1,7a-c]呋喃骨架的3,4-开裂-27-降碳羊毛脂烷型三萜,该化合物具有一定的抗疟活性,IC_{50}值为27.36μmol/L[32]。从大三叶升麻(*Cimicifuga heracleifolia*)的地上部分中分离鉴定出12个新环阿屯烷型三萜。其中,cimiheraclein A(**36**)对STAT 3信号通路显示一定的抑制作用[33]。从鸢尾(*Iris tectorum*)根茎的乙醇提取物中分离得到一类irirdal三萜,均含有罕见的α-松油醇片段。其中,polycycloiridal A(**37**)在10μmol/L时显示出一定的保肝活性[34]。

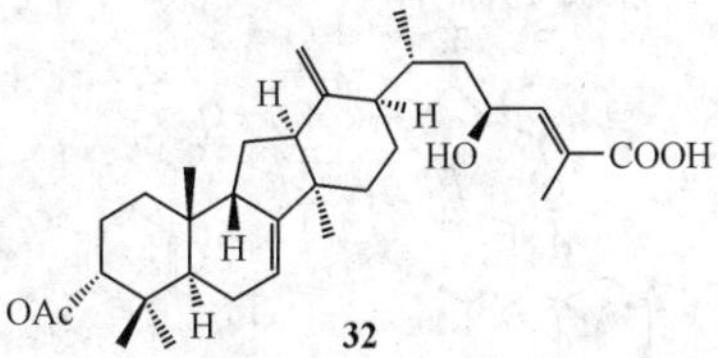

32 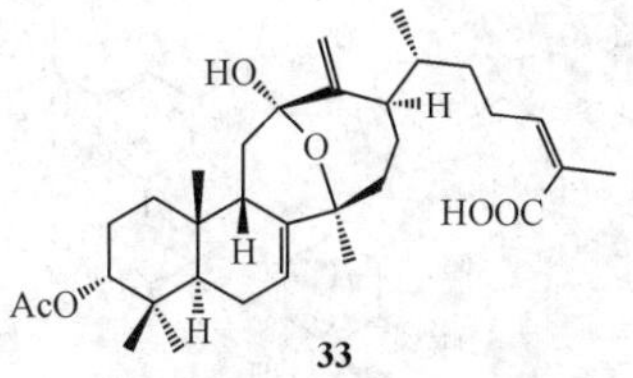 **33** 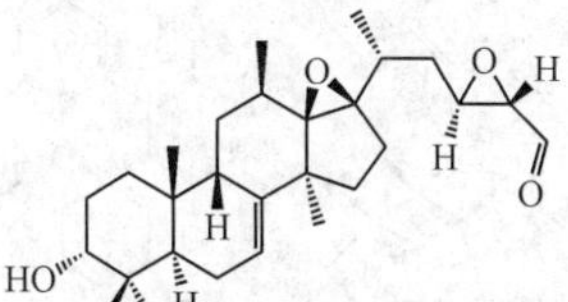 **34** 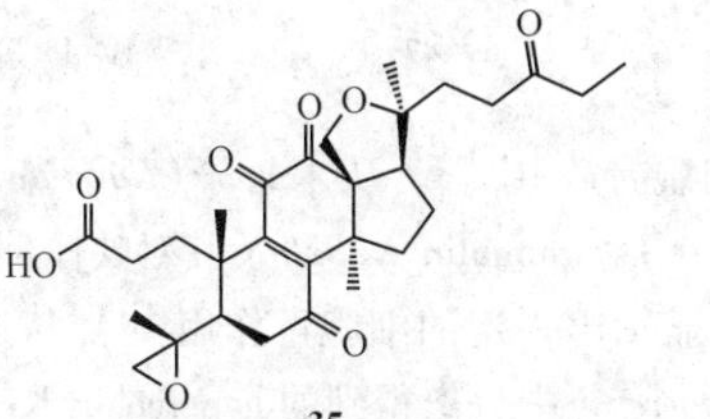 **35** 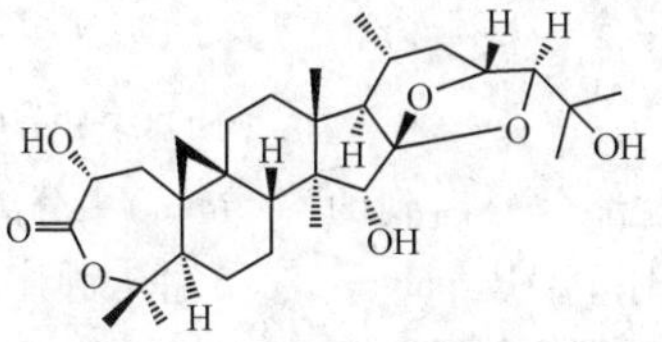 **36** 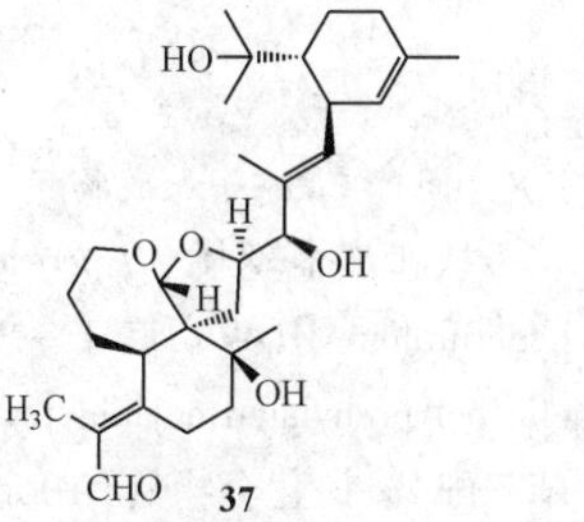 **37**

自秦岭冷杉(*Abies chensiensis*)中分离得到的spirochensilide A(**38**),是首个有着新奇螺-[5,6]环体系的重排三萜骨架结构[35]。从海南叶下珠(*Phyllanthus hainanensis*)中分离得到6个高度修饰的三萜。这些化合物在体外均对T和B淋巴细胞的增殖显示出较强的免疫抑制作用。其中,phainanoid F(**39**)活性最强,IC_{50}值分别为2.04nmol/L(阳性对照环孢菌素A的IC_{50}值为14.21nmol/L)和小于1.60nmol/L(阳性对照环孢菌素A的IC_{50}值为352.87nmol/L)[36]。从灰毛浆果楝(*Cipadessa cinerascens*)中分离鉴定出多个新的柠檬苦素类成分。其中,ciparasins B(**40**)和P(**41**)显示出一定的抗HIV作用,EC_{50}值分别为5.5μmol/L和6.1μmol/L[37]。从矮陀陀(*Munronia henryi*)的全草中分离得到14个新的柠檬苦素类化合物。其中,munronin A(**42**)对一小组肿瘤细胞显示出较强的细胞毒作用,IC_{50}值范围为0.4 ~2.3μmol/L;此外,munronin H(**43**)具有一定的抗烟草花叶病毒作用,IC_{50}值为19.6μg/mL[38]。

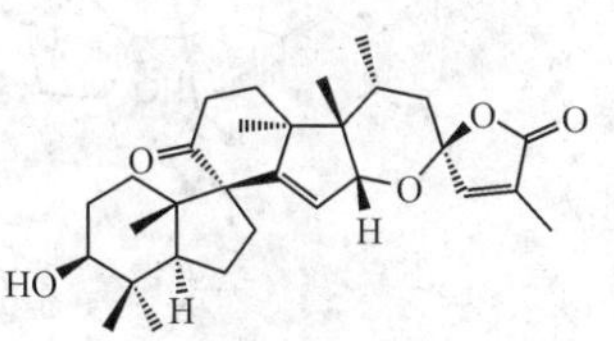

38 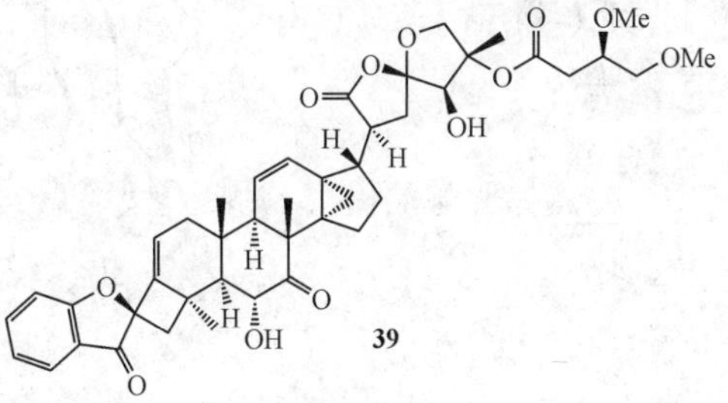 **39** 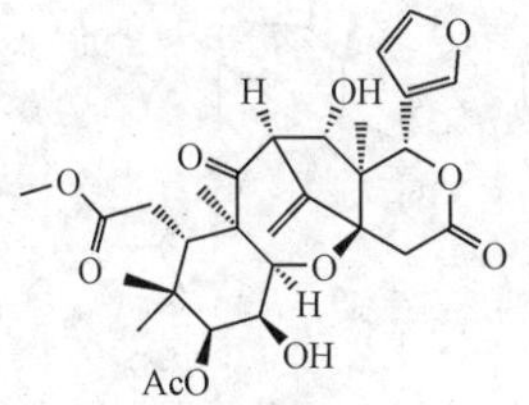 **40** 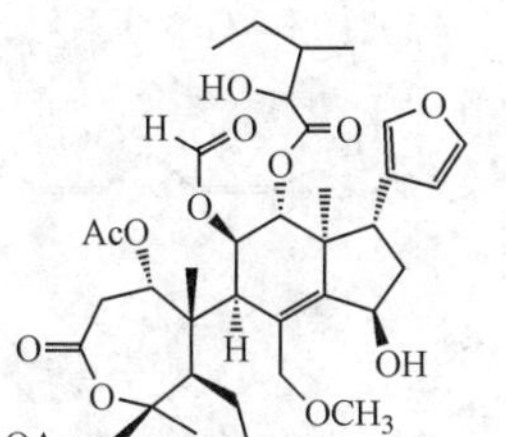 **41** 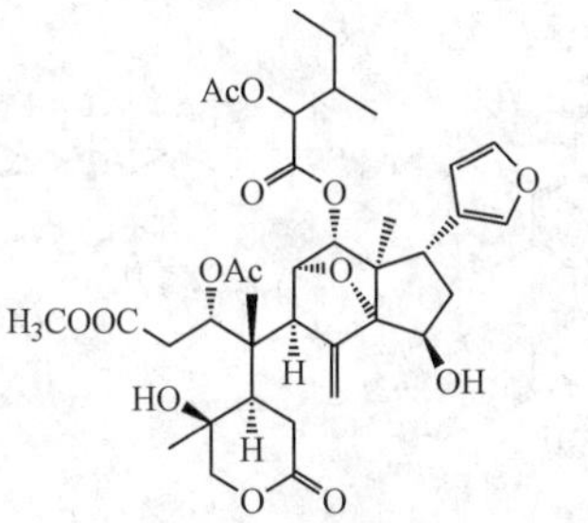 **42** 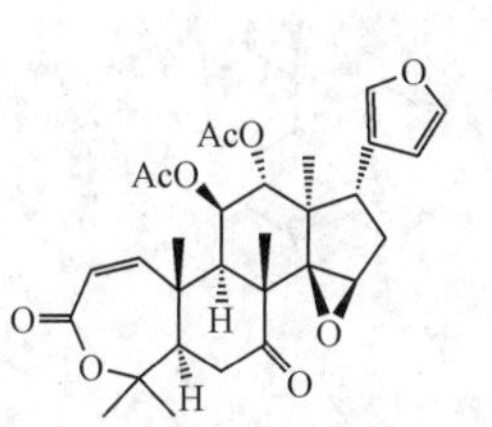 **43**

1.7 杂萜

从头花杜鹃（*Rhododendron capitatum*）中分离得到两对杂萜的对映体。其中，(?)-rhodonoid B（**44**）和它的对映体均显示 PTP1B（protein tyrosine phosphatase 1B，蛋白酪氨酸磷酸酶 1B）抑制作用[39]。从反柄紫芝（*Ganoderma cochlear*）中鉴定了五对二聚杂萜对映体。其中，(+)-cochlearoid A（**45**）可抑制 $Ca_v3.1$ T-型钙离子通道[40]。从土曲霉（*Aspergillus terreus*）中分离得到包括 yaminterritrem B（**46**）在内的两个杂萜，化合物 **46** 对 LPS 诱导 RAW264.7 巨噬细胞 COX-2（环氧化酶-2）的表达具有剂量依赖性的抑制作用[41]。从帚状香茶菜（*Isodon scoparius*）的地上部分分离得到包括 scopariusicide A（**47**）在内的两个新颖的具有免疫抑制活性的不对称环丁烷衍生物[42]。从 *Ganoderma lingzhi* 的子实体中分离得到多个杂萜，其中(−)-spirolingzhine A（**48**）显示出一定的促进神经干细胞增殖作用[43]。

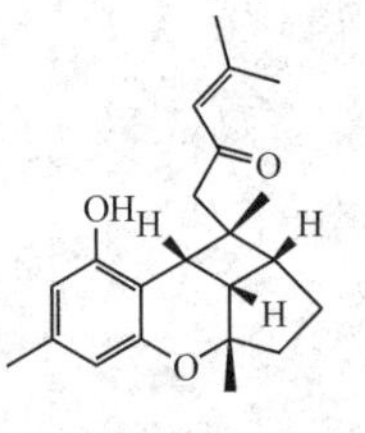

44 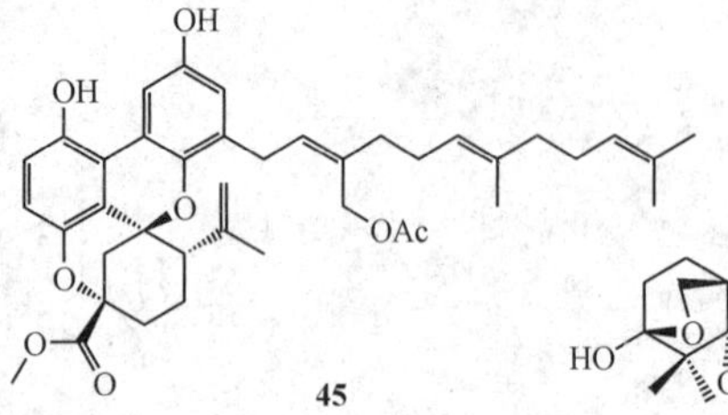 45 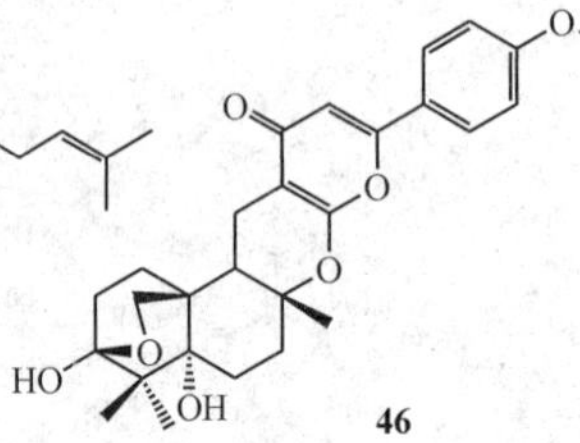 46 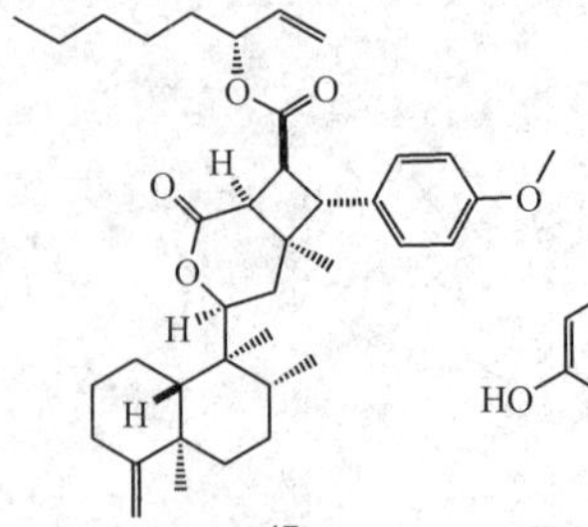 47 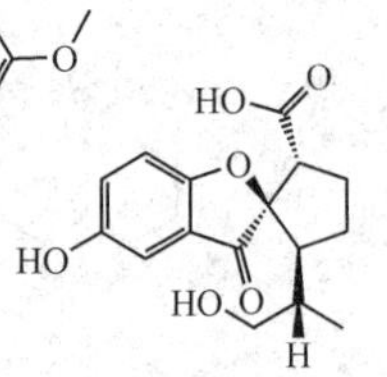 48

1.8 间苯三酚-萜加成物

从匙萼金丝桃（*Hypericum uralum*）地上部分分离到的 hyperuralone D（**49**），属于一类 1,9-开裂-双环 PPAP（polycyclic polyprenylated acylphloroglucinol，多环多异戊烯基酰基间苯三酚）。该化合物具有一定的乙酰胆碱酯酶抑制活性，IC_{50} 值为 7.1μmol/L[44]。类金刚烷基的 PPAP 类化合物 hyperattenin K（**50**）是从赶山鞭（*Hypericum attenuatum* choisy）中分离并鉴定出的，它在 C8166 细胞中可抑制 HIV-1 的复制，同时对 HL-60 和 A549 细胞系显示出一定的细胞毒作用[45]。从近无柄金丝桃（*Hypericum subsessile*）中分离到另外两个金刚烷型 PPAPs。其中，hypersubone B（**51**）对 4 种人肿瘤细胞系均显示出一定的细胞毒作用[46]。从木竹子（*Garcinia multiflora*）中分离得到(+)-garcimulin A（**52**）及其对映体，前者对 5 种人肿瘤细胞均显示出一定的细胞毒作用[47]。从连柱金丝桃（*Hypericum cohaerens*）中分离得到的 hypercohin K（**53**）是首个具有独特螺合环丙烷的 PPAP，该化合物可一定程度地增强 AChE 的活性[48]。Guapsidial A（**54**）是自番石榴（*Psidium guajava*）树叶中分离得到的基于倍半萜的 psidium 型杂萜[49]。从稀有植物台湾金粟兰（*Chloranthus oldhamii*）的根中分离到一类新结构，均具有松香烷二萜偶联不同烷基化间苯三酚单元的结构特征。其中的化合物 chlorabietol C（**55**）显示出一定的 PTP1B 抑制作用，IC_{50} 值为 4.9μmol/L[50]。

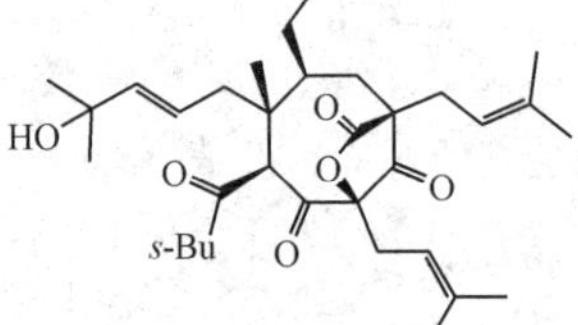

49 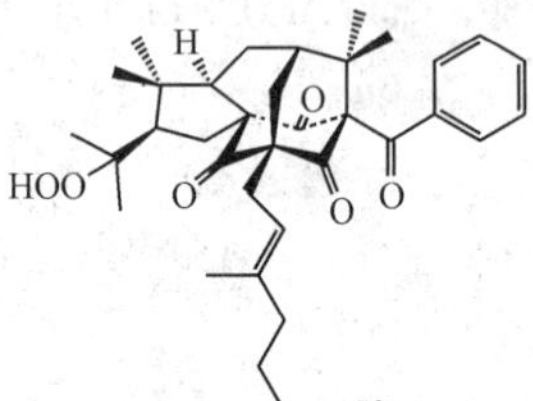 50 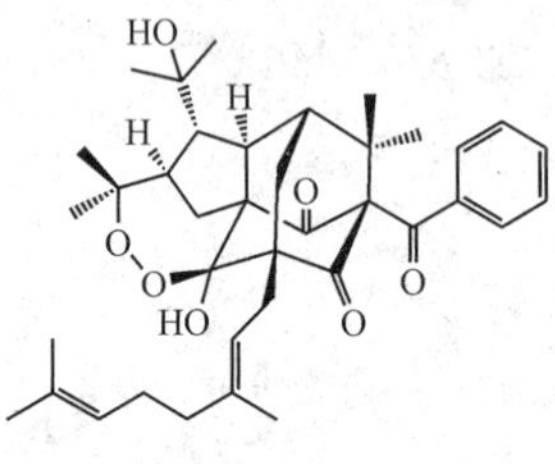 51 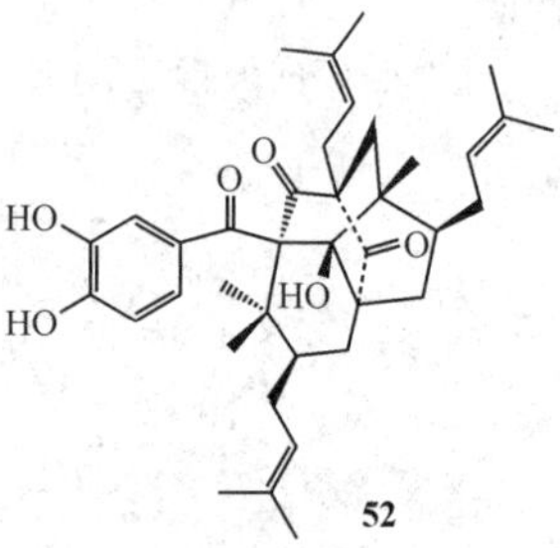 52

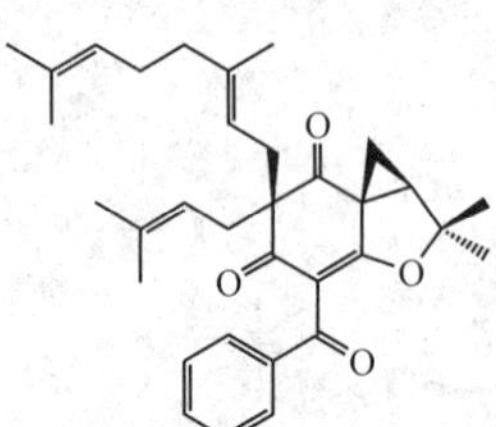

53 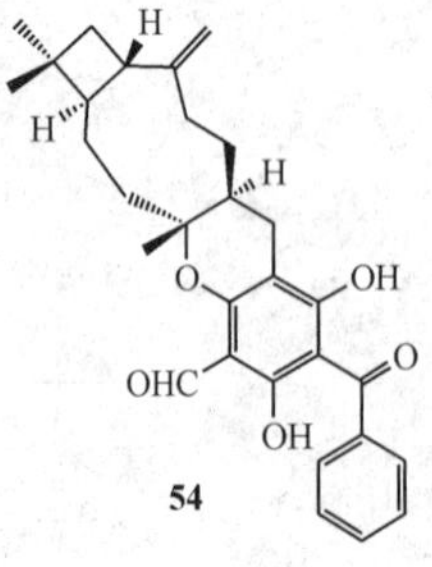 54 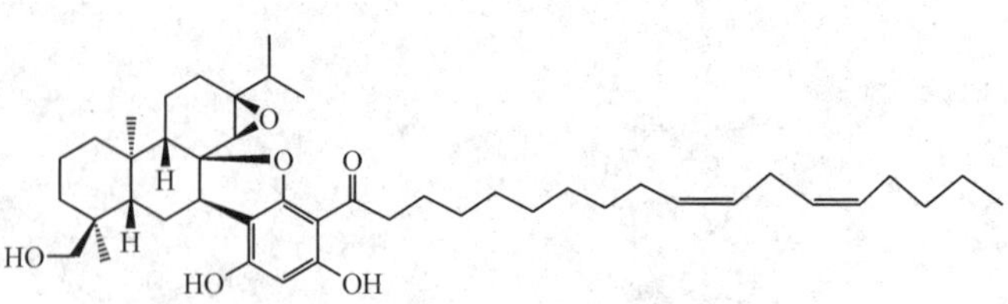 55

2 木脂素

从内生菌杂色曲霉(*Aspergillus versicolor*)的发酵产物中分离得到4个木脂素类化合物,均具有新丁内酯结构。其中的化合物 versicolactone A(**56**)是首个天然的具有罕见2-氧丙基的丁内酯。它显示出较强的抗烟草花叶病毒作用,其抑制率(46.4%)强于阳性对照物宁南霉素(30.8%)[51]。从香桂(*Cinnamomum subavenium*)的树皮中分离得到两对外消旋螺二烯酮新木脂素,其中(-)-subaveniumin B(**57**)对LPS诱导RAW264.7巨噬细胞产生NO具有一定的抑制作用,IC_{50}值为4.3μmol/L[52]。从五味子(*Schisandra chinensis*)的果实中分离得到联苯环辛二烯型木脂素 schinlignan A(**58**)[53]。

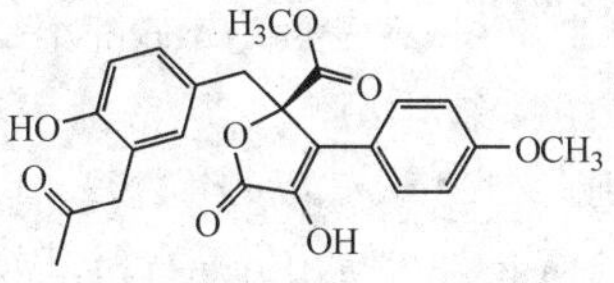

56 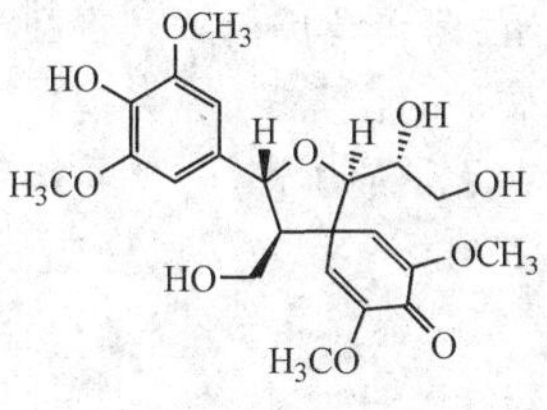 **57** 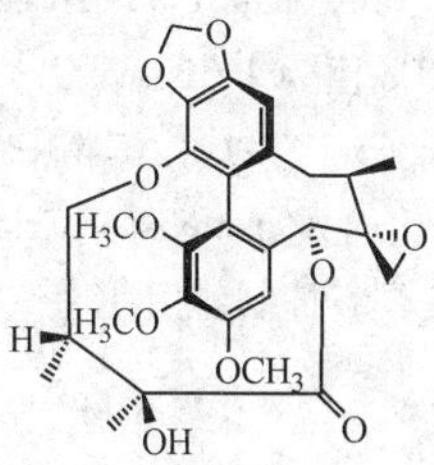 **58**

3 香豆素

Botryoisocoumarin A(**59**)是从秋茄树(*Kandelia candel*)内生真菌 *Botryosphaeria* sp. KcF6 的培养物中分离得到的一个异香豆素。该化合物具有一定的COX-2抑制活性,IC_{50}值为6.51μmol/L[54]。从井栏边草(*Pteris multifida*)的全草中分离得到的 multifidarin A(**60**)是一个少见的5-碳-甲基-苯并呋喃异香豆素[55]。Muralatin B(**61**)自翼叶九里香(*Murraya alata*)的叶子中分离得到,它对脂多糖诱导巨噬细胞生成NO具有一定的抑制作用,IC_{50}值为9.1μmol/L[56]。从杏香兔耳风(*Ainsliaea fragrans*)的全草中分离得到一个7-羟基香豆素衍生物 ainsliaeasin C(**62**),它可通过延长凝血酶原时间而显示出一定抗凝血功能[57]。(±)-dahuribiscoumarin(**63**)是从川白芷(*Angelica dahurica* var. *formosana* cv. Chuanbaizhi)根中分离得到的香豆素二聚体,它可浓度依赖地抑制诱导性一氧化氮合酶mRNA的表达水平[58]。

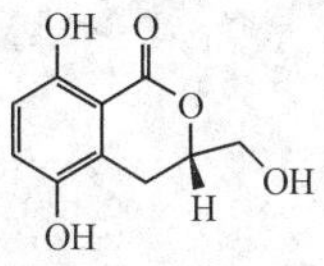

59 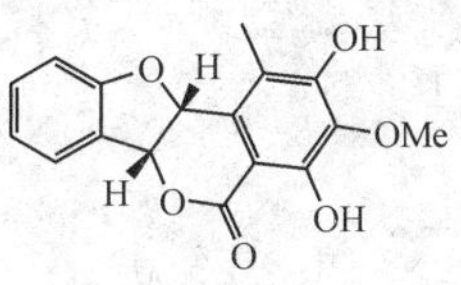 **60** 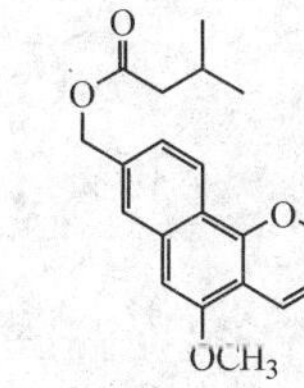 **61** 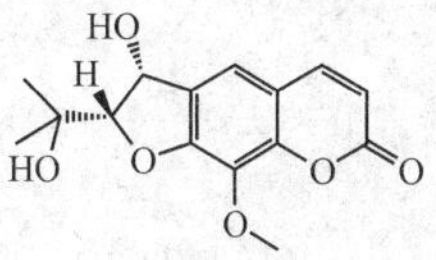 **62** 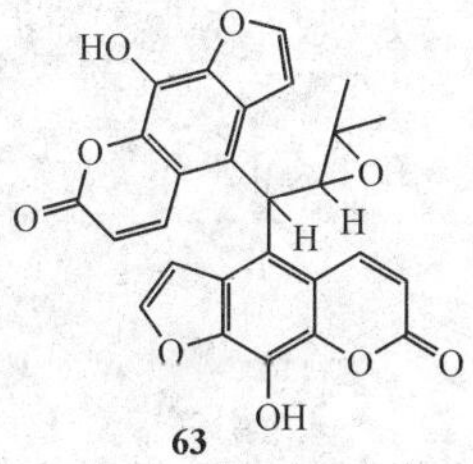 **63**

4 黄 酮

Chaetoxanthone D(**64**)是一个四氢吡喃取代的呫吨酮(xanthone)类化合物,是从毛壳属真菌 *Chaetomium murorum* 中分离得到的[59]。从红树林来源真菌(*Aspergillus versicolor* HDN1009)的培养物中分离而得一种呫吨酮和色原酮的二聚体 versixanthone A(**65**),对几种肿瘤细胞显示出一定的细胞毒作用[60]。自连翘(*Forsythia suspensa*)的果实中分离出来的 forsythoneoside B(**66**)可以抑制鱼藤酮诱导的PC12细胞损伤,在0.1μmol/L时该化合物可以把细胞存活率从(53.9±7.1)%提高至(70.1±4.0)%[61]。

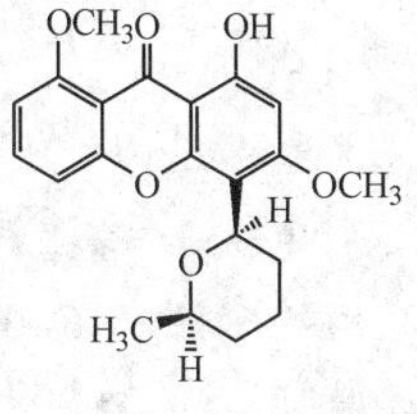

64 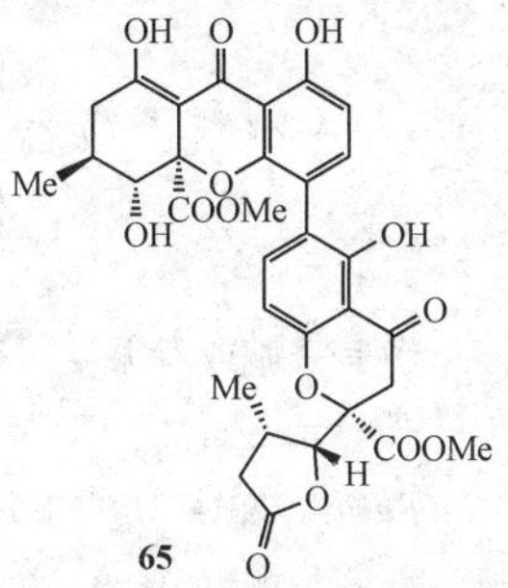 **65** 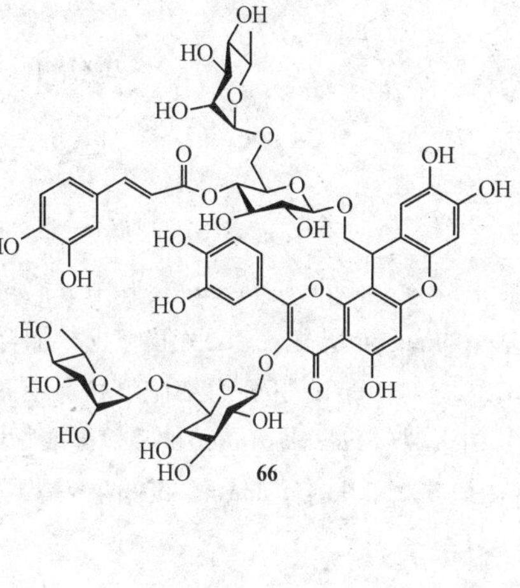 **66**

5 甾 体

从真菌 *Gloeophyllum abietinum* 的固态培养物分离得到 10 个新麦角甾醇类化合物,其中 gloeophyllin A(**67**)具有罕见 C 环降碳 D 环增碳甾醇骨架,它对 K562 细胞显示出一定的抗增殖作用,IC_{50}值为 4.73 μg/mL[62]。从箭根薯(*Tacca chantrieri*)全草中分离得到的 chantriolide D(**68**)对 A2780 显示出一定的细胞毒作用,IC_{50}值为 4.61μmol/L[63]。从地衣内生菌 *Nodulisporium* sp.(No. 65-17-2-1)发酵物中分离得到一序列绿胶霉素类成分,其中化合物 nodulisporiviridin G(**69**)对淀粉样-β 肽($Aβ_{42}$)的聚集具有抑制作用,IC_{50}值为 1.2μmol/L[64]。

6 生物碱

从粗糙马尾杉(*Phlegmariurus squarrosus*)的地上部分分离得到 squarrosusine A(**70**),它是首个发生羟醛缩合的 fawcettine 型石松生物碱(*Lycopodium* alkaloids)[65]。从刺果番荔枝(*Annona muricata*)的内生菌 *Periconia* sp. F-31 的发酵物中分离得到具有新颖的六氢-1*H*-异苯并吡喃-5-异丁基吡咯-2-酮骨架的 pericoannosin A(**71**)和 periconiasin F(**72**),两者都具有一定的抗 HIV 活性,IC_{50} 值分别为 69.6μmol/L 和 29.2μmol/L[66]。从紫芝(*Ganoderma sinensis*)的子实体中分离得到两个新型的杂合体生物碱(?)-sinensilactam A(**73**)及其对映体,前者对 TGF-β1 诱导的人肾近端小管细胞 Smad3 磷酸化具有一定的抑制作用[67]。从密脉木(*Myrioneuron faberi*)中分离得到三个 *Myrioneuron* 生物碱。其中,myrifamine B(**74**)显示出一定的体外抗丙肝病毒(HCV)作用。从结构特征看,myrifamine C(**75**)是 *Myrioneuron* 生物碱中首个具有对称结构的二聚体[68]。

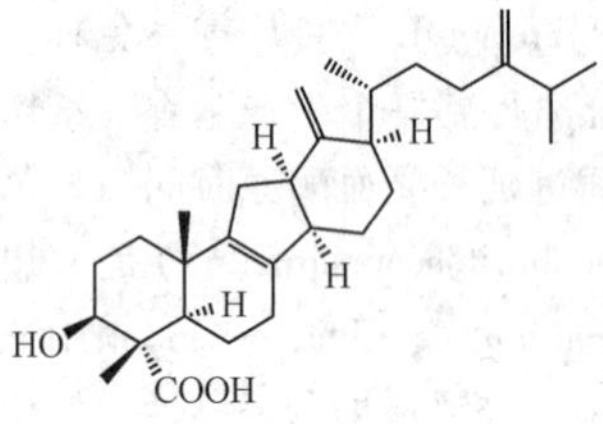

67 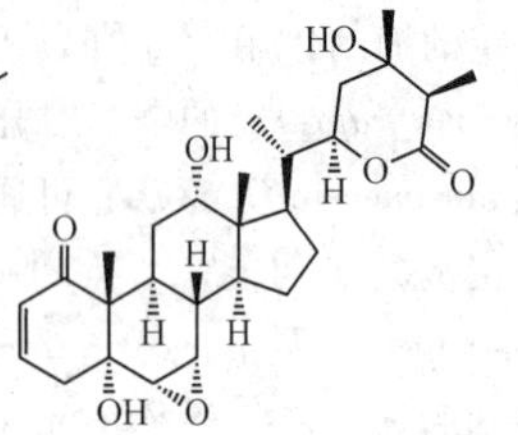 68 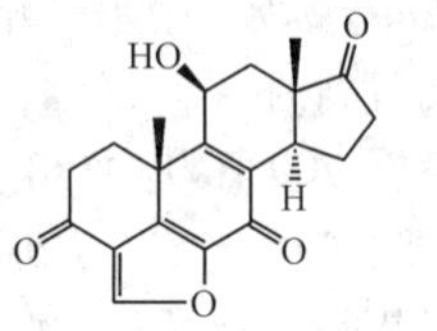 69 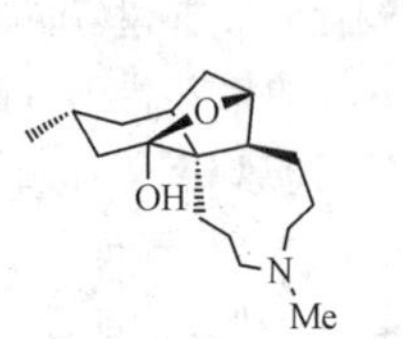 70 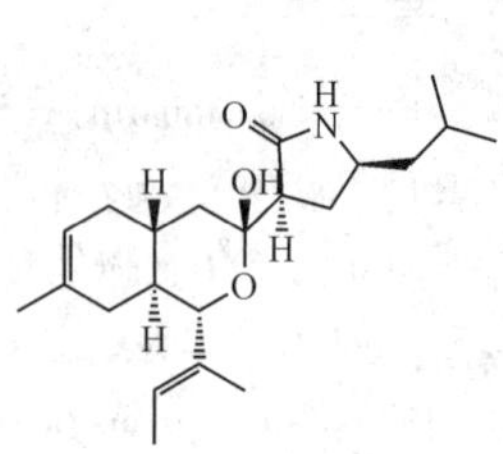 71

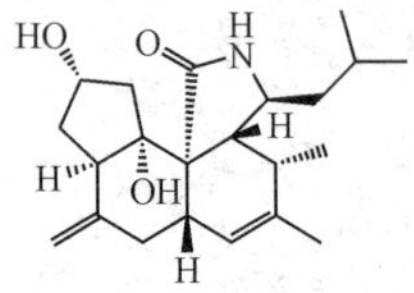

72 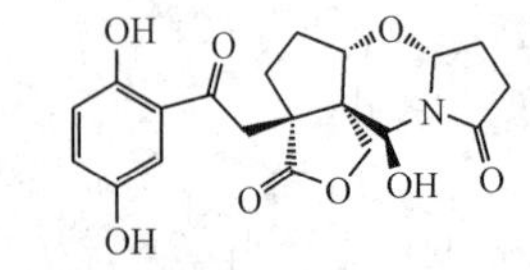 73 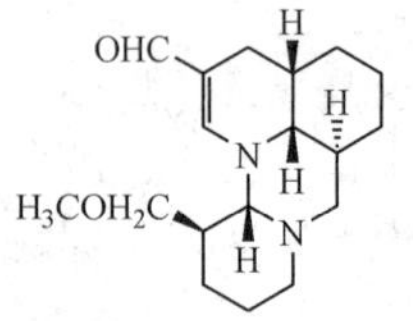 74 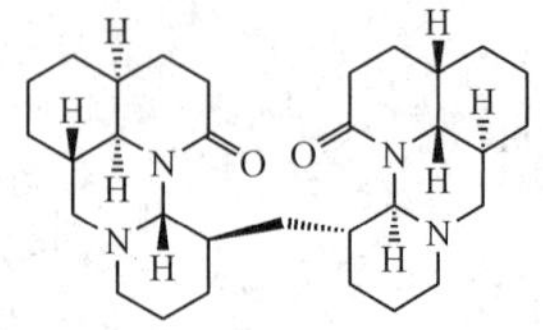 75

自白饭树(*Flueggea virosa*)中分离得到 flueggether A(**76**)和 virosinine A(**77**),二者体外均具有一定的抗 HIV 作用[69]。从糖胶树(*Alstonia scholaris*)的叶子中分离得到的 scholarisine H(**78**)是一个具有罕见笼状骨架单萜吲哚生物碱[70]。从车前草(*Plantago depressa*)的种子中分离得到的单萜两性离子胍盐 plantadeprate A(**79**),它具有独特 5/5/6 三环体系。该化合物在 40μmol/L 时能一定程度地抑制肝糖异生,抑制率为 8.2%[71]。从钩吻(*Gelsemium elegans*)的叶子和藤茎中分离到 *N*-4-去甲-21-脱氢钩吻素子(**80**)。它可视为首个 *N*-4-去甲的钩吻素子生物碱,其对 5 种人肿瘤细胞均显示出一定的抑制作用,IC_{50}值为 4.6 ~ 9.3μmol/L[72]。

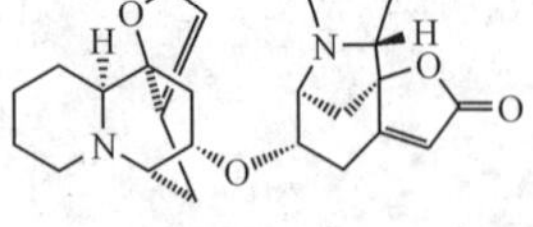

76 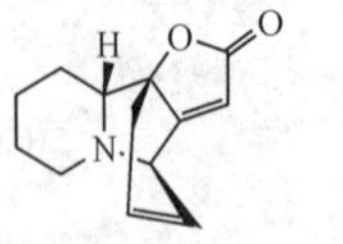 77 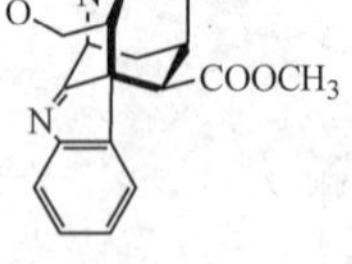 78 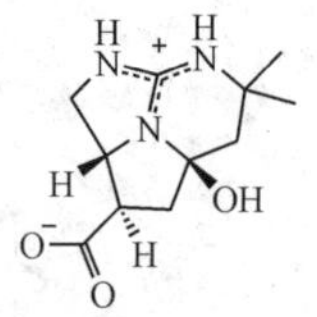 79 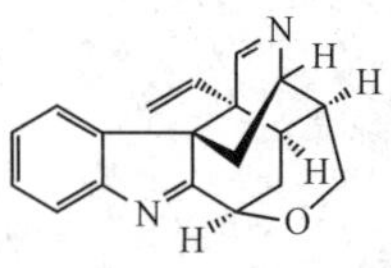 80

从楝科米仔兰(*Aglaia odorata*)树叶中分离得到一个碳-10 位羧基化的 aglain 型黄酮醇二酰胺[3+2]加合物 aglaodoratin C(**81**),它对 HepG2 肝肿瘤细胞增殖具有一定抑制作用[73]。从白饭树(*Flueggea virosa*)的乙醇提取物中分离得到 flueggenine E(**82**)和 flueggenine F(**83**),两者是罕见的骈合了色胺残基或者哌啶残基的 *Securinega* 生物碱杂合体。前者体外显示一定抗 HIV 活性[74]。从海绵来源真菌 *Aspergillus flavus* MXH-X104 的发酵物中分离得到一个高度氧化六环环匹阿尼酸(CPA)生物碱 speradine C(**84**),它具有独特 6/5/6/5/5/6 六环体系和 4-氧代-1,3-噁嗪环[75]。

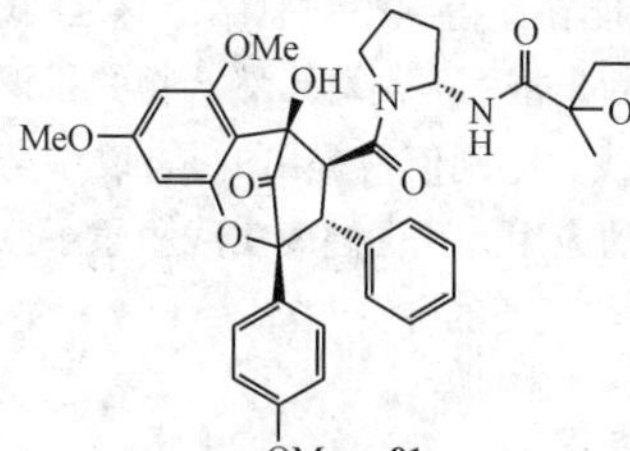

81 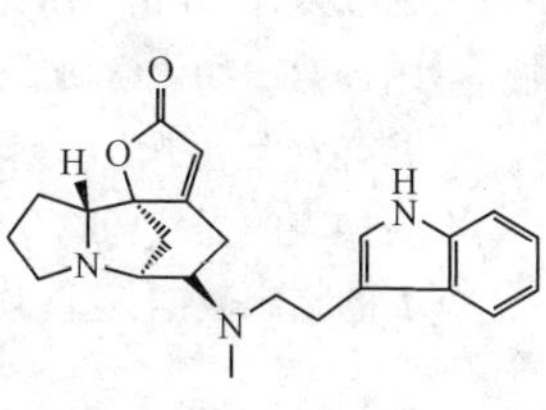 82 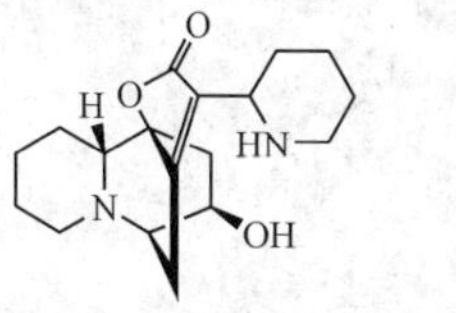 83 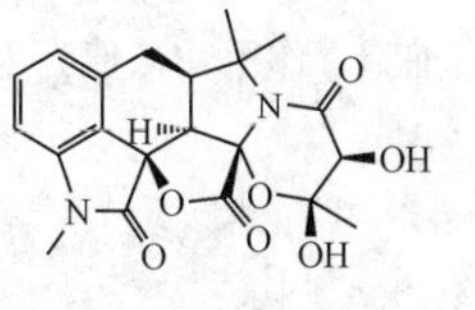 84

从 *Chaetomium globosum* TW1-1 真菌的固态培养物中分离得到的 armochaetoglobin L(**85**)是一个细胞松弛素(cytochalasans)类化合物,它体外显示出较强的抗 HIV 作用,EC_{50} 值为 0.48μmol/L[76]。从源于海绵 *Phakellia fusca* 的真菌 *Arthrinium arundinis* ZSDS1-F3 的发酵物中分离得到包括 arthriniumnin A(**86**)在内的若干新型 cytochalasans 类化合物[77]。

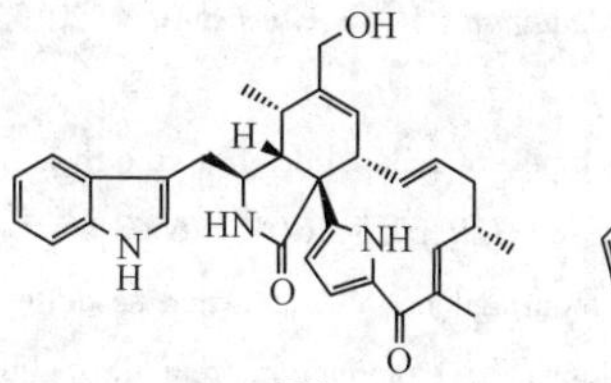

85 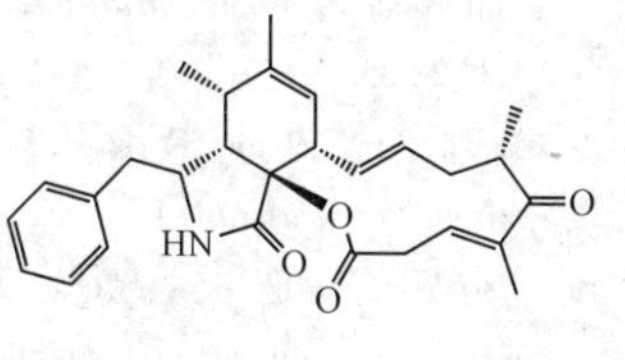 86

从博落回(*Macleaya cordata*)植物的地上部分分离得到两对对映生物碱二聚体,其中(-)-macleayin A(**87**)对 HL-60 细胞显示出一定的细胞毒作用,IC_{50} 值为 3.51μmol/L[78]。自钩吻(*Gelsemium elegans*)的根中分离得到一个新颖的二聚化单萜吲哚生物碱 geleganidine B(**88**),该化合物对 MCF-7 和 PC-12 细胞均显示出一定的细胞毒作用[79]。从九里香(*Murraya exotica*)的根中分离得到的 exotine A(**89**),是一个异戊烯基取代吲哚和香豆素衍生物经骈合而成的七元环连接的杂合二聚物,它对 LPS 诱导 BV-2 小胶质细胞生成 NO 具有一定抑制作用[80]。自腊肠树(*Cassia fistula*)的树皮中分离得到一个新型二聚化色原酮生物碱 fistulain A(**90**),具有一定的抗烟草花叶病毒作用和细胞毒活性[81]。Duclauxamide A1(**91**)是自三七(*Panax notoginseng*)的内生菌 *Penicillium manginii* YIM PH30375 的发酵物中分离得到的一个由 *N*-2-羟乙基片段的聚酮衍生出来的七环寡聚芴酮二聚体,它对一小组人肿瘤细胞均显示出一定的细胞毒作用[82]。从源于软珊瑚的真菌 *Pestalotiopsis* sp. 中分离得到含有 12 个杂原子(N 或 O)的化合物(+)-pestaloxazine A(**92**),具有一定的抗肠病毒 71(EV71)作用,IC_{50} 值为 14.2μmol/L,该作用强于阳性对照物(病毒唑,IC_{50} = 256.1μmol/L)[83]。自海洋来源真菌 *Pseudallescheria ellipsoidea* F42-3 的发酵物中分离得到 pseudellone A(**93**)[84]。从海绵真菌类阿达青霉 *Penicillium adametzioides* AS-53 的发酵物中分离得到一个二硫双酮哌嗪衍生物,即 adametizine A(**94**),对丰年虾(*Artemia salina*)具有致死性,其 LD_{50} 值为 4.8μmol/L[85]。

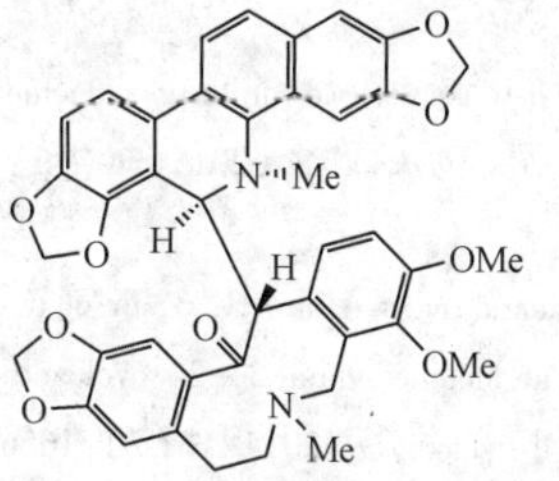

87 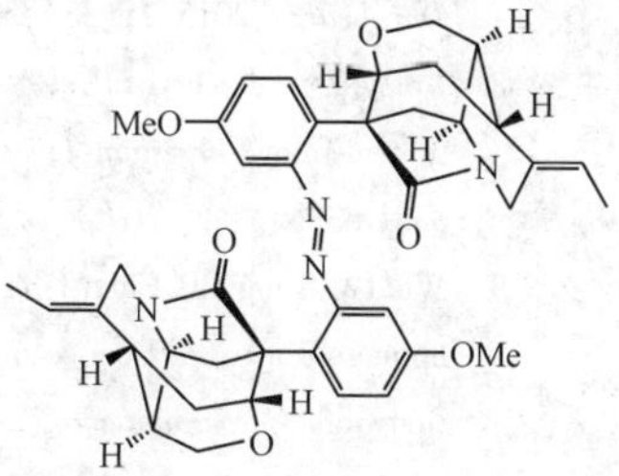 88 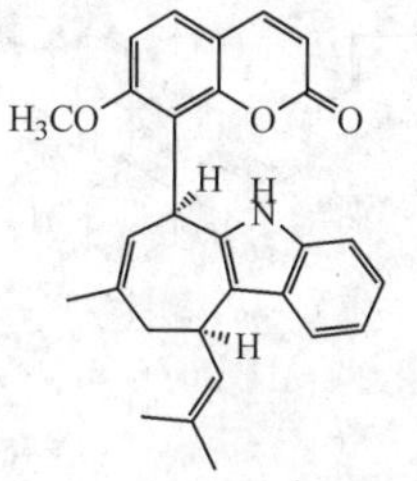 89 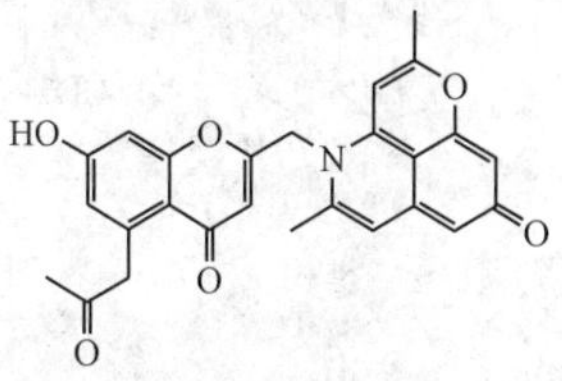 90

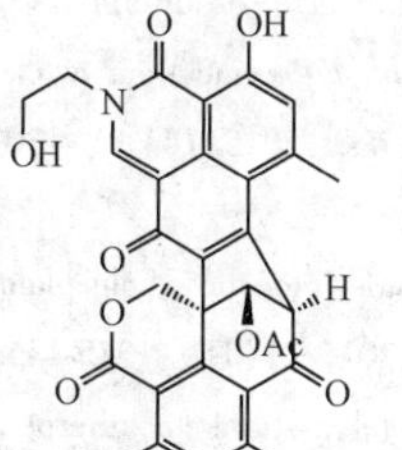

91 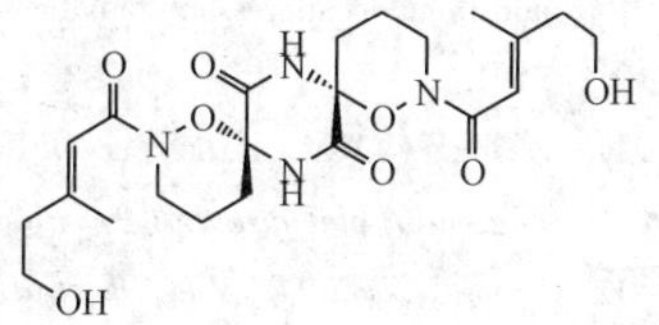 92 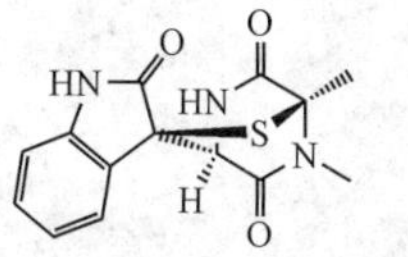 93 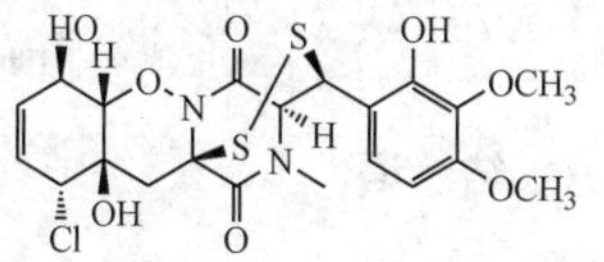 94

7 聚　酮

Penicyclone A(**95**)从深海真菌 *Penicillium* sp. F23-2 的发酵物中分离得到,具有抗金黄色葡萄球菌的作用,MIC 值为 0.3μg/mL[86]。Chaetosemin B(**96**)是从子囊菌丝状真菌 *Chaetomium seminudum* 的固态发酵物中分离得到,显示一定的抗稻瘟病菌(*Magnaporthe oryzae*)和小麦赤霉(*Gibberella saubinettii*)作用,MICs 值分别为 6.25 和 12.5 mol/L[87]。自海洋来

源的放线菌 *Saccharothrix* sp. 10-10 发酵物中分离得到 saccharothrixone D(**97**),该化合物对肿瘤细胞 HepG2 显示出一定的细胞毒作用,IC_{50}值为 7.5μmol/L[88]。

95 **96**

97

8 其 他

从土壤真菌 *Acremonium persicinum* SC0105 培养物中分离得到的 acremine 二聚体 bisacremine G(**98**),对 LPS 诱导的巨噬细胞产生 TNF-α、IL-6 和 NO 均有一定的抑制作用[89]。从川桑(*Morus notabilis*)的树叶中分离得到的 morbilisin A(**99**),可抑制 PTP1B,IC_{50}值为 1.9μmol/L[90]。此外,从恰塔努加链霉菌 *Streptomyces chattanoogensis* L10 的发酵物中分离得到包括 azoxymycin A(**100**)在内的三个新型芳香偶氮类化合物[91],此类天然芳香氧化偶氮类化合物由于其独特的液晶性质而吸引了广泛的注意。

98 **99**

100

9 结 语

创新药物的研发不仅在于新靶标的发现与功能确证,亦取决于被筛化合物的结构新颖性和多样性。结构新颖且多样的天然产物无论对有机化学学科的发展还是对药物研发均具有重要意义与独特价值。在 2015 年,我国的天然产物化学工作者取得了许多重要成果,发现了一批结构更加复杂和(或)生物活性更加突出的天然成分。受篇幅和作者能力所限,挂一漏万,部分相关研究成果未能在此得到归纳总结。总之,我国天然产物化学研究成果不断丰富了人类对天然产物的认识并有效促进了药物研究的步伐。特别值得提出的是,以中药为代表的天然药物几千年来的应用为我国健康实践积累了巨大的临床数据,这些均应属于全人类的宝贵财富。

参 考 文 献

1 Geng CA, Chen XL, Huang XY, *et al*. Sweriyunnanlactone A, one unusual secoiridoid trimer from *Swertia yunnanensis*[J]. *Tetrahedron Lett*, 2015, **56**(17):2163-2166.

2 Shi YS, Liu YB, Ma SG, *et al*. Bioactive sesquiterpenes and lignans from the fruits of *Xanthium sibiricum*[J]. *J Nat Prod*, 2015, **78**(7):1526-1535.

3 Fang LL, Lin WW, Qiu GG, *et al*. Substolides A-G, germacrane sesquiterpenoids from *Salvia substolonifera*[J]. *Phytochemistry*, 2015, **120**:28-35.

4 Li JL, Fu Y, Zhang HY, *et al*. Two new humulanolides from the roots of *Cynanchum wilfordii*[J]. *Tetrahedron Lett*, 2015, **56**(46):6503-6505.

5 Jiao WH, Xu TT, Zhao F, *et al*. Dysifragilones A-C, unusual sesquiterpene aminoquinones and inhibitors of NO production from the South China Sea sponge *Dysidea fragilis*[J]. *Eur J Org Chem*, 2015, **2015**(5):960-966.

6 Li QM, Luo JG, Zhang YM, *et al*. Involucratustones A-C: unprecedented sesquiterpene dimers containing multiple contiguous quaternary carbons from *Stahlianthus involucratus*[J]. *Chem Eur J*, 2015, **21**(38):13206-13209.

7 Wang P, Luo J, Zhang YM, *et al*. Sesquiterpene dimers esterified with diverse small organic acids from the seeds of *Sarcandra glabra*[J]. *Tetrahedron*, 2015, **71**(33):5362-5370.

8 Xu XK, Ye J, Chen LP, *et al*. Four new isomeric sesquiterpene lactone dimers from *Carpesium faberi*[J]. *Tetrahedron Lett*, 2015, **56**(46):6381-6384.

9 Wu JW, Tang CP, Chen L, *et al*. Dicarabrones A and B, a pair of new epimers dimerized from sesquiterpene lactones via a[3+2] cycloaddition from *Carpesium abrotanoides*[J]. *Org Lett*, 2015, **17**(7):1656-1659.

10 Qi QY, Ren JW, Sun LW, *et al*. Stucturally diverse sesquiterpenes produced by a Chinese Tibet fungus *Stereum hirsutum* and their cytotoxic and immunosuppressant activities[J]. *Org Lett*, 2015, **17**(12):3098-3101.

11 Zhang CG, Wang L, Lu Y, *et al*. Diterpenoids from the whole plant of *Lagochilus platyacanthus*[J]. *Planta Med*, 2015, **81**(15):1345-1352.

12 Xiong L, Zhou QM, Zou YK, *et al*. Leonuketal, a spiroketal diterpenoid from *Leonurus japonicus*[J]. *Org Lett*, 2015, **17**(24):6238-6241.

13 Zhou JC, Zhang JZ, Cheng AX, *et al*. Highly rigid labdane-type diterpenoids from a Chinese liverwort and light-driven structure diversification [J]. *Org Lett*, 2015, **17**(14):3560-3563.

14 Wang WG, Tang JW, Shi YM, *et al*. Laxiflorol A, the first example of 7,8:15,16-di-seco-15-nor-21-homo-*ent*-kauranoid from *Isodon erioca-*

lyx var. *laxiflora*[J]. *Rsc Adv*,2015,**5**(8):6132-6135.

15 Yan M,Lu Y,Chen CH,*et al*. Stelleralides D-J and anti-HIV daphnane diterpenes from *Stellera chamaejasme*[J]. *J Nat Prod*,2015,**78**(11):2712-2718.

16 Jiang ZY,Yu YJ,Huang CG,*et al*. Icetexane diterpenoids from *Perovskia atriplicifolia*[J]. *Planta Med*,2015,**81**(3):241-246.

17 Shen CP,Luo JG,Yang MH,*et al*. Cafestol-type diterpenoids from the twigs of *Tricalysia fruticosa* with potential anti-inflammatory activity [J]. *J Nat Prod*,2015,**78**(6):1322-1329.

18 Dong RJ,Yuan JZ,Wu SL,*et al*. Anti-inflammation furanoditerpenoids from *Caesalpinia minax* Hance[J]. *Phytochemistry*,2015,**117**:325-331.

19 Ma GX,Wu HF,Chen DL,*et al*. Antimalarial and antiproliferative cassane diterpenes of *Caesalpinia sappan*[J]. *J Nat Prod*,2015,**78**(10):2364-2371.

20 Ren J,Wang YG,Wang AG,*et al*. Cembranoids from the gum resin of *Boswellia carterii* as potential antiulcerative colitis agents[J]. *J Nat Prod*,2015,**78**(10):2322-2331.

21 Wu TZ,Wang Q,Jiang C,*et al*. *neo*-Clerodane diterpenoids from *Scutellaria barbata* with activity against Epstein-Barr virus lytic replication [J]. *J Nat Prod*,2015,**78**(3):500-509.

22 Bian XQ,Bai J,Hu XL,*et al*. Penioxalicin,a novel 3-nor-2,3-*seco*-labdane type diterpene from the fungus *Penicillium oxalicum* TW01-1 [J]. *Tetrahedron Lett*,2015,**56**(35):5013-5016.

23 Xie CF,Sun LM,Liao K,*et al*. Bioactive *ent*-pimarane and *ent*-abietane diterpenoids from the whole plants of *Chloranthus henryi*[J]. *J Nat Prod*,2015,**78**(11):2800-2807.

24 Chen WT,Yao LG,Li XW,*et al*. Sarcophytrols A-C,new capnosane diterpenoids from the South China Sea soft coral *Sarcophyton trochelio-phorum*[J]. *Tetrahedron Lett*,2015,**56**(11):1348-1352.

25 Li Y,Liu YB,Zhang JJ,*et al*. Antinociceptive grayanoids from the roots of *Rhododendron molle*[J]. *J Nat Prod*,2015,**78**(12):2887-2895.

26 Bai R,Zhang CC,Yin X,*et al*. Striatoids A-F,cyathane diterpenoids with neurotrophic activity from cultures of the fungus *Cyathus striatus* [J]. *J Nat Prod*,2015,**78**(4):783-788.

27 Gao C,Han L,Zheng D,*et al*. Dimeric abietane diterpenoids and sesquiterpenoid lactones from *Teucrium viscidum*[J]. *J Nat Prod*,2015,**78**(4):630-638.

28 Cao F,Wu ZH,Shao CL *et al*. Cytotoxic scalarane sesterterpenoids from the South China Sea sponge *Carteriospongia foliascens*[J]. *Org Biomol Chem*,2015,**13**(13):4016-4024.

29 Zhang XF,Ren J,Cheng XR,*et al*. One new unusual sesterterpenoid and four new sesquiterpene dimers from *Inula Britannica*[J]. *Rsc Adv*,2015,**5**(3):1979-1982.

30 Li QM,Luo JG,Zhao HJ,*et al*. Involudispirones A and B:sesterterpenes containing a dispiro ring from *Stahlianthus involucratus*[J]. *Asian J Org Chem*,2015,**4**(12):1366-1369.

31 Hu ZX,Shi YM,Wang WG,*et al*. Kadcoccinones A-F,new biogenetically related lanostane-type triterpenoids with diverse skeletons from *Kadsura coccinea*[J]. *Org Lett*,2015,**17**(18):4616-4619.

32 Ma K,Li L,Bao L,*et al*. Six new 3,4-*seco*-27-norlanostane triterpenes from the medicinal mushroom *Ganoderma boninense* and their antiplasmodial activity and agonistic activity to LXRβ[J]. *Tetrahedron*,2015,**71**(12):1808-1814.

33 Wang WH,Nian Y,He YJ,*et al*. New cycloartane triterpenes from the aerial parts of *Cimicifuga heracleifolia*[J]. *Tetrahedron*,2015,**71**(42):8018-8025.

34 Zhang CL,Liu YF,Wang Y,*et al*. Polycycloiridals A-D,four iridal-type triterpenoids with an α-terpineol moiety from *Iris tectorum*[J]. *Org Lett*,2015,**17**(22):5686-5689.

35 Zhao QQ,Song QY,Jiang K,*et al*. Spirochensilides A and B,two new rearranged triterpenoids from *Abies chensiensis*[J]. *Org Lett*,2015,**17**(11):2760-2763.

36 Fan YY,Zhang H,Zhou Y,*et al*. Phainanoids A-F,a new class of potent immunosuppressive triterpenoids with an unprecedented carbon skeleton from *Phyllanthus hainanensis*[J]. *J Am Chem Soc*,2015,**137**(1):138-141.

37 Yu JH,Wang GC,Han YS,*et al*. Limonoids with anti-HIV activity from *Cipadessa cinerascens*[J]. *J Nat Prod*,2015,**78**(6):1243-1252.

38 Yan Y,Zhang JX,Huang T,*et al*. Bioactive limonoid constituents of *Munronia henryi*[J]. *J Nat Prod*,2015,**78**(4):811-821.

39 Liao HB,Lei C,Gao LX,*et al*. Two enantiomeric pairs of meroterpenoids from *Rhododendron capitatum*[J]. *Org Lett*,2015,**17**(20):5040-5043.

40 Zhou FJ,Nian Y,Yan YM,*et al*. Two new classes of T-type Calcium channel inhibitors with new chemical scaffolds from *Ganoderma cochlear* [J]. *Org Lett*,2015,**17**(12):3082-3085.

41 Liaw CC,Yang YL,Lin CK,*et al*. New meroterpenoids from *Aspergillus terreus* with inhibition of cyclooxygenase-2 expression[J]. *Org Lett*,2015,**17**(10):2330-2333.

42 Zhou M,Li XR,Tang JW,*et al*. Scopariusicides,novel unsymmetrical cyclobutanes:structural elucidation and concise synthesis by a combination of intermolecular [2+2] cycloaddition and C-H functionalization[J]. *Org Lett*,2015,**17**(24):6062-6065.

43 Yan YM,Wang XL,Luo Q,*et al*. Metabolites from the mushroom *Ganoderma lingzhi* as stimulators of neural stem cell proliferation[J]. *Phytochemistry*,2015,**114**:155-162.

44 Zhang JJ,Yang XW,Liu X,*et al*. 1,9-*Seco*-bicyclic polyprenylated acylphloroglucinols from *Hypericum uralum*[J]. *J Nat Prod*,2015,**78**(12):3075-3079.

45 Li DY,Zhu HC,Qi CX,*et al*. Two new adamantyl-like polyprenylated acylphloroglucinols from *Hypericum attenuatum* choisy[J]. *Tetrahedron Lett*,2015,**56**(15):1953-1955.

46 Liao Y,Liu X,Yang J,*et al*. Hypersubones A and B,new polycyclic acylphloroglucinols with intriguing adamantane type cores from *Hypericum subsessile*[J]. *Org Lett*,2015,**17**(5):1172-1175.

47 Fan YM,Yi P,Li Y,*et al*. Two unusual polycyclic polyprenylated acylphloroglucinols,including a pair of enantiomers from *Garcinia multiflora*[J]. *Org Lett*,2015,**17**(9):2066-2069.

48 Yang XW,Yang J,Liao Y,*et al*. Hypercohin K,a polycyclic polypre-

nylated acylphloroglucinol with an unusual spiro-fused cyclopropane ring from *Hypericum cohaerens*[J]. *Tetrahedron Lett*, 2015, **56**(41): 5537-5540.

49 Jian YQ, Huang XJ, Zhang DM, *et al*. Guapsidial A and guadials B and C: three new meroterpenoids with unusual skeletons from the leaves of *Psidium guajava*[J]. *Chem Eur J*, 2015, **21**(25): 9022-9027.

50 Xiong J, Hong ZL, Gao LX, *et al*. Chlorabietols A-C, phloroglucinol-diterpene adducts from the Chloranthaceae plant *Chloranthus oldhamii*[J]. *J Org Chem*, 2015, **80**(21): 11080-11085.

51 Zhou M, Du G, Yang HY, *et al*. Antiviral butyrolactones from the endophytic fungus *Aspergillus versicolor*[J]. *Planta Med*, 2015, **81**(3): 235-240.

52 Lai YJ, Liu TT, Sa RJ, *et al*. Neolignans with a rare 2-oxaspiro[4.5]deca-6, 9-dien-8-one motif from the stem bark of *Cinnamomum subavenium*[J]. *J Nat Prod*, 2015, **78**(7): 1740-1744.

53 Xue YB, Li XF, Du X, *et al*. Isolation and anti-hepatitis B virus activity of dibenzocyclooctadiene lignans from the fruits of *Schisandra chinensis*[J]. *Phytochemistry*, 2015, **116**: 253-261.

54 Ju ZR, Lin XP, Lu X, *et al*. Botryoisocoumarin A, a new COX-2 inhibitor from the mangrove *Kandelia candel* endophytic fungus *Botryosphaeria* sp KcF6[J]. *J Antibiot*, 2015, **68**(10): 653-656.

55 Ni G, Fu NJ, Zhang D, *et al*. An unusual dihydrobenzofuroisocoumarin and *ent*-kaurane diterpenoids from *Pteris multifida*[J]. *J Asian Nat Prod Res*, 2015, **17**(5): 423-429.

56 Lv HN, Wang S, Zeng KW, *et al*. Anti-inflammatory coumarin and benzocoumarin derivatives from *Murraya alata*[J]. *J Nat Prod*, 2015, **78**(2): 279-285.

57 Lei L, Xue YB, Liu Z, *et al*. Coumarin derivatives from *Ainsliaea fragrans* and their anticoagulant activity[J]. *Sci Rep*, 2015, **5**: 13544.

58 Deng GG, Wei W, Yang XW, *et al*. New coumarins from the roots of *Angelica dahurica* var. *formosana* cv. Chuanbaizhi and their inhibition on NO production in LPS-activated RAW264.7 cells[J]. *Fitoterapia*, 2015, **101**: 194-200.

59 Wang MH, Li L, Jiang T, *et al*. Stereochemical determination of tetrahydropyran-substituted xanthones from fungus *Chaetomium murorum*[J]. *Chinese Chem Lett*, 2015, **26**(12): 1507-1510.

60 Wu GW, Yu GH, Kurtán T, *et al*. Versixanthones A-F, cytotoxic xanthone-chromanone dimers from the marine-derived fungus *Aspergillus versicolor* HDN1009[J]. *J Nat Prod*, 2015, **78**(11): 2691-2698.

61 Zhang F, Yang YN, Song XY, *et al*. Forsythoneosides A-D, neuroprotective phenethanoid and flavone glycoside heterodimers from the fruits of *Forsythia suspensa*[J]. *J Nat Prod*, 2015, **78**(10): 2390-2397.

62 Han JJ, Bao L, Tao QQ, *et al*. Gloeophyllins A-J, cytotoxic ergosteroids with various skeletons from a Chinese Tibet fungus *Gloeophyllum abietinum*[J]. *Org Lett*, 2015, **17**(10): 2538-2541.

63 Ni G, Yang HZ, Fu NJ, *et al*. Cytotoxic taccalonolides and withanolides from *Tacca chantrieri*[J]. *Planta Med*, 2015, **81**(3): 247-256.

64 Zhao Q, Chen GD, Feng XL, *et al*. Nodulisporiviridins A-H, bioactive viridins from *Nodulisporium* sp.[J]. *J Nat Prod*, 2015, **78**(6): 1221-1230.

65 Li P, Huang W, Zhuo JX, *et al*. Seven new *Lycopodium* alkaloids from the aerial parts of *Phlegmariurus squarrosus*[J]. *Tetrahedron*, 2015, **71**(33): 5308-5314.

66 Zhang DW, Tao XY, Chen RD, *et al*. Pericoannosin A, a polyketide synthase-nonribosomal peptide synthetase hybrid metabolite with new carbon skeleton from the endophytic fungus *Periconia* sp.[J]. *Org Lett*, 2015, **17**(17): 4304-4307.

67 Luo Q, Tian L, Di L, *et al*. (±)-Sinensilactam A, a pair of rare hybrid metabolites with Smad3 phosphorylation inhibition from *Ganoderma sinensis*[J]. *Org Lett*, 2015, **17**(6): 1565-1568.

68 Cao MM, Zhang Y, Huang SD, *et al*. Alkaloids with different carbon units from *Myrioneuron faberi*[J]. *J Nat Prod*, 2015, **78**(11): 2609-2616.

69 Zhang H, Zhu KK, Han YS, *et al*. Flueggether A and virosinine A, anti-HIV alkaloids from *Flueggea virosa*[J]. *Org Lett*, 2015, **17**(24): 6274-6277.

70 Yang XW, Luo XD, Lunga PK, *et al*. Scholarisines H-O, novel indole alkaloid derivatives from long-term stored *Alstonia scholaris*[J]. *Tetrahedron*, 2015, **71**(22): 3694-3698.

71 Zheng XM, Meng FW, Geng F, *et al*. Plantadeprate A, a tricyclic monoterpene zwitterionic guanidium, and related derivatives from the seeds of *Plantago depressa*[J]. *J Nat Prod*, 2015, **78**(11): 2822-2826.

72 Xu YK, Yang L, Liao SG, *et al*. Koumine, humantenine, and yohimbane alkaloids from *Gelsemium elegans*[J]. *J Nat Prod*, 2015, **78**(7): 1511-1517.

73 An FL, Wang JS, Wang H, *et al*. Cytotoxic flavonol-diamide [3+2] adducts from the leaves of *Aglaia odorata*[J]. *Tetrahedron*, 2015, **71**(16): 2450-2457.

74 Zhang H, Zhang CR, Han YS, *et al*. New *Securinega* alkaloids with anti-HIV activity from *Flueggea virosa*[J]. *Rsc Adv*, 2015, **5**(129): 107045-107053.

75 Ma XH, Peng JX, Wu GW, *et al*. Speradines B-D, oxygenated cyclopiazonic acid alkaloids from the sponge-derived fungus *Aspergillus flavus* MXH-X104[J]. *Tetrahedron*, 2015, **71**(21): 3522-3527.

76 Chen CM, Zhu HC, Wang JP, *et al*. Armochaetoglobins K-R, anti-HIV pyrrole-based cytochalasans from *Chaetomium globosum* TW1-1[J]. *Eur J Org Chem*, 2015, **2015**(14): 3086-3094.

77 Wang JF, Wang Z, Ju ZR, *et al*. Cytotoxic cytochalasins from marine-derived fungus *Arthrinium arundinis*[J]. *Planta Med*, 2015, **81**(2): 160-166.

78 Sai CM, Li DH, Xue CM, *et al*. Two pairs of enantiomeric alkaloid dimers from *Macleaya cordata*[J]. *Org Lett*, 2015, **17**(16): 4102-4105.

79 Zhang W, Huang XJ, Zhang SY, *et al*. Geleganidines A-C, unusual monoterpenoid indole alkaloids from *Gelsemium elegans*[J]. *J Nat Prod*, 2015, **78**(8): 2036-2044.

80 Liu BY, Zhang C, Zeng KW, *et al*. Exotines A and B, two heterodimers of isopentenyl-substituted indole and coumarin derivatives from *Murraya exotica*[J]. *Org Lett*, 2015, **17**(17): 4380-4383.

81 Zhou M, Zhou K, Gao XM, *et al*. Fistulains A and B, new

bischromones from the bark of *Cassia fistula*, and their activities[J]. *Org Lett*, 2015, **17**(11): 2638-2641.

82 Cao P, Yang J, Miao CP, *et al*. New duclauxamide from *Penicillium manginii* YIM PH30375 and structure revision of the duclauxin family [J]. *Org Lett*, 2015, **17**(5): 1146-1149.

83 Jia YL, Wei MY, Chen HY, *et al*. (+)- and (-)-Pestaloxazine A, a pair of antiviral enantiomeric alkaloid dimers with a symmetric spiro [oxazinane-piperazinedione] skeleton from *Pestalotiopsis* sp. [J]. *Org Lett*, 2015, **17**(17): 4216-4219.

84 Liu W, Li HJ, Xu MY, *et al*. Pseudellones A-C, three alkaloids from the marine-derived fungus *Pseudallescheria ellipsoidea* F42-3[J]. *Org Lett*, 2015, **17**(21): 5156-5159.

85 Liu Y, Li XM, Meng LH, *et al*. Bisthiodiketopiperazines and acorane sesquiterpenes produced by the marine-derived fungus *Penicillium adametzioides* AS-53 on different culture media[J]. *J Nat Prod*, 2015, **78**(6): 1294-1299.

86 Guo WQ, Zhang ZZ, Zhu TJ, *et al*. Penicyclones A-E, antibacterial polyketides from the deep-sea-derived fungus *Penicillium* sp. F23-2 [J]. *J Nat Prod*, 2015, **78**(11): 2699-2703.

87 Li H, Tian JM, Tang HY, *et al*. Chaetosemins A-E, new chromones isolated from an Ascomycete *Chaetomium seminudum* and their biological activities[J]. *Rsc Adv*, 2015, **5**(37): 29185-29192.

88 Gan ML, Liu B, Tan Y, *et al*. Saccharothrixones A-D, tetracenomycin-type polyketides from the marine-derived Actinomycete *Saccharothrix* sp. 10-10[J]. *J Nat Prod*, 2015, **78**(9): 2260-2265.

89 Wu P, Xue JH, Yao L, *et al*. Bisacremines E-G, three polycyclic dimeric acremines produced by *Acremonium persicinum* SC0105[J]. *Org Lett*, 2015, **17**(19): 4922-4925.

90 Wang M, Gao LX, Wang J, *et al*. Diels-Alder adducts with PTP1B inhibition from *Morus notabilis*[J]. *Phytochemistry*, 2015, **109**: 140-146.

91 Guo YY, Li H, Zhou ZX, *et al*. Identification and biosynthetic characterization of natural aromatic azoxy products from *Streptomyces chattanoogensis* L10[J]. *Org Lett*, 2015, **17**(24): 6114-6117.

药物作用靶点研究进展

江振洲，杨　航，徐登球，张陆勇

（中国药科大学江苏省新药筛选中心，南京 210009）

恶性肿瘤、神经退行性疾病、精神障碍性疾病、心血管疾病、脑血管疾病、感染性疾病、自身免疫性疾病、代谢类疾病是严重威胁人类健康生存的重大疾病。寻找药物直接或间接作用的针对这些疾病的治疗靶点，是新药开发前期需要解决的关键工作之一，相关作用靶点涉及受体、酶、离子通道、转运体、基因等。

本文通过检索 2015 年中国学者在恶性肿瘤、神经退行性疾病等重大疾病作用靶点研究方面发表的相关文献，对所取得的主要研究成果分类综述，为推动这些疾病作用靶点的研究和新药研发提供参考依据和思路。

1　抗肿瘤作用靶点

1.1　抗肿瘤 microRNA 靶点

microRNA 可调控多种肿瘤发展过程的多种通路，调节细胞周期、凋亡、增殖、迁移等过程。非编码的 RNA 能够在转录和后转录水平调控基因的表达。已有相关研究表明，microRNA 具有致癌和抑癌的功能，可作为抗肿瘤药物的作用靶点。

1.1.1　关于胃间质瘤的 microRNAs　MicroRNA 在致癌作用中发挥重要作用，而关于胃间质瘤中总 RNA 的表达量不明。通过基因组分析 microRNA 的表达，并探索胃间质瘤患者 microRNA 的变化，找到具有标志性的 microRNA、microRNA-3178 和 microRNA-193a-5p 在胃间质瘤中低表达，其作为抑制性 microRNAs，能够作为治疗和诊断胃间质瘤的靶点[1]。

1.1.2　关于结直肠癌的 microRNA-144　据报道，有许多 microRNA 与结直肠癌的发生和发展相关。研究表明，microRNA-144 在结直肠癌中的水平显著下调，而作为其靶点的 GSPT1 则过表达。microRNA-144 能够抑制结直肠癌 HCT116 细胞的增殖和迁移，而敲除 GSPT1 能够抑制这种现象[2]。因此，推断 microRNA144 能够作为治疗结直肠癌的新靶点，并调节 c-myc、MMP-28 等相关迁移、增殖因子的表达。

1.1.3　关于肾细胞癌的 microRNAs　肾细胞癌对于化疗和放疗的反应性较差，手术是唯一可能治愈的方法，因此早期检测对患者至关重要，掌握肾细胞癌的进程和代谢的分子机制迫在眉睫。研究发现，microRNA-211 在肾癌组织和细胞中表达上调；体外检测表明，下调 microRNA-211 可以抑制细胞增殖等，TIMP2 作为 microRNA-211 的直接靶点，因此作为致癌 microRNA 的 microRNA-211，可作为肾细胞癌的潜在的新治疗靶点[3]。microRNA-451a 在肾癌组织和细胞中上调，采用抑制剂下调 microRNA-451a 时，显著抑制细胞增殖迁移，亦可作为潜在的治疗靶点[4]。

1.1.4 关于肝癌的 microRNAs 肝癌是最普遍的恶性肿瘤之一,而肿瘤转移是高死亡率的主要原因。microRNA 参与调控癌细胞的转移。研究表明,在肝癌中 microRNA-365 的表达下降,而 microRNA-365 的过表达,则会在体外抑制肝癌细胞增殖,从而抑制肿瘤细胞生长,可作为有价值的预后标志和潜在靶标[5]。研究发现,IL-6/STAT3 通路能够降低肝癌中 microRNA-197 的表达,从而促发肝癌的进展。MicroRNA-197 能够在体内外显著抑制肝癌发展,因此可通过干预 IL-6/STAT3 通路,把 microRNA-197 作为潜在的治疗靶点[6]。研究发现,microRNA-107 的过表达能够通过靶基因 CPEB3 而加速肝癌的进程,CPEB3 是通过 EGFR 通路新发现的抑制剂。因此 microRNA-107/CPEB3/EGFR 在肿瘤进展中起重要作用,可作为潜在的治疗靶标[7]。

1.1.5 关于食管鳞状细胞癌的 microRNA-101 尽管食管鳞状细胞癌(ESCC)治疗已取得进展,但其五年存活率仍较低。研究指出,在 ESCC 中 microRNA-101 下调,COX-2 是 microRNA-101 的直接靶点。COX-2 能够促进 ESCC 的进程,microRNA-101 能够通过诱导细胞凋亡和在 G0/G1 期阻滞细胞周期,而减少细胞增殖[8]。推断 microRNA-101 能够抑制 COX-2 而抑制 ESCC,因此 microRNA-101/COX-2 通路可作为 ESCC 的治疗靶标。

1.1.6 关于宫颈癌的 microRNA-92a 研究表明 microRNA-92a 能够调节各种肿瘤进程,探讨其在宫颈癌发展中作用的研究逐渐增多。研究发现,microRNA-92a 在宫颈癌组织和细胞系中显著上调,其促进了细胞从 G1 期到 S 期的转变,增强了侵袭性。MicroRNA-92a 作为致癌性 microRNA,促进了宫颈癌的发生,提示其可作为新颖的诊断和治疗宫颈癌靶点[9]。

1.1.7 关于胰腺癌的 microRNA-663 胰腺癌具有很高的侵袭性,早期阶段就会发生组织侵袭和远距离转移。MicroRNA-663 在肿瘤进展中具有两面性,研究指出 eEF1A 在发生淋巴结转移时其水平升高,而 microRNA-663 则相反。MicroRNA-663 的表达与胰腺癌的进程和临床病理特征密切相关,能够靶向 eEF1A 而减弱胰腺癌细胞的增殖和侵袭,可作为潜在治疗胰腺癌的靶点[10]。

1.1.8 关于胃癌的 microRNA-29a 研究发现,microRNA-29a 在胃癌组织中表达下调,*microRNA-29a* 可通过 Robo1 而部分抑制胃癌细胞的侵袭和转移。在胃癌组织细胞中,普遍有 Robo1 的上调,用小干扰 RNA 敲除 Robo1 后,显著抑制 AGS 细胞的迁移和侵袭能力[11]。因此,microRNA-29a 可作为胃癌潜在的治疗靶点。

1.1.9 关于乳腺癌的 microRNAs 上皮间质转化(EMT)是上皮瘤侵袭和转移的关键步骤。microRNA-153 能够作为 EMT 的抑制剂,MTDH 是 microRNA-153 的下游靶点,microRNA-153 的过表达能够增加 E-钙粘素,而降低波形蛋白的表达,并显著抑制 MTDH,并显著抑制乳腺癌细胞的增殖和克隆形成能力,MicroRNA-153/MTDH 表明其可作为潜在靶点[12]。检测乳腺癌患者的 microRNA-203 的水平,发现与正常组相比,乳腺癌患者的 microRNA-203 表达显著降低,且发生肿瘤转移患者的 microRNA-203 水平更低,microRNA-203 能够通过减少细胞周期激动剂 cyclinD2 和 CDK6,增加抑制剂 p21 和 p27 来抑制细胞生长,表明其可作为乳腺癌的新治疗靶点[13]。

1.2 抗肿瘤相关基因靶点、蛋白靶点

1.2.1 CD58 结直肠肿瘤起始细胞(CT-IC)具有自我更新能力,并在结直肠癌的肿瘤发生、转移、复发和治疗耐药中具有重要作用。研究发现,CD58 是细胞表面调节 CT-IC 自我更新的标记蛋白,可能提供有效杀伤和消除 CT-IC 的潜在治疗靶点[14]。

1.2.2 HSPA12B 热休克蛋白 12B(HSPA12B)在肺内皮细胞中表达,通过 COX-2 依赖机制上调肺肿瘤中促血管生成因子如 VeGF、Ang-1,增加 enos 的磷酸化,降低 AKAP12 水平,促进肿瘤细胞的增殖并抑制其凋亡,从而刺激肺肿瘤生长,因此可作为治疗肺癌的潜在靶点[15]。

1.2.3 Netrin-1 蛋白 Netrin-1 蛋白不仅在神经迁移、神经传导和神经可塑性中起重要作用,而且可以调节腺系统和血管系统的生长,调节白细胞的迁移。研究发现,Netrin-1 可能是人肾透明细胞癌(RCCC)新的特异性肿瘤标志物,并且可能成为治疗 RCCC 的新靶标[16]。

1.2.4 OVA12 通过 SEREX 分析鉴定了新的肿瘤相关抗原 OVA12,发现 OVA12 在多种人类肿瘤细胞系中过表达,OVA12 可通过上调 Mcl-1 和 survivin 来抑制 5-FU 诱导的细胞凋亡,表明 OVA12 可能是肿瘤治疗的潜在靶标,并且 OVA12 抑制和 5-FU 的组合可能有益于癌症患者[17]。

1.2.5 Fox1 胰腺癌(PC)是实体癌的最具侵袭性的恶性肿瘤,五年存活率小于 5%。研究发现,FoxQ1 的表达与 PC 患者的总体存活负相关,该蛋白因此可能作为 PC 的新型分子靶标和新的预后生物标志物[18]。

1.2.6 gp96 热休克蛋白 90(Hsp90)家族在人类中含有四个成员:HSP90a、HSP90b、gp96(grp94)和 Trap-1。作为内质网(ER)中最丰富的分子伴侣之一,其中 gp96 是内质网中最丰富的分子伴侣,具有相对严格的结合选择性,仅与特定的蛋白结合,比如某些 Toll 样受体、整合素和免疫球蛋白。研究发现,细胞膜 gp96 促进 HER2 二聚化,而 HER2 受体二聚化是 HER2 激活过程中的关键步骤,HER2 过表达在约 25% 的乳腺癌中发生,并且与患者的不良肿瘤特征和不良预后相关,因此质膜 gp96 可能是治疗乳腺癌的新靶标[19]。

1.2.7 STIM1 基质相互作用分子 1(STIM1)已被报道参与各种病理生理过程,如免疫应答、心血管疾病、性功能障碍和肺部疾病等,STIM1 也被发现参与癌症。研究发现,STIM1 是 microRNA-185 的直接靶标,microRNA-185 参与上皮-间质转化(EMT),而EMT被认为是肿瘤转移期间的必要早期步骤和关键过程,因此STIM1可通过调节EMT来促进癌症转并可能是治疗癌症的潜在靶点[20]。

1.2.8 β1整合素 获得性他莫昔芬耐药性是乳腺癌内分泌治疗的主要障碍。研究发现,G蛋白偶联雌激素受体(GPER)/EGFR/ERK信号上调了β1整合素表达,并激活下游激酶,这有助于癌症相关的成纤维细胞诱导的细胞迁移和上皮-间充质转换,因此β1整合素信号通路可能成为解决他莫昔芬抵抗的新靶标[21]。

1.2.9 膜联蛋白A6 EZH2基因是果蝇zeste基因增强子的人类同源基因,其介导的基因沉默有助于癌发生和调节干细胞维持和分化。研究发现,在胃癌细胞通过RNA干扰下调EZH2可抑制细胞生长、迁移、入侵,诱导细胞周期逮捕,并进一步发现膜联蛋白A6(ANXA6)是EZH2的新靶,可能成为治疗胃癌的新靶标[22]。

1.2.10 CYPJ 亲环素J(CYPJ)是在人神经胶质瘤中鉴定的肽基-脯氨酰顺/反异构酶(PPIase)的新成员。研究发现,CYPJ可以通过促进细胞周期从G1到S期,通过细胞周期蛋白D1的上调促进HCC生长,抑制CYPJ可以抑制HCC的生长,这使得CYPJ成为开发治疗这种恶性肿瘤的新策略[23]。

1.2.11 CRY2 Cryptochrome 2(CRY2)是参与细胞周期的昼夜节律性蛋白。研究发现,CRY2受新型E3泛素连接酶FBXW7调节,表达的FBXW7通过增强CRY2泛素化和加速CRY2的转换率导致CRY2的降解,高FBXW7表达增加结直肠癌细胞对化疗的敏感性,下调FBXW7引起的CRY2的上调可能是一种新型预后生物标志物,可能代表结直肠癌的新治疗靶点[24]。

1.2.12 MTA1和EpCAM 转移相关蛋白1(MTA1)在各种癌细胞中的过表达,且促进肿瘤侵袭和迁移,用于反应癌症患者的预后情况。研究发现,上皮细胞黏附分子(EpCAM)在MTA1沉默细胞中表达降低,MTA1或与EpCAM组合有助于抑制肺癌的转移[25]。

1.2.13 C1GALT1 核心1-β-1,3-半乳糖基转移酶(C1GALT1)是人类中的专用酶,其表达在肿瘤发生期间通常被上调。研究发现,C1GALT1的上调通过MUC1-C信号通路促进乳腺癌细胞生长,因而C1GALT1有潜力成为新治疗剂靶标[26]。

1.2.14 WISP-1 WISP-1/CCN4是一种细胞外基质相关蛋白,具有调节血管生成等许多生物学功能。研究发现,WISP-1可促进VEGF-A表达,VEGF-A在肿瘤发展中参与血管生成调节,提示WISP-1可能作为潜在的治疗口腔鳞状细胞癌(OSCC)的靶标[27]。

1.2.15 XCR1 30%-40%的晚期非小细胞肺癌(NSCLC)患者发生骨转移,趋化因子超家族被认为在肺癌的肿瘤转移中起重要作用,已经鉴定了趋化因子受体XCR1促进口腔癌和卵巢癌中的细胞增殖和迁移。研究首次证明,XCR1在肺癌骨转移中与原发性肺癌相比过表达,并确定JAK2/STAT3作为XCR1的新型下游途径,XCL1/XCR1可以增加JAK2/STAT3下游PIM1、JunB、TTP、MMP2和MMP9的mRNA水平,这些结果表明XCR1是治疗肺癌骨转移的新潜在治疗靶标[28]。

1.2.16 SREBP途径 脂质代谢的失调在乳腺癌中常见。研究发现,乳腺癌中核蛋白p54(nrb)/Nono绑定到核固醇调节元件结合蛋白1A(SREBP-1a)引起核SREBP-1a蛋白上调,而p54(nrb)和SREBP-1a是体外乳腺癌细胞生长所必需的,p54(nrb)绑定到核SREBP-1a也是体内乳腺肿瘤发展的关键,SREBP途径可作为治疗乳腺癌的新靶标[29]。

1.2.17 Flot2 Flot2是含有SPFH结构域的高度保守蛋白,最近被确定为参与几种癌症的肿瘤发生和转移。研究发现,microRNA-449a抑制Flot2表达,随后扰乱了胃癌中TGF-β诱导的上皮间质转化,抑制细胞侵袭,为Flot2作为潜在的生物标志物提供了新的理论基础[30]。

1.2.18 ACK1 在胃癌中激活的Cdc42相关激酶1(ACK1)基因的扩增频繁。研究发现,GC细胞中异位ACK1通过激活AKT-POU2F1-ECD信号诱导上皮-间质转化,促进体外迁移、侵袭以及体内转移,因此ACK1可作为新的胃癌预后因子和治疗靶标[31]。

1.2.19 组织蛋白酶L 组织蛋白酶L被发现在多种癌症中过表达。研究发现,组织蛋白酶L参与癌症入侵和迁移的调节,实验结果表明组织蛋白酶L敲低在调节EMT中是重要的,组织蛋白酶L可用作增强化学治疗剂对抗上皮癌功效的新靶标[32]。

1.2.20 ERp19 哺乳动物硫氧还蛋白样蛋ERp19,在防御内质网应激中发挥关键作用,它属于蛋白质二硫键异构化(PDI)家族,其成员涉及乳腺癌、卵巢癌和胃肠癌的发展。研究发现,ERp19表达水平与肿瘤大小、淋巴结受累和临床预后不良相关,且ERp19通过激活FAK信号通路有助于胃癌的致瘤性和转移,因此可能作为治疗胃癌的新靶标[33]。

1.2.21 HE4 人类附睾蛋白4(HE4)的过表达与卵巢癌的发生紧密相关。研究发现,过表达HE4促进卵巢癌细胞增殖、侵袭和转移,可能涉及的途径如MAPK信号传导、ECM受体、类固醇生物合成途径等,HE4具有作为卵巢癌的新型治疗靶标的潜力[34]。

2 神经退行性疾病作用靶点

随着人口老龄化的加剧,神经退行性疾病的患病率节节升高,其中阿尔茨海默病(AD)和帕金森病(PD)是患病率最高的两种疾病。

2.1 AD作用靶点

现有研究显示β淀粉样蛋白沉积(Aβ)、Tau蛋白过度磷酸化、胆碱能神经递质不足、氧化应激及糖代谢紊乱等在AD的发生发展中扮演重要的角色。

2.1.1 endophilin-B1 采用淀粉样蛋白前体突变和早老蛋

白1突变(APPswe/PSEN1dE9)的双突变AD小鼠模型,研究endophilin-B1在AD中的神经保护作用。研究发现,AD发生时,Aβ下调endophilin-B1b/c的表达,进而导致Aβ的沉积、Tau蛋白过度磷酸化以及突触功能退化[35]。而endophilin-B1的过表达却能削弱Aβ沉积产生的神经毒性,提示endophilin-B1可能作为治疗AD的一个潜在靶点。

2.1.2 半胱氨酸天冬氨酸蛋白酶-14 半胱氨酸天冬氨酸蛋白酶-14的位点、分布和活性对AD的发生发展具有重要的作用,能够参与到tau、APP、PS-1、PS-2蛋白加工过程中,增加Aβ的生成,并且促进神经元细胞的死亡。提示开发半胱氨酸天冬氨酸蛋白酶-14抑制剂可能成为治疗AD的新手段[36]。

2.1.3 APOE ε4等位基因 研究16位携带APOE ε4的AD患者和26位未携带APOE ε4的健康志愿者,发现载脂蛋白Eε4等位基因(APOE ε4等位基因)是导致AD发病的一个遗传风险因子,APOE ε4能够中断全脑拓扑结构,降低信息转换效率,损伤功能性中枢与pDMN、ECN和感觉运动系统之间的连接,提示APOE ε4等位基因是进行AD基因治疗的一个靶基因[37]。

2.1.4 NQO1 C609T 在AD患者体中,Aβ可能通过活性氧(ROS)的聚积产生神经毒性,奎宁氧化还原酶1(NQO1)对ROS的解毒和抑制ROS的生成发挥了重要的作用。通过meta分析发现,NQO1基因609位由C突变成T(NQO1 C609T)能够降低NQO1的活性,从而加速AD的进展,提示NQO1 C609T是治疗AD的一个潜在基因靶点[38]。

2.1.5 PLD3 SNP(rs11667768) 磷脂酶D3(PLD3)基因与AD的发生紧密相关。研究正常成年人的脑脊液时发现,PLD3 SNP(rs11667768)能够上调$A\beta_{1-42}$的水平,其与AD的发生密切相关,提示阐明PLD3基因的多态性对预防AD的发生具有重要的意义,PLD3 SNP(rs11667768)有可能成为预防AD的一个干预靶点[39]。

2.1.6 ATF4 激活转录因子4(ATF4)是一种突出可塑性的抑制剂,并能抑制长期记忆。研究发现,ATF4的蛋白水平在AD患者脑内和AD小鼠模型中上调,表明其在AD的发病机理中发挥潜在作用[40]。提示ATF4是治疗AD的一个潜在靶点。

2.1.7 高尔基体 研究发现在AD体内,神经元高尔基体裂解碎片能够加剧APP的积累和Aβ的产生,干扰神经元细胞内正常的蛋白质加工,导致神经元功能受损。因此利用分子工具恢复高尔基结构和功能可作为治疗AD的策略[41]。

2.2 PD作用靶点

2.2.1 SIAH基因 E3泛素连接酶—SIAH能泛素化α-synuclein中的赖氨酸,且能促使其聚集而发挥细胞毒作用,促进PD的发生。使用siRNA干扰SIAH基因表达,通过增强泛素-蛋白酶体系统作用,抑制α-synuclein泛素化,减少α-synuclein聚集,从而阻止细胞的死亡[42]。提示SIAH基因有可能成为PD治疗中的一个新靶点。

2.2.2 PP2A α-突触核蛋白(α-Syn)通过抑制酪氨酸羟化酶(TH)的磷酸化来促进多巴胺的合成。研究发现,在MN9D细胞中通过增强蛋白磷酸酯酶2A(PP2A)的甲基化能够增强PP2A的活性,下调TH的磷酸化,从而增加多巴胺的合成。PP2A抑制剂和冈田酸(OKA)能够促进PP2A的甲基化,提示PP2A可能是治疗PD的潜在靶点[43]。

2.2.3 ALDH2 rs4767944 C等位基因 单胺氧化酶能够催化多巴胺转化为3,4-二羟基苯乙醛(DOPAL),DOPAL能对多巴胺能神经元产生毒性乙醛脱氢酶2(ALDH2),再催化DOPAL代谢为3,4-二羟基苯乙酸从而降低DOPAL的浓度。研究了584位PD患者和582位健康志愿者的ALDH2基因型,发现ALDH2 rs4767944 C等位基因突变是导致PD发生的一个危险因素[44]。

2.1.4 Akt/GSK-3β/CRMP-2通路 在MPP^+诱导的多巴胺能神经元轴突变性模型中发现,Akt/GSK-3β/CRMP-2通路在轴突变性中起到了至关重要的作用,这种改变发生在PD早期,对Akt/GSK-3β/CRMP-2通路进行人为干预对PD的预防及治疗有重要意义[45]。

3 精神障碍性疾病

精神障碍性疾病的种类多种多样,常见的有精神分裂症、老年性痴呆、抑郁症等。随着社会的快速发展,生活压力的增大,精神障碍疾病发病率也在逐年增大,对精神障碍性疾病的研究也越来越多。

3.1 15-PGDH

前列腺素E2(PGE2)是重要的炎症介质,并被认为参与抑郁症的病理生理学,NAD(+)依赖性15-羟基前列腺素脱氢酶(15-PGDH)是降解PGE 2的酶。研究发现,应激大鼠脑和血清中PGE 2浓度增加,抑郁症中15-PGDH表达丧失,15-PGDH可能是治疗抑郁症的潜在靶标[46]。

3.2 MOR

使用舒郁方剂解除了应激诱导的抑郁样行为,伴随海马中μ阿片受体(MOR)的表达下降。MOR参与了对这些抑郁相关信号的影响,舒郁方剂临床用于抗抑郁症的抗抑郁样特性与MOR和相应的CREB、BDN、MEK和ERK信号通路相关,同时表明MOR可能成为开发新型抗抑郁药的靶点[47]。

3.3 H2S

研究发现,H_2S减少STZ诱导糖尿病大鼠在强迫游泳和尾巴悬挂试验中的抑郁样行为,并减少他们在高架加迷宫试验的焦虑样行为;还发现H_2S显著降低海马STZ诱导糖尿病大鼠丙二醛和4-羟基壬烯醛的水平和升高水平的超氧化物歧化酶和减少谷胱甘肽[48]。

3.4 TRPC6

观察到在大鼠抑郁症模型中受损的认知能力与规范瞬态受体电位6(TRPC6)蛋白的下调表达一致[49]。认知缺陷可以通过用可以引起TRPC6激活的hyperforin治疗来挽救,提示

TRPC6 有潜力成为具有治疗效果的抗抑郁药的新靶标。

3.5 MicroRNA-335

研究发现 microRNA-335 在抑郁症个体中下调，此外 microRNA-335 可以靶向 GRM4，进一步调节 microRNA-335 的表达。抗抑郁药物西酞普兰可以上调 microRNA-335 表达和下调 GRM4 表达。这些结果表明，microRNA-335 与抑郁症的病理生理学相关，并且是新的抗抑郁治疗的潜在靶标[50]。

3.6 AMPK

研究提出，与 AMPAR 贩运相关的棕榈酰化/脱棕榈酰化酶可能成为未来神经精神障碍的潜在治疗靶点[51]。

3.7 其 他

研究表明，NR1 和 Akt/mTOR 信号通路是抑郁症的重要治疗靶标；张国双等提出糖皮质激素受体在抑郁症的治疗中的潜在作用，可能是抗抑郁的新靶点[52]。

4 心血管疾病作用靶点

4.1 动脉粥样硬化作用靶点

4.1.1 DNA 甲基转移酶 1 DNA 甲基转移酶（DNA methytransferase，DNMT）在真核细胞 DNA 甲基化的催化和维持中起重要作用。研究发现，高甲硫氨酸饮食下，脂肪酸结合蛋白 4（fatty acid-binding protein 4，FABP4）基因的脱甲基化加快 $ApoE^{-/-}$ 小鼠动脉粥样硬化的发生、发展是通过下调 DNMT1 的表达。重组腺病毒转染 DNMT1 发现，过表达的 DNMT1 能够逆转高同型半胱氨酸诱导的 FABP4 基因的低甲基化，并抑制 FABP4 的表达[53]。因此，DNMT1 可能成为治疗同型半胱氨酸所致动脉粥样硬化的新靶点。

4.1.2 microRNA-26a 研究表明，在动脉粥样硬化模型中 microRNA-26a 通过调控下游基因 TRPC6 的表达抑制内皮细胞的凋亡[54]。目前认为，细胞凋亡在动脉粥样硬化的发病进程中扮演重要角色。高脂饮食 $ApoE^{-/-}$ 小鼠主动脉内膜和氧化型低密度脂蛋白（ox-LDL）处理的人主动脉内皮细胞中 microRNA-26a 的表达量均明显降低。研究也发现，microRNA-26a 在动脉粥样硬化发生中起重要作用[55]。

4.1.3 microRNA-19b 和 microRNA-221/222-Ets-1-p21 信号途径 用 TNFα 和 IFNγ 刺激人主动脉内皮细胞模拟动脉粥样硬化的慢性炎症，结果细胞中过氧化物增殖物活化受体 γ 共激活剂-1α（peroxisome proliferator-activated receptor γ coactivator 1α，PGC-1α）mRNA 表达量增加，PGC-1α 蛋白表达水平下降，microRNA-19-3p、microRNA-221-3p、microRNA-222-3p 上调，表明这三种 microRNAs 能够在转录后水平调控 PGC-1α 的表达。在人主动脉内皮细胞中 microRNA-19-3p、microRNA-221-3p、microRNA-222-3p 的过表达引起线粒体数目显著减少和活性氧簇的聚积，可能造成细胞凋亡，从而参与动脉粥样硬化的发生发展[56]。此外有研究发现，人脐静脉内皮细胞（human umbilical vein endothelial cells，HUVECs）中 microRNA221/222 负向调控 Ets-1 和 p21 的表达，减少了 ox-LDL 诱导的 HUVECs 细胞凋亡。因而，microRNA-19-3p 和 microRNA-221/222-Ets-1-p21 信号途径可能成为潜在治疗动脉粥样硬化的靶点[57]。

4.1.4 microRNA-495 研究表明，microRNA-495 通过改变细胞周期分布明显促进 HUVECs 的增殖，且通过影响 cleaved caspase 3 的表达抑制 HUVECs 细胞凋亡[58]。因此，microRNA-495 可能是治疗动脉粥样硬化的潜在靶点。

4.1.5 microRNA-135/499 研究发现，在动脉粥样硬化中 microRNA-135b-5p 和 microRNA-499a-3p 通过直接抑制肌细胞增强因子 2C（myocyte enhancer factor 2C，MEF2C）基因的表达促进血管平滑肌细胞和内皮细胞的增殖和迁移，且人动脉粥样硬化斑块中 MEF2C 蛋白量降低，提示可以开发针对 microRNA-135b-5p 和 microRNA-499a-3p 的药物来治疗动脉粥样硬化[59]。

4.1.6 microRNA-223 microRNA-223 被认为专一性地在造血系统中表达。研究发现，在 $ApoE^{-/-}$ 小鼠和动脉粥样硬化患者的血清和动脉粥样硬化血管壁中，microRNA-223 表达水平显著上升；microRNA-223 基因敲除 $ApoE^{-/-}$ 小鼠动脉粥样硬化病变程度加重，microRNA-223 有望成为治疗动脉粥样硬化的新靶点[60]。

4.1.7 microRNA-320a 研究表明，过表达的 microRNA-320 通过增加冠心病危险因素而促进动脉粥样硬化的形成。微阵列分析和实时荧光定量 PCR 检测表明冠心病患者血液循环中 microRNA-320a 表达量增加；体内试验显示 microRNA-320a 的多表达能够引起血浆中总胆固醇、甘油三酯和低密度脂蛋白的显著增加，以及 IL-6、TNFα、MCP-1 等炎症细胞因子的上调；microRNA-320 在 $ApoE^{-/-}$ 小鼠体内的表达造成内皮功能的下降并促进动脉粥样硬化的形成[61]。此外，人源内皮细胞 microRNA-320a 的表达抑制细胞的增殖，并且诱导细胞的凋亡，microRNA-320 可能作为动脉粥样硬化的治疗靶点。

4.1.8 microRNA-351 研究发现，动脉粥样硬化小鼠模型中 microRNA-351 表达上调，且体外实验表明 microRNA-351 降低了心脏动脉内皮细胞的存活率并通过调节 STAT 蛋白的表达量抑制血管生成。因此，microRNA-351 可能成为治疗动脉粥样硬化的新靶点[62]。

4.1.9 microRNA-185 microRNA-185 在脂质代谢中扮演重要角色。研究表明，体内抑制 microRNA-185 能够增加肝脏中低密度脂蛋白受体的表达，加快血浆中胆固醇的清除，从而延缓动脉粥样硬化的进程[63]。

4.1.10 microRNA-93 研究发现，血清中 microRNA-93 水平与胆固醇含量呈正相关，且 microRNA-93 表达上调通过抑制 ABCA1（the ATP binding cassette A1）促进了冠状动脉粥样硬化[64]。

4.1.11 microRNA-141 目前，关于 microRNA-141 的研究大多集中在肿瘤方面。ox-LDL 能够抑制 microRNA-141 的表

达，microRNA-141 被抑制后可以促进血管平滑肌细胞的增殖。进一步研究发现，microRNA-141 是通过在转录水平上抑制 PPAR-A 而发挥对血管平滑肌细胞的抗增殖作用[65]。因此，microRNA-141 可能是动脉粥样硬化治疗的潜在靶点。

4.1.12 IL-5 慢性炎症假设认为动脉粥样硬化本质是一个慢性炎症过程，而单核细胞、巨噬细胞和血管内皮细胞是该过程的主要参与者。将 pLVCD68-IL5 与 pLVCD68 分别转染至 C57BL/6 小鼠骨髓细胞后再将该细胞移植入 LDL 受体基因缺陷的小鼠中，正常饮食 12 周后结果显示 pLVCD68-IL5 转染骨髓细胞的受体小鼠主动脉病变面积明显缩小，斑块也明显减小，表明巨噬细胞 IL-5 过表达能够改善动脉粥样硬化[66]。

4.1.13 LL-37-mtDNA 复合体 抗菌肽 LL-37（在小鼠体内则为 Cramp）和线粒体 DNA（Mitochondrial DNA，mtDNA）参与了动脉粥样硬化的发病过程，但关于 LL-37-mtDNA 复合体对动脉粥样硬化的影响仍未明确。研究发现，LL-37-mtDNA 能逃避 DNase Ⅱ的降解和自噬清除作用，并且激活 Toll 样受体 9 介导的炎症反应而加重动脉粥样硬化。此外，ApoE$^{-/-}$ 小鼠动物模型 Cramp-mtDNA 复合体加重动脉粥样硬化病变，而抗 Cramp-mtDNA 的抗体则减轻病变程度，提示 LL-37-mtDNA 复合体有可能成为治疗动脉粥样硬化的靶点[67]。

4.1.14 TET 2 甲基双加氧酶 2（ten-eleven translocation 2，TET2）是 TET 蛋白家族的一员，参与 DNA 的去甲基化过程，催化 5-甲基胞嘧啶转换成 5-羟甲基胞嘧啶。在总结 TET2 的生物学作用后提出，TET2 是潜在的动脉粥样硬化表观遗传学生物标记物以及防治的靶点[68]。

4.1.15 RIP140 受体相互作用蛋白 140（receptor-interacting protein 140，RIP140）是一种代谢性核受体转录辅助抑制因子，负向调节多种靶基因的转录，对机体多种代谢过程起调节作用。研究发现，泡沫细胞中 RIP140 的表达下调；过表达的 RIP140 减少巨噬细胞在胆固醇的外排，同时减少巨噬细胞向泡沫细胞的转化。因此，RIP140 可能成为动脉粥样硬化治疗的新靶点[69]。

4.1.16 G0S2 G0S2（G0/G1 switch gene 2）是最近发现的 PPAR 靶基因，在脂肪组织中高表达。研究发现，G0S2 也在动脉内皮细胞中表达，异位表达的 G0S2 能够增加内皮细胞中性脂质的堆积；G0S2 可以减少线粒体中的细胞色素 c 释放到胞浆中，抑制由 H_2O_2 诱导的线粒体膜电位的下降，G0S2 基因沉默则引起内皮细胞的凋亡。因此，G0S2 可能作为治疗动脉粥样硬化的潜在靶点[70]。

4.2 高血压

4.2.1 LPAR1 溶血磷脂酸受体（LPAR）是一类 G 蛋白偶联受体，能与溶血磷脂酸结合发挥生物学效应，目前研究较多的有 LPAR1、LPAR2、LPAR3 三种亚型。对编码人类 LPAR 的基因（LPAR）进行分析并开展了动物实验，发现 LPAR1 基因表达的上调能够提高人类对高血压的易感性，且 LPAR1 可能参与了引起血压升高的应激反应。由此看来，通过抑制 LPAR1 基因的表达可以控制高血压[71]。

4.2.2 树突棘素 树突棘素是体内广泛表达的一种蛋白，但其存在位点尚无定论。激活 α_{2B} 肾上腺素受体能够引起血压升高。研究结果表明，树突棘素能和内源性 arrestin 竞争与 α_{2B} 肾上腺素受体结合；在细胞中，树突棘素通过拮抗 β-arrestin 与 α_{2B} 肾上腺素受体结合而减少 α_{2B} 肾上腺素受体的磷酸化；在树突棘素缺陷的小鼠中，α_{2B} 肾上腺素受体介导的升压反应明显减少。因此，树突棘素或许能成为治疗高血压的新靶点[72]。

4.3 心力衰竭

4.3.1 DKK3 Dickkopf-3（DKK3）是一种分泌型糖蛋白，可以拮抗 Wnt 信号通路。采用心肌梗死模型，对 DKK3 基因过表达小鼠、DKK3 基因剔除小鼠及 DKK3 正常表达小鼠进行研究，发现在心肌梗死后 DKK3 基因剔除小鼠的死亡率上升，心肌梗死面积增大，左心室功能障碍加重；一周后，DKK3 基因剔除小鼠的心脏中细胞凋亡和炎症明显增多，左心室重塑明显，而 DKK3 基因过表达小鼠的状况则相反，表明 DKK3 有可能成为心梗后心力衰竭治疗的潜在靶点[73]。

4.3.2 唾液酸转移酶 7A 唾液酸转移酶（sialyltransferase，Siat）是人体内催化寡糖唾液酸化所必需的转移酶。研究表明，心梗后受损心肌细胞中 Siat 7A 明显增多，Siat7A 通过抑制 ERK1/2 的活性促进了心肌细胞的凋亡[74]。因此，Siat7A 可能作为治疗心力衰竭的药物靶点。

4.3.3 CARD3 CARD3（caspase activation and recruitment domain 3）是一类含半胱氨酸蛋白酶募集结构域（caspase recruitment domain，CARD）的丝氨酸/苏氨酸蛋白激酶。体内外试验表明，CARD3 过表达通过激活 NF-κB 和 38 信号途径使心梗诱发的细胞凋亡、炎症浸润、心肌肥厚和心衰程度加重，而 CARD3 基因沉默后，心肌梗死后的心脏重塑程度降低[75]。提示 CARD3 可能成为心梗后心力衰竭治疗的新靶点。

4.3.4 TPRV1 辣椒素受体（transient receptor potential vanilloid，TPRV）是一类能被辣椒素激活的离子通道。TPRV1 在体内分布广泛，有着复杂的生物学功能。以 TPRV1 为作用靶点的药物主要用于缓解各种疼痛。研究表明，TPRV1 被辣椒素激活后能够拮抗由高盐饮食引起的心肌损伤，缓解线粒体功能紊乱。因此，TPRV1 可能是治疗早期心力衰竭的新靶点[76]。

4.3.5 NFAT4/microRNA-324-5p/Mtfr1 信号轴 研究表明，分别将小鼠的 NFAT4、Mtfr1 基因敲除后，线粒体分裂受阻、心肌细胞凋亡减少及心肌梗死面积减少；转录因子 NFAT4 能够抑制 microRNA-324-5p 的表达，microRNA-324-5p 通过抑制 Mtfr1 而起到与 NFAT4、Mtfr1 基因敲除相同作用。NFAT4、microRNA-324-5p 及 Mtfr1 形成了一个信号轴，可作为心力衰竭的治疗靶点[45,77]。

4.3.6 microRNA-19a 进行小鼠 Argonaute 2 敲除试验，选择了 16 个候选 microRNAs 并构建了 ADRB 3′UTR 报告基因质粒，通过双荧光素酶活性检测和 Western Blot 发现 microRNA-19a 直接作用于 ADRB1 的 3′UTR 后抑制 ADRB1 的表达[78]。此外，对 32 例心力衰竭患者的血浆进行分析，发现 microRNA-19a 的表达水平与血浆 BNP/cAMP 的关系为正相关。因此，microRNA-19a 不仅是指示心肌功能的生物标志物，还有可能是治疗心力衰竭的潜在靶点。

4.3.7 CIP 研究表明，在许多心肌病模型中，编码 CIP (cardiac ISL1-interacting protein) 的基因缺失能够加快心肌肥厚向心力衰竭发展的进程，CIP 过表达则能阻止心脏的病理性重塑，并且维持心脏正常的生理功能[79]。

4.3.8 Pellino1 蛋白 Pellino1 蛋白是最近发现的一种 E3 泛素化连接酶，目前对其与疾病的关系研究甚少。研究表明，压力超负荷大鼠心脏的 Pellino1 蛋白酶活性被激活，通过腺病毒抑制 Pellino1 蛋白的表达及活性能够改善压力超负荷诱导的心脏功能障碍、心肌肥厚并减少心肌的纤维化；体外培养的新生大鼠心肌成纤维细胞在机械牵张刺激下 Pellino1 蛋白也被激活，抑制 Pellino1 蛋白的活性能够减少机械牵张引起的细胞增殖、分化和胶原生成。体内外试验均提示 Pellino1 蛋白可以作为治疗心肌纤维化和心力衰竭的新靶点[80]。

5 脑血管疾病作用靶点

5.1 microRNA-29b

microRNA-29b 参与调节脑缺血过程。探究 microRNA-29b 在脑缺血发生中的功能，首次提出发现 microRNA-29b 过表达能够减小脑梗死面积，减轻脑水肿，降低对血脑屏障的损伤，这些作用可能与靶向于水通道蛋白 (AQP-4) 有关，microRNA29b 可能成为脑缺血治疗新靶点[81]。

5.2 microRNA-107

体内外实验证明，microRNA-107 在低氧情况下，可以通过 Dicer-1 上调内源性 VEGF 165 的表达，进而增加缺血后血管生成，减少梗死面积，microRNA-107 可能为脑卒中治疗新靶点[82]。

5.3 mcroRNA-223

NLRP3 炎症小体是一组复杂得多蛋白复合体，属于胞质内模式识别受体，是炎症级联反应的关键性分子通路，阻断或抑制 NLRP3 的活化可能成为脑血管疾病新的治疗靶点。研究发现，NLRP3 mRNA 3′非翻译区有 microRNA-223 结合区，并且其能够通过结合区直接调控 NLRP3 表达，最终研究结果表明 microRNA-223 能够下调 NLRP3，进而通过 caspase-1，IL-1 通路抑制炎症反应，减轻脑出血，改善神经功能[83]。因此，microRNA-223 可能作为 NLRP3 炎性激活过程中重要的调节器，为脑出血治疗提供新的靶点。

5.4 microRNA-203

MyD88 是 TLRs 与 IL-1R 通路中的重要衔接蛋白，研究发现 microRNA-203 能够与 MyD88 的 3′非翻译区结合，抑制其表达，进而减轻炎症反应，保护神经功能，microRNA-203 可能成为缺血性脑卒中新的治疗靶点[84]。

5.5 MicroRNA-207/352

使用 microRNA 和 mRNA 基因表达谱芯片，发现脑动脉闭塞 (MCAO) 小鼠模型 1d 至 7d 间 MicroRNA-207 和 microRNA-352 在下调，随后在中后期期间轻微回到基线。侧脑室注射 microRNA-207 激动剂模拟物后，神经功能缺损等级降低，梗死体积减小，线粒体的结构脊改善。此外，microRNA-207 模拟物可以减少细胞溶酶体和自噬体的数量，增加自噬空泡的数量，表明 microRNA-207 可能影响后面部分溶酶体自噬途径和线粒体诱导凋亡，参与溶酶体途径介导缺血性损伤和恢复过程[85]。因此，MicroRNA-207 是防止缺血性脑卒中后的细胞自噬死亡的潜在药物研发靶点。

5.6 NMNAT1

前期研究表明，烟酰胺核苷腺苷酸转移酶-1 (NMNAT1) 对兴奋性毒性引起的脑损伤具有神经保护作用，但对于缺血性脑卒中作用尚不清楚。对 OGD 诱导的原代神经细胞及小鼠中脑闭塞引起缺血性脑损伤研究表明，NMNAT1 过表达能减少细胞坏死和凋亡，敲除 NMNAT1，细胞坏死和凋亡增加。而且，体内实验也表明 NMNAT1 过表达上调 AMPK，提高神经元存活率，减小脑梗死面积，改善小鼠缺血性脑卒症状[86]。因此，NMNAT1 可能是治疗脑卒中潜在靶点。

5.7 Na^+/K^+-ATP 酶

缺血半暗带是指缺血中心与正常血流区之间的区域，可用来表征神经元功能损伤，缺血区恢复血流，其功能可能被反转。大量研究表明 Na^+/K^+-ATP 酶在脑缺血再灌注缺血半暗带神经元损伤和脑水肿中扮演着重要角色。研究表明，在 tMCAO 大鼠模型中缺血半暗带 Na^+/K^+-ATP 酶活性显著降低，其可能通过导致 bcl-2/Bax 比例的失衡和神经细胞凋亡参与了脑缺血再灌注的病理过程，Na^+/K^+-ATP 酶可能成为脑缺血疾病新的治疗靶点[87]。

5.8 Poly IC

聚肌苷酸-聚胞苷酸 (Poly IC) 是 TLR3 配体，在脑缺血再灌注过程中具有神经保护作用。通过体内外实验研究发现，Poly IC 减轻脑缺血再灌注损伤是由于抑制了神经胶质细胞过度增生，这个过程可能通过调节 TLR3 信号通路，Poly IC 可能成为脑缺血后促进神经功能恢复的潜在治疗药物[88]。

5.9 丝裂原活化蛋白激酶 (MAPK)

研究发现，p38-MAPK 抑制剂对脑卒中大鼠具有神经保护作用。进一步研究表明，P38-MAPK 抑制剂通过对 ERK、GSK3b 信号通路及线粒体自噬发挥神经保护作用[28]。

5.10 Bif-1

Bif-1 是多功能蛋白质，能够调节细胞凋亡和自噬，其表达的上调与神经元存活相关，有研究表明 Bif-1 与脑卒中发生过程相关。研究 Bif-1 对缺血再灌注神经元的保护作用，发现

Bif-1 过表达能够提高 OGR/D 模型神经元存活率,降低细胞凋亡速率,并且 caspase-3 活性被抑制。敲除 Bif-1,则降低细胞存活率,促进细胞凋亡过程,抑制细胞自噬,并且抑制 ERK1/2 活化,Bif-1 可作为治疗缺血再灌注损伤新的靶点[89]。

5.11 NOD2

很多研究表明炎症参与了缺血性脑损伤的病理过程,而核苷酸结合寡聚化结构域 2(NOD2)在先天性免疫和炎症反应中发挥重要作用,NOD2 可能参与了缺血再灌注损伤和脑损伤的炎症反应。研究表明,在脑缺血损伤时,小胶质细胞和星形胶质细胞中 NOD2 表达显著增加。用胞壁酰二肽(NOD2 外源性配体)预处理 MCO 小鼠,其脑梗死面积显著增加,神经功能障碍加重。而 NOD2 基因切除则显著改善脑卒中症状并减少炎症反应,可能通过抑制 NF-κB、p38MAPK、JNK 的活化减少前促炎因子 IL-1β、IL-6、TNFα 表达,而且 NOD2 缺乏可以防止由 I/R 引起的 NOX2 上调及 ROS 产生,可能成为脑卒中治疗新的治疗策略[90]。

5.12 趋化因子 CX3CL1/趋化因子受体 CX3CR1 轴

活化的小胶质细胞和 CX3CL1/CX3CR1 信号传导的在脑缺血损伤中的确切作用还存在争议。研究发现,CX3CL1/CX3CR1 介导的小胶质细胞激活对脑缺血小鼠有着不利的作用[91]。基于体内和体外研究结果表明,缺血可能能够刺激神经元中 CX3CL1 和小胶质细胞中 CX3CR1 的表达,进而增加 CX3CL1/CX3CR1 的含量以及脑缺血小鼠 CX3CL1 与 CX3CR1 的结合活性;结合活性的增加又反过来导致小胶质细胞的活化以及参与信号转导途径的分子的活化,如 p38MAPK/PKC,进而增加小胶质细胞中 TNF-α 和 IL-1β 的产生,进一步引起脑损伤。

5.13 CysC

半胱氨酸蛋白酶抑制剂 C(CysC)常用作肾脏功能指标和心血管的疾病预测因子。研究发现,CysC 与急性缺血性卒中(AIS)呈现正相关,其可以作为 AIS 独立危险因素,并且给予外源性 CysC 对小鼠缺血性脑损伤具有神经保护作用,因此 CysC 可能成为 AIS 新的靶点[92]。

5.14 IL-4

在缺血性中风后,各种损伤相关分子从缺血中心区释放并扩散到缺血半暗带,激活微胶质细胞和促进炎症反应导致局部组织损伤。基于体内外研究发现白细胞介素-4(IL-4)有很强的抗炎活性,能够将巨噬细胞从 M1 型向 M2 型极化,而且 IL-4 优先在缺血半暗带表达,能诱导 M2 型的基因表达和过氧化物酶体增殖物受体的激活,提示 IL-4 是由缺血性神经元分泌作为内源性防御,在脑的病理调节和修复中起重要作用[93]。

5.15 溶酶体组织蛋白酶

细胞凋亡在缺血再灌注损伤发生机制中扮演重要角色。近年来研究表明,溶酶体组织蛋白酶参与细胞凋亡过程,而且使用组织蛋白酶抑制剂可显著改善细胞功能,溶酶体组织蛋白酶可能为缺血性脑卒中提供新的思路[94]。

6 感染性疾病

感染性疾病是危害人类健康的主要疾病,众多病原微生物耐药现象的出现使得全球感染性疾病现状日益严峻,因此迫切需要寻找新的治疗靶点。

6.1 细菌感染相关靶点

IL-33 可通过调节角质形成细胞表面抗菌蛋白 REG3A 直接抑制金黄色葡萄球菌(*Staphylococcus aureus*)的生长,同时调节诱导型一氧化氮合酶的活性,促进一氧化氮的释放来增强机体抵御 *S. aureus* 的感染[95]。过表达 microRNA-24 可以降低 *S. aureus* 感染,而抑制 microRNA-24 可加重 *S. aureus* 感染。并且 microRNA-24 可抑制壳多糖酶 3 样蛋白 1(CHI3L1)mRNA 的表达,该蛋白通过直接与 3′端非编码区结合介导多种信号通路,CHI3L1 可作为 *S. aureus* 感染引起的骨髓炎的治疗靶点[96]。土拉弗朗西斯菌的一种胞浆蛋白 FTL-0430 可借助于外膜泡形式分泌至胞外,通过与宿主细胞的表面脂筏作用影响细菌对宿主细胞的入侵,该蛋白可作为土拉菌病药物靶点[97]。

6.2 病毒感染相关靶点

研究发现,HIV-1 进入视网膜色素上皮细胞后可能通过 Clathrin 和 CCR4 介导细胞-细胞间的传播方式感染淋巴细胞,这有望成为病毒致视网膜感染的潜在药物治疗靶点[98]。发现了一个新的人体宿主细胞编码的蛋白—卷曲螺旋结构蛋白 8(CCDC8),它有很强的抗 HIV-1 活性,在细胞水平的表达可以大幅降低病毒产量,最大可达 30 倍[99]。发现病毒辅助蛋白 VPR 空间结构中的 A30/V31 区域可能是阻止 VPR 发挥转录调控作用的重要靶点[100]。微泡介导 HIV 相关神经认知障碍(HIV-1-associated neurocognitive disorders, HAND)过度谷氨酸生成及神经毒性,因此其可作为治疗靶点[101]。

S1PR3 作为 S1PRs(Sphingosine 1-phosphate receptor, S1PRs)家族中一个主要成员,与三种 G 蛋白发生偶联(Gi、Gq、G12/G13),介导了广泛的生物效应。体内外研究表明,S1PR3 特异性激动剂 KRX-725 可通过上调巨噬细胞中活性氧水平,增强细胞清除细菌的能力,改善脓毒症预后,提示 S1PR3 可能是脓毒症新的治疗靶点[102]。研究发现,氧醚复合是通过抑制 IKKα/β、IκBα、p65 蛋白磷酸化和 NF-κB 的激活来发挥抗炎效应,氧醚复合对离体脓毒症的治疗效应与 Nrf2/HO-1 通路关系密切,该结果为研发新的脓毒症治疗策略提供可能[103]。

含 Dead-box 结构域的 RNA 解旋酶 DDX 家族属于剪接因子 2 解旋酶超家族的一类,参与 RNA 代谢及抗病毒免疫反应。研究发现,该家族的 DDX3X 有抗登革热病毒(Dengue virus, DENV)的功能,DDX25 能够抑制 IFN-β 信号通路从而促进病毒复制,为抗病毒药物的研究提供了潜在靶点[104]。研究表明,DENV-ADE(抗体依赖增强假说)感染中病毒复制增强由 RIG-I/MDA-5—NF-κB—IRF-1—NOS2 固有免疫途径抑制引发，且该抑制过程不依赖于 IL-10—SOCS3 对干扰素途径的抑制。此外 DENV-ADE 感染能够通过上调细胞自噬，抑制固有免疫途径从而促进病毒增殖，该研究为重症登革患者治疗提供了理论支持[105]。

发现磷酸化的 STAT1 蛋白参与了 A 型流感病毒的早期复制过程及炎性反应，并参与调节病毒 RNA 的合成，可能会成为抗病毒药物的靶点[106]。发现发热伴血小板减少综合征（severe fever with throm-bocytopenia syndrome virus，SFTSV）通过非结构蛋白 NSs 和线粒体抗病毒蛋白（mitochondrial antiviral signaling protein，MAVS）相互作用，并“挟持”MAVS 到病毒包涵体中，从而抑制 SFTSV 感染中抗病毒干扰素的诱导，并削弱 NF-κB 导致的炎性因子反应。因此 MAVS 可能作为该病治疗靶点[107]。发现 PLK3 蛋白（一种 Polo 样激酶）可通过其 N 端的 KD 区介导对朊病毒蛋白的降解，因此若在朊病毒感染早期诱导 PLK3 的表达，则可能抑制异常朊蛋白 PrPSc 的聚集及细胞周期的再进入，该实验研究结果为朊病毒病的精准治疗提供新的解决方案[108]。发现 IL-22 可能是通过作用于心肌纤维化因子达到延缓或阻止急性病毒性心肌炎向慢性病毒性心肌炎甚至扩张性心脏病发展的重要靶标[109]。对抗乙型肝炎（HBV）病毒特异性腺苷脱氨酶 ADAR1 基因在 HBV 感染中作用进行初步研究，发现 7 个与 ADAR1 相互作用的 microRNAs，提供了新的基于 ADAR1 的靶点。RIG-I 样受体是天然免疫系统中一类重要的模式识别受体，能够识别细胞质中的病毒 RNA[110]。发现猪 RIG-I 具有抗口蹄疫病毒（Foot-and-mouth disease virus，FMDV）感染的功能，并且 FMDV 2B 蛋白可拮抗猪 RIG-I 抗病毒天然免疫，初步探明了 2B 蛋白降解 RIG-I 的分子机制，研究结果揭示了 FMDV 免疫逃逸的机制，可作为抗病毒药物靶点[111]。鸡传染性支气管炎病毒的木瓜样蛋白酶（Papain-like protease，PLpro）的底物特异性不同于其他 PLpro，它可能通过靶向不同的泛素化宿主因子协助病毒的传播，因此是潜在抗病毒药的靶点[112]。

6.3 真菌感染相关靶点

新生隐球菌是具有荚膜的人类重要病原真菌，主要引起隐球菌脑膜炎。该病症状凶险，病死率高，易发于艾滋病患者。研究发现，CD44/脂筏-Src 激酶信号通路参与新生隐球菌侵入人肺泡上皮细胞的过程，深入研究可能找到阻断新生隐球菌侵入肺-血屏障的作用靶点[113]。发现髓样细胞表达的激发受体-1（TREM-1）被阻断可以显著抑制真菌感染后角膜上皮细胞炎症因子的释放，是抑制真菌性角膜炎的潜在靶点[114]。发现丝切蛋白（cofilin）是肺曲霉病重要靶点之一，烟曲霉膨胀孢子感染肺泡上皮细胞可引起细胞早期 cofilin/p-cofilin 动态变化以利孢子有效的内化侵入，且是通过 RhoA/ROCK/LIMK 信号通路调节[115]。对白色念珠菌滞留俊早期阶段生物膜进行基因转录组测序分析，结果表明共有 228 个基因被初步确认可能与滞留菌形成相关，为新型抗真菌药物提供新的靶点[116]。

6.4 结核病相关靶点

研究发现，Rv1515c 蛋白是与结核分枝杆菌 H37Rv 致病性相关的一种免疫微环境因子调控蛋白，参与宿主细胞因子的表达调控，可增强 H37Rv 在各种压力环境以及胞内存活率，提示 Rv1515c 蛋白可能是新型抗结核药物靶点[117]。

6.5 寄生虫感染相关靶点

旋毛虫病是由旋毛虫引起的人畜共患病，感染后有严重的发病率和死亡率。曲自刚等[118]发现组织蛋白酶 F 样蛋白酶（cathepsin F-like protease，TsCF1）在旋毛虫的各个生长阶段都被表达，并分布在角质层和念珠状食道，推测 TsCF1 可能在旋毛虫的生活周期中起重要作用，可作为旋毛虫病的药物靶标。

7 自身免疫性疾病作用靶点

7.1 类风湿性关节炎相关靶点

类风湿性关节炎（RA）是一类长时程并主要影响关节的自身免疫失调性疾病，主要影响关节滑膜，并波及到关节软骨、骨组织、关节韧带和肌腱，甚至会造成心脏、肾脏、血管的病变。

7.1.1 白介素 7 受体 α（IL-7Rα） 通过建立Ⅱ型胶原诱导的小鼠关节炎模型（CIA），以 IL-7Rα 为靶点，发现 IL-7Rα 抗体可减轻 CIA 小鼠关节炎性细胞的浸润，减轻骨和软骨的损伤；其机制与 IL-7Rα 抗体阻断 IL-7/IL-7R 信号通路，抑制 CIA 小鼠 CⅡ特异性 $CD4^+$ T 细胞的增殖；阻断 IL-7 促 Th1 细胞分化，降低致病性 Th1 比例有关，因此 IL-7Rα 可作为 RA 治疗的新靶点[119]。

7.1.2 可溶性程序性细胞死亡蛋白 1（sPD-1） 研究发现，RA 患者的血清和滑液中具有较高浓度的 sPD-1，血清 sPD-1 水平与类风湿因子（RF）滴度和 DAS28（28 个关节疾病活动评分）显著相关；sPD-1 在功能上阻断膜结合 PD-1，对 T 细胞的活化起抑制作用。此外，重组 PD-1-Fc 增强了 Th1 细胞和 Th17 细胞中促炎细胞因子的产生和 CIA 模型中关节的病理学特征，因此 sPD-1 可作为 RA 治疗的新靶点[120]。

7.1.3 microRNA-221（miR-221） 研究发现，miR-221 在 RA 患者血清和滑膜组织中的表达高于健康受试者。miR-221 的下调显著抑制了促炎细胞因子和趋化因子的表达，并通过抑制血管内皮生长因子，基质金属蛋白酶（MMP）-3 和 MMP-9 的表达抑制成纤维样滑膜细胞（FLS）的迁移和侵袭。此外，miR-221 的下调显著诱导细胞凋亡，并降低存活蛋白和 X 连接的凋亡抑制蛋白的表达，因此 miR-221 可以作为 RA 治疗的新靶点[121]。

7.1.4 NALP1 炎症小体 研究发现，羧基酰氨（CAI）在佐剂性关节炎（AA）大鼠模型中上调如 70kDa 的 NALP1 异构体，下调 NALP3，而 165kDa 的 NALP1 异构体和适配器蛋白

ASC 的水平在 AA 大鼠的滑膜组织中没有变化。CAI 减少了 70kDa 的 NALP1 异构体的表达，恢复了 AA 大鼠的 NALP3 水平。如上所述，NALP1 炎症小体在 AA 大鼠的滑膜组织中被活化，可以作为 RA 治疗的新靶标[122]。

7.2　系统性红斑狼疮相关靶点

7.2.1　GSK-3β/NLRP3/IL-1β 通路　在两种狼疮性肾炎小鼠模型中给予糖原合成激酶 3β（GSK-3β）抑制剂后发现，严重蛋白尿和肾炎发生率显著降低，肾脏中免疫复合物沉积和循环的促炎细胞因子水平均显著下降；GSK-3β 和胱天蛋白酶 1 活化受到抑制，并伴随 IL-1β 合成减少。结果显示 GSK-3β 可能通过激活 NLRP3/IL-1β 促进狼疮性肾炎[123]。GSK-3β/NLRP3/IL-1β 通路可能是 SLE 潜在的治疗靶点。

7.2.2　5-羟甲基化胞嘧啶(5-hmC)　应用羟甲基化 DNA 免疫共沉淀芯片（hMeDIP-chip），比较了 SLE 患者与健康受试者之间的 5-hmC 水平，识别了几个与 SLE 相关，具有差异性的羟甲基化区域后，发现 SLE 患者体内启动子区域有 1701 个基因具有显著不同的 5-hmC 水平，3826 个基因的 CpG 岛（CpG island）显示出显著不同的 5-hmC 水平。在这些具有差异性的羟甲基化基因中，研究者选择了 TREX1，CDKN1A 和 CDKN1B 用于验证，证实了三个基因的羟甲基化水平[124]。结果表明，SLE 患者的 5-hmC 有明显的改变，因此 5-hmC 可以作为 SLE 治疗的潜在靶点。

7.2.3　脂质筏(LRs)和 F-肌动蛋白(F-actin)　研究发现，SLE 患者中，$CD27^+$ IgD^+ B 细胞亚群显著减少，而 $CD38^+$ $CD95^+$ B 细胞亚群增加；B 细胞 LRs 水平显著升高，与 SLE 患者疾病活动指数（SLEDAI）和抗 dsDNA 滴度呈正相关。LRs 的表达在 $CD38^+$ B 细胞中显著高于 $CD38^-$ B 细胞，并且与 C3 水平呈负相关；LR 的表达的增加与 SLE 患者 B 细胞中 F-肌动蛋白的表达降低相关，因此 LRs 与 F-actin 可以作为 SLE 治疗的潜在靶点[125]。

7.2.4　结合素 4(Nectin-4)　研究发现，与健康对照组（HC）相比，SLE 组人外周血单核细胞（PBMCs）中 Nectin-4 显著过表达。当 T 细胞用 Sinectin-4 转染，Nectin-4 阻断（nectin-4 slicing）增加了 HC 组细胞凋亡，但显著降低了 SLE 组细胞凋亡。Nectin-4 阻断还显著降低 SLE 中的 CD40L 和 CD17 表达，但对 CD11a 的表达没有影响。此外，Nectin-4 下调可显著降低 Bcl-2，Bcl-XL 和 caspase-6 的表达，但会增加 SLE 组中的 Bax 水平，因此 Nectin-4 通过影响细胞凋亡而成为治疗 SLE 的潜在靶点[126]。

7.3　多发性硬化(MS)相关靶点

多发性硬化（MS）是中枢神经系统的一种与自身免疫有关的脱髓鞘疾病，实验性变态反应性脑脊髓炎（EAE）为其动物实验模型。

7.3.1　胰岛素样生长因子结合蛋白-7(IGFBP-7)　通过体外和体内实验发现，IGFBP-7 在星形胶质细胞（AC），少突神经胶质细胞（OL）和神经元中表达；IGFBP-7 的 mRNA 和蛋白水平在 EAE 疾病高峰期的小鼠脊髓中也存在增加；此外，IGFBP-7 还作为少突胶质前体细胞（OPCs）分化的负调节剂。IGFBP-7 在 EAE 期间上调，并抑制 OPC 向少突胶质细胞（OL）的转化，因此 IGFBP-7 可以作为炎性脱髓鞘疾病的潜在治疗靶点[127]。

7.3.2　GluR2-GAPDH 复合物　研究发现了一种新的蛋白复合物，由 AMPA 受体 GluR2 亚基和 GAPDH 组成，其在 MS 患者和 EAE 小鼠组织中显著上升，在给予一段特异性破坏 GluR2-GAPDH 蛋白复合物的多肽后，EAE 小鼠神经功能被显著改善，神经元死亡减少，少突胶质细胞存活率增加，脊髓轴索损伤减少，因此 GluR2-GAPDH 蛋白复合物可以作为 MS 治疗的潜在靶点[128]。

7.3.3　小胶质细胞 Hv1 质子通道　研究发现，在双环己酮草酰二腙造模后，野生型小鼠呈现明显的脱髓鞘状态，并且髓鞘碱性蛋白表达降低，成熟少突胶质细胞的减少和运动协调受损。缺乏 Hv1（$Hv1^{-/-}$）对小鼠脱髓鞘和运动障碍的发生则起到一定的保护作用。这些 $Hv1^{-/-}$ 小鼠脱髓鞘并伴随 ROS 产生减少，小胶质细胞活化改善，少突胶质细胞祖细胞（NG2）增殖增加，成熟少突胶质细胞的数量增加，因此小胶质 Hv1 质子通道是 MS 治疗的潜在靶点[129]。

7.3.4　$CCR7^+$ $ICOS^+$ 记忆性滤泡辅助性 T 细胞(Tfh)　研究发现，MS 患者体内 $CD3^+$ $CD4^+$ $CXCR5^+$ $CD45RA^-$，$ICOS^+$，$CCR7^+$ $ICOS^+$ 记忆 Tfh 细胞和血浆 IL-21 的水平显著增加，并在痊愈的患者体内显著降低。$CCR7^+$ $ICOS^+$ 记忆 Tfh 细胞的数量与 EDSS 评分，血浆和脑脊液（CSF）中 IL-21，IgG，MBP-Ab 或 MOG-Ab 的水平呈正相关，因此循环记忆 Tfh 细胞尤其是 $CCR7^+$ $ICOS^+$ 记忆 Tfh 细胞可以作为 MS 治疗的新靶点[130]。

7.4　银屑病相关靶点

7.4.1　白介素 35(IL-35)　研究发现，IL-35 能显著下调细胞模型中 IL-6、IL-8 等因子的表达。与对照组相比，IL-35 基因治疗能显著改善银屑病小鼠的发病表型，抑制多种促炎因子的表达，脾脏和淋巴结中浸润的 Th17 细胞明显减少，脾脏中 M1/M2 巨噬细胞的比值显著降低。上述结果表明，IL-35 基因治疗对银屑病小鼠有良好的效果，为银屑病治疗提供了潜在靶点和新思路[131]。

7.4.2　microRNA-138　研究发现，银屑病患者 Runt 相关转录因子 3（RUNX3）的表达会显著增加，而 miR-138 的表达在患者的 $CD4^+$ T 细胞中呈现降低趋势。抑制 miR-138 会增加 RUNX3 的表达和 Th1/Th2 细胞的比例。将 miR-138 模拟物转染到牛皮癣患者的 $CD4^+$ T 细胞中，miR-138 的过表达会抑制 RUNX3，并降低 $CD4^+$ T 细胞中 Th1/Th2 的比例，因此 miR-138 可以成为银屑病治疗的潜在靶点[132]。

7.5　干燥综合征相关靶点

7.5.1　Th17 细胞　研究发现，唾液腺（SG）蛋白免疫的小鼠出现了明显的干燥综合征（SS），在颈部淋巴结（CLN）和发炎唾液腺(SG)淋巴细胞灶内检测到增加的Th17细胞。值得注意的是,SG蛋白免疫的IL-17敲除(IL-17 KO)小鼠对SS诱导具有完全的抵抗力,并没有出现SG的疾病症状和组织病理学的变化。Th17细胞的过继转输会快速诱导IL-17 KO小鼠实验性干燥综合征(ESS)的发作,唾液分泌显著降低,自身抗体产生增加,SG中出现明显的炎症和组织损伤,因此Th17可能成为SS的治疗靶点[133]。

7.5.2 死亡诱饵受体3(DcR3) 研究发现,原发性干燥综合征(pSS)患者尤其是新发患者的血清DcR3表达显著高于健康受试者。此外,当使用疾病改进性抗风湿药治疗pSS患者时发现,患者的DcR3水平显著降低,唾液腺中DcR3的表达明显高于健康受试者,因此DcR3可能是参与pSS疾病进展的重要因素,并可以作为潜在的治疗靶点[134]。

7.6 原发性免疫性血小板减少症相关靶点

原发性免疫性血小板减少症(ITP)是一种病因不明的出血功能异常的自身免疫性疾病。

7.6.1 去唾液酸化作用 制作了一种识别不同物种GPIbα和GPIIbIIIa的单克隆抗体(mAbs),通过运用这种mAbs和人类ITP血浆,Li等发现,抗GPIbα抗体诱导了不依赖Fc段的血小板活化、唾液酸酶神经氨酸酶-1易位和去唾液酸化作用,而不是抗GPIIbIIIa抗体发挥了这种作用。说明不同于经典的Fc-Fcγ受体依赖性巨噬细胞吞噬作用,肝脏是通过肝细胞Ashwell-Morell受体以清除血小板。此外,唾液酸酶抑制剂会改善小鼠因抗GPIbα介导的血小板减少症。这些发现阐述了不依赖抗体Fc段的血小板减少现象,说明去唾液酸化作用可以作为ITP的治疗靶点[135]。

7.6.2 IL-23/Th17通路 研究发现,ITP患者的外周血单核细胞(PBMC)在IL-23p19,IL-12p40,IL-23R,IL-12Rβ1,IL-17A,IL-17F和RORC均显示表达增加的mRNA水平。此外,在患者中也观察到升高的Th17细胞比例和血浆IL-17,IL-23水平,血浆中的IL-23水平与IL-17水平和Th17细胞正相关,与血小板计数呈负相关。体外IL-23刺激后,IL-17水平显著升高;IL-23和IL-17水平在有效治疗后降低。因此,IL-23/Th17通路可能通过增强Th17应答参与ITP的发病机制,可以成为ITP治疗的潜在靶点[136]。

7.7 其他疾病相关靶点

7.7.1 Jmjd3 组蛋白H3赖氨酸-27去甲基化酶(Jmjd3)产生白介素(IL)17的辅助性T(Th17)细胞在各种自身免疫疾病中发挥重要作用,如多发性硬化,银屑病和溃疡性结肠炎。研究发现,组蛋白H3赖氨酸27位(H3K27)的去甲基化主要由H3K27去甲基酶Jmjd3介导,该过程对Th17细胞的分化至关重要。在分子水平上,孤儿受体C(Rorc)编码Th17细胞主要的转录因子Ror-γt和其细胞因子基因如IL-17,IL-17f和IL-22。Jmjd3于Rorc的基因组位点上直接结合并降低H3K27三甲基化酶(me3)的水平,因此Jmjd3可成为治疗自身免疫疾病的新靶点[137]。

7.7.2 Coronin-1a Coronin-1a是一种肌动蛋白结合蛋白,主要在造血细胞上表达,在T细胞活化过程中起重要作用。之前有报道称,Coronin-1a与多种自身免疫性疾病有关,如风湿性关节炎、多发性硬化、强直性脊椎炎等。研究发现,除了介导补体依赖性细胞毒性作用(CDC)外,Coronin-1a的单克隆抗体2B8a一旦与其结合,可以迅速内化到靶细胞中。因此,Coronin-1a可以作为治疗T细胞相关的免疫失调的治疗靶点[138]。

7.7.3 十二指肠同源盒基因-1(PDX1) 1型糖尿病是T细胞介导的器官特异性自身免疫疾病。研究发现,PDX1的免疫作用延迟了非肥胖型糖尿病(NOD)小鼠的发病,包括减轻胰岛炎症,抑制自身反应性T细胞增殖,增加调节性T细胞(Treg)的比例,转变产生的细胞因子,因此PDX-1可以作为1型糖尿病中抗胰岛自身免疫反应的治疗靶点[139]。

7.7.4 β-Arrestin2(β-arr2) 研究发现,溃疡性结肠炎(UC)或克罗恩病(CD)患者的样本中β-arr2表达增加;此外,β-arr2缺陷显著抑制肠炎症,改善结肠炎和减轻小鼠黏膜细胞的凋亡。β-arr2的靶向缺失抑制内质网应激,抑制PUMA,并下调结肠炎中PUMA介导的线粒体凋亡信号传导;β-arr2还是G蛋白偶联受体功能的重要调节器,绑定真核起始因子2α(eIF2α)激活内质网应激信号,因此β-arr2是结肠炎的潜在治疗靶点[140]。

7.7.5 泛素特异性蛋白酶4(USP4) 研究发现,USP4可在蛋白翻译后修饰水平促进RORγt蛋白去泛素化,增强其稳定性,促进Th17细胞中炎性因子IL-17的产生。风湿性心脏病病人外周血$CD4^+$T细胞中USP4水平上升,与炎症因子IL-17正相关,与基础研究中发现USP4上调RORγt介导的IL-17转录表达一致,为Th17相关的自身免疫性疾病的治疗提供了新靶点[141]。

7.7.6 MicroRNA-21 研究证实MicroRNA-21调节甲状腺相关性眼病(TAO)患者眼眶成纤维细胞的增殖、凋亡和分化。TGF-beta1是导致纤维化发生的调节因子。MICRORNA-21与眼眶肌肉纤维化密切相关,可能成为治疗甲状腺相关性眼病的新靶点[142]

8 代谢性疾病作用靶点

8.1 糖尿病

8.1.1 Metrnl Metrnl在白色脂肪生物学中扮演重要角色,其在皮下白色脂肪组织(WAT)中富集,在棕色脂肪中含量较少。研究发现,敲除脂肪细胞中的Metrl会加剧高脂饮食(HFD)诱导的胰岛素抵抗(IR),而Metrnl过表达则作用相反。Metrnl能够通过改善脂肪细胞分化、代谢活化、代谢抑制等脂肪功能从而拮抗肥胖诱导的胰岛素抵抗,而不增加体重,并经由其自分泌/旁分泌作用通过PPARγ控制胰岛素敏感性[143]。提示Metrnl可能是代谢综合征和2型糖尿病的治疗靶点。

8.1.2 Pdx1-Clec16a-Nrdp1通路 胰腺β细胞通过依赖线

粒体呼吸提供能量以供应葡萄糖刺激的胰岛素释放。线粒体自噬中,选择性清除功能障碍的线粒体是维持细胞呼吸所必需的。Pdx1 作为与 T1DM 和 T2DM 相关的同源结构域转录因子,在胰岛素基因转录、内质网稳态中扮演重要角色。位于 Pdx1 下游的基因 Clec16a 会通过调节 E3 泛素激酶 Nrdp1 介导线粒体自噬。研究发现,Pdx1 在线粒体自噬过程中通过调节 Clec16a 的转录来指导自噬体-溶酶体的融合,Pdx1 丧失功能后,Clec16a 重新表达可改善线粒体呼吸和葡萄糖刺激的胰岛素释放。因此,Pdx1 可通过 Clec16a 部分控制线粒体自噬进而协调线粒体功能[144]。提示 Pdx1-Clec16a-Nrdp1 通路可能是糖尿病中 β 细胞线粒体衰竭的治疗靶点。

8.1.3 PIAS1 PIAS1 不仅调节细胞增殖和 DNA 损伤反应等多种细胞过程,也是炎症级联反应中的关键调节剂。Shu-wen Qian 等[145]研究发现 PIAS1 会抑制脂肪细胞中应激诱导激酶的活化和 NF-kB 的表达,从而进一步抑制脂肪组织中的巨噬细胞浸润,因此 PIAS1 可抑制炎症级联反应的扩增,改善胰岛素敏感性。提示 PIAS1 可能是治疗 T2DM 的潜在靶点。

8.1.4 Sestrin 3 研究发现,Sesn3 肝特异性基因敲除小鼠会表现出胰岛素抵抗和葡萄糖不耐受,并且 Sesn3 转基因小鼠可免受高脂肪饮食诱导的胰岛素抵抗。研究者证明 Sesn3 可以激活 Akt,通过 mTORC2 调节肝脏胰岛素敏感性和葡萄糖代谢,提示 sestrins 是调节胰岛素敏感性的靶点[146]。

8.1.5 Chemerin Chemerin(RARRES2 或 TIG2)是一种脂肪因子,其作为 G 蛋白偶联受体 1(GPR1)的配体,在代谢和先天免疫中具有重要作用。研究发现,Chemerin 及其受体 GPR1 可能在小鼠脂肪累积中具有调控作用。提示 Chemerin/GPR1 可能是一种调节脂肪组织中脂质累积的潜在信号通路,为肥胖症等代谢紊乱疾病的治疗提供了可能的作用靶点[147]。

8.1.6 TXNIP 硫氧还蛋白相互作用蛋白(TXNIP)是抗氧化硫氧还蛋白的内源性抑制剂,也是体内葡萄糖调节的关键因子。研究发现,TXNIP 抑制的作用仅限于肾小管-间质细胞间室,该研究证明了 TXNIP 作为 DN 中进行性肾小管间质纤维化进程中的重要作用,提示 TXNIP 可以作为糖尿病肾病(DN)的潜在治疗靶点[148]。

8.1.7 HMGB-1 HMGB-1 与糖尿病性周围神经病变相关,并可参与糖尿病性视网膜病变(DR)的发生和发展。研究发现,靶向 HMGB-1 可抑制炎症,促进 RGC 存活,从而延缓 DR 进展,阻断 HMGB-1-TLR4-NF-kB 信号通路,提示 HMGB-1 是治疗 DR 的潜在靶点[149]。

8.1.8 miR-126 循环 miRNA 是多种疾病非侵入性生物标志物的有效来源。研究发现,在 T2DM 的表现之前存在 miR-126 的表达降低,而减少的 miR-126 是 T2DM 发生的预测性因子,提示 miR-126 可能是 T2DM 的治疗靶标[32]。

8.1.9 miR-103b 研究发现,miR-103b 在 T2DM 前期可能负调节 SFRP4 mRNA/蛋白的表达。提示 miR-103b 可能是 2 型糖尿病早期诊断的新型生物标志物[150]。

8.2 脂肪肝

8.2.1 miR-146a-5p 研究表明,MiR-146a-5p 过表达会靶向抑制 Wnt1,Wnt5a,α-SMA 和 Col-1,从而抑制非酒精性纤维化脂肪性肝炎中原发性肝星状细胞(HSC)的增殖和活化,因此 MiR-146a-5p 可能成为治疗非酒精性纤维化脂肪性肝炎的新型靶点[151]。

8.2.2 补体反应基因-32(RCG-32) RCG-32 敲除小鼠对高脂饮食(HFD)或酒精所诱发的肝脂肪变性具有抵抗作用。研究发现,HFD 或酒精通过 NF-kB 信号通路上调 RCG-32,RCG-32 靶向作用于肝 X 受体(FXR),激活 SREBP-1C 及其靶基因,促进脂肪生成,诱导肝脂肪变性,因此 RCG-32 可能成为治疗脂肪肝的新靶点[152]。

8.2.3 载脂蛋白 A5(apoA5) apoA5 能有效调节甘油三酯(TG)的代谢,因此可能在脂肪肝的发生发展中发挥作用。通过构建 NAFLD 大鼠模型,发现 apoA5 含量上调,机制可能为 apoA5 通过促进肝脏中 TG 的积累从而诱导非酒精性脂肪肝,表明 apoA5 可成为治疗 NAFLD 的潜在靶点[153]。

8.2.4 SLC13A5 SLC13A5 介导细胞对柠檬酸盐的摄取,在脂肪酸和胆固醇的合成中起重要作用。孕烷 X 受体(PXR)与脂质代谢和能量稳态通路密切相关,并介导脂肪肝的发生发展。研究发现,SLC13A5 是 PXR 的新型调节靶点,在 SLC13A5 敲除的 HepG2 细胞中,脂质积累显著降低,表明 SLC13A5 可成为治疗脂肪肝的新型靶点[49,154]。

8.2.5 Micro-RNA144 研究发现,在枯否细胞体外模型中,miR144 可靶向抑制 TLR2,上调 TNF-α 和 IFN-γ 表达,并促进 HFD 大鼠非酒精性脂肪性肝炎(NASH)的发生,表明 miR144 可成为治疗 NASH 的潜在靶点[155]。

8.3 肥胖及其相关代谢性疾病

8.3.1 RDC-32 研究发现,在高脂饮食条件下,脂肪组织中的补体反应基因-32(RGC-32)表达显著上调。敲除 RGC-32 发现,RGC-32 失活通过增加代谢基因 PPAR-α、HSL 和 PGC1α 的表达促进能量消耗,并通过下调 IL-6 和 TNF-α 的表达 R 减弱脂肪组织和全身炎症反应,因此 RGC-32 可能成为肥胖和代谢性疾病的潜在治疗靶点[152]。

8.3.2 GPAT3 甘油-3-磷酸-酰基转移酶 3(GPAT3)是合成甘油三酯(TG)的关键酶,研究表明,促甲状腺激素(TSH)结合 TSH 受体(TSHR)后抑制 AMPK-αThr172 的磷酸化,并激活 PPAR-γ 的转录,从而增加成熟脂肪细胞中 GPAT3 的表达,因此 TSH 受体可能是肥胖和肥胖相关疾病的潜在治疗靶标[156]。

8.3.3 micro RNA-27b 研究发现,microRNA-27b(miR-27b)在糖皮质激素诱导的脂肪蓄积和代谢障碍过程中发挥重要作用。白色脂肪组织(WAT)miR-27b 过表达能抑制 Ucp1、Cidea、Cox8b、Cox7a1 和 Prdm16 基因的表达,从而抑制白色脂肪棕色化。通过 Targetscan 数据库和干涉/过表达实验,表明 miR-27b 直接靶向 Rrdm16,其在棕色脂肪发育和 WAT 棕色化过程中起决定性作用,因此 miR-27b 可能是预防肥胖的重要靶标[157]。

8.3.4 micro RNA-181a 异柠檬酸脱氢酶 1(IDH1)在调节脂质代谢中发挥重要作用。研究发现,MiR-181a 能直接靶向 IDH1 抑制其活性,miR-181a 可能是高脂血症和肥胖症的潜在治疗靶点[158]。

9 结 语

对恶性肿瘤、神经退行性疾病、精神障碍性疾病、心血管疾病、脑血管疾病、感染性疾病、自身免疫性疾病、代谢类疾病等重大疾病治疗靶标的研究是创新药研究的早期关键问题之一,只有寻找到精确的疾病治疗靶点,才能在此基础上寻找和发现潜在的治疗药物。我国科研工作者在这一领域取得较好的进展,研究成果涵盖了主要重大疾病,但部分研究工作尚处于早期基础研究阶段,还有大量后续工作需要开展,而相关学科的交叉合作将会更加高效的推动和提高中国学者在该领域的研究水平,取得突破性的研究成果。

参 考 文 献

1 Xiao J, Wang QX, ZhuYQ. Altered expression profile of micrornas in gastric stromal tumor[J]. 华中科技大学学报(医学英德文版), 2015, 35(6): 842-850.

2 Xiao R, Li C, Chai B. microRNA-144 suppresses proliferation and migration of colorectal cancer cells through GSPT1[J]. *Biomed Pharmacother*, 2015, 74(5): 138-144.

3 Lu GJ, Dong YQ, Zhang QM, *et al.* microRNA-221 promotes proliferation, migration and invasion by targeting TIMP2 in renal cell carcinoma[J]. *Int J Clin Exp Pathol*, 2015, 8(5): 5224-5229.

4 Su Z, Ni L, Yu W, *et al.* MicroRNA-451a is associated with cell proliferation, migration and apoptosis in renal cell carcinoma[J]. *Mol Med Rep*, 2015, 11(3): 2248-2254.

5 Chen Z, Huang Z, Ye Q, *et al.* Prognostic significance and anti-proliferation effect of microRNA-365 in hepatocellular carcinoma. [J]. *Int J Clin Exp Pathol*, 2015, 8(2): 1705-1711.

6 Wang H, Su X, Yang M, *et al.* Reciprocal control of microRNA-197 and IL-6/STAT3 pathway reveals microRNA-197 as potential therapeutic target for hepatocellular carcinoma[J]. *Oncoimmunology*, 2015, 4(10): e1031440.

7 Zou C D, Zhao W M, Wang X N, *et al.* MicroRNA-107: a novel promoter of tumor progression that targets the CPEB3/EGFR axis in human hepatocellular carcinoma: [J]. *Oncotarget*, 2015, 7(1): 266-278.

8 Shao Y, Li P, Zhu ST, *et al.* Cyclooxygenase-2, a potential therapeutic target, is regulated by microRNA-101 in esophageal squamous cell carcinoma[J]. *PloS one*, 2015, 10(11): e0140642.

9 Zhou C, Shen L, Mao L, *et al.* microRNA-92a is upregulated in cervical cancer and promotes cell proliferation and invasion by targeting FBXW7[J]. *Biochem Biophys Res Commun*, 2015, 458(1): 63-69.

10 Zang W, Wang Y, WangT, *et al.* microRNA-663 attenuates tumor growth and invasiveness by targeting eEF1A2 in pancreatic cancer [J]. *Mol Cancer*, 2015, 14(1): 37.

11 Liu X, Cai J, Sun Y, *et al.* MicroRNA-29a inhibits cell migration and invasion via targeting Roundabout homolog 1 in gastric cancer cells [J]. *Mol Med Rep*, 2015, 12(3): 3944-3950.

12 Li W, Zhai L, Zhao C, *et al.* MicroRNA-153 inhibits epithelial-mesenchymal transition by targeting metadherin in human breast cancer[J]. *Breast Cancer Res Treat*, 2015, 150(3): 501-509.

13 Zhao S, Han J, Zheng L, *et al.* MicroRNA-203 regulates growth and metastasis of breast cancer[J]. *Cell Physiol Biochem*, 2015, 37(1): 35-42.

14 Xu S, Wen Z, Jiang Q, *et al.* CD58, a novel surface marker, promotes self-renewal of tumor-initiating cells in colorectal cancer[J]. *Oncogene*, 2015, 34(12): 1520-1531.

15 Ma H, Lu T, Zhang XJ, *et al.* HSPA12B: a novel facilitator of lung tumor growth[J]. *Oncotarget*, 2015, 6(12): 9924-36.

16 Gong BS, Feng Q. Netrin-1: the new tumor markers in renal clear cell carcinoma[J]. *Asian Pac J Tropical Med*, 2015, 209(6): 488-92.

17 Zhang R, Jin S, Rao W, *et al.* OVA12, a novel tumor antigen, promotes cancer cell growth and inhibits 5-fluorouracil-induced apoptosis [J]. *Cancer lett*, 2015, 357(1): 141-151.

18 Zhan H, Xu J, Wang L, *et al.* FoxQ1 is a novel molecular target for pancreatic cancer and is associated with poor prognosis[J]. *Curr Mol Med*, 2015, 15(5): 469-477.

19 Li X, Sun L, Hou J, *et al.* Cell membrane gp96 facilitates HER2 dimerization and serves as a novel target in breast cancer[J]. *Int J Cancer*, 2015, 137(3): 512-524.

20 Zhang Z, Liu X, Feng B, *et al.* STIM1, a direct target of microRNA-185, promotes tumor metastasis and is associated with poor prognosis in colorectal cancer[J]. *Oncogene*, 2015, 34(37): 4808-4820.

21 Yuan J, Liu M, Yang L, *et al.* Acquisition of epithelial-mesenchymal transition phenotype in the tamoxifen-resistant breast cancer cell: a new role for G protein-coupled estrogen receptor in mediating tamoxifen resistance through cancer-associated fibroblast-derived fibronectin and beta1-integrin signaling pathway in tumor cells[J]. *Breast Cancer Res*: *BCR*, 2015, 17(1): 69.

22 Qi Y, Zhang X, Kang Y, *et al.* Genome-wide transcriptional profiling analysis reveals annexin A6 as a novel EZH2 target gene involving gastric cellular proliferation[J]. *Molecular Biosys*, 2015, 11(7): 1980-1986.

23 Chen J, Chen S, Wang J, *et al.* Cyclophilin J is a novel peptidyl-prolyl isomerase and target for repressing the growth of hepatocellular carcinoma[J]. *PloS one*, 2015, 10(5): e0127668.

24 Fang L, Yang Z, Zhou J, *et al.* Circadian clock gene CRY2 degradation is involved in chemoresistance of colorectal cancer[J]. *Mol Cancer Ther*, 2015, 14(6): 1476-1487.

25 Zhou N, Wand H, Liu H, *et al.* MTA1-upregulated EpCAM is associated with metastatic behaviors and poor prognosis in lung cancer[J]. *J Exp Clin Cancer Res*: *CR*, 2015, 34(1)1-10.

26 Chou CH, Huang MJ, Chen CH, *et al.* Up-regulation of C1GALT1 promotes breast cancer cell growth through MUC1-C signaling pathway[J]. *Oncotarget*, 2015, 6(8): 6123-6135.

27 Chuang JY, Chen P C, Tsao CW, *et al.* WISP-1, a novel angiogenic regulator of the CCN family, promotes oral squamous cell carcinoma angiogenesis through VEGF-A expression[J]. *Oncotarget*, 2015, 6(6): 4239.

28 Zhang XM, Zhang L, Wang G, *et al.* Suppression of mitochondrial fission in experimental cerebral ischemia: The potential neuroprotective target of p38 MAPK inhibition[J]. *Neuroche Int*, 2015, 90: 1-8.

29 Zhu Z, Zhao X, Zhao L, *et al.* p54nrb/NONO regulates lipid metabolism and breast cancer growth through SREBP-1A[J]. *Oncogene*, 2016, 35(11): 1399.

30 Li Q, Peng J, Li X, *et al.* microRNA-449a targets Flot2 and inhibits gastric cancer invasion by inhibiting TGF-beta-mediated EMT[J]. *Diagn Pathol*, 2015, 10(1): 202.

31 Xu SH, Huang JZ, Xu ML, *et al.* ACK1 promotes gastric cancer epithelial-mesenchymal transition and metastasis through AKT-POU2F1-ECD signalling[J]. *J Pathol*, 2015, 236(2): 175-185.

32 Zhang T, Li L, Shang Q, *et al.* Circulating microRNA-126 is a potential biomarker to predict the onset of type 2 diabetes mellitus in susceptible individuals[J]. *Biochem Biophys Res Commun*, 2015, 463(1-2): 60-63.

33 Wu J, Chen XH, Wang XQ, *et al.* ERp19 contributes to tumorigenicity in human gastric cancer by promoting cell growth, migration and invasion[J]. *Oncotarget*, 2015, 6(14): 11794-11805.

34 Zhu L, Zhuang H, Wang H, *et al.* Overexpression of HE4 (human epididymis protein 4) enhances proliferation, invasion and metastasis of ovarian cancer[J]. *Oncotarget*, 2015, 7(1): 729-744.

35 Wang DB, Kinoshita Y, Kingoshita C, *et al.* Loss of endophilin-B1 exacerbates Alzheimer's disease pathology[J]. *Brain: J Neurol*, 2015, 138(Pt 7): 2005-2019.

36 邢济明. 半胱氨酸天冬氨酸蛋白酶-14与阿尔茨海默病发病机制的关系研究[J]. 世界最新医学信息文摘:连续型电子期刊, 2015(96): 38-39.

37 Wang J, Wang X, He Y, *et al.* Apolipoprotein E epsilon4 modulates functional brain connectome in Alzheimer's disease[J]. *Hum Brain Mapp*, 2015, 36(5): 1828-1846.

38 Luo J, Li S, Qin X, *et al.* Association of the NQO1 C609T polymorphism with Alzheimer's disease in Chinese populations: a meta-analysis[J]. *Int J Neurosci*, 2016, 126(3): 199-204.

39 Wang C, Tan L, Wang HF, *et al.* Common variants in PLD3 and correlation to amyloid-related phenotypes in Alzheimer's disease[J]. *J Alzheimer's Dis*, 2015, 46(2): 491-495.

40 Wei N, Zhu LQ, Liu D. ATF4: a novel potential therapeutic target for Alzheimer's disease[J]. *Mol Neurobiol*, 2015, 52(3): 1765-1770.

41 Joshi G, Wang Y. Golgi defects enhance APP amyloidogenic processing in Alzheimer's disease[J]. Bio Essays: news and reviews in molecular, cellular and developmental biology, 2015, 37(3): 240-27.

42 徐晶, 张馨芝, 张永进, 等. siRNA 干扰 SIAH 对细胞活性和 α-synuclein 泛素化降解通路的影响[J]. 中国医学创新, 2015, 12(27): 1-5.

43 Gao LT, Lan XL, Yang WW, *et al.* Protein phosphatase 2A is involved in the tyrosine hydroxylase phosphorylation regulated by α-synuclein[J]. *Neurochem Res*, 2015, 40(3): 428-437.

44 Zhang X, Ye YL, Wang YN, *et al.* Aldehyde dehydrogenase 2 genetic variations may increase susceptibility to Parkinson's disease in Han Chinese population[J]. *Neurobiol Aging*, 2015, 36(9): 2660 e9-13.

45 Fang W, Gao G, Zhao H, *et al.* Role of the Akt/GSK-3beta/CRMP-2 pathway in axon degeneration of dopaminergic neurons resulting from MPP+ toxicity[J]. *Brain Res*, 2015, 1602: 9-19.

46 Guo JY, Bian H, Yao Y. Chronic unpredictable mild stress induces parallel reductions of 15-PGDH in the hypothalamus and lungs in rats[J]. *Behav Brain Res*, 2015, 286: 278-284.

47 Wang FR, Qiao MQ, Xue L, *et al.* Possible involvement of micro opioid receptor in the antidepressant-like effect of Shuyu formula in restraint stress-induced depression-like rats[J]. *Evidence-based Complementary and Alternative Medicine: eCAM*, 2015, 2015: 1-11.

48 Tang ZJ, Zou W, Yuan J, *et al.* Antidepressant-like and anxiolytic-like effects of hydrogen sulfide in streptozotocin-induced diabetic rats through inhibition of hippocampal oxidative stress[J]. *Behav Pharmacol*, 2015, 26(5): 427-435.

49 Liu Y, Liu C, Qin X, *et al.* The change of spatial cognition ability in depression rat model and the possible association with down-regulated protein expression of TRPC6[J]. *Behav Brain Res*, 2015, 294(11): 186-193.

50 Li J, Meng H, Cao W, *et al.* MicroRNA-335 is involved in major depression disorder and antidepressant treatment through targeting GRM4[J]. *Neurosci Let*, 2015, 606: 167-172.

51 Han J, Wu P, Wang F, *et al.* S-palmitoylation regulates AMPA receptors trafficking and function: a novel insight into synaptic regulation and therapeutics[J]. *Acta Pharm Sin B*, 2015, 5(1): 1-7.

52 Tang J, Xue W, Xia B, *et al.* Involvement of normalized NMDA receptor and mTOR-related signaling in rapid antidepressant effects of Yueju and ketamine on chronically stressed mice[J]. *Sci Rep*, 2015, 5(5): 13573.

53 Yang AN, Zhang HP, Sun Y, *et al.* High-methionine diets accelerate atherosclerosis by HHcy-mediated FABP4 gene demethylation pathway via DNMT1 in ApoE(−/−) mice[J]. *FEBS Lett*, 2015, 589(24 Pt B): 3998-4009.

54 Zhang Y, Qin W, Zhang L, *et al.* MicroRNA-26a prevents endothelial cell apoptosis by directly targeting TRPC6 in the setting of atherosclerosis[J]. *Sci Rep*, 2015, 5: 9401.

55 张丽, 谢建洪, 陈明, 等. microRNA-26a 在动脉粥样硬化发生中的作用[J]. 中华全科医学, 2015, 13(4): 532-534.

56 Xue Y, Wei Z, Ding H, *et al.* MicroRNA-19b/221/222 induces endothelial cell dysfunction via suppression of PGC-1alpha in the progression of atherosclerosis[J]. *Atherosclerosis*, 2015, 241(2): 671-681.

57 Qin B, Cao Y, Yang H, *et al.* MicroRNA-221/222 regulate ox-LDL-induced endothelial apoptosis via Ets-1/p21 inhibition[J]. *Mol Cell*

Biochem,2015,405(1):115-124.

58 Liu D,Zhang XL,Yan CH,*et al.* MicroRNA-495 regulates the proliferation and apoptosis of human umbilical vein endothelial cells by targeting chemokine CCL2[J]. *Thromb Res*,2015,135(1):146-154.

59 Xu Z,Han Y,Liu J,*et al.* MicroRNA-135b-5p and MicroRNA-499a-3p promote cell proliferation and migration in atherosclerosis by directly targeting MEF2C[J]. *Sci Rep*,2015,5(1):12276-12290.

60 Shan Z,Qin S,Li W,*et al.* An endocrine genetic signal between blood cells and vascular smooth muscle cells:role of MicroRNA-223 in smooth muscle function and atherogenesis[J]. *J Am Coll Cardiol*, 2015,65(23):2526-2537.

61 Chen C,Wang Y,Yang S,*et al.* MicroRNA-320a contributes to atherogenesis by augmenting multiple risk factors and down-regulating SRF[J]. *J Cell Mol Med*,2015,19(5):970-985.

62 Zhang Y,Liu Y,Zhang H,*et al.* Mmu-microRNA-351 attenuates the survival of cardiac arterial endothelial cells through targeting STAT3 in the atherosclerotic mice[J]. *Biochem Biophys Res Commun*,2015, 468(1-2):300-305.

63 Jiang H,Zhang J,Du Y,*et al.* microRNA-185 modulates low density lipoprotein receptor expression as a key posttranscriptional regulator [J]. *Atherosclerosis*,2015,243(2):523-532.

64 He Y,Lin L,Cao J,*et al.* Up-regulated microRNA-93 contributes to coronary atherosclerosis pathogenesis through targeting ABCA1[J]. *Int J Clin Exp Med*,2015,8(1):674-681.

65 Zhang Y,Chen B,Ming L,*et al.* MicroRNA-141 inhibits vascular smooth muscle cell proliferation through targeting PAPP-A[J]. *Int J Clin Exp Pathol*,2015,8(11):14401-14408.

66 Chen C,Wang Y,Yang S,*et al.* MicroRNA-320a contributes to atherogenesis by augmenting multiple risk factors and down-regulating SRF[J]. *J Cell Mol Med*,2015,19(5):970-985.

67 Zhang Z,Meng P,Han Y,*et al.* Mitochondrial DNA-LL-37 complex promotes atherosclerosis by escaping from autophagic recognition[J]. *Immunity*,2015,43(6):1137-1147.

68 Li XH,Yang Q,Wei D. TET2:a potential epigenetic bomarker and therapeutic target for atherosclerosis[J]. *Med Sci J Central South China*,2015,43(1):5-8.

69 He Y,Zhang L,Li Z,*et al.* RIP140 triggers foam-cell formation by repressing ABCA1/G1 expression and cholesterol efflux via liver X receptor[J]. *FEBS Lett*,2015,589(4):455-460.

70 Wang Y,Zhang Y,Zhu Y,*et al.* Lipolytic inhibitor G0/G1 switch gene 2 inhibits reactive oxygen species production and apoptosis in endothelial cells[J]. *Am J Physiol Cell Physiol*,2015,308(6): C496-C504.

71 Xu K,Ma L,Li Y,*et al.* Genetic and functional evidence supports LPAR1 as a susceptibility gene for hypertension[J]. *Hypertension*, 2015,66(3):641-646.

72 Che P,Chen Y,Lu R,*et al.* Spinophilinis indispensable for the α2B adrenergic receptor-elicited hypertensive response[J]. *Plos One*, 2015,10(8):e0135030.

73 Bao MW,CAI Z,ZHANG XJ,*et al.* Dickkopf-3 protects against cardiac dysfunction and ventricular remodelling following myocardial infarction[J]. *Basic Res Cardiol*,2015,110(3):25-41.

74 Zhang D,Zhu L,Li C,*et al.* Sialyltransferase7A,a Klf4-responsive gene,promotes cardiomyocyte apoptosis during myocardial infarction [J]. *Basic Res Cardiol*,2015,110(3):28.

75 Song J,Zhu Y,Li J,*et al.* Pellino1-mediated TGF-beta1 synthesis contributes to mechanical stress induced cardiac fibroblast activation [J]. *J Mol Cell Cardiol*,2015,79:145-156.

76 Lang H,Li Q,Yu H,*et al.* Activation of TRPV1 attenuates high salt - induced cardiac hypertrophy through improvement of mitochondrial function[J]. *Br J Pharmacol*,2015,172(23):5548-5558.

77 Wang K,Zhang DL,Long B,*et al.* NFAT4-dependent microRNA-324-5p regulates mitochondrial morphology and cardiomyocyte cell death by targeting Mtfr1[J]. *Cell Death Dis*,2015,6(12):e2007.

78 Miao Y,Chen H,Li M. MicroRNA-19a overexpression contributes to heart failure through targeting ADRB1[J]. *Int J Clin Exp Med*, 2015,8(1):642-9.

79 Huang ZP,Kataoka M,Chen J,*et al.* Cardiomyocyte-enriched protein CIP protects against pathophysiological stresses and regulates cardiac homeostasis[J]. *J Clin Invest*,2015,125(11):4122-4134.

80 Song J,Zhu Y,Li J,*et al.* Pellino1-mediated TGF-β1 synthesis contributes to mechanical stress induced cardiac fibroblast activation [J]. *J Mol Cell Cardiol*,2015,79:145-156.

81 Wang Y,Huang J,Ma Y,*et al.* MicroRNA-29b is a therapeutic target in cerebral ischemia associated with aquaporin 4[J]. *J Cereb Blood Flow Metab*,2015,35(12):1977-1984.

82 Li Y,Mao L,Gao Y,*et al.* MicroRNA-107 contributes to post-stroke angiogenesis by targeting Dicer-1[J]. *Sci Rep*,2015,5:13316.

83 Yang Z,Zhong L,Xian R,*et al.* MicroRNA-223 regulates inflammation and brain injury via feedback to NLRP3 inflammasome after intracerebral hemorrhage[J]. *Mol Immunol*,2015,65(2):267-276.

84 Yang Z,Zhong L,Zhong S,*et al.* microRNA-203 protects microglia mediated brain injury by regulating inflammatory responses via feedback to MyD88 in ischemia[J]. *Mol Immunol*,2015,65(2):293-301.

85 Tao J,Liu W,Shang G,*et al.* MicroRNA-207/352 regulate lysosomal-associated membrane proteins and enzymes following ischemic stroke [J]. *Neurosci*,2015,305:1-14.

86 Liang J,Wang P,Wei J,*et al.* Nicotinamide mononucleotide adenylyltransferase 1 protects neural cells against ischemic injury in primary cultured neuronal cells and mouse brain with ischemic stroke through AMP-activated rrotein kinase activation[J]. *Neurochem Res*,2015,40(6):1102-1110.

87 Huang H,Chen YM,Zhu F,*et al.* Down-regulated Na(+)/K(+)-ATPase activity in ischemic penumbra after focal cerebral ischemia/reperfusion in rats[J]. *Int J Clin Exp Pathol*,2015,8(10):12708.

88 Li Y,Xu XL,Zhao D,*et al.* TLR3 ligand poly IC attenuates reactive astrogliosis and improves recovery of rats after focal cerebral ischemia[J]. *CNS Neurosci Ther*,2015,21(11):905-913.

89 Yun Q,Jiang M,Wang J,*et al.* Overexpression Bax interacting factor-1 protects cortical neurons against cerebral ischemia-reperfu-

sion injury through regulation of ERK1/2 pathway[J]. *J Neurol Sci*,2015,357(1-2):183-191.

90 Liu H,Wei X,Kong L,*et al*. NOD2 is involved in the inflammatory response after cerebral ischemia-reperfusion injury and triggers NADPH oxidase 2-derived reactive oxygen species[J]. *Int J Biol Sci*,2015,11(5):525-535.

91 Liu Y,Wu XM,Luo QQ,*et al*. CX3CL1/CX3CR1-mediated microglia activation plays a detrimental role in ischemic mice brain via p38MAPK/PKC pathway[J]. *J Cereb Blood Flow Metab*,2015,35(10):1623-1631.

92 Yang B,Zhu J,Miao Z,*et al*. Cystatin C is an independent risk factor and therapeutic target for acute ischemic stroke[J]. *Neurotox Res*,2015,28(1):1-7.

93 Zhao X,Wang H,Sun G,*et al*. Neuronal interleukin-4 as a modulator of microglial pathways and ischemic brain damage[J]. *J Neurosci*,2015,35(32):11281-11291.

94 谢 君,张智博. 溶酶体及组织蛋白酶参与脑缺血后细胞凋亡的研究[J]. 神经损伤与功能重建,2015,(5):426-428.

95 李长伟. 白细胞介素33在机体抵御金黄色葡萄球菌感染中的功能机制[D]. 华东师范大学,2015.

96 Jin T,Lu Y,He QX,*et al*. The role of microRNA, microRNA-24, and its target CHI3L1 in osteomyelitis caused by staphylococcus aureus[J]. *J Cell Biochem*,2015,116(12):2804-2813.

97 陈 飞,王淑侠,崔国林,等. 土拉弗朗西斯菌FTL_0430蛋白致病机制研究[C]. 中国畜牧兽医学会动物传染病学分会第十六次学术研讨会,2015.

98 寻添荣. HIV-1进入视网膜色素上皮细胞及其传播的研究[D]. 南方医科大学,2015.

99 Wei M,Zhao X,Liu M,*et al*. Inhibition of HIV-1 assembly by coiled-coil domain containing protein 8 in human cells[J]. *Sci Rep*,2015,5:14724.

100 刘咸筠. HIV-1 Vpr蛋白以非依赖CRL4(DCAF1)泛素连接酶途径抑制CMV启动子活性的研究[D]. 吉林大学,2015.

101 Wu B,Huang Y,Braun AL,*et al*. Glutaminase-containing microvesicles from HIV-1-infected macrophages and immune-activated microglia induce neurotoxicity[J]. *Molecular Neurodegeneration*,2015,10(1):61.

102 张 坚. S1PR3特异性激动剂上调巨噬细胞ROS水平促进细菌清除改善脓毒症小鼠预后[D]. 浙江大学,2015.

103 杨湾湾. 氧醚复合对脓毒症的治疗效应及其机制研究[D]. 第四军医大学,2015.

104 李广豪. Dead-box RNA解旋酶DDX25和DDX3X在登革病毒感染中的作用[D]. 苏州大学,2015.

105 黄新伟. 登革热病毒抗体依赖增强感染分子机制的体外模型研究[D]. 北京协和医学院,2015.

106 张守平. p-STAT1蛋白参与调节A型流感病毒的复制及炎性反应的研究[D]. 中国农业大学,2015.

107 竺李莉. SFTS布尼亚病毒非结构蛋白NSs抑制MAVS介导天然免疫机制的研究[D]. 南京大学,2015.

108 王 荟. PLKs介导神经元细胞周期阻滞和朊病毒清除的机制研究[D]. 江苏大学,2015.

109 郭予洁. 分泌IL-22的Th22细胞对小鼠病毒性心脏病心肌纤维化的作用[D]. 广西医科大学,2015.

110 时韦美. HBV感染相关的ADAR1基因功能研究[D]. 北京协和医学院中国医学科学院;北京协和医学院;中国医学科学院;清华大学医学部,2015.

111 王国庆. 口蹄疫病毒2B蛋白拮抗RIG-I抗病毒作用研究[D]. 甘肃农业大学,2015.

112 Kong L,Shaw N,Yan L,*et al*. Structural view and substrate specificity of papain-like protease from avian infectious bronchitis virus[J]. *J Biol Chem*,2015,290(11):7160-7168.

113 刘永权. 中国人隐球菌脑膜炎流行特征和CD44/脂筏-Src信号通路在新生隐球菌侵入人肺泡上皮细胞中的作用机制[D]. 南方医科大学,2015.

114 胡丽婷. TREM-1在真菌性角膜炎发病机制中的作用研究[D]. 青岛大学,2015.

115 包志瑶. 丝切蛋白(cofilin)在烟曲霉内化侵入肺泡上皮细胞过程中的功能研究[D]. 上海交通大学,2015.

116 孙 静. 表面附着、休眠对白色念珠菌生物膜滞留菌形成的影响及滞留菌相关基因的初步筛选[D]. 山东大学,2015.

117 刘民强. 结核分枝杆菌差异区RD6基因Rvl515c促进胞内存活及其分子机理研究[D]. 西南大学,2015.

118 Qu ZG, Ma XT, Li WH, *et al*. Molecular characterization of a cathepsin F-like protease in Trichinella spiralis[J]. *Parasites & Vectors*,2015,8(1):652.

119 蔡 力. IL-7Rα抗体治疗II型胶原诱导的小鼠关节炎模型作用机制研究[C]第十届全国免疫学学术大会,2015.

120 Liu C,Jiang J,Gao L,*et al*. Soluble PD-1 aggravates progression of collagen-induced arthritis through Th1 and Th17 pathways[J]. *Arthritis Res Ther*,2015,17:340.

121 Yang S,Yang Y. Downregulation of microRNA221 decreases migration and invasion in fibroblastlike synoviocytes in rheumatoid arthritis[J]. *Mol Med Rep*,2015,12(2):2395-2401.

122 Zhu L,Li J,Guo L,*et al*. Activation of NALP1 inflammasomes in rats with adjuvant arthritis; a novel therapeutic target of carboxyamidotriazole in a model of rheumatoid arthritis[J]. *Brit J Pharmacol*,2015,172(13):3446-3459.

123 Zhao J,Wang H,Huang Y,*et al*. Lupus nephritis:glycogen synthase kinase 3beta promotion of renal damage through activation of the NLRP3 inflammasome in lupus-prone mice[J]. *Arthritis Rheumatol*,2015,67(4):1036-1044.

124 Sui W,Tan Q,Yang M,*et al*. Genome-wide analysis of 5-hmC in the peripheral blood of systemic lupus erythematosus patients using an hMeDIP-chip[J]. *Int J Mol Med*,2015,35(5):1467-1479.

125 Dong GF, Zhang X, He DN, *et al*. Effect of leflunomide on the abnormal expression of lipid rafts and F-actin in B lymphocytes from patients with systemic lupus erythematosus[J]. *J Immunol Res*,2015,2015(6):832916.

126 Zheng W, Wu Y, Huang W. Down-regulation of nectin-4 inhibits apoptosis in systemic lupus erythematous(SLE) through targeting Bcl-2/Baxpathway[J]. *Int J Clin Exp Pathol*,2014,8(9):10915-21.

127 Tan W, Pu Y, Shao Q, *et al.* Insulin-like growth factor-binding protein 7 is up-regulated during EAE and inhibits the differentiation of oligodendrocyte precursor cells[J]. *Biochem Biophys Res Commun*, 2015, 460(3):639-644.

128 Zhai D, Lee FH, Dsouza C, *et al.* Blocking GluR2-GAPDH ameliorates experimental autoimmune encephalomyelitis[J]. *Ann Clin Transl Neurol*, 2015, 2(4):388-400.

129 Liu J, Tian D, Murugan M, *et al.* Microglial Hv1 proton channel promotes cuprizone-induced demyelination through oxidative damage [J]. *J Neurochem*, 2015, 135(2):347-356.

130 Fan X, Jin T, Zhao S, *et al.* Circulating CCR7 + ICOS + memory T follicular helper cells in patients with multiple sclerosis[J]. *PloS one*, 2015, 10(7):e0134523.

131 张俊凤. IL-35 基因治疗小鼠自发性银屑病的分子机制研究[C]. 第十届全国免疫学学术大会, 2015.

132 Fu D, Yu W, Li M, *et al.* MicroRNA-138 regulates the balance of Th1/Th2 via targeting RUNX3 in psoriasis[J]. *Immunol Lett*, 2015, 166(1):55-62.

133 Lin X, Rui K, Deng J, *et al.* Th17 cells play a critical role in the development of experimental Sjogren's syndrome[J]. *Ann Rheum Dis*, 2015, 74(6):1302-1310.

134 Liu J, Zhao Z, Zou Y, *et al.* The expression of death decoy receptor 3 was increased in the patients with primary Sjogren's syndrome[J]. *Clin Rheumatol*, 2015, 34(5):879-885.

135 Li J, De VAN, ZHU G, *et al.* Desialylation is a mechanism of Fc-independent platelet clearance and a therapeutic target in immune thrombocytopenia[J]. *Nat Commun*, 2015, 6:7737.

136 Ye X, Zhang L, Wang H, *et al.* The role of IL-23/Th17 pathway in patients with primary immune thrombocytopenia[J]. *PloS One*, 2015, 10(1):e0117704.

137 Liu Z, Cao W, Xu L, *et al.* The histone H3 lysine-27 demethylase Jmjd3 plays a critical role in specific regulation of Th17 cell differentiation[J]. J *Mol Cell Biol*, 2015, 7(6):505-516.

138 Xu XJ, Tang YM. Coronin-1a is a potential therapeutic target for activated T cell-related immune disorders[J]. *Apmis*, 2015, 123(1):89-91.

139 Lin P, Li W, Yao Z, *et al.* Oral administration of PDX1 confers protection against insulitis in the non-obese diabetic(NOD) mice[J]. *Biochem Biophys Res Commun*, 2015, 466(4):656-663.

140 Zeng LX, Tao J, Liu HL, *et al.* beta-Arrestin2 encourages inflammation-induced epithelial apoptosis through ER stress/PUMA in colitis [J]. *Mucosal Immunol*, 2015, 8(3):683-695.

141 Yang J, Xu P, Han L, *et al.* Cutting edge: Ubiquitin-specific protease 4 promotes Th17 cell function under inflammation by deubiquitinating and stabilizing RORgammat[J]. *J Immunol*, 2015, 194(9):4094-4097.

142 Tong B, Xiao M, Zeng J, *et al.* MicroRNA-21 promotes fibrosis in orbital fibroblasts from thyroid-associated ophthalmopathy[J]. *Molecular Vision*, 2014, 21:324-334.

143 Li ZY, Song J, Zheng SL, *et al.* Adipocyte metrnl antagonizes insulin resistance through PPARgamma signaling[J]. *Diabetes*, 2015, 64(12):4011-4022.

144 Soleimanpour SA, Ferrari AM, Raumc JC, *et al.* Diabetes susceptibility genes Pdx1 and Clec16a function in a pathway regulating mitophagy in beta-cells[J]. *Diabetes*, 2015, 64(10):3475-3484.

145 Liu Y, Ge X, Dou X, *et al.* Protein inhibitor of activated STAT 1 (PIAS1) rrotects against obesity-induced insulin resistance by inhibiting inflammation cascade in adipose tissue[J]. *Diabetes*, 2015, 64(12):4061-4074.

146 Tao R, Xiong X, Liangpunsakul S, *et al.* Sestrin 3 protein enhances hepatic insulin sensitivity by direct activation of the mTORC2-Akt signaling[J]. *Diabetes*, 2015, 64(4):1211-1223.

147 Tian XF, Ma WJ, Fang GG, *et al.* The effects of experimental mice adipose accumulation by targeting GPR1 pathway[J]. *Prog Biochem Biophys*, 2015, 42(5):457-467.

148 Tan CY, Weier Q, Zhang Y, *et al.* Thioredoxin-interacting protein: a potential therapeutic target for treatment of progressive fibrosis in diabetic nephropathy[J]. *Nephron*, 2015, 129(2):109-127.

149 Zhao H, Zhang J, Yu J. HMGB-1 as a potential target for the treatment of diabetic retinopathy[J]. *Med Sci Monit: Int Med J exper Clin Res*, 2015, 21:3062-3067.

150 Luo M, Li R, Deng X, *et al.* Platelet-derived microRNA-103b as a novel biomarker for the early diagnosis of type 2 diabetes[J]. *Acta Diabetol*, 2015, 52(5):943-949.

151 Du J, Niu X, Wang Y, *et al.* MicroRNA-146a-5p suppresses activation and proliferation of hepatic stellate cells in nonalcoholic fibrosing steatohepatitis through directly targeting Wnt1 and Wnt5a[J]. *Sci Rep*, 2015, 5:16163.

152 Cui XB, Luan JN, Ye J, *et al.* RGC32 deficiency protects against high-fat diet-induced obesity and insulin resistance in mice[J]. *J Endocrinol*, 2015, 224(2):127-137.

153 Feng Q, Baker SS, Liu W, *et al.* Increased apolipoprotein A5 expression in human and rat non-alcoholic fatty livers[J]. *Pathol*, 2015, 47(4):341-348.

154 Li L, Li H, Garzel B, *et al.* SLC13A5 is a novel transcriptional target of the pregnane X receptor and sensitizes drug-induced steatosis in human liver[J]. *Mol Pharmacol*, 2015, 87(4):674-682.

155 Li D, Wang X, Lan X, *et al.* Down-regulation of microRNA-144 elicits proinflammatory cytokine production by targeting toll-like receptor 2 in nonalcoholic steatohepatitis of high-fat-diet-induced metabolic syndrome E3 rats[J]. *Mol Cell Endocrinol*, 2015, 402(C):1-12.

156 Ma S, Jing F, Xu C, *et al.* Thyrotropin and obesity: increased adipose triglyceride content through glycerol-3-phosphate acyltransferase 3 [J]. *Sci Rep*, 2015, 5:7633.

157 Kong X, Yu J, Bi J, *et al.* Glucocorticoids transcriptionally regulate microRNA-27b expression promoting body fat accumulation via suppressing the browning of white adipose tissue[J]. *Diabetes*, 2015, 64(2):393.

158 Chu B, Wu T, Miao L, *et al.* MicroRNA-181a regulates lipid metabolism via IDH1[J]. *Sci Rep*, 2015, 5:8801.

药物分析新材料研究进展

包 涛,张 男,孙 萌,王嗣岑

(西安交通大学医学部药学院,西安 710061)

复杂体系药物成分的分离与检测一直是药物分析领域研究的热点。近年来,随着材料科学的高速发展,新型材料在分离分析中的应用已十分广泛,尤其是在样品前处理、药物残留、色谱分离等方面的应用取得显著成果,有效解决了复杂体系样品分析的瓶颈问题。

基于新型材料在药物分析领域的飞速发展和优异表现,2015 年第五届全国药物分析大会新增"药物分析新材料与新技术"主题。本文主要介绍 2015 年度中国学者应用新材料,如分子印记材料、纳米材料、整体柱材料、离子液体、金属-有机骨架等在药物分析研究中取得的代表性研究进展。

1 分子印迹材料

分子印迹材料(Molecular imprinted polymers,MIPs)是一种受自然界生物分子识别启发而人工合成的,为模板分子"量身定制"的具有记忆形状、大小和功能团结合位点的聚合物材料。因具有抗基质干扰强、制备简便、稳定性好等优点,分子印记材料在药物分析领域有广泛的应用。以中药活性成分为模板分子制备分子印迹材料,具有高选择性识别中药有效成分的优势,因此在中药活性组分分离分析及中药归经体外研究中具有良好的应用。分别以黄芩苷为模板分子,丙烯酰胺、乙二醇二甲基丙烯酸酯、偶氮二乙丁腈作为功能单体、交联剂、引发剂,采用沉淀聚合法,制备了黄芩苷分子印迹聚合物材料,应用制备的分子印迹材料从黄芩中高效分离活性成分黄芩苷[1]。基于超分子印迹模板自主识别理论,以茜草素为印迹模板功能单体进行猪不同组织的体外亲和色谱实验。实验结果表明,猪的肝器官对茜草素的吸附最大,两者存在超分子印迹模板亲合作用,这与茜草归肝经理论相吻合,建立了中药归经的体外初步研究方法[2]。

分子印迹材料结合色谱、质谱技术,在食品农药残留检测中也发挥一定优势。以莠去津为模板分子,采用本体聚合法,制备了对 5 种三嗪类农药及其主要代谢物具有高效选择性的分子印迹材料,并建立了玉米、小麦等样品中 8 种农药残留的检测方法[3]。建立了复合分子印迹固相萃取-高效液相色谱-三重四级杆串联质谱同时检测多种植物源性食品中除草剂残留的分析方法,适用于 20 种三嗪类及磺酰脲类农药残留的检测[4]。

分子印迹材料修饰的电化学传感器,能够实现模板分子的高灵敏度特异识别检测。采用共沉淀法和自组装技术合成了一种新型的磁性石墨烯-氧化石墨烯-分子印迹聚合物,构建了邻苯二甲酸二丁酯电化学传感器,用于高度敏感和选择性检测邻苯二甲酸二丁酯[5]。采用同步进行接枝聚合与分子印迹聚合的方法,制备接枝型分子印迹膜,基于此构建了高性能农药电位型传感器,对农药抗蚜威具有特异性的识别作用[6]。

2 纳米材料

纳米材料是指至少有一维是纳米尺寸(0.1 ~ 100nm)或由纳米级结构单元构成的材料,如当前研究最为广泛的碳纳米管、石墨烯、纳米金、纳米银、量子点等,结合其特性,重点归纳这些纳米材料在药物分析相关领域的应用。

2.1 碳纳米材料

2.1.1 碳纳米管　碳纳米管(CNTs)是由石墨片层围绕中心轴螺旋卷绕成的单层或多层无缝、中空管状物,直径一般小于几十纳米,长度一般几十至上百微米。CNTs 由于其比表面积大,吸附力较强,是一种优良的吸附材料。通过改性,CNTs 分散更均匀,吸附性能更好,可应用于有机污染物净化、药物富集分析等研究。制备了磁性多壁碳纳米管(MWCNTs),并较为系统的研究了其对磺胺类药物的吸附作用,实现复杂实际样品中磺胺类药物残留的净化及处置[7]。应用制备的 MWCNTs,采用超高效液相色谱-串联质谱法测定牛奶中的羟氨苄青霉素、氨苄青霉素等 10 种青霉素药物残留,建立了改性 MWCNTs 固相萃取技术测定牛奶中青霉素类药物的分析方法[8]。碳纳米管材料良好的导电性可催化某些分子的电化学过程,使其可用作电化学电极修饰材料,在分析监测中得到广泛应用。制备了多壁碳纳米管修饰电极,并成功用于 5 种治疗流感药品中扑热息痛浓度的快速测定[9]。以 MWCNTs 作为分散固相萃取吸附剂,建立了 LC-MS/MS 测定烟草中百余种农药残留的分析方法[10]。

2.1.2 石墨烯　石墨烯是由碳原子构成的一种新型二维碳原子晶体,是已知最薄的材料。石墨烯因具有巨大的比表面积,可以作为一种吸附性良好的萃取剂。已经有研究成功利用石墨烯作为分散剂、固相微萃取和固相萃取填料,对多种极性化合物进行吸附萃取。以石墨烯为固相萃取吸附剂,采用 HPLC-ESI-MS 联用技术,建立了黑鱼中磺胺类药物残留的检测方法,该方法可用于复杂水产品中残留磺胺类药物的高灵敏度检测[11]。石墨烯与分子印迹材料、金纳米粒子、离子液体、量子点等形成复合材料,应用于药物分析相关领域,取得良好的效果。用自制交联剂成功制备了石墨烯掺杂金纳米粒子修饰的电化学传感器,并将其应用于蔬菜样品中灭除威的检测[12]。制备了聚合离子液体-石墨烯复合材料,用作新型固相萃取吸附剂，采用高效液相色谱法，研究了制备的吸附剂对水样中4种有机磷农药的萃取作用。聚合离子液体-石墨烯复合材料用作吸附剂，不仅能有效减少萃取过程中的团聚现象，还能增强萃取剂与目标物之间的作用，显著提高萃取效率[13]。石墨烯的引入有助于改善电化学检测性能，如线性范围变宽，检出限降低，稳定性提高等。采用热聚合法合成石墨烯量子点，然后通过 π-π 作用将石墨烯量子点吸附固定于聚邻氨基苯酚膜表面，从而制备了石墨烯量子点-分子印迹传感器，并用于检测血浆样品中盐酸罗哌卡因[14]。

2.2 贵金属纳米材料

纳米金是金的微小颗粒，一般直径在1～100nm之间。纳米金除具有纳米材料的一般性质外，还具有高电子密度和介电特性，荧光猝灭效应和表面增强拉曼散射效应，表面等离子体共振波长随着长宽比变化而连续可调等独特的化学物理特性。除此之外，纳米金的水溶液呈现多种颜色，可吸附多种亲核试剂，生成特殊功能基团；纳米金具有非常强的生物亲和效应，可与多种生物大分子结合，并且不影响其生物活性。纳米金的优良特性，使其能够应用于食品药品安全检测等领域。

采用动态涂覆的方法，在毛细管内壁修饰季铵化纤维素负载的纳米金复合材料，将毛细管电泳和固相萃取技术结合，建立了快速检测血浆样品中土霉素和多西环素的分析方法[15]。采用分子印迹和表面等离子体共振信号放大技术，制备一种嵌有纳米金的分子印迹膜，从而增强 SPR 传感器对三聚氰胺响应信号，用于检测奶制品三聚氰胺[16]。利用镧(Ⅲ)功能化纳米金与氧酸根基团之间的配位作用，加入毒死蜱使功能化纳米金粒子发生聚集，从而使溶液从红色变为蓝色，采用紫外分光光度法检测，建立了一种快速检测蔬菜中毒死蜱残留量的方法[17]。

纳米银溶胶滤纸具有制备简单、便于携带等特点，与表面增强拉曼光谱(SERS)技术相结合，在弱主药信号检测方面展现出优势。采用制备的银胶纸作为 SERS 基底，以阿司咪唑片等几种弱主药信号药品为研究对象，研磨、溶解、离心提取主药成分后，进行 SERS 检测，建立了弱主药信号药品中快速检测主药成分的方法[18]。

2.3 量子点

量子点(QDs)是一种无机荧光纳米材料，光学特性优良，在荧光标记、分析化学等研究领域应用广泛。

制备了巯基丁二酸稳定的水溶性硒化镉(CdSe)量子点，向溶液中加入一定浓度的 Cu^{2+} 后，Cu^{2+} 可与量子点结合使其荧光猝灭，而青霉胺能与量子点结合释放 Cu^{2+}，加入青霉胺可使量子点的荧光恢复，基于此建立一种 CdSe 量子点“开关”测定实际样品中青霉胺的新方法[19]。在水相中合成了 *L*-半胱氨酸包覆的 Eu(Ⅲ)掺杂量子点，基于盐酸普萘洛尔对该量子点磷光的显著猝灭作用，建立了一种室温磷光猝灭法测定生物体液中盐酸普萘洛尔的方法[20]。以氧瓶燃烧法将硒转化为硒的氧化物，再将其还原为 Se^{2-}，然后与 Cd^{2+} 反应生成 CdSe 量子点，利用其荧光特性，建立测定雌激素药物中微量硒的分析方法[21]。

近年来，量子点修饰及选择性识别相关研究受到关注，如环糊精修饰的量子点等复合荧光纳米功能材料，在生物活性分子、药物分子的选择性识别等方面具有良好的应用前景[22]。合成了环糊精修饰的硫化锌量子点，成功制备了新型荧光共振能量转移探针，该荧光探针以 *β*-CD 修饰的 ZnS 量子点为能量供体，3-羟基黄酮为能量受体，可应用于小牛血清去蛋白药物中 AMP 的检测[23]。

3 整体柱材料

整体柱材料是一种结构材料，具有机械强度高、耐溶剂性能、耐高低温性能良好等特点，在分离、催化、合成等领域引起广泛关注。整体柱通过有机或无机聚合的方法，在色谱柱内进行原位聚合和类似浇铸，制备连续床固定相，按其制备方法可分为硅胶整体柱和有机聚合整体柱两大类。硅胶整体柱是以硅胶为基质的无机整体柱；有机聚合物整体柱是单体混合物在柱体内聚合而生成，有机聚合物整体柱因制备更简单、选材广泛、pH 值应用范围宽等优点近年来发展迅速[24]。

采用原子转移自由基聚合法制备了新型生物相容性手性整体柱，然后将生物相容性羟乙基甲基丙烯酸甲酯固定于手性整体柱的表面，并以聚合物整体柱高效液相色谱法对生物样品中手性药物进行了研究[25]。以4-乙烯基苯硼酸为功能单体，四乙氧基硅烷、*N*-氨乙基-3-氨丙基三乙氧基硅烷、3-甲基丙烯酰氧丙基三甲氧基硅烷作为前驱体，采用原位聚合的方法，制备硼酸亲和杂化毛细管整体柱，用于选择性富集顺式二羟基生物分子，实现了对蒲公英中活性成分咖啡酸及绿原酸的纯化富集[26]。以甲基丙烯酸丁酯为单体，制备疏水作用整体柱，用作在线固相萃取净化介质，采用高效液相色谱-串联质谱法，建立了测定牛肝中5种阿维菌素类及弱极性药物残留的分析方法[27]。以甲基丙烯酸十八烷基酯为功能单体，制备有机聚合毛细管整体柱，建立在线管内固相微萃取-高效液相色谱联用法，实现同时环境水样中的5种苯氧羧酸类农药残留的富集和检测[28]。

4 离子液体

离子液体(ionic liquid, IL)又称室温离子液体或室温熔融盐，是由阴阳离子组成在室温下呈液态的盐的总称。离子液体因具有不易挥发、粘度可调、溶解力较强、导电性良好等优点，被广泛应用于分析化学领域。离子液体因可显著提高分离分析效率，在色谱分析天然产物中有较多应用[29]。以羟基功能化的离子液体、溶于水的离子液体作为萃取剂、分散剂，建立功能化离子液体-离子液体分散液-液微萃取技术，离子对的引入提高了对分析物的提取效率，实现对水中极性较强的4种苯氧羧酸类除草剂残留的分析[30]。

将离子液体与石墨烯、碳纳米管、环糊精等复合,用作吸附剂或固定相,均表现出优良的效果。离子液体的引入可显著增加石墨烯的亲水性和分散性,从而避免了石墨烯的团聚。采用沉淀聚合的方法等合成了一种新型的离子液体-分子印迹聚合物材料,通过移液管尖固相萃-液相色谱法快速提取和测定尿液中氟氯硫色满酮,实现对正硫色满酮类化合物药代动力学研究[31]。将1-己基-3-甲基咪唑六氟磷酸离子液体聚合于磁性多壁碳纳米管表面,制备了离子液体-磁性多壁碳纳米管复合材料,并将其作为磁性固相吸附剂,建立同时测定环境水样中磺胺二甲嘧啶等4种磺胺类药物的萃取方法[32]。将离子液体三甲基羟乙基双三氟甲磺酰亚胺盐和羧甲基-β-环糊精联合用作手性拆分添加剂,建立了9min内基线分离文拉法辛对映体的毛细管电泳法[33]。

5 金属-有机骨架材料

金属-有机骨架材料(Metal-Organic Frameworks,MOFs),又称多孔配位聚合物,是由有机配体和无机金属离子或金属离子簇,通过离子共价键或者配位键连接而形成的一种有机-无机杂化晶体材料。金属有机骨架材料具有多孔的结构、比表面积大、吸附性能好及表面易于修饰等特性,除在气体储存和催化等领域的应用外,近年来越来越多的被应用于分析化学领域。采用原位聚合法制备了一种包覆有新型金属有机骨架材料(MIL-53(Al))的毛细管整体柱,并用于水和尿实际样品中微量非甾体抗炎药的萃取[34]。手性MOFs用作固定相,在手性分离中取得了良好的效果。将一种具有均一手性网络结构的MOF晶体[Co_2(D-cam)$_2$(TMDPy)]用作高效液相色谱固定相材料,采用高压匀浆法制备色谱柱,实现对6种外消旋化合物和6种位置异构体的拆分[35]。将手性MOFs材料用作电色谱固定相,用于手性药物毛细管电色谱分离,如在室温下采用原位固定的方法将手性MOF[AlaZnCl]和[Zn(s-nip)$_2$]$_n$涂覆于熔融石英毛细管内壁,实现了6种胺类药物和单胺类神经递质的手性分离,且分离效率良好[36-37]。

新型材料在药物分析领域越来越为广泛的应用,尤其是复合材料的引入,将会更好地在样品前处理、色谱分离、药物筛选等方面适应复杂基质的药物分离检测,推进药物分析学科的发展。

参考文献

1 邱 磊,黄姣姣,顾小丽,等.黄芩苷分子印迹聚合物制备及其机制分析[J].中国实验方剂学杂志,2015(23):12-16.

2 廖 琼,杨岩涛,刘志刚,等.从茜草素的超分子印迹作用探讨中药归经体外研究方法[J].中草药,2015,46(22):3364-3369.

3 杜欣蔚,佘永新,李腾飞,等.三嗪类农药类特异性分子印迹聚合物的合成及其应用[J].分析测试学报,2015,34(7):755-761.

4 李 蓉,储大可,高永清,等.复合分子印迹固相萃取-HPLC-MS/MS法测定植物源性食品中多种农药残留[J].分析试验室,2015,34(8):907-912.

5 Li X,Wang X,Li L,*et al*. Electrochemical sensor based on magnetic graphene oxide@ gold nanoparticles-molecular imprinted polymers for determination of dibutyl phthalate[J]. *Talanta*,2015,131:354-360.

6 刘 海,孙世雄,杜瑞奎,等.基于制备接枝型分子印迹膜构建农药电位型电化学传感器及其检测性能研究[J].分析测试学报,2015,34(10):1126-1133.

7 曹 慧,陈小珍,朱 岩,等.磁性多壁碳纳米管对磺胺类药物的吸附行为[J].新型炭材料,2015,30(6):572-578.

8 曹 慧,陈小珍,朱 岩,等.多壁碳纳米管净化-超高效液相色谱-串联质谱技术同时测定牛奶中青霉素类药物残留[J].质谱学报,2015,36(1):23-28.

9 王耀辉,刘湘伟,田 祯,等.多壁碳纳米管修饰电极对药品中扑热息痛的测定[J].环境科学与技术,2015,38(9):104-107.

10 余 斐,陈 黎,艾 丹,等.多壁碳纳米管分散固相萃取-LC-MS/MS法分析烟草中114种农药残留[J].烟草科技,2015,48(5):47-56.

11 郑婷璐,戴志远,方旭波,等.石墨烯作为新型固相萃取填料结合UPLC-MS/MS测定黑鱼中13种磺胺类药残[J].食品工业科技,2015,36(4):71-75.

12 胡 琪,谭学才,吴佳雯,等.基于石墨烯掺杂金纳米粒子的灭除威分子印迹电化学传感器的制备与性能研究[J].分析测试学报,2015,34(3):328-334.

13 许新新,何丽君,蔡天培,等.聚合离子液体固载石墨烯复合物的制备及固相萃取有机磷农药的研究[J].分析化学,2015,43(6):829-835.

14 张晓蕾,孙如宁,杨小弟.石墨烯量子点印迹传感器检测盐酸罗哌卡因[J].分析测试学报,2015,34(2):159-163.

15 赵凌国,邵慧凯,周志峰,等.SPE及纳米金涂层毛细管电泳检测血浆中土霉素与多西环素[J].分析测试学报,2015,34(9):1045-1049.

16 董建伟.基于纳米金信号放大的分子印迹膜-SPR传感器检测奶制品中的三聚氰胺[J].食品工业科技,2015,36(12):70-73.

17 贝 峰,聂 梅,艾仕云,等.纳米金比色法快速检测蔬菜中毒死蜱方法的研究[J].食品研究与开发,2015(20):115-118.

18 李 晓,陈梦云,王 磊,等.纸基-表面增强拉曼光谱法快速检测弱主药信号药品中的主 药成分[J].分析化学,2015(11):1735-1742.

19 杨 昆,陈林情,赵慧凯,等.CdSe量子点“开关”的构建及其在药物分析中的应用[J].发光学报,2015,36(3):312-316.

20 毕 霖,于源华.Eu(Ⅲ)掺杂ZnS量子点室温磷光法测定生物体液中盐酸普萘洛尔[J].分析科学学报,2015,31(3):401-404.

21 王天伦,元晓云,关婷婷,等.甾体激素类药物中微量硒的测定[J].分析试验室,2015(2):143-145.

22 刘春玲,侯长军,霍丹群,等.环糊精修饰的量子点功能材料及其选择性识别研究进展[J].功能材料,2015,46(9):9007-9011.

23 董玲玉,杜宏明,王 鹏,等.荧光共振能量转移探针检测药物中单磷酸腺苷的方法研究[J].光谱学与光谱分析,2015(11):3096-3099.

24 张志刚,刘金刚,李婧实,等. 整体柱的制备与应用[J]. 精细与专用化学品,2015,23(1):9-14.

25 Wang HS, Feng XY, Wei JP. Biocompatible chiral monolithic stationary phase synthesized via atom transfer radical polymerization for high performance liquid chromatographic analysis[J]. *J Chromatogr A*, 2015,1409:132-137.

26 杨 琴,周 平. 硼酸亲和杂化毛细管整体柱选择性富集蒲公英中的活性物质[J]. 分析科学学报,2015,31(2):268-270.

27 李 欣,张瑶琴,艾连峰,等. 疏水整体柱在线固相萃取与高效液相色谱-串联质谱联用测定牛肝中5种阿维菌素类药物残留[J]. 色谱,2015,33(6):590-596.

28 王家斌,吴芳玲,赵 琦,等. 整体柱在线固相微萃取-高效液相色谱同步富集检测水中的苯氧羧酸类除草剂[J]. 色谱,2015,33(8):849-855.

29 肖 文,杨丰庆,夏之宁. 离子液体在色谱分析天然产物中的应用[J]. 药物分析杂志,2015,118(5):856-866.

30 杨素萍,郭振福,刘 敏,等. 功能化离子液体/离子液体分散液-液微萃取测定水中苯氧羧酸类除草剂[J]. 分析化学,2015,43(6):904-908.

31 Yuan Y, Liang S, Yan H, et al. Ionic liquid-molecularly imprinted polymers for pipette tip solid-phase extraction of (*Z*)-3-(chloromethylene)-6-flourothiochroman-4-one in urine[J]. *J Chromatogr A*, 2015,1408:49-55.

32 曹小吉,蔡若男,沈凌晓,等. 离子液体自聚集磁性多壁碳纳米管固相萃取环境水样中的磺胺类药物[J]. 分析化学,2015,43(5):669-674.

33 杨思文,代语林,邓 宁,等. 离子液体与羧甲基-β-环糊精联用的毛细管电泳法拆分文拉法辛对映体[J]. 分析测试学报,2015,34(8):949-952.

34 Lyu DY, Yang CX, Yan XP. Fabrication of aluminum terephthalate metal-organic framework incorporated polymer monolith for the microextraction of non-steroidal anti-inflammatory drugs in water and urine samples[J]. *J Chromatogr A*, 2015,1393:1-7.

35 Kong J, Zhang M, Duan AH, *et al*. Homochiral metal-organic framework used as a stationary phase for high-performance liquid chromatography[J]. *J Sep Sci*, 2015,38(4):556-561.

36 Pan C, Wang W, Zhang H, *et al*. In situ synthesis of homochiral metal-organic framework in capillary column for capillary electrochromatography enantioseparation[J]. *J Chromatogr A*, 2015,1388:207-216.

37 Pan C, Wang W, Chen X. In situ rapid preparation of homochiral metal-organic framework coated column for open tubular capillary electrochromatography[J]. *J Chromatogr A*, 2015,1427:125-133.

纳米药物研究进展

卢 懿,戚建平,吴 伟

(复旦大学药学院,上海 201203)

纳米技术是研究结构尺寸在1~100纳米范围内材料的性质和应用的技术,在材料、冶金、化学化工、医药、环境及食品等领域的应用潜力有目共睹。纳米药物(nanopharmaceuticals, nanodrugs)则是将纳米技术应用于药学的具体体现,属于纳米医学的分支。近年来的研究主要集中于药物递送领域,一般通过具有纳米尺度的载体载带药物分子来实现,也可以直接将原料药物加工至纳米尺寸。当药物颗粒或药物递送系统的粒径达到纳米尺度时,会体现出特殊的表面效应和尺寸效应,与机体的相互作用也会发生变化,因而呈现出许多常规药物不具备的优点。

纳米药物是医药领域研究的新热点,欧美发达国家近些年来斥巨资进行研究。我国纳米药物的研究起步较晚,但进步非常迅速。目前,已成功仿制阿霉素长循环脂质体、两性霉素B脂质体、环孢素A自微乳化软胶囊等纳米药物制剂,并且有几十个纳米药物品种处于临床与临床前研究的各个阶段。在基础与应用基础研究方面,我国也投入了大量资金,并取得了非常突出的科研产出,其中在科研论文发表方面表现最为突出。

2015年,我国纳米药物研究方面取得了瞩目的进展,发展了一系列多功能新型纳米药物,在癌症的诊疗、逆转多药耐药、基因递送、模拟生物酶以及口服递送等方面取得了重大突破。鉴于各个细分方向上发表的作品较多,本文不能一一而足,仅选取其中发表在国际著名期刊上的代表性工作进行介绍。

1 整合光热治疗、化疗和成像的纳米药物

二维过渡金属硫化物(如MoS_2纳米片)具有优良的光热转换性能,在肿瘤的光热治疗方面引起了极大的关注,其制备多采用"自上而下"剥离法,较为繁琐,不易分离、提纯,难以实现对产物形貌、尺寸的调控,限制了MoS_2纳米片的生物学应用。中国科学院上海硅酸盐研究所研究人员采用溶剂热法,实现了MoS_2纳米片"自下而上"的可控合成和同步PEG修饰,并将Bi_2S_3纳米颗粒高度均匀地分散复合于MoS_2

纳米片上(MoS_2/Bi_2S_3-PEG,MBP)[1]。结合 Bi 良好的 CT 成像能力和肿瘤的放疗增敏效果,MBP 显示出良好光声造影和 CT 成像功能,同时还可实现对肿瘤的热疗和增敏放疗的联合治疗效果。

杂化金纳米粒(AuNP)兼具无机纳米材料与有机聚合物的优势,可以同时实现光热治疗和 CT 成像。理想的 AuNP 需要兼具粒径小于 8nm 和在近红外区域较强的吸收两个性质。采用直链聚合物修饰的方法并不能同时获得上述两个性质。中科院过程工程所研究人员合成了蜂窝状两亲性聚合物,以之修饰得到 6nm 的纳米金,自组装形成胶束可将阿霉素包载(DOX@ Gold NMs),实现协调的 PAT/CT 成像、化疗和热效应,体内实验几乎获得 100% 的肿瘤根除效果,胶束解聚后,6nm 的纳米金也能安全地从体内清除[2]。

福州大学与厦门大学研究人员,成功制备了聚丙烯酸功能化硒化钴纳米盘($PAA-Co_9Se_8$),由于具有较强的近红外光吸收和缩短核磁共振横向弛豫时间的性能,可以用做肿瘤的超声和核磁共振双模态成像,也可在 808nm 激光照射下实现对肿瘤的光热杀伤;另外,由于较大的比表面积,可以吸附抗癌药物(如阿霉素)形成药物纳米材料复合物,并呈现肿瘤酸性环境响应的药物释放,实现对肿瘤的光热和化疗联合治疗[3]。

金属-有机配位聚合物纳米粒兼具无机与有机纳米粒的优势,比如:相对规则的形状、质地坚硬、成分多样性、生物可降解以及易于表面修饰等,是一种有前途的治疗诊断型纳米药物。但是,根据 FDA 指导原则,任何显影剂需要在一段合理的时间后从体内彻底排除,极小的动力学粒径是影响肾清除的关键因素。吉林大学第一医院的研究人员发展了一种 Fe^{3+}、5-三羟基苯甲酸和 PVP 在室温下共价聚合的简单且易于放大的合成方法,并以此制备了极细(5.3nm)的纳米点(Fe-CPNDs)[4]。Fe-CPNDs 具有 pH 激活的磁共振成像显影特性和显著的光热性能,可以增强肿瘤显影灵敏性,也易于经肾清除。

2 整合成像和化疗的纳米药物

治疗诊断型纳米药物能够发挥诊断、治疗的作用,也能同时监测药物分子在体内转运与分布的情况,因此引起了日益增长的关注。

香港城市大学、苏州大学的研究人员设计了一种二萘嵌苯、5,10,15,20-四(4-吡啶基)卟啉(H2TPyP)和姜黄素共掺型药物纳米粒[5]。姜黄素具有抗癌活性,其绿色荧光在纳米粒中处于淬灭状态,一旦从纳米粒中释放则处于激活状态,发射绿色荧光;H2TPyP 为一光敏剂,可以产生光动力疗效,纳米粒中与二萘嵌苯组成 FRET 荧光对,发出近红外荧光。因此,该纳米粒不仅能够同时发挥化疗与光动力疗效,产生较强的体内、外抗癌活性,还能监控药物的体内释放与分布。

中国科学院深圳先进技术研究院研究人员制备了同时载带阿霉素和吲哚花青绿的温度敏感脂质体(DI-TSL),利用阿霉素/吲哚花青绿的荧光实时跟踪脂质体的体内分布;通过近红外激光照射,可促进载带药物的释放,并在细胞内涵体中产生高热效应,扰乱内涵体膜,使阿霉素逃逸,增强其细胞毒性[6]。DI-TSL 呈现高效的促进细胞凋亡特性,完全消除肿瘤而无副作用,为药物的按需释放和组合肿瘤治疗提供了一种智能策略。

复旦大学研究人员采用一步模板去除法,制备了以疏水 Fe_3O_4 为核、介孔硅为壳的多功能纳米粒,并将转铁球蛋白和近红外荧光染料(Cy 7)修饰于纳米粒表面[7]。疏水 Fe_3O_4 内核不仅能增加紫杉醇载药量,还可作为磁共振显影剂,Cy 7 分子则可提供近红外荧光显影,而转铁球蛋白可将纳米粒选择性聚集于肿瘤部位。

苏州大学研究人员分别合成了二氢卟吩 e6(Ce6)和 cRGDyK 修饰的人血清白蛋白(human serum albumin,HSA),利用紫杉醇导致的 HAS 聚集作用,将两种修饰 HAS 与其共组装制备紫杉醇纳米结晶;cRGDyK 可将该纳米药物 Rvβ3-整合素过度表达的肿瘤新生血管内皮,而 Ce6 可与 Mn^{2+} 螯合实现磁共振显影[8]。

3 逆转多药耐药纳米药物

多药耐药(multidrug resistance,MDR)是癌症化疗无效的一种主要原因,对于克服 MDR 目前仍然缺乏有效而安全的敏化剂。

第三军医大学研究人员发展了一种基于缩醛 α-环糊精的 pH 敏感纳米粒[9]。这种纳米粒能够被 MDR 肿瘤细胞有效地内吞,并在细胞内通过内溶酶体转运。细胞内酸性环境使纳米粒水解释放出 α-环糊精,可以降低 Pgp 表达,减弱 Pgp 的 ATP 酶活性,以及降低细胞内 ATP 水平,进而显著增强紫杉醇、多西紫杉醇、顺铂、喜树碱和阿霉素等抗癌药物对耐药肿瘤细胞的活性。

线粒体靶向在克服肿瘤细胞多药耐药方面具有前景。沈阳药科大学研究人员合成了 $D[KLAKLAK]_2$(KLA)-二甲基马来酸酐-二硬脂酰磷脂酰乙醇胺(DSPE-KLA-DMA,DKD),并与普通脂质混合制备了双功能脂质体,可于肿瘤细胞外(pH 6.8)发生电荷翻转(负电荷-正电荷),促进脂质体内吞;细胞内通过 KLA 肽的介导作用靶向于线粒体并释放载带的紫杉醇,通过线粒体凋亡途径促进肿瘤细胞死亡[10]。该纳米药物展现出良好的耐紫杉醇肺癌细胞(A549/Taxol)杀灭作用,肿瘤生长抑制率达到 86.7%。

苏州大学研究人员合成了玻璃质酸-赖氨酸甲酯-硫辛酸(HA-Lys-LA)结合物,该材料在中性环境可自动交联,形成 152 ~ 219nm 的纳米粒,但在 10mmol/L 谷胱甘肽溶液中可迅速释放包载的模型药物阿霉素[11]。体内外研究表明,该纳米粒对于 CD44 过度表达的耐阿霉素 MCF-7 人乳腺癌细胞(MCF-7/ADR)具有明显的靶向性和较好的抗瘤活性,且生物相容性好，副作用低。

厦门大学研究人员构建了短棒状10-羟基喜树碱(10-hydroxycamptothecin, CPT)纳米结晶，并将DSPE-PEG-甲氨蝶呤(methotrexate, MTX)修饰于纳米结晶表面，实现CPT和MTX的共递送，MTX分子本身还可作为特异性的靶向配体促进纳米粒的肿瘤部位聚集，CPT分子固有的荧光信号为该纳米药物增加了诊断功能[12]。

合肥工业大学研究人员合成了聚磷酸酯(polyphosphoester, PPE)和聚乙二醇(polyethylene glycol, PEG)二嵌段共聚物，并通过二硫键将烷基链修饰于PPE链，作为疏水核心，并制备了可以高效递送阿霉素的胶束；该胶束被耐药肿瘤细胞摄取后，细胞内高谷胱苷肽水平，使二硫键断裂，胶束结构解聚，释放包载的阿霉素，增加药物在耐药细胞内聚集和滞留，进而克服MDR[13]。

4 基因递送纳米药物

骨髓基质干细胞的自我更新能力和成骨分化能力会随着年龄增长不断下降，这是导致骨质疏松的重要原因。近年来，研究人员开始尝试通过RNA干扰(RNAi)促进骨骼形成，进而对骨质疏松进行治疗，但仍然缺乏成骨细胞特异性的siRNA直接递送系统。香港浸会大学和军事医学科学院的研究人员通过Cell-SELEX筛选，找到了能够特异性靶标大鼠和人类成骨细胞的适体CH6，并将CH6修饰于脂质纳米粒，载带促进成骨的Plekho1 siRNA；CH6能帮助成骨细胞通过巨胞饮选择性摄取Plekho1 siRNA；在骨质疏松和健康的鼠类中，CH6能加强成骨细胞特异性的Plekho1基因沉默，促进骨骼形成，改善骨微结构，增加骨量和增强骨骼机械性能[14]。

复旦大学研究人员与慕尼黑大学研究人员合成了T-型肽类似低聚酰胺Lipopolymer 49，分子中含有2条油酸链作为中心，以及20个氨基乙烷和两个末端半胱氨酸单位，用于递送siRNA；为增加靶向性，该研究团队合成了靶向聚合物727并复合入载体中，该聚合物含有Angiopep 2作为靶向头基，通过PEG链连接两条氨基乙烷支链(末端各含一半胱氨酸)[15]。该复合物具有良好的脑胶质瘤靶向性，并展现出显著的基因下调能力，是一种很有前途的脑胶质瘤靶向治疗策略。

中国药科大学研究人员报道了一种“协同装配”方法用于siRNA递送，以豆磷脂、还原敏感型阳离子脂质($LHSSG2C_{14}$)和叠氮修饰胆固醇为材料，制备了叠氮修饰的还原敏感型阳离子脂质体(RSN_3-L)，通过电荷相互作用载带负电荷siRNA，进一步通过click反应将玻璃质酸修饰于脂质体表面，而不影响siRNA的包载，并提高脂质体的体内稳定性；脂质体内吞进入细胞后，玻璃质酸酶破坏玻璃质酸壳，暴露出阳离子脂质体，实现内涵体逃逸，细胞浆中GSH破坏脂质膜，释放出siRNA使基因沉默[16]。

上海大学研究人员发展了一种高效双功能RNA递送载体，制备了壳聚糖(chitosan, CS)包裹的红色荧光蛋白(red fluorescent protein, RFP)纳米粒(RFP@CS)，并通过表面吸附的方法载带siRNA，其体内转运可通过RFP示踪，目标基因能在48h内完全沉默[17]。

聚阳离子载体已经用于短发夹RNAs(short hairpin RNAs, shRNAs)的递送用于癌症治疗，但是其溶酶体逃逸和shRNA释放能力不足，造成较低的基因转染效率。兰州大学研究人员制备了用聚乙烯亚胺(polyethyleneimine, PEI)、壳聚糖乌头酸酐(chitosan-aconitic anhydride, CS-Aco)层层包裹的金纳米复合物(Au-PEI/CS-Aco/PEI)用于递送shRNA[18]。溶酶体中荷负电CS-Aco水解生成正电荷壳聚糖，电荷反转使得纳米粒解聚，释放出载shRNA的Au-PEI纳米粒，溶酶体逃逸进入细胞浆，释放shRNA，发挥作用。

中国科学技术大学研究人员以PLA-PEG和BHEM-Chol为复合载体材料，制备纳米粒递送作用于葡萄糖转运体3(glucose transporter 3, GLUT3)的siRNA(siGLUT3)，可以显著降低肿瘤干细胞和实体瘤的GLUT3表达，抑制细胞代谢和增殖，下调肿瘤干细胞比例[19]。

5 促进实体瘤穿透的纳米药物

纳米药物具有毒性最小化、增加生物利用度和改善药物药动学特性的作用，并在癌症治疗方面有了巨大的发展。但是，将纳米药物有效地递送至实体肿瘤仍然存在巨大挑战，原因在于在克服多层基质细胞屏障和肿瘤细胞膜屏障方面的进展有限。国家纳米科学中心研究人员设计并合成了一种新型的两亲性穿胞肽，以9个精氨酸残基作为穿胞肽的亲水部分，以胆固醇作为疏水尾巴；该穿胞肽易于在水中自组装形成肽纳米粒，可包载阿霉素；进而将人成纤维细胞活性蛋白α的单克隆抗体(mAb)修饰于纳米粒表面，增加其血中稳定性，并靶向于癌症相关成纤维细胞，随后mAb从纳米粒表面脱落，暴露出穿膜肽部分，突破基质屏障，增加进入肿瘤细胞药物量，获得有效的疗效[20]。

肿瘤干细胞对肿瘤的存活、增殖、转移及复发有着重要作用，成功地根除肿瘤干细胞对癌症的有效治疗至关重要。肿瘤干细胞在实体瘤中央缺氧坏死区域有较高浓度，而纳米药物粒径是其穿透实体瘤程度的关键因素。因此，第二军医大学研究人员合成了iRGD修饰的DSPE-PEG2000，以此为材料制备载盐霉素的粒径10nm胶束，能够同时靶向肝癌细胞和肝癌干细胞，且具有较好的实体瘤穿透能力[21]。

聚合物纳米凝胶具有交联的三维网状结构，具有较强的固水能力和胶体稳定性，并且其可调节的内部网络结构可以有效地包裹药物、蛋白、RNA和DNA，因此在肿瘤治疗方面很有希望。深圳大学研究人员采用丙烯酸甲酯策略制备了透明质酸纳米凝胶(70nm)，体外研究表明该纳米凝胶更易于被CD44受体过度表达的2D细胞或3D细胞球摄取，体内实验表明纳米凝胶能够在肿瘤部位聚集并高效穿透肿瘤基质[22]。

6　治疗肿瘤转移纳米药物

临床上，超过90%的乳腺癌相关的死亡并非由原发瘤导致，而是由于癌症的转移，如何预防和治疗乳腺癌肺转移仍然面临巨大的挑战。

北京大学研究人员合成了 PEG 修饰的紫杉醇分子，并制备 PEG 化紫杉醇纳米结晶（PEGylated paclitaxel nanocrystals，PEG-PTX-NCs）[23]。由于 PEG 分子覆盖于纳米结晶表面，可提高纳米结晶的稳定性，乳腺癌肺转移模型也证实 PEG-PTX-NCs 相对于不含 PEG 的紫杉醇纳米结晶以及 Taxol®具有更好的抑瘤效果。

Mir-10b antagomir（antagomir-10b）能够通过下调 Mir-10b 阻碍肿瘤转移，但却不能抑制实体瘤生长。四川大学研究人员制备了抗菌肽［D］-H_6L_9 修饰的脂质体（D-Lip），同时递送 antagomir-10b 和紫杉醇[24]。D-Lip 可以高效地靶向与 4T1 细胞；［D］-H_6L_9 中组胺酸可使抗菌肽于溶酶体（pH 5.5）中质子化，激活较强的膜溶解能力，使脂质体从溶酶体逃逸并降低 mir-10b 的表达；动物实验表明，antagomir-10b 和紫杉醇共递送脂质体可以明显地延缓 4T1 肿瘤细胞的生长，也可降低其肺转移。

7　恶性肿瘤早期诊断纳米药物

恶性肿瘤的早期成像对于癌症病人的临床诊疗具有十分重要的意义，也是长期以来国际上肿瘤学基础研究和临床研究的一大挑战性问题。中国科学院研究人员发展了一种新的显影策略，通过氧化铕纳米粒实现放射性同位素发射的γ和切伦科夫信号进行内源双重激发成像，即光学-核素多模融合分子影像成像技术（Radiopharmaceutical excited fluorescence imaging，REFI），从而代替传统的外源单一光学激发的光学成像模式[25]。这一新型成像技术成功融合了核素 PET 成像和光学成像的各自优势，将极限分辨率由 2～3mm 提高到了光学宏观级别的亚毫米，信噪比平均提高了5倍以上。综合以上优势，将动物活体肿瘤无创成像检测的灵敏度，由 5mm 的最小病灶探测直径推进到了2mm，在早期微小肿瘤病灶探测上具有极大的优越性。

碳点（carbon dots）具有优异的发光特性、良好的生物相容性、低毒性和易功能化等特性，是优良的量子点替代物。但是，构建具有靶向，成像和治疗等多重功能的智能化纳米药物仍然面临着巨大的挑战。中国科学院研究人员以 *D*-葡萄糖和 *L*-天冬氨酸为起始材料，通过直接高温分解制备了新型碳点（CD-Asp）[26]。该碳点具有卓越的多色发光特性，也可在不额外引入靶向分子情况下，实现对 C6 胶质瘤细胞的高度选择性，为脑肿瘤的早期诊断和进一步地构建智能化纳米药物奠定了坚实的基础。

8　生物模拟酶

纳米二氧化铈具有很高的超氧清除能力，有望作为生物模拟酶用于生物医学领域，但是必须满足粒径小于 5nm、表面有大量的 Ce(Ⅲ) 等条件，而这样的纳米颗粒往往不符合生物医学应用的要求或者在生理条件下极易失活。中国科学院高能物理研究所多学科中心环境毒理组的研究人员发现，通过与电子供体发生电子转移，可以使原本不具有模拟酶活性的纳米二氧化铈活化，获得超氧化物歧化酶活性，且活性远远超过天然酶[27]。利用这种方法，不同尺寸和形貌的纳米二氧化铈均可以被活化。该工作揭示了纳米二氧化铈表面化学行为与其化学形态之间的关系，为新型纳米酶的设计提供了基础，将有力推进纳米二氧化铈在生物医学领域的实际应用。

9　口服药物递送

脂质纳米粒载体在促进难溶性药物口服生物利用度方面很有潜力，体内转运是其发挥作用的基础，阐释其体内命运对于纳米药物的设计具有重要的指导意义。但是，传统的荧光标记或放射标记的示踪方法，由于不能区分游离探针信号和纳米药物信号，并不能准确侦测纳米药物的体内命运。复旦大学研究人员发现了一种水淬灭近红外荧光探针，具有灵敏的水淬灭特性，将其包裹于纳米药物内部能呈现强烈的荧光信号，一旦探针释放，则荧光淬灭[28]。应用该探针能够灵敏、准确的侦测固体脂质纳米粒经口服后命运，为阐释其体内作用机制打下基础。

难溶性药物的增溶是制药工业普遍关注的内容。中山大学研究人员合成了有序介孔硅材料 SBA-15，并通过超临界流体技术将细辛醚以无定型形式包载于介孔材料内部，显著提高了细辛醚的体外溶出度；相对于微粉化药物，介孔硅包载的无定型细辛醚的 C_{max} 提高 3.8 倍，*AUC* 提高 3.3 倍[29]。

血管细胞黏附分子-1（Vascular celladhesion molecule-1，VCAM-1）是一个潜在的肺转移治疗靶点，而 succinobucol（SCB）是一种难溶性的 VCAM-1 选择性抑制，口服生物利用度差。中科院上海药物所研究人员制备了载带 SCB 的 poloxamer P188 纳米粒，其口服生物利用度是 SCB 的 13 倍，并可明显地降低乳腺癌的肺转移，肺组织 VCAM-1 表达也得到了显著的抑制[30]。

纳米药物具有巨大的发展前景，其在临床治疗方面的成功转化必将引起疾病诊断和治疗的革命。我国在纳米药物基础研究方面已经步入世界先进行列，积累了大量优秀成果，但是也应注意到纳米药物的研究热度（论文发表数）与临床应用的产品数极不相称，加强转化研究迫在眉睫。另一方面，纳米药物的研究 80% 以上是针对肿瘤的诊断与治疗，其他领域的研究较少，发展极不平衡。

参考文献

1　Wang S，Li X，Chen Y，*et al*. A facile one-pot synthesis of a two-dimensional MoS2 /Bi2S3 composite theranostic nanosystem for multi-modality tumor imaging and therapy[J]. *Adv Mater*, 2015, 27(17): 2775-2782.

2 Deng H, Dai F, Ma G, *et al.* Theranostic gold nanomicelles made from biocompatible comb-like polymers for thermochemotherapy and multifunctional imaging with rapid clearance[J]. *Adv Mater*, 2015, 27(24): 3645-3653.

3 Song XR, Wang X, Yu SX, *et al.* Co(9) Se(8) nanoplates as a new theranostic platform for photoacoustic/magnetic resonance dual-modal-imaging-guided chemo-photothermal combination therapy[J]. *Adv Mater*, 2015, 27(21): 3285-3291.

4 Liu F, He X, Chen H, *et al.* Gram-scale synthesis of coordination polymer nanodots with renal clearance properties for cancer theranostic applications[J]. *Nat Commun*, 2015, 6 8003.

5 Zhang J, Liang YC, Lin X, *et al.* Self-monitoring and self-delivery of photosensitizer-doped nanoparticles for highly effective combination cancer therapy *in vitro*and *in vivo*[J]. *ACS Nano*, 2015, 9(10): 9741-9756.

6 Zhao P, Zheng M, Luo Z, *et al.* NIR-driven smart theranostic nanomedicine for on-demand drug release and synergistic antitumour therapy[J]. *Sci Rep*, 2015, 5: 14258.

7 Jiao Y, Sun Y, Tang X, *et al.* Tumor-targeting multifunctional rattle-type theranostic nanoparticles for MRI/NIRF bimodal imaging and delivery of hydrophobic drugs[J]. *Small*, 2015, 11(16): 1962-1974.

8 Chen Q, Wang X, Wang C, *et al.* Drug-induced self-assembly of modified albumins as nano-theranostics for tumor-targeted combination therapy[J]. *ACS Nano*, 2015, 9(5): 5223-5233.

9 Shi Q, Zhang L, Liu M, *et al.* Reversion of multidrug resistance by a pH-responsive cyclodextrin-derived nanomedicine in drug resistant cancer cells[J]. *Biomaterials*, 2015, 67: 169-182.

10 Jiang L, Li L, He X, *et al.* Overcoming drug-resistant lung cancer by paclitaxel loaded dual-functional liposomes with mitochondria targeting and pH-response[J]. *Biomaterials*, 2015, 52: 126-139.

11 Zhong Y, Zhang J, Cheng R, *et al.* Reversibly crosslinked hyaluronic acid nanoparticles for active targeting and intelligent delivery of doxorubicin to drug resistant CD44$^+$ human breast tumor xenografts[J]. *J Control Release*, 2015, 205: 144-154.

12 Li Y, Lin J, Huang Y, *et al.* Self-targeted, shape-assisted, and controlled-release self-delivery nanodrug for synergistic targeting/anticancer effect of cytoplasm and nucleus of cancer cells[J]. *ACS Appl Mater Interfaces*, 2015, 7(46): 25553-25559.

13 Ma YC, Wang JX, Tao W, *et al.* Redox-responsive polyphosphoester-based micellar nanomedicines for overriding chemoresistance in breast cancer cells[J]. *ACS Appl Mater Interfaces*, 2015, 7(47): 26315-26325.

14 Liang C, Guo B, Wu H, *et al.* Aptamer-functionalized lipid nanoparticles targeting osteoblasts as a novel RNA interference-based bone anabolic strategy[J]. *Nat Med*, 2015, 21(3): 288-294.

15 An S, He D, Wagner E, *et al.* Peptide-like polymers exerting effective glioma-targeted siRNA delivery and release for therapeutic application[J]. *Small*, 2015, 11(38): 5142-5150.

16 Sun Q, Kang Z, Xue L, *et al.* A collaborative assembly strategy for tumor-targeted siRNA delivery[J]. *J Am Chem Soc*, 2015, 137(18): 6000-6010.

17 Liu Y, Song ZM, Deng X, *et al.* Chitosan-coated red fluorescent protein nanoparticle as a potential dual-functional siRNA carrier[J]. *Nanomedicine(Lond)*, 2015, 10(13): 2005-2016.

18 Chen Z, Zhang L, He Y, *et al.* Enhanced shRNA delivery and ABCG2 silencing by charge-reversible layered nanocarriers[J]. *Small*, 2015, 11(8): 952-962.

19 Xu CF, Liu Y, Shen S, *et al.* Targeting glucose uptake with siRNA-based nanomedicine for cancer therapy[J]. *Biomaterials*, 2015, 51: 1-11.

20 Ji T, Ding Y, Zhao Y, *et al.* Peptide assembly integration of fibroblast-targeting and cell-penetration features for enhanced antitumor drug delivery[J]. *Adv Mater*, 2015, 27(11): 1865-1873.

21 Mao X, Liu J, Gong Z, *et al.* iRGD-conjugated DSPE-PEG2000 nanomicelles for targeted delivery of salinomycin for treatment of both liver cancer cells and cancer stem cells[J]. *Nanomedicine(Lond)*, 2015, 10(17): 2677-2695.

22 Yang C, Wang X, Yao X, *et al.* Hyaluronic acid nanogels with enzyme-sensitive cross-linking group for drug delivery[J]. *J Control Release*, 2015, 205: 206-217.

23 Zhang H, Hu H, Zhang H, *et al.* Effects of PEGylated paclitaxel nanocrystals on breast cancer and its lung metastasis[J]. *Nanoscale*, 2015, 7(24): 10790-10800.

24 Zhang Q, Ran R, Zhang L, *et al.* Simultaneous delivery of therapeutic antagomirs with paclitaxel for the management of metastatic tumors by a pH-responsive anti-microbial peptide-mediated liposomal delivery system[J]. *J Control Release*, 2015, 197: 208-218.

25 Hu Z, Qu Y, Wang K, *et al.* *In vivo* nanoparticle-mediated radiopharmaceutical-excited fluorescence molecular imaging[J]. *Nat Commun*, 2015, 6: 7560.

26 Zheng M, Ruan S, Liu S, *et al.* Self-targeting fluorescent carbon dots for diagnosis of brain cancer cells[J]. *ACS Nano*, 2015, 9(11): 11455-11461.

27 Li Y, He X, Yin JJ, *et al.* Acquired superoxide-scavenging ability of ceria nanoparticles[J]. *Angew Chem Int Ed Engl*, 2015, 54(6): 1832-1835.

28 Hu X, Zhang J, Yu Z, *et al.* Environment-responsive aza-BODIPY dyes quenching in water as potential probes to visualize the *in vivo* fate of lipid-based nanocarriers[J]. *Nanomedicine*, 2015, 11(8): 1939-1948.

29 Zhang Z, Quan G, Wu Q, *et al.* Loading amorphous asarone in mesoporous silica SBA-15 through supercritical carbon dioxide technology to enhance dissolution and bioavailability[J]. *Eur J Pharm Biopharm*, 2015, 92: 28-31.

30 Cao H, Zhang Z, Zhao S, *et al.* Hydrophobic interaction mediating self-assembled nanoparticles of succinobucol suppress lung metastasis of breast cancer by inhibition of VCAM-1 expression[J]. *J Control Release*, 2015, 205: 162-171.

抗肿瘤小分子激酶抑制剂研究进展

辛敏行，张　浩，张　杰，张三奇

（西安交通大学药学院，西安 710061）

通过对 2015 年我国学者在国内外学术期刊上发表的论文进行检索发现，我国药物化学工作者在分子靶向抗肿瘤药物的研究领域开展了大量的研究和探索，设计和合成了一批具有新颖化学结构的靶向抗肿瘤作用的小分子激酶抑制剂。

本文重点对活性优良的新化学结构的化合物进行归纳介绍，旨在为靶向抗肿瘤的小分子激酶抑制剂的研究开发提供参考。

1　酪氨酸蛋白激酶抑制剂

1.1　EGFR 抑制剂

为克服非小细胞肺癌（non-small cell lung cancer，NSCLC）患者对第一代 EGFR 抑制剂吉非替尼（Gefitinib）的耐药问题，宫平等以 2-氨基嘧啶为基本骨架，设计合成了一系列含有芳基腙片段的新型不可逆 EGFR 抑制剂，并在激酶水平和细胞水平评价了其活性[1]。其中化合物 **1-3** 对 $EGFR^{DelE746\text{-}A750/T790M}$ 的 IC_{50} 值分别为 0.57、0.76 和 1.25μmol/L，对 $EGFR^{L858R/T790M}$ 的 IC_{50} 值分别为 0.86、0.88 和 0.72μmol/L，对 $EGFR^{T790M}$ 的 IC_{50} 值分别为 1.12、0.79 和 0.82μmol/L，而对 $EGFR^{WT}$ 的 IC_{50} 均大于 20μmol/L，在分子水平上表现出一定的活性和较好的选择性。化合物 **1-3** 对 A549 细胞（$EGFR^{WT}$，K-RAS 突变）的 IC_{50} 值分别为 10.44、2.91 和 5.57μmol/L，而对吉非替尼耐药的 H1975 细胞（$EGFR^{L858R/T790M}$）的 IC_{50} 值分别为 0.43、0.26 和 0.48μmol/L，选择性都在 10 倍以上。此外，化合物 **1-3** 对人结肠癌细胞 HT29（无特殊基因型）的 IC_{50} 值分别为 6.34、2.12 和 3.46μmol/L。

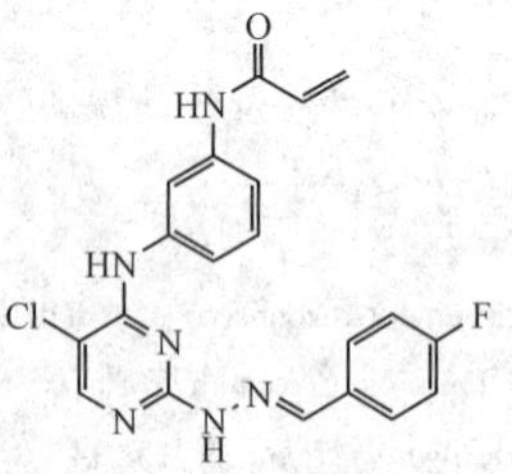

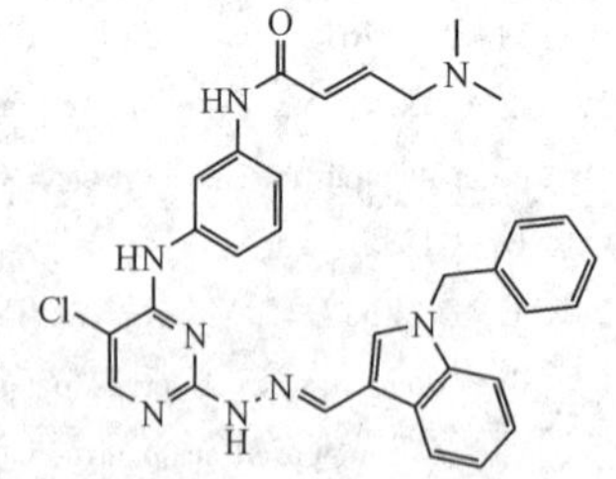

为克服吉非替尼耐药的问题，丁克等采用构象限制性策略和骨架迁越的药物设计方法，在 2-氨基嘧啶的骨架基础上稠合得到取代的吡啶并［2，3-*d*］嘧啶-7-酮类化合物[2]。该类化合物在激酶水平和细胞水平上都表现出了强效的抑制活性和较好的选择性。其中化合物 **4** 对 $EGFR^{WT}$ 和 $EGFR^{L858R/T790M}$ 的 IC_{50} 值分别为 240 和 0.8nmol/L，激酶选择性为 300 倍。而在浓度为 100nmol/L 时，化合物 **4** 对其他 456 种激酶均无明显的抑制活性。化合物 **4** 对 A431（EGFR 过表达）和 H1975 细胞的 IC_{50} 值分别为 870 和 2.8nmol/L，细胞水平上选择性高达 311 倍。另外，相比于耐药细胞 H1975，化合物 **4** 对正常细胞的选择性高达 1000 倍以上，表明该化合物安全性更好。

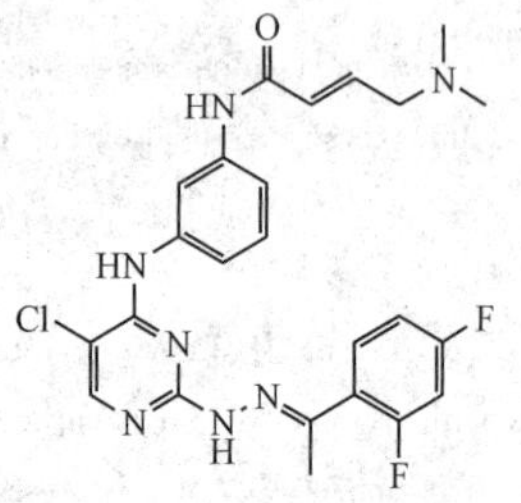

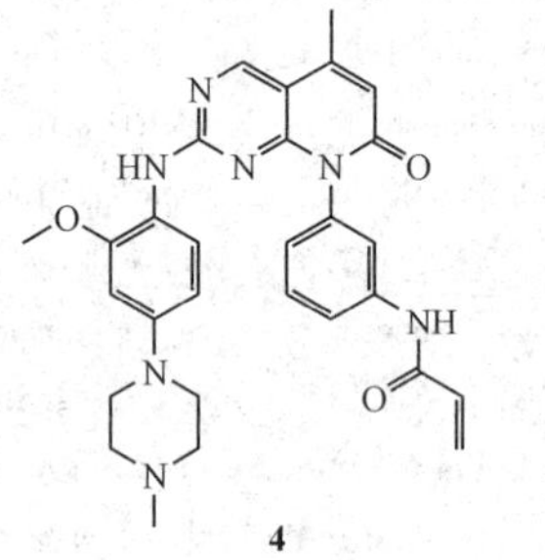

在 EGFR 抑制剂厄洛替尼（Erlotinib）喹唑啉母核的基础上，张灿等经过稠合得到噁唑并［4，5-*g*］喹唑啉-2（1*H*）酮的三环类化合物[3]。其中，化合物 **5-7** 具有强效的激酶抑制活性，对 EGFR 的 IC_{50} 值分别为 26、7.3 和 8.7nmol/L；对 KB 的 IC_{50} 值分别为 1.1、6.3 和 3.7μmol/L，对 A498 的 IC_{50} 值分别为 17.6、15.2 和 7.6μmol/L。在 LCC 小鼠移植瘤模型中，化合物 **7** 在给药剂量为 100mg/kg 时表现出显著的体内抗肿瘤活性，药效强于同剂量的厄洛替尼。

在绝大多数的实体瘤中，肿瘤组织缺氧微环境导致化疗药物耐药和放射疗法敏感性降低，给肿瘤的治疗带来巨大挑战。为克服这一问题，在第一代 EGFR 抑制剂吉非替尼结构的基础上，胡永洲等设计合成了一系列 6 位链接硝基咪唑片段的喹唑啉类化合物，大部分化合物表现出强效抑制活性[4]。其中，化合物 **8** 对 EGFR 的 IC_{50} 值为 0.47nmol/L，在常氧和缺氧条件下的 HT-29 细胞的 IC_{50} 值分别为 2.21 和 1.62μmol/L。体外模拟还原活化研究和代谢稳定性研究表明，在缺氧条件下化合物 **8** 可以被还原产生活性基团并与亲核试剂共价结合。

在 NSCLC 的治疗中，IGF1R 的扩增与第二代和第三代 EGFR 抑制剂的耐药有关。丁克等设计合成了一系列二芳胺基嘧啶类衍生物作为 EGFR/IGF1R 双重抑制剂[5]。其中，化合物 **9** 对 $EGFR^{WT}$、$EGFR^{L858R/T790M}$ 和 IGF1R 的 IC_{50} 值分别为 0.848、0.038 和 0.013μmol/L，对 H1975 和 IGF1R 转染的 H1975 细胞（H1975-IGF1R）的 IC_{50} 值分别为 0.13 和 0.15μmol/L。

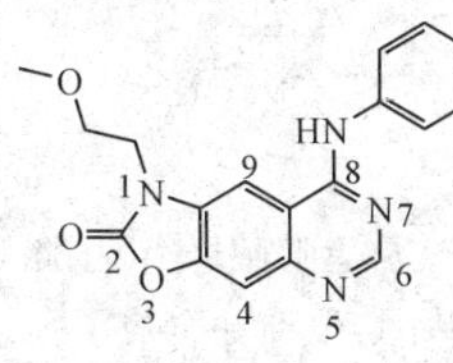

5 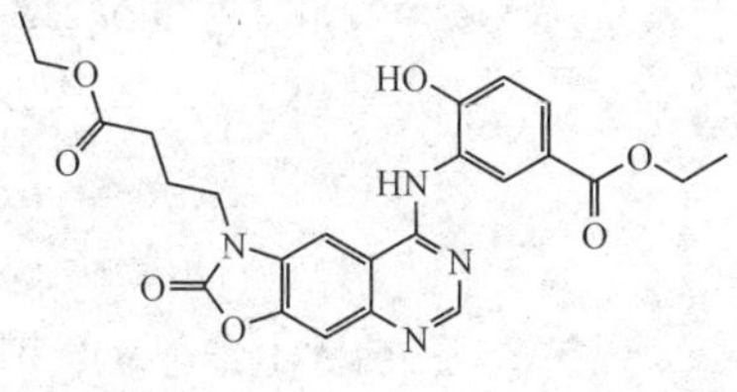　6 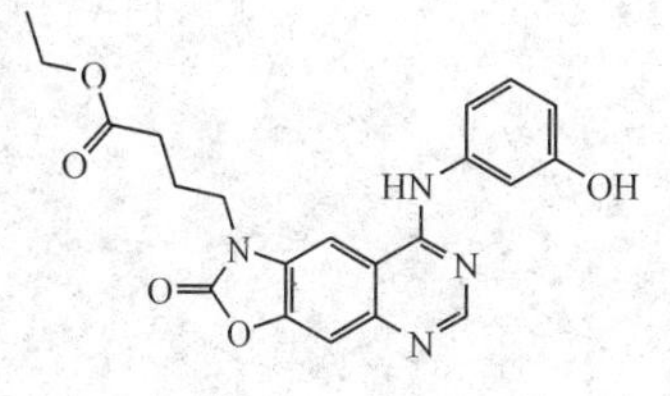　7

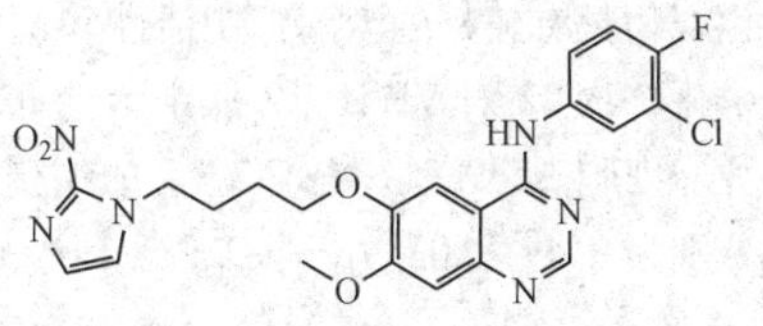

8 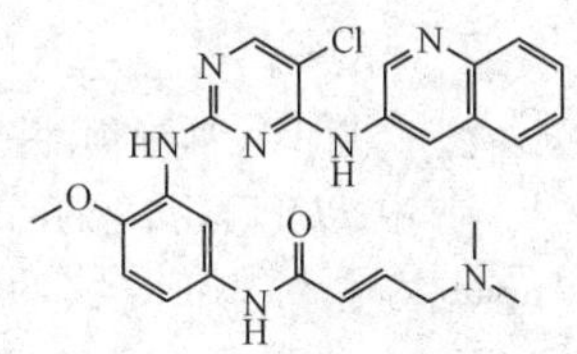　9

宫平等设计合成了一系列以 4-芳胺基四氢吡啶并[4,3-*d*]嘧啶为骨架的化合物[6]。其中，化合物 **10-13** 对 EGFR 的 IC_{50} 值分别为 12、6、9 和 18nmol/L，化合物 **11** 对 HT29、A549、H460 和 H1975 细胞的 IC_{50} 值分别为 7.56、15.40、6.16 和 7.00μmol/L，化合物 **13** 对 HT29、A549、H460 和 H1975 细胞的 IC_{50} 值分别为 7.91、5.88、3.99 和 6.93μmol/L。此外化合物 **12** 和 **13** 还对 HER2 表现出一定的抑制活性，其 IC_{50} 值分别为 64 和 35nmol/L。

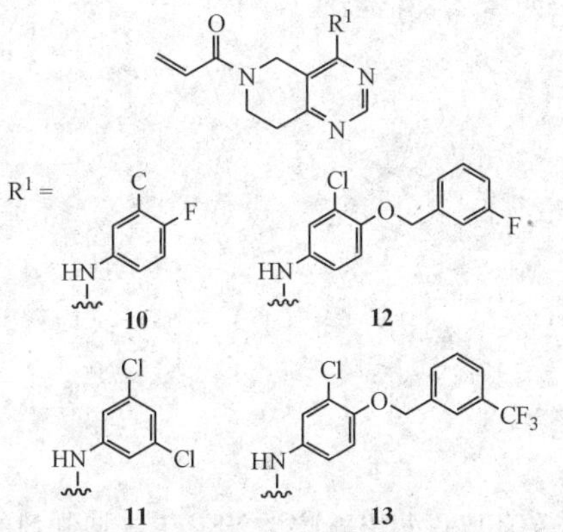

R^1 =

10　12　11　13

齐鲁制药公司设计合成了一系列阿法替尼（Afatinib）类似物[7]。其中，化合物 **14** 和 **15** 对 EGFR 的 IC_{50} 值分别为 6.5 和 5.6nmol/L，对 H1975 细胞的 GI_{50} 值分别为 10.2 和 16.1nmol/L。在 HCC827 裸鼠移植瘤模型中，化合物 **14** 和 **15** 在口服剂量为 5mg/kg 时，可明显抑制肿瘤的生长，药效与同剂量阿法替尼相当。在 H1975 裸鼠移植瘤模型中，化合物 **14** 和 **15** 在口服剂量分别为 13 和 20mg/kg 时，可完全抑制肿瘤生长，药效强于同剂量的阿法替尼。在 A431 裸鼠移植瘤模型中，化合物 **14** 和 **15** 在口服剂量为 5mg/kg 时，抑瘤率约为 40%，不及同剂量阿法替尼；当剂量提高至 10mg/kg 时，化合物 **14** 和 **15** 可完全抑制肿瘤生长，药效优于同剂量阿法替尼。

苏州大学科研人员将含有不同取代基的罗丹宁片段与 4-芳胺基喹唑啉骨架结合，设计合成了一系列化合物[8]。其中，化合物 **16** 对 EGFR 的 IC_{50} 值为 3.1μmol/L，对 Hep G2 和 A549 细胞的 IC_{50} 值分别为 2.7 和 3.1μmol/L。

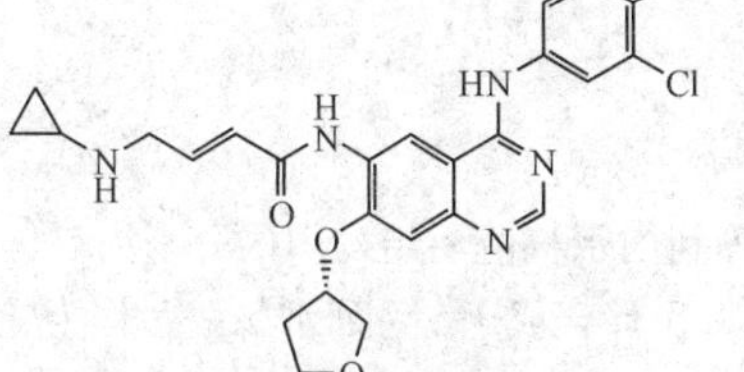

14

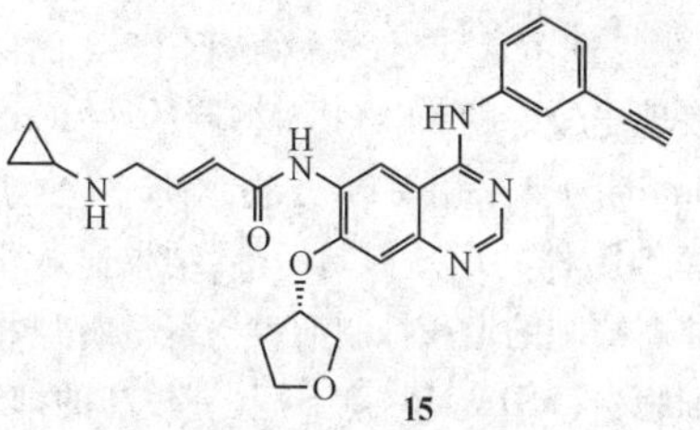

15

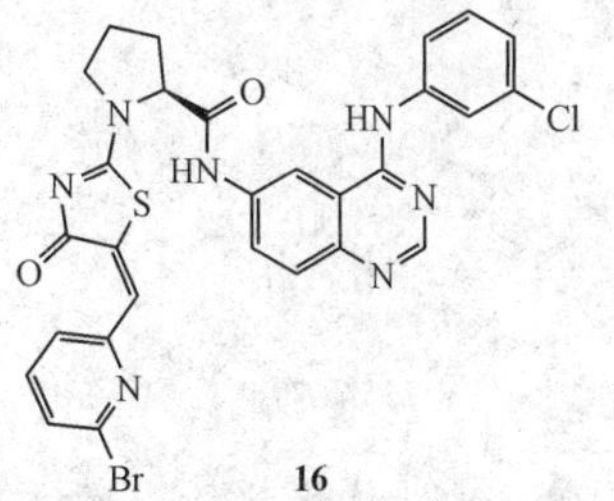

16

王征等设计合成了一系列含席夫碱片段的 4-芳胺基喹唑啉类衍生物[9]。其中，化合物 **17** 对 A549、Hep G2 和 SMMC7721 细胞的 IC_{50} 值分别为 8.90、9.96 和 7.10μmol/L，化合物 **18** 对 A549、Hep G2 和 SMMC7721 细胞的 IC_{50} 值分别为 3.06、13.18 和 3.9μmol/L。

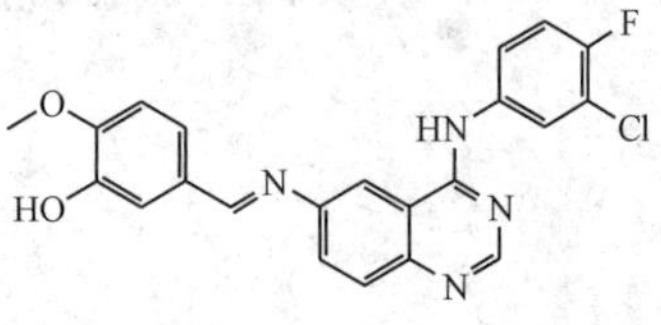

17

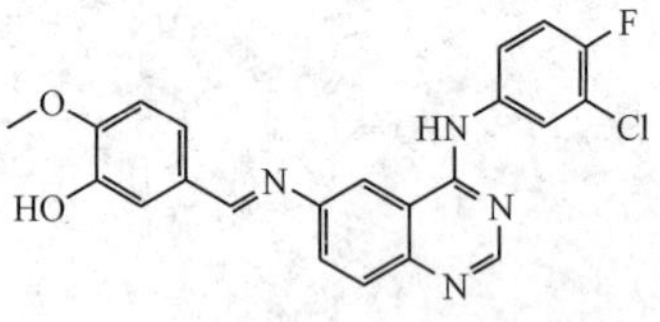

18

张颖等设计合成了一系列新型 $EGFR^{T790M}$ 抑制剂，并评价其对 $EGFR^{T790M}$ 的抑制活性[10]。其中，以化合物 **19** 的活性最好，在浓度为 10、1.0 和 0.1μmol/L 时，对 $EGFR^{T790M}$ 的抑制率分别为 99.01%、93.44% 和 63.86%。

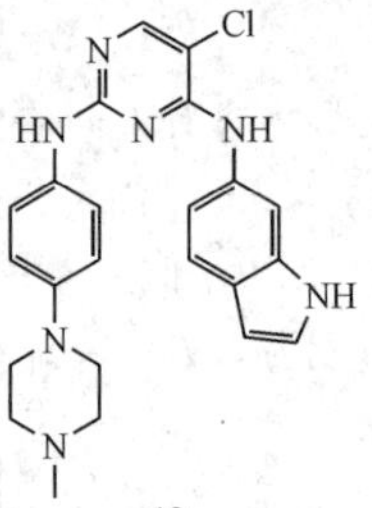

19

1.2　VEGFR-2 抑制剂

张杰等利用水杨醛肟结构中的分子内氢键模拟喹唑啉的平面结构，设计合成了一系列水杨醛肟作为铰链区结合基团的新型 VEGFR-2 抑制剂[11]。采用均相时间分辨荧光(HTRF)方法筛选了目标化合物对 VEGFR-2 的抑制活性，部分化合物表现出较好的 VEGFR-2 抑制活性，IC_{50} 值接近于舒尼替尼(Sunitinib)。采用 MTT 方法，筛选 8 个代表性化合物对 9 种肿瘤细胞株的增殖抑制活性，结果显示化合物 **20** 对其中 8 株肿瘤细胞的增殖抑制活性与舒尼替尼相当，特别是对乳腺癌细胞株(MDA-MB-435S)具有较高的抑制活性，IC_{50} 值达到了 0.35μmol/L。

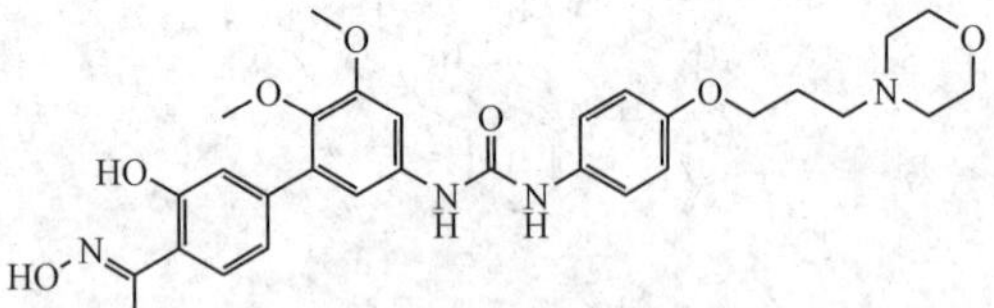

20

对化合物 **20** 进一步优化，合成了新型的联苯酰苯胺类 VEGFR-2 抑制剂[12]。采用 ADP-Glo™ 试剂盒筛选了该类化合物对 VEGFR-2 的抑制活性。其中 4 个目标化合物表现出与阳性对照索拉非尼相当的 VEGFR-2 抑制活性，特别是化合物 **21** 对 VEGFR-2 的 IC_{50} 值为 2.02nmol/L。此外，化合物 **21** 还显示出高效的肿瘤细胞增殖抑制活性，对 MCF-7 和 SMMC-7721 两株肿瘤细胞的 IC_{50} 值分别为 1.47 和 5.98μmol/L。

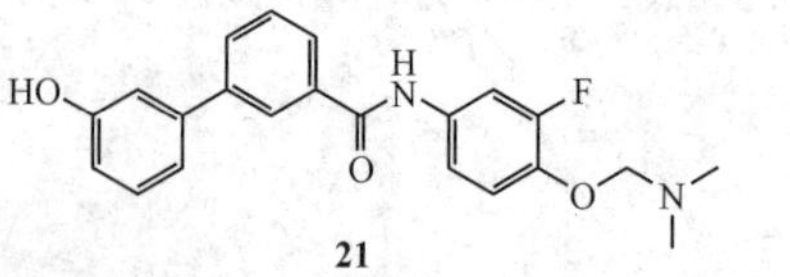

21

通过引入吡啶、吡啶羰酰胺、酰基吡啶胺作为酪氨酸激酶 ATP 结合位点的铰链区结合基团，设计并合成了一系列新型二芳基脲类 VEGFR-2 抑制剂[13]。活性筛选结果证实，部分化合物具有较好的激酶抑制活性和抗肿瘤细胞增殖活性，其中化合物 **22** 对 VEGFR-2 抑制活性 IC_{50} 值为 0.14nmol/L，对肿瘤细胞 A549 和 SMMC-7721 的增殖抑制活性较好，IC_{50} 值分别为 0.49 和 0.89μmol/L。

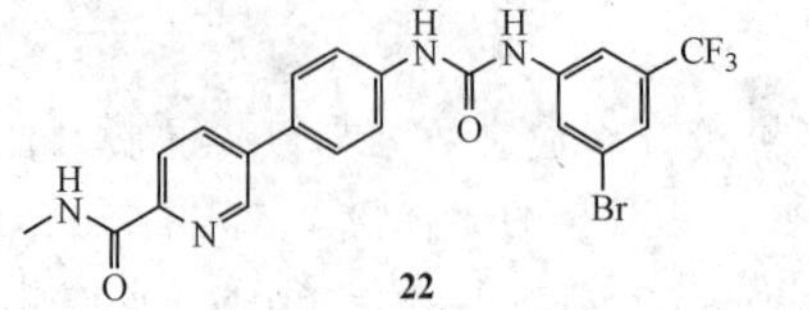

22

通过引入不同芳香杂环结构作为酪氨酸激酶铰链区结合基团，设计并合成了两个系列新型 VEGFR-2 抑制剂[14]。初步活性筛选发现，化合物 **23** 和 **24** 的活性最好，对 VEGFR-2 的 IC_{50} 值分别为 0.50 和 0.79nmol/L。另外化合物 **23** 对肿瘤细胞株 A549 和 SMMC-7721 具有较高的抑制活性，IC_{50} 值分别为 1.72 和 1.83μmol/L。

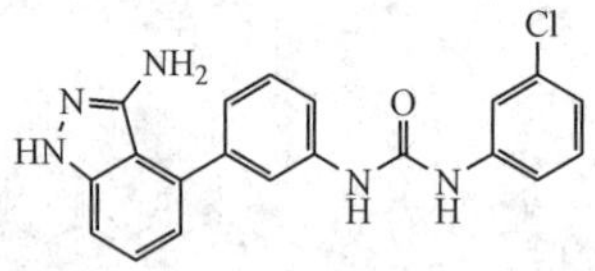

23

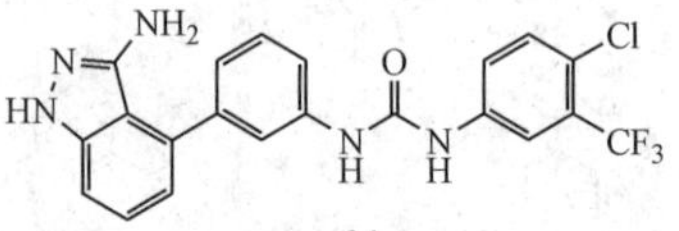

24

基于杂环取代萘甲酰胺类 VEGFR-2 抑制剂的结构，设计合成了一系列苯胺嘧啶的萘甲酰胺类化合物[15]。活性筛选发现，化合物 **25** 对 VEGFR-2 的激酶抑制活性和 VEGF 诱导的 HUVEC 细胞增殖抑制活性明显高于其他化合物，IC_{50} 值分别为 0.50 和 9.8nmol/L，且在激酶和细胞水平均表现出较高的选择性。此外，化合物 **25** 在 HUVEC 的血管形成实验中表现出高效的抗血管生成活性。

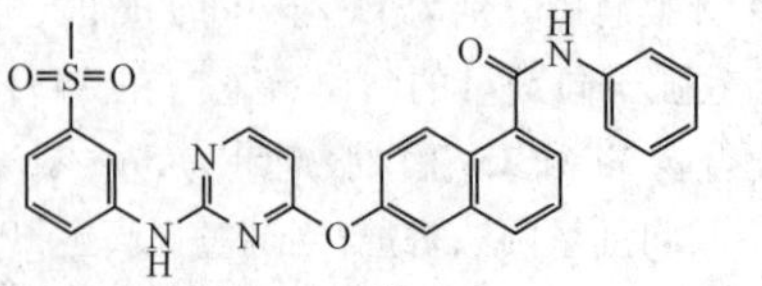

25

Tivozanib(AV-951)是一种选择性的 VEGFR-1/2/3 抑制剂,将 Tivozanib 活性代谢位点的氢原子氘代后,设计合成了一系列氘代衍生物[16]。与原型药物相比,氘代衍生物 **26** 保留了体外高效的 VEGFR 抑制活性,体内药代研究显示化合物 **26** 的药代性质得到了改善,药物的半衰期明显延长,暴露量也显著增加。

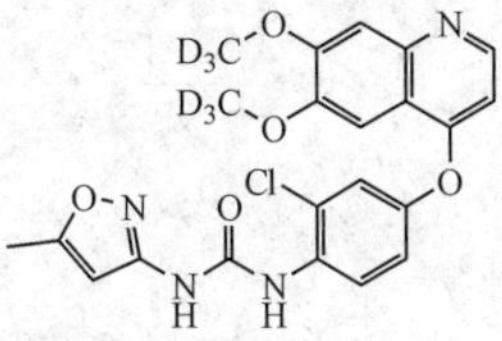

26

11-羰基-β-乙酰乳香酸(Acetyl-11-keto-β-boswellic acid,AKBA)可以抑制 VEGFR 诱导的细胞增殖、抑制 VEGFR-2 诱导的血管生成。以 AKBA 为先导物,设计合成了一系列新型衍生物,初步生物活性评价证实 C-24 的酰胺基团与 C-2,3 位杂环的引入有利于提高化合物的活性[17]。杂环取代化合物 **27** 显示出较好的细胞增殖抑制活性和 VEGFR-2 抑制活性,在 50μmol/L 浓度下抑制率 94%。

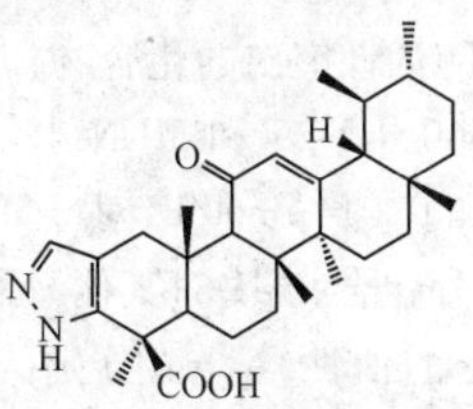

27

1.3 Bcr-Abl 抑制剂

为寻找针对 Bcr-Abl 突变体的新型抑制剂,通过引入吡啶、噻吩、噻唑等基团与酪氨酸激酶铰链区结合,设计合成了一类芳杂环联苯类化合物[18]。其中化合物 **28** 对 Bcr-Abl 抑制活性 IC_{50} 值为 16.0nmol/L,对白血病细胞 K562 和其耐药细胞株的增殖抑制活性 IC_{50} 值分别为 12.5 和 57.3μmol/L。

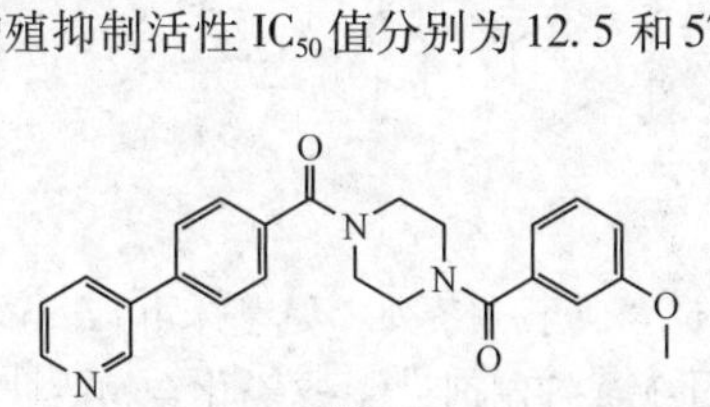

28

在 N,N′-二苯甲酰哌嗪结构引入 1*H*-吲唑-3-胺作为铰链区结合基团,设计合成了新型 Bcr-Abl 抑制剂[19]。部分化合物对野生型 Bcr-Abl($Bcr\text{-}Abl^{WT}$)和 T315I 突变的 Bcr-Abl($Bcr\text{-}Abl^{T315I}$)均具有较好的抑制活性,特别是化合物 **29** 对 $Bcr\text{-}Abl^{WT}$ 和 $Bcr\text{-}Abl^{T315I}$ 的抑制活性 IC_{50} 值分别为 14nmol/L 和 0.45μmol/L,对 K562 白血病细胞株的增殖抑制活性 IC_{50} 值达到了 6.50μmol/L,与阳性对照药伊马替尼(Imatinib)和达沙替尼(Dasatinib)的活性相当。

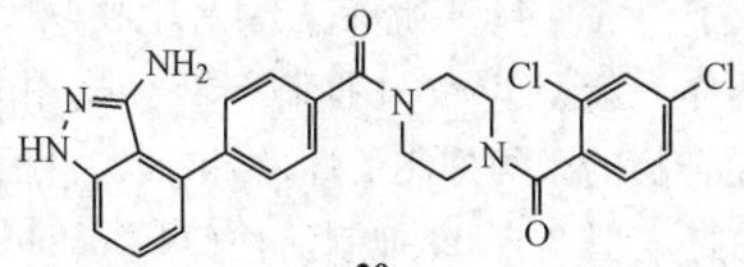

29

通过引入柔性的二酰化哌嗪作为柔性连接臂,和引入不同的酰基吡啶胺作为铰链区结合基团,设计合成了一类新型的 Bcr-Abl 抑制剂[20]。其中化合物 **30** 和 **31** 对 Bcr-Abl 的抑制活性 IC_{50} 值均达到了 46nmol/L,优于阳性对照药伊马替尼(IC_{50} 值为 74nmol/L)。

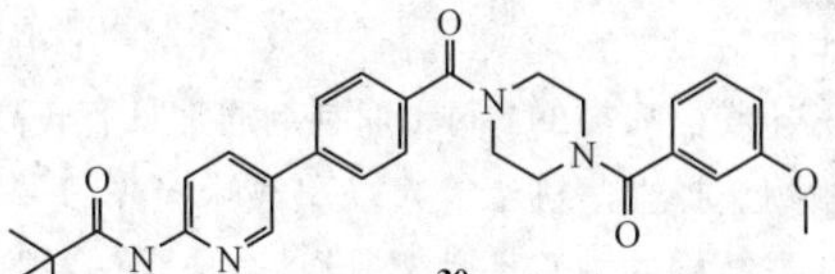

30

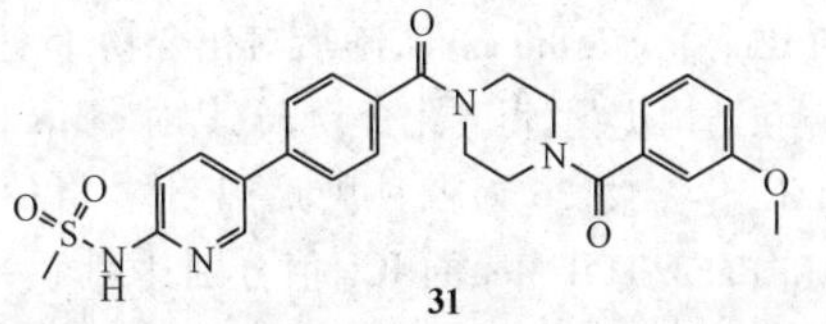

31

通过将 GNF-7、泊那替尼(Ponatinib)、尼罗替尼(Nilotinib)分子结构杂合,设计合成了一系列嘧啶炔类化合物作为新型 Bcr-Abl 抑制剂[21]。其中化合物 **32** 能够高效抑制野生型 Bcr-Abl($Bcr\text{-}Abl^{WT}$)和 T315I 突变型 Bcr-Abl($Bcr\text{-}Abl^{T315I}$)的活性,IC_{50} 值分别为 5.0 和 9.0nmol/L。该化合物对 K562 细胞和 $Bcr\text{-}Abl^{T315I}$ 突变的 Ba/F3 细胞增殖的明显抑制,IC_{50} 值分别为 2 和 50nmol/L。化合物 **32** 的药代性质较为理想,口服生物利用度为 35.3%,半衰期为 48.7h。

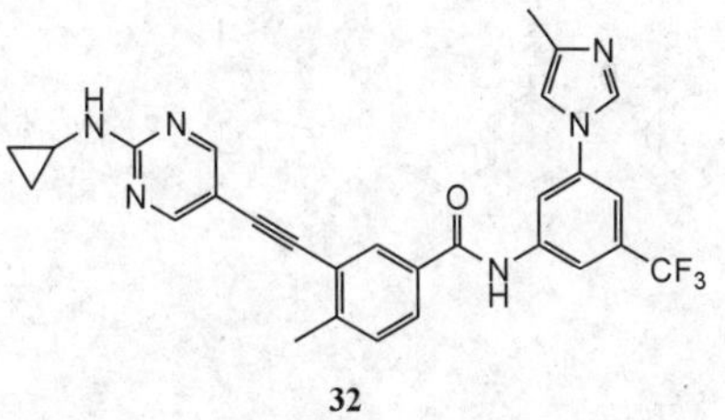

32

基于伊马替尼和 GNF-2 的结构,设计合成了两个系列杂交分子作为新型 Bcr-Abl 抑制剂[22]。初步活性筛选结果显示,大部分化合物对白血病细胞 K562 的增殖和 Bcr-Abl 激酶表现出较好的抑制活性,特别是化合物 **33** 对 Bcr-Abl 激酶的 IC_{50} 值为 17nmol/L,高于阳性对照药伊马替尼。

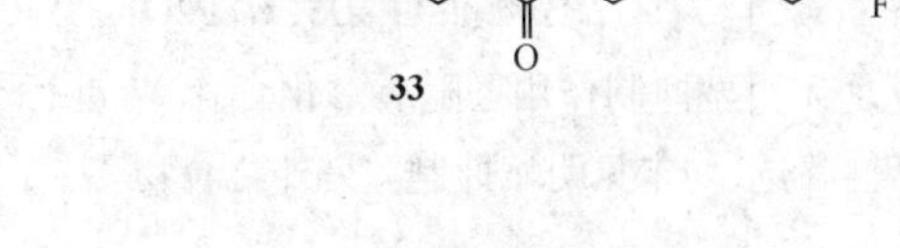

33

设计合成了一系列4-(3-吡啶基)-1*H*-吡唑取代的苯甲酰苯胺类化合物作为新型Bcr-Abl抑制剂[23]。采用Kinase-Glo方法筛选了化合物的激酶抑制活性，结果证实目标化合物表现出中强效的野生型Bcr-Abl抑制活性（14.2nmol/L < IC_{50} < 326.0nmol/L），有7个化合物的IC_{50}值小于50nmol/L，其中化合物**34**对Bcr-Abl的抑制活性最高，IC_{50}值为14.2nmol/L。

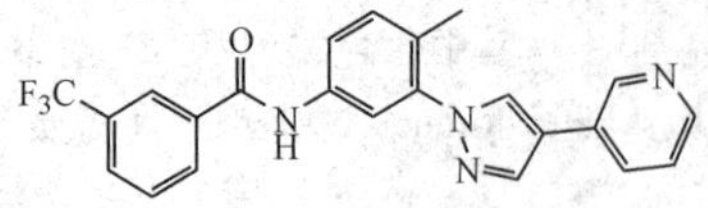

34

1.4　c-Met抑制剂

二环三唑或三嗪类的c-Met抑制剂通常具有较高的活性和较好的激酶选择性。柳红等人以8-氟咪唑并[1,2-*a*]吡啶环模拟这一类结构的中心环骨架，设计合成了一系列新型的c-Met抑制剂[24]。首先得到了体外活性较好的化合物**35**，其对c-Met的IC_{50}值为7.8nmol/L，随后对化合物35进一步构效关系研究和结构优化，得到化合物**36**，其对c-Met的IC_{50}值为3.9nmol/L，化合物**36**对四种肿瘤细胞株EBC-1、MKN-45、SNU-5和BaF3/TPR-Met的IC_{50}值分别达到了45、90.9、70.2和203.2nmol/L。体内药代测试显示，化合物**36**的半衰期为1.17h，生物利用度为29.4%。体内裸鼠移植瘤药效实验显示，在给药剂量为50和100mg/kg时，化合物**36**的抑瘤率分别为62.9%和75.0%。

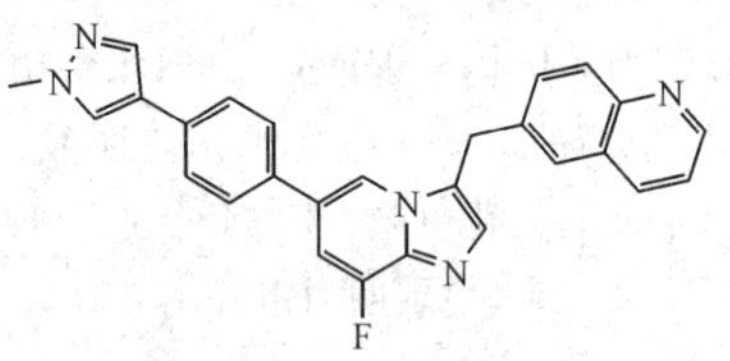

35

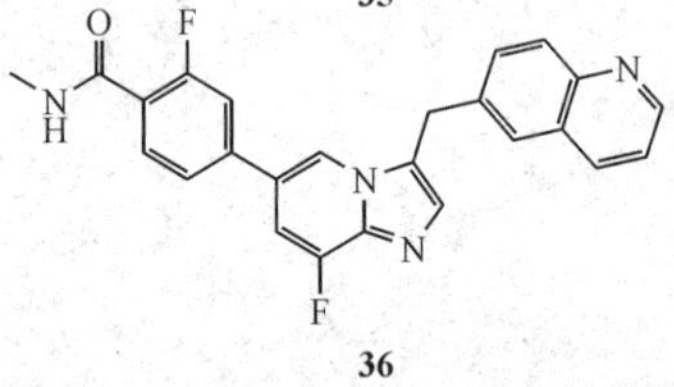

36

沈竞康等发现了一类新的1-磺酰基吡唑并[4,3-*b*]吡啶类化合物c-Met抑制剂，并对该类化合物进行了结构优化，获得了高活性的化合物。如化合物**37-40**，其对c-Met的IC_{50}值分别达到了0.6、1.2、0.4和0.5nmol/L；化合物**37**和**38**对EBC-1的IC_{50}值也分别达到了0.27、2.1nmol/L，化合物**39**和**40**对EBC-1的IC_{50}值低于0.4nmol/L[25]。对这4个化合物进行了体外肝微粒体代谢和CYP抑制测试，其中化合物**37**对人的肝微粒体和大鼠肝微粒体的固有清除率最小，分别为54和16μL/min·mg，且对CYP3A4、CYP2D6、CYP2C9、CYP1A2和CYP2C19均无明显抑制作用。随后对化合物**37**进行了其他激酶的活性筛选，均未见明显抑制。另外化合物**37**对其他肿瘤细胞株MKN-45、SNU-5、BaF3/TPR-Met的也表现出强烈的活性，IC_{50}值分别为1.10、1.15和0.32nmol/L。在体内裸鼠EBC-1移植瘤模型上，化合物**37**在剂量为10和50mg/kg时的抑瘤率分别为69.71%和104.67%。

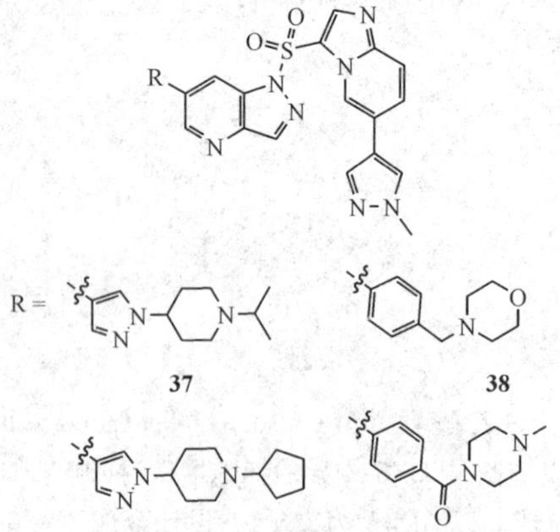

37　**38**　**39**　**40**

宫平等在c-Met抑制剂foretinib的化合物结构基础上，用咪唑酮环替代原结构中的环丙基甲酰胺片段，从而设计合成了一系列新结构的c-Met抑制剂[26]。经过4种细胞A549、H460、HT-29和MKN-45和c-Met激酶活性筛选，得到多个细胞活性和酶活性突出的化合物，其中化合物**41**对肿瘤细胞A549、H460、HT-29和MKN-45的IC_{50}值分别为0.25、0.10、0.086和0.014μmol/L，对c-Met激酶的IC_{50}值为1.42nmol/L。另外化合物**41**对其他激酶VEGFR2、c-kit、FLT3、Ron也有一定的活性，IC_{50}值分别为92.6、38.2、134和270nmol/L。

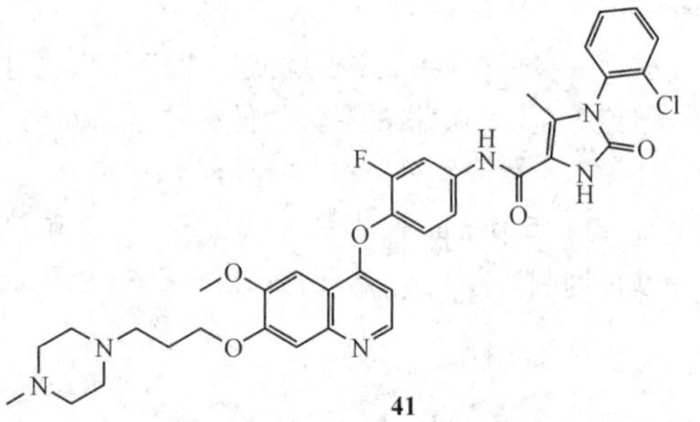

41

张翱等设计合成了一系列3-氨基苯并[*d*]异噁唑、3-氨基吲唑类新型c-Met抑制剂[27]。这类化合物活性较好，多个化合物的c-Met的IC_{50}值低于10nmol/L，其中化合物**42**的活性最强，c-Met的IC_{50}值为1.8nmol/L，其对肿瘤细胞EBC-1的IC_{50}值分别为0.18μmol/L。在对其他14种激酶的选择性测试中，化合物**42**具有较好的c-Met选择性。

胡有洪等设计合成了一类哒嗪酮类c-Met抑制剂。首先得到化合物43，对c-Met的IC_{50}值为9nmol/L[28]，对c-Met高表达的肿瘤细胞MKN-45、EBC-1和SNU-5的IC_{50}值分别为0.7、0.7和1.2μmol/L，对非c-Met高表达的肿瘤细胞SNU-1和NCI-H661的亦有较好的活性，IC_{50}值分别为3.9

和1.6μmol/L。为了提高该类化合物的选择性,对化合物**43**与受体的结合进行分析,并继续优化得到化合物**44**,对c-Met的IC_{50}值为4.2nmol/L,对EBC-1的IC_{50}值为17.2nmol/L。化合物**44**能抑制c-Met的磷酸化及下游的信号分子AKT和ERK的磷酸化,并呈剂量依赖性,对c-Met高表达的细胞MKN-45和SNU-5的IC_{50}值达到了60.7和88.1nmol/L,对非c-Met高表达的肿瘤细胞没有活性。

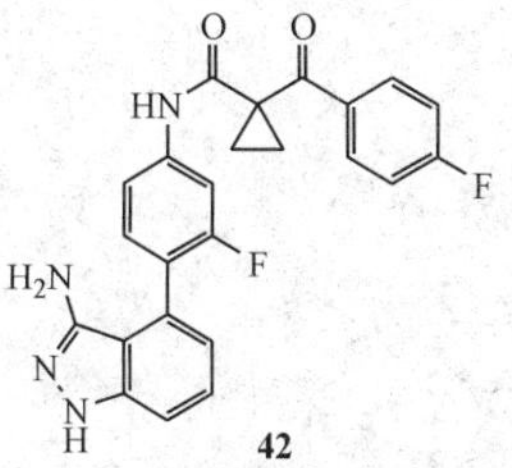

42

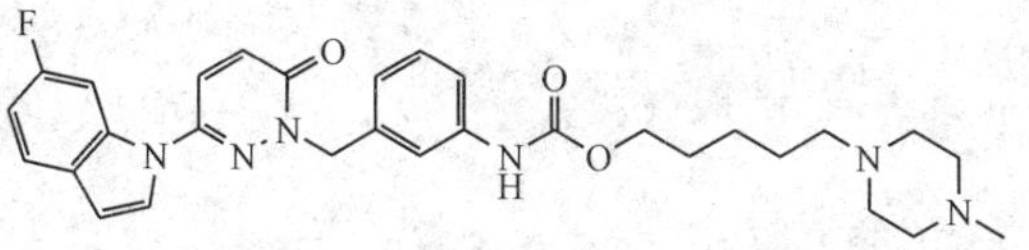

43

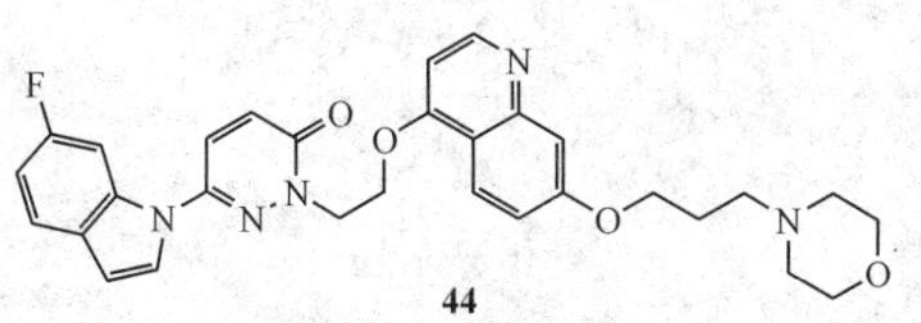

44

龙亚秋等设计合成了1*H*-咪唑并[4,5-*b*]吡啶-2(3*H*)-酮类系列化合物,该系列化合物对c-Met有较好的活性[29]。其中化合物**45**对c-Met的IC_{50}值分别为70nmol/L,对EBC-1细胞的IC_{50}值分别为0.24mol/L。化合物**45**对其他激酶未见明显抑制活性[7]。

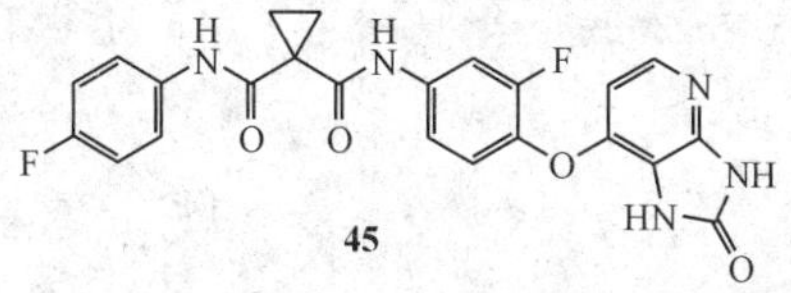

45

在MK-2461化学结构的基础上设计了萘啶类化合物。该系列化合物对c-Met有较弱的活性[30]。其中化合物**46**对c-Met的活性最强,在10mol/L的抑制率为73.5%,对肿瘤细胞Hela和A549的IC_{50}值分别为9.2和5.2mol/L。Western blot实验证实化合物**46**能够抑制c-Met的磷酸化[7]。

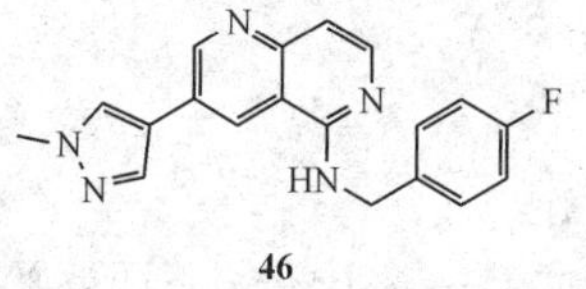

46

1.5 Src抑制剂

杨胜勇等在泊那替尼化合结构的基础上,设计得到了一系列3-(苯基乙炔基)-1*H*-吡唑并[3,4-*d*]嘧啶-4-胺类衍生物[31]。该系列化合物表现出很强的Src激酶抑制活性,特别是化合物**47**的IC_{50}值达到了0.9nmol/L。除了对Src具有很高的活性外,化合物**47**对Src激酶家族成员Yes、Fyn、Blk也具有很高的活性,IC_{50}值分别为0.8、5和19nmol/L。对其他激酶如BRAF、BCR-Abl等,化合物**47**也有较强的活性。化合物**47**对于三阴性乳腺癌细胞如MDA-MB-231、MDA-MB-435、MDA-MB-436、MDA-MB-453有较强的抑制选择性,IC_{50}值为0.011、0.005、0.316和0.325μmol/L。在体内MDA-MB-231裸鼠移植瘤模型上,给药剂量为30mg/kg时,化合物**47**几乎完全抑制肿瘤生长。另外在体内药代性质试验中,化合物**47**表现出良好的成药性,给药剂量为10mg/kg时,口服暴露量为4772.50μg/L·h,清除率为2.10L/h·kg,半衰期为12.76h。

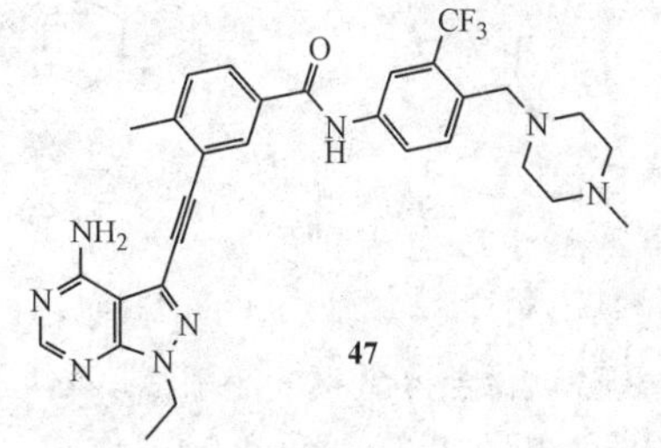

47

1.6 ALK抑制剂

张翱等设计和合成了一系列2,4-二芳胺嘧啶类ALK激酶抑制剂,这类结构对c-Met激酶也表现出一定的活性[32]。其中化合物**48**对ALK的IC_{50}值达到了2.7nmol/L,对c-Met的IC_{50}值为153nmol/L,对ALK敏感的肿瘤细胞SUP-M2、SU-DHL-1、NB-1、H3122和BaF3/EML4-ALK的IC_{50}值分别为15.3、15.0、28.6、96.8和41.9nmol/L。另外化合物**48**对克唑替尼(Crizotinib)耐药的肿瘤细胞株EML4-ALK、EML4-ALK-L1196M、Kelly(ALK F1174L)、LAN-5(ALK R1275Q)均表现出较优良的抑制活性,IC_{50}值分别为142、149、28.1和31.3nmol/L。在体内SUP-M2的裸鼠移植瘤模型上,化合物**48**给药剂量为30mg/kg时的抑瘤率大于89%。

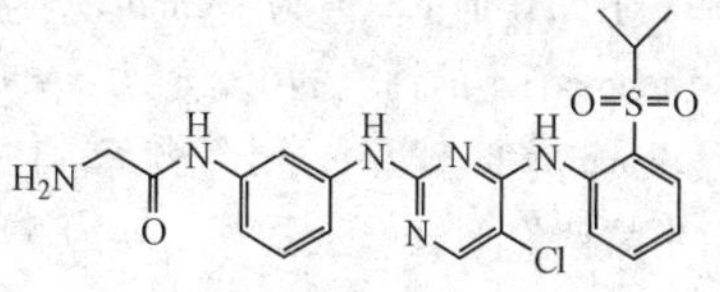

48

2,4-二芳胺嘧啶类结构是一类有效的ALK激酶抑制剂类型,在2-苯胺侧链上的引入不同取代基,进行深入的构效关系研究,得到许多对野生型ALK和耐药性ALK-L1196M均有较好活性的化合物[33]。其中化合物**49**对野生型和耐药性ALK-L1196M的IC_{50}值分别为4和8nmol/L,对肿瘤细胞Karpas-299和H2228的IC_{50}值分别为10和96nmol/L。化合物**49**在大鼠和狗的体内生物利用度分别为63.2%和

49.2%。在H2228裸鼠移植瘤药效模型中，给药剂量为30mg/kg时，化合物**49**能完全抑制肿瘤生长。

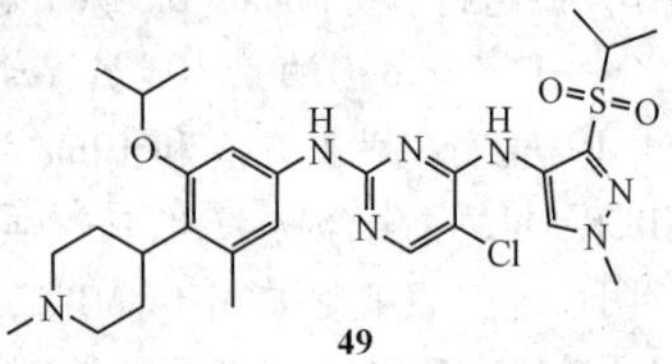

49

张翱等还设计合成了一系列四环苯并咔唑衍生物，评价了其抑制ALK的活性，其中化合物**50**对ALK和ALK-L1196M的IC_{50}值分别为3.4和3.9nmol/L[34]。化合物**50**对人肿瘤细胞H3122的IC_{50}值为17.9nmol/L。化合物**50**对裸鼠KARPAS-299移植瘤的体内活性显示，在20mg/kg剂量下灌胃给药，几乎完全抑制肿瘤的生长。

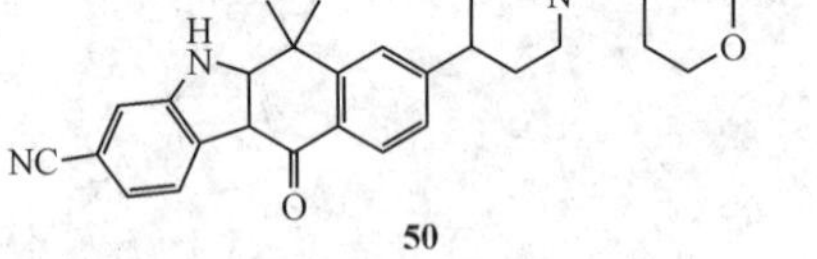

50

吉民等设计合成了一系列Ceritinib类似物（ALK抑制剂），体外活性显示，化合物**51**对非小细胞肺癌H228的IC_{50}值为24nmol/L，而阳性药Ceritinib的IC_{50}值为103nmol/L。化合物**51**对裸鼠H2228移植瘤的体内活性显示，在38.3mg/kg剂量下灌胃给药，可完全抑制肿瘤的生长[35]。

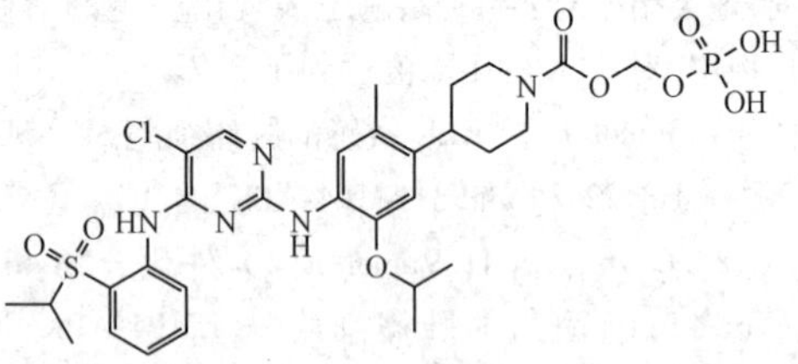

51

1.7 BTK抑制剂

向华等在可逆性BTK抑制剂RN486的化学结构的基础上，以5-苯基吡啶-2(1*H*)-酮为母核进行构效关系研究，获得化合物**52**，对BTK的IC_{50}值为16nmol/L，与RN486的活性相当，对Ramos细胞的钙流的IC_{50}值为8nmol/L。体内药代性质研究，2mg/kg的剂量下，化合物**52**口服暴露量为1950ng/ml·h，半衰期为11.5h，生物利用度为59.4%，体内药代性质优于RN486。在大鼠CIA关节炎模型上，在20mg/kg剂量下灌胃给药，化合物**52**表现出明显的体内药效活性[36]。

随后又通过环合策略将RN486中的吡啶酮与吡啶连接，设计合成了吡咯并[2,3-*d*]嘧啶系列，合成了大量的化合物，其中化合物**53**对BTK的IC_{50}值达到了7nmol/L，对Ramos细胞中钙流的IC_{50}值为21.8nmol/L，均强于阳性药RN486。另外对化合物**53**进行了大鼠体内药代性质测试，在4mg/kg的剂量下，口服暴露量为1793ng/ml·h，半衰期为5.4h[37]。

通过骨架迁越原理，又设计了吡咯并[2,3-*d*]吡啶系列，其中化合物**54**对BTK的IC_{50}值达到了6nmol/L，对Ramos细胞中钙流的IC_{50}值为14nmol/L，强于阳性药RN486。化合物**54**表现出良好的体内药代性质，在4mg/kg的口服剂量下，暴露量为3432ng/ml·h，半衰期为8.9h[38]。

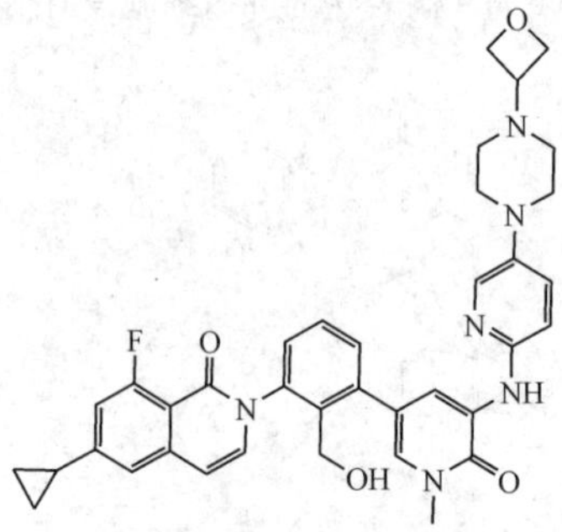

52

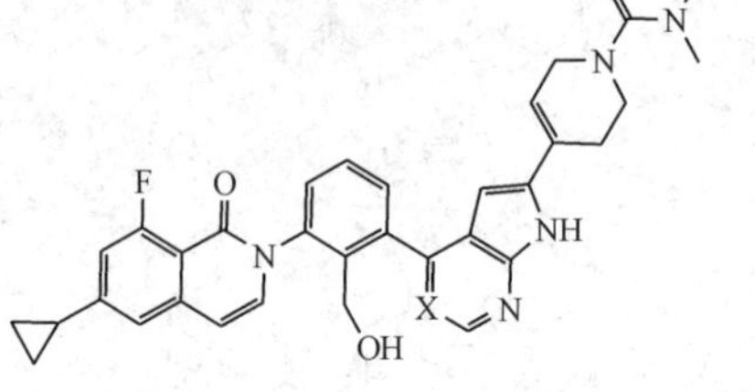

53 X = N
54 X = CH

向华等还对不可逆BTK抑制剂依鲁替尼（Ibrutinib）的进行了结构改造，开发了一类噻吩并[3,2-*c*]吡啶-4-胺系列的BTK抑制剂，获得化合物**55**和**56**，对BTK的IC_{50}值分别为12.8和11.8nmol/L，对其他RTK如JAK2、JAK3、c-Met均没有活性，对KDR有微弱活性。对化合物**55**进行体内药代性质测试，在10mg/kg的口服剂量下，化合物**55**的暴露量为1365.7ng/ml·h，半衰期为1.01h，生物利用度仅为23.4%[39-40]。

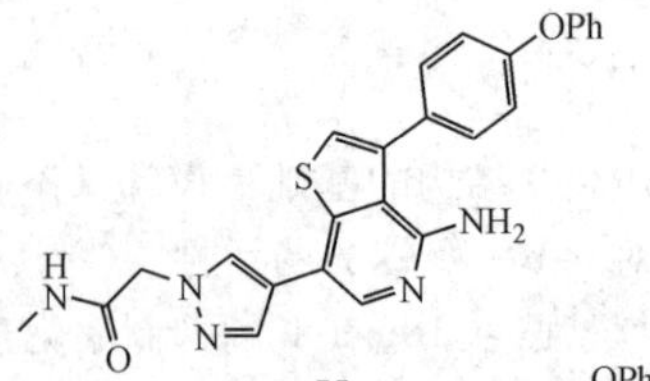

55

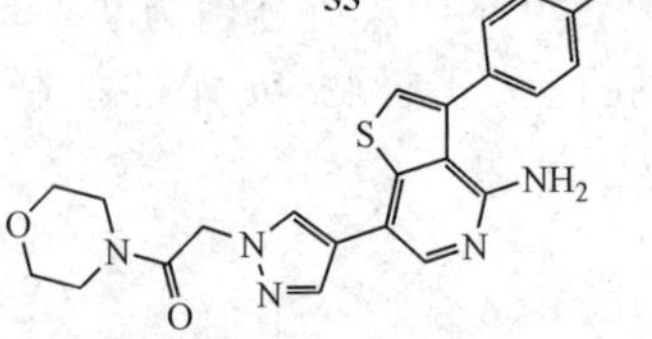

56

1.8 FLT3抑制剂

刘青松等合成了一系列依鲁替尼的类似物，评价了其激酶抑制活性和抗增殖活性[41]。发现化合物**57**对FLT3激酶的IC_{50}值为40nmol/L，对FLT3-ITD阳性的人急性髓性白血病细胞 MV4-11、MOLM13 和 MOLM14 的 GI_{50} 值分别为 22、21 和 42nmol/L。化合物 **57** 具有较好的 PK 性质，口服生物利用度为 30%，半衰期为 1.4h。对 MV4-11 裸鼠移植瘤的体内活性显示，在 25 和 50mg/kg 剂量下灌胃给药，几乎完全抑制肿瘤的生长。

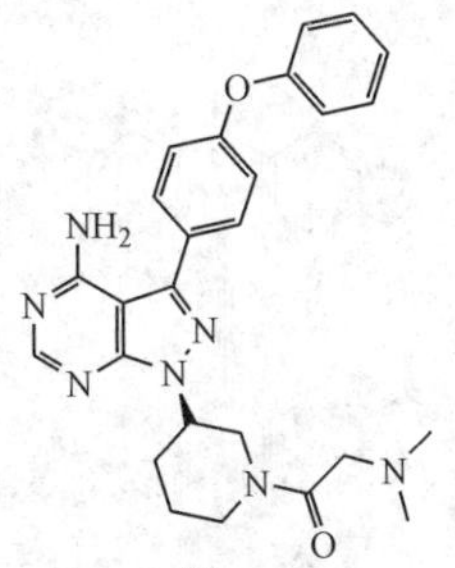

57

杨胜勇等合成了一类 6-苯基咪唑并[2,1-*b*]噻唑衍生物，通过构效关系研究，发现多个化合物在 MV4-11 细胞水平上具有较好的活性，其中化合物 **58** 对 MV4-11 的 IC_{50} 值达 2nmol/L。通过激酶活性筛选，化合物 **58** 对 FLT3 有较好的活性，IC_{50} 值为 22nmol/L，对其他激酶活性较弱或没有活性。Western blot 分析发现化合物 **58** 能抑制剂 FLT3 的磷酸化，并呈剂量依赖性[42]。

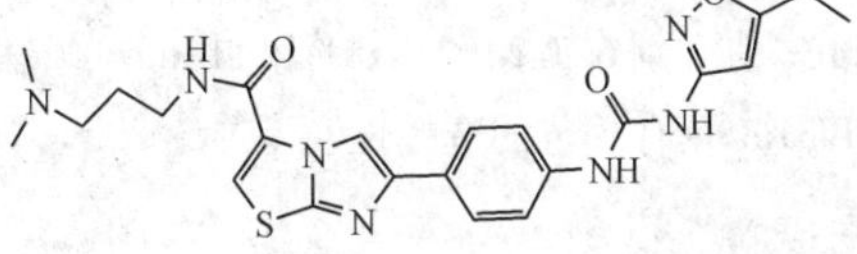

58

余洛汀等合成了一类 6-苯基咪唑并[1,2-*a*]吡啶衍生物，通过对咪唑并[1,2-*a*]吡啶环和其侧链进行构效关系研究，获得了化合物 **59**，对 MV4-11 的 IC_{50} 值为 2.84nmol/L，在 100nmol/L 浓度下对 FLT3 的抑制率为 57.4%。随后对化合物 **59** 进行了体内药代性质研究，在口服剂量为 30mg/kg 时，暴露量为 14.32mg/L·h，清除率为 2.01L/h·kg，半衰期为 4.86h。对其他肿瘤细胞活性较弱或没有活性。Western blot 试验显示化合物 **59** 能抑制剂 FLT3 的磷酸化，并呈剂量依赖性。对化合物 **59** 进行体内药效研究，在 MV4-11 移植瘤模型上，口服剂量为 10 和 30mg/kg，抑瘤率分别达到了 51% 和 87%，并且体重无变化[43]。

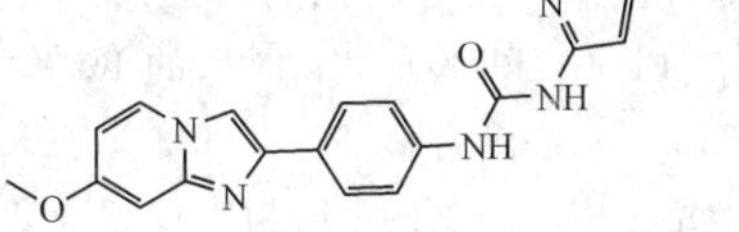

59

2 丝氨酸/苏氨酸蛋白激酶抑制剂

威罗替尼(Vemurafenib)是 FDA2011 年 8 月批准的 $BRAF^{V600E}$ 小分子抑制剂，用于治疗黑色素瘤。丁克等通过比较威罗替尼与受体的结合模式，设计了一系列(3-乙炔基-2,4-二氟苯基)磺酰胺类的 $BRAF^{V600E}$ 小分子抑制剂[44]。体外酶和细胞活性显示多数化合物表现出较好的活性，其中化合物 **60** 和 **61** 对 $BRAF^{V600E}$ 的 IC_{50} 值分别达到了 3 和 11nmol/L，显著强于威罗替尼(IC_{50} 值为 33nmol/L)。化合物 **60** 和 **61** 对一系列 BRAF 显性的肿瘤细胞的活性测试也显示出突出的抑制活性。Western blot 实验显示化合物 **60** 和 **61** 能够抑制剂 ERK 的磷酸化并展现出良好的剂量依赖性。进行体内药代性质和药效评价发现，化合物 **61** 口服给药剂量为 25mg/kg 时表现出良好药代性质，口服暴露量高于 30mg/L·h，生物利用度为 54%。体内直肠癌裸鼠移植瘤药效实验显示，在给药剂量为 50 和 100mg/kg 时，化合物 61 的抑瘤率分别为 47.3% 和 77.1%。

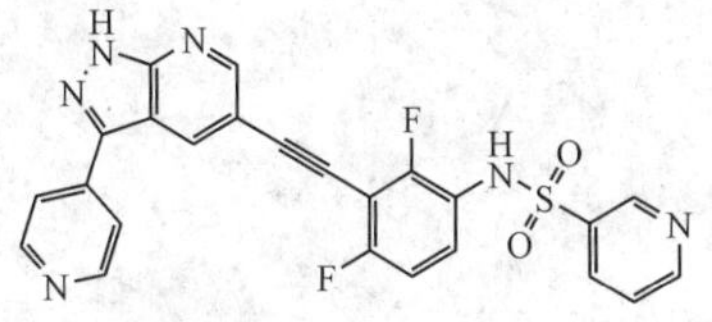

60

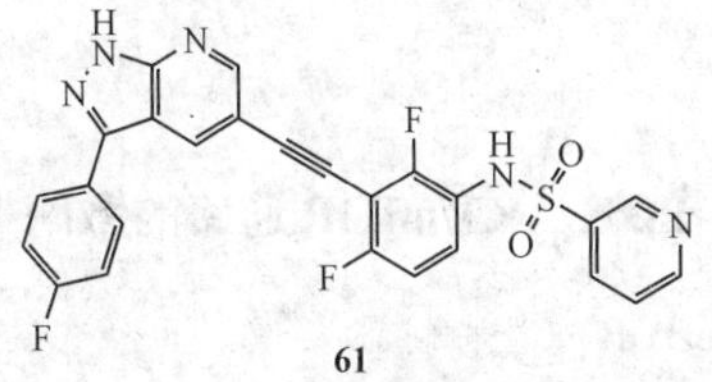

61

唐伟方等将 UI-125 和索拉非尼(Sorafenib)的骨架相结合，设计合成了一系列 BRAF 抑制剂。体外活性评价显示，化合物 **62** 对黑色素瘤细胞 A375 的 IC_{50} 值为 1.63mol/L，而阳性药威罗菲尼的 IC_{50} 为 3.32mol/L。对 $BRAF^{V600E}$ 的 IC_{50} 值为 1.43nmol/L。Western blot 实验显示，化合物 **62** 也可克服威罗菲尼引起 MAPK 通路自相矛盾活化的缺点。化合物 **62** 对裸鼠 A375 移植瘤的体内活性显示，在 50mg/kg 剂量下灌胃给药，可明显抑制肿瘤的生长[45]。

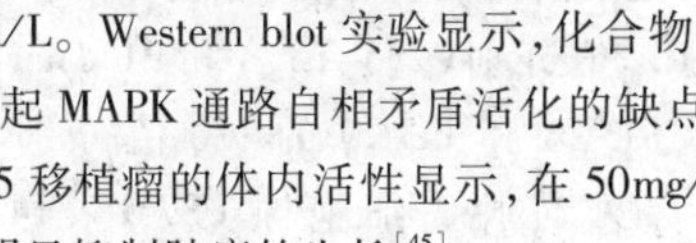

62

唐伟方等还设计合成了一系列索拉非尼的类似物，体外活性评价显示，化合物 **63** 和 **64** 对黑色素瘤细胞 A375 的 IC_{50} 值分别为 4.26 和 2.93mol/L，而阳性药索拉非尼的 IC_{50} 值为 16.24mol/L；对 BRAF 的 IC_{50} 值分别为 650 和 531nmol/L。化

合物 **63** 和 **64** 对裸鼠 A375 移植瘤的体内活性显示，在 50mg/kg 剂量下，灌胃给药，均可明显抑制肿瘤的生长[46]。

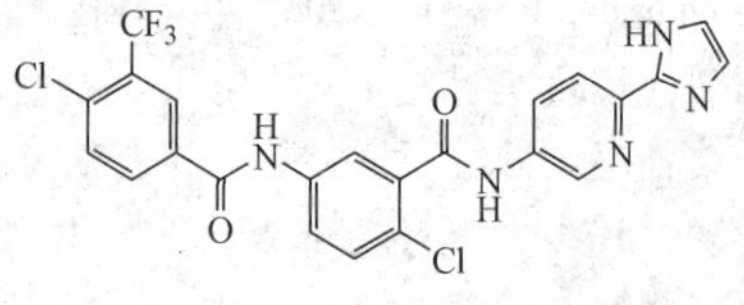

63

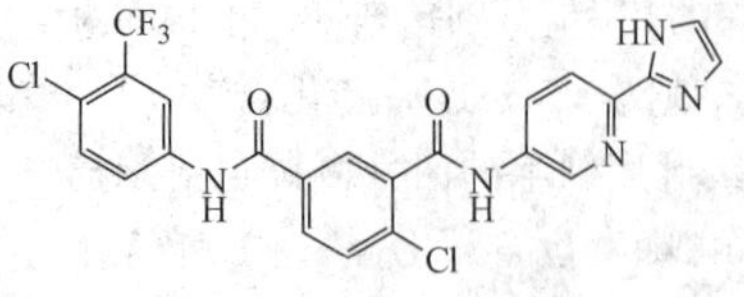

64

朱海亮等合成了一系列 4,5-二氢-1*H*-吡唑类化合物，其中化合物 **65** 的活性最强，对 $BRAF^{V600E}$ 的 IC_{50} 值分别为 50nmol/L，对肿瘤细胞 WM266.4 和 MCF-7 的 IC_{50} 值分别为 0.12 和 0.16mol/L，其酶活性和细胞活性与阳性药索拉非尼的相当[47]。

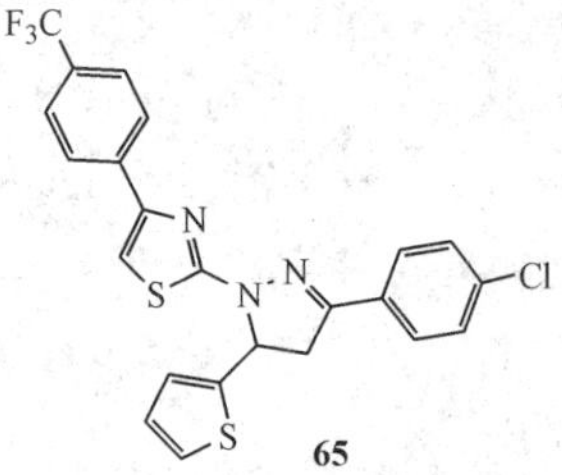

65

3 作用于 PI3K/AKT/mTOR 通路的激酶抑制剂

3.1 PI3K/mTOR 双重抑制剂

基于 GSK2126458 的化学结构的特点，发展了一类噻吩并嘧啶类 PI3K/mTOR 双重抑制剂，其中化合物 **66** 和 **67** 对 PI3Kα 的 IC_{50} 值分别为 2.07 和 0.23nmol/L，对 mTOR 的 IC_{50} 值分别为 218 和 53.6nmol/L。随后测试了化合物 **66** 和 **67** 对 PI3K 其他激酶的选择性，化合物 **66** 对 PI3Kβ、PI3Kδ 和 PI3Kγ 的 IC_{50} 值分别 22.5、13.3 和 21.1nmol/L，化合物 **67** 对 PI3Kβ、PI3Kδ 和 PI3Kγ 的 IC_{50} 值分别 3.6、3.1 和 10.2nmol/L，另外对肿瘤细胞株 U87MG、T47D、SKOV3、H1975、H460 和 A549，化合物 **66** 和 **67** 均表现出较强的抑制活性，化合物 **66** 的 IC_{50} 值分别为 4.40、0.66、3.74、1.07、0.42 和 3.18mol/L，化合物 **67** 的 IC_{50} 值分别为 4.43、1.52、5.20、2.20、2.94 和 8.44mol/L[48]。

胡永洲等基于 GSK2126458 的化学结构，设计合成了一类 4-烷炔基喹啉类 PI3K/mTOR 双重抑制剂，其中化合物 **68** 对 PI3Kα、PI3Kβ、PI3Kδ、PI3Kγ 和 mTOR 具有很强的活性，IC_{50} 值分别 1.63、6.91、0.38、2.14 和 3.26nmol/L，其对肿瘤细胞株 PC-3 和 HCT116 也表现出较强的细胞抑制活性，IC_{50} 值分别为 0.37 和 2.47mol/L。Western Blot 实验显示，化合物 **68** 能抑制 AKT(Ser473)的磷酸化[49]。

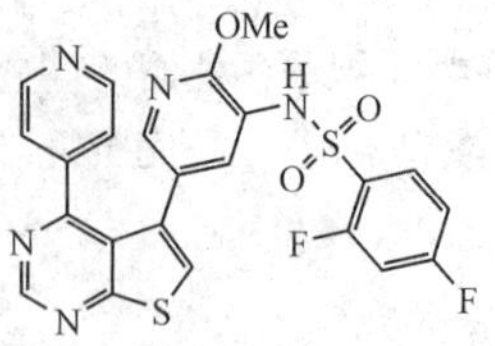

66 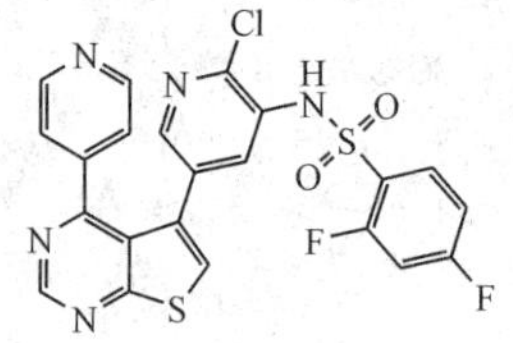 **67**

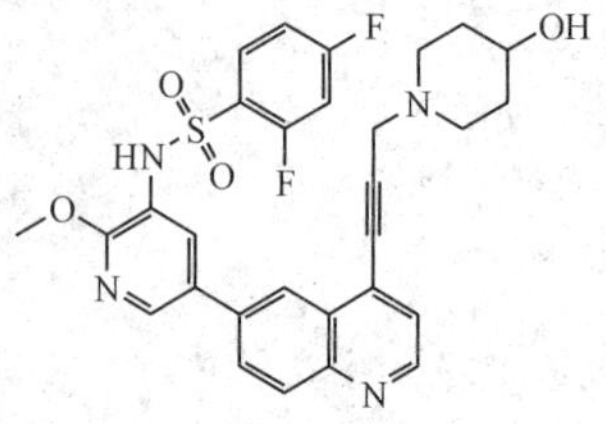

68

基于 GSK2126458 的化学结构的特点，张三奇等人设计了一系列 3,6-二取代的喹唑啉酮类 PI3K/mTOR 双重抑制剂。利用肿瘤细胞株 HCT-116 和 MCF-7 对化合物进行了初筛，其中化合物 **69** 对 HCT-116 和 MCF-7 的 IC_{50} 值分别为 0.71 和 2.36mol/L，化合物 **70** 对 HCT-116 和 MCF-7 的 IC_{50} 值分别为 0.67 和 1.03mol/L。随后测试了化合物 **69** 和 **70** 对 PI3K 和 mTOR 激酶的活性，化合物 **69** 对 PI3Kα、PI3Kβ、PI3Kδ、PI3Kγ 和 mTOR 的 IC_{50} 值分别 7.3、209、106、116 和 208nmol/L，化合物 **70** 对 PI3Kα、PI3Kβ、PI3Kδ、PI3Kγ 和 mTOR 的 IC_{50} 值分别 6.7、24、21、181 和 114nmol/L，化合物 **69** 和 **70** 对 PI3Kα 具有一定的选择性[50]。

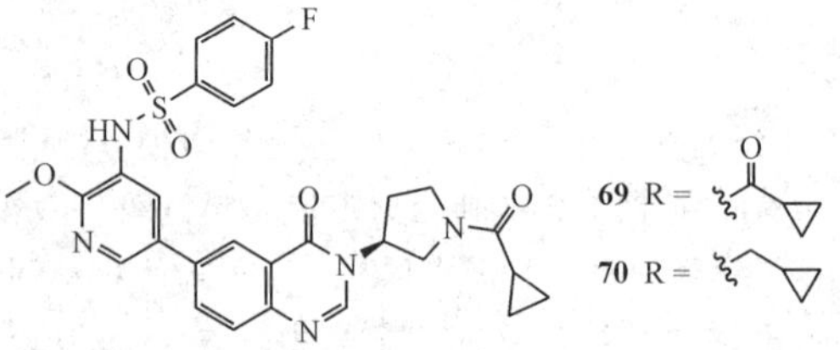

69 R =
70 R =

为寻找低毒性的 PI3K 抑制剂，设计合成了一类 2-脲取代的[1,2,4]三唑并[1,5-*a*]吡啶类 PI3K/mTOR 双重抑制剂，该类化合物对肿瘤细胞株 HCT-116、MCF-7、U87MG 和 A549 均表现出较强的活性，其中化合物 **71** 对 HCT-116、MCF-7、U87MG 和 A549 的 IC_{50} 值分别为 0.09、0.30、0.54 和 0.21mol/L，化合物 **72** 对 HCT-116、MCF-7、U87MG 和 A549 的 IC_{50} 值分别为 0.18、0.37、0.72 和 0.76mol/L。随后测试了化合物 **71** 和 **72** 对 PI3K 激酶和 mTOR 的活性，化合物 **71** 和 **72** 对 PI3K 五种激酶均具有较强的活性，其中化合物 **71** 对 PI3Kα、PI3Kβ、PI3Kδ、PI3Kγ 和 mTOR 的 IC_{50} 值分别 7、47、16、14 和 275nmol/L，化合物 **72** 对 PI3Kα、PI3Kβ、PI3Kδ、PI3Kγ 和 mTOR 的 IC_{50} 值分别 14、41、12、22 和 123nmol/L。小鼠口服急性毒性试验说明，化合物 **71** 和 **72** 的 LD_{50} 分别为 118 和 513mg/kg。随后对化合物 **72** 开展了小鼠 S180 肉瘤模型体内药效试验，口服剂量为 10 和 30mg/kg 时，抑瘤率分

别为 49.0% 和 53.6%[51]。

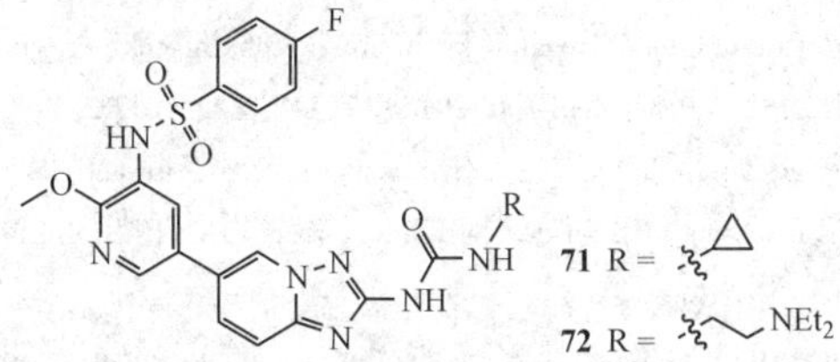

71 R = 环丙基　**72** R = $CH_2CH_2NEt_2$

同时，设计合成了一系列苯并[*d*]噻唑类化合物。其中化合物 **73** 对 HCT-116、MCF-7、U87MG 和 A549 的 IC_{50} 值分别为 0.30、0.32、0.39 和 0.45mol/L，对 PI3Kα、PI3Kβ、PI3Kδ、PI3Kγ 和 mTOR 的 IC_{50} 值分别 13、90、148、11 和 78nmol/L。小鼠口服急性毒性试验显示，化合物 **73** 的 LD_{50} 为 320mg/kg。在小鼠 S180 肉瘤模型体内药效模型上，化合物 **73** 在口服剂量为 3 和 10mg/kg 时的抑瘤率分别为 44.3% 和 56.2%[52]。

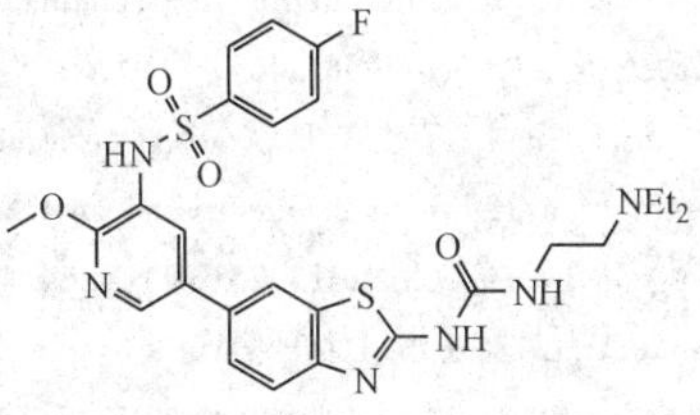

73

3.2　PI3K 抑制剂

根据 VS-5584 的化学结构，将其中的母核嘌呤置换成喹唑啉，设计得到一类 4-吗啉基喹唑啉系列化合物。其中化合物 **74** 对 HCT-116、MCF-7、U87MG 和 A549 的抗增殖活性突出，IC_{50} 值分别为 0.30、1.09、0.60 和 1.68mol/L，化合物 **74** 对 PI3Kα、PI3Kβ、PI3Kδ 和 PI3Kγ 的 IC_{50} 值分别 96、128、330 和 460nmol/L。体内急性毒性试验显示化合物 **74** 的 LD_{50} 分别为 320mg/kg。小鼠 S180 肉瘤模型体内药效试验显示，口服剂量为 15 和 30mg/kg 时，化合物 **74** 的抑瘤率分别为 49.3% 和 64.2%[53]。

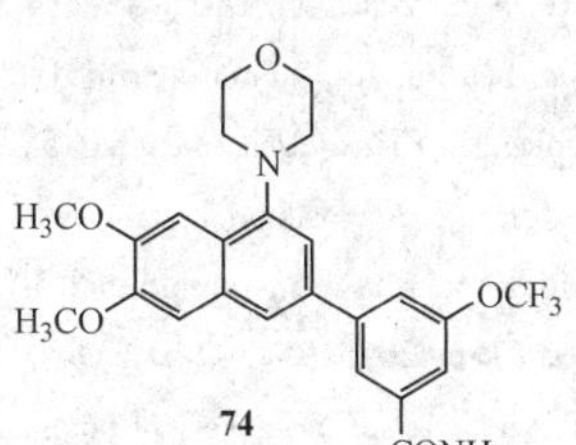

74

在 BKM120 化学结构的基础上，将其中心嘧啶环置换三氮嗪，并用引入甲酰胺基团，从而设计合成一类 4-吗啉基-1,3,5-三嗪-2-基本甲酰胺系列化合物。其中化合物 **75** 体外抗增殖活性突出。对 HCT-116、MCF-7、U87MG、Hela 和 A549 的 IC_{50} 值分别为 0.90、1.25、1.53、4.83 和 2.37mol/L，化合物 **75** 能够抑 PI3K 通路上 AKT(Ser473)的磷酸化[54]。

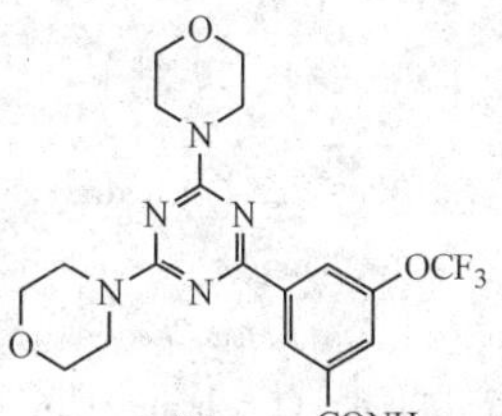

朱海亮等设计合成了 6,7-二氢苯并[*f*]苯并[4,5]咪唑[1,2-*d*][1,4]氧氮杂䓬类系列化合物，其中化合物 **76** 对肿瘤细胞株 HCT-116、A549、Huh7 和 HL60 均表现出较强的活性，IC_{50} 值分别为 0.08、0.11、0.12 和 0.10mol/L。体外酶活性测试化合物 **76** 对 PI3Kα、PI3Kβ、PI3Kδ 和 PI3Kγ 的 IC_{50} 值分别 0.016、0.184、9.443 和 34.624mol/L，对 PI3Kα 具有选择性[55]。

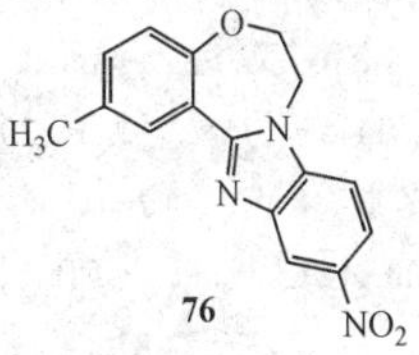

75

76

3.3　mTOR 抑制剂

胡永洲等通过分子内的氢键作用模拟六元环状结构，设计合成了一类喹啉类化合物，该系列化合物对 mTOR 具有较好的活性。其中化合物 **77** 对 mTOR 的 IC_{50} 值为 14nmol/L，对 PI3Kα、PI3Kβ、PI3Kδ 和 PI3Kγ 基本没有活性，在 1mol/L 下的抑制率分别为 32.3%、1.0%、16.7% 和 6.7%。体外肿瘤细胞抑制实验测试化合物 **77** 对 HCT-116，PC-3 和 MCF-7 的 IC_{50} 值分别为 0.46、0.61 和 0.24mol/L[56]。

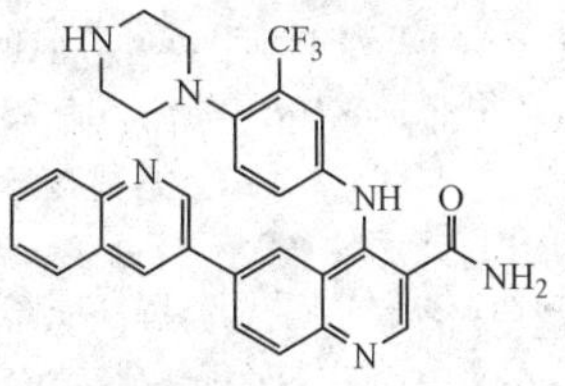

77

朱五福等构建了噻吩并[3,2-*d*]嘧啶、噻吩并[2,3-*d*]嘧啶类系列化合物，该系列化合物对 mTOR 和 PI3Kα 均有一定的活性。其中化合物 **78** 对 mTOR 和 PI3Kα 的 IC_{50} 值分别为 0.16 和 2.35mol/L，对 mTOR 具有选择性。体外肿瘤细胞抑制实验测试化合物 **78** 对 H460 和 PC-3 的 IC_{50} 值分别为 1.20 和 0.85mol/L[57]。

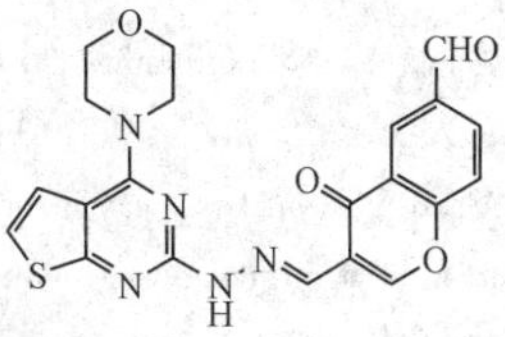

78

参考文献

1 Qin M, Wang T, Xu B, *et al*. Novel hydrazone moiety-bearing aminopyrimidines as selective inhibitors of epidermal growth factor receptor T790M mutant[J]. *Eur J Med Chem*, 2015, 104: 115-126.

2 Xu T, Peng T, Ren X, *et al*. C5-substituted pyrido[2,3-*d*] pyrimidin-7-ones as highly specific kinase inhibitors targeting the clinical resistance-related EGFR^{T790M} mutant[J]. *Med Chem Commun*, 2015, 6(9): 1693-1697.

3 Yin S, Zhou L, Lin J, *et al*. Design, synthesis and biological activities of novel oxazolo[4,5-*g*] quinazolin-2(1*H*)-one derivatives as EGFR inhibitors[J]. *Eur J Med Chem*, 2015, 101: 462-475.

4 Cheng W, Zhu S, Ma X, *et al*. Design, synthesis and biological evaluation of 6-(nitroimidazole-1*H*-alkyloxyl)-4-anilinoquinazolines as efficient EGFR inhibitors exerting cytotoxic effects both under normoxia and hypoxia[J]. *Eur J Med Chem*, 2015, 89: 826-834.

5 Chan S, Han K, Qu R, et al. 2,4-diarylamino-pyrimidines as kinase inhibitors co-targeting IGF1R and EGFR$^{L858R/T790M}$[J]. *Bioorg Med Chem Lett*, 2015, 25(19): 4277-4281.

6 Zhang Y, Zhang K, Zhao M, *et al*. Discovery of a novel class anti-proliferative agents and potential inhibitors of EGFR tyrosine kinases based on 4-anilinotetrahydropyrido[4, 3-*d*] pyrimidine scaffold: Design, synthesis and biological evaluations[J]. *Bioorg Med Chem*, 2015, 23(15): 4591-4607.

7 Zhang L, Yang Y, Zhou H, *et al*. Structure-activity study of quinazoline derivatives leading to the discovery of potent EGFR-T790M inhibitors[J]. *Eur J Med Chem*, 2015, 102: 445-463.

8 Li SN, Xu YY, Gao JY, *et al*. Combination of 4-anilinoquinazoline and rhodanine as novel epidermal growth factor receptor tyrosine kinase inhibitors[J]. *Bioorg Med Chem*, 2015, 23(13): 3221-3227.

9 王 征，王翠玲，李军林，等. 4-苯胺喹唑啉衍生物的合成及抗EGFR活性研究[J]. 药学学报. 2015, 50(12): 1613-1621.

10 张 颖，陈凌峰，张乔乔，等. 新型嘧啶类EGFR^{T790M}抑制剂的合成、体外抗肿瘤活性及分子对接研究[J]. 中国药物化学杂志. 2015, 25(4): 269-274.

11 Gao H, Su P, Shi Y, *et al*. Discovery of novel VEGFR-2 inhibitors. Part II: biphenyl urea incorporated with salicylaldoxime[J]. *Eur J Med Chem*, 2015, 90: 232-240.

12 Lu W, Li P, Shan Y, *et al*. Discovery of biphenyl-based VEGFR-2 inhibitors. Part 3: design, synthesis and 3D-QSAR studies[J]. *Bioorg Med Chem*, 2015, 23(5): 1044-1054.

13 Su P, Wang J, Shi Y, *et al*. Discovery of biphenyl-aryl ureas as novel VEGFR-2 inhibitors. Part 4: exploration of diverse hinge-binding fragments[J]. *Bioorg Med Chem*, 2015, 23(13): 3228-3236.

14 Shan Y, Gao H, Shao X, *et al*. Discovery of novel VEGFR-2 inhibitors. Part 5: Exploration of diverse hinge-binding fragments via core-refining approach[J]. *Eur J Med Chem*, 2015, 103: 80-90.

15 Lv Y, Li M, Cao S, *et al*. Discovery of anilinopyrimidine-based naphthamide derivatives as potent VEGFR-2 inhibitors[J]. *Medchemcomm*, 2015, 6(7): 1375-1380.

16 Guo S, Pang X, Peng L, *et al*. Design, synthesis and biological evaluation of deuterated Tivozanib for improving pharmacokinetic properties[J]. *Bioorg Med Chem Lett*, 2015, 25(11): 2425-2428.

17 Shen S, Xu X, Liu Z, *et al*. Synthesis and structure-activity relationships of boswellic acid derivatives as potent VEGFR-2 inhibitors[J]. *Bioorg Med Chem*, 2015, 23(9): 1982-1993.

18 Dong J, Pan X, Wang J, *et al*. Synthesis and biological evaluation of novel aromatic-heterocyclic biphenyls as potent anti-leukemia agents[J]. *Eur J Med Chem*, 2015, 101: 780-789.

19 Shan Y, Dong J, Pan X, *et al*. Expanding the structural diversity of Bcr-Abl inhibitors: dibenzoylpiperazin incorporated with 1*H*-indazol-3-amine[J]. *Eur J Med Chem*, 2015, 104: 139-147.

20 Pan X, Dong J, Shi Y, *et al*. Discovery of novel Bcr-Abl inhibitors with diacylated piperazine as the flexible linker[J]. *Org Biomol Chem*, 2015, 13(25): 7050-7066.

21 Lu X, Zhang Z, Ren X, *et al*. Hybrid pyrimidine alkynyls inhibit the clinically resistance related Bcr-Abl T315I, mutant[J]. *Bioorg Med Chem Lett*, 2015, 25(17): 3458-3463.

22 Pan X, Dong J, Shao R, *et al*. Expanding the structural diversity of Bcr-Abl inhibitors: Hybrid molecules based on GNF-2 and Imatinib[J]. *Bioorg Med Chem Lett*, 2015, 25(19): 4164-4168.

23 Hu L, Zheng Y, Li Z, *et al*. Design, synthesis, and biological activity of phenyl-pyrazole derivatives as BCR-ABL kinase inhibitors[J]. *Bioorg Med Chem*, 2015, 23(13): 3147-3152.

24 Li C, Ai J, Zhang D, *et al*. Design, synthesis, and biological evaluation of novel imidazo[1,2-a] pyridine derivatives as potent c-Met inhibitors[J]. *ACS Med Chem Lett*, 2015, 6(5): 507-512.

25 Ma Y, Sun G, Chen D, *et al*. Design and optimization of a series of 1-Sulfonylpyrazolo[4,3-*b*] pyridines as Selective c-Met inhibitors[J]. *J Med Chem*, 2015, 58(5): 2513-2529.

26 Liao W, Hu G, Zhuang G, *et al*. Design and biological evaluation of novel 4-(2-fluorophenoxy) quinoline derivatives bearing an imidazolone moiety as c-Met kinase inhibitors[J]. *Bioorg Med Chem*, 2015, 23(15): 4410-4422.

27 Jiang X, Liu H, Song Z, *et al*. Discovery and SAR study of c-Met kinase inhibitors bearing an 3-amino-benzo[d] isoxazole or 3-aminoindazole scaffold[J]. *Bioorg Med Chem*, 2015, 23(3): 564-578.

28 Xin W, Ai J, Jin S, *et al*. Enhancing the cellular anti-proliferation activity of pyridazinones as c-met inhibitors using docking analysis[J]. *Eur J Med Chem*, 2015, 95: 302-312.

29 An XD, Liu H, Xu ZL, *et al*. Discovery of potent 1H-imidazo[4,5-b] pyridine-based c-Met kinase inhibitors via mechanism-directed structural optimization[J]. *Bioorg Med Chem Lett*, 2015, 25(3): 708-716.

30 Wu JF, Liu MM, Huang SX, *et al*. Design and synthesis of novel substituted naphthyridines as potential c-Met kinase inhibitors based on MK-2461[J]. *Bioorg Med Chem Lett*, 2015, 25(16): 3251-3255.

31 Zhang CH, Zheng MW, Li YP, *et al*. Design, synthesis, and structure-activity relationship studies of 3-(phenylethynyl)-1*H*-pyrazolo[3,4-

d] pyrimidin-4-amine derivatives as a new class of src inhibitors with potent activities in models of triple negative breast cancer[J]. *J Med Chem*, 2015, 58(9): 3957-3974.

32 SongZ, Yang Y, LiuZ, *et al*. Discovery of novel 2,4-diarylaminopyrimidine analogues (DAAPalogues) showing potent inhibitory activities against both wild-type and mutant ALK kinases[J]. *J Med Chem*, 2015, 58(1): 197-211.

33 Zhang P, Dong J, Zhong B, *et al*. Discovery of 2-arylamino-4-(1-methyl-3-isopropylsulfonyl-4-pyrazol-amino) pyrimidines as potent anaplastic lymphoma kinase (ALK) inhibitors[J]. *Bioorg Med Chem Lett*, 2015, 25(17): 3738-3743.

34 Jiang X, Zhou J, Ai J, *et al*. Novel tetracyclic benzo[*b*] carbazolones as highly potent and orallybioavailable ALK inhibitors: design, synthesis, and structure-activityrelationship study[J]. *Eur J Med Chem*, 2015, 105: 39-56.

35 Wang P, Cai J, Chen J, *et al*. Synthesis and anticancer activities of ceritinib analogs modified in the terminal piperidine ring[J]. *Eur J Med Chem*, 2015, 93: 1-8.

36 Zhao X, Xin M, Huang W, *et al*. Design, synthesi and evaluation of novel 5-phenylpyridin-2(1*H*)-one derivatives as potent reversible brution's tyrosine kinase inhibitors[J]. *Bioorg Med Chem*, 2015, 23(2): 348-364.

37 Zhao X, Huang W, Wang Y, *et al*. Discovery of novel brution's tyrosine kinase (BTK) inhibitors bearing a pyrrolo[2,3-*d*] pyrimidine scaffold[J]. *Bioorg Med Chem*, 2015, 23(4): 891-901.

38 Zhao X, Huang W, Wang Y, et al. Pyrrolo[2,3-*b*] pyridine derivatives as potent Bruton's tyrosine kinase inhibitors[J]. *Bioorg Med Chem*, 2015, 23(15): 4344-4353.

39 Zhao X, Xin M, Wang Y, *et al*. Discovery of thieno[3,2-*c*] pyridine-4-amines as novel Bruton's tyrosine kinase (BTK) inhibitors[J]. *Bioorg Med Chem*, 2015, 23(17): 6059-6068.

40 Xin M, Zhao X, Huang W, *et al*. Synthesis and biological evaluation of novel 7-substituted 3-(4-phenoxyphenyl) thieno[3,2-*c*] pyridine-4-amines as novel Bruton's tyrosine kinase (BTK) inhibitors[J]. *Bioorg Med Chem*, 2015, 23(19): 6250-6257.

41 LiX, Wang A, Yu K, *et al*. Discovery of (*R*)-1-(3-(4-amino-3-(4-phenoxyphenyl)-1*H*-pyrazolo[3,4-*d*] pyrimidin-1-yl) piperidin-1-yl)-2-(dimethylamino) ethanone (CHMFL-FLT3-122) as a potent and orally available FLT3 kinase inhibitor for FLT3-ITD positive acute myeloid leukemia[J]. *J Med Chem*, 2015, 58, 9625-9638.

42 Lin XD, Yang HW, Ma S, *et al*. Discovery of 6-phenylimidazo[2,1-*b*] thiazole derivatives as new type of FLT3 inhibitors[J]. *Bioorg Med Chem Lett*, 2015, 25(20): 4534-4538.

43 Xu Y, Wang NY, Song XJ, *et al*. Discovery of novel *N*-(5-(tert-butyl) isoxazol-3-yl)-*N'*-phenylurea analogs as potent FLT3 inhibitors and evaluation of their activity against acute myeloid leukemia *in vitro* and *in vivo*[J]. *Bioorg Med Chem*, 2015, 23(15): 4333-4343.

44 Li Y, Cheng H, Zhang Z, *et al*. *N*-(3-ethynyl-2,4-difluorophenyl) sulfonamide derivatives as selective raf inhibitors[J]. *ACS Med Chem Lett*, 2015, 6(5): 543-547.

45 Yang W, Chen Y, Zhou X, *et al*, Design, synthesis and biological evaluation of bis-aryl ureas andamides based on 2-amino-3-purinylpyridine scaffold as DFG-out B-Rafkinase inhibitors[J]. *Eur J Med Chem*, 2015, 89: 581-596.

46 Jiao Y, Xin BT, Zhang Y, *et al*. Design, synthesis and evaluation of novel 2-(1H-imidazol-2-yl) pyridine Sorafenib derivatives as potential BRAF inhibitors andanti-tumor agents[J]. *Eur J Med Chem*, 2015, 90: 170-183.

47 Zhao MY, Yin Y, Yu XW, *et al*. Synthesis, biological evaluation and 3D-QSAR study of novel 4,5-dihydro-1*H*-pyrazole thiazole derivatives as $BRAF^{V600E}$ inhibitors[J]. *Bioorg Med Chem*, 2015, 23(1): 46-54.

48 Han F, Lin S, Liu P, *et al*. Discovery of a novel series of thienopyrimidine as highly potent and selective PI3K inhibitors[J]. *ACS Med Chem Lett*, 2015, 6(4): 434-438.

49 Lv X, Ying H, Ma X, *et al*. Design, synthesis and biological evaluation of novel 4-alkynyl-quinoline derivatives as PI3K/mTOR dual inhibitors[J]. *Euro J Med Chem*, 2015, 99: 36-50.

50 Zhang H, Xin MH, Xie XX, *et al*. Synthesis and antitumor activity evaluation of PI3K inhibitors containing 3-substituted quinazolin-4(3*H*)-one moiety[J]. *Bioorg Med Chem*, 2015, 23(24): 7765-7776.

51 Wang XM, Mao S, Cao L, *et al*. Modification of *N*-(6-(2-methoxy-3-(4-fluorophenylsulfonamido) pyridine-5-yl)-[1,2,4] triazolo[1,5-a] pyridine-2yl) acetamide as PI3Ks inhibitor by replacement of the acetamide group with alkylurea[J]. *Bioorg Med Chem*, 2015, 23(17): 5662-5671.

52 Xie XX, Li H, Wang J, *et al*. Synthesis and anticancer effects evaluation of 1-alkyl-3-(6-(2-methoxy-3-sulfonylaminopyridin-5-yl) benzo[*d*] thiazol-2-yl) urea as PI3Ks anticancer agents with low toxicity[J]. *Bioorg Med Chem*, 2015, 23(19): 6477-6485.

53 Wang XM, Xin MH, Xu J, *et al*. Synthesis and antitumor activities evaluation of m-(4-morpholinoquinazolin-2-yl) benzamides *in vitro* and *in vivo*[J]. *Eur J Med Chem*, 2015, 96: 382-395.

54 Wang XM, Xu J, Xin MH, *et al*. Design, synthesis and antiproliferative activity evaluation of m-(4-morpholinyl-1,3,5-triazin-2-yl) benzamides *in vitro*[J]. *Bioorg Med Chem Lett*, 2015, 25(8): 1730-1735.

55 Yin Y, Zhang YQ, Jin B, *et al*. 6,7-dihydrobenzo[f] benzo[4,5] imidazo[1,2-*d*][1,4] oxazepine derivatives as selective inhibitors of PI3Kα[J]. *Bioorg Med Chem*, 2015, 23(6): 1231-1240.

56 Ma X, Lv X, Qiu N, *et al*. Discovery of novel quinoline-based mTOR inhibitors via introducing intra-molecular hydrogen bonding scaffold (iMHBS): The design, synthesis and biological evaluation[J]. *Bioorg Med Chem*, 2015, 23(24): 7585-7596.

57 Zhu W, Chen C, Sun C, *et al*. Design, synthesis and docking studies of novel thienopyrimidine derivatives bearing chromone moiety as mTOR/PI3Kαinhibitors[J]. *Eur J Med Chem*, 2015, 93: 64-73.

本草学研究进展

金久宁,黄晶晶

(江苏省中国科学院植物研究所,南京 210014)

2015 年,屠呦呦因抗疟新药青蒿素的发现获得诺贝尔生理学或医学奖,这是中国医学界迄今为止获得的最高奖项,使得中医药研究及其成就受到世界的瞩目。青蒿素从传统中药青蒿中提取,受东晋葛洪《时后备急方》记载有关青蒿截疟内容的启发,是中国传统医药献给人类的礼物,也是发掘传统中医药智慧的结晶。

目前,我国本草学及其相关研究呈现上升趋势,发表的研究论文数量众多,涵盖了本草学研究的诸多方面。本文从本草著作研究、本草源流研究、药物品种的本草考证等方面系统地综述该研究领域取得的主要成果和进展。

1 本草著作研究

本草著作的研究,特别是本草经典著作的研究,通过经典寻找传统医药的智慧和源泉,始终是药学史本草学研究的重要环节。

1.1 《本草纲目》研究

《本草纲目》是谓医药学之集大成者,引据的典籍是空前的,围绕《本草纲目》所做的研究,一直占有很大的比重,是经久不衰的主题。

通过对金陵本《本草纲目》初刻本的外观特征、体例内容进行考察和分析,对其出版年代、现存版式数量进行了探究,认为金陵本《本草纲目》初刻本最能体现李时珍的编撰思想,具有经典性和权威性,也具有极高的学术研究价值、历史价值和文化价值[1]。

辨疑正误是《本草纲目》中的亮点之一。李时珍基于自身医药实践,批判性继承了前人的著述,他运用辨音析字、探本求源、归纳比较等方法,对大量药物名称、来源、性状、用法、功效等进行辨疑、正误;充分体现了李时珍格物穷理、知行合一、实事求是和朴素唯物主义的认识论基础[2]。

《本草纲目》中的药味的标注方法和原则,对于中药药味理论的传承与创新及中药药味的标定原则与方法研究,有着重要的借鉴意义。李时珍采用了宋明理学的方式来阐释药味与功效的关系,但并未应用和进一步发展宋元时期系统论的观念,同时该书也并未使用理论反推药味的方式标注药味。《本草纲目》所采用的口尝药味的标定方式,应作为当前主流标定药味的方式[3]。

利用贝叶斯网络算法建立数据模型,对活血化瘀功效与药理间的关系及概率进行表达,建立活血化瘀中药的药理作用与活血化瘀之间的关系拓扑图,计算其活血化瘀功效与各药理指标之间的概率值,探讨了具有活血化瘀功效的中药的药理作用与活血化瘀之间的关系,并验证《本草纲目》中疑似具有活血化瘀功效的药物的活血化瘀功效[4]。

《本草纲目》药理学的哲学主要源于:朱子的格物穷理理论,张载、王廷相的气本论和认识论,邵雍的象数之学。李时珍在格物穷理思想的指导下,用气本论与象数之学构建、充实了肇始于金元的法象药理,同时,注重实验药理,借鉴张载、王廷相的“见、行、思”相联系的认识论,实验药理对法象药理有自我纠错的作用[5]。

1.2 《神农本草经》研究

《神农本草经》是我国现存的最早的药物学专著,其在中药理论的各个方面建树颇丰。《神农本草经》作为我国的第一部本草著作,对其的研究在本草著作研究中始终占有相当大的比重。

“《神农本草经》中药理论体系框架研究”对《神农本草经》原文中的中药分类、药性理论、配伍理论、药物制备、服药方案、临证治疗理论等 6 个方面的中药理论体系框架进行研究,提炼各部分主体框架,归纳核心内容,认为《神农本草经》所初步构建的中药理论框架对诸多中药学理论影响深远,为后世中药学科学体系的建立奠定了基础[6-7]。

“《神农本草经》在我国药物规范历史中的地位探讨”一文对本草文献的发展历程进行重新解读。认为《神农本草经》是应规范组方用药的需求而产生,后世的本草文献,均在《神农本草经》框架的基础上不断完善,《神农本草经》客观上起到药物规范的作用,为药物规范性典籍,是我国药典的肇始[8]。

采用文献研究和野外观察相结合的方法,从形色气味、生态分布、功效等三个方面对《神农本草经》中药名称形成规律进行比较研究,认为《神农本草经》中药名称的形成既有基原(植物、动物、矿物)特性的影响,也有临床用药习惯的作用[9]。

收集整理《神农本草经》中治癥瘕积聚药物,分析药物涉及治疗癥瘕积聚病症的病名特征,总结药物的“三品”及“四性五味”特点,归纳药物抗肿瘤功效的研究现状及临床应用情况,发现《神农本草经》明确记载治癥瘕积聚药物共 71 种,涉及癥瘕积聚病名共 33 个,病名对肿瘤病因、病机及病位有指示作用;《神农本草经》治癥瘕积聚药物的上、中、下品数量接近,提示临床不可忽视上、中品药物的应用;药性多偏"寒凉",临床多用于治疗热性病证;药味多偏"辛"、"苦",具有"辛"、"苦"味功效的药物居多;抗肿瘤功效研究较充分的药物占 75% 以上,这些药物至今仍广泛应用于肿瘤临床及抗癌新药研发[10]。

通过对《神农本草经》进行梳理分析,从药物性味特性、方剂构成等方面探讨该书眼病用药特点。书中共记载眼病 16 种,眼科用药 78 种,其中 62 种药物具有明目或通九窍作用,并具有补气、益精、补五脏、轻身延年的功效。其他 28 种药物则多以清热为主[11]。

1.3 《证类本草》研究

《证类本草》是宋代本草发展最高峰的总结,有众多药物形态记述和药图收录,对《证类本草》的研究在近期亦有多篇论文述及。

通过对《证类本草》中所有药图的整理和分析后发现,药图的画法不尽相同,且"药图名"中的地名与"图经曰"中产地名有出入,《证类本草》的药图并非前人认为的来自《本草图经》[12]。

《证类本草》征引了许多邢昺《尔雅疏》中的相关文献,这与宋代皇帝重视医药,儒臣受命编修本草文献,遂开始重视引用传统训诂学,以助益药物辨名密不可分。同时《尔雅疏》也大量引用传统本草文献以助训诂,体现了宋代本草学与宋代训诂学良性的互动关系[13]。

此外,"唐慎微与《经史证类备急本草》"一文简要论述了唐慎微生平,《证类本草》的著述特点和大致内容[14]。

1.4 其他本草著作研究

《千金翼方》为唐代大医孙思邈所著,广收中药达 907 种,但书中记载的许多药物今已少见,或已不用,其药物名实关系所指亦与今日有所差别,观药名亦不能明其所指[15]。结合药物其他异名、语言文字、文献记载等材料对土藷、生大豆、人微等 8 种药物名称进行考释。

在本草研究中,精美的植物附图会给物种确定带来便利。南宋《履巉岩本草》作为一本罕见的植物写生图谱,并不为世人所知。"《履巉岩本草》与南宋本草图"从美术学之角度,对作者王介其人及其植物彩绘图的贡献进行了研究和评述[16]。

《本草原始》是晚明一部绘图精良、强调中药质量、被后世广泛引用的本草著作。"《本草原始》的生物图像流变及其启示"一文对于书中图绘中的局部图、剖面图、图注方式以及构图视角及其影响进行了深入解读和分析[17]。

明·汪机编撰《本草会编》早已亡佚,但可从李时珍《本草纲目》中辑出。"汪机佚书《本草会编》内容特点探究"一文借助从《本草纲目》中辑出的 71 条,发现《本草会编》有纠错、解释、心得、评议、摘引、置疑等内容特点[18]。

清·陆懋修著《本草二十四品》共 24 卷,载药 297 味按功效分为 24 类,每味药分别记有药性、主要功效、主治应用、用药禁忌等,文献价值较高。辛未年(1931)冯汝玖重抄校补本内容完整,错误较少,校勘精当[19]。

"曹炳章藏抄本《本草乘雅半偈》考略"一文对于藏于中国人民解放军医学图书馆内的曹炳章藏抄本《本草乘雅半偈》进行了介述。此抄本一函十册,共十二卷,载"四明曹炳章藏书之印"、"曹炳章藏书"等藏书印,并有其批注考校。此本为多人合力抄录完成,曹炳章先生校疏漏,注眉批,点句读,标遗漏,对该书整理研究做出了一定贡献[20]。

"论陶弘景对本草学的贡献"一文论述了陶弘景为本草学的发展作出的贡献[21]。陶弘景著《本草经集注》是《神农本草经》现存最早注本,也是对晋以前本草学的又一次全面总结。该著对原著所载 365 种药物进行逐一校勘和纠误,又增药 365 种,并首创药物自然属性分类法和药物效用分类法,重视药物炮制,详论药物加工修治诸法,亦创用以朱笔书写原著药物,以墨笔书写新增药物,为后世印刷版式提供了范例。《本草经集注》首次对《神农本草经》《名医别录》中所载美容中药进行形态、产地、修治、采收、使用方法等进行具体的注释,在本草学和中医药美容发展过程中起到承前启后的作用[22]。

2 本草源流研究

开展本草源流的研究,有助于厘清本草学知识产生的源头,把握本草学发展的整体脉络。

以本草类中医古籍为例,探索了中医古籍中本草知识的知识组织方法,系统分析了古籍中本草知识的特点,梳理了古籍中本草知识的概念类型,并设定各种概念类型的关系。"中医古籍本草知识组织方法研究"一文基于本草古籍的解析、概念类型分类和概念关联的本草古籍知识组织方法,并探讨了基于知识组织方法的中医古籍知识服务模式[23]。

北宋经学家邢昺撰《尔雅疏》,曾大量征引本草文献以助训诂。"邢昺《尔雅疏》征引本草文献考"一文通过对比、考证认为:《尔雅疏》引用的本草文献,均转引自北宋初年的《开宝本草》。《尔雅疏》征引本草文献,忠实于原文,较少辨析,体现了唐代以来"疏不破注"的训诂传统。邢昺之后的宋代本草学又受《尔雅疏》的影响,大量引用《尔雅疏》来帮助本草名物训诂,体现了宋代训诂学与宋代本草学良性的互动关系[24]。

北魏·贾思勰《齐民要术》为我国现存最早最完整的古代农学名著。整理该书中许多涉及本草考证内容的古典文献,若干植物品种鉴别的经验,以及一些植物名实混淆的澄清。贾思勰的治学方法给后人以启迪,其中的内容对于本草考证亦有所助益[25]。

3 药物品种的本草考证

广东十大药材之一的广藿香为唇形科刺蕊草属植物,"广藿香的本草考证研究"一文通过历代本草中的名称、形态、附图研究考证,认为始载于东汉杨孚《异物志》"藿香交趾有之",宋代苏颂《本草图经》云"今岭南郡多有之,人家亦多种植。二月生苗,茎梗甚密,作丛,叶似桑而小薄"中的"藿香"即今广藿香 *Pogostemon cablin* (Blanco) Benth.,因与同科藿香属植物藿香同名造成二者的混淆。广藿香原产地为东南亚诸国,最初作为香料使用引入,后逐步演变为解暑化湿的良药[26]。

黄芩汤由"黄芩、芍药、大枣、甘草"4 味药物组成,这其中的芍药究竟是赤芍还是白芍,存在争议。"黄芩汤中芍药品种辨析"一文从芍药的最早本草记载,主流本草发展的脉络,历史各个时期发展与变迁,功能主治之间的差异,厘清赤白芍之间的关系。从历史源流、植物基原、产地加工、炮制方法的角度搞清了芍药品种的来龙去脉,探讨和分析了赤白芍使用上的发展变化，以及黄芩汤中芍药的品种，认为“黄芩汤”中使用赤芍更符合当时的历史事实[27]。

芜荑作为重要的杀虫消积药物，《神农本草经》以来的历代本草和方书均有收载。“芜荑的本草考证”一文通过对芜荑的古今文献记载的梳理，芜荑基原植物的本草考证，认为自汉代以来芜荑的基原植物为榆科大果榆 *Ulmus macrocarpa Hance* 和刺榆 *Hemiptelea davidii* (Hance) *Planch* 2种，其中以大果榆为临床应用的主流正品，榆树 *U. pumila* L. 为混淆品不予采用。芜荑是大果榆或刺榆的果实荚仁，经过加入榆树皮面等辅料，发酵并干燥而制成[28]。

“红芪的本草考证”一文通过查阅历代本草著作，从异名、释名、基源、品质及道地沿革5个方面对红芪进行本草研究和考证，历代本草中多将红芪列入黄芪项下，作为黄芪使用。经历史变迁终与黄芪区别运用，现指多序岩黄芪 *Hedysarumpolybotrys* Hand. -Mazz. 的干燥根。历史上红芪来源复杂，品质参差不齐，原产地变迁较大，现主要分布在甘肃陇南、定西地区，一般被认为是甘肃的道地药材[29]。

“苍耳子药用品种的本草考证”一文通过查阅历代本草著作，对本草中记载的苍耳子名称、形态描述、产地以及附图进行研究和比较，结合《中国植物志》苍耳属几种苍耳类植物记述，加之野外实地调查观察，指出本草中的苍耳子，即今苍耳属植物苍耳 *Xanthium sibiricum* Patrin *ex* Widder，也与《中国药典》收载得中药苍耳子正品来源相符；但一些本草中也有蒙古苍耳 *X. mongolicum* 入用的记载，蒙古苍耳子亦可作为中药苍耳子品种应用[30]。

“蒙药乌达巴拉的本草考证”一文调查了蒙医药地区所用的“乌达巴拉”，其基原植物有3科3属19种。经考证后确认：正品蓝-乌达巴拉为罂粟科植物五脉绿绒蒿 *Meconopsis quintup-linervia* Reg.、长叶绿绒蒿 *M. Lancifolia* (Franch.) Franch.、毛瓣绿绒蒿 *M. torquata* Prain 的全草；红-乌达巴拉主要来源为罂粟科植物红花绿绒蒿 *M. punicea* Maxim. 的干燥全草；黄-乌达巴拉主要来源为罂粟科植物全缘绿绒蒿 *M. integrifolia* (Maxim.) Franch. 的干燥全草；白-乌达巴拉品种来源尚待进一步调查考证确认[31]。

参考文献

1 王　剑. 金陵本《本草纲目》初刻本之真貌考辨[J]. 中药材，2015，38(9)：1980-1985.

2 莫亮波，王　平，蔡晓英.《本草纲目》辨疑正误发微[J]. 中医文献杂志，2015，33(5)：10-13.

3 张　卫，张瑞贤，李　健. 中药药味理论的传承与创新及中药药味的标定原则与方法研究——《本草纲目》药味及药味理论考[J]. 中国中药杂志，2015，40(24)：4928-4931.

4 沈　忱，陈卫平. 基于贝叶斯网络对《本草纲目》中活血化瘀类中药功效与药理间关系的研究[J]. 南京中医药大学学报，2015(3)：231-233.

5 程雅君，程雅群.《本草纲目》药理学的哲学渊源[J]. 哲学研究，2015，(9)：38-44，128.

6 孙　鑫，钱会南.《神农本草经》中药理论体系框架研究（上）[J]. 中华中医药杂志，2015，30(6)：1871-1874.

7 孙　鑫，钱会南.《神农本草经》中药理论体系框架研究（下）[J]. 中华中医药杂志，2015，30(7)：2291-2294.

8 罗　琼，柳长华，成　莉，等.《神农本草经》在我国药物规范历史中的地位探讨[J]. 北京中医药，2015，34(1)：29-31.

9 彭星星，王德群.《神农本草经》中药名称的形成规律[J]. 中国现代中药，2015，17(9)：977-979.

10 侯　超，周岱翰.《神农本草经》治癥瘕积聚药物分析[J]. 广州中医药大学学报，2015，32(6)：1123-1125，1138.

11 刘　玲. 试析《神农本草经》眼病用药特点[J]. 山东中医药大学学报，2015，39(3)：252-254.

12 蒋　川，蒋　淼，周莹莹，等.《证类本草》药图初考[J]. 中药与临床，2015，6(1)：48-51.

13 周云逸.《证类本草》征引北宋邢昺《尔雅疏》考[J]. 世界中西医结合杂志，2015，10(4)：445-448.

14 相鲁闽. 唐慎微与《经史证类备急本草》[J]. 河南中医，2015，35(10)：2572.

15 张秀平，王育林，李曌华.《千金翼方》本草异名考释举隅[J]. 中医药文化，2015，10(3)：57-60.

16 许　玮.《履巉岩本草》与南宋本草图[J]. 新美术，2015(12)：16-22.

17 张　钫.《本草原始》的生物图像流变及其启示[J]. 自然科学史研究，2015，34(3)：279-293.

18 方光禄. 汪机佚书《本草会编》内容特点探究[J]. 安徽中医药大学学报，2015，34(5)：17-20.

19 张雷强，虞　舜.《本草二十四品》文献研究[J]. 安徽中医药大学学报，2015，34(6)：10-12.

20 满　雪，刘更生. 曹炳章藏抄本《本草乘雅半偈》考略[J]. 江苏中医药，2015，47(3)：69-71.

21 万德华. 论陶弘景对本草学的贡献[J]. 中国民族民间医药，2015，24(23)23：48-49.

22 金沢生花，焦招柱，周开林，等. 初论《本草经集注》在中医药美容发展中的作用[J]. 云南中医学院学报，2015，38(1)：80-82.

23 李　兵，张华敏，符永驰，等. 中医古籍本草知识组织方法研究[J]. 世界科学技术-中医药现代化，2015(6)：1142-1145.

24 周云逸. 邢　昺.《尔雅疏》征引本草文献考[J]. 浙江学刊，2015(2)：81-88.

25 赵海亮 张瑞贤. 论《齐民要术》在本草考证领域的贡献[J]. 中国中药杂志，2015，40(21)：4306-4308.

26 张　英，周光雄. 广藿香的本草考证研究[J]. 中药材，2015，38(9)：1986-1989.

27 白宇明，郝近大. 黄芩汤中芍药品种辨析[J]. 中国中药杂志，2015，40(22)：4506-4509.

28 赵海亮，张瑞贤. 芜荑的本草考证[J]. 中国中药杂志，2015，40(22)：4510-4513.

29 李俊岳，强正泽，李成义. 红芪的本草考证[J]. 中国药房，2015，34：4860-4862.

30 谢冬梅，秦民坚，黄璐琦. 苍耳子药用品种的本草考证[J]. 中国中药杂志，2015，40(9)：1842-1844.

31 布日额. 蒙药乌达巴拉的本草考证[J]. 中药材，2015，38(12)：2635-2637.

纳米口服递送给药制剂研究进展

谢中绘，吕慧侠

（中国药科大学药剂教研室，南京 210009）

口服给药由于安全、有效以及给药方便、病人顺应性高等优点，一直是研发与临床的首选给药途径。纳米给药系统是以天然或合成高分子材料为载体，将药物包裹其中或吸附于载体表面而制成粒径在1～1000nm的颗粒，这些纳米粒子具有降低药物的毒副作用、延长药物在体内循环时间等作用，同时在纳米颗粒表面进行物理或化学的修饰后，更可以进一步实现药物的换控释和靶向递送等功能。而口服纳米粒给药，不仅能提高患者的顺应性，还能解决诸如难溶性药物溶出难、吸收差以及蛋白多肽类药物稳定性差、生物半衰期短等难题，因而已成为制剂学的研究热点。

本文以2015年我国学者在CNKI、SCI、Elsevier等数据库上发表的研究对象，以"口服""纳米粒""脂质体""聚合物胶束"等为关键词，对口服纳米给药系统进行综述。

1　口服纳米给药热点剂型的研究

口服给药虽然是临床治疗的首选给药途径，但口服递送药物时可能存在以下问题：某些药物化学稳定性差、溶解度低等理化性质方面；蛋白多肽类药物首过效应强、口服生物利用度低、生物半衰期短等药动学性质方面；某些药物毒副作用大、胃肠道刺激性强以及易产生耐药性等药效学性质方面。为了克服以上问题，最大限度地发挥药物的药理活性，需要开发出更加有效的口服药物递送系统。纳米粒、脂质体、聚合物胶束、纳晶和纳米乳是常见的纳米给药系统，这些不同的制剂利用不同的材料和技术可以将不同的药物制备成纳米状态的给药系统，口服给药后，不仅可以提高药物溶出，还可以在一定程度上保护药物免受胃肠道酶和细菌等对其的降解；并且纳米制剂可以直接通过肠道上皮细胞跨胞摄取，或经过细胞旁路通道转运以及经回肠内集合淋巴结的微皱褶细胞吞噬等途径促进纳米制剂的吸收。

1.1　纳米粒

纳米粒（nanoparticle，NP）又称毫微粒，是由天然或合成高分子材料制备而成的，大小在1～1000nm之间的固态胶体颗粒。由于所用材料和制备工艺的不同，可以形成纳米球（nanosphere）、纳米囊（nanocapsule）和固体脂质纳米粒（solid lipid nanoparticles，SLN）等。

可生物降解的聚合物纳米颗粒药物载体是肽和蛋白质药物的口服递送的效途径，然而，它们穿过肠上皮细胞膜的能力有限的。引入细胞穿透肽（R8）和分泌肽（Sec）共同修饰胰岛素磷脂复合物并制备纳米粒，所得纳米粒（Sec-R8-NPs）粒径约为562nm，以仅用细胞穿透肽修饰的纳米颗粒（Pen-NPs）作为对照。在Caco-2细胞中进行的体外研究显示，Sec-R8-NPs的表观渗透系数约是Pen-NPs的2倍；经雄性Sprague-Dawley大鼠ELISA试剂盒测定口服Sec-R8-NPs组的胰岛素的相对生物利用度比Pen-NPs组提高1.71倍[1]。

将Hepta-arginine（R7）作为细胞穿透肽，与PLGA包被的多西紫杉醇DTX的环糊精包合物共同给药，所得纳米粒（R7-D-CNPs）粒径和zeta电位分别为198.7±12.56nm和27.25±4.62mV。与游离DTX混悬液相比，R7-D-CNPs和不与R7共同施用的纳米粒（D-CNPs）的口服相对生物利用度分别提高了约5.57倍和9.43倍。MCF-7细胞的MTT实验证明，R7-D-CNPs组具有最好的抗肿瘤细胞效果[2]。

近年来，小檗碱（BER）的降血糖作用引起了广泛的关注，但是BER是生物药剂学分类系统Ⅳ类药物，其溶解度极差，使得BER小肠吸收率较差导致绝对口服生物利用度不到1%。磷脂复合物相比传统脂质体，其载体用量较少，拥有较高药物安全性、药物生物利用度。制备了BER磷脂复合物（BER-SPC complex）来提高BER生物膜亲和力并最终提高其口服生物利用度。以SD糖尿病大鼠为实验模型，口服P-BER相对于口服BER游离药物混悬液的生物利用度达到了近300%。P-BER给药组的小鼠血糖值明显低于游离药物组以及空白组，空腹血糖值接近正常水平，达到了良好的糖尿病治疗效果[3]。

固体脂质纳米粒SLN口服后易被胰脂肪酶降解，使包载于其中的药物快速析出或暴露在胃肠道环境中受到酶降解，因而影响药物的口服吸收，导致生物利用度差异性较大。采用不同方法制备载BCSII类药物非诺贝特（Fenofibrate，FN）的PEG化脂质纳米载体（PLN）和普通脂质纳米载体（CLN），比较两者在体外含胰脂肪酶和不含胰脂肪酶的介质中的释放和脂解情况，在含有脂肪酶的释放介质中，FN-PLNs在含酶与在不含酶释放介质中的药物释放相比，释药速率并没有明显提高，释放速率增长相对缓慢，在45min时累积释放仅为55.45%。在第20min时，FN-CLNs的累积脂解百分率是78.56%，而FN-PLNs只有48.33%。在60min时，FN-PLNs总的脂解率为82.91%，而FN-CLNs几乎被全部脂解，验证并解释了PEG化对SLN载体的保护作用。同时体内试验结果表明，FN-PLNs和FN-CLNs的口服生物利用度分别为市售制剂的157.0%和123.9%[4]。

1.2　纳晶

纳米晶体技术可以提高许多水难溶性药物的溶解度和

溶出速率，显著提高药物的口服生物利用度，且其粒径大小可控，给药剂型灵活[5]。

葛根素作为心血管疾病的治疗剂，在中国的临床中应用广泛，但其因加入的增溶剂或助溶剂往往会产生不良反应，采用纳晶技术则可以则可以解决此问题。采用高压均质法以十二烷基硫酸钠（SDS）作为稳定剂，制备了粒径为229.7nm的葛根素纳米晶体，并采用DLS、DSC、XRD和SEM等方法对其进行了结构表征，同时比格犬灌胃给药试验表明，葛根素纳晶制剂的口服生物利用度是原料药物的4.47倍[6]。

联用反溶剂沉淀法和高压均质法制备了沙奎那韦的纳米晶体以改善其口服吸收。所得纳米晶体的粒径约为200nm，电子显微镜下呈柱状形态；药动学研究表明沙奎那韦纳米晶体经口服后Cmax和AUC分别是普通晶体悬浮液的2.16倍和1.95倍[7]。

为比较纳晶的形状对口服递送药物的影响，以洛伐他汀（LOV）为模型药物，分别以反溶剂沉淀法和介质研磨分散法制备了负载药物的棒状纳晶（LOV-RNs）和球状纳晶（LOV-SNs）。二者有着相似的粒径（500.6 ± 21.0nm和503.2 ± 20.4nm），但体外LOV-RNs的水中溶解速率比LOV-SNs快，且比格犬口服灌胃药动试验显示LOV-RNs的口服生物利用度是LOV-SNs的约1.4倍[8]。

1.3 聚合物胶束

聚合物胶束（Polymeric Micelles）是将药物装载于两亲性聚合物自发组成的胶束中形成的纳米载药体系，将聚合物胶束作为口服给药的载体不仅可以显著改善药物的溶解性，还可以增加药物的生物膜渗透性，进而提高药物的口服生物利用度。采用不同组成的聚合物，可以得到不同性能的聚合物胶束给药系统，如pH敏感、温度敏感、生物黏附性能等，在提高药物溶解度的同时，进一步改善药物的溶出与吸收。

半胱氨酸是生物体内不可缺少的营养成分，因在人体内容易被吸收和利用可以作为给药载体；胆酸（NaC）则由于其表面的两亲性常被用于作为合成生物相容性聚合物的材料。首先合成泊洛沙姆127-壳聚糖（PF127-CS）与泊洛沙姆127-半胱氨酸共聚物（PF127-cysteine），之后制备了PF127-CS/PF127-cysteine/NaC的复合胶束以负载紫杉醇。所得胶束的平均粒径为60.3nm，载药率为12.77%，而普朗尼克胶束仅为3.35%，口服PF127-CS/PF127-cysteine/NaC复合胶束生物利用度为紫杉醇混悬液的5倍[9]。

以mPEG-PLA胶束负载药物西罗莫司，加入不同量的和厚朴酚，以探讨和厚朴酚是否可以作为P-gp抑制剂而增强西罗莫司通过肠和Caco-2细胞的能力。所得胶束粒径大小为45～60nm，且随着胶束中和厚朴酚的量的增加，药物包封率EE从91.4%降至81.2%，载药量DLC从2.9%增至10.1%。小肠灌流实验结果显示相对于未加和厚朴酚的胶束，加和厚朴酚的胶束西罗莫司的渗透率P_{eff}增加了4.11倍；将加和厚朴酚的空白胶束与P-gp底物罗丹明123（R123）混合进行Caco-2摄取实验，相比于游离的R123混悬液，R123被细胞摄取速率增加了约1.5倍。综述表明和厚朴酚可以作为P糖蛋白（P-gp）抑制剂而增强西罗莫司通过肠和Caco-2细胞的能力[10]。

将pH敏感型纳米胶束应用于口服药物输送时，可以通过肠道不同的pH控制药物的释放，减少其在胃液环境下的突释，并保证其在小肠部位稳定释放。制备了四种不同亲疏水片段比例的聚（聚丙交酯-co-甲基丙烯酸）-b-聚丙烯酸聚合物（P（PLMA-co-MAA）-b-PAA）胶束，随着pH值的减小，胶束粒径先减小后显著增大，zeta电位由负值趋于零，胶束发生溶胀-收缩-聚集的相变化过程，具有较好的pH响应性；以硝苯地平为模拟药物，随着疏水片段比例的增大，CMC值降低，胶束与药物的排斥作用减弱，胶束内核对药物的包裹能力增强，其载药量和包封率分别由4.6%、20.5%增至6.7%、26.2%。载药胶束在模拟胃液环境下，硝苯地平24h累积释放量约35%，在模拟肠液环境下，硝苯地平24h的累积释放量能达到80%，说明所制备胶束具有良好的控释效果[11]。

1.4 脂质体

脂质体由于其类细胞膜结构而具有良好的生物相容性和安全性，一直是纳米制剂研究的重点。

分别制备了脂质体和端氨基聚酰氨基胺树状大分子（G5-NH_2）胶束以考察对口服递送辛伐他汀（SMV）的影响[12]。脂质体的粒径和包封率分别为111.4 ± 2.9nm，（84.7 ± 1.4）%；而G5-NH_2胶束的粒径和包封率分别为7.8 ± 0.5nm，（11.1 ± 0.1）%。二者均显著提高了SMV的溶解度和经上皮转运的速率。相比于游离药物，脂质体和G5-NH_2胶束的口服生物利用度分别提高了2.5倍和3.7倍。

以植物性甾醇替代胆固醇制备负载胰岛素的脂质体。选用的植物性甾醇有β-谷甾醇（Si-Lip）、豆甾醇（St-Lip）、羊毛甾醇（La-Lip）和麦角甾醇（Er-Lip），置于模拟胃液30min后，前三者制备的脂质体中只有原胰岛素量的10%未被降解，而麦角甾醇制备的脂质体4h后胰岛素含量依然剩余75%，麦角甾醇抗酶解的机理尚待深入研究[13]。

为避免肠道内源性和外源性物质对口服脂质体的影响和破坏，使用薄膜水化法制备了缬沙坦的前体脂质体，通过调节磷脂、药物和胆固醇的比例进行优化处方，优化所得的前体脂质体粒径为364.1 ± 14.9nm，包封率为（95.6 ± 2.9）%。以雄性SD大鼠为模型，进行单剂量口服试验，结果显示，最优前体脂质体的口服相对生物利用度为202.36%[14]。

制备了含有胆汁盐的前脂质体以提高银杏提取物（GbE）的口服生物利用度[15]。前脂质体（GbE）的粒径为211.1 ± 93.74nm，进一步的组织分布实验显示，GbE可以将GbE选择性地递送到肝、肾、脾等特定组织，尤其是脑。经雄性Wistar大鼠灌胃后，GbE的有效成分槲皮素、山奈酚、异鼠李素、银杏内酯 A、B 的生物利用度相对于游离药物混悬液分别达 245%、211%、264%、203%、333% 和 294%。

1.5 纳米乳

作为口服药物载体，纳米乳可提高药物的分散度，改善难溶性药物和脂溶性药物的溶出速率与吸收，特别是促进大分子药物的口服吸收，增加药物的稳定性。

采用水相加入油相法制备了大黄素的纳米乳，以 Sprague-Dawley 大鼠为药动学模型，与大黄素混悬液相比，大黄素纳米乳的 $AUC_{0-\infty}$、C_{max}、$t_{1/2}$ 和 $MRT_{0-\infty}$ 分别是其的 2.37、1.62、3.99 和 2.39 倍，且清除率下降了 2 倍。口服此纳米乳后，大黄素在肝中分布最多，其次是肺、肾、心脏或脾，在脑中分布最少，但时间最久，几乎是其他组织的 2 倍[16]。

按 Capryol90/CremophorRH40/PEG400 不同比例建立了三个杨梅素自乳化纳米乳 SNEDDS 处方，并建立大鼠单向灌流实验模型考察肠道吸收特性。大鼠药动学试验中，与杨梅素混悬液相比，三个自微乳处方的 T_{max} 均提前约 4h，C_{max} 由 0.49μg/ml 分别增加至 3.57、4.07 和 2.81μg/ml，口服生物利用度则分别是原料的 5.12、6.33 和 4.68 倍，表明自乳化纳米乳给药系统应用于改善 BCS Ⅱ 类药物的口服递药系统设计是可取的[17]。

大量表面活性剂的使用带来的毒性和刺激性限制了微乳的使用，使用混合油脂以增大微乳液区域是个有效的途径。可以肯定的是油脂链的长短和饱和度影响很大，然而何种混合油脂更有效尚待进一步研究。选用中链饱和油脂辛/癸酸甘油三酯（GTCC）和长链不饱和甘油三酯为油相，以布洛芬为模型药物进行了口服微乳的研究。所得微乳粒径为 25~45nm，其显著增加了布洛芬的溶解度（300mg/ml，约为单独油脂微乳的 3 倍）。雄性 Sprague-Dawley 大鼠灌胃口服药动实验结果显示，此混合油脂纳米乳的药物 $AUC_{0-\infty}$ 约为布洛芬游离药物混悬液的 1.6~1.9 倍，表明混合油脂的使用提高了药物的口服生物利用度[18]。

2 口服纳米给药热点模型药物的研究

2.1 蛋白质及多肽类药物

胃肠道丰富的蛋白酶能够将 90% 以上的口服摄入的蛋白多肽消化为能够易被肠细胞吸收的较小一些的蛋白片段以及氨基酸。此外，胃肠道的 pH 以及肠表面紧密联结所构成的生物膜也是蛋白质多肽类药物口服吸收的屏障，因此研究如何提高口服蛋白多肽类药物的生物利用度一直是药学工作者的研究热点。

胰岛素依然是蛋白多肽类口服给药研究的热点模型药物。以粒径为 89.2nm 的 PLGA-mPEG 纳米载体负载胰岛素后，分别用三甲基壳聚糖 TMC 和靶向配体 FQSIYPpIK（FQS）进行修饰制备成 TMC-NP 和 FQS-TMC-NPs，粒径增至近 200nm，其中 FQS 可以与小肠上皮表达的整合素 αvβ3 受体特异结合。以雄性 Sprague-Dawley 大鼠为模型动物，灌胃游离胰岛素后，血糖水平基本没变；而灌胃 TMC-NP 组后血糖水平降至 63.96%，灌胃 FQS-TMC-NPs 后血糖水平降至 55.90%[19]。

以十二烷胺-γ 多聚谷氨酸 PGA-g-DA 胶束负载胰岛素，并用杯状细胞靶向肽 CSK 修饰的三甲基壳聚糖（TMC-CSK）包被，以提高胶束与上皮细胞的亲和力，并保护药物免受酶解。所得胶束（CSK-NPs）粒径为 184.5±13.5nm，置于含有胰蛋白酶的消化液 8h 后，胰岛素被降解 45%，而未被包裹的纳米粒组的胰岛素被降解 55%。同时含有粘液的 Caco-2 单层细胞模型渗透性结果显示，渗透系数为 5.95±0.14，相对于未经靶向肽修饰的三甲基壳聚糖为壳的胶束组（T-NPs）加强 1.34 倍。雄性 Sprague-Dawley 药动学实验显示口服 CSK-NPs 产生更强的降血糖效应，3h 时血糖浓度水平降低 48.70%，而 T-NPs 仅降低 38.02%[20]。

结肠是口服蛋白质和肽药物（胰岛素）的理想吸收位点，但是它对药物吸收构成了多个障碍，例如阻止药物从结肠腔向吸收性黏膜扩散和跨结肠上皮的渗透的障碍。使用细胞穿透肽（Tat）和两亲性壳聚糖衍生物 *N*,*N*,*N*-三甲基-*N*-十二烷基壳聚糖（a-CS）的改性纳米颗粒（Tat-CS-NP）作为载体来改善药物的结肠吸收，克服药物扩散和结肠穿透的障碍。所得纳米粒粒径约为 155nm，糖尿病大鼠模型的疗效评估表明，其降血糖作用比 PVA-NPs 高 6.89 倍，比 CS-NPs 高 1.79 倍[21]。

维生素 VB_{12} 摄取过程中，首先与胃中的唾液膜结合，然后在肠中与内在因子结合，蛋白质多肽药物可以与 VB12 缀合以促进其口服吸收。报道了一种通过自组装方法制备的 VB_{12} 交联的 *N*-三甲基壳聚糖（TMC）纳米颗粒，粒径约为 250nm。选择胰岛素作为模型药物，与未修饰的 NP 相比，VB_{12} 修饰的 NPs 在 Caco-2/HT29-MTX 细胞模型中显示出显著较高的药物内化，药物的渗透性也得到增强。且经 HPLC 测定 VB_{12} 修饰的纳米颗粒可以减少回肠腔残留胰岛素的量（0.59 倍），并增加其在上皮组织中的吸收（4.8 倍）[22]。

关于生物大分子药物的口服纳米制剂药物模型主要还有疫苗和一些多肽类药物。树突状细胞（3-DC）负载疫苗具有较高的吸附能力和较慢的释放率，且三维有序的刚性框架材料 3-DC 纳米颗粒具有保护作用，防止蛋白质吸附在载体上，使其不受降解。研究了不同涂层聚合物对 3-DC 为载体的 BSA 疫苗诱导黏膜和体液免疫效率的影响，选取了聚二甲基已二烯铵（PDDA）、聚乙烯亚胺（PEI）和壳聚糖（CTS）被选为涂层材料[23]。3-DC 的内部孔隙约为 50nm，BSA 尺寸为 5.5nm×5.6nm×12nm。以灌胃雌性昆明 BALB/c 小鼠体内抗 BSA 抗体的量为评价指标，三种疫苗的效果从高到低依次为 S-3DC-BSA-PEI、S-3DC-BSA-PDDA、S-3DC-BSA-CTS。

抗 HIV 药物沙奎那韦是一种类肽，只能被 HIV 和其他密切相关病毒的蛋白酶识别。针对其口服生物利用度低的问题，利用低毒性、生物相容性好、生物可降解的单甘酯为脂质材料，以聚乙二醇作为修饰，制备了沙奎那韦固体脂质纳米粒(SLN);体外释放结果显示,沙奎那韦固体脂质纳米粒对药物具有缓释作用,72h 的药物累积释放量为 19.23%,且其释放速率随着聚乙二醇的修饰比例的增加而减缓。SD 大鼠分别口服灌胃相同剂量的沙奎那韦固体脂质纳米粒、5%聚乙二醇修饰 SLN 和 10% 聚乙二醇修饰 SLN 的相对于口服沙奎那韦混悬液的生物利用度分别为 200.68%、6175.85%、10 115.35%[24]。

2.2 难溶性、难吸收型药物

生物药剂学分类系统Ⅱ和Ⅳ类药物由于溶解度低或吸收差的原因,导致药物口服生物利用度差,毒副作用强,许多有实用价值的化学实体药物因此无法进入临床。口服纳米制剂可以通过改变药物在胃肠道中的溶解度、溶出速率和在胃肠道黏膜的通透性三个方面来增加此类药物的口服生物利用度。

醋酸甲地孕酮是生物药剂学分类系统Ⅱ类药物,以传统剂型口服递送时,吸收非常有限,且受食物影响很大。基于醋酸甲地孕酮的溶解度、相图和释放研究制备了 26.6 ± 8.1nm 的纳米乳。以比格犬为药动学试验模型,空腹情况下饲喂纳米乳比传统处方的血药浓度高约 5 倍。饮食后微晶悬浮液处方的 AUC_{0-24h} 相对于空腹增加了 4.25 ±3.53 倍,而饮食对纳米乳形式影响较小,饮食后纳米乳处方的 AUC_{0-24h} 相对于空腹仅增加了 1.28 ±0.48 倍[25]。

熊果酸是存在于天然植物中的一种五环三萜类化合物,具有降血糖、抗菌等多种生物学效应,但疏水特性限制了其口服生物利用度。*D*-α-生育酚聚乙二醇琥珀酸酯(TPGS1000),可作为乳化剂和稳定剂、增溶剂、渗透增强剂和 P-糖蛋白的抑制剂等,采用 TPGS1000 作为稳定剂,通过反溶剂沉淀法制备熊果酸纳米混悬液口服递送熊果酸,比其他表面活性剂稳定化药物具有更好的溶解性能,制备得到的纳米粒粒径为 127nm,经大鼠口服后,生物利用度和 C_{max} 分别约高出游离药物纳米混悬液的 27.5 倍和 9 倍[26]。

有研究发现大黄酸具有抑制大鼠肝脏肿瘤细胞生长的作用,然而由于大黄酸的疏水性,注射给药制剂制备较为困难,所以需要设计一种新的药物递送系统。通过改进的自发乳化溶剂扩散法制备出 PLGA 负载的纳米粒,形态呈球形,表面光滑,无任何颗粒聚集。NP 的平均粒径为 140.5 ± 4.3nm,ζ 电位为 -16.9 ±3.1mV,平均药物载量为 3.9% ±0.7%,包封率为 84.5% ±6.2%。同时,此纳米粒体外释放速度较慢(5h 内只释放约 70% 的大黄酸),经口服后相对于游离药物混悬液,有效血药浓度持续时间更久($t_{1/2}$ 分别为 22.6h 和 4.3h),$AUC_{0-\infty}$ 增加了 3.07 倍[27]。

2.3 稳定性差、不良反应大的药物

呋喃二烯是从中药温莪术油中提取分离纯化得到的倍半萜类化合物,药理学实验证明其对多种肿瘤细胞具有增殖抑制作用。但呋喃二烯稳定性差,脂溶性强,生物利用度低,限制了其口服应用。选用具有黏惰性的穿透黏液粒子 mPEG-PLGA 为载体材料,采用乳化溶剂挥发法制备具有黏惰性的载呋喃二烯纳米粒子进行口服给药,与呋喃二烯混悬液相比,减少了药物与胃肠液的直接接触,mPEG 在纳米粒表面形成的水化层减弱了粘液中粘液蛋白的静电吸引作用和疏水作用力,避免了粘液的黏附或清除,使药物可以迅速穿过粘液层到达黏膜上皮细胞,从而增加呋喃二烯的稳定性。所制得的 mPEG-PLGA 纳米粒平均粒径为 147.7 ±1.7nm,大鼠口服相对生物利用度为 260.90%[28]。

姜黄素有抑菌、抗肿瘤、消炎、防止氧化、保护心肌、抗血小板聚集等众多药理作用,但姜黄素存在稳定性差、溶解度低、口服生物利用度不高等缺点。在将姜黄素制备出固体脂质纳米粒的基础上,研究其在大鼠体内的药动学情况,结果表明姜黄素固体脂质纳米粒体内消除减慢,C_{max} 和 $t_{1/2}$ 分别提高了 1.30 和 3.64 倍;与姜黄素原料药相比,固态脂质纳米粒组的口服生物利用度提高了 7.4 倍[29]。

羟基喜树碱是细胞毒类抗肿瘤药物,从植物喜树中分离而来的一种生物碱,由于细胞毒性大,相应的骨髓抑制、恶心、呕吐等不良反应也多。制备了 CS(50)-g-GM(单甘油酯)胶束,在超声波作用下通过调试 pH 将 10-羟基喜树碱负载入核,当壳聚糖与单甘油酯的比例为 1∶0.5 时,胶束粒径为 320.8 ±9.5nm。药动学试验表明,口服胶束还可以延长体内循环时间至 72h。药效学试验表明,每 3d 口服给予 S180 肿瘤小鼠 3mg/kg 剂量的载药胶束,与相同剂量的注射游离药物相比,小鼠体重减少更少,表明经口服的羟基喜树碱胶束在减毒方面具有良好的应用前景[30]。

3 口服纳米给药热点载体材料的研究

纳米颗粒和微粒可增强胃肠道中药物的跨细胞和细胞旁运输,尤其口服纳米载药系统的化学组成、大小和形态是纳米制剂口服给药后通过胃肠道转运的重要决定因素,调节纳米粒子载体的物理化学性质不仅可以改变药物的载药能力和药物的溶解溶出情况,还可以改变肠道转运期间药物的吸收,分布和消除[31]。目前选择应用的口服纳米载体材料依然是合成类的生物可降解高分子材料和天然的高分子材料这两大类;合成类高分子材料,如聚乳酸、DL 一聚乳酸、聚乳酸一羟基乙酸共聚物还是纳米载体的首选,但生物大分子材料如壳聚糖、玉米醇溶蛋白、酪蛋白、乳铁蛋白等由于生物相容性好、可降解、无毒的优势,也正在成为研究的热点。

3.1 天然材料

天然材料可分为糖类、脂类、蛋白类等,糖类中比较被看好的如壳聚糖,海藻酸钠等;脂类在纳米乳及脂质体、磷脂复合物中应用较多;蛋白类中酪蛋白、乳铁蛋白被证实都是优良的生物载体。

壳聚糖是一种天然多糖类聚合物,亲水性和生物相容性好、可降解、无毒,被广泛用作口服胰岛素的载体[32]。固体脂质纳米粒子 SLN 在酸性条件下的稳定性差,限制其作为口服

递送系统的应用。而壳聚糖涂层SLN在酸性条件下表现出极好的稳定性,通过透射电子显微镜清楚地观察到脂质核周围的厚层。制备分别以泊洛沙姆188和PEG为乳化剂和交联剂,壳聚糖涂层的山嵛酸甘油酯SLN粒径约为269±8nm,对粘蛋白的生物黏附性相对于无壳聚糖涂层纳米粒达482%(SLN/粘蛋白质量比为0.74),可见壳聚糖涂层显著改善了SLN的黏膜黏附性,对口服递送疏水性药物具有极大的潜力。以香豆素-6作为疏水模型药物,包封率高达94%,体内释放实验显示3h内有突释现象,70h时仅释放12%[33]。

选用甘油棕榈酸硬脂酸酯和大豆卵磷脂为固体脂质材料,辛酸癸酸聚乙二醇甘油酯为液体脂质材料以高温高压均质法制备纳米脂质体,负载洛伐他汀后,所得脂质纳米粒呈棒状均匀分布,粒径为23.5±1.6nm。且具有高度稳定性,在4℃下放置6个月没有聚集或沉淀现象。洛伐他汀的体外释放很好地符合了Ritger-Peppas动力学模型($f=0.9783$),经口服后相对于游离药物$t_{1/2}$明显延长(分别为7.21±2.4h和1.82±0.21h),$AUC_{0-\infty}$增加了3.02倍[34]。

橄榄油和亚麻籽油在体内可以参与形成脂肪酸的形成,都具有丰富的营养价值和生理功效,但在作为口服递送药物的载体时对生物利用度的影响是不同的。考察了橄榄油和亚麻籽油分别作为蝶芪纳米乳的油相的区别,二者粒径分别为365nm和360nm,zeta电位分别为-9.7mV和-14.0mV。两种纳米乳中蝶芪的口服生物利用度分别为44%和47%,而游离药物混悬液对照组仅为11%[35]。

酪蛋白作为新兴起的一种生物相容性良好,生物可降解的生物材料,对机体几乎无毒性,在口服给药应用中也有着巨大潜力。酪蛋白不仅营养功能显著,而且可以促进常量元素与微量元素的肠道吸收。研发了一种由层叠牛乳酪蛋白CN包被的氧化铁纳米颗粒的新型药物递送系统,选择多柔比星DOX和吲哚青绿ICG作为模型药物分子,将其掺入聚合物内层中,随后用酪蛋白包被。得到的酪蛋白包被的氧化铁纳米粒子水化层厚度约24.4±4.67nm,在胃酸性和存在胃蛋白酶的状况下稳定。当模拟肠道条件下酪蛋白外层逐渐被肠蛋白酶降解时,释放出负载药物约80%[36]。小鼠在体成像显示此载体经过胃时几乎不被降解,而在小肠处聚集。这种独特的性质使得能够维持药物的生物活性,从而提高药物的口服递送效率。

乳铁蛋白LF因其安全高效的促吸收功能,在新型给药系统中的研究与应用逐渐引起关注。现已证实多种生物的肠道上皮细胞表面均存在大量LF受体,能够介导LF通过内吞方式进入体内,同时,LF具有部分对抗胰蛋白酶和胰凝乳蛋白酶的降解作用,在胃肠道中稳定性好,可用于改善口服给药吸收情况较差的众多药物。通过静电表面吸附作用得到乳铁蛋白修饰的水飞蓟素SM纳米乳,外观圆整呈类球状,平均粒径(257±5.9)nm,Zeta电位(33.1±1.5)mV,包封率为(96.9±1.9)%,载药量为(3.90±0.12)%;与普通水飞蓟素纳米乳相比,大鼠体内释放的药物浓度显著增高,血药浓度和AUC均提高约2倍左右[37]。

3.2 半合成材料

半合成材料是在天然材料的基础上的进一步改进产物。中链甘油三酯是一类天然油脂的改性产品,是非专一性结构酯,与各种溶剂、油脂、一些抗氧剂、维生素都有很好的互溶性。聚乙二醇油酸酯可生物降解,溶于矿、植物油,水中呈分散状。二者都可作为乳化剂使用。选用中链甘油酯和聚乙二醇油酸酯制备了粒径为146.6nm的司替戊醇的纳米乳,与市售产品Diacomit相比,口服生物利用度达206.2%[38]。

壳聚糖存在的一大挑战是在生理pH下是不溶的,N-三甲基壳聚糖氯化物TMC克服了这个弱点,任何pH下都呈阳离子状态。*N*-三甲基壳聚糖氯化物涂覆的PLGA纳米载体不仅克服了TMC易被降解的性质,而在糖尿病大鼠的药理学研究中,负载胰岛素的纳米粒粒径为247.6±7.2nm,经口服后,相对于未修饰的壳聚糖纳米粒,克服了多重吸收障碍,药理口服生物利用度增加了2倍,表明改善了胰岛素的口服吸收,产生了更强的降血糖作用[39]。

羧甲基壳聚糖经衍生化后,生物黏附性和水溶性增强。通过钙离子交联制备的负载胰岛素的羧甲基壳聚糖纳米粒,平均粒径为256.1±11.2nm,经口服后具有降血糖作用和显著的缓释作用,药理相对生物利用度高达14.71%[40]。

首先合成了季铵化度为30%的壳聚糖季铵盐,然后以琥珀酸为连接基团共价连接壳聚糖和紫杉醇,制得聚合物-药物连接物,其在水中可自组装成纳米粒,以30k和200k壳聚糖为辅料的纳米粒粒径分别为166.2nm和193.7nm,在pH 7.4磷酸盐缓冲液中持续缓慢释放药物达10d,离体小肠表观渗透系数分别为游离紫杉醇的13.1和6.1倍[41]。

3.3 合成材料

应用较多的合成材料如PLA、PLGA、PCL等,其特点是无毒、化学稳定性高。

聚ε-已内酯PCL可以装载多种疏水性药物且在体内可以避免吞噬细胞的吞噬,然而,其在体内降解速度慢。采用改进后的乳化溶剂扩散技术将PCL嫁接到甲基聚乙二醇上以增强其生物降解率。负载辣椒素的纳米粒平均直径为82.54±0.51nm,药物负载量高达(14.0±0.13)%,药代动力学研究表明,口服给药后4h观察到平均最大血浆浓度,曲线下面积比原始悬浮液高出约6倍,组织学研究表明此纳米粒显著降低了药物引起的胃黏膜刺激[42]。

脂质载体和聚乙二醇化聚酰氨基胺树状聚合物(PEG-PAMAM)组成的组合药物递送系统,粒径约150nm,改善了普罗布考的水溶性,提高了其口服生物利用度(相对于悬浮液的口服生物利用度为114.4%)和血浆降脂作用[43]。

3.4 无机材料

Fe_3O_4载体因其特有的磁性而被广泛使用。以壳聚糖-Fe_3O_4共同包裹胰岛素,制备出平均粒径为3.33μm的磁性纳米微粒,大鼠经口服此磁性纳米粒后,降糖作用可持续2d,荧光标记发现其主要靶向至胰腺组织并能够被巨噬细胞吞噬,药效优于相同剂量的胰岛素注射剂[44]。

多孔硅材料主要由O、Ca、Si、C、Na、Mg和Al七种元素组成,并以Na^+、Mg^{2+}等离子形式存在,其是一种不具有固定晶型的非晶态物质,比表面积大,介孔结构丰富。制备出负载丹参酮ⅡA的多孔硅固体分散体,以DSC图谱确证其结构的形成,以雌性Sprague-Dawley为药动学试验模型发现口服给药24h后血浆浓度经时曲线下面积为而游离药物的6.30倍,且多孔硅固体分散体生物利用度达296.7%,是游离药物混悬液的3倍[45]。

4 剂型的优化

确定药物和递送系统的有效性后,输送到体内的最终形式是以固体制剂片剂、胶囊剂还是液体制剂乳剂、口服液等何种给药剂型同样重要。

以疏水性药物水飞蓟素作为模型药物,采用高压均质法以0.1% SDS为稳定剂制备纳米晶体,所得纳米晶体的粒径均值为482.2±0.95nm。干燥后压成小片,口服给药比格犬,结果显示小片的口服生物利用度和水飞蓟素的水溶性盐衍生物的生物利用度相当[46]。

泼尼松龙PDS是用作抗炎或免疫抑制剂的合成糖皮质激素,是儿科和老年患者的治疗选择,常规剂型易导致吞咽困难。采用直接压片法制备出纳米颗粒的口服速崩片,提高了患者的依从性[47]。不同量的TPP为交联剂的壳聚糖CS纳米粒负载泼尼松龙后粒径在130~450nm之间,所得片剂最小崩解时间为15s,30min内的最大体外药物释放度为98.50%。

制备包封INS-PLGA-脂质-PEG杂化纳米粒之后由HP55包被的胶囊用于胰岛素的口服递送的评估[48]。所得纳米粒粒径为176±5.8nm,包封率可达(92.3±2.6)%,在稳定剂PVA的保护下,INS-PLGA-脂质-PEG NP的形态和释放过程中保持其完整性。体外研究表明,INS-PLGA-脂质-PEGN NP比游离胰岛素更易被细胞内化。实验结果显示,口服涂层胶囊,24h内持续释放药物,大鼠可经历长时间的降血糖作用。

通过双重乳液溶剂蒸发技术设计和构建了粒径为176±5.8nm胰岛素PLGE与PEG杂合纳米粒后,使用喷雾冷冻机制备出212μm的微球。将微球手工填充至硬明胶胶囊,并将胶囊浸入羟丙基甲基纤维素邻苯二甲酸酯、二氯甲烷和丙酮的混合物制成肠溶胶囊。体内研究表明,大鼠口服肠溶胶囊后,24h内胰岛素持续释放,口服生物利用度可约达注射给药的12%,显示了良好的降血糖作用[49]。

三七总皂苷(PNS)对心脑血管疾病具有明确的预防和治疗作用,其常规口服制剂如颗粒、片剂、胶囊也被广泛应用,但是由于PNS中的皂苷类易被胃酸破坏水解,导致生物利用度低。制备了PNS脂质体口服结肠定位胶囊,可在结肠部位定位释放,同时以脂质体的形式包载药物可以提高PNS在结肠部位的吸收速率和表观吸收系数。所制脂质体平均包封率为82.9%,平均粒径为183.0±2.25nm;在大鼠结肠内容物溶液中37℃孵育8h,药物累积泄露量仅为6.6±0.41%[50]。胶囊壳的主要材料为Eudragit S100和PEG6000,释放度实验结果表明,药物装填胶囊后在酸中和pH 6.8缓冲液中累计释放量低于标示量的10%,在pH 7.8缓冲液中累计释放量高于标示量的70%,符合药典对肠溶制剂的要求。

5 安全性评价

目前纳米粒药物的应用十分广泛,但纳米粒药物的毒性评价并没有充足的实验方案,从长远角度考虑,此问题不容忽略。

采用水性溶剂扩散法制备固体脂质纳米粒SLN,用聚乙二醇单硬脂酸酯(PEG 2000-SA)修饰以提供亲水基团(pSLN);测定SLN及pSLN制剂经口服给药后的体内组织分布;以阿霉素(DOX)为模型药物,考察口服脂质纳米给药系统的体内抗肿瘤活性及安全性[51]。在荷瘤裸鼠模型动物上的药效学结果显示,同样7mg(DOX)/kg给药后,与市售多柔比星89.80%的抑瘤率相比,SLN-DOX和pSLN-DOX的抑瘤率分别为27.93%和77.80%。当以21mg(DOX)/kg给药后,pSLN/DOX的抑瘤率为83.74%。同时pSLN在肝、脾和肺分布较多,心和肾的分布较少,从而推断阿霉素经其包载后还可减轻心脏方面的不良反应。由此可见,pSLN/DOX给药系统在提高肿瘤治疗的安全性方面具有优势。

选用恩诺沙星纳米乳制剂,进行生长仔猪的体内抗氧化性能试验,纳米粒度实测平均粒径为111.0±7.2nm。分别按0、1.5、2.5mg/kg和5.0mg/kg剂量口服给药后,6h时间GSH-ST的检测值差异不显著($P>0.05$),说明组织细胞的抗氧化性能在发挥作用;机体内的MDA未出现显著差异($P>0.05$),说明未对细胞造成损伤[52]。

由于金属对人体的潜在毒性,二氧化钛、银、氧化铝铁等纳米粒的安全性评估尤为重要。毒性反应通常表现为饮食体重下降;白细胞明显增多,嗜酸性细胞数量减少,而淋巴细胞数量增多。毒性评估实验结果还可以作为纳米粒口服的最大剂量的选择参考。进行了Sprague-Dawley大鼠的体内研究,在每天胃肠道给药0、2、10、50mg/kg,30和90d后以心脏组织的心率、血压、血液生物化学参数和组织病理学变化以定量心血管损伤。研究的数据表明,即使低剂量的二氧化钛在口服30d或90d后也会诱发不良心血管效应,因此有必要关注患者对二氧化钛纳米粒的摄入量[53]。

介孔二氧化硅纳米粒子MSN已被证明是口服递送的有效药物载体。系统地研究口服给药后三种长宽比(AR)为1、1.75和5的MSN的急性毒性和生物分布,讨论了颗粒形状作为 MSN 关键物理化学参数的影响。AR 为 1 的粒径约为 83nm，AR 为 1.75 的粒径也约为 83nm，长度约为 146nm，而 AR 为 5 的粒径约为 96nm，长度约为 483nm。随着 AR 的增加，MSNs 体内生物降解，系统吸收和排泄减少，特别是肝脏分泌和尿液排泄减少[54]。这些发现将为合理设计生物纳米材料和评价纳米毒性带来新的见解。

6 结 语

口服给药既没有注射给药的痛苦又没有经皮给药易引起感染的风险，是当前生物技术药物热门研究开发方向之一。目前，关于口服纳米给药系统的材料选择、处方工艺、促吸收机理以及药动学和药效学研究等都已取得了较大进展。随着仿生学的应用和计算机模拟等技术的发展，多功能的口服纳米粒逐渐被制备出来，并跨越了许多生理或药物理化性质方面的障碍。在以后的研究中，应该更进一步的加强口服纳米递送给药的促吸收机理、药动和药效的研究，其安全性评价也应该得到越来越多的重视。

参 考 文 献

1 Zhu S, Chen S, Yuan G, *et al*. Enhanced oral bioavailability of insulin using PLGA nanoparticles co-modified with cell-penetrating peptides and Engrailed secretion peptide (Sec)[J]. *Drug Deliv*, 2015, 23(6): 1980.

2 Bu X, Zhu T, Ma Y, *et al*. Co-administration with cell penetrating peptide enhances the oral bioavailability of docetaxel-loaded nanoparticles[J]. *Drug Dev Ind Pharm*, 2015, 41(5): 764-771.

3 于 飞. 口服降血糖药物纳米载体系统的研究[D]. 厦门大学, 2015.

4 陈桂江. PEG 化脂质纳米粒促进非诺贝特口服吸收的研究[D]. 暨南大学, 2015.

5 Shi J, Guo F, Zheng A, *et al*. Progress in the study of drug nanocrystals[M]. *Crisis in the classroom: Vintage Books*, 2015: 757.

6 Yi Y, Tu L, Hu K, *et al*. The construction of puerarin nanocrystals and its pharmacokinetic and *in vivo-in vitro* correlation (IVIVC) studies on beagle dog[J]. *Colloids Surf B Biointerface*, 2015, 133: 164.

7 He Y, Xia DN, Li QX, *et al*. Enhancement of cellular uptake, transport and oral absorption ofprotease inhibitor saquinavir by nanocrystal formulation[J]. *Acta Pharmacol Sin*, 2015, 36(9): 1151-1160.

8 Guo M, Fu Q, Wu C, *et al*. Rod shaped nanocrystals exhibit superior *in vitro*, dissolution and *in vivo*, bioavailability over spherical like nanocrystals: A case study of lovastatin[J]. *Colloids Surf B Biointerface*, 2015, 128: 410-418.

9 Wei X, Fan X, Zhao Y, *et al*. Cysteine modified and bile salt based micelles: Preparation and application as an oral delivery system for paclitaxel[J]. *Colloids Surf B Biointerface*, 2015, 128: 165-171.

10 Li X, Hou X, Ding W, *et al*. Sirolimus-loaded polymeric micelles with honokiol for oral delivery[J]. *J Pharm Pharmacol*, 2015, 67(12): 1663-1672.

11 杨小兰. 水难溶性口服药用 pH 敏感型纳米胶束的设计与合成[D]. 北京化工大学, 2015.

12 Qi R, Zhang H, Xu L, *et al*. G5 PAMAM dendrimer versus liposome: a comparison study on the *in vitro* transepithelial transport and *in vivo* oral absorption of simvastatin[J]. *Nanomed Nanotechnol Bio Med*, 2015, 11(5): 1141.

13 Cui M, Wu W, Hovgaard L, *et al*. Liposomes containing cholesterol analogues of botanical origin as drug delivery systems to enhance the oral absorption of insulin[J]. *Int J Pharm*, 2015, 489(1/2): 277-284.

14 Nekkanti V, 王 盈. 采用前体脂质体的剂型改善缬沙坦的口服生物利用度[J]. 中国医药工业杂志, 2015, ; 46(9): 1009-1009.

15 Zheng B, Teng L, Xing G, *et al*. Proliposomes containing a bile salt for oral delivery of Ginkgo biloba extract: Formulation optimization, characterization, oral bioavailability and tissue distribution in rats[J]. *Eur J Pharm Sci*, 2015, 77(7): 254.

16 Shi Y, Li J, Ren Y, *et al*. Pharmacokinetics and tissue distribution of emodinloaded nanoemulsion in rats[J]. *J Drug Deliv Sci Technol*, 2015, 30: 242-249.

17 孟厚君. 杨梅素自纳米乳给药系统制备与评价[D]. 上海中医药大学, 2015.

18 Chen Y, Tuo J, Huang H, *et al*. Optimized mixed oils remarkably reduce the amount of surfactants in microemulsions without affecting oral bioavailability of ibuprofen by simultaneously enlarging microemulsion areas and enhancing drug solubility[J]. *Int J Pharm*, 2015, 487(1-2): 17-24.

19 Liu C, Shan W, Liu M, *et al*. A novel ligand conjugated nanoparticles for oral insulin delivery[J]. *Drug Deliv*, 2015, 23(6): 1-11.

20 Zhang P, Xu Y, Zhu X, *et al*. Goblet cell targeting nanoparticle containing drug-loaded micelle cores for oral delivery of insulin[J]. *Int J Pharm*, 2015, 496(2): 993.

21 Guo F, Zhang M, Gao Y, *et al*. Modified nanoparticles with cell-penetrating peptide and amphipathic chitosan derivative for enhanced oral colon absorption of insulin: preparation and evaluation[J]. *Drug Deliv*, 2015, 23(6): 2003.

22 Ke Z, Guo H, Zhu X, *et al*. Efficient peroral delivery of insulin via vitamin B12 modified trimethyl chitosan nanoparticles[J]. *J Phar Pharm Sci*, 2015, 18(2): 155-170.

23 Zhao Q, Zhang Q, Yue Y, *et al*. Investigation of 3D ordered macroporous carbon with differentpolymer coatings and their application as an oral vaccine carrier[J]. *Int J Pharm*, 2015, 487(1/2): 234-241.

24 王乐健. 沙奎那韦固体脂质纳米粒的制备及口服吸收研究[D]. 浙江大学, 2015.

25 Li Y, Song C K, Kim M K, *et al*. Nanomemulsion of megestrol acetate for improved oral bioavailability and reduced food effect[J]. *Arch Pharm Res*, 2015, 38(10): 1850-1856.

26 Ge Z Q, Du X Y, Huang X N, *et al*. Enhanced oral bioavailability ofursolic acid nanoparticles via antisolvent precipitation with

TPGS1000 as a stabilizer[J]. *J Drug Deliv Sci Technol*,2015,29:210-217.

27 Yuan Z,Gu X. Preparation,characterization,and *in vivo* study of rhein-loadedpoly(lactic-co-glycolic acid) nanoparticles for oral delivery[J]. *Drug Des Dev Ther*,2015,9(default):2301.

28 李金明,林东海,田景振. 呋喃二烯 mPEG-PLGA 纳米粒的制备及大鼠口服生物利用度[J]. 中国新药杂志,2015(14):1670-1674.

29 晏子俊,李万玉,胡雪原,等. 姜黄素固体脂质纳米粒在大鼠体内的药动学[J]. 中国医院药学杂志,2015,35(4):300-303.

30 Tian Y,Shi C,Zhang X,*et al*. Nanomicelle based peroral delivery system for enhanced absorption and sustained release of 10-hydrocamptothecin[J]. *J Biomed Nanotechnol*,2015,11(2):262.

31 Chen Z,Wang Y,Zhuo L,*et al*. Effect of titanium dioxide nanoparticles on the cardiovascular system after oral administration[J]. *Toxicol Lett*,2015,239(2):123-130.

32 张 慧,宋晓丽,闫彩凤. 口服胰岛素纳米粒的吸收机制[J]. 国际内分泌代谢杂志,2015,35(4):275-279.

33 Luo Y, Teng Z, Li Y, *et al* . Solid lipid nanoparticles for oral drug delivery: Chitosan coating improves stability, controlled delivery, mucoadhesion and cellular uptake[J]. *Carbohydrate Polymers*,2015,122:221.

34 Zhou J,Zhou D. Improvement of oral bioavailability of lovastatin by using nanostructured lipid carriers [J]. *Drug Deliv*, 2015, 9:5269-5275.

35 Sun Y,Xia Z,Zheng J,*et al*. Nanoemulsion-based delivery systems for nutraceuticals: Influence of carrier oil type on bioavailability of pterostilbene[J]. *J Funct Foods*,2015,13:61-70.

36 Huang J,Shu Q,Wang L,*et al*. Layer-by-layer assembled milk protein coated magnetic nanoparticle enabled oral drug delivery with high stability in stomach and enzyme-responsive release in small intestine[J]. *Biomater*,2015,39:105-113.

37 Tang W W,Dong F,Wong K H,*et al*. Preparation,characterization and *in vitro* release of zein-pectin capsules for target delivery[J]. *Curr Drug Deliv*,2015,12(4):397-405.

38 Lu R,Liu S,Wang Q,*et al*. Nanoemulsions as novel oral carriers of stiripentol:insights into the protective effect and absorption enhancement[J]. *International J Nanomedicine*,2015,10(1-2):4937-4946.

39 Sheng J,Han L,Qin J,*et al*. *N*-trimethyl chitosan chloride-coated PLGA nanoparticles overcoming multiple barriers to oral insulin absorption[J]. *ACS Appl Mater Inter*,2015,7(28):15430.

40 李心愿,熊富良,徐仕奇,等. 口服胰岛素羧甲基壳聚糖纳米粒的制备及评价[J]. 中国医院药学杂志,2015,35(10):887-890.

41 贺 睿,唐 翠,印春华. 一种可口服使用的壳聚糖季铵盐紫杉醇纳米粒研制[J]. 复旦学报(自然科学版),2015,54(4):505-510.

42 Peng W,Jiang XY,Zhu Y,*et al*. Oral delivery of capsaicin using MPEG-PCL nanoparticles[J]. *Acta Pharmacol Sin*,2015,36(1):139-148.

43 Qi R,Li YZ,Chen C,*et al*. G5-PEG PAMAM dendrimer incorporating nanostructured lipid carriers enhance oral bioavailability and plasma lipid-lowering effect of probucol[J]. *J Controlled Release*,2015,210(2):160.

44 范积平,沙建平,胡 艳,等. 胰岛新生相关蛋白的口服磁性纳米微粒研究[J]. 今日药学,2015(5):324-327.

45 Yan H,Sun E,Cui L,*et al*. Improvement in oral bioavailability and dissolution of tanshinone IIA by preparation of solid dispersions with porous silica[J]. *J Pharm Pharmacol*,2015,67(9):1207-1214.

46 Xu D,Ni R,Sun W,*et al*. *In vivo* absorption comparison of nanotechnology-based silybin tablets with its water-soluble derivative[J]. *Drug Dev Ind Pharm*,2015,41(4):552.

47 Chen Y D,Liang Z Y,Cen Y Y,*et al*. Development of oral dispersible tablets containing prednisolone nanoparticles for the management of pediatric asthma[J]. *Drug Des Dev Ther*,2015,9(17):5815-5825.

48 Fei Y,Yang L,Chang S L,*et al*. Enteric-coated capsules filled with mono-disperse micro-particles containing PLGA-lipid-PEG nanoparticles for oral delivery of insulin[J]. *Int J Pharm*,2015,484(1/2):181-191.

49 Patil H,Feng X,Ye X,*et al*. Continuous production of fenofibrate solid lipid nanoparticles by hot-melt extrusion technology:a systematic study based on a quality by design approach[J]. *AAPS J*,2015,17(1):194-205.

50 方文悠. 三七总皂苷脂质体口服结肠定位胶囊的研究[D]. 安徽中医药大学,2015.

51 陈春燕,徐 萍,袁 弘. 口服聚乙二醇修饰固体脂质纳米粒的组织分布及抗肿瘤药效学研究[J]. 中国现代应用药学,2016,33(5):586-592.

52 杨春蕾,黄晶晶,李 琳,等. 恩诺沙星纳米乳对生长仔猪抗氧化GSH-ST 和 MDA 影响[J]. 饲料工业,2015,36(15):24-26.

53 Chen Z,Wang Y,Zhuo L,*et al*. Effect of titanium dioxide nanoparticles on the cardiovascular system after oral administration[J]. *Toxicol Lett*,2015,239(2):123-130.

54 Li L, Liu T, Fu C, *et al*. Biodistribution,excretion,and toxicity of mesoporous silica nanoparticles after oral administration depend on their shape[J]. *Nanomed Nanotechnol Biol Med*,2015,11(8):1915-1924.

药学研究

Pharmaceutical Research

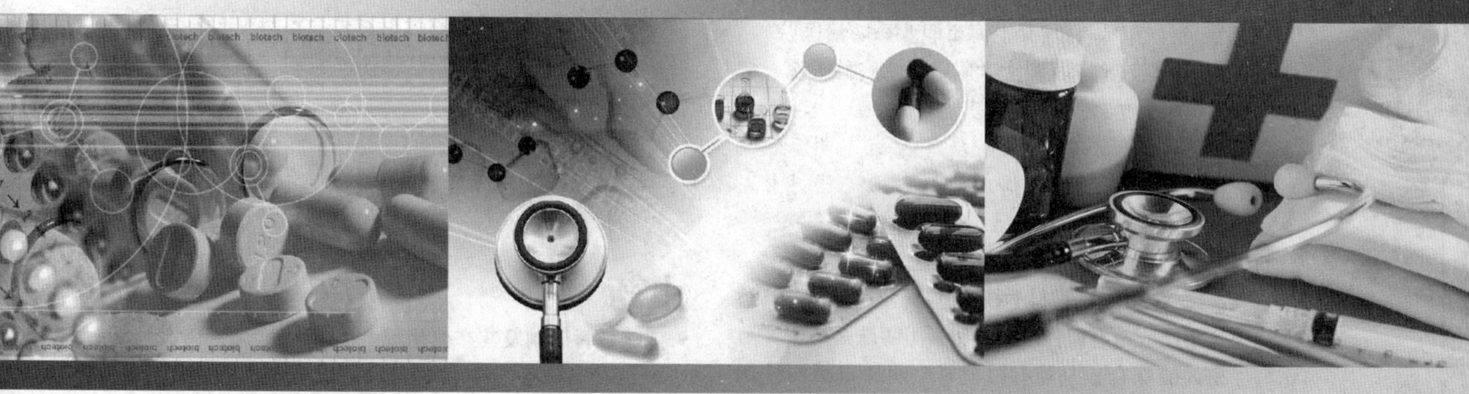

科研成果获奖项目

合成药

1. **小分子靶向抗癌药盐酸埃克替尼开发研究、产业化和推广应用**

（国家科学技术进步奖一等奖　2015）

贝达药业股份有限公司　中国医学科学院肿瘤医院　中山大学肿瘤防治中心（中山大学附属肿瘤医院　中山大学肿瘤研究所）　中国医学科学院北京协和医院　浙江大学医学院附属第一医院（浙江省第一医院）　解放军第307医院　上海市肺科医院（上海市职业病防治医院）　浙江省肿瘤医院　首都医科大学附属北京胸科医院　解放军第三军医大学第三附属医院

丁列明　石远凯　孙　燕　黄　岩　张　力　胡　蓓　刘晓晴　张　玲　胡云雁　周建英　赵　琼　张树才　秦叔逵　张沂平　王　东

2. **原创新药艾普拉唑的研发与产业化**

（国家科学技术进步奖二等奖　2015）

丽珠医药集团股份有限公司　丽珠集团丽珠医药研究所　珠海保税区丽珠合成制药有限公司　丽珠集团丽珠制药厂

侯雪梅　刘　然　胡海棠　周月广　周淑芳　秦湘红　孔祥生　金　鑫　陈　剑　肖　鸿

3. **奥美拉唑系列产品产业化与国际化的关键技术开发**

（国家科学技术进步奖二等奖　2015）

寿光富康制药有限公司　悦康药业集团有限公司　沈阳药科大学　山东大学　聊城大学

程卯生　宋伟国　刘新泳　严守升　何英俊　杨　磊　高东圣　董良军　宋成刚　杨　磊

4. **原创小分子靶向药物设计与合成新方法及其在药物发现中的应用**

（高等学校科学研究优秀成果奖自然科学奖一等奖　2015）

四川大学

杨胜勇　陈应春　李琳丽　李国菠　黄　奇　杨　皎

5. **基于笼状天然产物的抗肿瘤药物发现、成药性优化及作用机制研究**

（高等学校科学研究优秀成果奖自然科学奖一等奖　2015）

中国药科大学

尤启冬　郭青龙　张晓进　卢　娜　孙昊鹏　赵　丽　李　想　王进欣

6. **以天然药物姜黄素为先导物的系列结构类似物设计与新药发现**

（高等学校科学研究优秀成果奖自然科学奖二等奖　2015）

温州医科大学

梁　广　王　怡　刘志国　胡　杰　蔡跃飘　吴建章　赵云洁　潘　勇　李校堃　冯治国

7. **丹参酮生物合成途径解析及其合成生物学研究**

（中国药学会科学技术奖一等奖　2015）

中国中医科学院中药资源中心　中国科学院大连化学物理研究所　中国科学院天津工业生物技术研究所　首都医科大学　北京中医药大学

黄璐琦　赵宗保　张学礼　高　伟　郭　娟　周雍进　戴住波　王学勇　崔光红　申　业　袁庆军　陈美兰　张　燕　张夏楠　马晓晶

8. **新型抗类风湿性关节炎1.1类新药物艾拉莫德的研究与产业化**

（中国药学会科学技术奖二等奖　2015）

天津药物研究院有限公司　先声药业有限公司　江苏先声药业有限公司

梅林雨　刘昌孝　殷晓进　汤立达　任晋生　王杏林　李小敏　高　晶　罗兴洪　王平保　丁　磊　张宗鹏

中药

9. **人工麝香研制及其产业化**

（国家科学技术进步奖一等奖　2015）

中国医学科学院药物研究所　中国中药公司　山东宏济堂制药集团有限公司　上海市药材有限公司　北京联馨药业有限公司

于德泉　朱秀媛　柳雪枚　李世芬　姚乾元　严崇萍　刘厚起　高益民　王文杰　程桂芳　沈祥龙　肖　宣　郭　经　庾石山　章　菽

10. **藏药现代化与独一味新药创制、资源保护及产业化示范**

（国家科学技术进步奖二等奖　2015）

解放军兰州军区兰州总医院　康县独一味生物制药有限公司　兰州大学　解放军第二军医大学　甘肃省医学科学研究院　甘肃首曲药源中藏药材加工有限公司

贾正平　李茂星　阙文斌　张汝学　张兆琳　陈万生　樊鹏程　马慧萍　石晓峰　陈世武

11. **几种常用清热类中药的药效物质基础与作用机制研究**

（高等学校科学研究优秀成果奖自然科学奖一等奖　2015）

上海中医药大学　中国科学院上海药物研究所

王峥涛　李医明　季莉莉　王长虹　张刘强　窦　薇　王　瑞　杨　莉　韩　涵　曾文亮　谢智勇　沈凯凯　石燕红　朱大元　陈凯先

12. **中药成分抗耐药性金黄色葡萄球菌的作用机制及重要靶点**

（高等学校科学研究优秀成果奖自然科学奖二等奖　2015）

吉林大学

邓旭明　邱家章　牛效迪　王大成　董　靖　王建锋
冯海华　艾永兴　赵淑华　任文陟

13. **二仙汤防治骨质疏松症的基础及其临床转化应用**
（高等学校科学研究优秀成果奖科技进步奖二等奖　2015）
第二军医大学　第四军医大学
张巧艳　秦路平　杨志福　辛海量　刘玉林　王长海
奚苗苗　韩　婷　王　寅　王　芳　俞　媛　郑承剑
蒋益萍　贾　敏

14. **苗药理气活血滴丸国家新药的研究开发**
（高等学校科学研究优秀成果奖科技进步奖二等奖　2015）
贵阳中医学院　贵州益佰制药股份有限公司
张永萍　邱德文　林亚平　梁光义　郑亚玉　靳凤云
田紫平　窦啟玲

15. **熊胆粉特有药用价值及熊胆粉产业化关键技术研究**
（中华中医药学会科学技术奖一等奖　2015）
黑龙江中医药大学　黑龙江黑宝药业股份有限公司
王喜军　吴修红　孙　晖　靳　哲　朴成玉　辛　笛
张爱华　闫广利　孙　畅　李杏花　张　宁　李丽静
郭冷秋　孙文军　韩　莹

16. **密蒙花提取物治疗干眼症的基础研究**
（中华中医药学会科学技术奖一等奖　2015）
湖南中医药大学
彭清华　姚小磊　王　方　李怀凤　彭　俊　王　芬
陈佳文　李海中　吴权龙　谭涵宇

17. **中药大品种丹红注射液药效物质基础、作用机制、质量控制及产业化**
（中华中医药学会科学技术奖一等奖　2015）
山东丹红制药有限公司　天津中医药大学　河南中医学院第一附属医院　解放军总医院　南开大学
赵步长　王跃飞　朱明军　韩际宏　樊官伟　陈韵岱
李学林　王益民　黄衍民　王少峡　王　晶　姜苗苗
赵　菁　王丹丹　贾力夫

18. **名贵中药资源分子系统学及其药材的分子鉴别研究**
（中华中医药学会科学技术奖二等奖　2015）
中国中医科学院中药研究所　中国科学院植物研究所
贵阳中医学院　安徽中医药大学　北京中医药大学
袁　媛　黄璐琦　金效华　彭华胜　蒋　超　周　涛
崔光红　李旻辉　杨　健　王学勇

19. **痹痛灵最优处方确定及免疫机制影响探讨**
（中华中医药学会科学技术奖三等奖　2015）
南京中医药大学
汪　悦　郭海英　吴素玲　耿元卿　李广清　丁　蓉
覃仕化　景嵘月

20. **中药及其活性提取物的免疫调控关键技术与抗肿瘤作用**
（中华中医药学会科学技术奖三等奖　2015）
山东省医学科学院基础医学研究所
姜国胜　姚成芳　李　霞　宋冠华　段文娟　任　霞
李翠玲

21. **从肝论治失眠新药白草香解郁安神胶囊研制**
（中华中医药学会科学技术奖三等奖　2015）
山西省中医药研究院　广西百琪药业有限公司
冯玛莉　李培毅　贾力莉　牛艳艳　武玉鹏　陈治伟
仝立国　宋美卿

22. **银翘散活性成分对流感病毒多靶点作用机制研究**
（中华中医药学会科学技术奖三等奖　2015）
辽宁中医药大学　大连市儿童医院
王雪峰　吴振起　崔振泽　李亚秋　赵　雪　郝欧美
刘光华　王思源

23. **浮小麦活性成分及质量控制研究**
（中华中医药学会科学技术奖三等奖　2015）
山西中医学院　香港科技大学中药研发中心
裴妙荣　董婷霞　孟　霜　詹华强　李慧峰　毕　丹
裴香萍　张　莉

24. **方剂配伍雷公藤对其所致肝脏、骨髓毒性的减毒作用及机制研究**
（中华中医药学会科学技术奖三等奖　2015）
山西中医学院
周　然　闫润红　王永辉　高　丽　柴　智　李艳彦
聂中标　周文静

25. **片仔癀抗大肠癌的药效作用及其机制研究**
（中国中西医结合学会科学技术奖二等奖　2015）
福建中医药大学　漳州片仔癀药业股份有限公司
彭　军　林久茂　沈阿灵　黄鸣清　魏丽慧　潘　杰
黄进明　洪　绯　庄群川　蔡巧燕　陈宏伟　林　薇
罗志毅　刘丽雅　洪振丰

26. **中药大品种胃肠安丸质量提升和药效作用及机制的阐明**
（中国中西医结合学会科学技术奖二等奖　2015）
天津大学　中国人民武装警察部队后勤学院　天津中新药业集团股份有限公司乐仁堂制药厂
高文远　张静泽　王　磊　金兆祥　周　鸿　杨　瑾
李　霞　郭慧敏

27. **金芪降糖片治未病（糖尿病前期）的循证研究**
（中国中西医结合学会科学技术奖三等奖　2015）
天津中医药大学　北京大学第一医院　天津中医药大学第二附属医院　天津医科大学代谢病医院　广西中医药大学第一附属医院　中国医学科学院药物研究所　天津中新药业集团有限公司隆顺榕制药厂
郭利平　商洪才　任　明　王　涛　邓雁如　陈莉明
王学美　王德惠　李双蕾　陈建宗　申竹芳　曹红波
张俊华　王　辉　翟静波　孙　晓　刘春香　王　磊
宋郁珍　王　月　朱晓丹　袁雪海

28. **鹿茸强筋骨作用的物质基础及作用机制研究**

（中国中西医结合学会科学技术奖三等奖　2015）
长春中医药大学
曲晓波　李　娜　李银清　赵　雨　林　喆　石晓征

药理、毒理

29. 抗病毒天然免疫信号转导机制
（国家自然科学奖二等奖　2015）
武汉大学
舒红兵　钟　波　王延轶　李　颖　雷曹琦

30. 动脉粥样硬化分子机制及治疗靶点的实验研究
（高等学校科学研究优秀成果奖自然科学奖二等奖　2015）
山东大学
张铭湘　安丰双　张　伟　王旭平　秦伟栋　魏述建
王　娟　刘福强　陈玉国

31. 造血干细胞病理状态下调控机制及关键分子靶点
（高等学校科学研究优秀成果奖自然科学奖二等奖　2015）
北京协和医学院　上海长海医院　北京生命科学研究所
程　涛　郑国光　高瀛岱　胡晓霞　高绍荣　程　辉
李彦欣　李玥莹　田　晨　胡林萍

32. IL-18、IL-24 抗肿瘤作用及其机制
（高等学校科学研究优秀成果奖自然科学奖二等奖　2015）
徐州医学院　中国科学院上海生命科学研究院
郑骏年　褚　亮　李连涛　刘新垣　裴冬生　蒋　冠
田　卉

33. 阿尔茨海默病防治药物的基础和临床药理学研究
（高等学校科学研究优秀成果奖科技进步奖一等奖　2015）
上海交通大学
陈红专　肖世富　陈生弟　李华芳　胡雅儿　陆　阳
高小玲　邱　瑜　周　薇　王　涛　王　刚　王　昊
徐见容　沈一峰　冯雪梅

34. 非酒精性脂肪性肝病发病机制与诊治的研究
（高等学校科学研究优秀成果奖科技进步奖一等奖　2015）
浙江大学
虞朝辉　厉有名　徐承富　张雪群　郑　敏　郦圣捷
金　希　沈　哲　陈卫星　陈韶华　徐　磊　王　兰
徐　萍

35. 清肝活血方治疗酒精性肝病（肝纤维化）的方证病理学研究
（中华中医药学会科学技术奖二等奖　2015）
上海中医药大学附属龙华医院
邢练军　陈珺明　吴　涛　王　淼　安德明　郑培永
张　莉　季　光

36. 化学创新药物代谢和药动学研究
（中国药学会科学技术奖二等奖　2015）
中国科学院上海药物研究所
钟大放　陈笑艳　张逸凡　邓　洋　孟　健　李　亮
戴晓健　高志伟　夏　雨　詹　燕　马智宇　周佳岚

37. 微透析-HPLC 在线联用技术在葛根素药动学研究的应用
（军队医疗科技奖三等奖　2015）
第二炮兵总医院
王　丹　刘春生　吕　进　安　婷　赵明星　童卫杭
刘云娥

药物制剂

38. 纳米材料毒理学评价及环境医学应用的基础研究
（高等学校科学研究优秀成果奖自然科学奖一等奖　2015）
东南大学
浦跃朴　刘松琴　王大勇　唐　萌　尹立红　梁戈玉
武秋立　卫　伟　刘　冉　张小强　张　婷　张　娟
薛玉英　李晓波

39. 新型纳米载药体系研究
（高等学校科学研究优秀成果奖自然科学奖二等奖　2015）
东南大学　中国科学院苏州纳米技术与纳米仿生研究所
湖南工业大学
何农跃　张智军　张立明　王　婷　吕卓璇　杨文静

40. 符合中药特点的增溶性药用辅料的筛选与评价
（中华中医药学会科学技术奖二等奖　2015）
江西中医药大学　解放军 302 医院　南京威尔化工有限公司　北京中医药大学　成都中医药大学　中国医学科学院药用植物研究所
杨　明　张　萍　张海燕　张　锐　高正松　史新元
廖永红　宋民宪　马鸿雁　齐　云

41. 抗肿瘤中药微粒多途径传递系统核心技术创研
（中华中医药学会科学技术奖二等奖　2015）
江苏省中医药研究院
陈　彦　瞿　鼎　王小宁　张振海　刘聪燕　贾晓斌
周　静　范晨怡

42. 中药消胀贴膏敷脐治疗肝硬化腹水的疗效评价与作用机制研究
（中华中医药学会科学技术奖三等奖　2015）
上海中医药大学附属曙光医院　上海中医药大学
刘成海　邢　枫　冯年平　陶艳艳　张雅丽　蔡俊萍

43. 中药纳米给药关键技术及其应用
（中华医学科技奖三等奖　2015）
上海中医药大学
冯年平　刘　颖　张永太　赵继会　施　峰　许　洁
张　萍　施水萍

44. 朱红膏治疗慢性皮肤溃疡疗效机制、安全性评价及应用
（中华中医药学会科学技术奖三等奖　2015）
首都医科大学附属北京中医医院　中国中医科学院中药研究所　北京市宣武中医医院
吕培文　徐旭英　董建勋　王乐平　林　含　杨焕杰

李建荣　霍　凤

45. **渗透泵酶触发口服结肠定位多元递药系统的构建**

（中国中西医结合学会科学技术奖二等奖　2015）

黑龙江中医药大学　解放军第211医院　大庆油田总医院

杨志欣　杨　波　邓伟哲　李永吉　王艳宏　王玉华　吕邵娃　王　锐　匡海学

46. **改善肿瘤治疗效果的新型药物递释系统研究**

（中国药学会科学技术奖一等奖　2015）

中国科学院上海药物研究所

李亚平　尹　琦　张志文　于海军　高　瑜　徐郑虹　陈伶俐　顾王文　张鹏程　段晓品

47. **富马酸托特罗定及其片剂关键技术研究及产业化**

（中国药学会科学技术奖三等奖　2015）

四川科伦药业股份有限公司

刘思川　王利春　胡思玉　赵　栋　沈　利

48. **盐酸坦洛新缓释胶囊关键技术研究及产业化应用**

（中国药学会科学技术奖三等奖　2015）

杭州康恩贝制药有限公司

徐春玲　王如伟　徐秀卉　陆振宇　宋远征　蒋国潮　陈玲芳　姚丽萍　宋丹丹　王云蔚

49. **基于载药亚微乳技术的环孢素滴眼液的研究**

（军队医疗科技奖三等奖　2015）

南京军区福州总医院

宋洪涛　张　晶　王慧娟　周　欣　刘志宏

50. **幽门螺杆菌的基因微进化与纳米药物载体临床应用研究**

（军队医疗科技奖三等奖　2015）

济南军区第155医院　第三军医大学

郭春亮　郭长升　赵鹏飞　沈利群　韩怀忠　张立新　陈　雷

生化药物与生物制品

51. **重组人生长激素系列产品研制与产业化**

（国家科学技术进步奖二等奖　2015）

长春金赛药业有限责任公司

金　磊　罗小平　王俊才　王思勤　罗飞宏　巩纯秀　傅君芬　杜敏联　杜红伟　刘志红

52. **鸭病毒性肝炎弱毒活疫苗（CH60株）**

（高等学校科学研究优秀成果奖技术发明奖一等奖　2015）

四川农业大学　哈药集团生物疫苗有限公司　四川省华派生物制药有限公司　青岛蔚蓝生物制品有限公司

程安春　汪铭书　杨　乔　刘洪斌　方鹏飞　蒋贻海

53. **肠道病毒71型（EV71）灭活疫苗免疫策略研究**

（中华医学科技奖二等奖　2015）

江苏省疾病预防控制中心　中国食品药品检定研究院　国药中生生物技术研究院有限公司　北京科兴生物制品有限公司

朱凤才　梁争论　李秀玲　陈江婷　孟繁岳　李靖欣　张雪峰　胡月梅　储　凯　毛群颖

54. **流感传播动力学、疾病负担和疫苗保护效果研究**

（中华医学科技奖三等奖　2015）

中国疾病预防控制中心　北京市疾病预防控制中心

余宏杰　王全意　冯录召　杨　鹏　姜　慧　段　玮　杨　娟　张　莉

55. **蜂毒素的提取，纯化和抗肿瘤作用机制研究**

（中国中西医结合学会科学技术奖一等奖　2015）

第二军医大学

李　柏　汪　晨　顾　伟　苏永华　张亚妮　方凡夫　翟笑枫　王傅喆　凌昌全

56. **基于CD147靶点的新型抗体药物的转化研究**

（中国药学会科学技术奖一等奖　2015）

解放军第四军医大学　江苏太平洋美诺克生物药业有限公司

蒋建利　朱　平　张　阳　陈小春　边惠洁　陈志南　邢金良　张　征　孔令敏　黄　婉　吴　佼　李　勇

临床研究

57. **补肾益精法防治原发性骨质疏松症的疗效机制和推广应用**

（国家科学技术进步奖二等奖　2015）

上海中医药大学附属龙华医院　中国中医科学院中医临床基础医学研究所

王拥军　谢雁鸣　王永炎　施　杞　陈　棣　唐德志　梁倩倩　王燕平　支英杰　卞　琴

58. **隔药饼灸调脂化浊延迟动脉粥样硬化形成的机制与临床应用研究**

（高等学校科学研究优秀成果奖科技进步奖二等奖　2015）

湖南中医药大学

岳增辉　常小荣　刘　密　袁建菱　郁保生　严　洁　何新群　沈　菁

59. **通络药物防治急性心肌梗死再灌注后心肌无再流的作用和机制**

（中华中医药学会科学技术奖一等奖　2015）

中国医学科学院阜外心血管病医院

杨跃进　赵京林　李向东　张海涛　尤士杰　胡奉环　金　辰　程宇彤　段　炼　康　晟　罗富良

60. **中药抗抑郁新策略及效应机制研究**

（中华中医药学会科学技术奖二等奖　2015）

解放军总医院

刘　屏　胡　园　董宪喆　穆丽华　周小江　郭代红　孙　艳　刘　旭　崔　红　段冬梅

61. **中医药治疗乙型肝炎-肝硬化-肝癌系列研究及应用**

（中华中医药学会科学技术奖二等奖　2015）
广西中医药大学附属瑞康医院
邓　鑫　梁　健　练祖平　白广德　赵晓芳　张亚萍
侯恩存　涂燕云　刘旭东

62. **复方叶下珠防治乙肝相关肝癌的癌前病变临床与实验研究**
（中华中医药学会科学技术奖二等奖　2015）
深圳市中医院
童光东　周大桥　魏春山　邢宇锋　张　希　贺劲松
唐海鸿　肖春玲　郑颖俊　周小舟

63. **强心通脉颗粒防治慢性心衰的临床疗效和循证示范疗效评价研究**
（中华中医药学会科学技术奖二等奖　2015）
辽宁中医药大学
朱爱松　张　艳　宫丽鸿　卢秉久　鞠宝兆　郑海鹰
汲　泓　庞　敏　张凤芹　李亚秋

64. **益气解毒活血通络类中药治疗糖尿病肾病的作用机制研究**
（中华中医药学会科学技术奖三等奖　2015）
深圳市中医院
李顺民　孙惠力　曾又佳　戈　娜　邵牧民　易铁钢
卢建东

65. **从能量代谢角度探讨艾滋病阳虚证的特征及中药干预研究**
（中华中医药学会科学技术奖三等奖　2015）
中国中医科学院　北京中医药大学基础医学院　首都医科大学附属北京地坛医院　首都医科大学附属北京佑安医院　中国中医科学院中医基础理论研究所
刘　颖　邹　雯　李洪娟　王　健　李　鑫　胡建华
孙　萌　张　伟

66. **复方芪丹颗粒防治急性心梗后心室重构的系统研究**
（中华中医药学会科学技术奖三等奖　2015）
中国中医科学院西苑医院　吉林康乃尔药业有限公司
史大卓　刘剑刚　董国菊　马鲁波　张　蕾　汪晓芳
闫小平　伊博文

67. **冠心病血运重建后中医药干预研究**
（中国中西医结合学会科学技术奖一等奖　2015）
广州中医药大学第二附属医院　北京中医药大学东方医院　新疆医科大学附属中医医院　上海中医药大学附属曙光医院　江门市五邑中医院
张敏州　吴焕林　王　磊　林　谦　郭力恒　安冬青
徐丹苹　祁建勇　王肖龙　江　巍　任　毅　蓝涛华
杨海玉　罗文杰　毛　帅

68. **补肾温阳化瘀法治疗子宫内膜异位症的临床与基础研究**
（中华中医药学会科学技术奖三等奖　2015）
河北中医学院　河北省中医院　石家庄市第四医院
杜惠兰　陈景伟　边文会　刘京芳　李清雪　杨　剑
贾云波　贺　明

69. **活血化瘀法之“生新”层面理论重构及其机制、应用**
（中华中医药学会科学技术奖三等奖　2015）
河南中医学院　中国中医科学院广安门医院
张金生　田　力　李社芳　王建彬　何庆勇　张宝霞
胡超群　赵桂芳

70. **基于精室理论创制前列腺炎Ⅰ号的临床及抗炎机制研究**
（中华中医药学会科学技术奖三等奖　2015）
江苏建康职业学院
曾庆琪　刘　嘉　朱　勇　曾明月　王劲松　冯俊志
杨海军　杨　凯

71. **中医药治疗变应性鼻炎基础和临床研究**
（中华中医药学会科学技术奖三等奖　2015）
广州中医药大学第一附属医院
阮　岩　王士贞　邱宝珊　刘　蓬　何伟平　王培源
徐慧贤　张肇宇

72. **益气活血法减少全髋关节置换术后深静脉血栓形成的基础与临床研究**
（中华中医药学会科学技术奖三等奖　2015）
河南省洛阳正骨医院河南省骨科医院　中国中医科学院望京医院　河南省中医院
刘又文　沈素红　陈献韬　王庆丰　陈卫衡　王上增
贾宇东　张　颖

73. **王烈教授防治小儿哮喘病理论体系与系列方药临床应用评价**
（中华中医药学会科学技术奖三等奖　2015）
长春中医药大学
孙丽平　冯晓纯　王延博　丁利忠　段晓征　李　静
王　烈

74. **固本防惊汤预防小儿高热惊厥复发的临床研究**
（中华中医药学会科学技术奖三等奖　2015）
宁波市中医院
董幼祺　董继业　夏　明　郑含笑　凌春瀛　罗巧二
丁　瑾

75. **中医药提高腹透患者生存质量、防治腹膜纤维化相关研究**
（中华中医药学会科学技术奖三等奖　2015）
天津中医药大学第一附属医院
杨洪涛　林　燕　杨　波　姜　晨　范淑芳　武士锋
窦一田　王艳松

76. **艾灸温补脾胃的生物学效应机制研究与临床应用**
（中华中医药学会科学技术奖三等奖　2015）
湖南中医药大学
常小荣　刘　密　杨宗保　岳增辉　刘未艾　彭　亮
彭　艳　张国山

77. **制大黄-川芎药对防治对比剂肾病的机制及临床应用**
（中华中医药学会科学技术奖三等奖 2015）
上海市中医医院
龚学忠 汤晓春 王 骞 王跃荣 王国华 周家俊
任 飞 徐 欢

78. **基于帕金森病血脉瘀滞、筋急风动病机的抗震止痉胶囊临床应用及作用机制研究**
（中华中医药学会科学技术奖三等奖 2015）
安徽中医药大学第一附属医院
鲍远程 杨文明 张 波 谢道俊 陈怀珍 汪 瀚
王艳昕 汪美霞

79. **胃癌靶向纳米药物投递新体系的基础临床研究**
（中华医学科技奖三等奖 2015）
南京大学医学院附属鼓楼医院
刘宝瑞 李茹恬 刘 芹 魏 嘉 杨 阳 钱晓萍
邹征云 王立峰

80. **复方黄柏液涂剂治疗糖尿病性溃疡的临床和实验研究**
（中国中西医结合学会科学技术奖一等奖 2015）
北京中医药大学东直门医院 山东汉方制药有限公司
杨博华 李友山 鞠 上 刘凤桐 王 刚 陈 蕾
陈金燕 贾 慧 马 斌 马振元 卢丽娜 李林帅

81. **中西药联合治疗良性前列腺增生症优化方案研究**
（中国中西医结合学会科学技术奖二等奖 2015）
中国中医科学院研究生院 中国中医科学院西苑医院
成都中医药大学附属医院 上海中医药大学附属龙华医院 黑龙江中医药大学附属第二医院
宋春生 郭 军 常德贵 陈 磊 张 瑞 赵家有
王 福

82. **三氧化二砷 As_2O_3 注射液治疗原发性肝癌的临床及实验系列研究**
（中国中西医结合学会科学技术奖二等奖 2015）
解放军第八一医院 中国医学科学院肿瘤医院
东南大学附属中大医院
华海清 秦叔逵 孙 燕 刘 琳 陈 洪 屈凤莲
崔永安 汤秀红

83. **散血明目片治疗视网膜静脉阻塞的临床疗效及相关机制研究**
（中国中西医结合学会科学技术奖二等奖 2015）
湖南中医药大学 湖南中医药大学第一附属医院
彭清华 姚小磊 彭 俊 韩 琦 李建超 曾志成
谭涵宇 吴权龙 魏艳萍 张波涛 叶群如 李 波
戴宗顺

84. **后适应及与中药协同保护缺血再灌注损伤的机制研究**
（中国中西医结合学会科学技术奖二等奖 2015）
中国中医科学院西苑医院
史大卓 马晓娟 张大武 张 蕾 殷惠军 刘剑刚
王承龙 张 莹

85. **祛湿化瘀方治疗非酒精性脂肪肝病的理论与实践**
（中国中西医结合学会科学技术奖二等奖 2015）
上海中医药大学附属曙光医院 宁波市第二医院 上海中医药大学
冯 琴 胡义扬 彭景华 李红山 孟胜喜 陈少东
张 宁 张 慧 慕永平 赵 瑜 顾宏图 应 豪
朱德东 王晓柠 唐亚军 黄 甫

86. **补肾活血法治疗骨关节炎的系统性研究**
（中国中西医结合学会科学技术奖三等奖 2015）
天津中医药大学第一附属医院
刘 维 吴沅皞 张 磊 薛 斌 刘 滨

87. **从手术应激反应的气血机制研究中医药防治术后认知功能障碍**
（中国中西医结合学会科学技术奖三等奖 2015）
山东中医药大学附属医院 山东大学齐鲁医院
苏 帆 王 波 迟永良 范海鹏 鹿洪秀 崔 峰

88. **平肝潜阳中药治疗肝阳上亢型高血压的临床疗效及机制探讨**
（中国中西医结合学会科学技术奖三等奖 2015）
天津中医药大学第二附属医院
赵英强 徐 强 汪 涛 史 红 王 威 李 甜
蔡晓月

89. **基于 Resistin、GK、PEPCK 调控的糖肝康对糖尿病肝损伤临床干预研究**
（中国中西医结合学会科学技术奖三等奖 2015）
山东中医药大学附属医院 济南市第四人民医院
钱秋海 李红专 彭 伟 钱卫斌 蔡欣蕊 郭春芳
张新颖 王营营

90. **基于结肠途径给药的中西医结合治疗慢加急性肝衰竭的临床疗效及机制研究**
（中国中西医结合学会科学技术奖三等奖 2015）
上海中医药大学附属曙光医院
陈建杰 卓蕴慧 凌琪华 商斌仪 王介非 黄国毅
刘 玉 叶青艳

91. **通腑泻肺方治疗慢性阻塞性肺病急性发作(痰热壅肺证)多中心、双盲、随机对照临床研究**
（中国中西医结合学会科学技术奖三等奖 2015）
上海中医药大学附属曙光医院 上海中医药大学附属市中医医院
熊旭东 李淑芳 胡祖鹏 闫国良 王 倩 施 荣
陈莉云 何 淼 张 涛 尹成伟

92. **补肾活血法联合“支撑”技术治疗早期股骨头坏死**
（中国中西医结合学会科学技术奖三等奖 2015）
河南省洛阳正骨医院 河南省骨科医院
刘又文 张 颖 王端权 高书图 王庆丰 陈献韬

王会超　朱英杰　贾宇东　孙瑞波　张蕾蕾　张宏军
马向浩　吴　星　郭宸豪

93. 益气活血治法对脑出血损伤区微血管系统重建的作用机制研究

（中国中西医结合学会科学技术奖三等奖　2015）

中南大学湘雅医院

唐　涛　罗杰坤　周华军　林　源　张花先　黄菊芳
张宗桀　张海男　邢之华　刘小娟　钟建华　齐　勇
虢灿杰　刘宜峰　阳鹤鹏　陈柏林

94. 基于 PB/PPK/PG/PD 技术在新生儿和小婴儿精准化药物治疗中的研究及临床应用

（中国药学会科学技术奖三等奖　2015）

复旦大学附属儿科医院

李智平　陈　超　曹　迪　陈也伟　石文静　李　琴
吴　丹　朱逸清

95. 心脑宁片的研制及临床研究

（军队医疗科技奖二等奖　2015）

济南军区第 371 医院

吕宏迪　王　灵　王同聚　申晋昌　郝少君　苏　峰
明爱民　马珍珍　孙建华

96. 滋肾通络法治疗糖尿病肾病的机制及应用研究

（军队医疗科技奖二等奖　2015）

空军总医院

马建伟　徐丽梅　马新英　魏汉林　董　静　支　艳
张文龙　孟凡荣　张　蕾

97. 糖尿病“酸克甘”治法的临床及基础研究

（军队医疗科技奖二等奖　2015）

第二军医大学第一附属医院

朱德增　王丽娜　王　琳　邹大进　岳小强　潘静娟
刘　龙　杨　学　李　霞

98. 药师主导的个体化给药技术研究及其临床应用

（军队医疗科技奖三等奖　2015）

第二军医大学第一附属医院　同济大学附属杨浦医院
浙江省富阳市中医医院

王　卓　季　敏　王学彬　蔡和平　钱　皎　章晓红
赵　扬

99. 中药熏蒸治疗类风湿关节炎的临床应用及机制研究

（军队医疗科技奖三等奖　2015）

广州军区广州总医院

陈志煌　刘明岭　何丹丹　沈　鹰

100. 药物洗脱支架治疗急性 STEMI 疗效观察

（军队医疗科技奖三等奖　2015）

沈阳军区总医院

王　斌　梁振洋　王效增　荆全民　王　耿

101. 消氮颗粒治疗慢性肾衰的工艺，药理及临床研究

（军队医疗科技奖三等奖　2015）

济南军区总医院

于燕莉　王艳侠　徐建江　毕云生　张淑瑜　赵文静

102. 胰高糖素相关药物在新诊断及肥胖 2 型糖尿病患者治疗中的综合获益

（军队医疗科技奖三等奖　2015）

兰州军区第 451 医院

周　岩　迟丽屹　曹　晋　吴大方　邵　英　宋菲菲
王亚虹

103. 临床分离多重耐药大肠埃希菌耐药机制及临床应用研究

（军队医疗科技奖三等奖　2015）

总参谋部第 305 医院

王会中　郭燕菊　陈　倩

104. 腹部肿瘤术后药物预防深静脉及其对全身炎症反应的临床研究

（军队医疗科技奖三等奖　2015）

兰州军区乌鲁木齐总医院

贺　梁　王　江　张永久　林　海　闫　兵　南　林

105. 中药“从肝论治”影响胆汁成石基因并预防胆石复发的临床研究

（军队医疗科技奖三等奖　2015）

沈阳军区总医院

巩　阳　林一帆　刘俊丽　朱　虹　盛天骄　陆宇平
刘　杨

106. 医院感染病原菌耐药性监测及临床应用研究

（军队医疗科技奖三等奖　2015）

广州军区第 181 医院

刘行超　曾桂芬　杨运森　向　桢　胡松林　莫　姗
肖慧玲

新技术、新方法

107. 石药集团药物研发创新体系建设

（国家科学技术进步奖二等奖　2015）

石药集团有限责任公司

108. 高端医药产品精制结晶技术的研发与产业化

（国家科学技术进步奖二等奖　2015）

天津大学　深圳华润九新药业有限公司　浙江华海药业股份有限公司　西安利君制药有限责任公司　中国食品药品检定研究院(中国药品检验总所)

王静康　龚俊波　黄文锋　胡昌勤　郝红勋　尹秋响
陈晓军　张美景　林丽红　杨战鏖

109. 以桂枝茯苓胶囊为示范的中成药功效相关质量控制体系创立及应用

（国家科学技术进步奖二等奖　2015）

江苏康缘药业股份有限公司　北京大学　大连工业大学
南京中医药大学　西北农林科技大学

萧　伟　徐筱杰　朱靖博　段金廒　王永华　王振中
丁　岗　毕宇安　曹　亮　李家春

110. 基于活性成分中药质量控制新技术及在药材和红花注射液等中的应用

（国家科学技术进步奖二等奖　2015）

北京大学　雅安三九药业有限公司　劲牌有限公司
屠鹏飞　姜　勇　李　军　赵炳祥　刘胜华　谈　英
史社坡　朱雅宁　赵明波　宋月林

111. 中药及天然药物活性成分分离新技术研究与应用

（国家科学技术进步奖二等奖　2015）

中国药科大学
孔令义　罗　俊　王小兵　罗建光　汪俊松　杨鸣华
杨　蕾　李　意　柳仁民　姚　舜

112. 基因靶标调控剂-聚酰胺及其重要单体制备的关键技术和应用示范

（高等学校科学研究优秀成果奖技术发明奖二等奖　2015）

浙江工业大学　浙江省疾病预防控制中心　杭州庆正鸿科技有限公司　安吉华诚纳米科技有限公司
张　文　吴艳玲　江世坤　冯海英　丁燕萍　赵晓寅

113. 基因工程小鼠等相关疾病模型研发与应用

（高等学校科学研究优秀成果奖科技进步奖特等奖　2015）

南京大学
高　翔　朱敏生　杨中州　李朝军　徐　璎　黄行许
赵庆顺　赵　静　张辰宇　何玉龙　宁　文

114. 药物临床前评价研究技术体系建设及应用

（高等学校科学研究优秀成果奖科技进步奖二等奖　2015）

四川大学　成都华西海圻医药科技有限公司　四川格林豪斯生物科技有限公司
岑小波　王　莉　胡春燕　程　峰　刘　斌　李宏霞
扈正桃　江建明　胡　刚　王　伟　陈　波　谢晓婕
杨　樾　刘　斌　赖　力

115. 基于动力学特征的中药口服固体制剂释放/吸收研究关键技术

（高等学校科学研究优秀成果奖科技进步奖二等奖　2015）

天津中医药大学　天津药物研究院有限公司
何　新　刘昌孝　李自强　李亚卓　谷升盼　冯　果
王丽峰

116. 中药整体质量控制标准体系构建及其应用

（中华中医药学会科学技术奖一等奖　2015）

中国科学院上海药物研究所　上海诗丹德生物技术有限公司
果德安　吴婉莹　侯晋军　笪　娟　钱　勇　谢天培
姜宝红　杨　敏　刘　璇　姚　帅　龙华丽　蔡录影
屈　华　王秋蓉　冯瑞红

117. 中药临床药代动力学关键技术与研究体系

（中华中医药学会科学技术奖二等奖　2015）

南京中医药大学附属医院（江苏省中医院）
居文政　熊宁宁　蒋　萌　张　军　刘　芳　吴　婷
刘史佳　储继红　许美娟　邹　冲

118. 超临界 CO_2 萃取为核心的成套技术与装备及其在天然药物中的应用

（中华中医药学会科学技术奖二等奖　2015）

中药提取分离过程现代化国家工程研究中心（广州白云山汉方现代药业有限公司）　航天科工集团贵州航天乌江机电设备有限责任公司　广州白云山医药集团股份有限公司　中山大学
葛发欢　刘菊妍　李楚源　李金华　潘汉波　李　菁
袁　诚　黄　翔　刘培庆　黄　民

119. 语义网环境下中医药信息标准化方法

（中华中医药学会科学技术奖二等奖　2015）

中国中医科学院中医药信息研究所
崔　蒙　李海燕　贾李蓉　杨　硕　刘　静　董　燕
朱　玲　李敬华　高　博　于　彤

120. 中医药临床疗效评价循证证据的产生与方法学规范研究

（中华中医药学会科学技术奖三等奖　2015）

北京中医药大学　中医杂志社　北京中医药大学东方医院
刘建平　费宇彤　韩　梅　曹卉娟　王思成　陈　薇
刘国正　刘兆兰

121. 中药配方颗粒研究的技术指导原则

（中华中医药学会科学技术奖三等奖　2015）

广东省第二中医院（广东省中医药工程技术研究院）　广东省食品药品检验所　广东一方制药有限公司
程学仁　孙冬梅　陈浩桉　谭登平　陈玉兴　毕晓黎
张建军　罗文汇

122. 中药指纹图谱总量统计矩（相似度）法的创立与运用研究

（中华中医药学会科学技术奖三等奖　2015）

湖南中医药大学
贺福元　杨岩涛　邓凯文　石继连　周　晋　刘文龙
刘平安　唐　宇

123. 中医外治特色制剂贴膏剂的现代化关键技术研究与应用

（中国中西医结合学会科学技术奖三等奖　2015）

江苏省中医药研究院　常州市盛辉药业有限公司　陕西东科制药有限责任公司
贾晓斌　陈　斌　孙　娥　崔　莉　宋　捷　杨保新
夏传涛　汪　晶　肖庆龄　张振海　成旭东

124. 光学成像技术在中医药研究中的应用

（中国中西医结合学会科学技术奖三等奖　2015）

中国中医科学院医学实验中心

王　毅　马淑骅　孙娅楠　胡剑江　王丹巧　雷　燕　牛晓红

125. 基于质谱技术代谢组学分析方法研究及其应用

（中国中西医结合学会科学技术奖三等奖　2015）

中国中医科学院医学实验中心

郭　娜　雷　燕　范　斌　孙明杰　王志国　于友华　逯　波　吴晓霞　闫　寒　聂颖兰　代金刚　刘柏东　张海鸣

126. 抗菌药物体外药代动力学/药效学模型研究平台的构建及其应用

（中国药学会科学技术奖三等奖　2015）

复旦大学附属华山医院

张　菁　梁　旺　陈渊成　胡佳丽　武晓捷　郭蓓宁　赵　苗　张树敬　吴　湜　郁继诚　曹国英　张婴元　杨　帆　朱德妹　施耀国

127. 药品杂质控制与评价关键技术平台建设及其应用

（中国药学会科学技术奖三等奖　2015）

山东省食品药品检验研究院

史国生　李　军　王维剑　祝清芬　牛　冲　石　峰　张中湖　巩丽萍　王　杰　徐志洲　谢元超　国　明　林永强　凌　霄

128. 精确放疗同步中药优化治疗高危肿瘤与临床防护技术的应用

（军队医疗科技奖二等奖　2015）

济南军区第107医院　滨州医学院　烟台大学　吉林省迈达医疗器械有限公司　中国核动力研究设计院设备制造厂

王义善　马建军　王钦文　郑秋生　曲　震　高　菲　李军体　王　东　张国营

其　他

129. 应用信息化手段开展门诊肝病患者药学服务的研究与评价

（军队医疗科技奖三等奖　2015）

解放军第302医院

吴荣荣　刘峰群　韩　晋　秦　立　陈红鸽　魏振满　刘丽萍

130. 驻地鲍曼不动杆菌耐药基因流行病学研究

（军队医疗科技奖三等奖　2015）

北京军区第253医院

刘超梅　邢红英　王建英　李雪梅　胡晓冬　杨　红　杨晓波

（由张桂兴　万　猛　李劲松　刘俊立　施克明　孙文虹　陆　霞　孙　婷　吴蕊丽　提供资料，由司伊康　程桂芳　金听根整理）

国家自然科学基金资助项目

2015 年面上项目(药学相关项目选录)

项目编号	项目名称	负责人	依托单位
81572431H1617	hGC33 修饰、Sorafenib 负载纳米递药系统的 GPC3 + 肝癌靶向及协同抗癌机制研究	唐小龙	安徽理工大学
21572002B020102	多官能化复杂芳香功能化合物简洁合成方法学研究	胡益民	安徽师范大学
81573615H2806	定位释药胶囊型中药渗透泵控释制剂的构建及释放与吸收相关性的研究	胡容峰	安徽中医药大学
81573720H2901	基于肾病综合征模型及 AVP-NOS/NO-AQP2 途径研究当归芍药散活血利水作用机制及物质基础	许　钒	安徽中医药大学
81571194H0910	基于 RNA-Seq 技术以巨噬细胞极化相关的信号通路为靶点探讨脊髓损伤治疗的策略	吕合作	蚌埠医学院
81572458H1617	PDGF-D 通过 GSK3β/β-catenin/LEF1 途径诱导 CDC20 表达调节了肝癌药物敏感性	吴　穷	蚌埠医学院
21571006B0104	抗糖尿病钒配合物对 Aβ 蛋白损伤神经细胞的作用及分子机制	杨晓达	北京大学
21572010B020601	基于结构的特异性内皮脂肪酶抑制剂的设计、合成与生物活性评价	刘振明	北京大学
21572015B021206	五环三萜化合物调控多种 RNA 病毒感染的共性分子机制和结构基础研究	周德敏	北京大学
31571094C0911	神经可塑性相关基因的 RNA 编辑在药物成瘾消退后复发性觅药行为中的作用	沈昊伟	北京大学
61571001F012407	耐多药结核病区域景观耦合网络动力学模型和尺度效应	贾忠伟	北京大学
81570128H0812	急性早幼粒细胞白血病中砷剂耐药的分子机制研究	主鸿鹄	北京大学
81571312H0919	胚胎期暴露抗精神病药影响海马神经元生成和认知功能的机制研究	苏允爱	北京大学
81571394H0403	抗真菌药物在 farnesol 或非 farnesol 条件下对外阴阴道假丝酵母菌耐药性的诱导及其机制研究	刘朝晖	北京大学
81572033H1908	肠球菌对利奈唑胺的新耐药机制研究	吕　媛	北京大学
81572036H1908	高毒力肺炎克雷伯菌耐药形成发展的分子机制和微进化研究	王　辉	北京大学
81572339H1617	BRG1-miR-302a-3p 调控胰腺癌细胞化疗耐药及干细胞化的机制研究	田孝东	北京大学
81572635H1624	联合阻断核转录因子 Gli1 活化途径及逆转耐药治疗软骨肉瘤的实验研究	燕太强	北京大学
81573272H3001	具有诱导细胞巨泡化死亡等多重作用机制的抗神经胶质瘤药物研究	孟祥豹	北京大学
81573273H3001	TRPM2 通道选择性抑制剂的设计与功能研究	张礼和	北京大学
81573274H3001	抗菌肽小分子模拟物的设计、合成及抗菌相关性质的研究	牛有红	北京大学
81573359H3008	基于肿瘤微环境调控的靶向给药系统的设计与作用机制研究	代文兵	北京大学
81573360H3008	功能化抗肿瘤药物的纳米给药系统的构建及抗肿瘤相关机制研究	张　烜	北京大学
81573504H3111	PI3Kβ 基因多态性对血小板功能及对抗血小板药物疗效的影响研究	崔一民	北京大学
81573684H2816	基于体内过程的三七-红花药对抗心肌缺血配伍增效机制研究	郭晓宇	北京大学
81573763H2902	核糖代谢异常对糖尿病肾病的作用以及中药降糖复方的干预机制研究	黎巍威	北京大学
21574009B040304	生物相容性荧光大分子的合成以及作为抗癌药物载体的应用研究	尹梅贞	北京化工大学
31570996C100310	可模拟阶段性肿瘤发生的三维肺癌组织体外构建及其在肺癌发生发展机制与药物筛选研究中的应用	王海滨	北京交通大学
51578042E0804	多重耐药性大肠杆菌的水体污染行为及细菌粘附迁移机制研究	李久义	北京交通大学
21572021B020601	多靶点抗糖尿病并发症药物先导物-基于喹喔啉酮的设计与构效关系研究	朱长进	北京理工大学
81573693H2818	基于P糖蛋白核酸适配体分子探针的傣药龙血竭脑靶向转运及抗脑缺血药效物质基础研究	李玉娟	北京理工大学
31572558C1806	微血管内皮细胞激活嗜中性粒细胞机制研究及抗菌中药的筛选	董　虹	北京农学院
51573019E031002	可有效抑制蛋白非特异性吸附的亲水性聚脂材料的可控合成及其在药物输送中的应用研究	李敏峰	北京师范大学
31572527C180501	胸膜肺炎放线杆菌 RND 外排泵系统介导的多重耐药性机制研究	徐福洲	北京市农林科学院
81573569H2803	利用代谢组学技术研究橘属中药物质基础及其体内作用	刘元艳	北京中医药大学
81573572H2803	基于组效关联的龙血通络胶囊抗缺血性脑中风的药效物质和作用机制研究	李　军	北京中医药大学
81573573H2803	利用免疫亲和色谱技术解析芍药苷、甘草酸与芍药甘草汤功效的关联机制	赵　琰	北京中医药大学
81573608H2805	基于谱-效结合、药动学-药效学结合比较研究菟丝子酒炙、盐炙增强补肝肾作用的异同及增效机制	李向日	北京中医药大学
81573630H2807	基于含反药组合的经典名方海藻玉壶汤治疗甲状腺肿大大鼠探讨海藻不同品种与甘草配伍的生物效应与机制	钟赣生	北京中医药大学

（续表）

项目编号	项目名称	负责人	依托单位
81573692H2818	基于体内动态变化成分民族药滇白珠抗风湿药效物质基础及其质量控制研究	折改梅	北京中医药大学
81573798H2902	二陈汤通过JNK信号转导通路干预转移性非小细胞肺癌多药耐药及肿瘤血管生成的实验研究	王　芬	北京中医药大学
81573824H2902	补肾平肝法对A53T转基因帕金森病大鼠α-突触核蛋白降解网络的影响研究	时　晶	北京中医药大学
81573831H2903	中药靶标活性谱的构建及其在降血脂有效成分配伍中的应用研究	张燕玲	北京中医药大学
31570347C020604	应用亲和-超滤-色谱-质谱联用技术对玛咖抗衰老成分及其靶向调控NEI网络机制研究	孙佳明	长春中医药大学
81573583H2803	“司外揣内”活性成分谱桥接生物体代谢响应网络探究附子治疗心阳虚型慢性心衰的药效物质基础及作用机制	李芸霞	成都中医药大学
81573588H2803	钩藤生物碱调控α-突触核蛋白依赖的自噬-溶酶体途径治疗帕金森病的作用机制和构效关系研究	韩　波	成都中医药大学
81573589H2803	融合多层次化学结构特征研究钩吻中吲哚生物碱抗乳腺癌的构效关系和作用机制	黄　维	成都中医药大学
81573727H2901	藿对艾叶免疫功能与叶际菌群的干扰模式研究	丁维俊	成都中医药大学
81570541H0316	CBA/CaJ小鼠长期携带慢性乙肝固有特征的实用模型研究	张华堂	重庆市科学技术研究院
81572055H2002	探索肠球菌对利奈唑胺低水平耐药的分子机制	夏　云	重庆医科大学
81573661H2810	“青蒿-鳖甲”药对通过HIF1α-miR-124-P4HA1信号通路抑制肝癌细胞增殖与生长的研究	唐　玲	大连大学
21571028B0112	过氧化钛纳米粒子的辐射激发自由基效应及其在癌症放射治疗中的协同作用	谭振权	大连理工大学
81570129H0812	Bcl-2家族蛋白在慢性粒细胞白血病Bcr/Abl非依赖型耐药中的机制研究	张志超	大连理工大学
81572586H1622	SGK3在MYC介导的乳腺癌PI3K靶向治疗耐药中的作用和分子机制研究	刘丕旭	大连医科大学
81572609H1622	FSIP1自分泌调控乳腺癌干细胞特性的作用和机制	刘彩刚	大连医科大学
81572919H1609	巨噬细胞对非小细胞肺癌表皮生长因子受体酪氨酸激酶抑制剂获得性耐药产生的促进作用研究	吕　申	大连医科大学
21575020B0514	离子液体基碳量子点纳米诊疗药物体系构建及活体成像分析研究	舒　杨	东北大学
31570342C020604	锦灯笼多糖在核酸疫苗中免疫增强作用机制及其构效关系研究	王桂云	东北师范大学
21571033B0112	基于铂(Ⅳ)配合物的靶向或多靶点抗肿瘤前药研究	苟少华	东南大学
41571476D010903	根系分泌物介导下生物电化学强化人工湿地去除低污染水中PPCPs的研究	宋海亮	东南大学
51575106E050902	全生物吸收药物洗脱血管支架的设计、制备与测试	顾兴中	东南大学
81571789H1818	高肿瘤富集和渗透的刺激响应型树枝状聚合物载药体系的制备及其抗肿瘤应用研究	柳东芳	东南大学
81574003H2710	miR-141调控OP小鼠BMSCs成骨分化机制及健骨颗粒干预作用研究	林燕萍	福建中医药大学
81574043H2717	基于miR-146a调控NF-kb信号通路探讨芍药甘草汤治疗颈型颈椎病的作用机制	何　坚	福建中医药大学
21572037B020601	新结构类型Hedgehog通路抑制剂的设计、合成及构效关系研究	董肖椿	复旦大学
31571195C110303	硫化氢和脑内铁调素表达调节	钱忠明	复旦大学
81570674H0512	新型小分子肽CHBP抑制DC自噬减轻移植肾排斥反应的机制	朱同玉	复旦大学
81570911H1304	调控Wnt/β-catenin信号通路对耳蜗毛细胞保护作用及其机制研究	陈　岩	复旦大学
81571261H0913	microRNAs纳米粒子调控P-糖蛋白逆转难治性癫痫耐药的作用	陈英辉	复旦大学
81571741H1808	影像指导纳米激动剂功能优化提高缺血性脑卒中神经保护疗效	李　聪	复旦大学
81572031H1908	Tn1721样转座子携带的blaKPC在耐碳青烯类肺炎克雷伯菌中播散的机制研究	蒋晓飞	复旦大学
81572531H1620	整合素β8亚单位在去势抵抗型前列腺癌中的甲基化调控及参与化疗耐药的作用机制研究	沈益君	复旦大学
81572884H1607	循环肝癌细胞关键耐药靶点的筛选及其干预	徐　泱	复旦大学
81573358H3008	柔性多价装订肽构建的自组装寡核苷酸递送系统用于治疗老年黄斑变性	魏　刚	复旦大学
81573363H3008	基于水淬灭近红外荧光探针的口服脂质纳米给药系统体内命运与作用机制研究	吴　伟	复旦大学
81573408H3101	参与突触与认知功能的非钙二价阳离子通道的深入研究	Nashat Abumaria	复旦大学
81573452H3105	Bcl-2拮抗剂对Hedgehog依赖性肿瘤的生长抑制作用及其机制研究	谭文福	复旦大学
81573470H3106	肠球菌属对利奈唑胺耐药新机制研究	林东昉	复旦大学
81573505H3111	基于生理和疾病机制的肾移植患者麦考酚酸的PKPD研究	焦　正	复旦大学
81573655H2810	柴胡皂苷D对肿瘤化疗耐药细胞的肿瘤干细胞特征影响及机制研究	辛　宏	复旦大学

（续表）

项目编号	项目名称	负责人	依托单位
81573757H2902	清胰化积方通过靶向 Rho GTP 酶激活蛋白抑制胰腺癌侵袭和转移的机制研究	沈晔华	复旦大学
41573086D0309	典型耐药菌及耐药基因在光和矿物作用下的环境地球化学转化机制研究	李桂英	广东工业大学
81572282H1615	基于血浆 ctDNA 多基因动态定量检测的 EGFR-TKI 耐药机制研究	周　清	广东省人民医院
81573303H3002	基于生物信息学手段开口箭中甾体类抗白血病多药耐药活性成分的发现与优化	何祥久	广东药学院
81573353H3008	反酶触释放（AETR）自纳米乳（AETR-SNEDDS）避免药物胃肠首过代谢促进其口服吸收的研究	龙晓英	广东药学院
81573607H2805	基于代谢组学和基因芯片技术的蜜炙黄芪特征成分补气作用机制的研究	芮　雯	广东药学院
81573618H2806	基于活性氧响应与内耳前庭靶向的中药多成分智能化纳米递药系统及其用于梅尼埃病治疗	陈　钢	广东药学院
81572610H1622	ER-α36 激活 HER2 及其相关信号通路并促进 HER2 + 乳腺癌 Herceptin 耐药的分子机制研究	黄　剑	广东医学院
51574092E041102	浮选药剂分子与矿物表面相互作用的空间结构匹配效应研究	陈建华	广西大学
81570006H0104	黄芩活性成分对金黄色葡萄球菌生物膜干预作用及药动学/药效学的体内研究	陈一强	广西医科大学
81573906H2708	Ets 家族调控与糖肾宝干预糖尿病肾病的机制研究	向少伟	广西中医药大学
81572579H1621	卵巢癌多药耐药相关基因正选择分析及关键靶点的生物功能研究	李　力	广西壮族自治区肿瘤防治研究所
81570092H0118	慢性咳嗽高敏豚鼠模型的建立及其在咳嗽治疗药物药效评价中的应用	赖克方	广州医科大学
81571273H0913	不同性质氨基酸置换对Ⅰ型电压依赖型钠通道功能和抗癫痫药物反应的决定作用及其临床相关性研究	廖卫平	广州医科大学
81572258H1615	let-7d 和 miR-17 联合调控网络在非小细胞肺癌 EGFR-TKI 耐药中的作用和分子机制研究	赵　健	广州医科大学
81573575H2803	久咳要药五味子治疗慢性咳嗽高敏综合征的药效物质基础及药理机制研究	钟　山	广州医科大学
81573566H2803	南药“裸花紫珠”抗老年痴呆体内药效物质及其作用机制研究	林朝展	广州中医药大学
81573780H2902	基于 ERS-PI3K/Akt/mTOR-自噬轴探讨益气除痰方干预 EGFR-TKIs 获得性耐药机制研究	林丽珠	广州中医药大学
81573872H2705	补阳还五汤促进缺血性脑中风后康复“生新”的药效物质基础及其作用机制研究	王利胜	广州中医药大学
81573918H2708	“益气除痰方”促 TAM 凋亡的抗肿瘤免疫功能及机制研究	张恩欣	广州中医药大学
81573930H2708	基于网络药理学的断藤益母汤治疗类风湿性关节炎的整合机制研究	林昌松	广州中医药大学
81573980H2709	基于 1,25(OH)2D3/VDR 信号网络探讨复方银屑Ⅰ号调节免疫平衡、抑制角质形成细胞增殖的机制	查旭山	广州中医药大学
81573623H2806	中药多效组合聚合物胶束口服递药系统的构建及其作用机制	奉建芳	桂林医学院
31570968C1002	葡聚糖微胶囊在多种原位恶性肿瘤模型中的多模示踪及药物传输	赵元元	国家纳米科学中心
31571021C100602	基于胰腺星状细胞调控的金纳米药物体系的设计与联合抗肿瘤研究	李一叶	国家纳米科学中心
61571169F012405	基于 microRNA 失调模块的抗癌药物筛选及肿瘤耐药性研究	姜　伟	哈尔滨医科大学
81571166H0907	基于新一代测序数据识别影响重症肌无力药物反应的 miRNA 多态及机制研究	王丽华	哈尔滨医科大学
81571553H1006	抗体药物偶联物（ADC）靶向清除 CD103 表达细胞对小鼠同种胰岛移植抗排斥反应的作用及其机制的研究	张　雷	哈尔滨医科大学
81571680H1805	超声 STI 多层分析技术结合负荷心肌声学造影评价兔 ATP 药物后适应模型及生物机制探讨	任　敏	哈尔滨医科大学
81572276H1615	EHD1 调控突变型 EGFR 胞吞转运参与肺腺癌 EGFR-TKIs 耐药的机制	蔡　莉	哈尔滨医科大学
81572551H1621	细胞自噬在 CRM197 逆转卵巢癌紫杉醇耐药机制中的作用研究	卢美松	哈尔滨医科大学
81572915H1609	抑制 A-NHEJ 途径去除双微体/均质染色区逆转肿瘤耐药的研究	孟祥宁	哈尔滨医科大学
81572935H1609	基于药物诱导的耐药细胞系识别临床相关的肿瘤耐药分子标志与药效预测标志	郭　政	哈尔滨医科大学
81573001H1612	Atrap 在 AngII-AT1R 介导的乳腺癌三苯氧胺耐药中的作用及机制	陈雪松	哈尔滨医科大学
81573551H2803	地榆预防结肠癌的药效物质及其对 Nrf2 和 NF-kB 通路的表观遗传调控	杨春娟	哈尔滨医科大学
21572044B020704	氨甲酰基糖修饰的萘酰亚胺类化合物的合成及其靶向抗肿瘤作用研究	李小六	河北大学
81571080H0903	Piezo2/RA 机械门控通道的调节机制及在细胞毒性抗癌药所致神经痛中的作用	贾占峰	河北医科大学
81573804H2902	基于 mTOR/SIRT1 信号通路的补肺益肾方调控肺泡上皮细胞治疗 COPD 机制研究	王海峰	河南中医学院

（续表）

项目编号	项目名称	负责人	依托单位
81573933H2708	Treg 细胞介导的免疫失衡在 H. pylori 与 HCV 协同致病中的作用机制及健脾清化方的干预研究	刘光伟	河南中医学院
81574100H2721	基于复杂网络方法的现代名老中医诊治 COPD 证-方-药规律研究	王至婉	河南中医学院
81573592H2803	龙胆泻肝汤体内作用物质基础及肝胆湿热证相关性研究	王志刚	黑龙江中医药大学
81573870H2705	基于脑-肠互动痛泻要方核心药对白术-白芍"土中泻木"干预 IBS 配伍机制的研究	旺建伟	黑龙江中医药大学
81573935H2708	黄连温胆汤调控 3T3-L1 脂肪细胞胰岛素受体后信号通路的机制及其药效物质基础	刘　莉	黑龙江中医药大学
21575037B050902	核酸适配体-DNA 纳米凝胶药物载体的构建及其肿瘤靶向治疗研究	刘剑波	湖南大学
81573691H2817	鱼腥草注射剂的超分子结构特征及其(类)致敏性研究	贺福元	湖南中医药大学
81573822H2902	从 RLR/MAVS 通路调节胸腺功能探讨 HNA-1 促进艾滋病免疫重建的作用机制	朱惠斌	湖南中医药大学
81573951H2708	基于肠道乳糖酶对七味白术散治疗小鼠菌群失调腹泻的机制研究	谭周进	湖南中医药大学
81574004H2710	基于 Wnt 信号通路研究"虚、瘀、毒"病机下兔膝骨关节炎软骨细胞凋亡及中药的干预机制	卢　敏	湖南中医药大学
21573070B0305	新型多功能中药溶致液晶载药系统的构建及其抗肿瘤作用研究	邹爱华	华东理工大学
21574038B040303	模拟宿主防御性蛋白的新型抗细菌氨基酸聚合物的设计、合成及功能研究	刘润辉	华东理工大学
51572083E0213	兼有超大孔径和空心结构的新型介孔氧化硅纳米球的制备及生物医学应用	牛德超	华东理工大学
81571795H1818	新型靶向肿瘤细胞的药物运输穿膜肽设计与跨膜运输机理分析	赵　健	华东理工大学
21572067B020601	以 NEK2 为靶点的新型抗肿瘤小分子抑制剂的设计、合成及活性评价	马明亮	华东师范大学
51573050E031002	以硼酸酯为连接键的嵌段聚合物前药的合成及其组装胶束对肿瘤微环境主动有序响应行为	余家会	华东师范大学
31571934C200703	CRISPR-Cas 系统抑制整合子介导耐药基因传播机制研究	石　磊	华南理工大学
81572411H1617	干扰素调节因子-1 下调 P-糖蛋白的表达逆转胃癌化疗耐药的研究	高金波	华中科技大学
81572563H1621	肿瘤靶向多肽受体介导上皮性卵巢癌耐药与转移的作用机制及其靶向阻遏研究	刘荣华	华中科技大学
81572572H1621	EZH2 调控铜转运蛋白表达影响铂蓄积参与上皮性卵巢癌获得性顺铂耐药机制	蔡　晶	华中科技大学
81572894H1607	Exosome 传输增强结直肠癌干细胞化疗耐药性及其分子机制	覃吉超	华中科技大学
81572934H1609	Smad3：非小细胞肺癌 EGFR-TKI 治疗耐药的新靶点	张　莉	华中科技大学
81573509H3111	基于脂质代谢组学探究抗精神分裂症药物诱导新生糖尿病和胰岛素抵抗的缘由和作用机制	黎维勇	华中科技大学
81573702H2819	基于元基因组学的中药制剂物种成分分析方法及其与化学成分分析方法的整合研究	白　虹	华中科技大学
21572076B0208023	D 超分子纳米通道系统设计构筑及其手性分离功能研究	李海兵	华中师范大学
31571017C100602	"死亡蛋白"-Bax 的高分子模拟物的构建和肿瘤靶向递送	徐　力	吉林大学
51573069E031002	主链含铂光刺激响应高分子纳米胶束的药物控释研究	李继贞	吉林大学
81570149H0812	ARF6 调控慢性粒细胞白血病细胞增殖和耐药的机制研究	肖业臣	吉林大学
81571708H1806	光促/酶促双控释透明质酸纳米靶向联合治疗药物的制备及其疗效的 PET 评估	马庆杰	吉林大学
81571791H1818	新型可降解多孔硅材料用于肺癌靶向药物输运系统的研究	郭　铁	吉林大学
81571798H1819	靶向树突状细胞递送 CD40 siRNA 抑制移植免疫排斥的纳米药物递送系统的研究	孙天盟	吉林大学
81572476H1618	TET1 调控 MGMT 启动子甲基化状态参与胶质母细胞瘤对 TMZ 耐药机制的研究	别　黎	吉林大学
81572653H1625	叶酸-温度、PH 双响应智能化控释共载 siRNA-ABCG2/姜黄素介孔纳米粒逆转喉癌 MDR 的实验研究	金春顺	吉林大学
81573334H3004	bFGF 通过 Galectin-1 介导胃癌化疗耐药的分子机制及相关靶向新药研究	吴晓萍	暨南大学
81573488H3110	外排转运蛋白影响葡萄糖醛酸化代谢及其作用机制研究	吴宝剑	暨南大学
21571083B0104	基于铁羰基化合物的光诱导一氧化碳释放剂研究	刘小明	嘉兴学院
81572940H1609	细胞膜微泡内 TrpC5 在乳腺癌化疗耐药性状形成中的作用及机制研究	马　鑫	江南大学
21572080B020601	发展基于抑制 p110alpha[E545K]-IRS1 相互作用的新型潜在抗癌药物	郑卫平	江苏大学
21572093B021201	环状二硫/二硒化合物与硫氧还蛋白还原酶的相互作用及其生物应用	房建国	兰州大学
21575055B050902	阴离子载体的合成及其在细胞成像分析与治疗中的应用	张海霞	兰州大学
31571439C0709	ZIP 在乳腺癌细胞生长及耐药中的关键作用及机制研究	杨金波	兰州大学
81573546H2803	马齿苋新骨架生物碱抑制脂多糖刺激巨噬细胞 NF-κB 和 MAPK 信号通路的抗炎机制及其药动学研究	英锡相	辽宁中医药大学

（续表）

项目编号	项目名称	负责人	依托单位
81573601H2805	基于 ADME 和代谢组学技术的苍术炮制原理研究	才　谦	辽宁中医药大学
81573856H2704	基于 PI3K-Akt-mTOR 信号通路介导的自噬性死亡探讨培土生金法干预 NSCLC 顺铂耐药的分子机制	王　淳	辽宁中医药大学
81570152H0812	白血病微环境 MSC HHIP 调控急性髓系白血病耐药机制研究	江雪杰	南方医科大学
81571674H1805	MR 分子成像引导下超声定点释药可视化靶向治疗 RA 的研究	刘红梅	南方医科大学
81572034H1908	细菌功能性第 2 类整合子自身结构及 SOS 反应系统对其捕获耐药性基因盒调控机制的研究	魏取好	南方医科大学
81572244H1615	长链非编码 RNA-NCRNA00173 参与小细胞肺癌耐药的机制研究	郭琳琅	南方医科大学
81572628H1624	TAp73 逆转自噬调控骨肉瘤作用的机制研究	吕　海	南方医科大学
81572938H1609	NLRP3 炎性小体活化介导的 MDSCs 异常分化在奥沙利铂药物抵抗中的作用及分子机制	王新颖	南方医科大学
81573263H3001	抗激酶区突变耐药的 ROS1 选择性抑制剂的设计、合成及活性研究	张嘉杰	南方医科大学
81573540H2802	以金龙胶囊为例探讨不依赖 PCR 的宏基因组技术一步鉴定中成药的可能	晁　志	南方医科大学
81573671H2812	斑马鱼内毒素炎症模型的建立及其在中药抗内毒素炎症活性筛选中的应用研究	余林中	南方医科大学
81573730H2902	类风湿关节炎 NKp44 细胞协同 MDSCs 诱导 OCs 分化及中药“骨灵丸”对其干预机制研究	李　娟	南方医科大学
81573732H2902	真武汤基于 OAT1/3-ASK-1 信号轴同步保护心肾综合征的系统机制研究	傅　强	南方医科大学
21572101B020506	肿瘤靶向性超分子囊泡体系的设计、构筑及应用研究	胡晓玉	南京大学
31570809C050206	线粒体靶向性金属抗癌药物的分子设计和作用机理	王晓勇	南京大学
81572129H0605	紫外聚合缓释 Kartogenin PLGA 纳米颗粒/水凝胶复合支架修复软骨缺损	史冬泉	南京大学
51573078E031002	多配体靶向肝肿瘤的载药纳米胶束系统及其协同靶向机制的研究	董　伟	南京理工大学
81572262H1615	lncRNA LOC554202 调控 miR-31 介导的非小细胞肺癌 EGFR-TKI 耐药机制的研究	高　雯	南京医科大学
22681572389H1617	穿心莲内酯通过抑制肿瘤微环境中 NLPR3 炎症小体的活化逆转 5-FU 耐药的分子机制	顾艳宏	南京医科大学
81572556H1621	功能未知 lncRNA：KB-1471A8.2 调控自噬影响卵巢癌化疗耐药的作用机制	贾雪梅	南京医科大学
81572928H1609	长非编码 RNA ANRIL SNPs 与胃癌氟尿嘧啶类药物敏感性关联研究及其机制探讨	陈锦飞	南京医科大学
81572977H1611	适配子介导的靶向多药耐药结肠癌细胞的新型“绿色”共递系统的建立及疗效评估	王其龙	南京医科大学
81573280H3001	基于 nNOS-Capon 解偶联的新型抗焦虑药物的设计、合成及生物活性研究	厉廷有	南京医科大学
81573388H3010	量子点介孔复合纳米荧光探针靶向筛选中草药中的抗肿瘤 Hsp90 抑制剂	朱　栋	南京中医药大学
81573520H2801	逆境胁迫对茅苍术药效成分合成积累的影响及分子调控机制	巢建国	南京中医药大学
81573555H2803	基于药物相互作用的香附气血药对“相使”和合的组成结构与协同增效机制研究	刘　培	南京中医药大学
81573556H2803	不同矿物成因禹余粮品质的药效学评价及其“性涩”（止血、止泻）物质基础与作用机制研究	吴德康	南京中医药大学至
81573577H2803	基于细胞代谢组学的四氢呋喃型番荔枝内酯类化合物抑制多药耐药性肿瘤细胞的作用机制研究	李　祥	南京中医药大学
81573603H2805	种子类中药“逢子必炒”共性规律及特征性成分质量标准研究	蔡宝昌	南京中医药大学
81573605H2805	基于炎症级联反应的天南星科有毒中药毒性作用机制和生姜解毒机制研究	吴　皓	南京中医药大学
81573620H2806	中药多元释药系统设计前关键技术：“组分生物药剂学分类系统”的构建	贾晓斌	南京中医药大学
24181573685H2816	抑郁心境肝脏代谢酶活性变化及中药干预机制研究	居文政	南京中医药大学
81573713H2901	基于“化瘀、开窍”治法的川芎-冰片脑区特异性调控缺血性脑卒中的 PK-PD 机制研究	喻　斌	南京中医药大学
81573714H2901	丹参-红花配伍活血化瘀功效物质与协同增效相互作用研究	唐于平	南京中医药大学
81573833H2903	基于三维 M-Act/Tox 协同评价的抗骨质疏松中药筛选新方法的建立与应用	韦英杰	南京中医药大学
81573390H3010	用于免疫抑制剂类治疗药物监测的可视化免疫芯片构建及应用	孟　萌	南开大学
81570187H0818	EHD2 与 IRF-1 相互作用在非霍奇金淋巴瘤 CAM-DR 中的作用及机制	何　松	南通大学
81572314H1617	胰腺星状细胞与胰腺癌上皮间质转换的正向反馈机制研究及其在胰腺癌化疗耐药中的作用	周岩冰	青岛大学
25181573451H3105	PSMC2 通过 UPS 调控自噬效应在非小细胞肺癌 EGFR-TKI 继发性耐药中的作用及机制研究	姚如永	青岛大学

（续表）

项目编号	项目名称	负责人	依托单位
81571667H1803	基于交替采集高时空分辨率动态增强磁共振成像和肝脏特异性造影剂药代动力学模型的肝脏储备功能量化成像技术	陈慧军	清华大学
81573277H3001	基于 Pf-NDH2 靶点蛋白三维结构的新型抗疟疾药物研究	饶　燏	清华大学
81573289H3001	可降解铁载体转运抗结核分子的研究	刘　刚	清华大学
81573355H3008	药物-高分子-水的分子间相互作用，及其对非晶固体分散体的物理稳定性、溶出效果和生物利用度的影响	钱　锋	清华大学
81573659H2810	基于 HGF/c-Met 信号通路探讨中药 QHF 复方抗肝癌转移作用及分子机制	陈　涛	三峡大学
31570789C050203	HMGA1 靶向 Akt 调控葡萄膜黑色素瘤生长及转移的分子机制	曲　毅	山东大学
81570241H0203	麻醉药的心肌肌丝结合靶点与其抑制心肌收缩力的关系	于金贵	山东大学
81571284H0914	JSI-124 诱导急性期神经元自噬对 SAH 后认知功能的保护作用及其机制研究	李　刚	山东大学
81572487H1618	胶质瘤微环境中星形细胞介导肿瘤耐药性机制研究及新药筛选	李新钢	山东大学
81573275H3001	靶向秋水仙碱结合位点的新型抗紫杉醇耐药微管蛋白抑制剂的设计与合成	刘兆鹏	山东大学
81573904H2708	养正消积胶囊逆转非小细胞肺癌吉非替尼耐药的作用及分子机制研究	刘运芳	山东大学
81573916H2708	杜仲-刺蒺藜药对通过下调下丘脑 IKK-β/NF-κB 通路改善老年单纯收缩期高血压的机制研究	杨传华	山东中医药大学至
81573989H2709	基于 ER/PI3K-AKT-mTOR 交互信号通路研究阳和化岩汤抑制乳腺癌内分泌耐药的机制	李静蔚	山东中医药大学
31570346C020604	多效中药黄芪的定向药效化学成分研究	秦雪梅	山西大学
81573624H2806	丹参-红花相须药对与肠道菌群-肝药酶系相互作用的肝肠代谢特征及协同增效机制研究	王小平	陕西中医药大学
81572588H1622	蛋白质异构化酶 PIMT1 在乳腺癌三苯氧胺耐药中的作用机制研究	崔玉坤	汕头大学
81573820H2902	柴胡-白芍对肝窦内皮细胞在刀豆蛋白 A 肝纤维化中的作用及机制	牛青霞	汕头大学
21572133B021206	胸腺嘧啶 DNA 转葡糖基酶的催化机制及功能调控研究	张　良	上海交通大学
31570325C020601	华细辛质量指标成分含量动态变化规律及其与生源相关性的研究：基于黄樟醚生物合成途径的解析	刘　忠	上海交通大学
81570112H0808	Quinacrine 靶向下调慢性髓性白血病中 BCR-ABL 蛋白的分子机制研究	周　励	上海交通大学
81570535H0315	IL-22 在药物性肝损中抑制氧应激诱导的炎症反应发挥肝保护效应的作用及机制研究	谢　青	上海交通大学 2
81572155H0606	程序释放 VEGF/BMP 载药系统强化磷酸钙治疗股骨头缺血性坏死的研究	于晓巍	上海交通大学
81572297H1617	抑制 LncRNA-VSTM4 介导的异常自噬在逆转胆囊癌化疗耐药中的机制研究	全志伟	上海交通大学
81572547H1621	多巴胺 D2 受体介导三氟拉嗪对耐孕激素内膜癌细胞的增敏机制	王丽华	上海交通大学
81572761H1603	表观遗传元件超级增强子在 Hedgehog 通路失调肿瘤的发病和治疗中的作用和机制	唐玉杰	上海交通大学
81572918H1609	基于 PDX 模型的神经母细胞瘤临床耐药机制动态研究	吴晔明	上海交通大学
81572998H1612	集光动力治疗和缺氧活化的前药化疗于一体的多功能纳米药物肿瘤靶向治疗策略研究	方　超	上海交通大学
81573352H3008	载抗癌转移 siRNA 和抗增殖阿霉素的多功能纳米药物及其联合抗癌作用研究	郭圣荣	上海交通大学
81573382H3009	重组高密度脂蛋白纳米递药系统的脑内清除机制研究	高小玲	上海交通大学
81573617H2806	基于红细胞载体的砒霜纳米粒缓释与靶向给药系统的构建与评价	邱明丰	上海交通大学
31570831C0503	基于肿瘤蛋白质突变、定量与修饰改变的信号通路网络分析及网络药物研究	谢　鹭	上海生物信息技术研究中心
81573571H2803	板蓝根中芥子苷类成分的体内过程与 PK-PD 研究	王　瑞	上海中医药大学
81573619H2806	基于代谢组学和多组分 PK-PD 模型的中药脐部给药生物药剂学特征研究	冯年平	上海中医药大学
81573647H2809	降脂方经孕烷 X 受体(PXR)/CYP450 酶系-转运体途径对阿托伐他汀的增效机制研究	王肖龙	上海中医药大学
81573673H2812	MiR200c-PDE7B-cAMP 在乳腺癌转移 EMT 中的作用机制及清热解毒药对干预的研究	章丹丹	上海中医药大学
81573768H2902	牛葛合剂对早期糖尿病肾病氧化应激和炎症差异协同作用的机制研究	钟逸斐	上海中医药大学
81573805H2902	左金丸通过 NF-κB 调节 JNK/SOX2 信号通路抑制大肠癌干细胞耐药的作用机制	隋　华	上海中医药大学
81573862H2704	基于胃肠动力调节的补中益气汤“要药”配伍的关键性增效作用的机制研究	都广礼	上海中医药大学
81573890H2708	养阴解毒法对吉非替尼耐药 PC9 肺腺癌 miRNA-21 的作用机制研究	孙建立	上海中医药大学
81573940H2708	基于骨髓源性内皮祖细胞研究机体化疗后对结肠癌肺转移的影响及肠胃清的作用	许建华	上海中医药大学

（续表）

项目编号	项目名称	负责人	依托单位
81574001H2710	补肾益精颗粒纠正 OPG/RANKL/RANK 轴信号失代偿治疗高转换型骨质疏松症的机制研究	李晨光	上海中医药大学
81574010H2711	调更汤介导 JNK 核/线粒体信号通路调控下丘脑神经元细胞凋亡的机制研究	徐莲薇	上海中医药大学
81574021H2712	清肺通络方抑制 MP 诱导肺上皮细胞及血管内皮细胞 Caspase-3/8、Fas/FasL 表达的机制研究	姜之炎	上海中医药大学
81571790H1818	CpG-A20 纳米 DNA 载体治疗溃疡性结肠炎的作用及机制研究	刘志强	深圳大学
81572947H1609	HDAC/RXR/HtrA1 信号轴在非小细胞肺癌顺铂耐药中的调控作用及分子靶向治疗研究	王立辉	沈阳药科大学
81573295H3001	基于骨架修饰的新型 c-Met、Flt3 多靶点抑制剂的设计、合成及抗肿瘤作用机制研究	宫　平	沈阳药科大学
81573372H3008	siRNA 复合物胶束的稳定结合与触发释放的聚合物分子结构调控及内涵体逃逸机制研究	乔明曦	沈阳药科大学
81573380H3008	新型肺吸联合功能纳米复合微粒的设计及其在肺癌治疗中的应用	杨明世	沈阳药科大学
81573497H3110	基于酯酶和 UGT 酶双靶点程序化水解的他喷他多口服前药的设计与评价	张天虹	沈阳药科大学
81573586H2803	铁霜替朱砂消除朱砂安神丸毒性的“量-效-毒”关系原理基础研究	孙国祥	沈阳药科大学
81573629H2807	基于代谢组学与组合药代动力学表征的葛根芩连汤药性物质基础与配伍机制研究	于治国	沈阳药科大学
81573694H2818	基于三元-气血论和 BACE-1/GSK-3β 双重抑制作用的三种土家药抗阿尔茨海默病药效物质基础研究	孟大利	沈阳药科大学
81570649H0509	足细胞分子 MGAI-1 在儿童激素耐药肾病的致病作用及分子机制研究	李建国	首都儿科研究所
81573832H2903	病-证-方三网对接挖掘方剂作用机制的网络药理方法学研究	李中峰	首都师范大学
31570331C020601	不同道地产区大黄核心种质的构建及优良种质的定向选育研究	李　莉	首都医科大学
81570431H0217	雷帕霉素与肝素涂层可回收腔静脉滤器的制备与实验研究	张福先	首都医科大学
81571037H0902	手术致炎与异氟烷/地氟烷代谢产物 TFA 所产生的毒性相互促进导致术后认知功能障碍的分子机制研究	李天佐	首都医科大学
81572502H1619	VHL-TGFBI 活性在脱甲基化药物联合紫杉醇抑制肾癌增殖及转移中的机制研究	尚东浩	首都医科大学
81572704H1602	NHERF1 对 ALK 阳性 NSCLC 患者克唑替尼治疗耐药性的影响及机制研究	程　杉	首都医科大学
81573682H2816	青蒿内含增效组分协同促青蒿素抗疟活性的机制研究	仇　峰	首都医科大学
81573683H2816	缺氧对抗缺氧中药红景天活性成分代谢、转运与药代动力学及作用的影响及其分子机制	薛　明	首都医科大学
81573867H2705	当归芍药散活血利水不同配伍对大鼠局灶脑缺血损伤后血管新生神经再生的调控及机制研究	任长虹	首都医科大学
21572144B020702	铁离子靶向抗肿瘤核苷衍生物的设计、合成与机制研究	何　杨	四川大学
31570351C020604	藏药材纤毛婆婆纳保肝作用的物质基础及作用机制研究	唐　琳	四川大学
31570842C050404	结核分支杆菌潜在药物靶标膜蛋白 MenA 的结构和功能研究	程　伟	四川大学
51573111E031002	肿瘤细胞内活性氧响应的新型高分子胶束药物载体材料	何　斌	四川大学
51573112E031002	基于人肿瘤 ECM 特性的药物载体评价模型制备及应用研究	何学令	四川大学
71573183G0308	构建我国上市后药品安全性循证评价的证据网络、方法体系和决策模式	孙　鑫	四川大学
81571301H0918	精氨酸甲基转移酶 1 介导的组蛋白精氨酸甲基化修饰在可卡因成瘾中的作用	岑小波	四川大学
81571353H0929	吸入麻醉药敏感性的线粒体机制研究	刘　进	四川大学
81571515H0429	核受体家族对胎盘 ABC 膜转运蛋白的转录调控网络研究	华益民	四川大学
81572030H1908	肠杆菌科细菌对多粘菌素获得性耐药的机制研究	宗志勇	四川大学
81572380H16171	14-3-3 号与二甲双胍在 AMPK 信号通路及克服化疗耐药中的相互作用研究	刘继彦	四川大学
81572617H1622	pH/还原双重响应性交联纳米胶束靶向递送 BCRP-siRNA/阿霉素治疗乳腺癌研究	肖　凯	四川大学
81573286H3001	具脑和肿瘤双重靶向的脑肿瘤治疗药物的设计、合成及生物活性研究	吴　勇	四川大学
81573290H3001	双靶向 Pim-SIRT3 化合物设计合成与治疗耐药白血病的作用机制研究	刘　捷	四川大学
81573336H3004	利用肿瘤穿透肽瘤内靶向递送 TNFa 增强抗肿瘤作用及机制研究	卢晓风	四川大学
81573349H3007	新型蛋白精氨酸甲基转移酶 PRMT5 抑制剂的设计合成、构效关系及成药性研究	杨胜勇	四川大学
81573367H3008	基于粒径智能化调控及程序性释放自噬抑制剂和化疗药物的纳米传递系统的构建及评价	何　勤	四川大学
11574224A040214	碳纳米材料与蛋白质构象疾病中关键蛋白的相互作用及分子机制研究	周如鸿	苏州大学
21574090B0401	基于偶氮苯的酶响应聚合物荧光探针的设计合成及应用	周年琛	苏州大学

（续表）

项目编号	项目名称	负责人	依托单位
51573123E031002	靶向肠道炎症组织的顺次响应纳米载体的构建及其用于 siRNA 口服治疗 Crohn's 疾病的研究	殷黎晨	苏州大学
81571788H1818	人源性低密度脂蛋白介导-pH/还原双敏感性二元聚合体胶束的构建及其基因递送逆转耐药机制研究	张学农	苏州大学
81572032H1908	氨苄西林压力下 ncRNAs 参与伤寒沙门菌 RpoE 负向调控 ramA 机制研究	杜　鸿	苏州大学
81572936H1609	调控 Set8 表达增加胰腺癌化疗药敏感性的机制研究	王志伟	苏州大学
81572992H1611	生长抑制因子 ING4 逆转乳腺癌抗 HER2 耐药的作用及其机制	陶　敏	苏州大学
81573449H3105	SIRT3 促进乳腺癌细胞 Tamoxifen 耐药机制及其临床意义的研究	张　丽	苏州大学
81570158H0812	功能性筛选的慢性粒细胞白血病抗药抑癌基因下游非依赖 BCR-ABL 新药靶点的发现与验证及机制研究	杨中法	泰山医学院
21576187B060301	药物胶体形成及转晶中的分子组装机制研究	鲍　颖	天津大学
51573128E031002	基于老年性痴呆复杂发病机制的高协同效应纳米递药系统的构建	常　津	天津大学
81570201H0818	BCR 信号通路和 c-Myc 在肿瘤微环境介导的弥漫大 B 细胞淋巴瘤化疗耐药中的协同作用研究	张翼鷟	天津医科大学
81571709H1806	Midkine 拮抗核素碘 131 治疗耐药的通路机制研究	孟召伟	天津医科大学
81572913H1609	TGF-β 介导乳腺癌化疗耐药及 PARP 抑制剂逆转耐药的现象及其机制的研究	刘　亮	天津医科大学
51573137E031001	中药血清基组织粘附性可注射水凝胶的构建及其体内修复软骨研究	张君涛	天津中医药大学
81573547H2803	整合代谢指纹和靶标分析技术评价中药注射剂(丹红)中植物初生成分的药效作用及机制研究	姜苗苗	天津中医药大学
81573826H2903	基于多层次结构化网络整体分析技术的生脉方药效成分群虚拟筛选与实验验证研究	李　正	天津中医药大学
21577103B0704	基于鱼血模型研究几种典型人用药物的 Read-across 假设	胡霞林	同济大学
31571363C060703	基于高通量药物基因组学数据的肺癌个性化联合用药方案筛选和评估	王海芸	同济大学
61572361F020504	基于多源数据融合及协同过滤的药物重定位研究	刘　琦	同济大学
81570007H0104	NKT 细胞激活剂，α-半乳糖苷神经酰胺治疗耐药结核杆菌的研究	周大鹏	同济大学
81572630H1624	长链非编码 RNA OMRUL 调控 ABCB1 介导骨肉瘤多药耐药发生、发展的分子机制研究	张春林	同济大学
81572632H1624	CYC1 通过 ROS 相关通路调节骨肉瘤生物靶向治疗药物 TRAIL 耐药性的机制研究	李国东	同济大学
81572770H1603	去泛素酶 USP19 调控 DNA 损伤应答及卵巢癌耐药性分子机制研究	罗坤甜	同济大学
81573004H1612	IGF-1 促进多药耐药蛋白表达介导直肠癌放疗抵抗的分子机制	傅传刚	同济大学
81573008H1612	热引导纳米化环巴胺靶向杀伤耐药性乳腺癌及作用机制	董春燕	同济大学
81573063H1104	靶位是 Upc2 和 Cph2 信号通路的化合物的鉴定以及对白念珠菌维持麦角固醇平衡的作用研究	刘浩平	同济大学
81573536H2801	协同生物转化及其对中药药效物质基础积累的影响——以霍山石斛为例	陈乃东	皖西学院
81573717H2901	基于新型给药系统的槲皮素与紫杉醇联用抗肺癌增效作用机制研究	张维芬	潍坊医学院
81570307H0205	基于中国人群药物遗传学特征构建华法林抗凝治疗中剂量预测平台研究	杨杰孚	卫生部北京医院
31570959C1002	基于后发性白内障多重调控机制的超亲水-药物控释协同功能型人工晶状体研究	林全愧	温州医科大学
81572291H1617	长链非编码 RNA-AC006159.3 调控 c-Met 在结直肠癌 cetuximab 耐药中的机制研究	叶乐驰	温州医科大学
81572757H1602	慢性应激对直结肠癌发生发展、以及化疗耐药的调控作用及其分子机制	张　岑	温州医科大学
81572980H1611	采用新型抗 Her2 嵌合抗原受体 T 细胞联用免疫抑制通路阻遏来克服乳腺癌赫赛汀耐药的研究	李红智	温州医科大学
81573750H2902	人参大黄药对配伍“标本兼治”对局灶性脑缺血(再灌)注损伤小鼠模型神经血管单元的保护作用及其分子机制	郑国庆	温州医科大学
21572168B020601	基于单一分子量聚乙二醇的生物材料的设计、合成及其在生物大分子药物研发中的应用	江中兴	武汉大学
51573142E0310	多功能环肽纳米管体系的制备及其药物跨膜转运、抗肿瘤活性研究	程　翰	武汉大学
81573384H3010	新型固相微萃取及毛细管电色谱柱技术及其在药物分析中应用	陈子林	武汉大学
81573391H3010	基于 OATs 转运蛋白和 DNA 嘌呤加合物的中药肾毒性分析模型的建立与评价	傅　强	西安交通大学
21572179B020705	金属 β-内酰胺酶以及在细菌活细胞体内活性的实时监测与抑制研究	杨科武	西北大学
21574105B040303	基于双重响应聚合物胶束的抗肿瘤主动靶向给药系统	周绍兵	西南交通大学
21577111B070102	磁增强管内固相微萃取/色谱在线联用新技术及其在 PPCPs 监测中的应用研究	黄晓佳	厦门大学

（续表）

项目编号	项目名称	负责人	依托单位
81570857H1205	脂褐质色素 A2 在视网膜色素上皮变性发生发展中的作用机制研究	吴亚林	厦门大学
81572068H2005	基于探针熔解曲线分析的结核分枝杆菌不均一耐药的高灵敏检测	许　晔	厦门大学
81572394H1617	RARγ/Axin/β-catenin 正反馈环路介导胆管癌抗药性的机制研究	沈东炎	厦门大学
81572945H1609	研究跨膜蛋白 47 对肝癌化疗抗药性的作用和机制	吴德斌	香港大学深圳研究院
81573373H3008	以 pH 敏感型 LAH 肽为载体的高效抗 HIV DNA 黏膜疫苗及其干粉吸入剂处方研究	林嘉颖	香港大学深圳研究院
21571153B010403	基于肿瘤转移模型的多功能拓扑异构酶抑制剂的设计、合成及抗侵袭转移研究	李长正	新乡医学院
81573614H2806	基于"薄荷药引"莪术组分多功能纳米载体的构建及协同靶向肿瘤及干细胞机制研究	陈大全	烟台大学
21571154B0104	铂、钌类金属抗癌药物与血浆蛋白相互作用对蛋白功能和性质的影响及机制研究	王彦卿	盐城师范学院
31572148C150301	钙对芍药花茎机械强度的调控及其分子机制研究	陶　俊	扬州大学
21571155B0104	基于蛋白药物的仿生矿化及其细胞内作用机制研究	唐睿康	浙江大学
21575128B0512	基于蛋白结构的成药性预测新方法研究	侯廷军	浙江大学
21576233B060802	以四肽为配基的仿生层析方法与蛋白质药物的分离纯化	姚善泾	浙江大学
51573160E030905	具有高渗透和高滞留特性的近红外光响应纳米药物载体用于胰腺癌治疗的研究	金　桥	浙江大学
51573161E0310	环境响应载体材料:跨膜型细胞因子基因的输送和调控	汤谷平	浙江大学
81571170H0907	载药纳米颗粒定向缓释促进 M2 型巨噬细胞极化增强老年脑内髓鞘损伤修复能力的研究	赵经纬	浙江大学
81571799H1819	基于小分子前药的联合化疗纳米药物的筛选及抗肝癌的机制研究	王杭祥	浙江大学
81571969H1903	法尼基转移酶介导的烟曲霉对两性霉素 B 敏感性增加的机制	乔建军	浙江大学
81572307H1617	缺氧状态下胰腺癌细胞对特异性酪氨酸激酶抑制剂的获得性耐药的新型机制	王伟林	浙江大学
81572550H1621	PIK3CG/Akt/FOXO3 通路调控自噬在维持卵巢癌干细胞特性中的作用及机制研究	张松法	浙江大学
81572987H1611	MiRNA-20a-5p 家族调控乳腺癌耐受紫杉醇的作用机制研究及其临床意义	范伟民	浙江大学
81573003H1612	构建新型高效低毒药物共载聚合物应用于胰腺癌化疗和靶向药物联合治疗的研究	李　达	浙江大学
381573007H1612	miR-30a 在调控自噬通路介导的胃肠间质瘤细胞伊马替尼耐药性中的作用及机制研究	董　颖	浙江大学
81573306H3002	微型生态系统共培养技术从海洋微生物中发现新颖抗生素活性天然产物的研究	吴　斌	浙江大学
81573365H3008	针对中晚期癌症的光热免疫治疗纳米系统的构建与作用机制研究	游　剑	浙江大学
81573366H3008	脂质纳米载体的跨膜递送机制研究与口服给药系统分子设计	袁　弘	浙江大学
81573411H3101	基于脑血管 Semaphorin3G 信号紊乱的血管性痴呆发病机制及调控研究	韩　峰	浙江大学
81573426H3102	mGluR5/mTORC2 介导 ES 细胞定向分化心肌细胞中线粒体-内质网结构偶联分子事件及药物调控机制	朱丹雁	浙江大学
81573491H3110	肾细胞癌中有机阳离子转运体 2 表达抑制的表观遗传机制及联合用药 PD/PK 研究	余露山	浙江大学
81573502H3111	药物代谢酶和转运体介导卡培他滨致手足综合征的毒性物质基础及机制研究	楼　燕	浙江大学
81573513H3112	胰岛 β 细胞的耦联膜复合体-内质网-线粒体轴完整性调控及药物干预效应研究	楼宜嘉	浙江大学
81573516H3113	基于 PBPK 建模的早产儿 CYP1A2 酶活性研究	倪韶青	浙江大学
381573709H2901	耐多药肺结核病中医证候血清蛋白质标志物的筛选、鉴定及功能研究	李继承	浙江大学
21574118B040303	氧化还原响应性 7-乙基-10-羟基喜树碱靶向纳米输送体系的制备及其克服肿瘤耐药性的研究	隋梅花	浙江省人民医院
81573591H2803	陈皮显效物质的新发现及其治疗非酒精性脂肪肝作用机制	应华忠	浙江省医学科学院
81573602H2805	基于"针捕集-肠道微生态学-代谢标志物"探讨白术芍药散治疗溃疡性结肠炎炮制增效机理	曹　岗	浙江中医药大学
81573760H2902	长链非编码 RNA-ncRuPAR 介导云母促非甾体抗炎药肠病肠黏膜机械屏障修复机制的研究	张　烁	浙江中医药大学
81573953H2708	槐耳通过上调 exosomal miR-203 逆转胃癌 EMT 及化疗耐药的机制研究	程向东	浙江中医药大学
21573199B0309	含药物活性组分的离子液体(API-ILs)基础物理化学性质及其与生物小分子间相互作用的研究	颜振宁	郑州大学
81570203H0818	炎症因子调控 ABC 膜转运蛋白介导的 NK/T 细胞淋巴瘤多药耐药的研究	张明智	郑州大学

（续表）

项目编号	项目名称	负责人	依托单位
81570204H0818	长链非编码 RNA 分子 DLEU1/2 参与 ABC 型弥漫大 B 细胞淋巴瘤耐药的机制研究	李　玲	郑州大学
81572574H1621	Au@ PEI-HA 纳米系统承载 miR let-7 对逆转卵巢癌多药耐药性的研究	郭玉琪	郑州大学
81573364H3008	远程调控介孔门控型磁性载体多机制治疗肿瘤研究	张振中	郑州大学
21571168B0107	基于 $M_3[Co(CN)_6]_2$@ SiO_2 核-壳纳米粒子的 MRI 与荧光成像、药物装载和靶向治疗研究	陈乾旺	中国科学技术大学
21572214B021202	二氨基二酸替代二硫键类多肽药物的化学合成及结构-活性关系研究	石　景	中国科学技术大学
31571440C0709	B-细胞特异因子 PAX5 与 NF-κB 通路 Crosstalk 的机制及其在多发性骨髓瘤中作用的研究	肖卫华	中国科学技术大学
51573176E031002	基于药物分子引发聚合的聚磷酸酯大分子前药的可控合成及其用于癌症治疗	王育才	中国科学技术大学
81573574H2803	基于药物代谢组学及系统药理学技术研究刺五加叶治疗缺血性脑中风的药效物质基础及作用机制	刘　舒	中国科学院长春应用化学研究所
21572219B020404	藏药材植物内生菌来源之新颖抗癌活性化合物的靶向获取	丁立生	中国科学院成都生物研究所
81572037H1908	结核分枝杆菌对吡嗪酰胺耐药的新机制研究	张天宇	中国科学院广州生物医药与健康研究院
81572949H1609	靶向 EGFR 的新型纳米药物的研究	张占霞	中国科学院上海生命科学研究院
321572244B0212	酶催化抗体糖基化改造与 ADC 定点偶联方法研究	黄　蔚	中国科学院上海药物研究所
81573271H3001	选择性 VEGFR-2 抑制剂的设计、合成及生物活性研究	段文虎	中国科学院上海药物研究所
81573284H3001	新型铁载体-单环 β-内酰胺偶联体的设计、合成及抗多药耐药革兰氏阴性菌活性研究	杨玉社	中国科学院上海药物研究所
81573350H3007	靶标蛋白可药性构象的预测方法发展及其在药物设计中的应用	朱维良	中国科学院上海药物研究所
81573351H3007	计算机辅助药物代谢不良反应风险评价研究	罗小民	中国科学院上海药物研究所
81573450H3105	新型高选择性抗肿瘤 PARP 抑制剂的耐药特性和机制研究	缪泽鸿	中国科学院上海药物研究所
81573464H3105	肿瘤代谢关键激酶丙酮酸脱氢酶激酶（PDHK）抗肿瘤作用研究及敏感群体发现	黄　敏	中国科学院上海药物研究所
081573499H3110	在类风湿关节炎治疗中来氟米特与甲氨蝶呤的生理药代-毒效（PBPK-TD）机制研究	潘国宇	中国科学院上海药物研究所
81573500H3110	醛氧化酶和氰基水解酶介导的创新药物代谢机制研究	陈笑艳	中国科学院上海药物研究所
81573828H2903	基于体内药代过程的丹参酚酸系统暴露调控及药物相互作用研究	李　利	中国科学院上海药物研究所
21572246B0201	不对称环化反应方法学以及在天然产物和药物合成中的应用	汤文军	中国科学院上海有机化学研究所
21572248B020102	具有抗病毒活性的双裂孕甾醇类天然产物集体全合成策略研究	史　勇	中国科学院上海有机化学研究所
81571701H1805	载氢气微泡的超声可视化传递及其治疗心肌缺血再灌注损伤的研究	严　飞	中国科学院深圳先进技术研究院
281573339H3004	与白蛋白结合的穿膜蛋白用于癌细胞内分子靶向的新药研究	费　浩	中国科学院苏州纳米技术与纳米仿生研究所
21572263B020402	对叶大戟特征性活性成分 ES2 的衍生物合成及其抗肿瘤多药耐药作用研究	阿吉艾克拜尔·艾萨	中国科学院新疆理化技术研究所
541576160D0609	海洋微生物候选药物 Wentilactone A 抗非小细胞肺癌直接作用靶点的鉴定及其靶点后效应机制研究	焦炳华	解放军第二军医大学
81572668H1625	Δ Np63α 在头颈鳞癌中对 Bortezomi 耐药的作用及机制研究	郑宏良	解放军第二军医大学
81572897H1607	调控肝癌干细胞的长链非编码 RNA 作用机制和临床相关研究	丁　劲	解放军第二军医大学
81572941H1609	Sox9 转录调节 ABCG2 在肝细胞癌耐药性中的作用和机制研究	黄　罡	解放军第二军医大学
81572996H1611	新型 ErbB2 靶向单抗在 Trastuzumab 耐药乳腺癌中的抗肿瘤作用及其机制	李博华	解放军第二军医大学
81573283H3001	基于真菌毒力因子 SAP2 的新型抗真菌先导物发现和优化研究	盛春泉	解放军第二军医大学
81573376H3008	基于序贯式给药策略的共载 ATIs 和阿霉素胶束的 iRGD 肽修饰纳米脂质体多重逆转肝癌干细胞多药耐药研究	钟延强	解放军第二军医大学
281573396H3010	基于中药与膜受体相互作用的多组分多靶标分析方法学研究	柴逸峰	解放军第二军医大学
81573473H3106	新型氨基吡啶类化合物抗真菌作用的分子机制研究	姜远英	解放军第二军医大学
81573584H2803	栀子豉汤多成分多靶点神经保护作用机制及其药效物质基础研究	周婷婷	解放军第二军医大学
81573598H2804	基于擦拭型 SERS 纸芯片的中药材染色快速检测体系构建	陆　峰	解放军第二军医大学
81573613H2806	基于分子动力学模拟的中药脂质纳米载体经皮促透机理及转运特性研究	刘继勇	解放军第二军医大学
81573759H2902	广金钱草调控吲哚胺双加氧酶延缓草酸钙结晶肾损伤的机制研究	郭志勇	解放军第二军医大学
81573793H2902	五酯胶囊对环磷酰胺致肾脏和神经毒性的保护作用及临床应用探索	张　凤	解放军第二军医大学
81573631H2807	基于能量代谢通路 MCU 蛋白的“附子无干姜不热”的生物学机制研究	赵艳玲	解放军第 302 医院
081573676H2813	中药复方肃毒星抗恩替卡韦耐药乙型肝炎病毒关键组分的辨识与作用机制研究	刘　妍	解放军第 302 医院

（续表）

项目编号	项目名称	负责人	依托单位
81570097H0801	Ph + ALL 衍生 miRNA93 微泡阻抑骨髓基质 GJIC 功能致白血病残留耐药作用及机制	张　曦	解放军第三军医大学
81571896H1505	噬菌体在烧伤泛耐药鲍曼不动杆菌感染治疗中的应用研究	彭毅志	解放军第三军医大学
81571902H1505	新型光敏剂富勒烯介导的光动力对烧伤创面多重耐药菌感染的作用及机制	尹　锐	解放军第三军医大学
31572344C040601	建立新的细胞和动物耐药模型探讨“Myc-miR328-ABC 转运蛋白”调控通路在 CML 耐药中的作用	刘　利	解放军第四军医大学
81570231H0203	Claudin-1 及其甲基化在沉默信息调控因子 1 保护缺血再灌注心肌机制中的作用	金振晓	解放军第四军医大学
81571309H0919	内源性大麻素 1 型受体在第二代抗精神病药物所致糖脂代谢紊乱中的中枢调节作用	王化宁	解放军第四军医大学
81571731H1808	耐药相关稀土 Gd 纳米探针在胃癌耐药及逆转中的分子影像研究	王飙落	解放军第四军医大学
81572192H0609	软骨来源骨干细胞（HC-MSC/OB）在骨质疏松发生及防治中的关键作用和相关机制研究	杨　柳	解放军第四军医大学
81572302H1617	PrPc 通过 MGr1-Ag/37LRP 介导胃癌多药耐药的新机制	梁　洁	解放军第四军医大学
81572545H1621	SIRT1 亚细胞定位与卵巢癌顺铂耐药研究	张　静	解放军第四军医大学
81572916H1609	“HMGB1-线粒体”作用通路影响胃癌化疗敏感性的分子机制及新型抑制剂 TSD 作用研究	包国强	解放军第四军医大学
81572917H1609	阿司匹林协同赫赛汀对 Her-2 阳性乳腺癌的治疗作用及逆转耐药的机制研究	凌　瑞	解放军第四军医大学
81572929H1609	自噬相关转录因子 TFEB 调控胃癌细胞耐药的功能和机制研究	卢瑗瑗	解放军第四军医大学
81573468H3106	以 ArgR 为靶标的新型 4-羟基香豆素类抗菌药物构效关系及其机制研究	李明凯	解放军第四军医大学
81573549H2803	基于多维谱效网络差示捕获红花和黄芪中调控 DAPK1-NR2B 信号通路的药效物质	杨志福	解放军第四军医大学
81572620H1622	RNF34 通过泛素化 ERα 参与乳腺癌内分泌耐药的分子机制研究	曹　源	解放军济南军区总医院
81571302H0918	背侧纹状体 miRNA-30a/miRNA-134/miRNA-485 网络对甲基苯丙胺成瘾的调节作用	吴　宁	解放军军事医学科学院
81572597H1622	GA6 在乳腺癌曲妥珠单抗耐药中的作用及机制研究	王　涛	解放军军事医学科学院
81573266H3001	基于 I 类包膜病毒膜融合机制的广谱抗病毒多肽设计	王　潮	解放军军事医学科学院
81573357H3008	基于纳米晶体药物成药性评价的应用基础研究-纳米效应的量化表征、成药分子机制及纳米晶与生物膜相互作用	郑爱萍	解放军军事医学科学院
81573404H3101	HCN 通道参与甲基苯丙胺成瘾及其可能神经生物学机制研究	张树卓	解放军军事医学科学院
81573405H3101	水通道 4 在阿片成瘾中的作用及可能机制研究	宋　睿	解放军军事医学科学院
81573458H3105	循环肿瘤 DNA 的突变分析用于监测靶向 EGFR 单抗治疗晚期结直肠癌继发耐药的价值	徐建明	解放军军事医学科学院
81572453H1617	IL-22/LncRNA 信号通路调控代谢重编程介导胃癌曲妥珠单抗原发耐药的机制研究	鲍　炜	解放军南京军区南京总医院
81572933H1609	长链非编码 RNA MALAT-1 参与人肺腺癌多药耐药表型形成的分子机制研究	陈龙邦	解放军南京军区南京总医院
81572937H1609	长链非编码 RNAAC006050.3-003 调控肺鳞癌顺铂化疗敏感性及其机制研究	侯志波	解放军南京军区南京总医院
81572914H1609	低剂量去甲基化药物逆转消化道肿瘤化疗耐药的疗效与机制研究	梅　倩	解放军总医院
81573472H3106	基于 p38/MAPK 信号转导通路的多粘菌素 E（Colistin）免疫调节机制研究	蔡　芸	解放军总医院
81572852H1606	IL-6 经 TLR4/NF-κB/HIF-1α 环路诱导上皮性卵巢癌恶性演进和化疗耐药的分子机制研究	王　越	中国人民武装警察部队后勤学院
81573278H3001	作用于 polo box 结构域的新型 Polo 样激酶 1 抑制剂的设计、合成及生物学表征	江　程	中国药科大学
81573313H3002	基于天然产物“优势结构”和药物“活性片段”具有均衡活性的多靶点阿尔茨海默病药物分子研究	王小兵	中国药科大学
81573335H3004	免疫原性氨基酸调控单 B 细胞体外分化的信号途径研究及其在 HER2 全人源抗体制备中的应用	田　浤	中国药科大学
81573348H3007	RpsA 作为抗耐药结核杆菌药靶有效性确认及活性化合物发现	林克江	中国药科大学
81573386H3010	LC-MOFs-SCD 联用药物微量成分鉴定新体系的构建	狄　斌	中国药科大学
81573387H3010	基于生物条码专属分离和放大-质谱检测标签增敏的体内蛋白多肽类药物定量分析新方法研究	丁　黎	中国药科大学
81573490H3110	糖尿病状态下药物摄取转运体，CYP450 酶和外排转运体功能与表达差异性改变机制及其对药物处置影响	刘晓东	中国药科大学
81573496H3110	血管正常化对化疗药物在实体肿瘤内转运的影响及调控机制	周　芳	中国药科大学
81573553H2803	墨旱莲双靶调控治疗肺纤维化的物质基础和作用机制研究	张朝凤	中国药科大学

（续表）

项目编号	项目名称	负责人	依托单位
81573557H2803	基于“Aβ-纤维蛋白原”相互作用研究钩藤总碱治疗阿尔茨海默症的组效关系与分子机制	柳文媛	中国药科大学
81573559H2803	靶向蛋白质组学在中药药代-药效物质基础及其作用机制研究中的应用	梁　艳	中国药科大学
81573560H2803	基于 mTOR 通路研究知母皂苷抗肿瘤药效物质基础及作用机制	黄雪峰	中国药科大学
81573564H2803	归肝经降血压中药药性组分与药效机制相关性	许激扬	中国药科大学
81570838H1204	基于复杂疾病数据库的视神经保护药物的作用机制研究	王欣玲	中国医科大学
81573462H310	5PGE2/MFG-E8 正反馈环路调控乳腺癌耐药细胞与巨噬细胞交互对话的机制研究	赵　琳	中国医科大学
81571793H1818	多功能聚合物纳米囊泡的构建及其用于肿瘤的可视化化疗联合免疫疗法	张琳华	中国医学科学院
81572057H2002	近平滑念珠菌唑类药物体内获得/体外诱导耐药机制多组学研究	徐英春	中国医学科学院北京协和医院
81573009H1612	Notch 信号阻断剂抑制 IL-17 介导胰腺炎癌转化的机制研究	吴文铭	中国医学科学院北京协和医院
81573921H2708	基于细胞信号通路再平衡假说研究中药治疗糖尿病肾病的机制	尹德海	中国医学科学院北京协和医院
81572005H19042C	解旋酶在肠道病毒感染中关键功能的结构基础	崔　胜	中国医学科学院病原生物学研究所
21572276B0204048	株具有显著肿瘤细胞抑制活性内生真菌中新颖结构活性化合物的发现研究	刘云宝	中国医学科学院药物研究所
81573417H3101	药物蛋白组学与 AD 生物标志物和药物新靶点研究	王晓良	中国医学科学院药物研究所
81573466H3105	靶向胰腺癌侵袭转移中细胞外 HSP90a 信号的小分子抑制剂寻找	陈晓光	中国医学科学院药物研究所
81573493H3110	肠道菌引起的口服异喹啉生物碱药物的代谢转化及分子基础	王　琰	中国医学科学院药物研究所
81573298H3001	抗超广谱耐药摩氏摩根菌先导化合物的构效关系与作用机制研究	胡来兴	中国医学科学院医药生物技术研究所
81573381H3008	以革兰氏阴性耐药菌外膜和生物膜为靶点的多功能纳米粒的构建及其抗耐药机制研究	李桂玲	中国医学科学院医药生物技术研究所
81573474H3106	基于结核分枝杆菌莽草酸途径关键酶的新型抗结核药物靶标验证和深入研究	姜　威	中国医学科学院医药生物技术研究所
81572930H1609	NOTCH1-AKT-ABCG2 通路对结肠癌干细胞耐药性的调控机制	王锡山	中国医学科学院肿瘤医院
81573950H2708	基于癌毒理论从肿瘤干细胞角度探讨扶正解毒方药改善 EGFR-TKIs 获得性耐药	刘　浩	中国中医科学院广安门医院
81573961H2708	基于自噬在 M22 诱导甲状腺细胞增殖中的作用探讨中药甲亢宁治疗 Graves 病的机制	魏军平	中国中医科学院广安门医院
81573915H2708	益气温阳法改善围化疗期体能状态的机制与临床疗效转化	朱世杰	中国中医科学院望京医院
81573949H2708	益肾颗粒调控足细胞自噬作用改善糖尿病肾小球硬化症的作用机制研究	张　宁	中国中医科学院望京医院
81573650H2809	AMPK 介导的细胞自噬炎性反应信号通路对痰瘀互结证 AS 的调控机制及化痰祛瘀解毒方药的干预作用	刘建勋	中国中医科学院西苑医院
81573819H2902	中药复方通过 PS/γ 分泌酶-Neurexin1 通路调控阿尔茨海默病突触可塑性的实验研究	李　浩	中国中医科学院西苑医院
81573821H2902	从 Beclin1 介导的自噬与凋亡信号途径探讨解毒活血中药组分配伍抗 AS 机制研究	刘龙涛	中国中医科学院西苑医院
81574032H2713	加减驻景方通过调控 AKT/HIF-1α/VEGF 信号通路多靶点干预 CNV 形成的机制	亢泽峰	中国中医科学院眼科医院
81573534H2801	基于活性成分群的肠吸收转运机制多维解析黄芩道地药材的“质-效”本质	李　化	中国中医科学院中药研究所
81573609H2805	酒蒸改变大黄“向位药性”与“气分、血分”辩证相关性的科学诠释	肖永庆	中国中医科学院中药研究所
81573632H2807	基于雌激素调控网络靶点探讨补肾方药归肾经的生物学基础	徐　颖	中国中医科学院中药研究所
21574147B0405	多糖/短肽互穿网络水凝胶的可控制备及其口服药物控释应用	李　娟	中南大学
81570200H0818	ALDH1A1 在弥漫大 B 细胞淋巴瘤化疗耐药中的作用及其机制研究	钟美佐	中南大学
81570205H0818	单细胞技术探讨 p53 与 NEK2 在多发性骨髓瘤中的克隆演进及耐药机制	周　文	中南大学
81571253H0912	类泛素化通路 UX 的 E1 激活酶突变导致新型小脑共济失调的机制研究	段然慧	中南大学
81571945H1511	ABCC11 基因 rs17822931 等位基因型对腋臭顶泌汗腺增殖及分泌的影响及其与 ApoD 的关系研究	龙剑虹	中南大学
81573297H3001	小分子介导的免疫与化疗抗肿瘤药物研究	余聂芳	中南大学
81573498H3110	基于消除机制和疾病进展的单克隆抗体类药物药动学模型研究	程泽能	中南大学
81573508H3111	miRNA-lncRNA 网络调控 eIF3a 基因的表达及其在肺癌铂类化疗耐药中的作用及机制研究	刘昭前	中南大学
81573511H3111	基于 TRIB3 信号转导网络的 2 型糖尿病药物基因组学分子靶标鉴定与功能研究	张　伟	中南大学

（续表）

项目编号	项目名称	负责人	依托单位
81573561H2803	基于 GLUT4 和 SGLT2 双靶点的槐属药用植物抗糖尿药效物质基础及作用机制研究	杨新洲	中南民族大学
81573774H2902	芍药苷治疗胶质瘤细胞 STAT3 分子泛素化降解及影响迁徙侵袭的分子机制研究	刘如恩	中日友好医院
81573779H2902	复方 LC09 治疗化疗致手足综合征的机制研究	贾立群	中日友好医院
81573913H2708	固本止咳中药治疗慢性阻塞性肺疾病模型小鼠的黏膜免疫机制研究	张洪春	中日友好医院
21571194B0103	利用氢键超分子合成子设计与合成药物共晶以改善药物的渗透性	陈嘉媚	中山大学
21572278B020104	氘代氨基酸的不对称合成及其在 AVPI 抗肿瘤多肽中的应用	洪　亮	中山大学
21572279B020601	新型抗肺动脉高压 PDE5 高选择性抑制剂的结构优化和分子机制研究	罗海彬	中山大学
31572654C190602	调节三羧酸循环逆转迟缓爱德华菌多重耐药性的研究	彭宣宪	中山大学
51579253E0903	典型药物污染物的现场分离富集技术及其水土环境行为研究	邹世春	中山大学
81570140H0812	ULK1-FIP200 调控 HMGB1 转位介导的自噬相关白血病耐药的机制研究	方建培	中山大学
81571020H1409	基于 NaCas-CaCO3 微球构建的磁靶向智能载药体系及其用于种植体周围炎的应用基础研究	许　跃	中山大学
81572398H1617	lncRNA-MEG3 调控 MET 表达介导肝细胞癌索拉非尼耐药的作用机制研究	商昌珍	中山大学
81572925H1609	抑制胃癌保护性自噬对化疗敏感性影响机制的研究	韩方海	中山大学
81573310H3002	基于倍半萜内酯片段重组的抗骨质疏松先导化合物的发现、优化和机制研究	顾　琼	中山大学
81573447H3105	PKA 激活剂对天然溶瘤病毒 M1 的增效机制与临床意义	胡　骏	中山大学
81573507H3111	基于基因组学和代谢组学的硫嘌呤类药物个体化给药	黄　民	中山大学
81573658H2810	基于 Nrf2 介导的细胞代谢重编程探讨隐丹参酮逆转 NSCLC 顺铂获得性耐药的作用机制	金　晶	中山大学
21576303B060702	配位驱动希夫碱功能化介孔硅装载农药及其控释机制研究	周新华	仲恺农业工程学院

2015 年重点项目（药学相关项目选录）

项目编号	项目名称	负责人	依托单位
81530097H2803	以“保元汤”为载体的中药体内药效物质“组-效动态关联”系统研究体系的建立	屠鹏飞	北京大学
81530030H13	遗传性耳聋致病机制和药物新靶点的研究	郑庆印	滨州医学院
81530089H30	真菌酚胺耦合产生的新先导化合物发现	谭仁祥	南京大学
31530017C050202	嘌呤代谢异常维持基因组稳定性在肿瘤耐药克隆选择中的作用及机制	周斌兵	上海交通大学
81530101H27	基于细胞间相互作用解析扶正化瘀方抗肝纤维化的效应基础	刘　平	上海中医药大学
21534008B04	基于多肽-蛋白质药物聚集体构建新型控释系统的研究	李建树	四川大学
51533006E0310	药物和基因传递材料与细胞的相互作用及其调控研究	程巳雪	武汉大学
21533008B0309	智能生物复合材料的控制合成及在可控释药、肿瘤治疗及示踪方面的应用	任劲松	中国科学院长春应用化学研究所
81530094H28	基于 Top-Down-Top 模式的中药体内代谢物质组群与药效关联性研究的系统分析方法学	刘志强	中国科学院长春应用化学研究所
21532007B02	新骨架重要活性天然分子的发现与功能研究	岳建民	中国科学院上海药物研究所
81530095H28	中药成分体内代谢产物与药效关联性研究	果德安	中国科学院上海药物研究所
31530026C100602	一种穿越血脑屏障的纳米载体	阎锡蕴	中国科学院生物物理研究所
81530098H2816	中药复杂组群代谢与药效机制桥接新理论及方法研究	王广基	中国药科大学
81530008H0808	原发性骨髓纤维化分子发病机制和抗纤维化新药的研究	肖志坚	中国医学科学院
81530092H3003	新颖烯二炔天然产物的发现及其生物合成研究	沈　奔	中南大学
51533009E0310	单分子聚合物纳米颗粒的精密合成及其纳米医学输送性能研究	陈永明	中山大学

2015 年重大项目（药学相关项目选录）

项目编号	项目名称	负责人	依托单位
81590762H19	抗埃博拉病毒抗体、小分子化合物和多肽的筛选及其作用机制的研究	张林琦	清华大学
21590814B0703	抗生素活性定向消除及抗药基因传播阻断技术	杨　敏	中国科学院生态环境研究中心
81590760H19	埃博拉病毒生物特性与致病机制的基础研究	高　福	中国科学院微生物研究所

2015 年重大研究计划（药学相关项目选录）

项目编号	项目名称	负责人	依托单位
91539126H1808	基于多模态分子影像技术的小鼠动脉斑块微环境靶标定量可视化方法研究	朱海波	中国医学科学院药物研究所

2015 年国家杰出青年科学基金(药学相关项目选录)

项目编号	项目名称	负责人	依托单位
81525026H2803	中药药效物质	程永现	中国科学院昆明植物研究所
81525019H16	肿瘤与蛋白质稳态异常	胡荣贵	中国科学院上海生命科学研究院
81525024H31	受体药理学	赵　强	中国科学院上海药物研究所

2015 年创新研究群体项目(药学相关项目选录)

项目编号	项目名称	负责人	依托单位
81521005H3008	基于纳米技术的抗癌药物新型递释系统	李亚平	中国科学院上海药物研究所

2015 年国际(地区)合作与交流项目(药学相关项目选录)

项目编号	项目名称	负责人	依托单位
21561162002B021206	基于“DNA-多糖”结构的流感病毒血凝素(hemagglutinin)抑制剂的研究	李笑宇	北京大学
51561135010E031002	为成功而塑形:应用于纳米药物的生物可降解聚合物囊泡的最佳形态设计	孟凤华	苏州大学
21561162005B060802	P-gp 介导肿瘤外排紫杉醇的抑制:抑制剂结合位点确定和新型 P-gp 抑制剂的理性设计	孙　彦	天津大学
81511120001H1908	NSFC-TAMU 合作交流项目:定量活细胞成像技术研究分枝杆菌噬菌体感染周期的关键分子	谢建平	西南大学
81520108028H30	中国南海无脊椎动物次生代谢产物的化学多样性和生物活性研究	郭跃伟	中国科学院上海药物研究所
81561148011H3002	基于泰国植物及真菌资源的抗 2 型糖尿病及阿尔茨海默病高活性药物先导物的发现及药理作用机制研究	沈　旭	中国科学院上海药物研究所
31511130136C19	从深海黑色软海绵中活性药物的发掘和生产	张立新	中国科学院微生物研究所
81520108030H28	基于酵母体系的中药方剂系统生物学研究的关键技术建立	张卫东	解放军第二军医大学
21581220380B0204	中巴(NSFC-CNPq)双边学术研讨会	庾石山	中国医学科学院药物研究所

2015 年联合基金项目(药学相关项目选录)

项目编号	项目名称	负责人	依托单位
U1505225L02	闽台特产中药“九里香”用于预防肿瘤手术后再转移的药效物质基础、作用机制及其成药性前沿研究	贾　力	福州大学
U1502226L02	滇药臭灵丹靶向流感病毒和宿主免疫调节的新型活性成分药效机制及构效关系研究	王新华	广州医科大学
U1532122A0802	利用同步辐射技术研究 Gd@ $C8_2(OH)_{22}$ 调控肿瘤细胞 EMT 的作用机制	刘　颖	国家纳米科学中心
U1504825H2708	基于 TLR4/NF-κB 通路的解毒化瘀通腑法干预内毒素性肝损伤的作用机制	刘江凯	河南中医学院
U1501221L02	红树林特境植物与微生物来源抗感染药物先导化合物的发现与结构优化	吴　军	暨南大学
U1502227L02	滇产彝药恒古骨伤愈合剂促进骨质疏松骨形成机制研究	赵宏斌	昆明医科大学
U1508220H28	基于“遗传-环境-化学与效应表征”的辽宁道地药材道地性多维评价体系研究	毕开顺	沈阳药科大学
U1501243L04	作用于肿瘤微环境的非细胞毒化物型高效抗肿瘤高分子的设计	申有青	浙江大学
U1504819H1618	微小 RNA-128a 抑制上皮-间质转化逆转胶质母细胞瘤原发耐药的实验研究	李红伟	郑州大学
U1504831H3110	黄芩苷调控 CYP3A 表达影响环孢素人体药代动力学的机制	田　鑫	郑州大学所
U1508221H28	基于新型无标记细胞筛选技术的辽宁道地药材药效物质基础研究	梁鑫淼	中国科学院大连化学物理研究所
U1532154A0805	应用高场核磁共振技术针对 BTK 激酶与不可逆抑制剂的不同药效作用的结构机制研究	刘　静	中国科学院合肥物质科学研究院
U1502223L02	抑制 11β-羟化类固醇脱氢酶 1 天然产物活性成分结构优化与成药性研究	赵勤实	中国科学院昆明植物研究所
U1502225L02	背侧和腹侧纹状体参与甲基苯丙胺成瘾的分子调控网络研究	李　锦	解放军军事医学科学院

2015 年青年科学基金项目(药学相关项目选录)

项目编号	项目名称	负责人	依托单位
71503006G0308	综合性公立医院基本药物优先使用的激励相容机制研究——以安徽为例	解雪峰	安徽医科大学
71503007G0308	骨质疏松性骨折防治的卫生经济学评价研究	司　磊	安徽医科大学
81502141H1618	PRDM2 基因在泌乳素腺瘤溴隐亭耐药形成中的作用	王　飞	安徽医科大学
81502282H1622	LMO4 3′端非编码区缩短调控肿瘤干细胞行为介导乳腺癌赫赛汀耐药性的研究	丁克硕	安徽医科大学
81502599H1609	Snail 通过调控 P-gp 表达促进结直肠癌化疗耐药的机制研究	王　昊	安徽医科大学
81503004H3008	针对肿瘤细胞周期的时相靶向制剂的研究	汤继辉	安徽医科大学
81503190H2801	基于竞争抑制原理的外来入侵苍耳对中药苍耳子资源与化学品质的影响研究	谢冬梅	安徽中医药大学

（续表）

项目编号	项目名称	负责人	依托单位
81502994H3008	经皮递释蛋白多肽类药物的可溶微针制备和优化基础理论体系的构建	王清清	蚌埠医学院
51503003E031002	联合转运 siRNA/阿霉素的蛋白纳米笼抗肿瘤药物载体研究关	新　刚	北华大学
31500864C0913	AMPK 信号通路在药物奖赏记忆中的作用及其表观遗传学机制	丁增波	北京大学
71503015G0308	中国抗疟药物的研发、生产与激励机制研究	黄旸木	北京大学
71503017G0308	我国药品知识产权保护及其对药品价格影响研究	陈　敬	北京大学
81501158H0919	静息态皮层-纹状体功能连接在抗精神病药物治疗应答中的作用研究	李　鹏	北京大学
81501775H1908	二元调控子 GraRS 在达托霉素耐药金葡菌形成中的表达调控分子机制研究	李曙光	北京大学
81501790H1911	新型纳米化的非核苷类乙型肝炎病毒抑制剂的体内外研究	王　薇	北京大学
81502884H2611	利用电子病历开展药品不良反应主动监测如何选择对照的方法学研究	王胜锋	北京大学
81502905H3001	新型丙酮酸激酶 M2 亚型（PKM2）激动剂的设计、合成及构效关系研究	李日东	北京大学
81503000H3008	整合素配体-药物偶联靶向治疗乳腺癌及分子作用机制研究	梁艳琴	北京大学
81503091H3105STAT3	对 Wip1 的转录调控及其在肿瘤耐药中的作用	黄　薇	北京大学
81503208H2803	独活主要活性成分的代谢研究	张友波	北京大学
81503519H2708	中药醒神通窍汤治疗发作性睡病的 Hypocretin 相关分子通路的分子机制研究	董园莉	北京大学
51503012E0310	基于开环反应构建具有靶向、成像和载药功能的新型 PGMA 衍生物基因载体及其性能研究	俞丙然	北京化工大学
51503013E031002	新型水溶性梳状聚合物抗肿瘤药物载体的制备与生物学性能研究	喻青松	北京化工大学
51508017E080402	水环境中碳纳米管的分散状态对其吸附典型 PPCPs 的影响机制研究	张晓然	北京建筑大学
31501671C140501	草莓炭疽病菌对双苯菌胺的抗性风险评估及抗性分子机制研究	毕　扬	北京农学院
31500860C0911	肾上腺素能神经元在调节摄食行为中的作用	占　成	北京生命科学研究所
81503586H2709	滋补肝肾法调控黑素细胞氧化损伤致凋亡线粒体通路的研究	张会娜	北京市中医研究所
81502269H1622	BRG1 介导化疗期间乳腺癌 CTC 升高及耐药的机制研究	刘笑然	北京市肿瘤防治研究所
61501039F012303	基于高灵敏腔体微电极阵列的抗肿瘤药物筛选新型传感器	刘儒平	北京印刷学院
81503244H2804	基于潜在药效物质组的中药注射剂 PK-BN-PD 模型的构建与应用	刘　颖	北京中医药大学
81503286H2809	苦丁茶冬青药效分子群多途径改善动脉粥样硬化的分子机制研究	郑　姣	北京中医药大学
81503287H2809	基于苦味受体（Tas2Rs）的“苦逐瘀”生物学物质基础研究	董世芬	北京中医药大学
81503302H2810	粉防己碱等中药单体逆转乳腺癌 MCF-7/TAM 细胞耐药的自噬机制研究	谌海燕	北京中医药大学
81503344H2816	利用免疫分析法解析黄连解毒汤中黄芩苷和栀子苷脑内时空分布特征	孔　慧	北京中医药大学
81503379H2901	基于 Sirtuins/AMPK-PGC-1α 通路研究活血化瘀复方丹七片调控缺血心肌能量代谢紊乱的机制	王其艳	北京中医药大学
81503625H2716	补肾化痰中药复方对 3×Tg-AD 转基因小鼠脑内未折叠蛋白反应的调节机制研究	张学凯	北京中医药大学
81502069H1617	miR-376b 介导的细胞自噬在羟基酪醇逆转肝癌耐药中的作用及其机制研究	赵宝磊	滨州医学院
21502007B021103	荧光标记法对紫杉醇及环己亚硝脲抗癌药物药理的研究	郭福强	昌吉学院
81501581H1818	EcN 细菌修饰聚合物纳米粒子靶向肿瘤研究	罗晓明	成都医学院
81503266H2806	基于“活性成分群-生物代谢靶点-疾病网络”研究参附注射液“精而有效”的制剂特征	赵　萱	成都中医药大学
81503325H2813	基于细胞代谢动力学原理的高灵敏性中药抗菌活性评价体系研究	陈思敏	成都中医药大学
21505009B0512	多尺度分子模型在多靶点抗抑郁药物作用机制、筛选及其生物学评价中的应用研究	薛伟伟	重庆大学
931500767C1002	X 射线不透过性药物洗脱微球的构建及其降解与药物控释机制研究	桑　琳	大连理工大学
31500793C100310	基于微流控平台的载药纳米颗粒联合间充质干细胞双载体对脑胶质瘤靶向效应研究	马静云	大连医科大学
81502622H1609ERK5	促进黑色素瘤对威罗菲尼耐药的作用和机制	王丽娜	大连医科大学
81502992H3008	超声介导转铁蛋白修饰共载表阿霉素和薯蓣皂苷脂质体微泡复合物双靶向给药系统的构建及其逆转多药耐药研究	杨晓波	大连医科大学
81503372H2901	耳聋左慈丸对老年性聋内毛细胞带状突触递质释放作用机制的研究	石　林	大连医科大学
81503099H3105	基于 CK2 和 DNA 损伤修复的新型四价铂复合物的抗肿瘤机制研究	陈飞虹	东南大学
81503340H2816	以具有肝毒性的中药反应性代谢产物为导向的中药配伍禁忌致/增毒机制研究	胡琳璘	东南大学
81502642H1609	HGF/MET 通路影响索拉非尼抗肝癌疗效的作用及机制	向青锋	佛山市第一人民医院
81503204H2803	基于神经保护作用的栝楼桂枝汤药效物质及配伍机制研究	许　文	福建中医药大学
31500673C050401	G 蛋白偶联受体结构及与药物配体结合的计算研究	鄢仁祥	福州大学
81501576H1818	pH/近红外光响应脂质体的构建及其光热化疗抗肿瘤研究	陈名懋	福州大学

（续表）

项目编号	项目名称	负责人	依托单位
21507012B070403	环境中亚致死（Sublethal）剂量重金属诱导耐药菌形成及扩散机制研究	李向阳	复旦大学
51503042E031002	基于柱芳烃的高分子药物输送载体	马　达	复旦大学
51503043E031002	DNA 靶向抗肿瘤药物对肿瘤细胞核变形能力的影响	刘瑞丽	复旦大学
81501120H0913	双靶位抑制孕烷 X 受体介导的转运体 P-gp 和代谢酶 CYP3A4 转录调控通路对癫痫耐药机制干预作用初探	王剑虹	复旦大学
81501595H1820	一种新型介孔 miRNA21 控释纳米微球/肝素复合修饰小口径聚氨酯人工血管的实验研究	陆树洋	复旦大学
81502267H1622	PDRR1 介导 JNK3 在三阴性乳腺癌紫杉醇化疗 DNA 损伤应答中的调控机制研究	朱　玮	复旦大学
81502273H1622	ADAM10 对乳腺癌中 PrPc 核内转运、多药耐药及侵袭转移的调控研究	程园园	复旦大学
81502278H1622	HER2 基因新型突变与乳腺癌抗 HER2 靶向治疗耐药的关系及其机制研究	江一舟	复旦大学
81502526H1606	Alpha B-Crystallin 改变肝癌能量代谢影响细胞上皮间质转化及 sorafenib 耐药研究	黄晓勇	复旦大学
81502985H3007	基于异柠檬酸脱氢酶 IDH1 突变的新型抗肿瘤抑制剂研究	余琳千	复旦大学
81503294H2810	从抑制 JAK2/STAT3/miR-21 通路角度探讨蟾皮非极性组份蟾毒灵对肝癌放射增敏作用及其机制	徐立涛	复旦大学
81503405H2902	从 CAF 及其调控的 SDF-1/CXCR4 生物轴角度探讨中药对胰腺癌肝转移干预机制研究	高惠峰	复旦大学
81503377H2901	基于对 AKT 活性的调控效应研究黄芪抑制 MSCs 介导肺癌细胞对厄洛替尼耐药性的生物学机制	何建新	甘肃中医药大学
81501429H1014	基于霍乱毒素 AB5 结构的个体化自组装抗癌疫苗的研究	王华倩	广东工业大学
81502911H3001	基于药物代谢性质的神经炎症抑制剂的结构优化与抗阿尔茨海默症药效学研究	周　渭	广东工业大学
31500291C020604	基于模拟胃液消化转化作用的三叶木通功效活性成分发掘研究	徐巧林	广东省林业科学研究院
81502769H2402	三氯乙烯代谢产物水合氯醛和三氯乙醇与三氯乙烯药疹样皮炎的关系研究	黄永顺	广东省职业病防治院
81503260H2806	基于中药复杂成分均衡释放的缓释辅料改良桃胶研究	蔡延渠	广东药学院
21502025B020601	具有单胺氧化酶-B 抑制作用的多靶点抗阿尔茨海默症活性化合物的设计合成及活性研究	王晓琴	广东医学院
81503465H2903	基于代谢组学的桃红四物汤调节骨代谢的分子机制及物质基础研究	刘　立	广东医学院
21501032B0112	基于靶向性抗肿瘤前药策略设计 2(1H)-喹啉酮希夫碱-磷酸酯-镧系配合物及其作用机制研究	张　业	广西师范大学
81503179H2801	基于内源激素调控的忍冬植物修剪方式对药材质量的研究	秦双双	广西壮族自治区药用植物园
81501996H1615	原发性 T790M 耐药突变在非小细胞肺癌 EGFR 基因两种敏感突变亚型之间的差异及其对靶向治疗效果的影响	梁文华	广州医科大学
81502194H1619	RASSF6 逆转肾透明细胞癌细胞对索拉非尼治疗耐受的现象及分子机制	梁颖莹	广州医科大学
81503103H3105	SAHA 逆转 ERCC1 高表达肿瘤对铂耐药的研究	何玉文	广州医科大学
81503235H2803	中药细辛治疗难治性慢性咳嗽的药效物质与多靶点作用机制研究	刘晓东	广州医科大学
81503352H2818	瑶药别旁茶总苷介导 PXR 治疗炎症性肠病的有效成分及作用机制研究	宋雨鸿	广州医科大学
81503224H2803	岭南中药毛冬青萜类成分分离鉴定与成药性机制	吴　鹏	广州中医药大学
81503466H2903	核受体介导的 CYP3A 和外排转运蛋白在附子个体化用药中的作用及机制	卢琳琳	广州中医药大学
81503507H2708	基于 miRNA-206/449a 探索扶正抗癌方逆转吉非替尼治疗非小细胞肺癌耐药机制	杨小兵	广州中医药大学
81503618H2713	基于 CFH 上下游调控通路探讨补肾活血方对干性年龄相关性黄斑变性的干预机制	王　燕	广州中医药大学
31501649C140205	药材甲几丁质脱乙酰酶家族基因的鉴定及其生理功能分析	杨文佳	贵阳学院
41501342D010507	泰乐菌素/胞外 DNA 在粘土矿物界面的共吸附行为及 DNA 耐药性变化	张　倩	桂林电子科技大学
21501036B0103	叶酸修饰金属-有机骨架药物传递体的制备及主动肿瘤靶向性研究	张凤鸣	哈尔滨理工大学
31501074C060703	小分子药物相关的非编码 RNA 的识别与功能研究	尚德思	哈尔滨医科大学
31501158C0712	PTEN 5aa 突变对胶质瘤进展、转移和耐药性的影响	马健会	哈尔滨医科大学
81500117H0812	亚砷酸靶向 CML 干细胞的 Hh 通路治疗伊马替尼耐药的机制研究	杨东光	哈尔滨医科大学
81501960H1615	USP22 调控 EGFR 内吞作用介导肺腺癌的 EGFR-TKIs 耐药	胡　晶	哈尔滨医科大学
81502225H1621	TNFAIP8 调控上皮性卵巢癌细胞自噬参与铂类耐药的机制研究	刘天伯	哈尔滨医科大学
81502266H1622	miR-128 靶向调控 LAPTM4B 介导乳腺癌侵袭转移及化疗耐药的研究	肖　敏	哈尔滨医科大学
31500808C100602	癌症诊治用靶向普鲁士蓝纳米载药体系的研究	马　艳	合肥工业大学

（续表）

项目编号	项目名称	负责人	依托单位
081503417H2902	益气除痰方调控 miRNAs 介导 GRP78 干预 NSCLC 化疗耐药机制研究	李元滨	河北大学
51502075E0213	不同形貌 HAp 在载药和细胞摄取方面的性能及形貌效应研究	左桂福	河北联合大学
81503231H2803	连花清瘟胶囊抗流感病毒药效物质基础及作用机制研究	毕　丹	河北省中西医结合医药研究院
21502041B020601	芳基脲偶联喹唑啉类多靶点酪氨酸激酶抑制剂的设计、合成和抗肿瘤活性研究	张　恺	河北医科大学
81503608H2711	雌激素介导的 NGF 调节机制在子宫内膜异位症疼痛中的作用及中药干预研究	陈景伟	河北中医学院
21501044B0104	多胺衍生物功能化的量子点靶向纳米药物的合成及其诱导细胞凋亡的机制研究	赵美霞	河南大学
81501779H1908	少见 CTX-M 基因型鉴定及其耐药机制研究	王　丽	河南大学
51503057E031002	光/还原双重响应性多功能时序释放可控型聚合物纳米共载 siRNA 和化疗药物体系的制备及评价	余志强	河南科技大学
31500262C020601	怀地黄块根的基因组 DNA 甲基化修饰与梓醇积累关系研究	段红英	河南师范大学
81503269H2807	基于"化学成分-药效-生物信息"三元谱关联分析探讨雷公藤-金钱草相杀配伍减毒机制	王君明	河南中医学院
81503677H2721	针对 HIV-1 和 CXCR4/CCR5 启动子为靶点的抗 HIV/AIDS 药物筛选系统的建立	冯　龙	河南中医学院
81502922H3001	弥漫性大 B 细胞淋巴瘤治疗药物 BCL6 抑制剂的筛选	孙先宇	黑龙江八一农垦大学
81503271H2807	基于转录组学研究中药寒热药性对大鼠能量代谢的影响及药性评价体系的建立	高　宁	黑龙江中医药大学
81502637H1609	PDCD4-Akt 反馈环路在胃癌顺铂耐药中的作用机制研究	李　珊	湖北医药学院
31500260C020601	中国阴地蕨属药用草本植物系统学及分子进化研究	森　林	湖北中医药大学
81503276H2808	以电压门控钠通道亚型 Nav1.3 为靶点的中药有效成分的筛选及其抗癫痫机制研究	陶　怀	湖南中医药大学
81503492H2705	甘草-附子"相杀"解毒动力学的量化表征	王志琪	湖南中医药大学
81503556H2708	基于 SIRPα 调节 HBV 相关性肝癌患者外周血 DCs 的活化研究鳖龙软肝汤对其抑制肿瘤的影响	伍玉南	湖南中医药大学
31500282C020604	具有协同增敏 TRAIL 抗肿瘤作用的两种鄂产五味子属植物中三萜类化合物的研究	余恒毅	华中科技大学
71503089G0308	我国医院高危药品风险控制机制研究	黄　锐	华中科技大学
81500005H0104	四/五磷酸鸟苷通过调控 ESBL 差异表达提高细菌耐药适应性的作用研究	王小溶	华中科技大学
81500133H0812	Spi2A 抑制自噬解除 MLL-AF9 白血病干细胞化疗耐药与机制研究	李　蕾	华中科技大学
81500982H0905	吸入麻醉药致发育神经元树突生长发育异常的 GABAAR-Calpain 通路作用机制及干预研究	赵以林	华中科技大学
81501415H1008	"老药"新用——抗肿瘤药 α-二氟基鸟氨酸治疗类风湿关节炎及其机制的研究	叶　丛	华中科技大学
81502118H1617	RSK2 介导 Ras/MAPK 对 PTEN/Akt 的调控作用：肠癌 EGFR 单抗获得性耐药的新机制	邹　燕	梅华中科技大学
81502250H1621	CEBPB 通过重编程基因表达介导卵巢癌化疗耐药的相关机制研究	刘　眈	华中科技大学
81502296H1622	E3 连接酶 MDM2 泛素化调节 Akt 在乳腺癌进展及赫赛汀耐药中的作用及机制研究	熊　晶	华中科技大学
81502527H1606	负载 miRNA-221-shRNA 的双配体修饰壳聚糖纳米颗粒靶向抑制肝细胞癌侵袭转移的作用及机制	李　民	华中科技大学
81502633H1609	Keap1/Nrf2/p62 抗氧化通路调控细胞自噬对胰腺癌化疗敏感性的影响及其机制的研究	李　旭	华中科技大学
81503013H3008	剪应力响应的二氢杨梅素 Pickering 乳液用于治疗动脉粥样硬化的研究	熊　微	华中科技大学
81503225H2803	基于"血清药物化学-药代动力学-代谢组学"的体外培育牛黄活性成分辨识与机制研究	李喜平	华中科技大学
81503305H2810	葱莲生物碱类化合物的抗白血病作用及机制研究	童擎一	华中科技大学
81503427H2902	山萘酚沉默 Notch 通路调控上皮间质转化逆转卵巢癌化疗耐药的机制研究	于丽秀	华中科技大学
31502115C1807	亚抑菌浓度恩诺沙星和喹乙醇选择压力下大肠杆菌的耐药发生机制研究	程古月	华中农业大学
21502062B020901	结构多样性酰胺类化合物库的构建与新型 SDH 抑制剂的发现	陈　成	华中师范大学
21501064B010701	以姜黄素及其衍生物构筑多孔金属有机框架及其药物担载研究	孙福兴	吉林大学
81501506H1806	双靶向透明质酸纳米化疗药物的研制及 PET 疗效评价	高　识	吉林大学
81502202H1619	AKR1C1 促 CSC 样细胞形成介导膀胱癌奥沙利铂耐药的分子机制	王思思	吉林大学
21505048B0510	基于微透析在线分析技术和代谢组学方法的人参远志配伍治疗阿尔茨海默病的药效物质基础和作用机制研究	张　艳	吉林化工学院

（续表）

项目编号	项目名称	负责人	依托单位
81502907H3001	ERRγ 小分子激动剂的设计、合成及促白色脂肪棕色化的活性研究	彭丽洁	暨南大学
81502908H3001	新型硝酮类化合物的化学合成与构效关系研究	孙业伟	暨南大学
81503030H3010	基于亲和整体柱的药物选择性杀伤 MDR 肿瘤细胞靶标蛋白的垂钓研究	陈维佳	暨南大学
81503210H2803	地乌皂苷治疗类风湿性关节炎的体内药效物质基础及其代谢机制研究	赵慧男	暨南大学
81503303H2810	海洋中药毛蚶新多肽 H3 在乏氧微环境下抗肝癌作用及其机制研究	胡显镜	暨南大学
81503341H2816	高脂溶性中药活性成分肠分泌排泄的机制研究	董　栋	暨南大学
81503338H2816	基于血清蛋白质组学的生脉注射液多组分、多靶点效应 PK-PD 结合研究	詹淑玉	嘉兴学院
21507042B070202	荧光 DOM 在激发三重态诱导 β 受体阻滞剂光解中的作用	彭　娜	嘉应学院
21504032B040302	超支化星形聚合物肿瘤靶向成像与治疗单分子纳米药物的构筑	李小杰	江南大学
81503007H3008	基于 Heparosan 多糖长循环多功能聚合物胶束的构建及作用机制研究	邱立朋	江南大学
21506079B060806	石墨烯基仿生光控递药体系的构建及其在肝癌多模式治疗中的应用	谢　萌	江苏大学
81501785H1908	选择压力下 H7N9 禽流感病毒的准种演变规律及其意义研究	葛以跃	江苏省疾病预防控制中心
31500290C0206046	种钩藤生物碱对 P-gp 介导开放血脑屏障的作用研究及活性成分属内分布	盖亚男	江苏省中国科学院植物研究所
21505059B050901	基于单个量子点荧光共定位光谱成像的“药物亲和响应靶点稳定性”技术研究	赵文峰	江苏师范大学
81503357H2818	基于 NF-κB 通路的蒙药玉簪花抗Ⅲ型前列腺炎活性成分及作用机制研究	何军伟	江西中医药大学
81503489H2705	基于“体热平衡”原理探讨芍药甘草汤“酸甘化阴”配伍抵御高温环境大鼠死亡的机制	姚凤云	江西中医药大学
51503090E031002	基于磁性葡聚糖纳米水凝胶的双功能药物载体的构建及其性能研究	苏红莹	昆明理工大学
81502904H3001	新型脑啡肽类似物的设计合成及其在坐骨神经痛模型中的镇痛活性研究	王　媛	兰州大学
81503024H3008	基于多功能聚电解质修饰的氧化石墨烯作为抗癌药物口服缓控释载体的制备及其胃肠道转运机制研究	刘　宇	辽宁大学
51503093E031002	基于聚三亚甲基碳酸酯三维网络聚合物的基质型恒速给药体系的设计与构建	杨立群	辽宁省计划生育科学研究院
81503257H2806	基于多功能巯基化聚合物的口服黄连整体降糖给药系统的研究与评价	张纯刚	辽宁中医药大学
81501129H0913	核苷酸多态性对 P-糖蛋白转运抗癫痫药物的影响	张春波	南昌大学
81503364H2819	益生菌发酵药渣及其苷类代谢产物对脾虚小鼠的调理机制研究	陈廷涛	南昌大学
51503096E030901	共轭聚合物-DNA 自组装体系的制备、光学性质表征、及药物的控制性释放	田雷蕾	南方科技大学
81501082H0911	局麻药激活 TRPV1 通道介导糖尿病小鼠神经毒性损伤的机制研究	李凤仙	南方医科大学
81501958H1615	TIP30 调控核内化 EGFR 信号通路逆转非小细胞肺癌吉非替尼耐药的机制研究	帅　帅	南方医科大学
81502335H1625	MiR-17-92-cluster 促进鼻咽癌恶性进展的分子机制及基于该家族的纳米核酸药物的治疗性研究	吕晓明	南方医科大学
81503336H2816	基于细胞色素 P450 酶代谢研究中药钩吻的毒性及配伍减毒机制	叶　玲	南方医科大学
81503376H2901	基于网络药理学研究党参-黄芪干预化疗后免疫抑制的协同作用机制	刘孟华	南方医科大学
21503107B0302	药物对于钙库控制钙离子通道调控机制的理论计算研究	董　昊	南京大学
81501972H1615	放化疗诱导肿瘤相关成纤维细胞分泌 TNFSF4 促进肺腺癌顺铂耐药的机制研究	李　燕	南京大学
81503139H3110	阿霉素诱导乳腺癌细胞 P-gp 高表达的代谢性分子机制研究	曹　蓓	南京大学
21506099B060804	基于非水相合成肝靶向核苷类药物的半乳糖苷酶分子改造研究	储建林	南京工业大学
81503012H3008	寡肽生物水凝胶用于蛋白药物定位输送与控释的研究	姜天玥	南京工业大学
21504044B040303	细胞穿膜肽-聚合物偶联物的合成、组装与载药机制研究	张　强	南京理工大学
81503228H2803	基于蛋白质组学和肠菌代谢的云南白药治疗溃疡性结肠炎药效物质基础研究	戴　琛	南京农业大学
31500278C020604	基于 LC-ESI-MS/MS 技术的青葙属抗肿瘤荨麻科类型双环环肽的快速发现及其作用机制研究	范君婷	南京医科大学
81500128H0812	UTX 在慢性粒细胞白血病伊马替尼耐药中的作用及其分子机制研究	张成婉	南京医科大学
81502611H1609	LncRNA MALAT1 通过抑制 miR-140 上调 Aurora-A 促进肝癌索拉非尼耐药的机制研究	崔诗允	南京医科大学
81502623H1609	雌激素受体 ERα 调节 ABCC 家族介导乳腺癌化疗耐药的作用机制研究时	俊　锋	南京医科大学
81502678H1611	长链非编码 RNA RP11-1100L3.8 对非小细胞肺癌厄洛替尼耐药的机制研究	潘　旋	南京医科大学
81502680H1611	基于 RAS 调节的多功能碳纳米管药物/基因共传输系统的抗肺癌作用研究	王　玉	南京医科大学
81503087H3105	长链非编码 RNA RP.11-461A8.5：调控乳腺癌耐药的新机制	谢　娟	南京医科大学
81503144H3110	奥美拉唑上调 MRP3 表达在氯吡格雷抵抗中的作用及机制研究	米琼宇	南京医科大学

（续表）

项目编号	项目名称	负责人	依托单位
81503528H2708	基于 microRNA 差异表达调控 PI3K/AKT 信号通路对益气健脾化积方逆转胃癌化疗耐药的机制研究	俞 晨	南京医科大学
81500166H0818	BTK 引发多发性骨髓瘤耐药性研究	杨 烨	南京中医药大学
81502986H3007	基于化学信息学技术从天然产物中发现并设计新型 HIF-1α/pVHL 蛋白-蛋白相互作用抑制剂	薛 鑫	南京中医药大学
81503142H3110	基于人参皂苷 Rg1 的肠道代谢处置和 AhR/IL-22 信号调控诠释其抗抑郁的药动-药效矛盾	郑 啸	南京中医药大学
81503216H2803	基于 TLR7/MyD88/NF-κB 信号通路探讨薄荷、荆芥药对协同增效配伍规律及其作用机制束	雅 春	南京中医药大学
81503245H2804	硫磺熏蒸药材特征标志物快速发现和专属性检控方法研究	孔 铭	南京中医药大学
81503259H2806	基于“药载同源”构建肿瘤深层穿透的茶多酚-蜂毒肽纳米递送系统	乔宏志	南京中医药大学
81503264H2806	微环境调控协同层次化“靶向-释药”策略促中药脂质体肿瘤深层递送研究	瞿 鼎	南京中医药大学
81503265H2806	基于脑中风发病特点的银杏双组分口服二元时律释药系统的构建	刘 丹	南京中医药大学
81503299H2810	川芎嗪通过 miR-106b-5p 调控 MDM2/P53 信号通路逆转肝癌细胞对奥沙利铂多药耐药的机制研究	滕凤猛	南京中医药大学
81503308H2810	基于线粒体能量代谢激活研究大黄蛰虫丸逆转肝癌多药耐药机制	吴 丽	南京中医药大学
81503535H2708	基于 mTOR 信号通路调控缺氧微环境下细胞自噬的消癌解毒方抗肿瘤作用机制研究	李 黎	南京中医药大学
81503559H2708	白金丸治疗多药耐药难治性癫痫的作用机制研究	李静波	南京中医药大学
81501975H1615	PIDD-Keap1 相互作用通过 Nrf2 通路促进肺癌化疗耐药	季俐俐	南通大学
81503143H3110	SGK1 动力学行为调控与肿瘤细胞命运的抉择	汤志远	南通大学
81503270H2807	基于 VEGFR1/PDGFR 信号通路的黄芪、莪术配伍促肿瘤新生血管正常化的机制研究	臧文华	南阳理工学院
81503351H2818	基于微观结构特征的蒙药“孟根乌苏”物质基础及其免疫分子调节机制研究	武世奎	内蒙古医科大学
81500127H0812	microRNA-29b 调控 Wnt/β-catenin 通路介导急性髓系白血病细胞耐药的机制研究	李空飞	宁波大学
81503404H2902	基于胰岛素信号转导环节的中药组分“HJJB”复方防治非酒精性脂肪肝作用机制研究	李红山	宁波大学
51506103E0605	分叉双层微流控系统中液滴分裂机制与乳化制备微粒性能的研究	任 勇	宁波诺丁汉大学
21506104B060805	基于包合/离子键双重作用强化苦参碱结肠靶向递药的研究	黄青	宁夏医科大学
81501903H0607	HRZ 三联抗痨药及 TGF-β1siRNA 脂质体纳米微粒的构建及体内体外实验研究牛	宁 奎	宁夏医科大学
81501812H2003	miR-192 调控的腺苷酸环化酶 7 在急性早幼粒白血病维甲酸耐药中的作用	庄立琨	青岛大学
81502065H1617	肌细胞增强因子 MEF2D 增加肝癌细胞对 EGFR 抑制剂敏感性的分子机制	刘 佳	青岛大学
81503094H3105	肝癌对索拉非尼耐药的机制研究	高建军	青岛大学
31500288C020604	药蒲公英诱导 HO-1 活性成分及其抗阿尔茨海默病的多途径机制研究	李 斌	青岛科技大学
81502310H1622	乳腺癌间质成纤维细胞中 MMP1 介导紫杉类化疗耐药的作用机制研究	荣国华	青岛市市立医院
21502103B0212	天然药物中活性成分的鉴定:发展葡萄糖酸化分子的富集方法	冯 杉	清华大学
31500818C1007	基于细胞微球 3D 打印技术工程化肝组织构建及在药物毒性研究的应用	姚 睿	清华大学
81503221H2803	岭南中药蒲葵抑制细胞自噬协同化疗预防癌症骨转移的药效物质基础及机制研究	曾小斌	清华大学
51508309E080402	生物电化学系统强化抗生素去除过程中抗药基因的产生、分布与控制机制	王允坤	山东大学
81500122H0812	骨髓微环境中 IGFBP2 参与调控急性 T 淋巴细胞白血病耐药的机制研究	邹 洁	山东大学
81500130H0812	TNFAIP8 在急性髓性白血病耐药中的作用及机制研究	卢 菲	山东大学
81502051H1617	长链非编码 RNA n385229 吸附 miR-497 对胰腺癌化疗耐药表型的调控作用	徐建威	山东大学
81502058H1617	Peroxiredoxin 2 调控自噬在结直肠癌 5-氟尿嘧啶耐药中的作用及机制研究	卢伟东	山东大学
81502245H1621	转录因子 NAC1 通过调节 FOXQ1 介导上皮间质转化影响卵巢癌紫杉醇化疗耐药的作用及机制研究	高 敏	山东大学
81502279H1622	雌激素上调乳腺癌中葡萄糖神经酰胺合成酶,进而诱导多药耐药的机制研究	张晓芳	山东大学
81502610H1609	蛋白激酶 D1 抑制 EMT 逆转肺腺癌 EGFR-TKIs 获得性耐药的作用机制研究	倪 阳	山东大学
81502614H1609	β-arrestin2 与 β-catenin 作用调控 Wnt/β-catenin 通路影响乳腺癌多药耐药	张 慧	山东大学
81502615H1609	肿瘤间充质干细胞通过 CCL22 影响非小细胞肺癌化疗敏感性的机制研究	刘延国	山东大学
81503008H3008	基于化学-免疫联合治疗理念构建 GPC3 靶向载体用于异靶点药物共递送的研究	刘永军	山东大学

（续表）

项目编号	项目名称	负责人	依托单位
81503163H3111	基于遗传药理学与定量药理学模型的他克莫司在肾病综合征儿童中的个体化给药研究	赵　维	山东大学
81503261H2806	难溶性抗肿瘤中药成分智能靶点定位释药纳米载体的构建及研究	徐　巍	山东大学
71503149G0308	药品价格形成机制对基本药物可获得性的影响研究：基于预期理论视角	宋　燕	山东省医学科学院
81502638H1609	Orai1 介导的钙振荡调控 EGFR-TKIs 敏感性的作用和机制	张　慧	山东省医学科学院
81503255H2805	基于共有药效物质的四种来源郁金饮片临床用药等量性研究	石典花	山东省中医药研究院
81503252H2805	基于疾病状态下体内过程的莱菔子炮制“生升熟降”药性变化机制研究	朱立俏	山东中医药大学
31500771C1002	具靶向识别与肿瘤酸性微环境特异穿膜功能的新型药物-siRNA 共传输体系的构建与评价	丁国斌	山西大学
81502641H1609	角蛋白 18 在 BCPR 介导的乳腺癌细胞多药耐药中的作用和机制研究	师锐赞	山西医科大学
81503444H2902	从益气活血中药调控 TLR4 介导炎症反应对不稳定斑块形成的影响研究益气活血配伍的抗炎机制	王南丁	陕西中医药大学
11501358A011403	多通道非线性排泄模式的药物动力学的数学问题	吴孝钿	上海海事大学
61502299F020504	基于多层药理网络的药物重定向研究	龚家瑜	上海计算机软件技术开发中心
21504055B040502	聚磷酸酯大分子前药的合成及抗肿瘤活性研究	孙　默	上海交通大学
61503244F030204	基于表型和靶点互作网络的罕见病药物重定位计算模型研究	赵明珠	上海交通大学
81500504H0323	RND 家族外排系统及其抑制剂对幽门螺杆菌多重耐药的作用	梁　晓	上海交通大学
81500907H0902	吡咯喹啉醌三锂调控小胶质细胞极化治疗阿尔茨海默病的机制	赵　蕾	上海交通大学
81501571H1818	肿瘤微环境响应性载药纳米凝胶靶向抑制肿瘤淋巴道转移的应用研究	戴婷婷	上海交通大学
81501804H2002	结核杆菌 RNA 降解酶 GpsI 介导吡嗪酰胺耐药的分子机制	何　磊	上海交通大学
81501864H0605	复合载药神经导管的神经延长术促进周围神经再生的实验研究	汪春阳	上海交通大学
81501961H1615	长链非编码 RNA uc002bbp.2 在 NSCLC 顺铂耐药中的机制研究	刘　晶	上海交通大学
81502011H1617	粘液瘤病毒“嗜侧群细胞现象”及联合化疗药物治疗胆囊癌的实验研究	翁明哲	上海交通大学
81502336H1625	lncRNA 过表达调节 ABCG2 基因 DNA 甲基化影响喉鳞癌多药耐药的分子机制研究	沈　斌	上海交通大学
81502692H1612	胞内外阶梯式触发的钙磷复合脂质药物基因共递送系统对三阴性乳腺癌的治疗研究	沈　鸣	上海交通大学
81502695H1612	药物释放型人造骨架诱导 $CD8^+$ T 细胞抑制胰腺癌细胞生长和迁移研究	詹　茜	上海交通大学
81502902H3001	靶向 KIX-KID 的 CREB 抑制剂设计合成及其抗乳腺癌骨转移瘤活性评价	江　敏	上海交通大学
81502981H3007	热休克蛋白 47(HSP47)抑制剂的发现、优化及其在抗纤维化疾病中的作用研究	蔡海燕	上海交通大学
81503137H3110	基于 Nrf2/ARE 通路对 γ-GCS、GST、MRP 调控研究 HSCT 患者白消安肝脏代谢个体差异机制	黄菁菁	上海交通大学
81503155H3111	β2-AR 激动剂福莫特罗调控 BCKDC 改善恶病质骨骼肌萎缩的作用机制研究	杨全军	上海交通大学
81503579H2709	益气小复方逆转 HER2 过表达亚型乳腺癌曲妥珠单抗耐药的机制研究	廖明娟	上海交通大学
21502114B020601	基于非天然氨基酸定点突变的曲妥珠单抗介导的抗体药物偶联物研究	许红涛	上海科技大学
31500593C050101	胰高血糖素样肽-1 受体(GLP1R)的结构生物学研究	宋高洁	上海科技大学
81501154H0919	let-7g 介导的 ceRNA 调控网络对奥氮平/氯氮平相关代谢综合征的作用机制研究	陈剑华	上海市精神卫生中心
81502930H3001	金刚烷胺脲类新型 11β-HSD1 选择性抑制剂的化学修饰及活性研究	刘　育	上海医药工业研究院
21504057B040302	共轭聚合物延迟荧光增强的新策略及生物成像应用	邱　丰	上海应用技术学院
81503223H2803	基于代谢活化的龙胆等中药中环烯醚萜类成分的利胆药效物质基础研究	韩　涵	上海中医药大学
81503263H2806	中药提取液表界面特性及其对喷雾干燥过程的影响	王优杰	上海中医药大学
81503332H2815	基于趋化因子 CXCL6 的中药复方二黄颗粒抗糖尿病肾病肾间质纤维化机制研究	王素娟	上海中医药大学
81503354H2818	基于叶绿体基因组的藏药“解吉”DNA 分子鉴定研究	倪梁红	上海中医药大学
81503434H2902	蟾毒灵介导 miR-338-5p 调节肿瘤微环境逆转结肠癌多药耐药的机制研究	徐　可	上海中医药大学
81503481H2704	基于 PTEN-PI3K-AKT/SGK1 通路探讨清热解毒法中药复方及其组分配伍治疗肝癌的分子机制	刘小美	上海中医药大学
81503554H2708	基于 CYP450 酶系探究古方一贯煎中药物配伍的制毒纠偏作用及机制研究	王俐琼	上海中医药大学
481503597H2710	芪麝丸治疗颈椎病四种关联中医体质人群群体药代动力学研究	李　强	上海中医药大学
81501572H1818	精确靶向乳腺癌患者的个体化药物研究	郭　鹏	深圳大学
81501573H1818	TGFβ/OVA 纳米疫苗的构建、对过敏反应的抑制及其机制研究	耿晓瑞	深圳大学
781501577H1818	双级脑靶向蛋白纳米笼的制备及其在成像引导光热治疗胶质瘤中的应用研究	孙正博	深圳大学

（续表）

项目编号	项目名称	负责人	依托单位
81503623H2714	基于肠道微生态学探讨玉屏风散治疗变应性鼻炎的药效物质基础及其机制研究	周才杰	深圳市耳鼻咽喉研究所
81502797H2602	三氯乙烯药疹样皮炎特异T细胞受体的识别与鉴定研究	林大枫	深圳市职业病防治院
81502924H3001	基于2-(取代三唑基)吡啶结构的选择性Raf激酶抑制剂的分子构建和抗肿瘤活性评价	秦铭泽	沈阳药科大学
81502927H3001	基于TRPV1三维结构的新型镇痛药物的设计、合成及镇痛作用研究	孙　伟	沈阳药科大学
81502965H3003	庆大霉素抵抗耐药结构——3′,4′双脱氧生物合成基因的鉴定及功能研究	倪现朴	沈阳药科大学
81503020H3008	具有粘液层渗透及P-gp抑制双重作用新型口服高效纳米混合胶束的构建和评价	廉　鹤	沈阳药科大学
81503022H3008	介孔二氧化硅用于蛋白类药物高效稳定载药的结构基础与促进口服吸收的机制	高亦鲲	沈阳药科大学
81503029H3010	表面印迹磁性纳米微球结合液相微萃取捕获水环境中的手性药物	赵龙山	沈阳药科大学
81503037H3010	基于表面分子印迹技术的超微电极传感体系及蒽醌类药物的检测研究	刘伟禄	沈阳药科大学
81503229H2803	基于“动态血清移行成分-机体代谢网络”策略的酸枣仁汤药效物质基础研究	何博赛	沈阳药科大学
81500164H0818	Hedgehog信号通路在对多发性骨髓瘤细胞对rmhTRAIL耐药的影响及调节机制	耿传营	首都医科大学
81503135H3110	还原性叶酸载体miRNA靶序列基因多态性对甲氨蝶呤化疗反应的影响及其分子机制研究	王淑梅	首都医科大学
81503157H3111	P2RY12基因多态性及启动子区DNA甲基化对氯吡格雷抵抗的影响机制与定量研究	李新刚	首都医科大学
21502129B021103	新型纳米囊泡的构建并用于癌症诊断和治疗的研究	李高参	四川大学
31500809C100602	长循环、智能靶向p32的pH敏感纳米粒子@血红细胞膜纳米载药体系用于乳腺癌的靶向治疗	彭锦荣	四川大学
51503130E031002	pH响应细胞膜仿生纳米微载体多药共传递体系用于肝癌协同治疗的研究	王海波	四川大学
81500956H0903	内源性褪黑素能系统参与吗啡耐受的机制研究	宋　莉	四川大学
81501127H0913	lincRNA-p21调控DNA甲基化介导颞叶内侧癫痫耐药的机制研究	黄　程	四川大学
81501368H1005	α4整合素与配体识别的分子机制及基于结构的小分子抑制剂设计	余　雅	梅四川大学
81502613H1609	EZH2/H3K27me3表观调控胃癌奥沙利铂耐药性分子机制的研究	杜　潇	四川大学
81502919H3001	新型双靶点BRD4/PLK1抑制剂的设计、合成及其抗肿瘤作用机制研究	王宁宇	四川大学
81502989H3007	新型P300抑制剂的设计、合成、抗肿瘤活性评价与先导化合物优化方法研究	李国菠	四川大学
31500811C100602	用于肿瘤协同治疗的近红外光响应性硅纳米粒的研究	邓益斌	苏州大学
51503139E031002	基于二硒的快速还原响应性聚醚氨酯胶束的构建及药物输送研究	王杨云	苏州大学
81501585H1819	光热诱导相变型超声响应性载药纳米囊用于肿瘤协同治疗的研究	柯亨特	苏州大学
81502607H1609	脂肪酸受体GPR120调控细胞药物外泵和DNA修复致肿瘤多药耐药的作用及机制	王　慧	苏州大学
81503136H3110	糖尿病状态下基于肠道菌介导的肠道CYP3A和P-gp的改变及机制探索	胡　楠	苏州大学
81503140H3110	华法林个体化用药的血浆药物代谢组学研究及机制探讨	刘林生	苏州大学
51509175E090301	铁锰氧化物与β-内酰胺抗生素的非生物降解反应及其环境毒理效应	陈家斌	苏州科技学院
51502192E0213	微纳米矿化丝素/硫酸钙双缓释系统的构建及其促进感染性骨缺损修复的机制研究	连小洁	太原理工大学
981503019H3008	基于响应肿瘤微环境逐级释药的适体共载大分子药物纳米微囊的研究	赵经文	天津大学
81502624H1609	基于透明质酸的多重靶向纳米顺铂前药智能递送系统的构建与功效	赵军强	天津工业大学
21502138B020601	新型萘醌类Wnt/β-catenin/TCF信号途径小分子抑制剂的设计合成与构效关系研究	孙　华	天津科技大学
81501510H1806	构建共载分子靶向药物及131I的新型纳米载体的策略优化研究	王任飞	天津医科大学
81501575H1818	氧化还原敏感型前药/siRNA纳米共载体系的构建及其靶向抗肝癌作用研究	熊青青	天津医科大学
81501988H1615	PGAM1在晚期肺腺癌吉非替尼继发耐药中的作用及其机制	蒋湘俐	天津医科大学
81502019H1617	miR-137靶向AURKA在肝癌多药耐药中的作用机制研究	秦　宇	天津医科大学
81502097H1617	酪氨酸激酶受体配体ERBB4/NRG1突变影响胃癌信号通路及药物反应的机制研究	褚新雷	天津医科大学
81502309H1622	吲哚胺2,3-双加氧酶抑制剂逆转乳腺癌紫杉醇耐药性的机制研究	李昉璇	天津医科大学
81503054H3101	TAAR1激动剂RO5263397干预线索诱导可卡因觅药行为重建的机制研究	景　丽	天津医科大学
81503239H2804	中药注射剂(丹红注射液)“量-稳-活-代”多维“质控markers”的辨析研究	杨　静	天津中医药大学
81503337H2816	蒙花苷的生物转化及活性代谢产物与其保肝功效的关联性	冯心池	天津中医药大学

（续表）

项目编号	项目名称	负责人	依托单位
81503401H2902	基于 NF-κB 与 Nrf2 信号阐释骨髓辐射旁效应“毒损髓络”病机的生物学机制及“芪归药对”的干预作用	王晓玲	天津中医药大学
81503457H2903	基于体内过程“三维模式”的附子、红参配伍减毒物质基础及作用机制研究	欧阳慧子	天津中医药大学
81503461H2903	胍基壳聚糖温敏型水凝胶介导的京尼平经鼻嗅区脑靶向递药抗抑郁研究	齐学洁	天津中医药大学
81503462H2903	基于配位理论的细辛肝毒性成分早期发现及其机制研究	杨爱红	天津中医药大学
81503505H2708	基于星形胶质细胞介导的胶质-血管耦合探讨益气通络方药影响 BBB 防治 AD 的机制	张云莎	天津中医药大学
81503612H2712	基于 NF-κB 炎症信号通路探讨疏风止痉方逆转耐药性癫痫大鼠的机制	戎　萍	天津中医药大学
81502227H1621	miR-497 双重靶向抑制 Akt/mTOR/P70s6k 信号通路逆转卵巢癌顺铂耐药的机制研究	徐韶华	同济大学
81503483H2704	基于 TSLP/DC/OX40L 通路探讨补肾益气药预防支气管哮喘的疗效和机制	孔令雯	同济大学
81503108H3105	逆转肝癌细胞耐药的 CD13 途径及 CD13 抑制剂的作用	王学健	潍坊医学院
81501780H1908	blaKLUC 型 β-内酰胺类抗生素耐药基因的传播机制及分子流行病学研究	许　腾	温州医科大学
81501823H2005	长链非编码 RNA-ENST00000412153 联合 miR-340 介导肝癌细胞多药耐药的分子机制研究	石　亮	温州医科大学
81501978H1615	PDE4D 影响肺癌厄洛替尼耐药性的分子机制研究	路立婷	温州医科大学
81502912H3001	基于卤键设计、合成新型 EGFRT790M 选择性抑制剂及其抗非小细胞肺癌研究	胡　杰	温州医科大学
81503107H3105	新型姜黄素类似物 WZ35 通过靶向 TrxR1 诱导胃癌细胞凋亡以及化药增敏的作用和机制研究	邹　鹏	温州医科大学
81503335H2815	道地中药温莪术治疗肾纤维化药效机制的代谢组学研究	胡永胜	温州医科大学
31501148C0709	NLK 参与调控 NRF2 信号通路及其介导的大肠癌肿瘤细胞耐药性的研究	杜润蕾	武汉大学
81503015H3008	叶酸和可解离 TPGS 类似物修饰的 pH 敏感靶向脂质体同步传递阿霉素和伊马替尼协同治疗多药耐药肿瘤的研究	叶　鹏	武汉大学
51504173E041102	EPE 型双亲嵌段共聚物在细粒萤石浮选体系中的强化分散作用及其浮选特性研究	钱玉鹏	武汉理工大学
81501524H1808	基于脂质体/金纳米棒复合材料的光控药物释放体系及其胃癌治疗研究	夏玉琼	西安电子科技大学
71503197G0308	基本药物制度视角下的急救药品短缺风险评估与干预策略研究	杨才君	西安交通大学
81501608H1822	基于脱细胞支架的肝癌三维动态培养模型及个体化药物敏感谱的建立	向俊西	西安交通大学
81502616H1609	乳腺癌耐药新靶点核仁磷酸蛋白的分子机制及其靶向逆转剂的作用研究	陈思颖	西安交通大学
81503032H3010	基于二维液相色谱的中药注射液质量控制方法研究及应用	韩省力	西安交通大学
81503033H3010	高表达 H1R 磁性细胞膜固相萃取材料的制备及其在中药注射剂过敏成分筛选中的应用	解笑瑜	西安交通大学
81503321H2812	中药注射剂中黄芩苷致类过敏反应与 hMRGPRX2 受体关系研究	王　楠	西安交通大学
21506171B060803	智能温敏多肽的生物合成及作为药物载体的分子机制初探	王珊珊	西北大学
51503171E031001	载 18 味党参丸/PLGA 静电纺丝纤维膜用于皮肤组织工程	罗　超	西藏大学
21502157B020204	基于 C-H 键直接官能化反应构建香豆素类 DNA 拓扑异构酶 IIA 抑制剂	秦绪荣	西南大学
31500891C2102	青春期抗精神病药处理引起的敏化效应及其神经生物学机制	高　军	西南大学
31501910C040601	基于类胰岛素分泌缺陷的新型糖尿病动物模型的构建及其在降糖药物筛选中的初步应用	卢忠燕	西南大学
81503009H3008	pH 敏感型靶向纳米载体/吡啶类双光子化合物在光动力治疗癌症方面的应用探索	罗　雷	西南大学
31500114C010603	泛耐药肺炎克雷伯氏菌耐药基因分布、多态性及新型耐药基因挖掘研究	周英顺	西南医科大学
81503093H3105	miR-490-3p 调控剂(ANOS)抗幽门螺旋杆菌诱发胃癌的作用研究	肖占刚	西南医科大学
21503175B030304	近红外激光触发的核壳结构的复合光催化剂的合成及应用于药物输送与癌症光动力治疗的研究	许清池	厦门大学
81502039H1617	阿司匹林在化疗诱导的结肠肿瘤干细胞富集及耐药中的干预作用及机制研究	张翼耀	厦门大学
21505110B050105	基于创新微流控技术的快速低成本高通量细菌耐药性检测方法	任康宁	香港浸会大学深圳研究院
81503414H2902	基于 miR-221/PTEN 和 APAF-1 调控网络探讨蟾毒灵逆转肺癌 EGFR-TKIs 耐药的作用机制	康小红	新乡医学院
81500121H0812	FasL 基因乙酰化和甲基化双重调控在 NK 型大颗粒淋巴细胞白血病细胞凋亡机制中的研究	孙晓珅	徐州医学院

（续表）

项目编号	项目名称	负责人	依托单位
81501165H0920	Src 介导 GluK2 酪氨酸磷酸化调节钙离子信号的机制	朱秋菊	徐州医学院
81502030H1617	ANXA1 通过 PKC/JNK/P-gp 通路调控胰腺癌原发耐药的分子机制研究	刘清华	徐州医学院
81503186H2801	药用水蛭抗凝基因家族系统演化关系及其功能研究	刘　飞	盐城工学院
31501665C140501	番茄灰霉菌（Botrytis cinerea）对啶酰菌胺的抗药性风险评价及抗药机制研究	冯宝珍	运城学院
31500138C010803	甲型 H7N9 禽流感神经氨酸酶耐药分子机制和传播性研究	高海女	浙江大学
81500111H0812	mTORC2 信号在 FLT3-ITD 突变的急性髓细胞白血病中的功能研究	王　蕾	浙江大学
81501553H1812	基于多功能心肌细胞传感器的机电一体化离体检测及其药物应用的研究	胡　宁	浙江大学
81501777H1908	鲍曼不动杆菌舒巴坦耐药新机制研究	傅　鹰	浙江大学
81501778H1908	外膜囊泡（OMVs）介导的鲍曼不动杆菌碳青霉烯酶基因新传播机制研究	季淑娟	浙江大学
81501788H1911	金属转运基因在社区获得性甲氧西林耐药金黄色葡萄球菌致病中的作用	陈　衍	浙江大学
481501795H1912	肠道菌群耐药基因组与肝硬化并发自发性腹膜炎的致病菌耐药性之间的关联研究	刘　琳	浙江大学
81502026H1617	新型 ROSE 药物输送体系介导的靶向 miR-34 抗肝癌治疗研究	胡奇达	浙江大学
81502598H1609	和厚朴酚调控 Akt/ERK 代偿活化通路逆转依维莫司耐药作用机制研究	田　伟	浙江大学
81502609H1609	CCL2 介导胃癌细胞多药耐药及其机制研究	许文侠	浙江大学
81502916H3001	新型喹唑啉类抗丙型肝炎病毒抑制剂的优化	程　刚	浙江大学
81502971H3004	基于单体双重异质修饰的 TRAIL 偶联药物及其靶向抗肿瘤活性机制	潘利强	浙江大学
81502988H3007	靶向代谢型谷氨酸受体 8 变构调节位点的 3DShapeSim 药物发现与镇痛作用研究	艾　妮	浙江大学
81503095H3105	Slug 介导的 c-Met 非经典活化对高转移性卵巢癌耐药的调控机制研究	代晓阳	浙江大学
81503242H2804	多靶蛋白芯片与定量指纹图谱相融合的中药质量评价方法研究	龚行楚	浙江大学
81503256H2806	基于"多模式镇痛"的双载药环境敏感型口服 Janus 纳米粒的构建及释药-吸收机制研究	柳　琳	浙江大学
21506192B060806	巨噬细胞输送纳米药物靶向乳腺癌缺氧部位的抗肿瘤活性研究	孙漩嵘	浙江工业大学
81501970H1615	Rab21 通过促进非磷酸化 EGFR 内吞诱导自噬参与 NSCLC 对 EGFR-TKI 耐药的机制研究	寿柳梅	浙江中医药大学
81503206H2803	基于血脑 PK-PD 和结构方程模型的银杏叶提取物多组分协同抗脑缺血作用研究	郭　莹	浙江中医药大学
81503274H2808	海马反应性星形胶质细胞增加抑郁复发易感性的机制及芍药苷的治疗作用研究	仇凤梅	浙江中医药大学
81503328H2814	基于"肠-肝轴"的乌药抗慢性酒精性肝损伤的作用机制研究	楼招欢	浙江中医药大学
81503581H2709	基于 EGFR-PI3K/Akt 信号通路研究蛇六谷提取物抑制三阴性乳腺癌转移的作用	高秀飞	浙江中医药大学
81502628H1609	抗癌药物 PPMP 抗食管癌的作用及分子机制研究	盛誉乔	郑州大学
81502952H3002	具有肿瘤细胞糖酵解及氧化磷酸化双重抑制功能的天然二萜衍生物的发现及作用机制研究	马永成	郑州大学
21505124B0505	海洋资源中抗耐药菌感染活性化合物的质谱筛选研究	许　哲	中国海洋大学
31500807C100602	肿瘤微环境响应性脂质体的构建与肿瘤药物深度递送研究	刘　雅	中国海洋大学
81502977H3005	具有新颖二硫键骨架的环 α 型芋螺毒素类似物的设计与构效学研究	于日磊	中国海洋大学
11502265A020316	基于力学效应的微悬臂梁传感技术在细胞活性监测上的研究	吴尚犬	中国科学技术大学
21501163B010403	碳酸钙-二氧化硅核壳结构光控纳米治疗体系的构建及其在抗药性肿瘤治疗中的应用	赵　阳	中国科学技术大学
51503195E031002	聚合物纳米载体表面 PEG 化程度的调控及其对药物体内输送的作用	都小姣	中国科学技术大学
21504089B040303	基于解聚诱导发光的荧光纳米肿瘤诊疗体系的研究	李振升	中国科学院长春应用化学研究所
51503200E0310	用于肺部给药的基因/化疗药共传递载体的构建及抗肿瘤研究	徐彩娜	中国科学院长春应用化学研究所
51503202E031002	基于血管阻断剂放大肿瘤内 MMP9 信号的高分子纳米药物研究	沈　娜	中国科学院长春应用化学研究所
41506169D0609	海藻溴系 FGFR 与 VEGFR 双重抑制剂克服 Bevacizumab 耐药肿瘤的作用与分子机制研究	王帅玉	中国科学院海洋研究所
81502632H1609	小细胞肺癌 TP53 和 RB1 双突变协同致死药物的筛选和验证	洪　波	中国科学院合肥物质科学研究院
21505141B0505	基于二次离子质谱成像的金属抗癌药物对微量元素胞内平衡的干扰研究	吴　魁	中国科学院化学研究所
31500696C0508	基于 ATP 适配子的新型纳米药物的研究	张占霞	中国科学院上海生命科学研究院
81502626H1609	磷酸果糖激酶 PFKM 的泛素化修饰在结直肠癌耐药中的作用及机制研究	张　洁	中国科学院上海生命科学研究院
21502209B020601	新型吡嗪酮类化合物的合成及在抗病毒药物发现中的应用	谢元超	中国科学院上海药物研究所
31500110C010603	AbfR 调控表皮葡萄球菌生物膜形成的分子机制研究	刘　幸	中国科学院上海药物研究所

（续表）

项目编号	项目名称	负责人	依托单位
81502909H3001	基于结构的新型选择性 GR 调控剂氢化可的松衍生物的设计、合成及其抗炎机制研究	易　伟	中国科学院上海药物研究所
81503240H2804	一种用于不同类中药成分系统定性分析的新策略	杨文志	中国科学院上海药物研究所
21502219B021206	吡咯-咪唑聚酰胺多肽抑制程序性死亡受体 1 基因转录机制的研究	王　伟	中国科学院深圳先进技术研究院
81501592H1819	活化巨噬细胞运载金纳米棒靶向渗透乳腺肿瘤光热治疗的研究	李志斌	中国科学院深圳先进技术研究院
81503183H2801	药用植物分布格局及保育研究——以新疆地区为例	李利平	中国科学院遥感与数字地球研究所
21502224B020601	抗真菌天然产物 Sampangine 的结构简化及作用机制研究	刘　娜	解放军第二军医大学
251502340E0213	可生物降解的玉米蛋白/镁磷骨水泥载体缓释植物雌激素治疗绝经后骨质疏松性骨折的实验研究	李　全	解放军第二军医大学
81502895H2611	上市后药品不良反应信号检测中双稳健方法的构建	张新佶	解放军第二军医大学
81503039H3010	基于胞内蛋白/膜蛋白结合组分分析新方法的黄芩抗肿瘤药效物质基础研究	陈啸飞	解放军第二军医大学
81502133H1617	LINE-1 ORF-1p/PXR 信号通路在肝癌分子靶向治疗耐药形成中的作用和调节机制研究	陈　艳	解放军第 302 医院
81503247H2804	基于体内过程分析的中西药注射剂联合序贯用药“时间窗”的探索性研究	张雅铭	解放军第 302 医院
49081501583H1818	多重环境响应性肽类树状大分子药物/SiRNA 纳米自组装共载体的设计、制备及其抗 MDR 肿瘤效果研究	张成元	解放军第三军医大学
81501976H1615	APE1 调控 EMT 介导肺腺癌 EGFR-TKI 获得性耐药及其分子机制	彭　宇	解放军第三军医大学
81502283H1622	三苯氧胺促进雌激素受体 ERα36 阳性乳腺癌转移及其机制的研究	王　强	解放军第三军医大学
81502371H1626	改良 siRNA 文库筛查黑色素瘤抗耐药基因的研究	邓　芳	解放军第三军医大学
81502640H1609	自噬通过促进 MGMT 的表达介导胃癌烷化剂化疗耐药的分子机制研究	张建伟	解放军第三军医大学
21503272B0310	基于分子模拟新型骨架 DprE1 酶抑制剂的构建、设计及抗耐药结核分枝杆菌构效关系研究	刘吉元	解放军第四军医大学
81502143H1618	CEBPD 作为缺氧调控分子网络关键节点促进胶质瘤抗血管治疗耐药性的机制研究	毛星刚	解放军第四军医大学
781502338H1625	探索 nMRP1 调控粘液表皮样癌多药耐药性的新机制：nGSH/p38MAPK 通路	蔡卜磊	解放军第四军医大学
81502402H1602	miR-495 在 GRP78 介导的自噬参与胃癌多药耐药中的作用及机制的研究	赵国宏	解放军第四军医大学
81502903H3001	基于结构设计的新型 4-芳杂巯基取代的杂环类 FLT3 抑制剂的合成及其抗急性髓性白血病的活性研究	李韦韦	解放军第四军医大学
81500077H0117	巨噬细胞靶向性 PLGA 载药微球的制备及其在抗结核药物靶向递送中的应用研究	刘志强	解放军军事医学科学院
81502682H1611	靶向 HER2/EGFR 双特异抗体在曲妥珠耐药胃癌中的抗肿瘤研究	谈文龙	解放军军事医学科学院
81502906H3001	抗肿瘤干细胞药物研究——选择性 mTOR 抑制剂的设计、合成与筛选	曹　爽	解放军军事医学科学院
81503141H3110	基于组成型雄烷受体（CAR）的药物代谢相关基因的调控机制以及药物相互作用研究	张文鹏	解放军军事医学科学院
81501993H1615	APE1 调控线粒体自噬介导非小细胞肺癌铂类耐药及其分子机制的研究	李　峥	解放军兰州军区乌鲁木齐总医院
31500122C010703	烟曲霉唑类药物耐药突变体的筛选及其发生耐药的分子机制研究	陈培英	解放军南京军区南京总医院
81500939H0902	经鼻给予神经生长因子通过 NF-κB/BACE1 信号通路治疗脑外伤相关的认知功能障碍	郭芮兵	解放军南京军区南京总医院
81501537H1808	基于敲减三阴性乳腺癌趋化因子受体 CCR4 的自封孔纳米羟基磷灰石材料的靶向治疗研究	刘　莹	解放军南京军区南京总医院
81503089H3105	基于 Neddylation 通路筛选治疗结直肠癌的新型候选药物靶点	张明华	解放军总医院
81502256H1621	IL-8 诱导 ER + 卵巢癌细胞生长及内分泌治疗耐药的机制研究	郭小芹	中国人民武装警察部队后勤学院
81503467H2903	基于 PK-PD 模型木香肠粘膜保护作用与气体信号分子体系相关性研究	张静泽	中国人民武装警察部队后勤学院
81502928H3001	PARP-1 与 PI3K 双靶点抑制剂的设计、合成及构效关系研究	朱启华	中国药科大学
81502961H3003	糖基化诺西肽衍生物的定向生物合成及活性评价	吴旭日	中国药科大学
81502990H3007	热休克蛋白 Hsp90 C-端调控剂的发现、设计及其化学生物学研究	徐晓莉	中国药科大学
81503003H3008	多重响应的“程序式”释药纳米载体用于肿瘤深层递药和缺氧环境改善的研究	鞠曹云	中国药科大学
81503005H3008	具有非靶区自身清除功能及改变肿瘤微环境的形变触发式释药系统的构建及其肿瘤穿透机制的研究	张文丽	中国药科大学
81503148H3110	铂类抗癌药细胞药代动力学及与药效特异性的相关性研究	赵　娣	中国药科大学
81503211H2803	基于 mTOR 和 Mnk1 双靶点策略的苦参等 5 种中药抑制翻译起始活性成分研究	张　超	中国药科大学
81503220H2803	密蒙花防治糖尿病视网膜病变的药效物质基础及作用机制研究	谢国勇	中国药科大学
81503284H2809	基于中性粒细胞 NADPH 氧化酶通路的肢体后适应及芍药苷药物后适应减轻脑缺血再灌注损伤机制的研究	陈刚领	中国药科大学

（续表）

项目编号	项目名称	负责人	依托单位
81501021H0906	麻醉药右美托咪定通过促进脑微血管内皮分泌 CCN1 保护血脑屏障的机制研究	尹　红	中国医科大学
81502188H1618	糖原磷酸化酶过度活化胶质瘤细胞 Na,K-ATP 酶与替莫唑胺耐药相关性及机制研究	徐君南	中国医科大学
81502686H1611	聚精氨酸诱导肿瘤微环境的免疫活性及逆转 cetuximab 耐药性的调控机制研究	杨　勇	中国医科大学
81502841H2607	Nrf2 在砷剂治疗白血病及化疗耐药性中的作用及其机制研究	王惠惠	中国医科大学
81502996H3008	基于纳米胶束的肿瘤治疗和成像一体化的多功能药物传递系统的构建与评价	霍　虹	中国医科大学
31500145C010803	用计算与实验相结合的方法筛选针对流感病毒聚合酶组装的新型抑制剂	李春峰	中国医学科学院
31500761C100102	淫羊藿苷-力学耦合作用对抗骨疲劳损伤的机制研究	王强松	中国医学科学院
81500086H0801	以小分子化合物为探针研究端粒酶与白血病细胞干性的关系	纪　庆	中国医学科学院
81501578H1818	丝素蛋白微囊药物/基因载体细胞摄取及靶向效果研究	杜　博	中国医学科学院
81501726H1903	蛋白质水平的烟曲霉 cyp51A 变异与唑类耐药分子机制研究	刘沐桑	中国医学科学院
81503164H3111	利用微剂量放射性同位素标记药物在恶性肿瘤患者中进行抗肿瘤药物的物质平衡及代谢物药代动力学研究	郑　昕	中国医学科学院北京协和医院
21502235B020601	新型抗耐药菌头孢类抗生素的设计、合成及优化	黄　野	中国医学科学院药物研究所
81502917H3001	基于代谢性质和毒性改善的新型噁唑烷酮类化合物的设计、合成及抗结核活性研究	张东峰	中国医学科学院药物研究所
81502933H3001	基于结构设计合成新型果糖 1,6-二磷酸酶抑制剂	周　洁	中国医学科学院药物研究所
81503002H3008	肿瘤相关巨噬细胞靶向胶束清除瘤内基质及抗三阴性乳腺癌研究	王启明	中国医学科学院药物研究所
81503230H2803	基于代谢组学技术的香附-川芎药对配伍规律和抗抑郁药效活性成分研究	贾红梅	中国医学科学院药用植物研究所
21502237B0206	含有 7-肟基-3,6-二氮杂双环[3.1.1]庚烷片段的新喹诺酮的合成与抗 G+耐药菌/结核作用研究	那路新	中国医学科学院医药生物技术研究所
81502934H3001	基于三环苦参骨架衍生物的设计、合成及其广谱抗流感病毒活性研究	唐　胜	中国医学科学院医药生物技术研究所
81502967H3003	以 PqsR 为靶点筛选铜绿假单胞菌群体感应调控抑制剂及联合用药研究	王　博	中国医学科学院医药生物技术研究所
81502023H1617	MIC1 通过 Akt 调节食管鳞癌细胞化疗敏感性的研究	王小兵	中国医学科学院肿瘤医院
81503571H2708	从 T 细胞免疫活化分子及 Toll 样受体信号通路探究中医药治疗 HAART 后免疫无应答患者的免疫调节机制	邹　雯	中国中医科学院
81503292H2809	线粒体动力学相关 microRNA 在气虚血瘀病症结合大鼠模型中的意义及益气活血中药干预机制研究	郭　浩	中国中医科学院西苑医院
81503628H2716	基于自噬系统 mTOR 信号通路探讨扶正祛邪中药小复方干预阿尔茨海默病模型的机制研究	刘美霞	中国中医科学院西苑医院
81503278H2808	川芎和青风藤有效组分配伍(CQM)脑内药动学相互作用及分子机制研究	李　涛	中国中医科学院医学实验中心
81503360H2818	基于活性成分群“PK-PD”关联分析的苗药头花蓼治疗泌尿系统感染的药效物质基础研究	赵小亮	中国中医科学院医学实验中心
81503345H2816	基于 CYP450 酶和转运体的血必净注射液药物相互作用研究	程　晨	中国中医科学院中药研究所
81503388H2901	归肺经芳香中药对流感模型小鼠呼吸道黏膜免疫屏障及 SDC 和 MMP 表达的影响	李　立	中国中医科学院中医临床基础医学研究所
81503680H2721	中医临床创新用药规律挖掘的原理与方法研究	张　磊	中国中医科学院中医临床基础医学研究所
21502238B020601	新型雷帕霉素类似物及其前体类似物的生物合成与定向修饰的研究	邱　林	中南大学
81502630H1609	DNA 损伤应答对 FBXO31 稳定性调控及其在食管鳞癌耐药性中的作用研究	刘　佳	中南大学
81503023H3008	基于微射流喷雾干燥技术制备缓控释微粒的成型及释药机制研究	柳文洁	中南大学
81503071H3102	BMP 信号通路介导的铁代谢调节在肺动脉高压中的作用	李　莹	中南大学
81503166H3111	药物转运体 OCTN2 表达和 DNA 甲基化影响伊马替尼对 CML 疗效的药物基因组学研究	屈　强	中南大学
81503175H3113	基于药物代谢组学和基因型的环孢素 A 药动学个体差异研究	王晓雪	中日友好医院
21502242B020405	基于金催化串联反应的天然产物 Ganocins A-C 全合成及生物学活性研究	李清江	中山大学
81501093H0912	基于 MEF2-PGC1α 信号通路探讨药根碱对线粒体的保护作用及机制	罗　涛	中山大学
81501629H2301	基于血脑屏障多药耐药相关蛋白 2(MRP2)的海洛因代谢组学研究	李　良	中山大学
81502350H1625	linc-CCAT2 募集组蛋白甲基转移酶 NSD2 上调 Twist1 调控舌鳞癌细胞化疗耐药机制的研究	刘　墨	中山大学
81502573H1607	通过代谢干预杀灭肿瘤干细胞样细胞克服耐药的基础研究	刘盼盼	中山大学
81503001H3008	神经肽 Y1 受体介导及可时序释放的纳米给药系统的构建及逆转肿瘤耐药研究	吕　立	中山大学
81503092H3105	ABCG2 胞间转移瞬时保护肿瘤细胞逃避化疗杀伤的作用机制研究	王晓坤	中山大学

2015 年地区科学基金项目(药学相关项目选录)

项目编号	项目名称	负责人	依托单位
31560268C100602	含生物活性基团的胆甾液晶基元修饰多糖聚合物纳米粒子的制备及作为抗肿瘤药物载体的研究	王基伟	大理大学
81560480H1609	苦参碱联合硫蒽酮调控自噬靶向逆转胃癌干细胞耐药的作用及机制研究	张军强	定西市人民医院
81560617H2801	藏药桃儿七低温适应及低温促进鬼臼毒素积累的机制研究	栗孟飞	甘肃农业大学
81560715H2819	矿物药雄黄增效减毒新技术的相关基础理论研究	谢亲建	甘肃省科学院生物研究所
81560667H2810	黄芪多糖对甲醛环境中 BM-MSCs 遗传毒性的影响及机制研究	舍雅莉	甘肃中医药大学
81560746H2703	芍药汤经高迁移率族蛋白 B1 调控 TLR 信号通路炎症分子治疗溃疡性结肠炎的机制研究	赵党生	甘肃中医药大学
21562003B020304	含氟 β-氨基酸类药物中间体的合成新策略研究	罗海清	赣南师范学院
21561005B0112	基于多重设计策略的蒽腙-铂(Ⅱ)抗肿瘤配合物与作用机制研究	刘延成	广西师范大学
21562007B021206	B-Nor 甾体化合物的抗肿瘤机制及药物靶点的研究	甘春芳	广西师范学院
81560187H1406	广西壮药狗肝菜多糖对涎腺放射性损伤的防护作用及机制研究	王代友	广西医科大学
81560424H1621	miR-450b-5p 对卵巢癌铂类耐药的调控机制及功能研究	尹富强	广西医科大学
81560483H1609	Cullin-RINGE3 泛素连接酶在非小细胞肺癌多西他赛耐药中的作用及分子机制	付杰军	广西医科大学
81560608H3113	孟鲁司特钠水合物对雄激素抵抗性前列腺癌的作用及机制研究	黄远洁	广西医科大学
81560658H2807	平性活血药调节寒、热不同血瘀证的物质基础及分子机制研究	郝二伟	广西中医药大学
81560691H2818	基于构效关系和谱效关系联合研究龙眼叶抗 2 型糖尿病药效物质基础	梁　洁	广西中医药大学
81560756H2708	“以俞调枢”扶土抑木法对 ROS-Nrf2-Keap1-ARE/NF-κB 信号通路介导 NASH 机制研究	周晓玲	广西中医药大学
81560758H27081	4-3-3ζ/TGF-β/smad 通路介导胃癌上皮-间质转化及七方胃痛颗粒干预的研究	陈国忠	广西中医药大学
31560088C020601	湘桂瑶族地区传统端午药市药用植物的调查评价	林春蕊	广西壮族自治区中国科学院广西植物研究所
31560090C020601	广西龙胜红瑶传统药用植物知识的民族植物学研究	曹　明	广西壮族自治区中国科学院广西植物研究所
81560493H1611	pHLIP 酸性穿膜肽和 RGD 肽共修饰 miR-210 反义核酸的抗肝癌作用及机制研究	罗小玲	广西壮族自治区肿瘤防治研究所
81560726H2901	健脾消积方药预防肝细胞癌及对 TGβ-1/smad 信号通路调控的研究	陈　闯	广西壮族自治区肿瘤防治研究所
81560707H2818	基于神经网络和物元分析的民族药小花清风藤综合鉴定智能模型研究	孙庆文	贵阳中医学院
81560709H2818	苗药喔嘎良抗真菌物质基础及其机制研究	刘亚华	贵阳中医学院
81560734H2902	基于中药(民族药)提取物文库的斑马鱼活体高通量技术筛选抗非特异性炎症药物	孔德明	贵阳中医学院
81560817H2720	基于 TAK1-NF-κB 轴探讨苗药双藤汤对寒湿型人鼠嵌合体 RA 模型的抗炎机制研究	梁　江	贵阳中医学院
31560081C020501	半夏珠芽发育的激素调节和关键调控基因克隆研究	罗　睿	贵州大学
81560603H3105	二氢杨梅素靶向 Wnt 和 NF-κB 信号通路杀灭骨肉瘤干细胞的机制研究	贾　强	贵州科学院
81560003H0104	肺炎克雷伯杆菌 CTX-M 耐药基因差异表达的机制研究	刘　琳	贵州省人民医院
81560104H0317	BMP7 信号通路在肝纤维化进程中的表达变化及丹芍化纤胶囊的干预作用	赵雪珂	贵州医科大学
81560222H0913	突触囊泡蛋白 2A 在耐药性颞叶癫痫大鼠海马组织苔藓纤维发芽中的作用	王丽琨	贵州医科大学
81560482H1609	氧化应激介导的线粒体 Stat3 对癌细胞耐药性的调控分子机制研究	张启芳	贵州医科大学
81560570H3003	头花蓼内生菌抗尿路感染耐药菌化学小分子的发现及其作用机制研究	徐国波	贵州医科大学
81560630H2803	基于生理病理差异的水荭花总黄酮抗心肌缺血再灌注损伤药效物质及其对线粒体的保护作用研究	李月婷	贵州医科大学
81560646H2804	基于指纹图谱-药效学-药动学的天麻超微粉品质评价研究	王爱民	贵州医科大学
81560683H2816	基于药物转运蛋白-CYP450 和 SHR 模型研究黔产杜仲在生理和病理状态下的药代动力学差异及其机制	巩仔鹏	贵州医科大学
81560693H2818	基于体内过程的苗药红禾麻药效物质基础研究	兰燕宇	贵州医科大学
81560653H2806	NK4/甘草酸介导中药免疫脂质体肝肿瘤细胞靶向性及协同抗癌作用研究	吴　卫	桂林医学院
81560655H2806	芳香开窍中药成分联合 RI7217 修饰多烯紫杉醇脑靶向递药系统的研究	齐　娜	桂林医学院
81560250H0415	5-HT 调控系统相关基因多态性与原发性早泄及其个体化药物治疗的相关性研究	王为服	海南省人民医院
81560332H1906	曼氏迭宫绦虫裂头蚴生长发育中糖代谢规律研究	梁　培	海南医学院
81560572H3004	靶向溶瘤、化疗和体内 DC 疫苗多策略综合脂质体抗肿瘤药效机制研究	谭光宏	海南医学院
81560696H2818	黎药-葫芦茶中新颖苯丙素苷类 Nrf2 激活剂的发现及其糖尿病肾病保护机制研究	张小坡	海南医学院
81560721H2901	高良姜对 NSAIDs 引起大鼠溃疡性胃损伤的保护作用及内在机制研究	张俊清	海南医学院

（续表）

项目编号	项目名称	负责人	依托单位
31560029C010501	细菌降解杀真菌剂异菌脲的分子机制研究	曹　礼	河西学院
81560031H0812	纳米载体靶向共转运 GLUT1-siRNA 和羟基喜树碱逆转急性髓系白血病化疗耐受的研究	宋　奎	吉首大学
81560635H2803	基于多维谱效和入血成分追踪研究山蜡梅叶的物质基础	周　斌	江西科技师范大学
81560784H2711	桂枝茯苓丸对子宫内膜异位症间质细胞之差异性蛋白质组学研究	汪利群	江西省妇幼保健院
61562045F020513	融合 Softmax 回归和偏最小二乘的中药数据分析方法研究	聂　斌	江西中医药大学
81560575H3008	基于 Ca-P 成型非对称脂质双层异性双药纳米粒弱化基质渗透屏障并高效接触深层肿瘤细胞的技术研究	张　婧	江西中医药大学
81560577H3008	$ATB^{0,+}$ 转运体介导的氟尿苷结肠癌靶向治疗前药的研究	孙勇兵	江西中医药大学
81560625H2802	构建具有信号放大功能的高灵敏,高便捷的中药材基因鉴别的电化学 DNA 传感器的研究	崔汉峰	江西中医药大学
81560636H2803	基于代谢组学的杏香兔耳风抗宫颈炎药效物质基础及作用机制研究	冯育林	江西中医药大学
81560641H2803	牛黄上清丸治疗实热证的药效物质基础研究	梁　健	江西中医药大学
81560649H2804	“药效组分群”导向的穿心莲制剂热处理过程质量动态控制方法研究	王雅琪	江西中医药大学
81560656H2806	难溶性中药成分纳米晶体固体粒子化构筑及其片剂化应用原理研究	岳鹏飞	江西中医药大学
81560657H2806	基于“传热传质-油水流变特征”的中药挥发油提取工程原理与工艺调控规律研究	伍振峰	江西中医药大学
81560659H2807	基于 Maillard 反应的麦芽“炒香醒脾”机制研究	杨华生	江西中医药大学
81560561H3001	以 LpxC 为靶点的新型抗菌药物的设计、结构优化及活性研究	宋明霞	井冈山大学
51562016E0209	取代 Dawson 结构 HPC@ TiO_2 分子印迹可见光催化剂的结构调控与降解 PPCPs 性能增强	占昌朝	九江学院
81560642H2803	基于 Th1/Th2 细胞因子平衡调节及药效差示色谱法联合的百部-紫菀药对药效物质基础及作用机制研究	姜登钊	九江学院
81560037H0818	Islet-1 调控的磷酸戊糖途径异常在弥漫大 B 细胞淋巴瘤中的作用及分子机制	张　巧	昆明医科大学
81560233H0920	强迫障碍疗效差异的脑网络机制及与 5 羟色胺系统基因的关系	程宇琪	昆明医科大学
81560581H3011	高原腹斑倭蛙皮肤药用活性多肽的发掘与作用机制研究	木丽仙	昆明医科大学
21564006B040304	聚多巴胺仿生交联 AIE 纳米诊疗体系构筑与应用研究	张小勇	南昌大学
81560033H0816	Bcl-x 剪接调控在耐药慢性粒细胞白血病中的治疗作用及机制研究	刘　静	南昌大学
81560389H1617	DJ-1 在胃癌多药耐药中的作用及其分子机制研究	朱正明	南昌大学
81560440H1625	活性氧介导的 p38MAPK/mTOR 通路通过调控细胞自噬与凋亡影响舌鳞癌顺铂耐药的分子机制研究	邱嘉旋	南昌大学
81560632H2803	截叶铁扫帚抗溃疡性结肠炎活性成分及其作用机制研究	周　健	南昌大学
81560025H0805	miRNA 在蒙药齐顺保利尔治疗 ITP 中的调控和分子机制	布仁巴图	内蒙古民族大学
81560590H3102	蒙药苏格木勒-3 汤通过调控 miRNA-21 的表达对心肌缺血再灌注损伤的保护作用及机制研究	刘明洁	内蒙古民族大学
81560702H2818	蒙药森登-4 汤煎煮过程中的化学变化、抗风湿性关节炎药效物质基础及作用机制的研究	许　良	内蒙古民族大学
21562033B020601	用于治疗 2 型糖尿病的 PPARα/γ 双重激动剂的设计、合成与生物活性研究	马宇衡	内蒙古医科大学
81560685H2817	蒙药特色应用“诃子解草乌毒”的减毒存效机制研究	李　刚	内蒙古医科大学
81560686H2818	多模态 Micro PET/CT 评价蒙药广枣-7 味丸对心肌缺血（再灌注）后氧化应激损伤的影响与作用机制	张国建	内蒙古医科大学
81560700H2818	额尔敦-乌日勒预处理对心肌缺血（再灌注）损伤的作用及其复杂机制研究	麻春杰	内蒙古医科大学
81560705H2818	基于“药效-成分”动态协同的蒙药苏格木勒-3 汤质量控制与疗效评价模式研究	萨础拉	内蒙古医科大学
81560704H2818	蒙药朱如拉及其活性成份通过调控中性粒细胞解偶联蛋白-2 的表达及其活性从而发挥抗炎作用的分子机制研究	锡林其其格	内蒙古自治区国际蒙医医院
21562034B020101	基于弱配位基团导向 C-H 键官能团化的研究及其在药物分子末期修饰中的应用	郑庆忠	宁夏大学
31560418C130410	枸杞 14-3-3 蛋白在花药发育中的功能及其参与 BR 信号调控网络解析	郑　蕊	宁夏大学
81560191H1409	控释双组份奥硝唑/bFGF 的引导组织再生膜的构建研究	张华林	宁夏医科大学
81560580H3010	小分子抑制剂猫眼草黄素逆转 P-gp 介导的青蒿素多药耐药机制研究	陈　靖	宁夏医科大学
81560604H3106	基于活性化合物发现与确认新型抗结核药物候选靶标	杨延辉	宁夏医科大学
81560684H2816	基于药物代谢动力学和网络药理学的回药复方白蜜汤配伍机制研究	马学琴	宁夏医科大学
81560806H2720	基于 MAPK 途径的藏医赤巴型 DM 干眼病与藏药吉堪明目液干预研究	李先加	青海大学
81560711H2818	藏药七十味珍珠丸改善高原低氧环境下认知功能障碍机制的研究	朱爱琴	青海省人民医院

（续表）

项目编号	项目名称	负责人	依托单位
81560264H1005	新疆结核分枝杆菌 MazEF 毒素-抗毒素系统的鉴定及其作用研究	袁　俐	石河子大学
81560710H2818	藏药典方降糖解毒汤剂治疗糖尿病的物质基础研究	次　仁	西藏藏医学院
81560668H2810	藏药红景天提取物（红景天苷）调控树突状细胞参与抗肿瘤免疫的机制及运用研究	张　敏	西藏民族学院
81560732H2902	新型自身抗原 RBP1 类似蛋白 Rbik 与汉防己碱治疗高原缺氧地区类风湿性关节炎相关性研究	童晓鹏	西藏民族学院
81560542H2609	新疆地区 HIV-1 分子流行病学及耐药突变的研究	黄国虹	新疆维吾尔自治区人民医院
81560660H2807	新疆药用植物药性分布特征及与环境因子的关系研究	张本刚	新疆维吾尔自治区中药民族药研究所
81560339H1910	新疆地区梅毒螺旋体感染的分子流行病学与宿主炎症反应研究	王晓东	新疆医科大学
81560495H1612	共载基因和药物的纳米胶束逆转乳腺癌耐药治疗机制	孔宪明	新疆医科大学
81560564H3002	靶向 Legumain 抗体-蒜酶偶联物原位释放大蒜辣素前药系统的制备及抗肿瘤活性研究	李新霞	新疆医科大学
81560586H3102	基于代谢组学及网络药理学方法研究新疆罗勒抗动脉粥样硬化有效组分及作用靶点	艾尼瓦尔·吾买尔	新疆医科大学
81560607H3113	青蒿素及其衍生物抗囊型包虫病药效作用及氧化损伤机制的研究	王建华	新疆医科大学
81560633H2803	新疆维药多伞阿魏抗胃癌作用物质基础及其机制研究	盛　萍	新疆医科大学
81560688H2818	维吾尔药"护肝布祖热"抗大鼠肝纤维化作用及其机制研究	胡君萍	新疆医科大学
81560728H2902	中药益气固表丸治疗 COPD 频繁急性加重型（肺脾气虚证）的血浆蛋白质组学研究	高　振	新疆医科大学
81560194H0902	静脉麻醉药对感觉刺激诱发小鼠小脑皮层神经元突触传递及可塑性的影响	金文哲	延边大学
81560557H3001	新型转化生长因子-β1 型受体激酶（ALK5）抑制剂的设计、合成和抗肿瘤活性研究	金成华	延边大学
81560571H3003	四株云南特色中药内生菌中治疗阿尔茨海默病的新型多靶向乙酰胆碱酯酶抑制剂的发现	杨雪琼	云南大学
81560544H2609	云南省结核分枝杆菌基因多态性与耐药性研究	陈连勇	云南省疾病预防控制中心
81560652H2805	源于本草的鲜天麻酒蒸干燥炮制及延长药效机制研究	马克坚	云南省中医中药研究院
21564018B040308	波动性温敏核壳智能微凝胶对戒毒药物的承载与释放	沈　静	云南师范大学
81560643H2803	基于肠道功能菌组的苦丁茶皂苷降血脂效应成分及作用机制研究	车彦云	云南中医学院
81560645H2804	从提取环节控制中药注射剂大分子杂质的方法学研究	段为钢	云南中医学院
81560740H2903	应用 phfMRI 研究苍艾挥发油的经鼻脑靶向作用和对抑郁症大鼠脑内单胺类神经递质通路的影响	熊　磊	云南中医学院
81560799H2718	从肌纤维微结构及力学性能探讨健脾益肾强骨针法预防骨质疏松性髋骨骨折的作用机制	赵　荣	云南中医学院
21562051B020402	基于目标成分敲除/敲入的中药栀子抗炎药效物质辨识和质量评价方法研究	陈　阳	遵义医学院
21562053B020601	具有抗耐药性的 c-Met/IGF-1R 双重抑制剂的设计、合成及抗肿瘤活性研究	祁宝辉	遵义医学院
31560087C020601	基于 QTL 定位和转录组测序解析千里光抗菌性状的分子机制	钱　刚	遵义医学院
31560102C020604	铁杉属三种我国特有植物次级代谢产物及其生物活性研究	肖世基	遵义医学院
81560404H1617	Twist1 逆向调控 STAT3 通路介导人结直肠癌肿瘤干细胞多药耐药及机制研究	文坤明	遵义医学院
81560467H1605	塞来昔布对结肠腺瘤干/前体细胞 β-catenin/Lgr5 分子的调控研究	赵　逵	遵义医学院
81560562H3001	基于 Aβ 清除与聚集抑制双功能抗阿茨海默病化合物的设计、合成及活性评价	胡　云	遵义医学院

2015 年海外及港澳学者合作研究基金（药学相关项目选录）

项目编号	项目名称	负责人	依托单位
51528301E0310	基于多肽的小分子新型药物/核酸药物双载体的研究及其在肿瘤治疗的应用	程　钢	北京化工大学
81528016H1622	微小 RNA 表达调控对乳腺癌化疗耐药性的研究	Zhaohui WU	复旦大学
81528023H2902	钩藤碱调节 DAT 基因敲除 ADHD 模型小鼠 CSTC 环路多巴胺代谢机制研究	Xiaohong LI	上海交通大学
81528022H2710	补肾中药联合 JAG1/Notch2 骨髓间充质干细胞促进骨修复的研究	董玉峰	上海中医药大学
81528019H1603	小分子药物调控 miR-33/c-Myc 的表达在髓母细胞瘤治疗中的作用和机制研究	李　勇	中南大学

2015 年国家重大科研仪器研制项目（药学相关项目选录）

项目编号	项目名称	负责人	依托单位
21527808B0506	用于药物-蛋白相互作用研究的单细胞皮流分离分析仪的研制	郭广生	北京工业大学

2015 年优秀青年科学基金项目(药学相关项目选录)

项目编号	项目名称	负责人	依托单位
81522001H0812	白血病干细胞与靶向药物治疗	陈耀宇	南京医科大学
81522028H2005	药物基因组学	许　恒	四川大学
51522304E031002	载体与缓释材料	唐建斌	浙江大学
51522307E030906	有机荧光纳米材料	谢志刚	中国科学院长春应用化学研究所
31522023C1002	生物材料	张　欣	中国科学院过程工程研究所
81522045H31	神经药理	章海燕	中国科学院上海药物研究所
81522034H1602	肿瘤发生与耐药	潘　欣	解放军军事医学科学院
81522050H2803	中药药效物质基础研究	林　生	中国医学科学院药物研究所
81522048H3111	药物基因组学	张　伟	中南大学
81522041H30	药物设计与发现	罗海彬	中山大学
81522047H3110	药物代谢动力学与代谢调控	毕惠嫦	中山大学

2015 年应急管理项目(药学相关项目选录)

项目编号	项目名称	负责人	依托单位
81541085H3008	以磷脂酶和线粒体为靶点的多功能纳米粒的构建及其协同抗耐药肿瘤的研究	李馨儒	北京大学
81541167H2802	基于 DNA 条形码和 SNP 技术的海龙科中药快速鉴定研究	侯飞侠	成都中医药大学
51541302E031002	药物释放系统的三维图形化及非线性药物释放系统的构建	倪恨美	东南大学
81550039H1805	超声介导携 siRNA 表达载体的脂质微泡对人卵巢癌细胞耐药性影响的实验研究	张秀娟	福建医科大学
81542006H28	中药学科发展战略研讨	刘中秋	广州中医药大学
81550007H3111	NO/ONOO-平衡机制在心衰与有机硝酸酯耐药关系中的作用	李湘晖	哈尔滨医科大学
31540060C180701	铜绿假单胞菌对鲨素抗药性机制研究	洪　军	河南城建学院
31540035C0706	基于跨组学数据系统分析的表观遗传学药物凋亡诱导建模研究	齐云峰	吉林师范大学
81541089H2804	基于“酶解物-指纹特征谱”法对中药胶剂进行质量控制的规律研究	付英杰	济宁医学院
81541156H1609	糖酵解在瞬时受体电位通道 5 调控结直肠癌耐药中的作用及机制研究	王　腾	江南大学
81541025H0812	常规多药耐药白血病及其白血病干细胞对三氧化二砷的反应:敏感抑或耐药	魏虎来	兰州大学
81550048H2808	复方丹参滴丸联合卡马西平调控 P-gp、MRP 表达及 GDNF 细胞凋亡通路抗癫痫作用机制研究	焦海胜	兰州大学
81541081H2806	中药“开关”药对干预/RGD 修饰/TET 介导“三效合一”式脂质体构建及评价	李学涛	辽宁中医药大学
M1552010M01	中药材的种植研究与技术推广	李　喆	奈曼旗扶贫开发领导小组办公室
81541086H3009	基于细胞表面和线粒体双重靶向的阿霉素新型载药体系构建及肿瘤耐药逆转的研究	喻志强	南方医科大学
81541059H1806	E3 泛素连接酶 Hrd1 对耐药乳腺癌细胞叶酸受体表达的影响及其应用	郭万华	南京大学
81541052H1617	GRP78 与 RIP3 相互作用在化疗药诱导的胃癌细胞坏死性凋亡中的作用及机制	杨　磊	南通大学
81541164H2801	中国鼠尾草属药用植物亲缘学研究	李旻辉	内蒙古科技大学包头医学院
81550047H2818	蒙药蓝盆花调控肝癌细胞 miR-23a 的抗癌机制研究	包立道	内蒙古医科大学
81541169H2705	基于“多维度体内过程与生物效应”的丹参饮归经及活血化瘀机制研究	林　阳	首都医科大学
81541092H0818	运用 CRISPR/Cas9 基因编辑体系揭示 MM 对 Velcade 的耐受机制	胡以国	四川大学
81541145H1618	温敏水凝胶包裹三氧化二砷纳米颗粒对弥散性脑干胶质瘤信号通路及治疗的实验研究	张跃康	四川大学
21542003B020601	抗结核病活性分子的设计、合成与生物学性质研究	杨大成	西南大学
81541088H3105	长链非编码 RNA NONHSAT124256 在肾癌中的表达及其与肾癌化疗耐药的关系	买尔旦·马合木提	新疆医科大学
11547233A05	基于 Rictor 靶标的计算机辅助药物分子设计	何永辉	云南民族大学
81541048H1615	T790M 突变导致 NSCLC 对 EGFR-TKI 的耐药机制和逆转策略的初步研究	吴　超	解放军总医院
81541082H2814	基于 ghrelin 稳态,附子理中丸治疗慢性萎缩性胃炎脾阳虚证的药理研究	赵　欣	中国医学科学院药用植物研究所
81541083H2816	应用 PopPK 模型构建基于泻心汤多组分 PK 间相互作用的整体药代动力学模型	崔翰明	中国中医科学院广安门医院

(吴　进)

药品专利

2015年公开的中国药品发明专利申请概况 据国家知识产权局中国专利数据库统计，2015年公开的中国药品发明专利申请数为56 029件，比2014年公开的44 008件增加了31.9%。下面按不同分类作进一步的分析。

1 根据专利申请人的类别分类统计

国内申请人与国外申请人的发明专利申请的比较 按申请人的国别分类，国内申请人的发明专利申请数为49 561件，比2014年的38 290件增加了29.4%，外国人申请的发明专利数为6468件，比2014年的5718件增加了13.1%，见表1。

国内发明专利申请职务发明与非职务发明的比较 在49 561件中国药品发明专利申请中，国内职务发明专利申请数为27 729件，比2014年的20 806件增加了33.3%，国内非职务发明专利申请数为21 832件，比2014年的17 304件增加了26.2%，国内职务发明专利申请数占总国内发明专利申请数的55.9%；国内非职务发明专利申请仍然主要集中在天然药物领域，见表2。在国内职务发明专利申请中，申请较多的依次是企业、大学、研究所、医院等，联合申请比去年有所增加，见表3。

外国人申请的中国发明专利的分类比较 外国人的发明专利申请总数为6468件，申请总量最多的仍然是美国2545件，申请数占外国人申请总数的39.3%，其次是日本、瑞士、德国、法国、韩国、英国、荷兰、加拿大和比利时等，与去年相比，英国超过荷兰位列第七，比利时位列前十，瑞典跌出前十。在各方面的专利申请数量美国都是第一，见表4。

表1 2015年公开的国内发明专利申请与国外发明专利申请的比较

	含有机成分的药品发明专利申请(件)	含无机成分的药品发明专利申请(件)	天然药物发明专利申请(件)	含肽或抗原或抗体的药品发明专利申请(件)	纯药品制剂和药用辅料发明专利申请(件)	化妆品等其他发明专利申请(件)
国内申请	7 288	382	33 369	3 110	767	4 645
国外申请	3 042	61	221	1 636	528	971

表2 2015年公开的国内发明专利申请中职务发明与非职务发明的比较

	含有机成分的药品发明专利申请(件)	含无机成分的药品发明专利申请(件)	天然药物发明专利申请(件)	含肽或抗原或抗体的药品发明专利申请(件)	纯药品制剂和药用辅料发明专利申请(件)	化妆品等其他发明专利申请(件)
国内职务发明	6 593	302	14 183	2 793	710	3 148
国内非职务发明	695	80	19 186	317	57	1 497

表3 2015年公开的国内职务发明专利申请单位类型的比较

	含有机成分的药品发明专利申请(件)	含无机成分的药品发明专利申请(件)	天然药物发明专利申请(件)	含肽或抗原或抗体的药品发明专利申请(件)	药品制剂和药用辅料发明专利申请(件)	化妆品等其他发明专利申请(件)
企业	3 584	187	9 089	1 018	219	2 352
大学	1 862	70	1 719	883	360	395
研究所	450	16	1 279	378	80	131
医院	187	10	882	196	10	29
联合申请	476	18	729	290	38	204
其它	34	1	485	28	3	37

表4 2015年公开的中国药品发明专利申请数量排在前10位的国家分类比较

国别	含有机成分的药品发明专利申请(件)	含无机成分的药品发明专利申请(件)	天然药物发明专利申请(件)	含肽或抗原或抗体的药品发明专利申请(件)	药品制剂和药用辅料发明专利申请(件)	其他发明专利申请(件)	总计(件)
美国	1 206	33	38	680	237	351	2 545
日本	337	10	18	137	52	193	747
瑞士	314	2	5	155	34	11	521
德国	228	1	10	77	36	55	407
法国	129	4	12	84	22	141	392
韩国	106	2	51	67	31	35	292
英国	103	5	4	51	30	29	222
荷兰	42	2	14	36	16	84	194
加拿大	51	2	2	45	10	18	128
比利时	45	0	2	29	3	2	81

注：表4中对含多种不同类成分的药品发明进行了重复计算。

2　根据专利申请的专业技术类别分类统计

按治疗疾病的类别分类，2015年公开的药品发明专利申请中排前十位的依次是治疗消化道疾病药3017件；抗肿瘤药2894件；抗感染药2830件；治疗代谢疾病药1617件；治疗皮肤疾病药1599件；治疗心血管系统疾病药1537件；治疗呼吸系统疾病药1378件；治疗神经系统疾病药1317件；治疗生殖或性疾病药1138件；止痛药、退热药、抗炎药995件。

含有机成分的药品发明专利申请　按治疗疾病的类别分类，含有机成分的药品发明专利申请中排前10位的依次是抗肿瘤药1617件；抗感染药983件；治疗代谢疾病药620件；治疗心血管系统疾病药519件；治疗神经系统疾病药491件；治疗消化道疾病药436件；止痛药、退热药、抗炎药247件；治疗血液或细胞外液疾病药246件；治疗呼吸系统疾病药192件；治疗骨骼疾病药152件。

含无机成分的药品发明专利申请　按治疗疾病的类别分类，含无机成分的药品发明专利申请中排前10位的依次是抗肿瘤药42件；治疗消化道疾病药36件；抗感染药36件；治疗血液或细胞外液疾病药34件；治疗代谢疾病药33件；治疗皮肤疾病药29件；全身保护或抗毒剂29件；治疗骨骼疾病药9件；治疗心血管系统疾病药7件；治疗神经系统疾病药7件。

含天然药物发明专利申请　按治疗疾病的类别分类，含天然药物发明专利申请中排前10位的依次是治疗消化道疾病药2429件；治疗皮肤疾病药1325件；治疗呼吸系统疾病药1159件；治疗生殖或性疾病药982件；抗感染药909件；治疗心血管系统疾病药862件；治疗代谢疾病药806件；治疗神经系统疾病药718件；止痛药、退热药、抗炎药668件；抗肿瘤药663件。

含肽或抗原或抗体的生物药品发明专利申请　按治疗疾病的类别分类，含肽或抗原或抗体的生物药品发明专利申请中排前10位的依次是抗感染药902件；抗肿瘤药572件；治疗代谢疾病药158件；治疗心血管系统疾病药149件；治疗免疫或过敏性疾病药117件；治疗消化道疾病药116件；治疗皮肤疾病药107件；治疗神经系统疾病药101件；治疗骨骼疾病药83件；止痛药、退热药、抗炎药74件。

药品制剂发明专利申请　涉及药品制剂发明专利申请共6587件，比2014年的6879件下降了4.5%。其中含有机成分的制剂有2694件，含中药成分的制剂有2898件，含无机成分的制剂有149件，含肽或抗原或抗体的生物制剂有405件，纯药品制剂或药用辅料有441件。按剂型类别分类，依次是颗粒剂2236件，其中冻干粉417件；丸剂或片剂2177件，其中持续释放或间断释放的丸剂或片剂1794件；胶囊1424件，其中微型胶囊230件、持续释放或间断释放的胶囊87件；分散液或乳剂1054件，其中乳剂297件，气雾剂479件，脂质体278件；溶液剂926件；软膏剂846件；网状、片状或丝状645件；栓剂141件。

3　2014年药品发明专利申请的特点

(1)从药品专利申请数量整体来看，与2014年相比，国内的申请在含有机成分药品、含无机成分药品、天然药物、生物药品、药用辅料和纯药物制剂方面的专利申请数量都超过了国外申请。

(2)在药品领域方面，2015年国内职务发明专利申请总量仍然超过非职务发明专利申请总量，国内职务发明专利申请与非职务发明专利申请比例由2014年1.20:1增加到2014年的1.27:1。其中，在含有机成分药品发明专利申请方面，国内职务发明与非职务发明的比例为9.48:1，与2014年的比例4.34:1相比呈增长趋势。在含无机成分药品发明专利申请方面，国内职务发明与非职务发明的比例为3.78:1，与2014年的比例2.21:1相比国内非职务发明呈增长趋势。在天然药物发明的专利申请方面，国内职务发明与非职务发明的比例为1:1.35，与2014年1:1.39的比例相比国内非职务发明呈下降趋势。在含肽或抗原或抗体的生物药方面，国内职务发明与非职务发明的比例为8.81:1，与2014年8.93:1的比例相比国内职务发明呈下降趋势。

(3)在职务发明中，来自企业的专利申请占59.3%，比2014年的54.8%增加了4.5%。其次企业与研究所高校的专利申请比例为2.16:1，与2014年1.67:1的比例相比，企业专利申请仍呈大幅增长趋势。在含肽或抗原或抗体的生物药和纯药品制剂和药用辅料方面，大学和研究所的申请总量超过企业申请，这表明这类发明的研究十分强劲。

(4)2015年生物药品和药用辅料和纯药品制剂领域发明专利申请数量依然都超过国外的专利申请，这表明在这个领域，国内持续加大研发力度。在国外药物的开发方面，美国保持第一位置，值得注意的是，在天然药物申请方面，韩国超过美国，位列第一。需要国内同行加以关注。

(5)在药品治疗疾病的开发方面，含有机成分药物和含肽或抗原或抗体的生物药品专利申请主要集中在抗肿瘤、抗感染、治疗代谢疾病和治疗心血管疾病；含天然药物发明专利申请主要集中在治疗消化道疾病药、治疗皮肤疾病和治疗呼吸系统疾病药；含无机成分的药品发明专利申请主要集中在抗肿瘤、治疗消化道疾病药和抗感染。

(6)在药品剂型的开发方面，主要集中在颗粒剂、丸剂或片剂、胶囊、分散液或乳剂、溶液剂、软膏剂和网状、片状或丝状剂型。与去年相比，分散液或乳剂和溶液剂超过软膏剂和网状、片状或丝状剂型上升到第四和第五位。气雾剂、脂质体比去年有所上升。

（张伟波）

2015年授权公告的中国药品发明专利概况　据国家知识产权局中国专利文献数据库统计，2015年公告的授予专利权的中国药品发明专利数为14 530件，比2014年公告的中国药品发明专利数量15 107件下降了3.8%。下面按不同分类作进一步的分析。

获得药品发明专利的国内专利人与国外专利权人的比较　按专利权人的国别分类，国内专利权人的发明专利数为11 229件，比2014年的11 889件下降了5.6%，外国人获得的发明专利数为3301件，比2014年的3218件增加了2.6%，见表5。

获得药品发明专利的国内职务发明与国内非职务发明的比较　在11 229件国内发明专利中，国内职务发明专利数为7744件，比2014年的8105件下降了4.5%；非职务发明专利数为3485件，比2014年的3752件下降了7.1%，非职务发明专利主要集中在天然药物领域，见表6。

在职务发明专利中，含有机成分的药品、含无机成分的药品、天然药物、生物药和化妆品等发明专利中获权较多的依次是企业、大学、研究所、医院；在药物制剂发明专利中，大学第一，其次为企业、研究所和医院。在天然药物专利中，医院超过研究所位列第三，见表7。

中国药品发明专利中国外专利权人的分类比较　在2015年中国药品发明专利中专利权人为国外的总数为3301件，有51个国家和地区获得中国专利权，获权最多的仍然是美国1097件，占外国人获权总数的33.2%，比2013年的31.1%增长2.1%。其次为日本、瑞士、德国、法国、韩国、英国、荷兰、意大利和瑞典，排名与2014年相比，英国超过荷兰位列第七，瑞典超过比利时进入前十。除日本在天然药物发明的领域超过美国外，其他含有机成分药品、含无机成分的药品、生物药品和化妆品等其他方面仍然是美国第一，值得关注的是韩国在天然药物领域获得的发明专利首次超过日本和美国位居第一。见表8。

其他　2015年公告的中国药品发明专利中涉及的剂型分布见表9，2015年公告的中国药品发明专利中涉及的前十位的疾病见表10。

表5　2015年公告的国内发明专利与国外发明专利的比较

专利权人	含有机成分的药品发明专利(件)	含无机成分的药品发明专利(件)	天然药物发明专利(件)	含肽或抗原或抗体的药品发明专利(件)	药品制剂和药用辅料发明专利(件)	化妆品等其他发明专利(件)
专利人为国内的	3 188	91	5 550	1 269	382	749
专利人为国外的	1 671	34	88	864	243	401

表6　2015年公告的药品发明专利中国内职务发明与国内非职务发明的比较

	含有机成分的药品发明专利(件)	含无机成分的药品发明专利(件)	天然药物发明专利(件)	含肽或抗原或抗体的药品发明专利(件)	药品制剂和药用辅料发明专利(件)	化妆品等其他发明专利(件)
国内职务发明	2 847	78	2 632	1 195	357	635
国内非职务发明	341	13	2 918	74	25	114

表7　2015年公告的国内职务发明专利单位类型的比较

单位类型	含有机成分的药品发明专利(件)	含无机成分的药品发明专利(件)	天然药物发明专利(件)	含肽或抗原或抗体的药品发明专利(件)	药品制剂和药用辅料发明专利(件)	化妆品等其他发明专利(件)
企业	1 228	42	1 324	406	95	430
大学	911	17	457	381	183	143
研究所	283	7	146	176	43	24
医院	73	5	309	66	11	5
两个以上联合的	338	7	347	151	23	27
其它	14	0	49	15	2	6

表8　2015年公告的中国药品发明专利中排在前十位的国家比较

国家	含有机成分的药品发明专利(件)	含无机成分的药品发明专利(件)	天然药物发明专利(件)	含肽或抗原或抗体的药品发明专利(件)	药品制剂和药用辅料发明专利(件)	化妆品等其他发明专利(件)	药品专利总计(件)
美国	546	10	13	322	73	133	1 097
日本	244	8	16	126	43	110	547
瑞士	180	0	2	65	13	10	270
德国	149	1	3	44	26	35	258
法国	79	0	8	49	26	39	201
韩国	66	4	23	21	6	15	135
英国	64	1	0	26	9	11	111
荷兰	24	2	2	26	10	37	101
意大利	40	1	5	13	3	1	63
瑞典	35	0	0	17	8	1	61

表9　2015年公告的中国药品发明专利中涉及的剂型分布

对应剂型	总数量(件)
塞剂;栓剂	30
软膏剂;其基质	169
溶液	206
分散液;乳剂	159
乳剂	52
气雾剂;泡沫剂	31
脂质体	51
细粒状,例如粉末	466
冻干的	95
丸剂、锭剂或片剂	465
持续释放或间断释放型	31
包衣的丸剂或片剂	72
糖衣药丸	31
胶囊制剂	262
微型胶囊	45
毫微胶囊	16
持续释放型或间断释放型	18
口香糖类型的	1
网状、片状或丝状基料	126
供吸烟或吸入用的	10

表10　2015年公告的中国药品发明专利中涉及的前十位的疾病

对应疾病	总计
治疗消化道疾病药	1 260
抗肿瘤药	1375
抗感染药	1284
治疗心血管系统疾病药	740
治疗皮肤疾病药	637
治疗代谢疾病药	615
治疗神经系统疾病药	586
治疗生殖或性疾病药	530
治疗呼吸系统疾病药	498
治疗骨骼疾病药	435

↗ 2015年第十七届专利奖的药品专利获奖名单　中国专利奖是国家知识产权局与世界知识产权组织共同开展评选工作,每年举办一届。目的是为了引导和推进知识产权工作对创新型国家建设,以及促进经济发展方式转变发挥重要作用;鼓励和表彰专利权人和发明人(设计人)对技术(设计)创新及经济社会发展做出的突出贡献。中国专利奖设中国专利金奖及中国专利优秀奖、中国外观设计金奖及中国外观设计优秀奖。

中国专利金奖及中国专利优秀奖是由国家知识产权局设立的中国专利奖评审委员会按照《中国专利奖评奖办法》从专利质量、技术先进性、运用及保护措施和成效以及社会效益及发展前景四个方面从发明专利和实用新型专利中评选产生20项中国专利金奖,优秀奖若干。

中国外观设计金奖及中国外观设计优秀奖是由国家知识产权局设立的中国专利奖评审委员会按照《中国专利奖评奖办法》从专利质量、设计要点及理念的表达、运用及保护措施和成效以及社会效益及发展前景四个方面从外观设计专利中评选产生5项中国外观设计金奖,优秀奖若干。

(一)获得2015年第十七届专利金奖的药品专利名单

获得2015年第十七届专利金奖的药品专利有2项,都是化学药专利,表11。

(二)获得2015年第十七届专利优秀奖的药品专利名单

获得2015年第十七届专利优秀奖的药品专利有62件,其中化学药专利23件(表12)、天然药专利24件(表13)和生物药专利15件(表14)。

表11　获得2015年第十七届专利金奖的药品专利

专利号	发明专利名称	专利权人	发明人
200610063151.7	氯吡格雷硫酸盐的固体制剂及其制备方法	深圳信立泰药业股份有限公司	叶澄海
201110370659.2	一种含奥利司他的制剂及其制备方法	山东新时代药业有限公司	张贵民、赵志全、郝贵周、冯中

表12　获得2015年第十七届专利优秀奖的化学药专利名单

专利号	发明专利名称	专利权人	发明人
00111646.0	水溶医用几丁糖制剂及制备方法	上海其胜生物制剂有限公司、上海昊海生物科技股份有限公司、上海建华精细生物制品有限公司、上海利康瑞生物工程有限公司	侯春林、顾其胜
00113340.3	丙戊酸镁缓释片及其制备工艺	湖南省湘中制药有限公司	唐敦立、钟硕宇、尹文乐、胡良红、王铁军、邓英波
02113731.5	一种纳米炭混悬组合物的制备方法	重庆莱美药业股份有限公司	唐小海、邱宇
200410018177.0	环孢菌素A发酵生产方法	上海医药工业研究院、杭州中美华东制药有限公司	陈代杰、吴晖、李继安、戈梅、吴萍、吴飞、夏云飞
200510003041.7	N-取代苯并噻唑基-1-取代苯基-O,O-二烷基-α-氨基膦酸酯类衍生物及制备方法和用途	广西田园生化股份有限公司	宋宝安、张国平、胡德禹、逢丽丽、杨松、刘刚、汪华
200510014357.6	地塞米松磷酸钠的晶型及其结晶制备方法	天津大学、天津天药药业股份有限公司	王静康、王福军、王永莉、张美景、郝红勋
200510041303.9	恩地卡韦酸加成盐及其制备方法和用途	正大天晴药业集团股份有限公司	杨玲、张喜全
200510068478.9	左旋奥硝唑在制备抗厌氧菌感染药物的应用	南京圣和药业股份有限公司	张仓、滕再进、李莉

（续表）

专利号	发明专利名称	专利权人	发明人
200510069558.6	氟伐他汀合成中间体及其制备方法和用途	浙江海正药业股份有限公司	朱国荣、龚洪泉
200510096039.9	聚桂醇注射液及其制备方法	陕西天宇制药有限公司	杨军营
200610143011.0	缬沙坦分散片及其制备方法	海南皇隆制药股份有限公司	陈益智
200710009952.X	一种恩替卡韦的固体分散体、其药物组合物及其制备方法和药物应用	福建广生堂药业股份有限公司	杨喜
200710050223.9	多烯磷脂酰胆碱注射液及其制备方法	四川海思科制药有限公司	杨平、鲁方平
200710067339.3	喹诺酮主环化合物的合成方法	杭州师范大学、浙江大学、浙江京新药业股份有限公司	章鹏飞、顾海宁、吴杰、汪劲松、张习坤
200810087761.X	一种盐酸达克罗宁合成方法	扬子江药业集团有限公司	孙田江、陆宏国、周斌、吴沉、陈敏、顾孝红
200810110709.1	一种3,5-二羟基庚-6-烯酸衍生物的制备方法	常州制药厂有限公司	陈本顺、王兵、邹林
200810121443.0	5,7-双烯甾类化合物的化学合成方法	浙江工业大学、杭州下沙生物科技有限公司	金灿、苏为科、闻光东、王子强、马焕
200910043203.8	拉米夫定非对映选择合成方法	湖南千金湘江药业股份有限公司	张瑞华、袁秀菊、刘友先、王朝磊、姚亮元、徐义权、王雪姣
200910110354.0	一种固相氧化环合合成特利加压素的方法	深圳翰宇药业股份有限公司	刘建、李红玲、马亚平、袁建成
201110091547.3	一种斑蝥酸钠的制备方法	贵州金桥药业有限公司	张芝庭
201010610912.2	一种4-苯胺基哌啶类镇痛药的精制方法	宜昌人福药业有限责任公司	曾华荣、郑华章、符义刚、李莉娥、钟丽君
201010610953.1	一种艾普拉唑肠溶片剂及其制备方法	丽珠医药集团股份有限公司	侯雪梅、陆文岐、孔祥生、金鑫、陈乔柏、张丽
201110032273.0	一种头孢孟多酯钠的新制法	海南灵康制药有限公司	陶灵刚

表13　获得2015年第十七届专利优秀奖的天然药专利名单

专利号	发明专利名称	专利权人	发明人
01131734.5	一种用于治疗心律失常的中药及其制法	山东步长制药股份有限公司	杨锡铭
02109358.X	十味降糖颗粒及其制法	吉林吉春制药有限公司	葛强、高振林
02134085.4	一种治疗心脑系统疾病、中风后遗症的药物	贵州百灵企业集团制药股份有限公司	姜伟
02157378.6	一种防治咽喉口腔疾病的中药制剂及其制备方法	桂林三金药业股份有限公司	邹节明
03100078.9	一种治疗颈椎病的药物及其制剂	神威药业集团有限公司	李振江
03111230.7	一种治疗股骨头坏死的中药制剂	王璐林	王璐林
03148877.3	一种治疗子宫内膜异位症的中药组合物及其制备方法	江苏康缘药业股份有限公司	肖伟、戴翔翎、夏月、凌娅、李明慧、沈静、毕宇安、刘晓东
200410017420.7	一种灵芝孢子粉培育和采集技术	龙泉市兴龙科技开发研究所	李朝谦
200410048292.2	一种治疗冠心病心绞痛的中药组合物及其制备方法	石家庄以岭药业股份有限公司	吴以岭
200510036468.7	一种主治子宫肌瘤的中成药和制备、质量控制方法	广州白云山潘高寿药业股份有限公司	魏大华、罗国器、莫国强、黎彤、陈洁标、陈世斌、龙成、黎佩红、黄洁
200510037077.7	一种治疗消化溃疡的中成药及其制备方法	广州白云山中一药业有限公司	冯所安、药凤荷、邹章、郑尧新、龙丽娜、钟趣宜、张一萍、赵春梅
200510041514.2	治疗外感发热的药物组合物及其制备方法	济川药业集团有限公司	曹龙祥
200510077023.3	一种治疗跌打损伤的中药组合物及其制备方法和用途	广西梧州制药(集团)股份有限公司	黄生田、陈明、傅文发、刘冠萍、黄宇声
200510107867.8	一种中药组合物及其制备方法	扬子江药业集团广州海瑞药业有限公司	施猛
200610017254.X	安神补脑液的膜生产工艺及其产品	吉林敖东延边药业股份有限公司	郭淑芹、许加胜、解钧秀、王永宽、曲波
200610086566.6	元七骨痛制剂及其制备方法	湖南方盛制药股份有限公司	张庆华
200610127729.0	用于治疗关节炎的制剂及其制备方法	通化万通药业股份有限公司	潘首德
200810029096.9	夏桑菊制剂的制备方法	广州白云山星群(药业)股份有限公司	孙维广、谭银合、方铁铮、苏广丰、姚江雄、许招懂、符素平
200910174452.0	一种中药及其制备方法	广东太安堂药业股份有限公司	柯树泉、柯少彬

（续表）

专利号	发明专利名称	专利权人	发明人
200910261257.1	一种动物胶类中药的干燥方法	山东东阿阿胶股份有限公司	秦玉峰、尤金花、田守生、张淹、张守元
201010104119.5	输液法在白木香树上生产沉香的方法	中国医学科学院药用植物研究所海南分所	魏建和、杨云、张争、孟慧、冯锦东、甘炳春
201010212156.8	一种益气活血的药物组合物及其制备方法检测方法和用途	上海医药集团青岛国风药业股份有限公司	黄庆文、高莉、姜作玲
201210234027.8	九节茶提取物在降低流感病毒易感上的应用	广州白云山敬修堂药业股份有限公司	何蓉蓉、曹会娟、李怡芳、栗原博、严志标、彭红英、陆颂规、江涛、陈雪华

表 14　获得 2015 年第十七届专利优秀奖的生物药专利名单

专利号	发明专利名称	专利权人	发明人
200410077693.0	压滤工艺分离人血浆蛋白的方法	广东双林生物制药有限公司	为朱光祖、梅伟伶
200610023147.8	D-氨甲酰水解酶的突变体及其应用	中国科学院上海生命科学研究院	姜卫红、姜世民、杨蕴刘、杨晟
200680025339.0	胸腺素 β4 衍生物及其应用	北京诺思兰德生物技术有限责任公司	聂李亚、马素永、许松山、文美玉
200680054340.6	一种植酸酶的克隆和表达	中国农业科学院饲料研究所	姚斌、罗会颖、黄火清、王亚茹、袁铁铮、史秀云、柏映国、孟昆、杨培龙
200810071315.X	鼠神经生长因子的制备方法和注射用鼠神经生长因子的制备方法	未名生物医药有限公司	熊玲媛、任宏伟、孙朗、陈远志、马凌燕、杨佑瑶
200810153996.4	一种从猪脾脏中提取转移因子的方法	天津瑞普生物技术股份有限公司	夏雪林、苏建东、李旭东
200910144349.1	柠檬酸发酵液的提纯方法	中粮生物化学（安徽）股份有限公司	周永生、熊结青、周勇、王浩、郭巧芝
200910242938.3	用于降解黄曲霉毒素的枯草芽孢杆菌	河南亿万中元生物技术有限公司	计成、马秋刚、高欣、赵丽红、雷元培
201110004370.9	一种注射用还原型谷胱甘肽的冻干方法	山东绿叶制药有限公司、南京绿叶思科药业有限公司	邢立娟、林彤慧、李世旭、王洪波、孟莹
201110034437.3	一种分离纯化谷氨酰胺转胺酶的方法	泰兴市一鸣生物制品有限公司	王戈莎、郭宏明
201110046877.0	乙型肝炎病毒荧光定量 PCR 检测试剂盒	湖南圣湘生物科技有限公司	戴立忠
201110293041.0	毕赤酵母表达重组人白介素 11 的生产方法	杭州九源基因工程有限公司	黄岩山、马国昌、杨志愉、李辉、孙汉栋、徐飞虎、周金宝

（张伟波）

2015 年授权公告的中国药品发明专利(国内职务发明)

专利号	发明专利名称	专利权人
一、含有机成分的药品发明专利		
1　专利权人为国内企业		
201180018154	使用双醋瑞因作为糖尿病的辅助治疗的方法	安成生物科技股份有限公司
201110419180	磺酰脲胍及其制备方法和用途	安徽贝克联合制药有限公司
201110401307	黄豆苷元衍生物及其药学上可接受的盐	安徽贝克生物制药有限公司
201310435755	一种布洛芬脂肪乳注射液及其制备方法	安徽丰原药业股份有限公司
201310603105	一种法莫替丁和右旋布洛芬复方片剂及其制备方法	安徽联创生物医药股份有限公司
201310044084	用于血管瘤治疗的多糖水凝胶液体栓塞剂及其制备方法	安徽四正医药科技有限公司
201310359277	一种夜用治疗感冒软胶囊的制备方法	安士制药(中山)有限公司
201310360382	一种日用治疗感冒的组合物及软胶囊	安士制药(中山)有限公司
201310017981	一种多库酯钠软胶囊	安士制药(中山)有限公司
201310018344	一种多库酯钠软胶囊的制备方法	安士制药(中山)有限公司
201310360549	一种日用治疗感冒软胶囊的制备方法	安士制药(中山)有限公司
201410487143	一种硝呋莫司干混悬剂及其制备方法	奥溪利亚(天津)医药科技有限公司
201310284377	TPCA-1 作为 STAT3 信号抑制剂在制备抗肿瘤药物中的应用	白银博赛宁生物科技有限公司
201110455004	莫能菌素作为 STAT3 信号特异性抑制剂的应用	白银博赛宁生物科技有限公司
201310081880	一种抑制肿瘤生长的抗体药物衍生物及其制备方法和用途	百奥泰生物科技(广州)有限公司
201310081589	一种针对细胞受体并抑制癌细胞生长的药物分子及其制备方法和用途	百奥泰生物科技(广州)有限公司
201310081764	一种抗 EGFR 受体的肿瘤生长抑制剂及其制备方法和用途	百奥泰生物科技(广州)有限公司
201210023584	一种甾醇类衍生物在制备预防和(或)治疗和(或)辅助治疗癌症的药物中的用途	北京北大维信生物科技有限公司
201110442009	一种甾醇类衍生物在制备抗癌药物中的用途	北京北大维信生物科技有限公司
201280036322	抑制脯氨酸羟化酶活性的化合物的晶型及其应用	北京贝美拓新药研发有限公司
201010184547	一种伊潘立酮药物组合物及其制备方法	北京德众万全医药科技有限公司
201310478352	一种巴氯芬微球制剂及其制备方法	北京东方明康医用设备有限公司
201210363950	包含(S)-4-羟基-2-氧代-1-吡咯烷乙酰胺的药物组合物	北京阜康仁生物制药科技有限公司
201110026228	化合物 2-糠醇-(5′→11)-1,3-环戊二烯并[5,4-c]-1H-噌啉及其作为抗氧化剂在食品、化妆品或药品中的应用	北京贵千金医药科技有限公司
201210557122	一种新型的哌嗪衍生物	北京海步国际医药科技发展有限公司
201210201758	香豆素类衍生物及其药物组合物及用途	北京韩美药品有限公司
201110425602	5-氯嘧啶类化合物及其作为 EGFR 酪氨酸激酶抑制剂的应用	北京韩美药品有限公司
201310024170	厚朴酚衍生物以及和厚朴酚衍生物及其制备方法和应用	北京红惠新医药科技有限公司
201210036520	一种缬沙坦氨氯地平药物组合物及其制备方法	北京红太阳药业有限公司
201310258182	盐酸普拉克索胶囊及其制备方法	北京华睿鼎信科技有限公司
201010237664	一种治疗呼吸道疾病的药物组合物	北京华禧联合科技发展有限公司
201010135457	匹伐他汀钙双层渗透泵控释片及其制备方法	北京华禧联合科技发展有限公司
201310097473	光敏剂在痤疮治疗中的应用	北京嘉华吉星科技有限公司
201310511581	一种扎那米韦注射液及其制备方法	北京金康驰医药投资有限公司
201310180326	高原儿茶酸在制备抗肿瘤药物中的用途	北京京朋汇药业研究发展有限公司
201310180327	芍药苷类化合物在制备抗肿瘤药物中的用途	北京京朋汇药业研究发展有限公司
201210124793	一种含有塞来昔布的固体药物组合物	北京京卫燕康药物研究所有限公司
201080062479	C 型肝炎病毒复制的新型抑制剂	北京凯因科技股份有限公司
201310286506	一种结晶型恩替卡韦	北京凯因科技股份有限公司
201310340837	一种瑞格列奈的缓释制剂	北京康立生医药技术开发有限公司
201310146210	一种托拉塞米化合物及其药物组合物	北京康瑞达彤医药科技有限公司
201310048709	一种长春西汀化合物及其药物组合物	北京康瑞达彤医药科技有限公司
201410138751	一种小儿多种维生素颗粒剂及其制备方法	北京康远制药有限公司
201410138959	一种维生素 C 可溶片及其制备方法	北京康远制药有限公司
201110449983	一种氨溴索缓释制剂及其制备方法	北京科信必成医药科技发展有限公司
201310367318	一种氟比洛芬酯药物组合物	北京蓝丹医药科技有限公司
201310367317	一种丁酸氯维地平药物组合物	北京蓝丹医药科技有限公司
201310506855	丁酸氯维地平脂肪乳注射液及其制备方法	北京蓝丹医药科技有限公司

（续表）

专利号	发明专利名称	专利权人
201110185632	一种稳定的阿莫西林克拉维酸钾缓释制剂及其制备工艺	北京乐维生物技术有限公司
201410101596	氟伐他汀钠组合物	北京罗诺强施医药技术研发中心有限公司
201410101600	氟伐他汀钠药物组合物	北京罗诺强施医药技术研发中心有限公司
201110035326	一种制备高纯度磷脂酰胆碱的方法	北京绿色金可生物技术股份有限公司
201110171645	一种治疗抑郁症的药物组合物	北京美迪康信医药科技有限公司
201110171643	一种治疗骨质疏松症的药物组合物	北京美迪康信医药科技有限公司
201310499832	一种含吡咯并喹啉醌的酒	北京普利耐特生物科技有限公司
201210040202	一种钠依赖性葡萄糖转运蛋白抑制剂及其制备方法和用途	北京普禄德医药科技有限公司
201210550475	含有高乌甲素和羟考酮的药物组合物	北京人福军威医药技术开发有限公司
201210499426	一种异丙肌苷口服制剂及其制备方法	北京赛而生物药业有限公司
201110002776	作为FAK/Pyk2抑制剂的2,4-二氨基-6,7-二氢-5H-吡咯并[2,3]嘧啶衍生物	北京赛林泰医药技术有限公司
201310606360	调节血脂的药物组合物	北京三泉医药技术有限公司
201310000517	四氢苯并噻唑衍生物及其制备方法	北京三泉医药技术有限公司
201210199133	一种高活性黄芪多糖及其药物组合物的制备方法	北京生泰尔生物科技有限公司
201310209351	一种盐酸二甲双胍肠溶胶囊及其制备方法	北京圣永制药有限公司
201410185323	阿可拉定化合物的晶型、含有该晶型的药物及用途	北京盛诺基医药科技有限公司
201010524961	一种注射用布洛芬药物组合物	北京世纪博康医药科技有限公司
201010223721	黄芪苷的用途	北京世纪博康医药科技有限公司
201310409958	复方锌布颗粒的制备方法	北京首儿药厂
201310577872	一种甲磺酸卡莫司他口崩片及其制备方法和其新应用	北京泰德制药股份有限公司
201210382934	一种盐酸胺碘酮注射乳剂及其制备方法	北京泰德制药股份有限公司
201110389330	含有肝细胞生长因子受体抑制剂和Bcl-2抑制剂的药物组合物及其应用	北京天和瑞通科技发展有限公司
201210162377	托吡酯药物组合物	北京万生药业有限责任公司
201310228466	一种含双环醇的水溶性药物组合物、制剂及制备方法	北京协和药厂
201110456836	一种拉米夫定片剂及其制备方法	北京协和药厂
201210270161	一种非洛地平缓释制剂及其制备方法	北京协和药厂
201210064288	2-(2-氟-4-联苯基)-丙酸的新型药物组合物	北京新天宇科技开发有限公司
201210216004	头孢噻肟钠和舒巴坦钠的复方制剂及其制备方法和应用	北京新天宇科技开发有限公司
201310039877	一种单唾液酸四己糖神经节苷脂钠制剂及其制备方法	北京旭泽医药科技有限公司
201010535713	一种苯扎贝特缓释片及其制备方法	北京以岭生物工程技术有限公司
201110120212	一种超微共粉碎左炔诺孕酮片的制备方法	北京以岭生物工程技术有限公司
200910075202	一种依西美坦片及其制备方法	北京以岭生物工程技术有限公司
200910082161	格列吡嗪缓释胶囊及其制备方法	北京以岭生物工程技术有限公司
201110294731	一种马钱子总生物碱的提取方法	北京因科瑞斯医药科技有限公司
201110300527	马钱子总碱的提取分离方法	北京因科瑞斯医药科技有限公司
201110297528	马钱子总碱的提取分离纯化方法	北京因科瑞斯医药科技有限公司
201110408433	一种马钱子总碱的提取分离纯化方法	北京因科瑞斯医药科技有限公司
201310687972	注射用氟氯西林钠阿莫西林钠	北京元延医药科技有限公司
201310688287	作为激素药物的肠溶片剂	北京元延医药科技有限公司
201210023033	姬松茸多糖及其制备方法	北京悦康科创医药科技有限公司
201210023034	一种治疗糖尿病的药物组合物	北京悦康科创医药科技有限公司
201310554342	辛伐他汀的药物组合物	北京中申专利科技有限公司
201310554687	辛伐他汀固体组合物	北京中申专利科技有限公司
201180057513	取代的哒嗪羧酰胺化合物	贝达药业股份有限公司
201210438377	埃克替尼盐酸盐晶型、药物组合物和用途	贝达药业股份有限公司
201110268546	替卡格雷的衍生物、制备方法及其药物用途	博瑞生物医药（苏州）股份有限公司
200910027419	一种大黄酸衍生物及其制备和用途	常州高新技术产业开发区三维工业技术研究所有限公司
201310585359	一种难溶性药物脂质体制备方法	常州金远药业制造有限公司
201310003871	复方地芬诺酯片及其制备方法	常州康普药业有限公司
201110206390	氢溴酸加兰他敏缓释干混悬剂及其制备方法	常州泰康制药有限公司
201010193842	非洛地平缓释片的制备方法	常州制药厂有限公司
201310730825	一种含盐酸甲哌卡因的水针剂及其制备方法	辰欣药业股份有限公司

（续表）

专利号	发明专利名称	专利权人
201310730552	一种果糖二磷酸钠注射液的制备方法	辰欣药业股份有限公司
201310476008	白果内酯的用途	成都百裕科技制药有限公司
201210504537	一种多聚(ADP-核糖)聚合酶抑制剂	成都地奥制药集团有限公司
201110214515	一种盐酸莫西沙星浓溶液型注射剂及其制备方法	成都国弘医药有限公司
201210193189	一种含有度他雄胺的软胶囊	成都国弘医药有限公司
201310734116	一种注射用的含有盐酸纳美芬的药物组合物	成都国弘医药有限公司
201110150350	一种含埃索美拉唑钠的药物组合物及其制备方法	成都国为医药科技有限公司
201280052853	咪唑二酮类化合物及其用途	成都海创药业有限公司
201210586812	含有阿卡波糖和阿托伐他汀钙的固体口服制剂及其制备方法	成都恒瑞制药有限公司
201310246791	一种甘草酸二铵肠溶微丸及其制备方法和制剂	成都华神集团股份有限公司
201110208712	3-烯丙基-[1,1′-联苯]-4-酚及其衍生物以及它们的制备方法和用途	成都金瑞基业生物科技有限公司
201310511264	一种硫酸特布他林注射液的生产工艺	成都晶博生物科技有限责任公司
201210157499	一种含有盐酸多奈哌齐的颗粒剂及其制备方法	成都康弘药业集团股份有限公司
201110232310	一种盐酸曲唑酮渗透泵控释片	成都康弘药业集团股份有限公司
201310707512	盐酸戊乙奎醚在治疗感染性休克引起肠系膜动脉栓塞中的应用	成都力思特制药股份有限公司
201310707546	盐酸戊乙奎醚在治疗感染性休克引起肺动脉微小血栓栓塞中的应用	成都力思特制药股份有限公司
201310707269	盐酸戊乙奎醚在治疗感染性休克引起胃缺血中的应用	成都力思特制药股份有限公司
201310086548	天然芸苔素内酯的医用和保健用药物	成都旗美生物科技有限公司
201310373546	利福布丁的晶型Ⅰ及其制备方法和用途	成都樵枫科技发展有限公司
201310130788	用于抗病毒的十氢萘衍生物	成都天台山制药有限公司
201310251303	佐米曲普坦及其制备方法	成都天台山制药有限公司
201310298556	注射用盐酸雷尼替丁粉针剂	成都天台山制药有限公司
201310299331	治疗胃病的雷尼替丁冻干粉针剂	成都天台山制药有限公司
201310010020	稳定的注射用穿琥宁冷冻干燥粉针剂	成都天台山制药有限公司
201310132093	注射用奥美拉唑钠冷冻干燥粉针剂	成都天台山制药有限公司
201310298321	稳定的更昔洛韦冻干粉针剂	成都天台山制药有限公司
201310298223	注射用更昔洛韦粉针剂	成都天台山制药有限公司
201310298325	穿琥宁注射液和制法	成都天台山制药有限公司
201310056596	一种缓解焦虑、抑郁，舒缓情绪、减轻精神压力的组合物及制备方法和用途	成都一平医药科技发展有限公司
201310355429	一种壳聚糖碘栓的配方及制备工艺	成都益贝乐医疗器械有限公司
201410178764	一种注射用头孢哌酮钠他唑巴坦钠药物组合物及其制备方法	成都苑东药业有限公司
201310664815	一种乌苯美司胶囊药物组合物及其制备方法	成都苑东药业有限公司
201410143687	一种盐酸纳洛酮注射液药物组合物及其制备方法	成都苑东药业有限公司
201410102893	一种注射用维库溴铵药物组合物及其制备方法	成都苑东药业有限公司
201310180719	一种伊班膦酸钠注射液组合物及其制备方法	成都苑东药业有限公司
201410117923	一种注射用复方甘草酸苷药物组合物及其制备方法	成都苑东药业有限公司
201310208550	卡培他滨片组合物及其制备方法	成都苑东药业有限公司
201410147880	一种注射用盐酸纳洛酮药物组合物及其制备方法	成都苑东药业有限公司
201310330438	一种马来酸氟吡汀胶囊组合物及其制备方法	成都苑东药业有限公司
201010529957	一种二膦酸化合物及其制备方法	成都云克药业有限责任公司
201310076765	替米沙坦氨氯地平片及其制备方法和用途	成都自豪药业有限公司
201310364601	一种治疗心脑血管疾病的人参皂苷、麦冬皂苷D组合物	大理药业股份有限公司
201410078621	氯雷他定液体组合物	大连金石滩药业有限公司
201310741561	一种葫芦素药物组合物及其制药用途	德立唯(北京)生物科技有限公司
201010594661	稳定的药物组合物	迪沙药业集团有限公司
201210167704	一种复方磺胺甲噁唑注射液及其制备方法	鼎正生物药业(天津)有限公司
201210167701	一种西咪替丁速溶颗粒及其制备方法	鼎正新兴生物技术(天津)有限公司
201310662126	一种富硒板蓝根多糖口服液及其制备方法	鼎正新兴生物技术(天津)有限公司
201310095117	一种含有长春西汀的注射用药物组合物及其制备方法	东北制药集团股份有限公司
201310208439	一种盐酸小檗碱片及其制备方法	东北制药集团沈阳第一制药有限公司
201180022318	治疗高血压的医药组合物及方法	东生华制药股份有限公司
201410028419	一种阿莫西林克拉维酸钾分散片	东药集团沈阳施德药业有限公司
201180031875	一种重组肿瘤疫苗及其生产方法	东源生物医药科技(上海)有限公司

（续表）

专利号	发明专利名称	专利权人
201310245097	富含稀有人参皂苷 Rg3、Rh2 人参乳油的制备方法	敦化市广晟油脂生物科技有限责任公司
201010228085	肌醇脂肪酸酯、其制备方法及其应用	丰益(上海)生物技术研发中心有限公司
201010618523	含有赤藓糖醇脂肪酸酯的抑菌组合物及其制备和应用	丰益(上海)生物技术研发中心有限公司
201510021655	一类含三氟甲苯基丙二醇结构的衍生物、其制备方法和用途	佛山市赛维斯医药科技有限公司
201310725892	一种稳定的复方奥美拉唑钠药物组合物	福安药业集团湖北人民制药有限公司
201310505327	富马酸替诺福韦二吡呋酯胶囊剂及其制备方法	福建广生堂药业股份有限公司
201110003107	4′-甲氧基-7-羟基异黄酮在制备抗肿瘤药物中的应用及其制备方法	福建归真堂药业股份有限公司
201310466746	一种孟鲁司特钠咀嚼片及其制备方法	福建华海药业有限公司
201310394187	一种稳定型复方维生素 B 片剂及其制备方法	福州闽海药业有限公司
201410011797	心脑血管的药物组合物及其制备方法和应用	福州乾正药业有限公司
201410011807	替格瑞洛和西洛他唑的药物组合物及其制备方法和应用	福州乾正药业有限公司
201310430215	包含氯己定和壳寡糖的药物组合物及其应用	福州乾正药业有限公司
201410069614	酸浆苦素 A 在制备 JAK2-STAT3 信号通路抑制剂和抗肿瘤药物中的应用	富阳科兴生物化工有限公司
201310015133	酶处理提取锁阳多糖的方法及锁阳多糖抗肿瘤制剂的制备	甘肃凯源生物技术开发中心
201080044361	抗病毒化合物及其制备和使用方法	港大科桥有限公司
201310136484	一种苯磺酸氨氯地平片剂及其制备方法	广东彼迪药业有限公司
201310285599	一种泛昔洛韦胶囊制剂及其制备方法	广东彼迪药业有限公司
201210455471	氨基喹唑啉类衍生物及其盐和使用方法	广东东阳光药业有限公司
201210455452	氨基喹唑啉类衍生物及其盐和使用方法	广东东阳光药业有限公司
201310337556	作为丙型肝炎抑制剂的桥环化合物及其在药物中的应用	广东东阳光药业有限公司
201310446506	二氢嘧啶衍生物的晶型	广东东阳光药业有限公司
201310373003	二氢嘧啶类化合物及其在药物中的应用	广东东阳光药业有限公司
201410483186	含有螺环的吡唑并哌啶酮类化合物及其组合物及用途	广东东阳光药业有限公司
201110134001	穿心莲内酯类化合物及其在药物中的应用	广东东阳光药业有限公司
201210515081	采用助溶消泡溶剂制备丹参酮 IIA 磺酸钠制剂的方法	广东宏远集团药业有限公司
201310047141	一种灯盏花素磷脂复合物及其制备方法和应用	广东华南药业集团有限公司
201310432636	一种快速释放的非索非那定小丸及其制备方法	广东环球制药有限公司
201310430070	一种含大剂量烟酸缓释胶囊的制备方法	广东环球制药有限公司
201410038978	一种天然抗菌防腐剂及其制作工艺及卫生用品	广东景兴卫生用品有限公司
201410252514	一种非 PVC 三层共挤输液袋包装的氨基酸注射液及其制备工艺	广东利泰制药股份有限公司
201310605429	一种注射用单磷酸阿糖腺苷的药用组合物	广东隆赋药业有限公司
201410544706	一种用于创面治疗的涂膜剂及其制备方法	广东璞石医药科技有限公司
201410209874	依托红霉素片及其制备方法	广东台城制药股份有限公司
201310313565	一种复合抗菌凝胶剂及其制备方法	广东泰宝医疗科技股份有限公司
201110036702	蛇葡萄素钠治疗膀胱癌的新用途	广东泰禾医药科技有限公司
201110036080	含维生素 D_3 和二甲双胍的药物组合物	广东泰禾医药科技有限公司
201410414384	一种可溶性替米考星预混剂及其制备方法	广东腾骏动物药业股份有限公司
201310755828	L-门冬氨酸左旋氨氯地平晶型、制备方法及其用途	广东先强药业有限公司
201310048303	一种单磷酸阿糖腺苷微球给药系统及其制备方法	广东先强药业有限公司
201110307373	阿托伐他汀钙和烟酸组合物及其制备方法	广西方略药业集团有限公司
201110414922	一种三七总皂苷提取液的脱色方法	广西梧州制药(集团)股份有限公司
201210560010	(2′S)-南五味子木质素 J 及其制备方法	广州白云山陈李济药厂有限公司
201210587700	含氯化钠药物载体的降血压片剂	广州白云山天心制药股份有限公司
201210471221	一种克林霉素磷酸酯的制备方法	广州白云山天心制药股份有限公司
201210471371	一种不含去氢克林霉素的盐酸克林霉素制备方法	广州白云山天心制药股份有限公司
201210471162	一种不含去氢林可霉素的盐酸林可霉素制备方法	广州白云山天心制药股份有限公司
201210587865	一种口服固体制剂的制粒方法	广州白云山天心制药股份有限公司
201310545634	一种头孢菌素的制备方法及另一用途	广州白云山制药股份有限公司广州白云山化学制药厂
201110354195	一种头孢类化合物、其晶体及其制备方法和用途	广州白云山制药股份有限公司广州白云山化学制药厂
201010181402	包括依那普利和非洛地平的药物组合物缓释制剂	广州白云山制药股份有限公司广州白云山制药总厂

（续表）

专利号	发明专利名称	专利权人
201310752093	一种用于治疗骨髓增生异常综合症的组合物及其制备方法	广州帝奇医药技术有限公司
201310015529	一种肠溶替米考星缓释微囊制剂及其制备方法	广州格雷特生物科技有限公司
201280017876	新型抗血小板化合物的加成盐	广州赫尔氏药物开发有限公司
201310671720	杂环羟肟酸类化合物及其药用组合物和应用	广州康缔安生物科技有限公司
201310520788	红细胞膜包裹的眼用药物的用途	广州康睿生物医药科技有限公司
201310248134	一种化合物在制备治疗乳腺癌药物中的应用	广州融新生物科技有限公司
201210123287	4,7-二氢四唑[1,5-α]嘧啶类化合物及其衍生物在制备预防或治疗脑出血药物中的应用	广州融新生物科技有限公司
201210408582	酪氨酸激酶不可逆抑制剂及其制备方法和用途	广州市恒诺康医药科技有限公司
201310205068	一种酮咯酸植入剂及其制备方法	广州市赛普特医药科技有限公司
201310206207	5α-雄甾-3β,5,6β-三醇注射剂其制备方法	广州市赛普特医药科技有限公司
201410404107	一种含炎琥宁的组合物及其应用	广州一品红制药有限公司
201410148314	一种含有脱氢卡维丁的药物组合物及其制备方法	广州一品红制药有限公司
201410399877	一种含阿魏酸钠的组合物	广州一品红制药有限公司
201410400713	一种含盐酸左氧氟沙星的组合物	广州一品红制药有限公司
201410400715	一种含复方甘草酸单铵S的组合物	广州一品红制药有限公司
201410013396	2-羟基-4-正丙基-1-环庚三烯酮酯或盐及其在制备动物抗菌剂和饲用生长促进剂中的应用	广州英赛特生物技术有限公司
201410043200	二氨基胍衍生物及其在制备动物饲用生长促进剂中的应用	广州英赛特生物技术有限公司
201310087021	抗菌性的喹噁啉-1,4-二氧化物的衍生物及其在动物生产中的应用	广州英赛特生物技术有限公司
201010624876	抑制WNT信号传导的化合物、组合物及其应用	广州源生医药科技有限公司
201010235157	钩藤缓释胶囊制剂及其制备方法	贵州百花医药股份有限公司
201310123955	斑蝥酸钠维生素B6滴丸及其制备方法	贵州柏强制药股份有限公司
201310459812	一种纳米斑蝥酸钠组合物及其制备方法	贵州金桥药业有限公司
201310703852	注射用盐酸纳洛酮的冷冻干燥方法	贵州景峰注射剂有限公司
201310431935	葡萄糖酸钙锌颗粒剂及其制法	贵州联盛药业有限公司
201310134025	塞来昔布泡腾片及其制备方法	贵州联盛药业有限公司
201310434568	一种游离水杨酸含量低的复方制剂阿咖片及其制备方法	贵州圣都药业有限公司
201110402113	一种克服肿瘤耐药性的载药脂质体及其制备方法和应用	国家纳米科学中心
201410344489	一种盐酸伊立替康纳米脂束制剂及其制备方法	国家纳米科学中心
201310554628	一种头孢呋辛酯组合物及其制备方法	国药集团致君（深圳）制药有限公司
201310737626	一种含有奥扎格雷钠的冻干药物组合物	哈药集团生物工程有限公司
201310737574	一种含有奥美拉唑钠的冻干药物组合物	哈药集团生物工程有限公司
201310737628	一种含有前列地尔的药物组合物	哈药集团生物工程有限公司
201310533203	一种头孢地尼微粉的制备方法	哈药集团制药总厂
201310011433	一种头孢孟多酯钠的精制方法、该产品及应用	海口市制药厂有限公司
201210344967	一种含氨曲南的注射用药物组合物及其制备方法和用途	海口市制药厂有限公司
201310199690	一种头孢克洛颗粒的药物组合物、其制备方法及应用	海口市制药厂有限公司
201310680951	一种硝酸芬替康唑阴道软胶囊及其制备方法	海南海力制药有限公司
201210545737	一种头孢米诺钠无菌混合粉形式的药物组合物	海南合瑞制药股份有限公司
201310551574	一种溶出度增加的塞来昔布固体组合物及其制备方法和应用	海南合瑞制药股份有限公司
201310115588	一种注射用头孢尼西钠化合物、制备方法及药物组合物	海南合瑞制药股份有限公司
201210426022	一种头孢他啶晶体化合物、其制备方法及其无菌混合粉形式的药物组合物	海南合瑞制药股份有限公司
201310491704	盐酸氨溴索颗粒及其制备方法	海南葫芦娃制药有限公司
201310313952	头孢丙烯干混悬剂及其制备方法	海南葫芦娃制药有限公司
201310400324	头孢克肟分散片及其制备方法	海南葫芦娃制药有限公司
201310753967	一种头孢克肟咀嚼片及其制备方法	海南葫芦娃制药有限公司
201310232803	阿卡波糖片及其制备方法	海南葫芦娃制药有限公司
201310443297	一种盐酸左氧氟沙星氯化钠注射液的制备方法	海南华拓天涯制药有限公司
201310312830	一种度洛西汀肠溶小丸及其制备方法	海南华益泰康药业有限公司
201410029316	一种含有培美曲塞二钠化合物的药物组合物	海南锦瑞制药有限公司
201210426041	一种单磷酸阿糖腺苷的药用组合物及其制备方法	海南锦瑞制药有限公司
201210580881	一种更昔洛韦晶体化合物及其全新组合物与制备方法	海南锦瑞制药有限公司

（续表）

专利号	发明专利名称	专利权人
201310077649	治疗病毒疾病的成分和方法	海南康芝药业股份有限公司
201310159536	一种来曲唑片剂及其制备方法	海南林恒制药有限公司
201310332958	一种紫杉醇和盐酸雷尼替丁的药物组合物	海南灵康制药有限公司
201310661849	一种含微粉化的普拉格雷的固体制剂	海南灵康制药有限公司
201310332957	一种含奥沙利铂和氟尿嘧啶的药物组合物	海南灵康制药有限公司
201310332836	一种含亚叶酸钙和氟尿嘧啶的药物组合物	海南灵康制药有限公司
201310332724	一种含左亚叶酸钙和氟尿嘧啶的药物组合物	海南灵康制药有限公司
201310332615	一种含盐酸托烷司琼和果糖的药物组合物	海南灵康制药有限公司
201110197507	一种长春西汀化合物及其制法	海南灵康制药有限公司
201310661656	一种微粉化的替硝唑粉针制剂	海南灵康制药有限公司
201310397178	一种头孢匹胺钠和小儿复方氨基酸注射液(19AA-I)的药物组合物	海南美大制药有限公司
201310404717	盐酸头孢甲肟和小儿复方氨基酸注射液的药物组合物	海南美兰史克制药有限公司
201210052530	一种福辛普利钠化合物及其制法	海南美兰史克制药有限公司
201210264168	一种盐酸头孢替安的纯化方法及盐酸头孢替安无菌粉针剂	海南全星制药有限公司
201410109095	一种含有法莫替丁的药物组合物及其制剂	海南双成药业股份有限公司
201410110661	一种含有丁溴东莨菪碱的药物组合物	海南双成药业股份有限公司
201310514613	一种注射用转化糖冻干粉针制剂制备方法	海南通用康力制药有限公司
201310514812	一种注射用布美他尼冻干粉针制剂制备方法	海南通用康力制药有限公司
201310481778	阿昔莫司组合物片剂	海南卫康制药(潜山)有限公司
201310479795	注射用阿柔比星组合物冻干粉针	海南卫康制药(潜山)有限公司
201210435917	头孢米诺钠新晶型组合物及其制备方法	海南卫康制药(潜山)有限公司
201310479940	阿利吉仑组合物胶囊	海南卫康制药(潜山)有限公司
201310481730	注射用门冬氨酸钾镁组合物冻干粉针	海南卫康制药(潜山)有限公司
201310479888	乙酰半胱氨酸组合物胶囊	海南卫康制药(潜山)有限公司
201310012650	一种复方药物及其配制方法	汉济生物科技(武汉)有限公司
201310051928	一种依巴斯汀分散片及其制备方法	杭州澳医保灵药业有限公司
201310361561	一种新利司他微丸及其制备方法	杭州高成生物营养技术有限公司
201210400792	喜树碱硅杂衍生物、含该衍生物的组合物及其用途	杭州海杭生物医药科技有限公司
201310628964	一种低杂质含有奥沙利铂的组合物及其制备方法	杭州华东医药集团新药研究院有限公司
201310020569	舒洛地尔在制备抗血管生成类药物中的应用	杭州雷索药业有限公司
201210562409	一种能抗血管生成的化合物及其用途	杭州雷索药业有限公司
201010280041	一种含有莫西沙星的药物组合物	杭州民生药业有限公司
200810161583	一种替拉扎明非肠道含水制剂及其制备方法	杭州民生药业有限公司
201310182062	一种紫杉烷类药物纳米粒的制备方法及应用	杭州普施康生物科技有限公司
201410021344	化合物 Aspochalasin V 及其制备方法和应用	杭州维康科技有限公司
201310549552	三唑类化合物在制备乙醛脱氢酶 2 激活剂中的应用	杭州药明生物技术有限公司
201310461970	用于痛风的药物化合物	杭州朱养心药业有限公司
201310323686	非布司他结晶	杭州朱养心药业有限公司
201310002983	快速崩解的普拉克索片剂药物组合物及其制备方法	杭州朱养心药业有限公司
201110049292	硝苯地平双层渗透泵药物组合物及其制备工艺	合肥华方医药科技有限公司
201110175694	抗高血压药物伊拉地平的合成及其制剂	合肥华方医药科技有限公司
201110308497	伊拉地平控释片及其制备方法	合肥华方医药科技有限公司
201210137323	一种盐酸文拉法辛单室渗透泵控释片制剂及其制备方法	合肥华方医药科技有限公司
201310118780	复方枸橼酸钾枸橼酸钠颗粒剂及其制备方法	合肥九研制药有限公司
201210281291	一种精氨酸布洛芬颗粒剂及其制备方法	合肥科大生物技术有限公司
201310397342	一种盐酸曲美他嗪渗透泵控释片及其制备方法	合肥立方制药股份有限公司
201310529983	一种烯丙雌醇片及其制备方法	河北创健药业有限公司
201310624104	一种厄贝沙坦氢氯噻嗪片剂及其制备方法	河北龙海药业有限公司
201410155371	一种盐酸溴己新口服液组合物	河北仁合益康药业有限公司
201310207517	一种奥拉西坦注射液组合物及其制备方法	河北仁合益康药业有限公司
201210585779	一种从清开灵中分离获得的黄酮类化合物及其制备方法和应用	河北神威药业有限公司
201210249186	一种氢溴酸加兰他敏口腔崩解片	河北智同医药控股集团有限公司
201310691681	伊维菌素在体凝胶注射剂及其制备方法	河南黑马动物药业有限公司

（续表）

专利号	发明专利名称	专利权人
201310584564	一种安普霉素脂质体及其制备方法	河南牧翔动物药业有限公司
201210491926	乙酰唑胺缓释胶囊及其制备方法	河南中帅医药科技股份有限公司
201210573687	一种盐酸米诺环素缓释胶囊及其制备方法	河南中帅医药科技股份有限公司
201310290958	一种适用于婴幼儿及儿童的口服固体颗粒及其制备方法	河南中帅医药科技股份有限公司
201210308892	莲必治口服液体制剂其制备方法	黑龙江佰彤儿童药物研究有限公司
201420713324	氨溴索泡腾片	黑龙江福和华星制药集团股份有限公司
201420713444	泮托拉唑碳酸氢钠片中片	黑龙江福和华星制药集团股份有限公司
201420713336	乌拉地尔泡腾片	黑龙江福和华星制药集团股份有限公司
201420713356	多索茶碱泡腾片	黑龙江福和华星制药集团股份有限公司
201310450172	一种硝呋太尔凝胶及其制备方法	湖北凤凰白云山药业有限公司
201320881893	一种用于治疗幽门螺杆菌的复方三层片	湖北华世通潜龙药业有限公司
201210111615	甲硫氨酸维生素 B1 的药物组合物及其制备方法	湖北济生医药有限公司
201310193673	一种天麻素化合物及其药物组合物	湖北济生医药有限公司
201310698181	一种托曲珠利钾盐可溶性粉及其制备方法和用途	湖北龙翔药业有限公司
201410057789	一种炎琥宁化合物及其药物组合物	湖北美林药业有限公司
201310108627	一种多索茶碱化合物及其药物组合物	湖北美林药业有限公司
201310619163	一种环磷腺苷化合物及其环磷腺苷葡胺药物组合物	湖北美林药业有限公司
201310476325	*N*-(-1-氢-茚-1-基)磺酰胺类化合物及其制备方法和用途	湖北生物医药产业技术研究院有限公司
201410125151	一种包合药剂的制备方法	湖北天圣康迪制药有限公司
201410078313	一种复方氨基酸注射液 15-HBC 组合物及其制备方法	湖北一半天制药有限公司
201010111584	水溶性喜树碱衍生物及包含其的药物组合物	湖南方盛华美医药科技有限公司
201110280637	治疗盆腔炎的药物组合物及其应用	湖南方盛制药股份有限公司
201310611167	盐酸贝尼地平的制备方法	湖南方盛制药股份有限公司
201410235549	一种沐浴露型 α-烯基磺酸盐的制备方法及其应用	湖南丽臣奥威实业有限公司
200880023193	卡介菌多糖核酸提取物在制备治疗变态反应性皮肤病的药物中的应用及其注射剂和制备方法	湖南斯奇生物制药有限公司
200880023204	卡介菌多糖核酸提取物在制备治疗病毒性皮肤病的药物中的应用及其注射剂和制备方法	湖南斯奇生物制药有限公司
201310728718	一种头孢哌酮钠与舒巴坦钠的混粉方法	湖南天圣药业有限公司
201310656014	多糖组合物及应用、含其的药物制剂	湖南希尔天然药业有限公司
201410029206	阿莫西林干法制粒胶囊的制备方法	华北制药股份有限公司
201410112149	金色灰绿曲霉素类化合物的用途	华北制药集团新药研究开发有限责任公司
201210482982	细格菌素类化合物及其药学上可接受的盐在制备治疗 FXR 介导疾病药物中的应用	华北制药集团新药研究开发有限责任公司
201310356148	一种木脂素类化合物及其制备方法和用途	华北制药集团新药研究开发有限责任公司
201210590853	一种倍半萜酯类化合物及其制备方法和用途	华北制药集团新药研究开发有限责任公司
201010611115	一类香豆素类化合物、其制备方法及用途	华北制药集团新药研究开发有限责任公司
201410003088	一种稳定的阿托伐他汀钙片及其制备方法	华北制药集团新药研究开发有限责任公司
201310431392	一种高浓度复合氨基酸注射液制备工艺	华仁药业股份有限公司
201310452564	腹膜透析液	华仁药业股份有限公司
201310272520	一种抗腹膜纤维化的腹膜透析液	华仁药业股份有限公司
201210518601	一种瑞格列奈和盐酸二甲双胍药物组合物及其制备方法	华润赛科药业有限责任公司
201310740590	一种阿齐沙坦原料药的处理方法	华润赛科药业有限责任公司
201310282439	一种 8-甲氧基-二氢白屈菜红碱作为制备 STAT3 信号通路抑制剂药物的用途	华润三九医药股份有限公司
201310589586	8-甲氧基-二氢白屈菜红碱作为制备治疗烧烫伤性炎症药物的新用途	华润三九医药股份有限公司
201310214639	睾酮透皮吸收贴剂	华润紫竹药业有限公司
201410244295	一种硝酸异山梨酯氯化钠注射液	回音必集团（江西）东亚制药有限公司
201410244269	甘露醇注射液	回音必集团（江西）东亚制药有限公司
201410755004	亮菌甲素葡萄糖注射液的制备方法	回音必集团（江西）东亚制药有限公司
201410756079	盐酸尼卡地平氯化钠注射液及其制备方法	回音必集团（江西）东亚制药有限公司
201410244261	胞磷胆碱钠葡萄糖注射液	回音必集团（江西）东亚制药有限公司
201310029259	一种枸橼酸托烷司琼晶型Ⅱ的制备和应用	回音必集团抚州制药有限公司
201310029898	一种枸橼酸托烷司琼晶型Ⅰ的制备和应用	回音必集团抚州制药有限公司

（续表）

专利号	发明专利名称	专利权人
201210576173	氯沙坦钾与氢氯噻嗪固体分散体或包合物的渗透泵控释片	惠州市九惠制药股份有限公司
201310524943	一种肠溶缓释组合物	吉林省东盟制药有限公司
201310167424	一种用于治疗糖尿病及其并发症的药物组合物	吉林省中药制剂工程研究中心有限公司
201210266795	三七皂苷 R1 在防治神经眼科疾病的药物中的应用	吉林省中药制剂工程研究中心有限公司
201310365474	一种阿莫西林胶囊剂及其制备方法	吉林显锋科技制药有限公司
201310237364	一种治疗糖尿病引起的糖尿病足及肢端皮肤病变的药物组合物及其制备方法	吉林英联生物制药股份有限公司
201410092322	磷酸川芎嗪化合物及含该川芎嗪化合物和银杏叶有效成分的药物组合物	吉林长舜制药有限公司
201410094003	一种甘草酸单铵化合物及含甘草酸单铵的药物组合物	吉林长舜制药有限公司
201310233295	一种激酶抑制剂	济南德爱医药技术有限公司
201310608734	用于抗肿瘤药物的对硝基芳甲基克里唑替尼缺氧激活前药	济南精合医药科技有限公司
201110028600	一种拉米夫定片及其制备方法	济南久创化学有限责任公司
201310536041	一种哌拉西林钠他唑巴坦钠药物组合物及其制备方法	济南康和医药科技有限公司
201410407108	一种硝苯地平缓释片及其制备方法	济南利民制药有限责任公司
201410407107	一种兰索拉唑肠溶片及其制备方法	济南利民制药有限责任公司
201410405885	一种泮托拉唑钠肠溶片及其制备方法	济南利民制药有限责任公司
201110444334	一种用于肠道清洁的药物组合物	济南圣泉集团股份有限公司
201310631326	一种化合物在治疗肾综合征出血热药物中的应用	嘉兴兴桐电子科技有限公司
201310537342	一种达比加群酯脂质体	江苏阿尔法药业有限公司
201310173135	一种单硝酸异山梨酯的注射用组合物及其制备方法	江苏奥赛康药业股份有限公司
201410087679	一种长循环伊立替康脂质体组合物及其制备方法	江苏奥赛康药业股份有限公司
201310423853	硼替佐米冻干组合物及其制备方法	江苏奥赛康药业股份有限公司
201310240940	一种含奈达铂的冻干组合物、用途及其制备方法	江苏奥赛康药业股份有限公司
201310014668	一种具有肿瘤主动靶向性的水溶性紫杉醇聚合物	江苏奥赛康药业股份有限公司
201310642757	一种含依维莫司的组合物及其制备方法和含有这一组合物的药物制剂	江苏奥赛康药业股份有限公司
201210284347	一种埃索美拉唑药物组合物及其制备方法	江苏奥赛康药业股份有限公司
201410190594	一种医用水凝胶凉贴	江苏达胜伦比亚生物科技有限公司
201180001397	含碘和类固醇的药物组合物及其用于治疗鼻炎疾病的用途	江苏德达医药科技有限公司
201210205516	一种瑞格列奈分散片及其制备方法	江苏豪森药业股份有限公司
201210154377	一种吉西他滨或其盐脂质体及其制备方法和用途	江苏豪森药业股份有限公司
201310092594	奥氮平胃溶型片剂及其制备方法	江苏豪森药业股份有限公司
201110172526	可持续释放药物的组合物及其用途	江苏豪森医药集团有限公司
201210545146	一种复方磺胺间甲氧嘧啶钠溶液及其制备方法	江苏恒丰强生物技术有限公司
201380004046	一种酪氨酸激酶抑制剂的二马来酸盐的Ⅰ型结晶及制备方法	江苏恒瑞医药股份有限公司
201280002761	包含苯并咪唑衍生物的固体药物组合物	江苏恒瑞医药股份有限公司
201110228902	伊伐布雷定或其可药用盐的缓释制剂	江苏恒瑞医药股份有限公司
201280003292	阿齐沙坦固体分散体及其制备方法和药物组合物	江苏恒瑞医药股份有限公司
201210272768	注射用亚叶酸钙组合物的冻干粉剂的制备方法	江苏金丝利药业有限公司
201180023195	4-苯胺-6-丁烯酰胺-7-烷醚喹唑啉衍生物及其制备方法和用途	江苏康缘药业股份有限公司
200810156398	槐果碱系列衍生物及其制备方法与用途	江苏康缘药业股份有限公司
201310690820	从藤黄中提取的抗肿瘤化合物及其制备方法与用途	江苏康缘药业股份有限公司
201080039138	含磷的喹唑啉化合物及其使用方法	江苏康缘药业股份有限公司
201010146786	依巴斯汀固体分散体及由其制备的依巴斯汀片	江苏联环药业股份有限公司
201410049016	一种达泊西汀片剂及制备方法	江苏仁寿药业有限公司
201110046506	3-甲基-1-苯基-2-吡唑啉-5-酮的新用途	江苏先声药物研究有限公司
201110046673	3-甲基-1-苯基-2-吡唑啉-5-酮与龙脑组合物的应用	江苏先声药物研究有限公司
201110230461	3-甲基-1-苯基-2-吡唑啉-5-酮与2-莰醇组合物的新用途	江苏先声药物研究有限公司
201410220481	含有头孢地尼的口服药用组合物及其制备方法	江苏亚邦强生药业有限公司
201010612957	头孢地尼胶囊及其制备方法	江苏亚邦强生药业有限公司
201210419120	一种稳定、高效的丙泊酚中/长链脂肪乳注射液及其制备方法	江苏盈科生物制药有限公司
201210052155	丙酮酸钠鼻喷剂及其制备方法	江苏长泰药业有限公司
201310350975	一种新的头孢克肟干混悬剂及其制备方法	江苏正大清江制药有限公司
201310086596	一种复方丙酸氯倍他索脂质复合物软膏及其制备方法	江苏知原药业有限公司

(续表)

专利号	发明专利名称	专利权人
201310374205	一种含维A酸包合物及丙酸氯倍他索软膏剂及其制备方法	江苏知原药业有限公司
201310182695	一种他克莫司软膏	江苏知原药业有限公司
201310350418	一种阿达帕林凝胶剂及其制备方法	江苏中丹制药有限公司
201310401568	一种利拉萘酯软膏剂及其制备方法	江苏中丹制药有限公司
201310353429	一种克林霉素磷酸酯凝胶剂及其制备方法	江苏中丹制药有限公司
201210421009	水飞蓟宾葡甲胺片及其降脂作用	江苏中兴药业有限公司
201310507999	一种核黄素磷酸钠注射液及其制备工艺	江西国药有限责任公司
201310508019	一种天麻素注射液及其制备工艺	江西国药有限责任公司
201310716881	一种格列齐特片及其制备方法	江西南昌制药有限公司
201310717370	一种维生素C片及其制备方法	江西南昌制药有限公司
201210487599	一种丹酚酸A片剂及其制备药物用途	江西青峰药业有限公司
201210487641	丹酚酸A冻干粉针用于制备挽救缺血半暗带药物的用途	江西青峰药业有限公司
201210489085	丹酚酸A组合物用于制备保护脑血管内皮细胞药物的用途	江西青峰药业有限公司
201210489121	丹酚酸A组合物用于制备改善脑缺血后的神经功能症状药物的用途	江西青峰药业有限公司
201210489575	丹酚酸A组合物用于制备保护缺血脑组织损伤药物的用途	江西青峰药业有限公司
201210487147	一种丹酚酸A冻干粉针及其制备药物用途	江西青峰药业有限公司
201210490322	一种丹酚酸A组合物及其制备药物用途	江西青峰药业有限公司
201210490337	丹酚酸A组合物用于制备挽救缺血半暗带药物的用途	江西青峰药业有限公司
201210109113	17-氢-9-去氢穿心莲内酯-3-硫酸酯钠(或钾)、17-氢-9-去氢穿心莲内酯-3,19-二硫酸酯钠(或钾)组合物的一次制备方法及其制备药物用途	江西青峰药业有限公司
201310145064	9-去氢-穿心莲内酯-17-磺酸-16-羧酸或其盐、制备方法及其制备药物用途	江西青峰药业有限公司
201310144902	7-去氢-穿心莲内酯-17-磺酸-16-羧酸或其盐、制备方法及其制备药物用途	江西青峰药业有限公司
201310144560	一种穿心莲内酯衍生物的药物组合物及其制备方法与用途	江西青峰药业有限公司
201210109462	17-氢-9-去氢穿心莲内酯化物、制备方法及其制备药物用途	江西青峰药业有限公司
201210109149	17-氢-9-去氢穿心莲内酯-3,19-二硫酸酯钠(或钾)、17-氢-9-去氢穿心莲内酯-19-硫酸酯钠(或钾)组合物的一次制备方法及其制备药物用途	江西青峰药业有限公司
201210109464	17-氢-9-去氢穿心莲内酯-19-硫酸酯化物、制备方法及其制备药物用途	江西青峰药业有限公司
201210109516	17-氢-9-去氢穿心莲内酯-14-硫酸酯化物、制备方法及其制备药物用途	江西青峰药业有限公司
201210109517	17-氢-9-去氢穿心莲内酯-3-硫酸酯化物、制备方法及其制备药物用途	江西青峰药业有限公司
201210109518	17-氢-9-去氢穿心莲内酯-3,19-二硫酸酯化物、制备方法及其制备药物用途	江西青峰药业有限公司
201210488903	一种丹酚酸A冻干粉针及其制备药物用途	江西青峰药业有限公司
201210488066	丹酚酸A冻干粉针用于制备抑制脑组织神经元损伤或死亡药物的用途	江西青峰药业有限公司
201410828683	一种阿维拉霉素预混剂的制备方法	江西兴鼎科技有限公司
201110151502	一种杀灭微生物的组合物	江中药业股份有限公司
201210274070	一种药物组合物及其制备工艺和应用	九江大成制药有限公司
201210274049	一种复方氟苯尼考组合物及其制备工艺和应用	九江大成制药有限公司
201310382963	一种小儿十维颗粒的生产工艺	葵花药业集团(衡水)得菲尔有限公司
201310076576	一种醋酸钙维生素K药物制剂及其制备方法	昆明邦宇制药有限公司
201310367211	蔊菜素的衍生物以及在制备抗癌药物中的应用	昆明龙津药业股份有限公司
201210391600	杨梅素新的衍生物及其在制药中的用途	昆明龙津药业股份有限公司
200910175602	一种药物组合物及其制备方法	昆明制药集团股份有限公司
201210430448	一种新化合物、其制备方法、用途及其药物组合物与制剂	昆明制药集团股份有限公司
201310316689	芒果苷元的晶型及其组合物、制备方法与应用	昆明制药集团股份有限公司
201310286789	1,3,6,7-四甲氧基山酮的晶型及其药物组合物、制备方法与应用	昆明制药集团股份有限公司
201110298268	一种化合物、其制备方法及用途	昆明制药集团股份有限公司
201410509824	一种含微粉化盐酸非索非那定的药物组合物	昆山龙灯瑞迪制药有限公司
201010234773	5,6,7,4′-四羟基黄酮及衍生物在制备JAK酪氨酸蛋白激酶抑制剂的应用	昆药集团股份有限公司
201310297790	1,2,3,6,7-五羟基二苯吡酮衍生物及其制备方法和其应用	昆药集团股份有限公司
201210363570	一种具有药物用途的多酚羟基黄酮化合物及其制备方法	昆药集团股份有限公司
201310181655	邻硝基芳酰基β-氯乙基亚硝基脲类化合物及制备和用途	兰州纬易生物科技开发有限责任公司
201410400967	一种水飞蓟素化合物及含有该提取物的药物组合物	朗天药业(湖北)有限公司
201410400971	一种米力农化合物及含有该化合物的药物组合物	朗天药业(湖北)有限公司
201410321549	一种奥拉西坦化合物及其药物组合物	朗天药业(湖北)有限公司

（续表）

专利号	发明专利名称	专利权人
201310396424	一种含紫杉烷类化合物的药物制剂	力品药业(厦门)有限公司
201110226127	一种泛昔洛韦缓释微丸、其制备方法及应用	丽珠医药集团股份有限公司
201110226178	一种泛昔洛韦缓释微丸、其制备方法及应用	丽珠医药集团股份有限公司
201010159095	治疗失眠的氘代咪唑并[1,2-a]吡啶衍生物、制备方法及其应用	溧阳合誉药物科技有限公司
201210019038	(6S)-5-甲基四氢叶酸盐晶型及其制备方法	连云港金康医药科技有限公司
201210018941	稳定的无定型5-甲基四氢叶酸盐及其制备方法	连云港金康医药科技有限公司
201210019037	稳定的5-甲基四氢叶酸晶型及其制备方法	连云港金康医药科技有限公司
201110225032	埃索美拉唑镁的晶型	连云港润众制药有限公司
201110389400	噻托溴铵的结晶	连云港润众制药有限公司
201010624165	一种抗痴呆药物口腔崩解片及其制备方法	量子高科(北京)研究院有限公司
201010624162	一种5-HT受体激动剂口腔崩解片及其制备方法	量子高科(北京)研究院有限公司
201310643021	一种复方氨基酸注射液18AA-Ⅶ药物组合物及其制备方法	辽宁海思科制药有限公司
201310488987	一种注射用脂溶性维生素的药物组合物及其制备方法	辽宁海思科制药有限公司
201310376918	一种转化糖注射液组合物	辽宁海思科制药有限公司
201110293581	一种盐酸纳美芬的制备方法	辽宁海思科制药有限公司
201110415954	一种无菌盐酸头孢甲肟的制备方法	辽宁海思科制药有限公司
201310253622	一种琥珀酸甲泼尼龙化合物	辽宁海思科制药有限公司
201210065141	一种前列地尔冻干脂质乳剂及其制备方法	辽宁诺康生物制药有限责任公司
201010612766	溴芬酸有机盐及其制备方法、其组合物及用途	辽宁盛京制药有限公司
201210570405	一种去甲斑蝥素衍生物脂质微球注射液及其制备方法	辽宁正鑫药物研究有限公司
201110026195	一种阿莫西林钠克拉维酸钾注射剂及其制备方法	鲁南贝特制药有限公司
201110207395	一种牛蒡苷元的固体分散体及口服固体制剂	鲁南贝特制药有限公司
201010622434	一种抗癌药物组合物	鲁南制药集团股份有限公司
201180046435	牛蒡子苷元在制备预防或治疗血细胞减少相关疾病的药物中的用途	鲁南制药集团股份有限公司
201210375992	牛蒡子苷元在治疗贫血疾病中的应用	鲁南制药集团股份有限公司
201110102577	一种含有普拉格雷和卡维地洛的药物组合物及其用途	鲁南制药集团股份有限公司
201110102589	一种含有普拉格雷和瑞舒伐他汀的药物组合物及其用途	鲁南制药集团股份有限公司
201110058583	一种用于治疗高血压的复方药物组合物	鲁南制药集团股份有限公司
201110056964	一种治疗或预防神经病理性疼痛的药物组合物	鲁南制药集团股份有限公司
201110315901	连翘酯苷在制备抗副流感病毒药物中的用途及其制剂	鲁南制药集团股份有限公司
201310123592	氢溴酸普拉格雷及其药物组合物和应用	鲁南制药集团股份有限公司
201110169389	牛蒡子苷元微乳肠溶软胶囊制剂	鲁南制药集团股份有限公司
201410075816	一种酮咯酸氨丁三醇注射液及其制备方法	鲁南制药集团股份有限公司
201010606186	一种含有牛蒡苷元的药物组合物	鲁南制药集团股份有限公司
201110082353	一种治疗糖尿病及其并发症的药物组合物及其应用	鲁南制药集团股份有限公司
200910169819	含有美托洛尔琥珀酸盐的新型骨架缓释片	鲁南制药集团股份有限公司
201310134492	具有抑制HIV-1/HBV病毒复制活性的核苷类化合物、制备方法及抗病毒方面的应用	洛阳聚慧投资股份有限公司
201010583270	一种减少中性粒细胞抗菌肽产量的小分子干扰RNA	马鞍山国声生物技术有限公司
201210042979	含有阿莫西林和克拉维酸钾的分散片	南京臣功制药股份有限公司
201310386434	左旋肉碱微囊粉及其制备方法	南京泛成生物化工有限公司
201310438995	Incarviatone A在制备治疗胰腺癌药物中的应用	南京广康协生物医药技术有限公司
201310432139	Incarviatone A在制备治疗子宫内膜癌药物中的应用	南京广康协生物医药技术有限公司
201310432363	Incarviatone A在制备治疗膀胱癌药物中的应用	南京广康协生物医药技术有限公司
201310434006	Incarviatone A在制备治疗卵巢癌药物中的应用	南京广康协生物医药技术有限公司
201310432673	Incarviatone A在制备治疗阿尔茨海默病药物中的应用	南京广康协生物医药技术有限公司
201310435560	Lycojaponicumin B在制备治疗回盲肠癌药物中的应用	南京广康协生物医药技术有限公司
201310435573	Lycojaponicumin B在制备抗幽门螺杆菌药物中的应用	南京广康协生物医药技术有限公司
201310435791	Lycojaponicumin B在制备抗人体真菌药物中的应用	南京广康协生物医药技术有限公司
201310436474	Lycojaponicumin A在制备治疗前列腺癌药物中的应用	南京广康协生物医药技术有限公司
201310435433	Lycojaponicumin B在制备抗疱疹病毒的药物中的应用	南京广康协生物医药技术有限公司
201310435527	Lycojaponicumin B在制备治疗黄热病毒感染药物中的应用	南京广康协生物医药技术有限公司
201310435715	Lycojaponicumin A在治疗喉癌药物中的应用	南京广康协生物医药技术有限公司

（续表）

专利号	发明专利名称	专利权人
201310435859	Lycojaponicumin B 在制备促胰岛素分泌药物中的应用	南京广康协生物医药技术有限公司
201310435990	Lycojaponicumin A 在制备治疗胰腺癌药物中的应用	南京广康协生物医药技术有限公司
201310436389	Lycojaponicumin B 在制备抗肺癌转移药物中的应用	南京广康协生物医药技术有限公司
201310436647	Lycojaponicumin A 在制备治疗回盲肠癌药物中的应用	南京广康协生物医药技术有限公司
201310436765	Lycojaponicumin A 在制备促进小肠蠕动药物中的应用	南京广康协生物医药技术有限公司
201310436783	Lycojaponicumin B 在制备治疗乳腺癌药物中的应用	南京广康协生物医药技术有限公司
201310436812	Lycojaponicumin A 在制备治疗鼻咽癌药物中的应用	南京广康协生物医药技术有限公司
201310437182	Lycojaponicumin A 在制备抗结核菌药物中的应用	南京广康协生物医药技术有限公司
201310438339	Lycojaponicumin A 在制备治疗白血病药物中的应用	南京广康协生物医药技术有限公司
201310440143	Lycojaponicumin A 在制备治疗舌癌药物中的应用	南京广康协生物医药技术有限公司
201310441241	Lycojaponicumin A 在制备治疗登革病毒感染药物中的应用	南京广康协生物医药技术有限公司
201310442550	Lycojaponicumin A 在制备单胺氧化酶抑制剂药物中的应用	南京广康协生物医药技术有限公司
201310443201	Lycojaponicumin A 在治疗胆管癌药物中的应用	南京广康协生物医药技术有限公司
201310443540	Lycojaponicumin B 在制备治疗喉癌药物中的应用	南京广康协生物医药技术有限公司
201310435064	Lycojaponicumin B 在制备治疗前列腺癌药物中的应用	南京广康协生物医药技术有限公司
201310435279	Lycojaponicumin A 在制备治疗子宫内膜癌药物中的应用	南京广康协生物医药技术有限公司
201310435395	Lycojaponicumin B 在制备抗细菌药物中的应用	南京广康协生物医药技术有限公司
201310435440	Lycojaponicumin A 在制备抗幽门螺杆菌药物中的应用	南京广康协生物医药技术有限公司
201310435684	Lycojaponicumin B 在制备治疗肺癌药物中的应用	南京广康协生物医药技术有限公司
201310435713	Lycojaponicumin B 在制备治疗登革病毒感染药物中的应用	南京广康协生物医药技术有限公司
201310435792	Lycojaponicumin B 在制备抗甲型流感病毒药物中的应用	南京广康协生物医药技术有限公司
201310436193	Lycojaponicumin B 在制备治疗胃癌药物中的应用	南京广康协生物医药技术有限公司
201310436246	Lycojaponicumin B 在制备单胺氧化酶抑制剂药物中的应用	南京广康协生物医药技术有限公司
201310436764	Lycojaponicumin B 在制备治疗胆管癌药物中的应用	南京广康协生物医药技术有限公司
201310436808	Lycojaponicumin A 在制备治疗胃癌药物中的应用	南京广康协生物医药技术有限公司
201310437222	Lycojaponicumin B 在制备治疗肝癌药物中的应用	南京广康协生物医药技术有限公司
201310440069	Lycojaponicumin A 在制备治疗黄热病毒感染药物中的应用	南京广康协生物医药技术有限公司
201310442487	Lycojaponicumin B 在制备抗结核菌药物中的应用	南京广康协生物医药技术有限公司
201310436247	Lycojaponicumin A 在制备抗细菌药物中的应用	南京广康协生物医药技术有限公司
201310438371	Lycojaponicumin A 在制备抗人体真菌药物中的应用	南京广康协生物医药技术有限公司
201310441788	Lycojaponicumin A 在制备抗呼吸道合胞病毒的药物中的应用	南京广康协生物医药技术有限公司
201310436763	Lycojaponicumin C 在制备抑制肝脏成纤维细胞增殖药物中的应用	南京广康协生物医药技术有限公司
201310435019	Lycojaponicumin C 在制备治疗子宫内膜癌药物中的应用	南京广康协生物医药技术有限公司
201310435099	Lycojaponicumin C 在制备治疗舌癌药物中的应用	南京广康协生物医药技术有限公司
201310435227	Lycojaponicumin C 在制备抗结核菌药物中的应用	南京广康协生物医药技术有限公司
201310436191	Lycojaponicumin C 在制备治疗乳腺癌药物中的应用	南京广康协生物医药技术有限公司
201310436690	Lycojaponicumin C 在制备治疗肾综合征出血热药物中的应用	南京广康协生物医药技术有限公司
201310436766	Lycojaponicumin C 在制备抗细菌药物中的应用	南京广康协生物医药技术有限公司
201310437019	Lycojaponicumin C 在制备抗甲型流感病毒药物中的应用	南京广康协生物医药技术有限公司
201310441893	Lycojaponicumin C 在制备抗人体真菌药物中的应用	南京广康协生物医药技术有限公司
201310438165	Lycojaponicumin A 在制备抑制肝脏成纤维细胞增殖药物中的应用	南京华奥生物医药技术有限公司
201410050520	一种维达列汀/盐酸二甲双胍复方制剂的制备工艺	南京华威医药科技开发有限公司
201210414503	DPP-4 抑制剂化合物	南京华威医药科技开发有限公司
201410167766	多靶点抗肿瘤化合物及其制备方法和应用	南京华威医药科技开发有限公司
201310642433	具有二嗪结构的 DPP-4 抑制剂	南京华威医药科技开发有限公司
201410199274	一种色氨酸羟化酶-1 抑制剂熊果酸类衍生物及其制备方法和应用	南京惠特莱医药科技有限公司
201180031485	含有吡罗昔康的骨架型贴剂以及局部治疗急性和慢性疼痛及其相关炎症的方法	南京前沿生物技术有限公司
201310547463	一种辅料种类和用量少的硫辛酸片剂及其制备方法	南京瑞尔医药有限公司
201210229342	一种组蛋白去乙酰化酶抑制剂	南京圣和药业股份有限公司
201210240368	一种新的取代二苯醚类组蛋白去乙酰化酶抑制剂	南京圣和药业股份有限公司
201210260082	新型酪氨酸蛋白激酶抑制剂	南京圣和药业股份有限公司
201310384570	炔杂芳环化合物及其应用	南京圣和药业股份有限公司

（续表）

专利号	发明专利名称	专利权人
201110422678	肿瘤靶向药物 Combretastatin A4 衍生物	南京圣和药业股份有限公司
201210122943	作为蛋白激酶抑制剂的脲类化合物	南京圣和药业股份有限公司
201210265090	复合香精粉末包衣分层次释药的布洛芬口崩小丸的制备	南京亿华药业有限公司
201210487653	一种盐酸法舒地尔注射液及其制备方法	南京亿华药业有限公司
201180055030	作为细胞增殖抑制剂的3-芳基-6-芳基-[1,2,4]三唑并[4,3-a]吡啶及其应用	南京英派药业有限公司
201110028693	地西他滨液体组合物及其冻干制剂的制备方法	南京长澳医药科技有限公司
201310476959	一种烟酸辛伐他汀缓释片及其制备方法	南京正大天晴制药有限公司
201310137029	含有两种崩解剂联用的阿折地平制剂及其制备方法	南京正大天晴制药有限公司
201310477145	一种盐酸莫西沙星注射液及其制备方法	南京正大天晴制药有限公司
201310382974	一种注射用培美曲塞二钠冻干粉针剂及其制备方法	南京正大天晴制药有限公司
201310339181	一种盐酸伊伐布雷定片剂及其制备方法	南京正大天晴制药有限公司
201310339138	一种盐酸法舒地尔注射液及其制备方法	南京正大天晴制药有限公司
201310646845	Hippolachnin A 在治疗或预防口腔溃疡药物中的应用	南京正宽医药科技有限公司
201310374575	一种阿莫西林克拉维酸钾片剂及其制备方法	南京正宽医药科技有限公司
201310224976	一种双氢青蒿素磷酸哌喹片剂及其制备方法	南京正宽医药科技有限公司
201310353467	一种盐酸非索非那定片剂及其制备方法	南京正宽医药科技有限公司
201310433978	一种盐酸洛美利嗪片剂及其制备方法	南京正宽医药科技有限公司
201310424526	一种盐酸伐昔洛韦胶囊制剂及其制备方法	南京正宽医药科技有限公司
201310456947	一种盐酸左氧氟沙星片剂及其制备方法	南京正宽医药科技有限公司
201310225189	一种头孢拉定胶囊剂及其制备方法	南京正宽医药科技有限公司
201310395623	一种头孢克肟片剂及其制备方法	南京正宽医药科技有限公司
201310442662	一种阿奇霉素分散片及其制备方法	南京正宽医药科技有限公司
201310403209	一种盐酸氟桂利嗪片剂及其制备方法	南京正宽医药科技有限公司
201310273245	一种利培酮分散片及其制备方法	南京正宽医药科技有限公司
201310430502	一种盐酸伐昔洛韦片剂及其制备方法	南京正宽医药科技有限公司
201310400117	一种更昔洛韦胶囊制剂及其制备方法	南京正宽医药科技有限公司
201310638305	Artoxanthochromane 在制备抗细菌药物中的应用	南京正亮医药科技有限公司
201310634140	Manzamenone O 在治疗直肠癌药物中的应用	南京正亮医药科技有限公司
201310307936	枸橼酸他莫昔芬颗粒	南通广泰生化制品有限公司
201310420676	氢溴酸右美沙芬注射液及其制备方法	南通丝乡丝绸有限公司
201310420671	利福平注射液及其制备方法	南通丝乡丝绸有限公司
201310420525	克拉霉素注射液及其制备方法	南通丝乡丝绸有限公司
201210093475	一种稳定的左旋氨氯地平组合物	宁夏康亚药业有限公司
201410023774	一种艾普拉唑冻干粉针剂及其制备方法	宁夏康亚药业有限公司
201310068780	眼用药物组合物，其制备方法及应用	宁夏康亚药业有限公司
201110430393	含有硫酸头孢喹肟的水性混悬注射液组合物及其制备方法	普莱柯生物工程股份有限公司
201410706618	一种杜仲环烯醚萜的药物组合物及其应用	普正药业股份有限公司
201410706499	一种治疗结肠癌的杜仲靶向制剂及其制备方法	普正药业股份有限公司
201310320000	一种卡巴他赛药物组合物及其制备方法	齐鲁制药（海南）有限公司
201110383062	盐酸吉西他滨稳定的过饱和溶液及其制备方法	齐鲁制药（海南）有限公司
201210097124	一种卡培他滨颗粒剂及其制备方法	齐鲁制药（海南）有限公司
201010607372	一种新的脂溶性铂类注射制剂及其制备方法和用途	齐鲁制药有限公司
201210126258	一种能快速溶出、稳定的盐酸伐地那非口服固体制剂及其制备方法	齐鲁制药有限公司
201310236163	一种阿立哌唑组合物微晶的口腔崩解片及其制备方法	齐鲁制药有限公司
201210064363	一种卡培他滨药物组合物及其制备方法	齐鲁制药有限公司
201210289429	一种坦洛新肠溶缓释微丸及其制备方法	齐鲁制药有限公司
201110100357	用在靶向治疗的敏化剂、医药组合物、试剂盒及用途	强普生技股份有限公司
201110098959	用在癌症治疗的敏化剂、试剂盒及用途	强普生技股份有限公司
201110156337	用于促进排尿的草本组合物	乔本生医股份有限公司
201310376983	一种注射用多西他赛纳米粒及其制备方法	青岛东辉医药科技发展有限公司
201310342453	马来酸依那普利口腔崩解片的制备方法	青岛国海生物制药有限公司
201210524233	一种多糖铁缓释微丸制剂及其制备方法	青岛黄海制药有限责任公司

（续表）

专利号	发明专利名称	专利权人
201310264706	含有 DPP-Ⅳ抑制剂和第二种糖尿病药物的复方制剂及其制备方法	青岛黄海制药有限责任公司
201410046428	氟苯尼考琥珀酸钠可溶性粉及其制备方法和应用	青岛蔚蓝生物股份有限公司
201310092580	骨化三醇凝胶及其制备方法	青岛正大海尔制药有限公司
201310654786	Hippolachnin A 在治疗或预防慢性心衰药物中的应用	青岛智辰生物科技有限公司
201310672082	西罗莫司微乳颗粒及其制备方法和应用	人福医药集团股份公司
201210211176	小体积氨甲环酸冻干粉针、其制备方法及其生产装置	瑞阳制药有限公司
201210211197	小体积左卡尼汀冻干粉针及其制备方法、生产装置	瑞阳制药有限公司
201210212364	小体积葛根素冻干粉针、其制备方法及其生产装置	瑞阳制药有限公司
201310725170	氨氯地平择时控释胶囊及其制备方法	润泽制药(苏州)有限公司
201310239345	一种甲氨蝶呤靶向纳米粒缓释制剂及其制备方法	厦门市壳聚糖生物科技有限公司
201410326951	一种生物活性复合膜止血敷料的制备方法及用途	山东贝诺医药生物科技有限公司
201310010802	醋酸乌利司他的固体分散体及固体制剂	山东创新药物研发有限公司
201310574864	一种海南霉素钠溶液及其制备方法	山东德州神牛药业有限公司
201310322969	一种动物专用复方左旋氟苯尼考注射液及其制备方法	山东德州神牛药业有限公司
201210431577	作为 CRTH2 受体拮抗剂的吲哚类衍生物	山东亨利医药科技有限责任公司
201280055917	作为 CRTH2 拮抗剂的含氮并环化合物	山东亨利医药科技有限责任公司
201310452247	含有螺环的截短侧耳素类抗生素	山东亨利医药科技有限责任公司
201280011160	含有螺环的二氢吡唑类化合物	山东亨利医药科技有限责任公司
201210476892	作为酪氨酸激酶抑制剂的吲哚满酮衍生物	山东亨利医药科技有限责任公司
201180039955	作为盐皮质激素受体拮抗剂的并环类化合物	山东亨利医药科技有限责任公司
201210457048	酪氨酸激酶抑制剂吲哚满酮衍生物	山东亨利医药科技有限责任公司
201310204284	作为 CRTH2 受体拮抗剂的吲哚类三并环衍生物	山东亨利医药科技有限责任公司
201210216820	一种含有非洛地平和美托洛尔盐的缓释片及其制备方法	山东金诃药物研究开发有限公司
201310721709	一种注射用比阿培南固体分散体的制备方法	山东鲁抗立科药业有限公司
201310721579	一种长效硫酸头孢喹肟注射液及其制备方法	山东鲁抗立科药业有限公司
201310719293	一种长效盐酸头孢噻呋注射液及其制备方法	山东鲁抗立科药业有限公司
201310509567	米氮平片及其制备方法	山东鲁药制药有限公司
201310383401	一种夫西地酸钠冻干粉针剂专用注射剂及其制备方法	山东罗欣药业股份有限公司
201310166801	复方盐酸氨溴索组合物片剂及其制备方法	山东罗欣药业集团股份有限公司
201410101694	一种多索茶碱化合物及其药物组合物	山东罗欣药业集团股份有限公司
201310109894	一种乙酰半胱氨酸组合物颗粒剂及其制备方法	山东罗欣药业集团股份有限公司
201310165570	氟伐他汀钠组合物胶囊及其制备方法	山东罗欣药业集团股份有限公司
201310166280	注射用埃索美拉唑钠组合物及其制备方法	山东罗欣药业集团股份有限公司
201210468866	一种瑞舒伐他汀钙组合物及其制备方法	山东罗欣药业集团股份有限公司
201310109517	一种注射用头孢拉宗钠组合物粉针及其制备方法	山东罗欣药业集团股份有限公司
201210014056	盐酸头孢卡品匹酯组合物片剂	山东罗欣药业集团股份有限公司
201310682890	肝靶向去甲斑蝥素酯化衍生物亚微乳注射液及制法	山东世博金都药业有限公司
201410170908	一种恩替卡韦纳米复合制剂及其制备方法	山东世博金都药业有限公司
201410165356	一种缬沙坦氢氯噻嗪分散片及其制备方法	山东司邦得制药有限公司
201310749104	一种色甘萘甲那敏鼻喷雾剂	山东天顺药业股份有限公司
201310749348	一种治疗过敏性鼻炎的鼻喷雾剂	山东天顺药业股份有限公司
201310324049	阿齐沙坦的新晶型及其制备方法和应用	山东新华制药股份有限公司
201310251593	甜味克拉霉素颗粒剂的制备方法	山东新华制药股份有限公司
201110043830	一种注射用单唾液酸四已糖神经节苷脂钠及其制备方法	山东新时代药业有限公司
201010576353	二盐酸组胺的制备方法	山东新时代药业有限公司
201110356001	一种含依维莫司的片剂及其制备方法	山东新时代药业有限公司
201010540440	噻托溴铵胶囊型吸入粉雾剂	山东新时代药业有限公司
201310289776	一种盐酸莫西沙星片剂及其制备方法	山东新时代药业有限公司
201110236639	一种米诺膦酸片剂及其制备方法	山东新时代药业有限公司
201210594744	一种盐酸表柔比星冻干粉针及其制备方法	山东新时代药业有限公司
201210236777	C-糖苷衍生物	山东轩竹医药科技有限公司
201210199734	糖苷衍生物	山东轩竹医药科技有限公司
201210394989	含有并环的噁唑烷酮类抗菌素	山东轩竹医药科技有限公司

（续表）

专利号	发明专利名称	专利权人
201210394995	联芳基杂环取代的噁唑烷酮抗菌药	山东轩竹医药科技有限公司
201180006084	吡啶并环衍生物	山东轩竹医药科技有限公司
201180018138	双环喹诺酮类化合物及其制备和应用	山东轩竹医药科技有限公司
201210024306	吡啶并咪唑烷衍生物	山东轩竹医药科技有限公司
201210251941	二肽基肽酶-IV 抑制剂的盐的晶型	山东轩竹医药科技有限公司
201210016955	吡啶并氧代哒嗪衍生物	山东轩竹医药科技有限公司
201110462400	碳青霉烯衍生物	山东轩竹医药科技有限公司
201110462664	含氨基磺酰基杂环甲胺基甲酰基吡咯烷的碳青霉烯化合物	山东轩竹医药科技有限公司
201180026651	碳青霉烯类衍生物或其水合物的晶型及其制备方法与用途	山东轩竹医药科技有限公司
201310132620	磷酸二酯酶-5 抑制剂	山东轩竹医药科技有限公司
201210115351	咪唑并三嗪类 mTOR 抑制剂	山东轩竹医药科技有限公司
201310669660	盐酸莫西沙星片剂及其制备方法	山东淄博新达制药有限公司
201310054552	一种注射用水溶性维生素冻干制剂及其制备方法	山西普德药业股份有限公司
201310153928	一种细辛脑化合物及其冻干粉针剂	山西普德药业股份有限公司
201310286747	一种前列地尔化合物及其组合物	山西普德药业股份有限公司
201210569873	一种培美曲塞二钠化合物及其组合物	山西普德药业股份有限公司
201210504362	一种无糖型西尼地平干混悬剂及其制备方法	山西振东泰盛制药有限公司
201180008791	喹唑啉衍生物及其制备方法和应用	上海艾力斯医药科技有限公司
201180052158	C-芳基葡糖苷衍生物及其制备方法和应用	上海艾力斯医药科技有限公司
201010191233	一类稠合杂芳基衍生物、制备方法及其应用	上海艾力斯医药科技有限公司
201110099312	和厚朴酚及其衍生物制备治疗马拉色菌引起皮肤疾病的制品的用途	上海邦氏生物科技有限公司
201110223082	一种甲磺酸伊玛替尼片剂	上海创诺制药有限公司
201410276117	一种注射用兰索拉唑冻干粉针剂及其制备工艺	上海慈瑞医药科技有限公司
201310418572	异硫氰酸烯丙酯纳米脂质载体的制备方法	上海海虹实业（集团）巢湖今辰药业有限公司
201310419437	一种异硫氰酸烯丙酯纳米脂质载体	上海海虹实业（集团）巢湖今辰药业有限公司
201310297361	复方阿莫西林克拉维酸钾片剂及其制备方法	上海汉维生物医药科技有限公司
201010292730	4-氰基-6-取代-2-氧杂双环［2,2,2］辛烷衍生物及制备方法	上海合全药物研发有限公司
201010178479	一种功能性聚糖的酶工程制造方法	上海和实生物科技有限公司
201310194697	一种全氟烷烃的制备方法	上海华捷视医疗设备有限公司
201310286374	注射用更昔洛韦纳米囊冻干制剂及其制备方法	上海华源药业（宁夏）沙赛制药有限公司
201210081677	二氢吡啶类化合物、其组合物、制备方法和用途	上海汇伦生命科技有限公司
201110154250	一种杂环并吡啶酮类化合物，其中间体、制备方法和用途	上海汇伦生命科技有限公司
201110235080	一种替莫唑胺冻干制剂的制备方法	上海汇伦生命科技有限公司
201210271445	PIM 激酶抑制剂及其制备方法与在制药中的应用	上海吉铠医药科技有限公司
201210271722	PIM 激酶抑制剂及其制备方法与在制药中的应用	上海吉铠医药科技有限公司
201310202440	一种抗人 ErbB2 抗体—美登木素偶联物及其应用	上海交联药物研发有限公司
201080037660	吲哚基取代的吡嗪并喹啉和它们治疗癌症的用途	上海津曼特生物科技有限公司
201110389584	一种联合蒙脱石的普萘洛尔缓释干混悬剂、其制备方法和用于其中的钠基蒙脱石的制备方法	上海景峰制药有限公司
201210190520	作为蛋白激酶抑制剂的苯并噻唑化合物及其制备方法和用途	上海科州药物研发有限公司
201110191786	一种十八碳烯丁二醇酯类化合物及其制备方法和应用	上海来益生物药物研究开发中心有限责任公司
201010572336	用于治疗细菌感染的药物组合物	上海盟科药业有限公司
201210560553	一种双功能靶向量子点脂质体制备方法	上海纳米技术及应用国家工程研究中心有限公司
201310607897	超临界二氧化碳制备纳米熊果苷脂质体的方法	上海纳米技术及应用国家工程研究中心有限公司
201310446924	喹啉类化合物及其制备方法与应用	上海仁力医药科技有限公司
201110199232	一种（R）-兰索拉唑异丙胺盐及其晶型和制备方法	上海睿智化学研究有限公司
201110199215	一种（R）-兰索拉唑无水晶型及其制备方法	上海睿智化学研究有限公司
200910051797	一种化合物及其制备方法和用途	上海天伟生物制药有限公司
201110250586	一种高纯度的贝前列素钠及其制备方法和用途	上海天伟生物制药有限公司
201310050750	一种强力霉素治疗口腔牙周疾病的口腔粘膜药物缓释制剂	上海微丸医药开发有限公司
200810200817	一种肝素衍生的多糖混合物及其制法和药物组合物	上海喜恩医药科技发展有限公司
201110159228	一种豆腐果苷口服制剂及其制备方法和应用	上海现代药物制剂工程研究中心有限公司
201210219877	石杉碱甲微粒长效注射剂及其制备方法	上海现代药物制剂工程研究中心有限公司

（续表）

专利号	发明专利名称	专利权人
201210063848	多西他赛冻干微乳制剂及其制备方法	上海现代药物制剂工程研究中心有限公司
201210135257	他汀类药物口服自微乳化释药制剂及其制备方法	上海现代药物制剂工程研究中心有限公司
201110114324	一种前列地尔冻干微乳及其制备方法和应用	上海现代药物制剂工程研究中心有限公司
201310684606	一种稳定的头孢克洛片组合物及其制备方法	上海新亚药业闵行有限公司
201310368411	银杏内酯的提取和精制方法	上海信谊百路达药业有限公司
201210501582	埃索美拉唑镁肠溶片中埃索美拉唑镁的制粒包衣工艺	上海信谊万象药业股份有限公司
201110204044	多巴胺前体药物组合物及其制备方法	上海信谊药厂有限公司
201010528511	一种含番茄红素,白藜芦醇或褪黑素的肠溶固体制剂及其制备方法	上海宣泰医药科技有限公司
201010109992	一类酪氨酸激酶抑制剂的制备及用途	上海阳帆医药科技有限公司
201110163116	PI3K 或 PI3K/m-TOR 通路抑制剂及其在药学中的用途	上海阳帆医药科技有限公司
201010219408	1-取代-3,8-二氮杂双环[3.2.1]辛烷衍生物及制备方法	上海药明康德新药开发有限公司
201310109327	吡咯并喹啉醌在制备用于治疗和(或)改善糖尿病足的药物中的应用	上海医学生命科学研究中心有限公司
201210258015	酰胺衍生物、其制备方法、药物组合物和应用	上海医药集团股份有限公司
201110052763	一种单硝酸异山梨酯择时控释制剂及其制备方法	上海医药集团股份有限公司
201310286061	一种熊去氧胆酸维生素组合物、其制备方法及用途	上海颐程医药科技有限公司
201210184481	阿戈美拉汀甲磺酸复合物及其制备方法	上海右手医药科技开发有限公司
201410035337	双环醇前药化合物及其制备方法、药物组合物和用途	上海越兴知识产权代理有限公司
201310190900	一种雷沙吉兰制剂及其制备方法	上海中西制药有限公司
201210235166	一种阿立哌唑制剂及其制备方法	上海中西制药有限公司
201010619899	一种硫酸羟氯喹固体制剂及其制备方法	上海中西制药有限公司
201310331696	Myriberine A 在制备治疗类风湿关节炎药物中的应用	上虞市中泰医疗科技有限公司
201310331712	Myriberine A 在制备抗无菌性炎症药物中的应用	上虞市中泰医疗科技有限公司
201310097655	一种双氯芬酸钠双释放肠溶制剂及其制备方法和控制方法	深圳国源国药有限公司
201110415055	一种卡培他滨速释微丸及其制备方法	深圳海王药业有限公司
201110174367	一种五水头孢唑林钠和他唑巴坦钠或其水合物的组合物	深圳华润九新药业有限公司
201310722852	一种洛伐他汀羟基酸化物的制备方法、组合物、组合物的制备方法及其应用	深圳华润九新药业有限公司
201310722787	一种辛伐他汀羟基酸化物的制备方法、组合物、组合物的制备方法及其应用	深圳华润九新药业有限公司
201310512000	注射用奥美拉唑钠组合物及其制备方法	深圳朗欧医药集团有限公司
201310511768	盐酸左氧氟沙星组合物注射液及其制备方法	深圳朗欧医药集团有限公司
201310511766	细辛脑药物组合物及其注射液的制备方法	深圳朗欧医药集团有限公司
201310074119	一种头孢呋辛酯颗粒药物组合物的制备工艺	深圳立健药业有限公司
201210524531	一种双氯芬酸钠缓释片及其制备方法	深圳市国源药业有限公司
201110285601	磷脂酰丝氨酸的稳定制剂、其制备方法、应用和应用产物	深圳市华正实业有限公司
201310197464	N-取代哌可酸衍生物及其制备方法与应用	深圳市天和医药科技开发有限公司
201310634829	水杨酸酰胺衍生物的结晶	深圳万和制药有限公司
201310005147	稳定的红霉素肠溶胶囊及其制备方法	深圳万和制药有限公司
201310005136	红霉素肠溶胶囊及其制备方法	深圳万和制药有限公司
201310718283	一种培维 A 酸药物组合物	深圳万乐药业有限公司
201210489178	西达本胺的晶型及其制备方法与应用	深圳微芯生物科技有限责任公司
201310015256	多西紫杉醇共缀物的制备方法	深圳信立泰药业股份有限公司
201310261333	一种头孢丙烯胶囊及其制备方法	深圳致君制药有限公司
201310539019	一种阿奇霉素分散片及其制备方法	深圳致君制药有限公司
201210344726	一种对乙酰氨基酚维生素 C 泡腾片及其制备工艺	沈阳奥吉娜药业有限公司
201310082805	一种可利霉素片及其制备方法	沈阳同联集团有限公司
201310439021	一种复方氟尿嘧啶注射液及其制备方法	沈阳药大药业有限责任公司
201080041256	使用 CK2 调节剂的组合治疗	生华生物科技股份有限公司
200880021517	具有神经保护和增强记忆活性的受体拮抗剂	生物科技研究有限公司
201310324940	作为二肽基酶抑制剂的化合物及其组合物,以及它们的用途	盛世泰科生物医药技术(苏州)有限公司
201310370663	Nardoaristolones A 在制备治疗类风湿关节炎药物中的应用	嵊州市百恩贸易有限公司
201310371434	Nardoaristolones A 在制备抗肺癌转移药物中的应用	嵊州市百恩贸易有限公司
201310403678	Nardoaristolones A 在制备治疗舌癌药物中的应用	嵊州市百恩贸易有限公司
201310466674	Spirooliganones B 在制备单胺氧化酶 MAO 抑制剂中的应用	嵊州市百恩贸易有限公司
201310370922	一种化合物在制备治疗急性痛风药物中的应用	嵊州市百恩贸易有限公司

（续表）

专利号	发明专利名称	专利权人
201310405515	Aphanamgrandiol A 在制备抗抑郁药物中的应用	嵊州市百恩贸易有限公司
201310405546	Aphanamgrandiol A 在制备治疗和预防肾纤维化药物中的应用	嵊州市百恩贸易有限公司
201310470467	Racemosins A 在制备治疗缺血性脑损伤药物中的应用	嵊州市百恩贸易有限公司
201310405513	Nardoaristolones A 在制备治疗皮肤癌药物中的应用	嵊州市林美生物科技有限公司
201310405527	Nardoaristolones A 在制备治疗胃癌药物中的应用	嵊州市林美生物科技有限公司
201310466659	Spirooliganones B 在制备治疗阿尔茨海默病药物中的应用	嵊州市林美生物科技有限公司
201310466681	Spirooliganones B 在制备抗血小板聚集药物中的应用	嵊州市林美生物科技有限公司
201310405533	Aphanamgrandiol A 在制备抗细菌药物中的应用	嵊州市林美生物科技有限公司
201310405616	Aphanamgrandiol A 在制备抗人体真菌药物中的应用	嵊州市林美生物科技有限公司
201310468818	Racemosins A 在制备治疗肾综合征出血热药物中的应用	嵊州市林美生物科技有限公司
201310403650	Nardoaristolones A 在制备治疗卵巢癌药物中的应用	嵊州市诺米克进出口有限公司
201310405531	Nardoaristolones A 在制备升高红细胞药物中的应用	嵊州市诺米克进出口有限公司
201310370956	一种化合物在制备治疗胰腺癌药物中的应用	嵊州市诺米克进出口有限公司
201310279954	Aphanamgrandiol A 在制备治疗慢性阻塞性肺疾病药物中的应用	嵊州市诺米克进出口有限公司
201310371461	Aphanamgrandiol A 在制备单胺氧化酶 MAO 抑制剂中的应用	嵊州市诺米克进出口有限公司
201310370958	一种化合物在制备防治肝脏损伤药物中的应用	嵊州市诺米克进出口有限公司
201310470511	Racemosins A 在制备治疗或预防口腔溃疡药物中的应用	嵊州市诺米克进出口有限公司
201310471202	Racemosins A 在制备治疗和预防肾纤维化药物中的应用	嵊州市诺米克进出口有限公司
201310704959	一种盐酸二甲双胍缓释制剂及其制备方法	石家庄市华新药业有限责任公司
201310698188	一种头孢克肟干混悬制剂及其制备方法	石家庄市华新药业有限责任公司
201310700362	一种头孢地尼颗粒制剂及其制备方法	石家庄市华新药业有限责任公司
201210326743	一种奥拉西坦药物活性组合物及其制备方法	石药集团欧意药业有限公司
201210545352	马来酸左旋氨氯地平晶型及其制备方法	石药集团欧意药业有限公司
201310420983	注射用奥拉西坦冻干制剂及其制备方法	石药集团欧意药业有限公司
201210579845	新型哌拉西林他唑巴坦组合物	石药集团中诺药业（石家庄）有限公司
201110145252	一种伊潘立酮组合物及其制备方法	石药集团中奇制药技术（石家庄）有限公司
201110076438	复方氨氯地平/缬沙坦/氢氯噻嗪片及其制备方法	石药集团中奇制药技术（石家庄）有限公司
201110092910	泰比培南晶型、其制备方法及其在制备药物中的应用	石药集团中奇制药技术（石家庄）有限公司
201110120426	一种注射用酒石酸长春瑞滨粉针剂及其制备方法	石药集团中奇制药技术（石家庄）有限公司
201110226324	一种盐酸头孢唑兰冻干粉	石药集团中奇制药技术（石家庄）有限公司
201110188063	一种泰比培南酯口服制剂及其制备方法	石药集团中奇制药技术（石家庄）有限公司
201110243370	一种头孢妥仑匹酯片及其制备方法	石药集团中奇制药技术（石家庄）有限公司
201210228177	用于通便和清肠的药物组合物	舒泰神（北京）生物制药股份有限公司
201110320553	一种丙泊酚中/长链脂肪乳剂	四川百利药业有限责任公司
201210192036	一种肽衍生物及其药物组合物和应用	四川百利药业有限责任公司
201310215346	注射用甲磺酸帕珠沙星的制备方法	四川百利药业有限责任公司
201310360907	非布司他片剂及其制备方法	四川峨嵋山药业股份有限公司
201310345552	一种治疗糖尿病的药物组合物及其制备方法	四川国康药业有限公司
201310593006	一种治疗肝纤维化的药物组合物及其制备方法	四川国康药业有限公司
201310336988	一种薁磺酸钠凝胶剂及其制备方法和用途	四川国康药业有限公司
201310250043	一种盐酸马尼地平化合物	四川海思科制药有限公司
201310148349	一种抗菌化合物	四川海思科制药有限公司
201110370778	一种富马酸卢帕他定片剂	四川海思科制药有限公司
201110370764	一种聚普瑞锌颗粒剂及其制备方法	四川海思科制药有限公司
201080036229	喜树碱衍生物	四川恒康发展有限责任公司
201310366945	一种绿原酸粉针剂及其制备方法	四川九章生物科技有限公司
201310436905	复方磺胺间甲氧嘧啶钠注射液及其制备方法	四川康而好动物药业有限公司
201110299679	一种盐酸氨溴索葡萄糖注射液及其制备方法	四川科伦药物研究有限公司
201210003901	一种扎那米韦注射液及其制备方法	四川科伦药物研究有限公司
201210028463	一种奥硝唑注射制剂及制备方法	四川科伦药物研究有限公司
201110345107	一种罗红霉素胶囊及其制备方法	四川科伦药物研究有限公司
201110408338	一种阿奇霉素肠溶组合物及制备方法	四川科伦药物研究有限公司
201310356092	阿昔洛韦组合物	四川科伦药业股份有限公司

（续表）

专利号	发明专利名称	专利权人
201310601963	一种前列地尔注射液及其制备方法	四川科伦药业股份有限公司
201110039360	一种白消安注射剂及其制备方法	四川科瑞德凯华制药有限公司
201210178864	维库溴铵的晶型及其制备方法和用途	四川科瑞德凯华制药有限公司
201310394032	一种枸橼酸坦度螺酮化合物及其制备方法和用途	四川科瑞德制药有限公司
201310727769	盐酸坦度螺酮晶型Ⅰ及其制备方法	四川科瑞德制药有限公司
201310727772	盐酸坦度螺酮晶型Ⅱ及其制备方法	四川科瑞德制药有限公司
201310578360	一种治疗情感性精神障碍疾病的药物组合物	四川科瑞德制药有限公司
201310562843	一种硝呋太尔-制霉素软胶囊型栓剂及其制备方法	四川摩尔生物制药有限公司
201310183835	一种肠溶型复合酸化剂微丸及其制备方法	四川省川龙动科药业有限公司
201310282144	一种复方氨基酸组合物及其制备方法	四川省惠达药业有限公司
201310216693	一种新鱼腥草素钠化合物、其制备方法及其药物组合物	四川省惠达药业有限公司
201310292319	一种甲磺酸罗哌卡因化合物、其制备方法及其药物组合物	四川省惠达药业有限公司
201310292202	一种依达拉奉化合物、其药物组合物及其制备方法	四川省惠达药业有限公司
201310229399	阿洛西林钠化合物、其制备方法及其药物组合物	四川省惠达药业有限公司
201310229418	美洛西林钠化合物、其制备方法及其药物组合物	四川省惠达药业有限公司
201310268592	一种头孢西丁钠的化合物、其制备方法及其药物组合物	四川省惠达药业有限公司
201310229318	头孢米诺钠化合物、其制备方法及其药物组合物	四川省惠达药业有限公司
201310268635	一种磷酸肌酸钠化合物,其制备方法及其药物组合物及制备方法	四川省惠达药业有限公司
201410392546	白藜芦醇的提取方法及其获得的白藜芦醇和药物组合物	四川天予植物药业有限公司
201410393252	一种 EGCG 的提纯方法及获得的 EGCG 和药物组合物	四川天予植物药业有限公司
201310554788	复方青蒿素多相脂质体注射液及其制备方法	四川维尔康动物药业有限公司
201410415179	林可霉素冻干粉针及其制备方法	四川兴科蓉药业有限责任公司
201310238045	提高硬度的辛伐他汀片剂及其制备方法	四川制药制剂有限公司
201310238220	提高崩解性的辛伐他汀组合物及其制备方法	四川制药制剂有限公司
201310238166	提高稳定性的辛伐他汀片剂	四川制药制剂有限公司
201410433398	阿莫西林钠克拉维酸钾药物组合物	四川制药制剂有限公司
201310572724	兰索拉唑肠溶胶囊及其制备方法	四川智强医药科技开发有限公司
201310017562	一种复合多糖止血材料及其制备方法和应用	苏州博创同康生物工程有限公司
201310026897	一种头孢克肟片剂及其制备方法	苏州东瑞制药有限公司
201310431906	一种冻干粉针剂的制备技术	苏州二叶制药有限公司
201310446339	喹唑啉类化合物及其制备方法与应用	苏州海特比奥生物技术有限公司
201210081021	雄激素受体拮抗剂及其用途	苏州开禧医药有限公司
201310433018	一种免疫调节化合物、其用途和包含其的药物组合物	苏州康乃德生物医药有限公司
201410120337	紫草萘醌类化合物的医药用途	苏州雷纳药物研发有限公司
201110090877	一种对足部伤口具有修复作用的药物组合物	苏州瑞美科生物技术有限公司
201180001998	某些化学个体、组合物及方法	苏州润新生物科技有限公司
201180001997	蟾蜍灵衍生物、其药物组合物及用途	苏州润新生物科技有限公司
201280049954	作为激酶抑制剂的喹唑啉衍生物及其使用方法	苏州韬略生物科技有限公司
201210061730	一种替莫唑胺的药物制剂及其制备方法	苏州特瑞药业有限公司
201410546382	左旋吡喹酮晶型及其制备方法和应用	苏州同力生物医药有限公司
201210402979	采用羟丙基-β-环糊精配制四氢化萘类化合物均一稳定溶液的方法	苏州药明康德新药开发股份有限公司
201310409937	一种具有类神经酰胺作用的化合物	苏州元素集化学工业有限公司
201110302329	氘代的ω-二苯基脲及衍生物以及包含该化合物的药物组合物	苏州泽璟生物制药有限公司
201180033144	芳基及杂芳基喹啉衍生物之合成及抗癌活性	台睿生物科技股份有限公司
201010204256	分离自藤黄树脂的化合物暨其衍生物,以及包含有此等化合物与衍生物的药学组成物	台湾森本生物科技开发股份有限公司
201310091549	曲安奈德益康唑乳剂型凝胶	太极集团·四川天诚制药有限公司
201210338585	一种七叶皂苷钠微乳化注射剂及其制备方法	太极集团有限公司
201310311546	一种缬沙坦胶囊及其制备方法	天大药业(珠海)有限公司
201310619137	一种生物蛋白胶的生物液	天津德太然生物医药科技有限公司
200710101787	具有镇痛作用的5,9-甲撑环辛并(b)吡啶-2(1H)酮衍生物及其制备和应用	天津合美医药科技有限公司
201310030527	一种复方缬沙坦氨氯地平固体制剂的制备工艺	天津红日药业股份有限公司
201210422473	一种含有莫西沙星的药物组合物	天津红日药业股份有限公司

（续表）

专利号	发明专利名称	专利权人
201010215842	一种替加氟、吉美斯特复方注射液	天津金耀集团有限公司
201010556828	皮肤用含有辅料的丁酸氢化可的松与含有辅料的水的透皮吸收药物	天津金耀集团有限公司
201110101294	皮质激素碱金属磷酸盐组合物	天津金耀集团有限公司
201110101303	地塞米松磷酸钠组合物	天津金耀集团有限公司
201110391975	一种含有糖皮质激素和 NOS 抑制剂的注射药物组合物	天津金耀集团有限公司
201110392058	二氟泼尼酯晶型Ⅰ及其制备方法	天津金耀集团有限公司
201010256290	以依普利酮和糖皮质激素为活性成分的吸入药物组合物	天津金耀集团有限公司
201010175645	一种糖皮质激素与支气管扩张剂的吸入剂	天津金耀集团有限公司
201110184121	一种 21 位为 N-乙酰半胱氨酸酯的糖皮质激素	天津金耀集团有限公司
201010175662	一种 21 位为 NMDA 酯的糖皮质激素	天津金耀集团有限公司
201210378778	一种氟轻松及其酯的外用药物组合物	天津金耀集团有限公司
201110434384	替米沙坦氨氯地平双层片及其制备方法	天津康鸿医药科技发展有限公司
201110434562	一种盐酸莫西沙星制剂及其制备方法	天津康鸿医药科技发展有限公司
201210222107	布雷菲德菌素 A 的羟基磷酸氨基酸酯类衍生物及其制备方法和应用	天津林美科技有限公司
201210371194	一种苯扎贝特双释放缓释胶囊药物组合物	天津梅花医药有限公司
201310189195	喹啉类衍生物及其制备方法与应用	天津青松华药医药有限公司
201210258340	一种奥美沙坦酯氨氯地平药物组合物	天津市汉康医药生物技术有限公司
201010560566	复方氯沙坦钾氢氯噻嗪药物组合物的制备方法	天津市汉康医药生物技术有限公司
201310002359	噻唑烷衍生物、其制备方法和用途	天津市汉康医药生物技术有限公司
201210522076	普拉格雷倍半水合物及其制备方法	天津市汉康医药生物技术有限公司
201210369464	口腔内使用的米索前列醇药物组合物	天津市聚星康华医药科技有限公司
201210434832	一种盐酸去氧肾上腺素口腔速溶膜及其制备方法	天津市聚星康华医药科技有限公司
201310429362	一种供注射用的泮托拉唑钠药物组合物	天津市嵩锐医药科技有限公司
201310347458	苯乙烯系树脂的新结构产品、制备方法及其用途	天津市阳权医疗器械有限公司
201110199260	一种安贝生坦新晶型及其制备方法	天津市医药集团技术发展有限公司
201310368557	一种加米霉素注射液及其制备方法	天津市中升挑战生物科技有限公司
201310712841	一种稳定的晶Ⅰ型阿戈美拉汀片剂及其制备方法	天津泰普药品科技发展有限公司
201310712876	一种稳定的晶Ⅹ型阿戈美拉汀片剂及其制备方法	天津泰普药品科技发展有限公司
201310183080	一种噁唑烷酮类衍生物晶型Ⅰ及其制备方法和用途	天津药物研究院有限公司
201310087243	一类哌嗪的抗真菌衍生物、其制备方法和用途	天津药物研究院有限公司
201310113445	一种头孢泊肟酯颗粒剂及其制备方法	天津医药集团津康制药有限公司
201310548514	一种头孢地尼胶囊及其制备方法	天津医药集团津康制药有限公司
201310647227	一种树舌灵芝多糖口服液及其制备方法	天津植草园生物科技有限公司
201310058672	一种盐酸特比萘芬乳膏及其制备方法	天圣制药集团股份有限公司
201010566647	丹酚酸 L 在制备治疗肿瘤药物中的应用	天士力制药集团股份有限公司
201010222910	一种水飞蓟宾药物组合包装物及其制备方法	天士力制药集团股份有限公司
201210528817	取代的吡唑激酶抑制剂	通化济达医药有限公司
201210470000	取代的咪唑激酶抑制剂	通化济达医药有限公司
201210120439	含有锌结合基的吡啶并嘧啶类 HDAC 和 mTOR 抑制剂	通化济达医药有限公司
201410041896	从蛹虫草中提取 N6-(2-羟乙基)腺苷的方法及其应用	图克(天津)医药科技有限公司
201210178821	一种防脱发、生发、护肤作用的氨基酸铜络合物、制备方法及应用	维尔信科技(潍坊)有限公司
201310439797	Incarviatone A 在制备促进小肠蠕动药物中的应用	温州成桥科技有限公司
201310441551	Incarviatone A 在制备抗结核菌药物中的应用	温州成桥科技有限公司
201310432529	Incarviatone A 在制备促胰岛素分泌药物中的应用	温州成桥科技有限公司
201310433035	Incarviatone A 在制备治疗登革病毒感染药物中的应用	温州成桥科技有限公司
201310432182	Incarviatone A 在制备治疗皮肤癌药物中的应用	温州成桥科技有限公司
201310432193	Incarviatone A 在制备治疗鼻咽癌药物中的应用	温州成桥科技有限公司
201310432195	Incarviatone A 在制备抑制肝脏成纤维细胞增殖药物中的应用	温州成桥科技有限公司
201310432330	Incarviatone A 在制备治疗肝癌药物中的应用	温州成桥科技有限公司
201310432528	Incarviatone A 在制备治疗胆管癌药物中的应用	温州成桥科技有限公司
201310652544	Myrtucommuacetalone 在治疗缺血性脑损伤药物中的应用	温州成桥科技有限公司
201310442509	Lycojaponicumin B 在制备治疗宫颈癌药物中的应用	温州成桥科技有限公司
201310436248	Lycojaponicumin A 在制备抗疱疹病毒的药物中的应用	温州成桥科技有限公司

（续表）

专利号	发明专利名称	专利权人
201310442510	Lycojaponicumin B 在制备治疗鼻咽癌药物中的应用	温州成桥科技有限公司
201310435659	Lycojaponicumin B 在制备治疗肾癌药物中的应用	温州成桥科技有限公司
201310436194	Lycojaponicumin B 在制备治疗卵巢癌药物中的应用	温州成桥科技有限公司
201310436496	Lycojaponicumin A 在制备治疗肺癌药物中的应用	温州成桥科技有限公司
201310436814	Lycojaponicumin A 在制备治疗肝癌药物中的应用	温州成桥科技有限公司
201310437087	Lycojaponicumin B 在制备治疗皮肤癌药物中的应用	温州成桥科技有限公司
201310438373	Lycojaponicumin A 在制备抗肺癌转移药物中的应用	温州成桥科技有限公司
201310441982	Lycojaponicumin A 在制备治疗乳腺癌药物中的应用	温州成桥科技有限公司
201310437405	Lycojaponicumin C 在制备治疗肾癌药物中的应用	温州成桥科技有限公司
201310438159	Lycojaponicumin C 在制备治疗肝癌药物中的应用	温州成桥科技有限公司
201310435482	Lycojaponicumin C 在制备治疗白血病药物中的应用	温州成桥科技有限公司
201310435556	Lycojaponicumin C 在制备治疗黄热病毒感染药物中的应用	温州成桥科技有限公司
201310435557	Lycojaponicumin C 在制备治疗肺癌药物中的应用	温州成桥科技有限公司
201310435559	Lycojaponicumin C 在制备治疗鼻咽癌药物中的应用	温州成桥科技有限公司
201310436769	Lycojaponicumin C 在制备抗呼吸道合胞病毒的药物中的应用	温州成桥科技有限公司
201310442508	Lycojaponicumin C 在制备抗疱疹病毒的药物中的应用	温州成桥科技有限公司
201310654327	左旋奥拉西坦缓释片及其制备方法	温州智创科技有限公司
201310075708	氟比洛芬对乙酰氨基酚酯外用缓释透皮贴剂及其制备方法	无锡艾德美特生物科技有限公司
201010605242	一种呋麻滴鼻液的制备方法	无锡济民可信山禾药业股份有限公司
201010605144	一种氨基糖苷类化合物及其提取分离方法	无锡济民可信山禾药业股份有限公司
201310383138	鼻腔空气微粒阻隔剂及生产方法和用途	武汉大正高科生物医药有限公司
201210591732	N-苄基脂肪酰胺类化合物在制备神经保护药物中的应用	武汉华士特工业生物技术开发有限公司
201310583092	天然玛咖酰胺化合物在制备增加骨密度产品中的应用	武汉华士特工业生物技术开发有限公司
201310385452	复方山竺药物及其制备工艺	武汉惠尔生物科技有限公司
201210572696	一种利用研磨改善屈螺酮溶出的方法及屈螺酮固体分散体	武汉九珑人福药业有限责任公司
201110424487	癌症靶向诊断和光敏治疗药物及其应用	武汉科信达致力科技有限公司
201210475046	一种具有 P-糖蛋白抑制功能的抗肿瘤前药	武汉平华生物医药科技有限公司
201310393915	一种注射用盐酸克林霉素制剂及其制备方法	武汉普生制药有限公司
201310685838	地蒽酚在制备治疗或预防流感病毒感染的药物中的应用	武汉威立得生物医药有限公司
201310668460	碘塞罗宁在制备治疗或预防流感病毒感染的药物中的应用	武汉威立得生物医药有限公司
201310667983	盐酸双环胺在制备治疗或预防流感病毒感染药物中的应用	武汉威立得生物医药有限公司
201310650805	一种草酸萘呋胺在制备治疗或预防流感病毒药物中的应用	武汉威立得生物医药有限公司
201310666890	双香豆素在制备治疗或预防流感病毒感染的药物中的应用	武汉威立得生物医药有限公司
201310667452	恩康唑在制备治疗或预防流感病毒感染的药物中的应用	武汉威立得生物医药有限公司
201310667779	盐酸异丙嗪在制备治疗或预防流感病毒感染药物中的应用	武汉威立得生物医药有限公司
201310446810	一种苄达赖氨酸滴眼液及其制备方法	武汉武药科技有限公司
201410192273	奥硝唑静脉给药制剂及其制备方法	武汉长联来福制药股份有限公司
201310057129	水飞蓟宾二偏琥珀酸酯的活性异构体	西安安健药业有限公司
201210030051	含有维生素 K_1 的脂肪乳剂	西安安健药业有限公司
201210435930	一种联苯双酯速释微丸及其制备方法和应用	西安德天药业股份有限公司
201310169647	一种头孢地尼及枸橼酸和枸橼酸钠干混悬剂组合物	西安恩慈制药有限公司
201310446566	一种包含罗匹尼罗的组合物的制备方法	西安力邦制药有限公司
201210338450	注射用本芴醇脂肪乳的制备及其在疟疾治疗中的应用	西安力邦制药有限公司
201210338449	注射用青蒿琥酯脂肪乳的制备及其药物应用	西安力邦制药有限公司
201310573326	一种注射用前列地尔冻干乳剂	西安力邦制药有限公司
201310746204	一种 L-苹果酸化合物	西安万隆制药股份有限公司
201310745592	一种盐酸乌苯美司化合物	西安万隆制药股份有限公司
201310745053	一种新的盐酸莫西沙星化合物	西安万隆制药股份有限公司
201310312332	一种高纯度非诺贝酸的制备方法	西安新通药物研究有限公司
201310283713	替诺福韦前药(HTS)新晶体	西安新通药物研究有限公司
201210344333	Pradefovir 晶体	西安新通药物研究有限公司
201310227401	一种聚普瑞锌化合物	西藏海思科药业集团股份有限公司
201310227746	一种地诺孕素化合物	西藏海思科药业集团股份有限公司

（续表）

专利号	发明专利名称	专利权人
201310121537	一种中药原料及制剂和用途	西藏易明西雅医药科技股份有限公司
201310121551	一种中药原料及其制剂和用途	西藏易明西雅医药科技股份有限公司
201210521245	阿伐他汀半锶盐多晶型物、其制备和作为 HMG-CoA 酶抑制剂的应用	峡江和美药业有限公司
201210300300	一种水溶性维生素 E 软胶囊及其制备方法	仙乐健康科技股份有限公司
201010539482	头孢曲松钠和舒巴坦钠的药物组合物及其制备方法	湘北威尔曼制药股份有限公司
201410102225	一种盐酸氨基乙酰丙酸搽剂	翔宇药业股份有限公司
201410099721	一种治疗皮肤癌的药物及其制备方法	翔宇药业股份有限公司
201410099633	一种包含盐酸氨基乙酰丙酸的药物组合物	翔宇药业股份有限公司
201420303441	一种依那普利透皮给药制剂的构架	鑫稳药泰医药科技(上海)有限公司
200880129698	治疗免疫失调所引起的疾病的医药组合物及茯苓萃取物	杏辉天力(杭州)药业有限公司
200910158535	治疗及预防患者因心肌缺血所引起的不适的医药组合物	杏辉天力(杭州)药业有限公司
201210102941	附子灵在制备预防和治疗休克药物中的应用	雅安三九药业有限公司
201410053991	一种含有阿莫西林的可溶于水的微粉及其制备方法	烟台金海药业有限公司
201310453043	一种咪达那新薄膜片及其制备方法	扬子江药业集团四川海蓉药业有限公司
201310039397	一种非诺贝酸及其生理学上可接受盐的肠溶片及其制备方法	扬子江药业集团有限公司
201210539819	一种盐酸阿芬太尼的晶型	宜昌人福药业有限责任公司
201010547803	一种抗癌制剂	宜昌人福药业有限责任公司
201310737099	一种提高复方氨基酸注射液透光率的方法	宜昌三峡制药有限公司
201310689024	一种注射用硼替佐米冻干制剂的制备方法	亿腾药业(泰州)有限公司
201310370859	一种化合物在制备治疗子宫内膜癌药物中的应用	义乌市绿美生物科技有限公司
201310304499	Myriberine A 在制备治疗胆管癌药物中的应用	义乌市绿美生物科技有限公司
201310529142	一种化合物在制备抗肺癌转移药物中的应用	义乌市绿美生物科技有限公司
200980163113	治疗帕金森氏症的医药组合物及其制备方法	因华生技制药股份有限公司
201080018431	亲水性药物之自微乳化医药组合物及其制备	因华生技制药股份有限公司
201110315704	噻吩类衍生物及其在药学中的用途	银杏树药业(苏州)有限公司
201210178935	治疗或防治激素变异症状的方法	永信药品工业股份有限公司
201410038993	一种布洛芬、盐酸伪麻黄碱和马来酸氯苯那敏的复方片剂	悦康药业集团有限公司
201410071920	一种盐酸氨溴索化合物及口腔崩解片	悦康药业集团有限公司
201310375739	一种奥扎格雷化合物、制备方法及其药物组合物	悦康药业集团有限公司
201310264991	一种兰索拉唑组合物及其制备方法	悦康药业集团有限公司
201310122299	一种阿德福韦酯片剂及其制备方法	悦康药业集团有限公司
201410049003	天麻素化合物及其制剂	悦康药业集团有限公司
201410118690	一种 2-(α-羟基戊基)苯甲酸钾多晶型及其制备方法、制剂与应用	云南昊邦制药有限公司
201310003889	一种左卡尼汀化合物及其制备方法	长春海悦药业有限公司
201310003887	一种长春西汀化合物及其制备方法	长春海悦药业有限公司
201210332350	一种含有奥美拉唑的药物组合物	长春海悦药业有限公司
201110066820	新颖嘧啶并环化合物作为细胞因子抑制剂	长春吉大天元化学技术股份有限公司
201110141898	新型吡啶并硫氮七元环衍生物作为抗肿瘤药物、及其制备方法和应用	长春吉大天元化学技术股份有限公司
201210189673	一种降尿酸药物	长沙玄黄生物科技有限公司
201310578065	非诺贝特油溶缓释药物制剂组合物	浙江爱生药业有限公司
201010230857	头孢克洛缓释组合物	浙江昂利康制药有限公司
201180053249	具有抗癌活性的苯甲酰胺衍生物及其制备方法和用途	浙江海正药业股份有限公司
201110130963	取代的三嗪苯脲衍生物及其用途	浙江海正药业股份有限公司
201180028286	一种对亚型过氧化物酶增殖物激活受体具有激动作用的化合物、其制备方法和应用	浙江海正药业股份有限公司
201010003643	含替米沙坦的固体口服制剂及其制备方法	浙江华海药业股份有限公司
200910206148	左乙拉西坦片及其制备方法	浙江华海药业股份有限公司
201110119071	普拉克索制剂及其制备方法	浙江京新药业股份有限公司
201010544950	一种伊潘立酮药物口服制剂及其制备方法	浙江九洲药物科技有限公司
201110034683	伊潘立酮口崩片及其制备方法	浙江九洲药物科技有限公司
201010232348	一种阿魏酸哌嗪缓释片及其制备方法	浙江九洲药物科技有限公司
201210132220	一种无味包膜恩诺沙星制剂的制备方法	浙江康德权科技有限公司
201310624121	4-((吡啶-3-羧基)-氨基)-丁酸或其盐在制备治疗男性性功能勃起障碍疾病药物中的应用	浙江康多利药业有限公司

（续表）

专利号	发明专利名称	专利权人
201310208880	一种阿瑞吡坦纳米混悬剂及其制备方法	浙江圣兆药物科技股份有限公司
201110260573	一种L-抗坏血酸棕榈酸酯颗粒的制备方法	浙江天新药业有限公司
201210356770	一种制备他克莫司软膏的方法	浙江万晟药业有限公司
201210358009	一种制备丙酸氟替卡松乳膏的方法	浙江万晟药业有限公司
201210356598	一种制备盐酸非索非那定口腔崩解片的方法	浙江万晟药业有限公司
201410323946	一种人参皂苷Rb3化合物及含有该化合物的七叶神安分散片和七叶神安片	浙江维康药业有限公司
201310403578	一种盐酸二甲双胍缓释片及其制备方法	浙江新光药业股份有限公司
201210016071	一种盐酸雷莫司琼的冻干粉针剂及其制备方法	浙江亚太药业股份有限公司
201010231389	橙皮素的新用途	浙江养生堂天然药物研究所有限公司
201210083455	注射用替加环素组合物及其制备方法	浙江医药股份有限公司新昌制药厂
201310280683	美他多辛注射用组合物及其制备方法	浙江震元制药有限公司
200810010421	亚贡抗糖尿病提取物及制备方法	珍奥集团股份有限公司
201410148590	亚贡二萜酸化合物的制备方法及其方法所得化合物	珍奥集团股份有限公司
201310455924	新型萘脲类衍生物及其医疗应用	镇江蓝德特药业科技有限公司
201110327994	一种氟维司群的药物组合物	正大天晴药业集团股份有限公司
200780048410	甘草酸或其盐的口服药物组合物及其制备方法	正大天晴药业集团股份有限公司
201310723784	喹啉衍生物的结晶	正大天晴药业集团股份有限公司
201310221303	比阿培南B型结晶	正大天晴药业集团股份有限公司
201010624213	制备阿瑞匹坦固体分散组合物的方法	正大天晴药业集团股份有限公司
201180037633	泰诺福韦双特戊酯富马酸盐的晶体	正大天晴药业集团股份有限公司
201310715760	间苯三酚冻干口服制剂及其制备方法	郑州大明药物科技有限公司
201310744328	盐酸胍法辛缓释制剂及其制备方法	郑州大明药物科技有限公司
201310640645	布洛芬乳膏的制备方法	郑州大明药物科技有限公司
201310615593	一种阿昔洛韦乳膏	郑州韩都药业集团有限公司
201310615649	一种阿昔洛韦乳膏的制备方法	郑州韩都药业集团有限公司
201210305176	一种氟苯尼考复方组合物及其制备方法	郑州后羿制药有限公司
201210003621	一种恩诺沙星脂质体的制备方法	郑州后羿制药有限公司
201310099684	一种阿司匹林缓释片及其制备方法	郑州市协和制药厂
201210261859	一种非诺贝特酸氨基酸乙酯盐、制备方法及其用途	郑州泰基鸿诺药物科技有限公司
201010168017	S-奥美拉唑盐	中国科学院成都有机化学有限公司
201310259562	一种注射用粉针剂及其制备方法	中国生命药物治疗有限公司
201310329608	一种雄甾烷二酮衍生物晶型及其制备方法	中国生命药物治疗有限公司
201210363948	一种汉防己甲素的没食子酸盐、其药物组合物、其制备方法及其用途	中国医药研究开发中心有限公司
201210124362	一种基于微流控技术制备的药物缓释聚合物微球及应用	中科信生物科技(大连)有限公司
201310172393	抗肿瘤药物	中美冠科生物技术(太仓)有限公司
201110204751	一种化合物、它的提取方法与用途	中山市中智药业集团有限公司
201110443168	一种制备盐酸普拉克索片剂的工艺	重庆安格龙翔医药科技有限公司
201410272645	头孢哌酮钠他唑巴坦钠的复方药物组合物及其制备工艺	重庆福安药业集团庆余堂制药有限公司
201310521003	一种卡培他滨复方药物组合物	重庆福安药业集团庆余堂制药有限公司
201210140450	一种酒石酸美托洛尔缓释片及其制备方法	重庆国中医药有限公司
201010589152	复方倍他米松混悬注射液及其制备方法	重庆华邦制药有限公司
201010589178	高载药量对氨基水杨酸缓释微丸及其肠溶制剂	重庆华邦制药有限公司
201110124454	帕立骨化醇的脂肪乳及其制剂和制备方法	重庆华邦制药有限公司
201210120012	增效复方安乃近注射液及其制备方法	重庆金邦动物药业有限公司
201210060860	一种氯雷他定组合药物、口崩片及其应用	重庆康刻尔制药有限公司
201410024086	左旋奥拉西坦、奥拉西坦在制备预防或治疗昏迷药物中的应用	重庆润泽医药有限公司
201410024124	左旋奥拉西坦、奥拉西坦在制备预防或治疗昏迷药物中的应用	重庆润泽医药有限公司
201310544812	(S)-奥拉西坦晶型Ⅲ及其制备方法和用途	重庆润泽医药有限公司
201320853520	替米沙坦异形片	重庆赛维药业有限公司
201320854410	盐酸克林霉素异形片	重庆赛维药业有限公司
201010591387	一种恩替卡韦口服固体组合物及其制备方法	重庆药友制药有限责任公司
201010281464	阿莫西林缓释固体药物组合物及其制备方法	重庆医药工业研究院有限责任公司
201010234532	一种稳定的布洛芬精氨酸注射剂及其制备方法	重庆医药工业研究院有限责任公司

（续表）

专利号	发明专利名称	专利权人
201310393958	用于治疗扩张型心肌病的免疫吸附剂及其制备方法	珠海健帆生物科技股份有限公司
201310302926	一种盐酸托烷司琼化合物及其制备方法及含有该化合物的药物组合物	珠海金鸿药业股份有限公司
201310372793	克拉霉素肠溶微丸胶囊及其制备方法	珠海润都制药股份有限公司
201310664646	一种单硝酸异山梨酯缓释微丸及其制剂、制备方法	珠海润都制药股份有限公司
201310319782	一种质子泵抑制剂肠溶微丸	珠海润都制药股份有限公司
201310337806	Scopariusins 在制备抗细菌药物中的应用	淄博齐鼎立专利信息咨询有限公司
201310470463	Scopariusins 在制备治疗或预防口腔溃疡药物中的应用	淄博齐鼎立专利信息咨询有限公司
201310470562	Scopariusins 在制备抗人体真菌药物中的应用	淄博齐鼎立专利信息咨询有限公司
201310470580	Fluevirosines A 在制备抑制肝脏成纤维细胞增殖药物中的应用	淄博齐鼎立专利信息咨询有限公司
201310432394	一种泛昔洛韦片剂及其制备方法	淄博齐鼎立专利信息咨询有限公司
201310400047	一种氨苄西林胶囊剂及其制备方法	淄博齐鼎立专利信息咨询有限公司
2　**专利权人为国内大学**		
201310674971	一种叶酸靶向的纳米粒，其用途以及合成和检测方法	安徽师范大学
201210420414	环淫羊藿素苷元在制备抗炎、抗菌药物中的应用	安康学院
201310264289	柚皮素在制备预防和(或)治疗腹主动脉瘤的药物中的应用	北京大学
201210484991	芳香酯类 5-LOX 和 mPGES-1 抑制剂及应用	北京大学
201310017346	E-3,4-二羟苯乙烯基磺酰胺和磺酸酯类化合物的制备方法及其作为神经保护剂的应用	北京大学
201310006506	一种碱基乙酸甘油醚酯分子，其化学合成方法及其在基因治疗领域的应用	北京大学
201210484443	苯并异噻唑类 5-LOX 和 mPGES-1 抑制剂及应用	北京大学
201310125594	光敏感扩张性聚合物及其制备方法和应用	北京大学
201010152113	芳杂(烷基)氨基二硫代甲酸酯类化合物、其制备方法和应用	北京大学
201210106980	一种单一糖簇及杂合糖簇化合物及其制备方法和用途	北京大学
201210159242	一种包含 CLA-PTX 的微乳制剂	北京大学
201110177810	多靶点抗肿瘤化合物及其制备方法和应用	北京大学
201210122499	D,L-鸟嘌呤核苷类似物单磷酸酯及其制备方法和应用	北京大学
201210122890	用于治疗黑素瘤的药物及其应用	北京大学深圳研究生院
201310163687	一种水产品麻醉剂及其制备方法	北京化工大学
201310520265	一种 pH 敏感性修饰脂质体及其制备方法	北京化工大学
201310269698	一种同步分离甘草有效成分的方法	北京理工大学
201210207845	一种新型异黄酮酰胺衍生物的制备方法，及抗氧化活性研究	北京师范大学
201210135460	一种与 Aβ 斑块有亲和力的 2-芳基苯并杂环化合物及其制备方法和应用	北京师范大学
201210591932	一种具有粘着斑激酶抑制作用的嘧啶类化合物及其制备方法和应用	北京师范大学
201210551831	^{99m}Tc 标记的葡萄糖类衍生物及其制备方法和应用	北京师范大学
201210552016	$^{99m}Tc(CO)_3$ 核标记大环多胺三唑环类葡萄糖基配合物及制备方法和应用	北京师范大学
201010159074	含有樱草苷和苯乙酮苷类提取物及其应用	北京师范大学
201210521446	艾纳香素的用途	北京中医药大学
201310634242	Oleaceran 在抑制肝脏成纤维细胞增殖药物中的应用	滨州医学院
201310643422	Manzamenone O 在治疗胰腺癌药物中的应用	滨州医学院
201310600880	续断皂苷 X 在制备预防或治疗肺纤维化的药物中的应用	滨州医学院
201310363980	Sir2 抑制剂	渤海大学
201210418212	一种抑制蛋白激酶化合物的用途	成都医学院
201310398209	一种环维黄杨星 D 舌下片及其制备方法和用途	成都医学院
201210421296	广藿香醇的用途	成都中医药大学
201110281251	冰片的新用途及一种治疗肺癌的药物组合物	成都中医药大学
201310442153	一种治疗急性呼吸道感染的分散片及其制备方法	成都中医药大学
201410069436	一种治疗炎症性肠病的药物组合物及制备方法和用途	成都中医药大学
201210475261	一种酰胺生物碱类化合物及其制备方法	成都中医药大学
201180048162	透明质酸用于促进血管生成的用途	成功大学
201310454072	含偶氮键的糖原磷酸化酶抑制剂胆酸类衍生物、其制备方法及医药用途	承德医学院
201310454060	靶向肝脏的糖原磷酸化酶抑制剂胆酸类衍生物、其制备方法及医药用途	承德医学院
201210504862	一种二氢吡喃酮化合物及其制备方法和药物用途	大理学院

（续表）

专利号	发明专利名称	专利权人
201410017923	二萜二聚体类化合物及其药物组合物和制备方法与应用	大理学院
201310590642	从油茶皂素中分离的化合物的抗癌作用	大连大学
201410206858	一种金花茶黄酮苷及其制备方法和用途	大连大学
201310333256	一类带柔性侧链的苊并[1,2-b]喹喔啉衍生物的合成及其应用	大连理工大学
201310148997	一种具有抗癌活性的黄酮磺酰胺衍生物及其制备方法和应用	大连理工大学
201310426050	基于萘啶酰胺为识别位点的响应型核磁共振造影剂及其制备方法	大连理工大学
201310347530	一种含有普拉克索的透皮贴剂	大连理工大学
201310451500	槲皮素烃基化衍生物及其制备方法与应用	大连医科大学
201210439479	鼠尾草酸固体分散体及其制备方法	大连医科大学
201210047088	口服羟丝肽纳米粒及其制备方法	大连医科大学
201010557240	薯蓣皂苷元及其衍生物在制备肿瘤化疗增敏药物中的应用	东北师范大学
201110460584	正丁烯基苯酞在制造用于治疗肝损伤和改善肝功能的药物中的用途及药物组合物	东华大学
201310100727	一种硝基苯并咪唑类化合物及其制备方法和应用	东华大学
201310105399	一种藤黄酸酯类衍生物及其制备方法和用途	东华大学
201310482174	一种硒化铜/介孔二氧化硅核壳纳米粒子及其制备方法和应用	东华大学
201310503670	2,4-二苄氧基苯甲酸衍生物及其制备方法与应用	东南大学
201210296962	咔唑衍生物及其制备方法与用途	东南大学
201310052029	一种阿托伐他汀衍生物、其药物组合物及制药应用	东南大学
201310310160	中氮茚甲酰甲基对甲磺酰胺苯乙胺衍生物及其医药用途	东南大学
201310153906	一种氮芥磷脂化合物及其制备方法	东南大学
201410320457	一种倍半萜类化合物及其应用	福建师范大学
201410320456	具有抗肿瘤活性的倍半萜类化合物及其制备方法	福建师范大学
201310393910	一种青蒿素衍生物及其脂质体在制备声敏剂中的应用	福州大学
201410099998	红曲色素组份及其衍生物在抗阿尔兹海默症中的应用	福州大学
201310053667	一种具有抗癌效果的组合物	福州大学
201410176299	一种芦荟大黄素季铵盐及其制备和应用	福州大学
201410021907	一种靶向 STAT3 的小分子化合物及其制备方法和应用	福州大学
201310209122	一种烷基吡喃酮类化合物及其制备方法和用途	福州大学
201310240666	一种酞菁-埃罗替尼轭合物及其制备与应用	福州大学
201310423549	一种含氟香豆素-酞菁轭合物及其制备方法和应用	福州大学
201410038874	一种八磺酸基酞菁及其制备方法和应用	福州大学
201310670818	一种靶向抗癌分子吉非替尼酞菁轭合物及其制备和应用	福州大学
201410038956	一种酞菁-水滑石复合物及其制备方法和应用	福州大学
201310273751	邻位桥连氮杂冠醚修饰酞菁及其制备方法和应用	福州大学
201210309404	一种胞苷衍生物修饰的硅酞菁及其制备方法和应用	福州大学
201210309167	一种腺苷衍生物修饰的硅酞菁及其制备方法和应用	福州大学
201310209119	一种轴向氨基乙基苯氧基和低聚乙二醇修饰的硅酞菁	福州大学
201210011324	一种制备特异单体丹参素衍生物的方法及其在制药中的用途	复旦大学
201110339029	紫草素类化合物在制备抗补体药物中的用途	复旦大学
201010184961	益母草碱在制备防治炎症相关疾病药物中的用途	复旦大学
201310385949	4-芳基四氢萘型木脂素在制备抗肿瘤药物中的用途	复旦大学
201210161048	哈尔醇在制备抗肿瘤药物中的应用	复旦大学
201310005423	一种含 NH-1,2,3-三氮唑的 IDO 抑制剂及其制备方法	复旦大学
201210172318	3β,20(S),21-三羟基达玛烷-24-烯在制备肿瘤多药耐药逆转剂中的用途	复旦大学
201110335436	苦玄参苷元 1 在制备抗肿瘤药物中的应用	复旦大学
201110340460	澳洲茄胺在制备抗肿瘤药物中的应用	复旦大学
201110340486	澳洲茄烯酮在制备抗肿瘤药物中的应用	复旦大学
201110369116	鳞片酸在制备抗肿瘤药物中的应用	复旦大学
201110338747	黄烷类化合物在制备抗补体药物中的用途	复旦大学
201110284642	紫草总多糖在制备防治急性肺损伤与急性呼吸窘迫综合征药物中的用途	复旦大学
201110338846	紫草素四聚体类化合物及其在制药中的用途	复旦大学
201210011417	萘酮类化合物的制备方法	复旦大学

（续表）

专利号	发明专利名称	专利权人
201110024324	苯酚类衍生物及其在制备抗乙肝病毒药物中的用途	复旦大学
201210211820	生物碱类化合物及其在制备抗补体药物中的用途	复旦大学
201210211891	二肽类化合物及其在制备抗补体药物中的用途	复旦大学
201210011431	丹参素衍生物及其制备方法和在制药中的用途	复旦大学
201210088290	具有抗结核活性的化合物及其制备方法和应用	复旦大学
201210019998	2,3-二氢苯并氮杂䓬类化合物或其盐及其药物用途	复旦大学
201210139887	苯乙酮取代的直链倍半衍生物及其抑制细菌耐药性用途	复旦大学
201110366276	苯醌类化合物及其在制备抗肿瘤药物中的用途	复旦大学
201110270107	槲皮素衍生物或其类似物及其应用	复旦大学
201110340808	Penicillide 衍生物、其制备方法及其在药用用途	复旦大学
201310560572	一种 *N*-苄基色胺酮衍生物及其制备方法和应用	复旦大学
201110133877	4-氨基喹唑啉化合物及其制备方法和用途	复旦大学
201210514939	提升喜树碱类化合物活性闭环率的液体制剂及其制备方法和应用	复旦大学
201210502658	一种透皮促进剂及其在促透中的应用	甘肃中医学院
201310122934	一种姜黄素保健颗粒剂及其制备方法	广东工业大学
201210272589	一种 γ-内酯衍生物及其用途和制备方法	广东工业大学
201310178624	5,7,3′,4′,5′-五甲氧基黄酮在制备镇痛抗炎药物中的应用	广东药学院
201310486985	三棱中肽类化合物的应用	广东药学院
201310545805	二棕榈酰磷脂酸在制备抗肿瘤药物中的应用	广东药学院
201310166557	壳寡糖的减肥降脂应用	广东药学院
201210250399	一种凝胶因子及其制备方法与应用	广东药学院
201410017214	当归提取物作为天然肠道吸收促进剂的应用	广东药学院
201310077886	一种非诺贝特脂质立方液晶固体粉末及其制备方法	广东药学院
201310324691	两亲性 β-环糊精星型聚合物的合成及其胶束化应用	广东药学院
201310715403	叶酸偶联壳聚糖-盐酸米托蒽醌纳米微粒的制备方法	广东医学院
201210294375	以咖啡酸与磺胺类药物为原料合成咖啡酸酰胺衍生物的方法及用途	广西大学
201410160035	β-烯胺酮酯类化合物及其合成方法和应用	广西师范大学
201210462402	胡椒乙胺缩吡啶-2-甲醛及其合成方法和应用	广西师范大学
201310673466	中氮茚衍生物及其合成方法和应用	广西师范大学
201310067510	一种氧化异阿朴啡生物碱衍生物及其合成方法和应用	广西师范大学
201210381432	2,3-二氧乙基-5-甲基-8,9-二甲氧基苯并菲啶衍生物及其制备方法和应用	广西师范大学
201310371146	人血清白蛋白-钌无机药物复合物的制备及其应用	广西师范大学
201310371485	人血清白蛋白-钌无机药物复合物的制备及其应用	广西师范大学
201310372623	6-羟基氧化异阿朴啡稀土配合物及其合成方法和应用	广西师范大学
201310372582	一种 1-氮杂苯并蒽酮-铂(II)配合物及其合成方法和应用	广西师范大学
201310469432	一种 6-氨基氧化异阿朴啡的铂(II)配合物合成方法和应用	广西师范大学
201310195258	一种雌二醇-4-氨甲基吡啶缀合物及其合成方法和应用	广西师范大学
201310186120	3-羟基胆甾-6-酮芳香醛吖嗪甾体化合物及其合成方法和在制备抗肿瘤药物中的应用	广西师范学院
201210510942	一种有机金属钌离子对化合物及其制备方法和用途	广西师范学院
201310274310	一种具有抗肿瘤活性的半三明治型双核有机金属钌化合物	广西师范学院
201310274321	一种具有抗肿瘤活性的双核金属钌配合物	广西师范学院
201210510794	一种有机金属钌化合物及其制备方法和用途	广西师范学院
201310719704	杀死烟曲霉菌的组合物及方法	广西医科大学
201310320403	磷酸酯化龙眼肉多糖在制药中的应用	广西医科大学
201310720517	一种破坏烟曲霉生物膜的方法	广西医科大学
201310070542	一种 α-糖苷酶抑制剂的制备方法和用途	广西中医药大学
201110384488	香豆素类化合物的应用及其从瑞香中提取的方法	贵阳中医学院
201210213832	羽扇豆酮在制备预防或治疗糖尿病的产品中的应用	贵阳中医学院
201210178973	虎耳草中两个活性单体化合物的提纯方法及其产品的用途	贵州师范大学
201310241662	具有抗氧化、改善眼底血液循环作用的中药单体组合物	哈尔滨医科大学
201310661973	羟基乙酰化姜黄素及其在制备治疗动脉粥样硬化的超声敏感剂中的应用	哈尔滨医科大学
201310279314	双取代二萘并[2,1-b:1′,2′-d]呋喃类衍生物及其制备方法和应用	哈尔滨医科大学

（续表）

专利号	发明专利名称	专利权人
201310711309	18F 标记的喹唑啉类 EGFR 正电子示踪剂及其制备方法和应用	哈尔滨医科大学
201310087941	一种胡椒碱自乳化软胶囊及其制备方法	哈尔滨医科大学
201110449806	一种喹喏酮内酯化合物及其制备方法和应用	杭州师范大学
201310261156	一种壳寡糖/吲哚美辛接枝物的合成方法及其应用	杭州师范大学
201310125881	一种 CNS 药物的脑靶向前药及其制备方法以及冰片在 CNS 药物脑靶向前药中的用途	合肥工业大学
201310492222	一种氧化石墨烯-乙醇协同提取黄芩总黄酮的方法	合肥工业大学
201310368915	三羟基异黄酮脂质纳米体的制备方法	合肥工业大学
201310258083	粒毛盘菌胞外多糖磷酸化衍生物及其在制备抗肿瘤药物中的应用	合肥工业大学
201410020149	粒毛盘菌胞外多糖羧甲基化衍生物及其制抗肾衰药的用途	合肥工业大学
201410064656	乏氧选择性抗肿瘤前药苗(1,2-b)喹喔啉-5,10-二氧-11-酮肟醚衍生物	河北大学
201210277577	一种氮杂糖并噻嗪烷酮衍生物及合成方法和其在药物制剂中的应用	河北大学
201210279911	核苷连萘二酰亚胺衍生物及其合成方法和用途	河北大学
201110092818	8-甲氧补骨脂素在防治绝经后妇女骨质疏松症中的新用途	河北医科大学
201310353422	冬凌草促凝血有效成分及其制备方法和应用	河南大学
201210591736	含芳环结构的多胺衍生物及其制备方法和应用	河南大学
201310691278	一种萘酰亚胺-氨基酸化合物及其修饰的量子点的制备、应用	河南大学
201310340647	含黄酮结构的多胺衍生物及其制备方法和应用	河南大学
201310717843	5-(氟喹诺酮 C3-叉甲基)-3-吡咯酰胺衍生物、制备方法及应用	河南大学
201310443254	3,4,5,3′,4′,5′-六甲氧基反式二苯乙烯在制备促血管生成药物中的应用	河南工业大学
201310434769	一种牡丹籽总芪类化合物的组合物及其提取方法和应用	河南科技大学
201310077294	流苏花总黄酮类化合物及其制备方法和应用	河南科技大学
201410034196	利用柴胡皂苷 a 制备富马酸氯马斯汀凝胶制剂的方法	河南科技大学
201410034286	利用柴胡皂苷 a 制备小儿止痒凝胶制剂的方法	河南科技大学
201310005915	具有抑菌活性的烯唑醇-1,2,3-三氮唑类化合物及其制备方法	河南师范大学
201310005921	具有抗菌活性的白杨素-1,2,3-三氮唑类化合物及其制备方法	河南师范大学
201310005914	具有抗真菌活性的 1,4-苯并噁嗪酮-1,2,3-三氮唑类化合物及其制备方法	河南师范大学
201310428434	5-环己基阿糖尿苷、制备方法及其应用	河南师范大学
201310428421	8-环己基-2-氟阿糖腺苷、制备方法及其应用	河南师范大学
201310119193	一种拟缺香茶菜总二萜提取物的制备方法	河南中医学院
201410117238	小叶莲中两个具有降血脂活性的新异戊烯基化黄酮类化合物的制备方法	河南中医学院
201310147320	忍冬藤多糖铬络合物的制备方法及其应用	河南中医学院
201310538746	枸杞多糖在制备用于治疗糖尿病药物中的应用	黑龙江八一农垦大学
201110447355	丹皮酚微小的储库型载体及提高丹皮酚抗氧化能力的方法	黑龙江大学
201110122037	盐酸左氧氟沙星掩味微胶囊的生产方法	黑龙江大学
201410835249	密蒙花苷在制备酒精依赖治疗药物中的应用	黑龙江中医药大学
201310407257	一种大环二维网状结构的三丁基锡均苯四甲酸酯及制备方法与应用	衡阳师范学院
201310305883	二丁基锡芳香醛缩芳胺 Schiff 碱配合物及制备方法和应用	衡阳师范学院
201310309235	一苄基锡芳香醛缩芳胺 Schiff 碱配合物及制备方法与应用	衡阳师范学院
201310239174	一种锡氧杂环结构的二丁基锡 4-叔丁基苯甲酸酯及制备方法与应用	衡阳师范学院
201310308409	一丁基锡取代水杨醛缩芳胺 Schiff 碱配合物及制备方法与应用	衡阳师范学院
201310407007	一种梯形结构的二丁基锡 4-硝基苯甲酸酯及制备方法与应用	衡阳师范学院
201310308654	双(三环己基锡)二元羧酸酯及制备方法与应用	衡阳师范学院
201310384337	三丁基锡有机酸酯配位聚合物及制备方法与应用	衡阳师范学院
201310043875	一种含二茂铁基的三丁基锡苯甲酸酯配位聚合物及制备方法与应用	衡阳师范学院
201310406440	一种含锡氧杂环结构的二丁基锡 α-萘乙酸酯及制备方法与应用	衡阳师范学院
201310239782	一种梯形结构的二丁基锡胡椒酸酯及制备方法与应用	衡阳师范学院
201210374710	具有抗肿瘤活性的酯化鬼臼类衍生物及其制备方法和用途	湖北工业大学
201210374359	具抗肿瘤活性的氮取代鬼臼类衍生物及其制备方法和用途	湖北工业大学
201410007515	2-[1-(1,2,4-三唑-1-基)丁基-2-亚甲氨氧基]乙酰肼及其医药用途	湖南大学
201310562199	4-叔丁基-5-(2-硝基乙基)-2-酰氨基噻唑及其制备方法与应用	湖南大学
201310498701	*N*-(2,3-二氢苯并呋喃-5-基)苯并吡喃-4-酰胺及其制备方法与应用	湖南大学
201310498591	*N*-[1-(苯并呋喃-5-基)-2-氧代乙基]苯并吡喃-4-酰胺的制备与应用	湖南大学

（续表）

专利号	发明专利名称	专利权人
201310658511	N-[5-(1,2,4-三唑-1-基)噻唑-2-基]芳酰胺及其制备方法与应用	湖南大学
201310659441	N-[5-(1,2,4-三唑-1-基)噻唑-2-基]脂肪酰胺及其应用	湖南大学
201410017103	3-[[2-(2-苄亚肼基)噻唑-5-基]甲基]喹啉-2(1H)-酮及其制备与应用	湖南大学
201310437111	N-噻唑甲基/甲氧基-2-苯氧基酰胺的医药用途	湖南大学
201310435382	2-[4-(苯并噁唑-2-氧基)苯氧基]酰胺的医药用途	湖南大学
201310277346	17-(2′,5′-二取代噁唑基)-雄甾-4,16-二烯-3-酮及其制备方法和应用	湖南大学
201310198771	5-取代-3-[5-羟基-4-吡喃酮-2-基-甲硫基]-4-氨基-1,2,4-三唑类化合物及其用途	湖南科技大学
201310235619	一种4-[5-羟基-4-吡喃酮-2-基亚甲氨基]-3-巯基-1,2,4-三唑化合物及用途	湖南科技大学
201210591146	一种从蔓荆子中提取总黄酮的方法	湖南师范大学
201410077015	一种胺烷氧胺基取代姜黄素类化合物及其制备方法和应用	湖州师范学院
201110067544	异吲哚-1,3 二酮衍生物作为 RSK2 抑制剂的合成与应用	华东理工大学
201110067389	吲哚酮衍生物作为 RSK2 抑制剂的合成与应用	华东理工大学
201410052483	作为法尼基转移酶抑制剂的苯胺类化合物及其用途	华东理工大学
201210072775	3-[2-(芳丙烯叉基)肼基]-苯甲酸乙酯类化合物及用途	华东理工大学
201110357871	具有抗肿瘤作用的二元羧酸双(异羟肟酸)酯及制备方法	华东理工大学
201110033390	苯并咪唑、噁唑和噻唑衍生物的合成及其应用	华东理工大学
201280048200	作为 DHODH 抑制剂的五元二氢杂环酮类衍生物及应用	华东理工大学
201210042530	N,N′-芳基取代脲类化合物及其用途	华东理工大学
201210510371	吡唑并喹啉类化合物及其用途	华东理工大学
201210198104	一种多烯紫杉醇/β-环糊精包合物的制备方法	华东理工大学
201310352511	石墨烯量子点核靶向载药体系及其制备方法和应用	华东理工大学
201410033213	紫檀芪-3,4 二羟基苯丙酸酯及其制备方法和应用	华东师范大学
201110457307	一种3,3′-二取代-3-羟基双吲哚酮衍生物及其制备方法和应用	华东师范大学
201210139633	2,3-二芳香基噻唑啉酮类化合物及其在制备治疗肿瘤药物中的用途	华东师范大学
201110415182	一种芳香基噻唑类化合物及其类似物、用途及其制备方法	华东师范大学
201310242563	一种非核苷类 HIV-1 反转录酶抑制剂	华东师范大学
201410035372	甘草次酸衍生物及其制备方法和应用	华东师范大学
201210243285	12-对甲基苯酰氧基-14-脱氧穿心莲内酯光亲和标记分子探针、制备方法及其药物组合物	华南理工大学
201210243273	异穿心莲内酯光亲和标记分子探针、制备方法及其药物组合物	华南理工大学
201310118213	具有光敏活性的脱镁叶绿酸姜黄素酯及其制备方法与应用	华南理工大学
201310367101	一种丙酮酰基月桂酰基甘油酯及其制备方法	华南理工大学
201310448512	一种包裹阿霉素的聚乙烯亚胺-聚乙二醇-肌酸共聚物胶束及其制备方法	华南理工大学
201310172326	一种妥曲珠利与地克珠利的复方溶液的制备方法及其应用	华南农业大学
201310750979	一种盐酸沃尼妙林肠溶性固体分散体及其制备方法与应用	华南农业大学
201410099688	一种替米考星固体分散颗粒及其制备方法和应用	华南农业大学
201210281009	一种壳聚糖纳米粒子及其制备方法和用途	华侨大学
201210417900	一种木脂素类化合物及其在防治阿尔茨海默症中的应用	华中科技大学
201210416957	一种木脂素类化合物及其制备方法和应用	华中科技大学
201310076468	具有神经保护作用的石蒜伦碱类化合物及其制备方法	华中科技大学
201310075665	具有神经保护作用的石蒜科生物碱类化合物	华中科技大学
201310521645	一种抗癌药物羟乙基淀粉-多西紫杉醇偶联物制备方法	华中科技大学
201310201158	2-(4-甲氧基苯氧基)丙酸及其金属盐在制备降血脂药物中的应用	华中农业大学
201210479541	具有生物活性的手性2,3-二氢吡咯[1,2-a]吲哚衍生物及其不对称合成方法	华中师范大学
201310540242	一种促凝血补骨脂有效成分及其提取分离方法、应用	黄河科技学院
201310138824	漆黄素在制备抗李斯特菌感染药物中的应用	吉林大学
201410177629	一种赖氨酸螯合钙粉及加工方法	吉林大学
201310527939	脑靶向 O-去甲基文拉法辛酚酯类前药及制备方法和用途	吉林大学
201310747523	聚乳酸-聚乙二醇包覆氟苯尼考的纳米纤维及其制备方法	吉林大学
201310115410	拟人参皂苷元 R1 及其提取方法和其药物用途	吉林大学
201310118337	拟人参皂苷 RT6 及其提取方法和其药物用途	吉林大学
201310655570	一种注射用前列地尔中长链脂肪乳剂及其制备方法	吉林大学

（续表）

专利号	发明专利名称	专利权人
201210565188	一种利用丙二酰基人参皂苷制备人参稀有皂苷的方法	吉林农业大学
201210590545	苯基苄基丙酰-*N*-甲基氧肟酸类尿素酶抑制剂及其合成和用途	吉首大学
201210590651	芳基丙酰-*N*-甲基氧肟酸类尿素酶抑制剂及其合成和用途	吉首大学
201210590455	黄酮-*N*-甲基氧肟酸类尿素酶抑制剂及其合成和用途	吉首大学
201210589812	尿素酶抑制剂异黄酮氧肟酸化合物及其合成和用途	吉首大学
201210589843	异黄酮-*N*-甲基氧肟酸类尿素酶抑制剂及其合成和用途	吉首大学
201310403455	吡咯酮-苯基-噁唑烷酮型化合物及其制法和用途	吉首大学
201310403337	噁唑烷酮-烷胺基-呋喃酮型化合物及其制法和用途	吉首大学
201310404192	呋喃酮-芳基-噁唑烷酮型化合物及其制法和用途	吉首大学
201310404214	苯并吡喃酮-苯基-噁唑烷酮型化合物及其制法和用途	吉首大学
201310405342	一类多靶点吡咯酮-喹啉酮型化合物及其制法和用途	吉首大学
201310110982	一种 SAHN 酶蛋白的特异性抑制化合物及其合成方法	济南大学
201210517696	不对称的树枝状金属卟啉及其制备方法和应用	济南大学
201410003747	一种羟基喜树碱的聚甘油脂肪酸酯衍生物	济南大学
201210439734	HMG-CoA 还原酶抑制剂氟伐他汀在制备抗淋巴瘤药物中的应用	暨南大学
201310162601	一种防治老年痴呆症的化合物及其制备方法和用途	暨南大学
201010217332	一种吡嗪类衍生物和其制备方法及在制药中的应用	暨南大学
201310138241	一种吲哚生物碱加合物及其制备方法和在制备抗肿瘤药物中的应用	暨南大学
201210362791	冰片-姜黄素脂质体及其制备方法与应用	暨南大学
201210257272	一种双氢青蒿素倍半氧锗化合物及其制备方法和应用	暨南大学
201210175853	一种水溶性铁羰基化合物及其制备方法和应用	嘉兴学院
201310361447	表没食子儿茶素没食子酸酯棕榈酸酯的应用以及一种治疗银屑病的药物组合物	江汉大学
201310449186	一种具酪氨酸酶抑制活性的化合物及其制备方法	江南大学
201110335423	一锅法制备三组分聚合物胶束	江南大学
201310608895	一种酪氨酸酶抑制剂微乳及其制备方法与应用	江南大学
201110262855	聚合物复合制备胶束的一种新方法	江南大学
201110335384	POSS/聚乳酸与聚 *N*-异丙基丙烯酰胺星型嵌段共聚物的制备	江南大学
201310175058	1-*N* 酰基取代吲哚酮衍生物	江西科技师范大学
201210560944	去丙二酸单酰基阿扎霉素 F 及其制备方法和在制备治疗 MRSA 感染药物中的应用	江西农业大学
201010202229	一种治疗脑部疾病的鼻腔给药凝胶制剂	江西中医学院
201010212625	栀子苷或栀子总环烯醚萜苷的脂质体制剂	江西中医学院
201010202208	一种治疗脑部疾病的纳米粒制剂	江西中医学院
201310434300	一类含饱和氮杂环酰胺的二芳基甲基哌嗪化合物及其应用	昆明理工大学
201310294627	*N* 取代异羟肟酸类化合物的制备方法其用途	兰州大学
201110004251	一种脱氧鬼臼毒素类化合物及其制备与应用	兰州大学
201210486757	红芪多糖 4 及其有效成分的制备和应用	兰州大学
201310030956	党参均一多糖 CPP1b 及其制备和应用	兰州大学
201310024062	一种三苯基锡(Ⅳ)配位化合物及其制备方法与应用	聊城大学
201210320226	水杨醛缩甘氨酸席夫碱及邻菲咯啉铜(Ⅱ)配合物及其制备方法与应用	聊城大学
201310128276	5-氯水杨醛 Schiff 碱四核铜配合物及其制备方法与应用	聊城大学
201310229725	2-苯基吡啶酮肟铜化合物及制备方法和应用	聊城大学
201210015815	一种双氯芬酸钾微囊及其制备方法	临沂大学
201410053863	一种硫酸头孢喹诺脂质体及其制备方法	临沂大学
201310140478	二(喹唑啉-4-基)二硒醚化合物在制备抗癌药物中的用途	鲁东大学
201310032355	一种(2E,6E)-2,6-双亚苄基环己酮类似物及其制备方法与应用	牡丹江医学院
201310136632	一种用于烧烫伤的药物	南昌大学
201310009693	丙戊酸在制备抗肺癌药物多药耐药逆转剂中的应用	南方医科大学
201310653373	Hippolachnin A 在治疗和预防肾纤维化药物中的应用	南方医科大学
201410081034	2-(3,4-二甲氧基)苯甲酰基-5-(4-取代苯乙炔基)噻吩及其制备方法及应用	南方医科大学
201110327893	一种稠三环类化合物及其制备方法、以及含该类化合物的药物组合物及其应用	南方医科大学

（续表）

专利号	发明专利名称	专利权人
201310221480	一种丹皮酚前非离子体制剂及其制备方法	南方医科大学
201310165235	一种裂环木栓烷型三萜类化合物及其制备方法和应用	南方医科大学
201310165100	一种木栓烷内酯类化合物及其制备方法和应用	南方医科大学
201310413928	一种花青素脂质体的制备方法	南京财经大学
201310386099	Chukrasone B 在制备治疗宫颈癌药物中的应用	南京大学
201210411765	Eryngiolide A 在治疗急性痛风药物中的应用	南京大学
201210411845	Eryngiolide A 在治疗或预防慢性心衰的药物中的应用	南京大学
201310384155	Chukrasone B 在制备治疗白血病药物中的应用	南京大学
201310385597	Chukrasone B 在制备治疗子宫内膜癌药物中的应用	南京大学
201310385958	Chukrasone B 在制备抗肺癌转移药物中的应用	南京大学
201310386098	Chukrasone B 在制备治疗鼻咽癌药物中的应用	南京大学
201210413328	Eryngiolide A 在制备治疗心肌缺血药物中的应用	南京大学
201210414561	Eryngiolide A 在制备预防、治疗肾功能不全药物中的应用	南京大学
201310674818	他克莫斯 FK506 在制备治疗非小细胞肺癌药物中的应用	南京大学
201310653592	蟾蜍甾二烯类化合物在制备治疗脓毒症免疫麻痹药物中的用途	南京大学
201310384165	Chukrasone A 在制备治疗鼻咽癌药物中的应用	南京大学
201310384187	Chukrasone A 在制备抗肺癌转移药物中的应用	南京大学
201310384603	Chukrasone A 在制备治疗舌癌药物中的应用	南京大学
201310385230	Chukrasone A 在制备治疗肺癌药物中的应用	南京大学
201310385600	Chukrasone A 在制备治疗胰腺癌药物中的应用	南京大学
201310385605	Chukrasone A 在制备治疗喉癌药物中的应用	南京大学
201310385955	Chukrasone A 在制备治疗白血病药物中的应用	南京大学
201310386136	Chukrasone A 在制备治疗肝癌药物中的应用	南京大学
201110308986	一类噻唑啉酮衍生物及其制法	南京大学
201210122265	一种含氧杂环的磺胺类衍生物在抗癌药物中的应用	南京大学
201110073034	含1,4-苯并二噁烷的1,3,4-噁二唑衍生物的制法及其在抗癌药物中应用	南京大学
201410087557	硫色满类化合物及其合成方法和制备抗真菌药物的应用	南京工业大学
201210053884	具有抗肿瘤活性的7-乙基-20(S)-O-取代苯甲酰基喜树碱类化合物	南京工业大学
201210408391	喹唑啉二酮衍生物及其制备方法、其药物组合物及用途	南京化工职业技术学院
201410226682	一类蒎烷基异噁唑类化合物及其合成方法和应用	南京林业大学
201310486459	一种利用自组装技术制备紫杉醇缓释微球的方法及其产品	南京林业大学
201310282665	一种具有抗新城疫病毒作用的黄精多糖和硫酸化党参多糖的组合物	南京农业大学
201210384769	海芦笋阿魏酸酯化合物及其制备方法和用途	南京农业大学
201310263375	海芦笋降三萜皂苷化合物及其制备方法和用途	南京农业大学
201210522822	一种3,5-二取代异噁唑啉衍生物及其合成方法和应用	南京师范大学
201210435640	一种4H-吡咯并[1,2-a]苯并咪唑衍生物及其合成方法和应用	南京师范大学
201310168000	用于治疗糖尿病的药物组合物及其应用	南京医科大学
201310687692	二羧酸及其酯类化合物的应用	南京医科大学
201310252960	毛壳素在制备预防和治疗心脏病药物中的应用	南京医科大学
201410057481	一类 *N*-苄基取代的氨基水杨酸2-氨基乙醇酯衍生物及其药物用途	南京医科大学
201310681575	芳基取代的哌嗪羰基衍生物及其制备方法和应用	南京医科大学
201310473774	一种 ZL006 脂质体及其制备方法	南京医科大学
201310654108	4-氧代戊酸在制备止泻药物中用途	南京中医药大学
201310648565	一种含补骨脂二氢黄酮和咖啡酸的药物组合物	南京中医药大学
201010552708	一种马钱子碱的羟丙基-β-环糊精包合物及其制备方法	南京中医药大学
201310738837	具有抗真菌活性的化合物及其制备方法与应用	南京中医药大学
201410133313	具有保肝作用的皂苷化合物及其应用	南京中医药大学
201410134525	一种具有保肝作用的化合物及其应用	南京中医药大学
201310719476	用于治疗癫痫的鼻用粉雾剂及其制备方法	南京中医药大学
201410132634	具有保肝护肝作用的三萜皂苷化合物	南京中医药大学
201310076159	一种注射用载纳米粒的微球系统及其制备方法	南京中医药大学
201410170050	一种L-半胱氨酸—氧化石墨烯纳米材料的制备方法	南开大学
201110376745	吡嗪类衍生物及其制备方法、抗 HIV 活性和抗 TMV 活性	南开大学

（续表）

专利号	发明专利名称	专利权人
201110376651	喹唑啉类衍生物及其制备方法、抗 HIV 活性和抗 TMV 活性	南开大学
201110376812	嘧啶酰胺类化合物及其制备方法、抗 HIV 活性和抗 TMV 活性	南开大学
201110376813	菲并吲哚（喹喏）里西啶生物碱衍生物及其制备、抗 TMV 活性、抗 HIV 活性和抗癌活性	南开大学
201110193584	高效高立体选择性半合成三尖杉酯类生物碱的方法	南开大学
201310579324	一种基于抗抑郁药物氯丙嗪的超分子球状胶束的制备方法	南开大学
201310745131	一种酶促交联载药纳米胶束的制备方法	南开大学
201210584792	智能纳米药物传递系统和制备方法及应用	南开大学
201310296773	酶催化可控释放一氧化氮的生物材料及其制备方法	南开大学
201410017906	二苯乙烯苷在制备具有抑制压力负荷型心室重构药物中的应用	南通大学
201310164379	一类新型取代胺基咪唑酮衍生物的制备方法及抗癌作用	南通大学
201310726153	一种芹菜素的提取方法、用于治疗糖尿病的药物组合物及其应用	南通大学
201310248832	含有羟肟酸的β-咔啉类衍生物及其制备方法和医药用途	南通大学
201310407846	法尼基硫代水杨酸-核苷缀合物、其制备方法及其医药用途	南通大学
201410003889	一种负载甲强龙的纳米微球及其制备方法和应用	南通大学
201210379605	黄烷 3-醇乙酰化物及其制备方法和应用	内蒙古大学
201310449646	盐酸维拉帕米缓释微球及其制备方法	内蒙古医科大学
201210437136	一种生物碱类化合物及其制备方法和应用	宁波大学
201310224431	一种白藜芦醇低聚芪类化合物及其制备方法和应用	宁波大学
201210242532	一种吡唑烷醇-铜配合物及其制备方法和应用	宁波大学
201310319576	“右旋糖酐-MLDH-氟尿嘧啶”超分子骨架型磁性脂质体	宁夏医科大学
201310319577	磁性固态“右旋糖酐-MLDH-氟尿嘧啶”脂质体	宁夏医科大学
201310319410	“右旋糖酐-MLDH-氟尿嘧啶”超分子组装型磁靶向缓释片	宁夏医科大学
201410041573	含 8-乙氧基-3-硝基-2H-苯并吡喃结构的磺酰脲衍生物及其制备方法和应用	齐鲁工业大学
201410031737	一种弯曲棒状介孔 SiO2 及其制备方法	齐鲁工业大学
201310643744	Oleaceran 在治疗促进小肠蠕动药物中的应用	青岛大学
201110432951	扇贝糖胺聚糖在制备抗痴呆药物中的应用	青岛大学
201310000141	一种快速溶出的阿托伐他汀钙片及其制备方法	青岛大学
201410158848	一种依折麦布片的制备方法	青岛科技大学
201310404207	火木层孔菌中 1,2-苯二酚在抗禽流感 H5N1 病毒上的应用	青岛农业大学
201310401648	火木层孔菌中 3,4-二羟基苯乙酮在抗禽流感 H5N1 病毒上的应用	青岛农业大学
201310401655	火木层孔菌中甲基苯乙酮在抗禽流感 H5N1 病毒上的应用	青岛农业大学
201310401652	火木层孔菌中环二肽 C7 在抗禽流感 H5N1 病毒上的应用	青岛农业大学
201310401674	火木层孔菌中环二肽 C2 在抗禽流感 H5N1 病毒上的应用	青岛农业大学
201310401643	灰树花 265 菌株粗多糖在抗禽流感 H5N1 病毒上的应用	青岛农业大学
201310401645	灰树花 270 菌株粗多糖在抗禽流感 H5N1 上的应用	青岛农业大学
201310401646	灰树花 275 菌株粗多糖在抗禽流感 H5N1 病毒上的应用	青岛农业大学
201210583891	一种癸氧喹酯口服微囊制剂及其制备工艺	青岛农业大学
201210434009	Blebbistatin 在促进干细胞存活和维持干细胞干性中的应用	清华大学
201310311172	一种酰胺类化合物及其制备方法与应用	清华大学
201210008714	2-氨基噻唑-4-酰胺类衍生物及其制备方法与应用	清华大学深圳研究生院
201210143303	一种 NEPT 类化合物及其制备方法与应用	清华大学深圳研究生院
201210590103	一种槲皮素皮肤用脂质体及其冻干粉及其制备方法和用途	清华大学深圳研究生院
201310113064	一种从疏花水柏枝中提取抗氧化剂的方法及应用	三峡大学
201310377422	一种紫金砂提取物及在制药中的新用途	三峡大学
201210391191	一种多酚类化合物在制备治疗老年痴呆药物中的应用	厦门大学
201310106160	用两级泡沫分离法提取柴胡中柴胡总皂苷的方法	厦门大学
201410056278	一类查尔酮衍生物及其制备方法和用途	厦门大学
201310157168	伊文氏蓝配合物及其制备方法和应用	厦门大学
201110458196	一类作为维甲酸受体（RARs）激动剂的天然产物及其用途	厦门大学
201310731877	一种扫帚状载羟基喜树碱缓释粒子及其制备方法	厦门大学
201310370096	一种钯纳米片-抗癌药物复合物及其制备方法和应用	厦门大学
201310467088	阿司匹林-埃索美拉唑复方肠溶微丸制剂及制备方法	山东大学

（续表）

专利号	发明专利名称	专利权人
201310494676	CA-4 碳酸酯类衍生物、其制备方法、药物组合物与医药用途	山东大学
201310241976	N-取代水杨酰胺类化合物、制备方法及应用	山东大学
201110137099	3-氨基-2-羟基苯丙酸类金属蛋白酶抑制剂及其制备方法和应用	山东大学
201310347323	吡咯烷类 Bcl-2 蛋白小分子抑制剂化合物及其制备、药物组合物与制药用途	山东大学
201310452667	一种含有吲哚的肉桂酰胺类组蛋白去乙酰化酶抑制剂及其制备方法和应用	山东大学
201210574525	一种多取代吲哚类化合物及其制备方法和应用	山东大学
201310309791	一组格尔德霉素衍生物及其应用	山东大学
201410064230	1-芳基-3-芳基-1H-吡唑-5-甲羟肟酸类衍生物及其应用	山东大学
201310309810	一种芳杂氧乙酰肼类衍生物及其制备方法与应用	山东大学
201310456775	间二芳烃-多取代嘧啶类衍生物及其制备方法与应用	山东大学
201210410936	羟基嘧啶酮类化合物及其制备方法与应用	山东大学
201210297075	川芎嗪甲酰氧基肉桂酸类衍生物及其制备方法与应用	山东大学
201410064347	6-肉桂酰基-2H-苯并[b][1,4]噁嗪-3(4H)-酮类化合物及其应用	山东大学
201210262075	一种取代噻二嗪类衍生物及其制备方法与应用	山东大学
201310433416	一种 2,4,6-三取代嘧啶衍生物及其制备方法与应用	山东大学
201510036146	一种从火麻仁中提取分离二酮哌嗪类吲哚生物碱的方法	山东大学
201310008463	苯基呋喃类化合物、其制备方法及在制备抗心律失常药物中的应用	山东大学
201310008278	一种色满类化合物及其制备方法与应用	山东大学
201310063090	4-吡啶苯基醚类化合物及其制备方法与应用	山东大学
201310718150	取代巯基六元芳杂环并咪唑类衍生物及其制备方法与应用	山东大学
201310309821	一种三唑并嘧啶类 HIV-1 逆转录酶抑制剂及其制备方法与应用	山东大学
201310560652	一种取代吡唑并[1,5-a]嘧啶类衍生物及其制备方法与应用	山东大学
201310030127	水溶性萘菁基化合物、制备方法及作为光敏剂的应用	山东大学
201310241948	4″-O-(1-芳烷基-1,2,3-三氮唑-4-甲基-氨基甲酰基)阿奇霉素衍生物	山东大学
201510019124	一种 AKBA 结构改造化合物及其制备方法与应用	山东大学
201310239416	十六碳双乙酰化一个双键内酯型槐糖脂及其应用	山东大学
201310269658	叶酸修饰的槲皮素类脂纳米囊制剂及其制备方法	山东大学
201310340242	一种替莫唑胺静脉注射脂肪乳及其制备方法	山东大学
201310610623	聚乙二醇—聚乳酸包载倍他米松二丙酸酯的缓释微球及其制备方法	山东大学
201210330501	(2-(2-氧基-4-硫代嘧啶)乙氧基)甲基膦酸酯类衍生物及其制备与应用	山东大学
201310239674	十六碳双乙酰化无双键内酯型槐糖脂及其应用	山东大学
201310239943	十八碳双乙酰化两个双键内酯型槐糖脂及其应用	山东大学
201310255763	一种两亲性硫酸软骨素衍生物及其制备方法和应用	山东大学
201310209554	一种阿霉酮衍生物长循环纳米脂质载体及其制备方法	山东大学
201210384652	O-羧甲基壳聚糖-硬脂酸聚合物及其合成方法与应用	山东大学
201410075010	一种具有克服和避免 P 糖蛋白介导的肿瘤多药耐药性双重作用的金纳米药物载体	山东大学
201310370689	pH 响应的生物可降解聚合物囊泡及其制备方法与应用	山东大学
201310190768	一种对免疫性肝损伤有保护作用的牡蛎多糖凝胶制剂	山东大学(威海)
201410029573	低分子岩藻聚糖硫酸酯及其对糖尿病肾病的作用	山东大学(威海)
201410092409	EGFR 小分子抑制剂嘧啶衍生物及其制备方法与用途	山东理工大学
201410436007	一种释放亚甲基蓝二聚体的二氧化硅/磷酸八钙颗粒的制备方法	山东理工大学
201110122935	白首乌二苯酮类化合物及其制备方法与用途	山东中医药大学
201410116059	一种中药活性成分阿魏酸的衍生物、合成及其应用	山东中医药大学
201410196936	一种降糖鸡腿蘑胶囊制剂及其制备方法	山东中医药大学
201410166945	一种降糖鸡腿菇多糖颗粒的生产方法	山东中医药大学
201310546136	一种组合物及其制备和在制备抗抑郁症药物中的应用	山西大学
201310165627	一种氧钒配合物及其制备方法和应用	山西大学
201410006838	叶酸修饰的纳米钴石靶向药物的制备方法和应用	山西大学
201210565510	卤酚类化合物固体分散体的制备方法和应用	山西医科大学
201310663100	4-邻甲苯磺酰氧基苯并噁唑酮脂质体	山西医科大学
201310126016	1-取代苯基-3-(N-吩噻嗪基)丙-2-烯-1-酮及其制备方法和应用	陕西科技大学
201310219080	伊维菌素组合物微粒及其制备方法	陕西科技大学

（续表）

专利号	发明专利名称	专利权人
201410062027	一种具有抗肿瘤活性的异邻苯二甲酰亚胺类化合物及其应用	陕西理工学院
201310719000	一种磺酰胺类化合物及其应用	陕西理工学院
201310228099	一种7,3′,4′-三羟基黄酮衍生物及其在制备治疗肝癌药物中的应用	陕西理工学院
201310413643	一种苯甲酰胺类化合物及其应用	陕西理工学院
201310714286	一种具有抗肿瘤活性的酮类化合物及其应用	陕西理工学院
201310210798	水溶性一氧化碳释放分子及其制备方法和应用	陕西师范大学
201310114116	pH 敏感的超疏水三嵌段共聚物及其制备方法和应用	陕西师范大学
201310504888	太白楤木总皂苷提取物的用途	陕西中医学院
201210445981	2-溴苯甲醛缩肼基硫代甲酸苄酯席夫碱锌配合物及其用途	商丘师范学院
201210372005	氨基酸与水溶性柱[5]芳烃超分子配合物及其制备方法	上海大学
201310293713	硼酸衍生物及其制备方法和应用	上海工程技术大学
201310292492	手性氨基硼酸衍生物及其制备方法和应用	上海工程技术大学
201310557038	可电离阳离子脂质化合物及其用途	上海交通大学
201310014911	滇南羊耳菊提取物及其制备与在制备抗炎药物中的应用	上海交通大学
201310419778	苯并吡喃化合物的制备方法和抗肺纤维化的用途	上海交通大学
201210475989	α-萘黄酮衍生物及其制备方法、用途	上海交通大学
201210376339	链黑菌素类似化合物及其制备方法、用途	上海交通大学
201310011757	一种苯并咪唑类杂环化合物、药物组合物及其用途	上海交通大学
201310254317	具有抗炎活性的三萜皂苷类化合物、制备方法及其应用	上海交通大学
201310609030	负载金纳米簇和抗癌药物的脂质体温度荧光探针的制备方法	上海交通大学
201310315130	集磁性、荧光及热敏于一体的多功能药物载体的制备方法	上海交通大学
201110235100	四氢吡啶并二氢嘧啶酮衍生物及其制备方法和应用	上海师范大学
201210059042	一种含杂环配体的高效抗菌铜三元配合物及其制备方法和应用	上海师范大学
201310368539	一种光敏剂修饰的核壳结构磁性纳米复合材料及其制备方法和应用	上海师范大学
201210058818	一种具有荧光的抗菌铜三元配合物及其制备方法和应用	上海师范大学
201310464314	联苄类化合物的医药用途	上海中医药大学
201210535781	豆蔻明的医药用途	上海中医药大学
201210507960	云南藤黄活性化合物在制备抑制食管癌转移的药物或治疗食管癌的药物中的应用	上海中医药大学
201210148653	一种异巴西红厚壳素的用途	上海中医药大学
201210046196	汉黄芩素在制备治疗慢性肾病的药物中的用途	上海中医药大学
201310513293	苯甲酮类化合物的医药用途	上海中医药大学
201110321847	一种中性粒细胞弹性蛋白酶抑制剂	上海中医药大学
201310465076	三七皂苷 Fc 的医药用途	上海中医药大学
201210179606	一种三七皂苷 R1 的用途	上海中医药大学
201310240120	黄芪甲苷的医药用途	上海中医药大学
201310130440	一种 PPARα/γ 双重激动剂及其应用	上海中医药大学
201410116249	苯并呋喃类化合物及其医药用途	沈阳大学
201410133748	氮杂苯并蒽衍生物及其制备方法和用途	沈阳工业大学
201010169448	具有水通道蛋白调节作用的白果内酯及其衍生物在脑水肿治疗上的新用途	沈阳药科大学
201310575814	银杏内酯双层渗透泵控释片及制备方法	沈阳药科大学
201110453573	葫芦素在制备用于治疗痤疮的药物中的应用	沈阳药科大学
201110446542	1,2-二取代芳基-2-丙烯-1-酮类化合物及其用途	沈阳药科大学
201310249069	一类异胡薄荷醇脂肪酸酯及含有该类化合物作为吸收促透剂的经皮给药制剂	沈阳药科大学
201310357189	2,5-双取代环戊酮类衍生物及其应用	沈阳药科大学
201110453556	1,2-二芳基-5-取代-1H-吡咯类化合物及其制备方法与应用	沈阳药科大学
201210436831	新的喹啉类化合物及其用途	沈阳药科大学
201210279511	具有黄嘌呤氧化酶抑制活性的化合物及其盐、制备方法和用途	沈阳药科大学
201110431321	吉非替尼的苹果酸加成盐及其制备和应用	沈阳药科大学
201210009825	4-氨基喹唑啉及4-氨基喹啉类化合物及其用途	沈阳药科大学
201210502358	β-榄香烯取代哌嗪酰胺类衍生物及其制备和应用	沈阳药科大学
201110114002	2,3-二芳基噻唑烷-4-酮、-硫酮类化合物、其氧化物及其用途	沈阳药科大学

（续表）

专利号	发明专利名称	专利权人
201110364982	2-芳基-2,3-二氢-4H-1,3-苯并噻嗪-4-酮衍生物及其用途	沈阳药科大学
201110114033	橙烷类衍生物及其用途	沈阳药科大学
201010239725	具有抗肿瘤活性的类莪术内酯衍生物及其制备方法	沈阳药科大学
201210499396	4-色酮及4-色满酮类化合物和用途	沈阳药科大学
201210111946	新的噻吩并[3,2-d]嘧啶类化合物	沈阳药科大学
201210459223	含有杂环的5-羟基吲哚类衍生物及其用途	沈阳药科大学
201310681753	吡咯并苯并二氮杂*类化合物及其制备方法和应用	沈阳药科大学
201310035542	一类苯菲啶类生物碱及其抗心血管系统疾病的用途	沈阳药科大学
201210060467	一种抗甲型H1N1流感病毒的莪术醇衍生物	沈阳药科大学
201210060471	一种抗单纯疱疹病毒HSV的莪术醇衍生物	沈阳药科大学
201410030059	一种倍半萜类化合物及其制备方法和用途	沈阳药科大学
201310054304	氮杂环取代二氢青蒿素衍生物及其应用	沈阳药科大学
201310129004	酸浆苦素A提取工艺及医药用途	沈阳药科大学
201210459462	苯甲酰基取代的噻唑并[3,2-b]-1,2,4-三嗪衍生物及其应用	沈阳药科大学
201210459278	烷氧基取代的噻唑并[3,2-b]-1,2,4-三嗪衍生物及其应用	沈阳药科大学
201110091584	一个黄酮苷类化合物、制备方法及其应用	沈阳药科大学
201210197828	三萜皂苷类化合物及其制备方法和用途	沈阳药科大学
201010164045	环阿尔廷型三萜皂苷类化合物、制备方法及其应用	沈阳药科大学
201310151359	治疗肿瘤的注射用Cu(DDC)2蛋白纳米粒制剂及其制备方法	沈阳药科大学
201110332721	紫杉醇及其同系物的固体分散体及其口服制剂的制备	沈阳药科大学
201210542153	一种聚合物胶束药物组合物及其制备方法	沈阳药科大学
201110453572	一种含有小檗胺类药物的脂质体制剂及其制备方法	沈阳药科大学
201310194346	帕利哌酮新型递增释放渗透泵制剂及其制备方法	沈阳药科大学
201110453578	吉非替尼脂质体制剂及其制备方法	沈阳药科大学
201210347048	氯可托龙新戊酸酯衍生物及其制备方法	沈阳药科大学
201210459280	一种对氨基水杨酸钠肠溶微丸制剂	沈阳药科大学
200910013062	红霉素衍生物及其作为肿瘤细胞增殖抑制剂的用途	沈阳药科大学
201310227042	一种具有触发释放递送普朗尼克功能的载体递送系统	沈阳药科大学
201310133660	美沙拉嗪口服结肠定位粘附微丸	沈阳药科大学
201210431605	一种改善利塞膦酸钠口服生物利用度的制剂及其制备方法	沈阳药科大学
201210461030	氟比洛芬双层渗透泵控释片及其制备方法	沈阳药科大学
201310659807	一种药物微球及其制备方法	沈阳药科大学
201310035195	3,5,7-三苯基-5H-噻唑并[3,2-a]嘧啶类衍生物及应用	石家庄学院
201210281106	3-芳基-5-噻吩基-5H-噻唑并[3,2-a]嘧啶类衍生物及其应用	石家庄学院
201210098524	酚酸苯并环磷酰胺衍生物及其制备方法与应用	石家庄学院
201410035735	4(3H)-喹唑啉酮的C2位衍生物及其制备方法和用途	首都师范大学
201110358191	丙氨酸铜配合物及其制备方法和应用	首都师范大学
201210347691	茜素钒配合物及其制备方法和应用	首都师范大学
201310166929	拉帕醇在制备预防和(或)治疗恶性胶质瘤的产品中的应用	首都医科大学
201310187507	褐藻多糖硫酸酯在制备预防和(或)治疗糖尿病心肌病药物中的应用	首都医科大学
201110139368	2-(4-羟基)苯甲酰氨基酸-4,4,5,5-四甲基-1,3-二氧基咪唑啉及其制备方法和应用	首都医科大学
201210183030	四氢-β-咔啉-3-甲酰脂肪链胺、其制备、纳米结构、免疫抑制作用及应用	首都医科大学
201110415209	(1S,3S)-1-对硝基苯基-1,2,3,4-四氢-β-咔啉酰氨基酸、其合成、抗栓活性和作为抗血栓剂的应用	首都医科大学
201110148959	1,7-二芳基-1,6-反式二烯-3,5-二酮,其制备方法和应用	首都医科大学
201210173716	环己基四氢咪唑并吡啶并吲哚-二酮乙酰氨基酸,其合成,抗血栓作用和应用	首都医科大学
201210173739	咪唑并吡啶并咪唑-3-取代乙酸苄酯、其合成、抗肿瘤活性及应用	首都医科大学
201210181119	茶氨酸修饰的咔啉酰氨基酸苄酯、其制备、抗肿瘤活性和应用	首都医科大学
201110415171	Lys及Lys(Pro-Ala-Lys)修饰的姜黄素衍生物、其合成及在医学中的应用	首都医科大学
201110415153	Lys及寡肽修饰的姜黄素衍生物、其合成及在医学中的应用	首都医科大学
201210176629	LRGD肽修饰的咔啉并六氢吡嗪-1,4-二酮、其制备方法、抗血栓作用和应用	首都医科大学

（续表）

专利号	发明专利名称	专利权人
201210173631	TRGD 肽修饰的咔啉并六氢吡嗪-1,4-二酮、其制备方法、抗血栓作用和应用	首都医科大学
201310194989	一种抗肿瘤活性剂纳米结构脂质载体的制备及应用	首都医科大学
201210181008	四氢-β-咔啉-3-甲酰-二乙烯三胺-β-环糊精络铜,其制备,抗血栓作用和应用	首都医科大学
201210154368	氨基葡萄糖修饰的二氧六环衍生物、其制备方法及其用途	首都医科大学
201210229902	和厚朴酚或其药学上可接受的盐的新用途	四川大学
201310405281	氧化白藜芦醇作为制备治疗肿瘤药物的应用	四川大学
201310017114	信号通路抑制剂及其制备方法和用途	四川大学
201310055456	一种含替米沙坦和匹伐他汀的药物组合物	四川大学
201110263938	含氨基羧酸酰胺结构的丙泊酚酯类衍生物、制备方法及其用途	四川大学
201210484783	抗 HIV 的化合物及其制备方法和用途	四川大学
201110022759	*N*-苯基-2-巯基苯甲酰胺衍生物及其制备方法和用途	四川大学
201310081757	6-胍基-2H-异吲哚类化合物、其制备方法和用途	四川大学
201310013707	一种嘧啶类化合物及其制备方法和用途	四川大学
201210329644	异黄酮氨基甲酸酯类化合物、其制备方法和用途	四川大学
201210137159	苯并吡喃查尔酮类化合物及其制备方法和用途	四川大学
201110108662	4-1,2,3-三氮唑-香豆素衍生物及其制备方法和用途	四川大学
201110046505	β-L-2′-脱氧-胸腺嘧啶核苷衍生物及其制备方法和用途	四川大学
201110180791	多氮唑联螺烯酮类化合物及其制备方法和用途	四川大学
201210414975	2-芳基-苯并[d]噁唑、2-芳基-苯并[d]噻唑衍生物及其制备方法和用途	四川大学
201210060809	氮-3-异噁唑基-3-4-噻吩基-嘧啶磺酰基丙酰胺衍生物在制备抗肿瘤药物中的用途	四川大学
201110191190	9-磺酰基-9H-嘌呤衍生物及其制备方法和用途	四川大学
201210298671	一种镇静催眠的化合物及其制备方法和用途	四川大学
201210220626	8H-苯并吡喃[2,3-f]-4-酮衍生物及其制备方法和用途	四川大学
201310035087	豆腐果苷衍生物或其盐	四川大学
201110262847	氨基葡萄糖衍生物作为小分子药物肾靶向修饰基团的用途	四川大学
201310511279	负载阿霉素的 PEG 化肽类树状大分子靶向给药系统及其制备方法	四川大学
201210187916	4-(4-(3-三氟甲基)苯甲酰胺基苯氧基)-2-(甲基氨甲酰基)吡啶纳米混悬剂及其制法和应用	四川大学
201210417502	一种靶向巨噬细胞的制剂	四川大学
201310345062	聚乙二醇-聚氨基酸-聚酯三嵌段聚合物及其制备方法和用途	四川大学
201210099167	黄芩素和黄芩黄酮总苷元提取物的制备方法	四川省中医药科学院
201210587690	化合物 Clik148 在制备治疗脑血管疾病的药物中的应用	苏州大学
201210536766	一种化合物的应用以及 STAT3 抑制剂	苏州大学
201210516800	一种 AMPK 激活剂及其在制备治疗糖尿病和(或)糖尿病并发症的药物中的应用	苏州大学
201410080657	4-(2-甲基-1-哌啶基)-3-硝基苯甲酰胺在制备抗癌药物中的应用	苏州大学
201310387348	一种 PI3K 小分子抑制剂及其应用	苏州大学
201210298524	3H-1,2-二硫环戊烯-3-硫酮类化合物及其应用	苏州大学
201210539389	一种 3H-1,2-二硫环戊烯-3-硫酮类化合物的制备方法与应用	苏州大学
201210465345	一种罗丹宁衍生物及其制备方法	苏州大学
201310056546	罗丹宁喹唑啉胺复合物及其制备方法和用途	苏州大学
201310141128	一种咪喹莫特泡囊凝胶剂及其制备方法	苏州大学
201010198533	组蛋白去乙酰化酶抑制剂	台北医学大学
201210424430	一种坎地沙坦酯双释胶囊及其制备方法	台州职业技术学院
201310097386	一种 1,4-二酰基-3,6-二苯基-1,4-二氢均四嗪类化合物及其制备方法和应用	台州职业技术学院
201210268588	一种硫辛酰肼衍生物其及制备方法和应用	台州职业技术学院
201310664652	一种三唑并萘啶酮衍生化合物及其制备方法和应用	台州职业技术学院
201210563976	一种[1,2,4]三唑[4,3-b]均四嗪衍生化合物及其制备方法	台州职业技术学院
201210361888	一种防治神经性疼痛的药物组合物	泰山医学院
201310117849	类姜黄素缩芳香胺希夫碱衍生物及其在制备抗菌药物的应用	唐山师范学院
201310556752	一种蓝莓多酚的分离方法	天津大学
201410217214	2,5,6-三取代-3(2H)-苯并呋喃酮衍生物及应用	天津科技大学

（续表）

专利号	发明专利名称	专利权人
201210575394	磺胺类化合物及其制备方法和应用	天津商业大学
201410110003	斯皮诺素固体脂质纳米粒及其制备方法和应用	天津商业大学
201410046631	一种大豆分离蛋白药物缓释薄膜及其制备方法	天津商业大学
201310649203	茜素紫在制备治疗肾脏囊肿药物中的应用	天津医科大学
201410093588	酸枣仁生物碱单体成分酸李碱及其制备方法与应用	天津医科大学
201310073777	京尼平氨基酸衍生物作为 NF-κB 抑制剂的用途	天津中医药大学
200910228857	二氧杂双环辛烷化合物及其制备方法和用途	天津中医药大学
201310576249	新替告皂苷化合物及其制备方法与应用	天津中医药大学
201310426488	化合物、其提取方法、包含其的药物组合物及其用途	天津中医药大学
201310574778	新海柯皂苷化合物与提取物及其制备方法与应用	天津中医药大学
201410084089	一种磁性载 5-氟尿嘧啶聚乳酸羟基乙酸共聚物材料的制备方法	同济大学
201210486796	拟康氏木霉胞外多糖作为治疗胃癌药物的应用	皖南医学院
201210361750	乳白香青总黄酮的制备方法及其在制备治疗胆囊炎的药物中的应用	潍坊护理职业学院
201310529762	一种肺吸入槲皮素纳米微球及其制备方法	潍坊医学院
201310529617	一种原花青素缓释纳米微球及制备方法和应用	潍坊医学院
201410169911	一种抗癌活性吲哚酮衍生物、合成方法及其用途	温州大学
201110290332	查尔酮类化合物在制备抗炎药物中的应用	温州医学院
201110276115	8-苯基黄嘌呤类衍生物的制备及应用	温州医学院
201110280781	具有抗肿瘤作用的泊洛沙姆-阿霉素偶联物及其制备方法	温州医学院
200910152920	3,7,10-三甲基-杂氮硅三环希夫碱衍生物的制备和用途	温州医学院
201310081886	2,7-二取代芴酮衍生物及其制备方法与应用	武汉大学
201410147716	作为甲型流感病毒抑制剂的甲酰胺和异腈类化合物及其制备与应用	武汉大学
201310076738	一种吲哚类化合物及其作为 HIV-1 逆转录酶抑制剂的应用	武汉大学
201310434000	一种荷叶碱微球及其制备方法	武汉大学
201310316558	一种丙型肝炎病毒吸附剂及其制备方法与应用	武汉大学
201310691998	一种无载体微纳米白藜芦醇药物及其制备和应用	武汉工程大学
201310018137	一种白藜芦醇纳米制剂的制备方法	西安电子科技大学
201310165276	一种难溶性药物固体分散体及其制备方法	西安交通大学
201310232459	一种化合物及其制备方法和抗溃疡性结肠炎用途	西安交通大学
201310330064	一种具有降高血压活性的吡咯香豆素类化合物及制备方法	西安交通大学
201310173248	一种具有降高血压活性的化合物及其制备方法	西安交通大学
201410268060	一种可去聚乙二醇化的共装载阿霉素和 siRNA 载体及其合成方法	西安交通大学
201310441996	中药黄芩中黄酮类化合物作为 DXR 抑制剂的用途	西北大学
201210567341	龙胆苦苷在治疗高尿酸血症中的应用	西北大学
201410145952	叶酸-苯甲醛氮芥-HPMA 高分子共聚物及其制备和应用	西北师范大学
201210577506	具有抗肿瘤活性的香豆素类高分子聚合物及其制备方法	西北师范大学
201310389697	酮洛芬兰索拉唑缓释微丸及其制备方法与制剂	西南大学
201310389683	甲磺酸普立地诺双氯芬酸钠注射液及其制备方法	西南大学
201210582420	甘草苷在制备大肠杆菌氟喹诺酮外排泵抑制剂中的应用	西南大学
201310488903	磺胺类衍生物及其制备方法与用途	西南大学
201210322813	香豆素三唑及其制备方法和用途	西南大学
200910191097	具有抗微生物活性的香豆素唑类化合物、制备方法和医药用途	西南大学
201210322800	香豆素三唑醇及其制备方法和用途	西南大学
201310357973	一种高纯度黄连总生物碱提取方法	西南大学
201310329394	疏水性葡聚糖在制备姜黄素增溶剂中的应用和方法	西南大学
201310389685	甲磺酸普立地诺骨架缓释片及其制备方法	西南大学
201310682213	微、纳米磷酸钙/儿茶酚基聚合物骨修复支架的制备方法	西南交通大学
201080049811	作为组蛋白脱乙酰酶抑制剂的羟基取代的金(III)卟啉络合物	香港大学
201080055284	CDK5 抑制剂及其治疗用途	香港科技大学
201310302484	茶氨酸、茶多糖和甜刺茶提取物作为醛糖还原酶抑制剂的应用	湘潭大学
201310179788	一种聚 ε-己内酯负载的抗肿瘤前药及其制备方法	湘潭大学
201210399112	一种神香草总黄酮提取物及其制备方法和用途	新疆医科大学
201310609038	Manzamenone O 在制备治疗阿尔茨海默病药物中的应用	新乡医学院

（续表）

专利号	发明专利名称	专利权人
201410066349	莴苣苷 B 在制备防治肾移植的药物中的应用	新乡医学院
201410033080	预防原发性高血压的药物组合物及其应用	新乡医学院
201410033098	治疗血管性痴呆的药物组合物及其应用	新乡医学院
201410033123	治疗阿尔海默式综合症的药物组合物及其应用	新乡医学院
201310292519	5-HT2A 受体激动剂的用途	新乡医学院
201410375051	闭花木酮 Cleistanone 的 O-(四氢吡咯基)乙基衍生物、制备方法及其用途	新乡医学院
201310301720	双层缓控释纳米粒及其制备方法和应用	新乡医学院
201110307384	一种五氟利多自微乳化纳米组合物及其制备方法	徐州医学院
201210109081	ω-羧基取代的二苯基硫脲类化合物及其制备方法和用途	烟台大学
201310263358	一种金雀异黄素靶向纳米粒子的制备方法	扬州大学
201310646546	一种恩诺沙星复合缓释微球的制备方法	扬州大学
201210493537	一种人乳腺癌细胞抑制剂及制备方法	玉林师范学院
201210493372	一种宫颈癌细胞抑制剂及制备方法	玉林师范学院
201210493273	一种苯并咪唑吡啶类配合物及其制备方法	玉林师范学院
201310242148	多卤代苯腈喹唑啉酮化合物及其制备方法和用途	云南大学
201210291009	一种色酮类化合物及制备方法、应用以及所制备的抗艾滋病药物组合物和制剂	云南民族大学
201210546906	一种异戊烯基二氢异黄酮类化合物及其制备方法和应用	云南民族大学
201410386682	一种从厚朴叶中制备厚朴酚及和厚朴酚的方法	云南中医学院
201310341027	一种野生仙人掌多糖明胶微球及其制备方法	湛江师范学院
201310033524	一种野生仙人掌多糖 PLGA 微胶囊的制备方法	湛江师范学院
201410015478	*N*-[5-(1,2,4-三唑-1-基)噻唑-2-基]脂肪酰胺的医药用途	长沙理工大学
201310341135	苦参碱在制备治疗慢性粒细胞白血病药物中的应用	浙江大学
201310375357	甾醇酚酸酯在制备防治乳腺癌药物中的应用	浙江大学
201410079250	山核桃甾醇提取物在制备消炎物品中的应用	浙江大学
201310635127	一种环氧甾醇组合物及制备和用途	浙江大学
201310498212	一种组合物在制备抗癫痫药物中的应用	浙江大学
201310249431	甘草酸在制备减轻马来酸苏尼替尼心脏毒性药物中的应用	浙江大学
201410132650	联苯新木脂素化合物及其提取方法和用途	浙江大学
201310574940	甘油单酯衍生物的制备方法及应用	浙江大学
201310301406	一种抑制二肽激肽酶的化合物及制备方法和用途	浙江大学
201310256474	2-氟代苯胺喹唑啉类肿瘤正电子显像剂及制备和应用	浙江大学
201310427590	一类苯胺喹唑啉类化合物的制备方法和用途	浙江大学
201210242894	1-取代-1H-1,2,4-三氮唑-甲酰胺衍生物及其制备和用途	浙江大学
201110461580	4-(2-甲基丙烯酰基)-7-氧代-1,4-氧氮高氢杂*及其制备方法和应用	浙江大学
201310574939	一种环肽化合物 clavatustide B 及其制备方法和应用	浙江大学
201310575061	一种环肽化合物 clavatustide A 及其产生菌、制备方法和应用	浙江大学
201310373861	2-甲氧基苯基-二甲胺基甲酸酯衍生物及制备和用途	浙江大学
201310017341	含哌嗪环的查尔酮类化合物的药物用途	浙江大学
201310397862	一种色满化合物及其提取方法和应用	浙江大学
201210340355	7-芳(甲)胺基-5-胺基-6-氮杂吲哚衍生物及制备与用途	浙江大学
201210411352	喹唑啉衍生物及其制备方法和用途	浙江大学
201310241278	中药饿蚂蝗提取物的制备及抗老年性痴呆药物用途	浙江大学
201310242492	中药饿蚂蝗提取物的制备方法及其抗衰老用途	浙江大学
201310107987	表柔比星超顺磁性氧化铁纳米粒及其制备方法	浙江大学
201310566240	一种制备癌细胞靶向性仿细胞微囊的方法	浙江大学
201210035192	一种治疗念珠菌感染及其所引起疾病的药物及其制备方法	浙江大学宁波理工学院
201110088902	一种通过三甲氧苄氨嘧啶重氮化制备阿散酸制剂的方法	浙江工商大学
201110088422	一种通过对氨基苯胂酸重氮化制备阿散酸制剂的方法	浙江工商大学
201310281803	10-芳甲烯基蒽酮类化合物在制备抗肿瘤药物中的应用	浙江工业大学
201310462766	*N*-(3,5-二氯苯基)-3,4-二氯-顺丁烯二酰亚胺在抗真菌感染中的应用	浙江工业大学
201210285027	一种 5-硝基咖啡酸金刚醇酯及其在制备抗肿瘤药物中的应用	浙江工业大学
201310155866	4-[4-(2-取代氨基乙酰氨基)苯胺基]喹唑啉类衍生物及制备和用途	浙江工业大学

（续表）

专利号	发明专利名称	专利权人
201310155885	4-[4-(2-二乙氨基乙酰氨基)苯胺基]-6-取代喹唑啉类化合物及制备和应用	浙江工业大学
201310231098	1-芳基-1,2,3-三氮唑类化合物及其制备和应用	浙江工业大学
201310118833	手性(S)-β-羟基-γ-氨基酸修饰的发夹聚酰胺及其应用	浙江工业大学
201310292433	来源于产酶溶杆菌的2,5-二酮哌嗪类二肽及其制备和应用	浙江工业大学
201310461063	吲哚螺吡咯并[1,2-c]咪唑类化合物及其制备方法和应用	浙江工业大学
201310049621	一种单硝酸异山梨酯衍生物及其制备方法和应用	浙江工业大学
201210469852	一种作用革兰氏阳性菌的抗生素及其制备方法和应用	浙江工业大学
201310418529	一种葛根素固体分散剂的制备方法	浙江工业大学
201310751673	一种具有双重疗效的酶触释药制剂、其制备方法及应用	浙江工业大学
201310418278	三唑酰胺类化合物、其制备方法和其抗糖尿病用途	浙江医药高等专科学校
201310418260	一类四氮唑羧酸类化合物及其用途	浙江医药高等专科学校
201310418265	取代的四氮唑羧酸类化合物及其用途	浙江医药高等专科学校
201310308087	噻唑并环己烷类化合物、其制备方法和抗肿瘤用途	浙江医药高等专科学校
201310192333	抗肿瘤化合物、其制备方法和用途	浙江医药高等专科学校
201310308086	吲哚取代的噻唑并环己烷类化合物、及其抗肿瘤用途	浙江医药高等专科学校
201310334318	二甲基乙二酰基甘氨酸的新用途及间充质干细胞的分离方法	浙江中医药大学
201310393320	一种尼莫地平/川芎嗪双载药 PLGA 纳米粒及其制备方法	浙江中医药大学
201310518910	农吉利碱凝胶剂及其制备方法	浙江中医药大学
201310744573	一种延胡索乙素胃漂浮微球	浙江中医药大学
201310744340	一种柠檬醛亚微乳及其制备方法	浙江中医药大学
201310621163	含环外双键结构单元的3,5-吡唑二酮衍生物及其制备方法和用途	郑州大学
201210557368	1,2,3-三唑-氨基二硫代甲酸酯-脲复合体、其制备方法及其应用	郑州大学
201210358666	含 α-芳基-γ-亚甲基丁烯内酯类化合物及其合成方法和用途	郑州大学
201310255726	红茴香内酯 F、其提取方法及其在药物制备中的用途	郑州大学
201310165359	槲皮素酰胺类衍生物的制备方法及用途	郑州大学
201210113907	槲皮素-3-O-酰基酯及其制备方法	郑州大学
201310442808	含苯并咪唑结构单元的嘧啶衍生物及其制备方法和用途	郑州大学
201310255157	红茴香内酯 G、其提取方法及其在药物制备中的用途	郑州大学
201310695917	含磺酰内酯的丁烯内酯类化合物及其合成方法和用途	郑州大学
201310176849	氟尿嘧啶类化合物、其制备方法及其应用	郑州大学
201310026186	乙酰异戊酰泰乐菌素胺化物、制备方法及应用	郑州大学
201310409690	一种治疗青光眼的复合物凝胶及其制备方法	郑州大学
201310137636	去氢表雄酮 D 环并氨基噻唑环类化合物、其制备方法及其应用	郑州大学
201310494933	一种隐形热敏脂质体的制备及其药物转运系统在肿瘤治疗药物中的应用	郑州大学
201210252789	一种 5-氟尿嘧啶分子表面印迹微球制备方法	中北大学
201310357173	一种低分子量甘露糖醛酸寡糖在制备预防或治疗帕金森症的药物或保健品中的应用	中国海洋大学
201310181032	全乙酰壳寡糖在制备治疗神经退行性疾病的药物中的用途	中国海洋大学
201010200187	作为蛋白酪氨酸激酶抑制剂的一系列喹唑啉糖衍生物,其制备方法和应用	中国海洋大学
201210388825	考布他汀 A-4 类似物及其制备方法和在制备抗肿瘤药物中的应用	中国海洋大学
201310228728	岩藻聚糖硫酸酯及其制备方法和在制备抗糖尿病的 α-糖苷酶抑制剂中的应用	中国海洋大学
201410132608	一种岩藻聚糖硫酸酯及其制备方法和在制备抗流感病毒药物中的应用	中国海洋大学
201110338322	环酮类衍生物及其作为淀粉样蛋白沉积物和神经纤维缠结的显像剂和聚集抑制剂的用途	中国科学技术大学
201310438480	喜树碱前药单体及其聚合前药两性分子、以及它们的制备和用途	中国科学技术大学
201310436641	制备喜树碱聚合前药两性分子的纳米粒子的方法及其产品和用途	中国科学技术大学
201410088294	一类氮杂吲哚骨架的噻唑啉衍生物及其制备方法与应用	中国农业大学
201210592891	苯并噻吩及其衍生物及其制备方法与应用	中国人民大学
201310434541	苄基丁内酯类化合物在制备防治乙型脑炎病毒药物中的应用	解放军第二军医大学
201410036032	积雪草酸衍生物 A1 在制备抗抑郁药物中的应用	解放军第二军医大学
201310242030	掌叶覆盆子中半日花烷型二萜苷类化合物作为药物的应用	解放军第二军医大学
201310228707	对羟基苯乙酮葡萄糖苷在制备抗自身免疫病和抗移植排斥疾病药物中的应用	解放军第二军医大学

（续表）

专利号	发明专利名称	专利权人
201010288332	一种 miRNA 的抗病毒作用、实施方法及用途	解放军第二军医大学
201210183672	迷迭香酸衍生物及其制备方法与在制备抗结核药物中的应用	解放军第二军医大学
201310261060	己二酰二 D-羟脯氨酸衍生物及其作为核酸疫苗佐剂的应用	解放军第二军医大学
201310561814	3,5-双芳基甲叉基哌啶酮衍生物及其在制备降糖降脂药物中的应用	解放军第二军医大学
201210421175	艾迪康唑的光学异构体及其制备方法与应用	解放军第二军医大学
201310224195	一种氮唑类抗真菌化合物及其制备方法和用途	解放军第二军医大学
201310090710	取代苯并噻唑类抗真菌化合物及其制备方法与应用	解放军第二军医大学
201210027599	一类具有协同氟康唑抗耐药真菌作用的化合物	解放军第二军医大学
201310202745	取代三环苯醌类化合物及其制备方法与应用	解放军第二军医大学
201310056140	一种大环内酯类抗菌化合物及其制备方法和应用	解放军第二军医大学
201310048361	从珊瑚中分离得到的多羟基甾体类化合物及其应用	解放军第二军医大学
201210171295	丁酸钠在制备缺氧性肺动脉高压防治药物中的应用	解放军第三军医大学
201310223326	梓醇和维甲酸药物组合在制备预防或治疗脑白质损伤的药物中的应用	解放军第三军医大学
201310374912	具有生物活性的香豆素骨架多环化合物及制备方法和用途	解放军第三军医大学
201310652129	Myrtucommuacetalone 在治疗或预防急性心衰药物中的应用	解放军第四军医大学
201310512174	一种药物组合物及其在制备治疗肝癌药物中的应用	解放军第四军医大学
201310512167	药物组合物及其在制备治疗肥胖、胰岛素抵抗和糖尿病药物中的应用	解放军第四军医大学
201210190694	一种抑制口腔菌斑的药物及其制备方法	解放军第四军医大学
201310505141	苦龙胆酯苷治疗肺动脉高压的作用及其应用	解放军第四军医大学
201410150437	柴胡皂苷 a 防治骨质疏松的应用	解放军第四军医大学
201310076282	香芹酚衍生物及其合成方法和应用	解放军第四军医大学
201410221477	乙酰间苯三酚类化合物及其在制备抗菌药物中的应用	解放军第四军医大学
201310229134	3,3′-(3,4-二氯苯亚甲基)-双-4-羟基香豆素及其在制备抗多重耐药细菌药物中的应用	解放军第四军医大学
201310321949	5-氟尿嘧啶氮氧自由基抗肿瘤药物	解放军第四军医大学
201210047188	含取代苯烷基的嘌呤类化合物和制备方法及应用	解放军第四军医大学
201310215514	一种芬太尼双层口颊片及其制备方法	解放军第四军医大学
201210570744	一种蟾毒灵脂质体及其制备方法和应用	解放军第四军医大学
201210428878	藤黄酸结肠定位控释片及其制备方法	解放军第四军医大学
201310172881	一种九节龙皂苷Ⅰ缓释植入片及其制备方法	解放军第四军医大学
201310123764	汉黄芩素衍生物在制备抗肿瘤药物中的应用	中国药科大学
201210544403	一类三氮唑并嘧啶类表皮生长因子受体拮抗剂的抗肿瘤治疗用途	中国药科大学
201310165941	竹节参皂苷Ⅳ在制备降血脂药物中的应用	中国药科大学
201410287086	芳基乙酸类衍生物、其制备方法及其医药用途	中国药科大学
201310141958	3-苯基-3-吡咯基戊烷类衍生物及其医药用途	中国药科大学
201310352804	四氢异喹啉羟基衍生物、其制备方法及其医药用途	中国药科大学
201310354975	四氢异喹啉季铵盐类衍生物、其制备方法及其镇痛用途	中国药科大学
201210513261	新型嘧啶类化合物、其制备方法、包含此类化合物的药物组合物及其用途	中国药科大学
201310209323	五元杂环双羰基衍生物及其抗多药耐药细菌上的用途	中国药科大学
201310238137	一种 R 型白藜芦醇二聚体、其制备方法及其降血糖用途	中国药科大学
201310420962	具有抗肿瘤活性的东莨菪素衍生物、其制备方法及用途	中国药科大学
201210422187	具有 β-受体阻断活性的异色满酮类衍生物、其制备方法及用途	中国药科大学
201110058119	芳香双酰肼类 PLK1 抑制剂及其用途	中国药科大学
201410017014	一类含苯并咪唑结构的喹啉-4-胺衍生物、其制法及医药用途	中国药科大学
201210541287	一类治疗阿尔茨海默病的选择性多巴胺 D_1 受体激动剂	中国药科大学
201110153330	苯并[5,6]环庚基[1,2-b]吡啶衍生物、制备方法、药物组合物及其抗过敏性疾病的用途	中国药科大学
201210543597	一类具有改善阿尔兹海默病作用的 β1-肾上腺素受体激动剂	中国药科大学
201210422186	具有抗菌活性的(20S,24S)-ocotillol 型人参皂苷类衍生物、其制备方法及用途	中国药科大学
201210153921	一种甘草次酸衍生物、其制备方法及医药用途	中国药科大学
201110092881	一种金纳米-紫杉醇结合物及其制备方法和应用	中国药科大学
201310517525	一种索拉非尼有机凝胶及其制备方法	中国药科大学

（续表）

专利号	发明专利名称	专利权人
201210009426	3,12 位修饰的蜀羊泉碱衍生物、其制备方法、制剂及其医药用途	中国药科大学
201310567630	柠檬苦素肟醚衍生物、其制法以及医药用途	中国药科大学
201210141117	姜黄素-多糖类偶联物及其制备方法与应用	中国药科大学
201310664637	一种制备卡马西平聚乳酸-羟基乙酸共聚物微胶囊的方法	中国药科大学
201410018310	一种聚乙二醇维生素 E 琥珀酸酯和钙网蛋白修饰的纳米粒及其制备方法	中国药科大学
201410005857	肝素修饰的阿霉素脂质体制剂及其制备方法	中国药科大学
201210333448	用于抑制运动神经元自体吞噬的医药组合物及其应用	中国医药大学
201210084174	抑制哺乳动物的肿瘤细胞增生的化合物及其医药组合物	中国医药大学
201010185760	二氢芳基萘类木脂素衍生物及其组合物用于制备预防和治疗乳腺增生药物的应用	中南大学
201310201044	2-氨基-4-(3′-氰基-4′-吡咯烷基)苯基嘧啶化合物的抗肿瘤应用	中南大学
201210478309	白杨素酰胺衍生物及其医药用途	中南民族大学
201210511911	一种提高细菌对抗生素敏感性的小分子物质	中山大学
201310034969	印枳素在制备镇咳药物中的应用	中山大学
201310085889	一类呋喃香豆素类化合物在制备抗乙型肝炎病毒(HBV)药物中的应用	中山大学
201310017288	一种取代吡咯色原酮类化合物在制备治疗 5 型磷酸二酯酶相关疾病的药物中的应用	中山大学
201210588691	甘珀酸在制备抗登革病毒药物中的应用	中山大学
201310692093	一种抗肿瘤化合物 Chondrosterin J 及其制备方法与应用	中山大学
201110257557	一种具有流感病毒神经氨酸酶抑制活性的环己烯化合物及其制备方法以及其应用	中山大学
201410055590	卡托普利锌配合物及其制备方法和制剂	中山大学
201210181950	半日花烷型二萜类化合物、柏子仁提取物及其制备方法和应用	中山大学
201310225664	一类海洋真菌来源的苯乙酮类化合物及其制备方法与应用	中山大学
201310268061	一种 2-取代芳乙烯基-*N*-甲基化喹啉衍生物的制备及其在抗阿尔兹海默症药物中的应用	中山大学
201210594366	具有 Aurora 激酶抑制活性的嘧啶衍生物及其制备方法以及应用	中山大学
201310032138	钌配合物及其制备方法和作为组蛋白脱乙酰基酶抑制剂的用途	中山大学
201210477992	蒽醌多吡啶配体及钌-蒽醌配合物的制备方法和应用	中山大学
201210405883	阿昔洛韦共晶及其制备方法和制剂	中山大学
201210404125	一类二倍半萜类化合物及其制备方法与应用	中山大学
201210181451	Xyloketal B 类似物及其制备方法和应用	中山大学
201310515976	蒽醌多吡啶配体及其双核钌配合物的制备方法和应用	中山大学
201210448960	阿德福韦酯没食子酸共晶及其制备方法和组合物	中山大学
201310542881	一种紫杉醇硅质体微胶囊的制备方法	中山大学
201310095775	二氟尼柳固体分散体及其制备方法	中山大学
201310662617	茶多糖衍生物及其制备方法	中山大学
201310305870	利用超声波-微波快速制备呋喃西林滴耳液制剂的方法	重庆医药高等专科学校
3　专利权为国内研究所		
200910162006	盐酸文拉法辛缓释微丸胶囊	北京天衡药物研究院
201110000292	洛索洛芬钠骨架缓释片	北京天衡药物研究院
201110026354	预防或治疗丙型肝炎的医药组合物	财团法人工业技术研究院
201180018200	γ-聚麸胺酸类眼科手术冲洗液	财团法人国家卫生研究院
201010624423	吡啶生物碱、其制备方法及这些吡啶生物碱的用途	财团法人食品工业发展研究所
201110447521	新颖紫红曲酮、其制备方法及紫红曲酮的用途	财团法人食品工业发展研究所
201080002506	脯氨酸衍生物	财团法人卫生研究院
200980144458	作为酪胺酸激酶抑制剂的稠合双环及多环嘧啶化合物	财团法人卫生研究院

（续表）

专利号	发明专利名称	专利权人
200910263430	包含益母草碱盐和甘草酸铵药物制剂及在黄褐斑中用途	成都百康医药工业药理毒理研究院
201310737656	含噻唑基雷帕霉素类衍生物及其应用	福建省微生物研究所
201110061304	一种治疗类风湿性关节炎的贴剂及其制备方法	福建省医学科学研究院
201310605864	雷公藤内酯醇纳米涂膜剂的制备方法	福建省医学科学研究院
201410019275	一种麻醉药的制备方法	广东省心血管病研究所
201210568401	一种盐酸二甲双胍缓释小丸制剂及其制备方法	广州医药研究总院
201310279503	一种治疗肝癌的药物组合物及其制备方法	贵州神奇药物研究院
201310466841	一种注射用硼替佐米的制备方法	哈药集团技术中心
201310304323	一种预防血吸虫感染长效青蒿琥酯药物及其制备方法	江苏省血吸虫病防治研究所
201210372131	一种双膦酸铜配合物、其制备方法及用途	江苏省原子医学研究所
201210242328	一种双核铂(Ⅱ)-双膦酸类配合物及其制备方法和应用	江苏省原子医学研究所
201210061319	一种双核铂(Ⅱ)-唑来膦酸配合物及其制备和应用	江苏省原子医学研究所
201310724768	脉络宁二氢蒽及其制备方法和用途	江苏省中国科学院植物研究所
201310724769	脉络宁酚的制备方法	江苏省中国科学院植物研究所
201110004922	一种吲哚三氮唑类生物碱及其制备方法和抗真菌用途	江苏省中国科学院植物研究所
201210226445	一种化疗致血痹动物模型建立方法	江苏省中医药研究院
201110377440	一种含异甘草黄酮醇的抗肿瘤药物及其应用	山东省科学院生物研究所
201410102132	一种含1,3,4-噻二唑杂环及酰胺基团的替加氟衍生物	山东省医学科学院药物研究所
201310660469	一种雪胆葫芦烷型四环三萜化合物,含有该化合物的药物组合物及其应用	山东省医学科学院药物研究所
201310660217	雪胆葫芦烷型四环三萜化合物,含有该化合物的药物组合物及其应用	山东省医学科学院药物研究所
201310312240	瑞格列奈二甲双胍药用组合物及其制备方法	山东省医药工业研究所
201310370928	匹可硫酸钠肠溶片及其制备方法	山东省医药工业研究所
201310488920	含盐酸莫西沙星的药用组合物	山东省医药工业研究所
201310568288	姜黄素与银杏内酯B配伍组合物及其应用	山西省中医药研究院
201310232458	3,3′-偶氮双[6-(丁酰氧基)苯甲酸]及其制备方法和应用	陕西新药技术开发中心
201310232307	一种化合物及其制备方法和抗溃疡性结肠炎用途	陕西新药技术开发中心
201110370461	一类长链脂肪酸衍生物或含其的植物提取物在制备抑制芳香化酶活性的药物中的应用	上海医药工业研究院
201110436939	一类脂肪酸甘油酯在制备抑制芳香化酶活性的药物中的应用	上海医药工业研究院
201110113061	积雪草酸盐颗粒剂及其制备方法	上海医药工业研究院
201110117378	一类吡咯烷衍生物、其制备方法及应用	上海医药工业研究院
201210161047	二芳基哌啶类衍生物及其作为多靶点抗抑郁症药物的应用	上海医药工业研究院
201010594893	新型嘧啶衍生物及其制备方法和应用	上海医药工业研究院
201010503568	一类喹啉衍生物、其制备方法、中间体及其应用	上海医药工业研究院
201010567219	一类2-环丙基-4-取代苯氧基喹啉衍生物、其制备方法、中间体及其应用	上海医药工业研究院
201210307548	苯并吡啶氮杂草类化合物及其作为抗肿瘤药物的应用	上海医药工业研究院
201210218159	嘧啶并苯并氮杂草类化合物及其作为抗肿瘤药物的应用	上海医药工业研究院
201110156759	紫芝液体深层发酵菌丝体均一多糖及其制备方法	上海医药工业研究院
201210159354	伊潘立酮药物组合物及其制备方法	上海医药工业研究院
201310437140	含有麦冬多糖MDG-1的组合物及其在制备改善代谢综合症的药物或保健品中的应用	上海张江中药现代制剂技术工程研究中心
201210203239	20(S)-原人参二醇的用途	上海中药创新研究中心
201210443006	一种20(S)-原人参二醇自微乳组合物及其制备方法和应用	上海中药创新研究中心
201110101099	神经毒性低的高哌嗪乙酰肼类衍生物及其制备方法和用途	深圳市湘雅生物医药研究院
201210576165	含葡聚糖的药物组合物及其制备方法	深圳先进技术研究院
201310152884	两亲性聚合物及其制备方法和应用	深圳先进技术研究院
201310670533	一种双敏感响应型聚合物纳米胶束及其制备方法和应用	深圳先进技术研究院
201310102413	超支化聚合物纳米药物载体及其制备方法、抗癌药物纳米颗粒、抗癌药物制剂及其制备方法	深圳先进技术研究院
201310589848	纳米载药胶束和抗癌药物及其制备方法	深圳先进技术研究院
201310505945	肿瘤靶向的光动力载药纳米粒子及其制备方法和用途	天津市肿瘤研究所
201110444548	一种洛氟普啶药物组合物的制备方法	天津药物研究院
201110142334	一种七叶皂苷衍生物及其盐的组合物、其制备方法和医药用途	天津药物研究院

（续表）

专利号	发明专利名称	专利权人
201210148340	3-吡咯甲酸衍生物及其制备方法和用途	天津药物研究院
201210302031	1,4-二取代哌嗪衍生物、其制备方法和用途	天津药物研究院
201310012887	具有抗胃溃疡作用的哌嗪类衍生物	天津药物研究院
201310239524	(1S)-1-[4-氯-3-(4-乙氧基苄基)苯基]-1,6-二脱氧-D-葡萄糖的晶型 A 及其制备方法和应用	天津药物研究院
201210592434	含有地氯雷他定结构的氨基酸类衍生物、其制备方法和用途	天津药物研究院
201210313955	一类具有利尿作用的化合物	天津药物研究院
201110199122	达比加群的酯衍生物及其制备方法	天津药物研究院
201210164721	作为前药的达比加群酯衍生物及其制备方法和用途	天津药物研究院
201010596397	4-取代对甲磺酰胺苯胺基-喹唑啉衍生物及其制备方法和用途	天津药物研究院
201210301823	含硫代吗啉的吡咯衍生物、其制备方法和用途	天津药物研究院
201310428660	利希普坦晶型Ⅱ及其制备方法和用途	天津药物研究院
201310428811	利希普坦的溶剂合物及其制备方法和用途	天津药物研究院
201410359832	利希普坦晶型Ⅴ及其制备方法和用途	天津药物研究院
201110198710	一类含哌嗪化合物、制备及用途	天津药物研究院
201010171152	一类含腈基的噻吩并吡啶酯类衍生物、其制备方法和用途	天津药物研究院
201010213440	含盐酸多奈哌齐活性成分的缓释片及其制备方法和用途	天津药物研究院
201210105667	含有磷酸酯的哌嗪衍生物及其制备方法和用途	天津药物研究院
201110183121	一种米诺膦酸二水合物晶型及其制备方法和用途	天津药物研究院
201310085903	苯甘氨酸类组蛋白去乙酰酶抑制剂及其制备方法和应用	潍坊博创国际生物医药研究院
201410154778	5-(2-氟苯基)-*N*-甲基-1-(3-吡啶基磺酰基)-1H-吡咯-3-甲胺水溶性有机酸盐和注射剂及它们的制备方法	潍坊博创国际生物医药研究院
201210466099	三萜皂苷化合物在制备抗病原微生物药物中的应用	武汉道一堂医药研究院
201310275882	高良姜素类衍生物在制备防治白癜风药物中的用途	新疆维吾尔自治区维吾尔医药研究所
201310127862	菲及二氢菲类化合物及其应用	中国科学院成都生物研究所
201210375616	氟比洛芬对乙酰氨基酚酯环糊精包合物及其制备方法	中国科学院大连化学物理研究所
201110187453	非甾体抗炎镇痛协同前药及其制备方法	中国科学院大连化学物理研究所
201110386523	一种新型靶向性抗肿瘤药物及其制备方法与应用	中国科学院大连化学物理研究所
201310741623	单层 MoS2 纳米片、制备方法以及纳米药物载体	中国科学院高能物理研究所
201310585676	胺类化合物及其制备方法和在制备抗流感病毒药物中的应用	中国科学院广州生物医药与健康研究院
201310012030	含氮杂环衍生物,其制备方法及其在制备组蛋白去乙酰化酶Ⅰ抑制剂中的应用	中国科学院广州生物医药与健康研究院
201310499915	用于抗变异流感病毒的新型环烷胺类化合物	中国科学院广州生物医药与健康研究院
201310424904	NSAID 类抗炎止痛药物和 EGFR 激酶抑制剂的偶联化合物及其合成方法和应用	中国科学院广州生物医药与健康研究院
201210480885	7-氧代吡啶并嘧啶类化合物及其药用组合物和应用	中国科学院广州生物医药与健康研究院
201210109797	嘧啶并二氮杂卓类化合物及其药用组合物和应用	中国科学院广州生物医药与健康研究院
201310138125	噻吩并 2,4 取代嘧啶类化合物及其药物组合物与应用	中国科学院广州生物医药与健康研究院
201210528349	三甲基硅取代苯并吡喃类化合物及其应用	中国科学院广州生物医药与健康研究院
201410092395	甘露葡萄糖醛酸寡糖在制备治疗或预防帕金森病和(或)老年痴呆药物和(或)保健品中的应用	中国科学院海洋研究所
201310397892	一种 Pochonicine 类似物或其药学上可接受的盐及其应用	中国科学院化学研究所
201310700537	一种富勒烯卟啉类衍生物光敏剂及其制备方法与应用	中国科学院化学研究所
201310526768	一种复配聚合物及其应用	中国科学院化学研究所
201310291691	肿瘤靶向性光敏剂及其制备方法与应用	中国科学院化学研究所
201310028414	紫果西番莲茎及叶提取物及其药物组合物与抗抑郁作用	中国科学院昆明植物研究所
201410010214	14-脱氧-11,12-二脱氢穿心莲内酯衍生物及其药物组合物和应用	中国科学院昆明植物研究所
201410085456	螺环赤芝素类化合物及其药物组合物和其应用	中国科学院昆明植物研究所
201210004425	水甘草碱(tabersonine)衍生物及其药物组合物和制备方法与用途	中国科学院昆明植物研究所
201310005483	黄皮属植物中的咔唑生物碱,以其为抗肿瘤活性成分的药物组合物,其制备方法和应用	中国科学院昆明植物研究所
201310060103	一种对映-贝壳杉烷二萜化合物及其药物组合物和应用	中国科学院昆明植物研究所
201010182905	山橙素类双吲哚化合物,其药物组合物及其制备方法和用途	中国科学院昆明植物研究所

（续表）

专利号	发明专利名称	专利权人
201310097163	双吲哚化合物及其药物组合物与其制备方法和用途	中国科学院昆明植物研究所
201410177372	羽扇豆烷型三萜类化合物及其药物组合物和其应用	中国科学院昆明植物研究所
201310099800	一种低分子量糖胺聚糖衍生物及其药物组合物和其制备方法与应用	中国科学院昆明植物研究所
201310127447	一种含末端2,5-脱水塔罗糖或其衍生物的低分子量糖胺聚糖衍生物	中国科学院昆明植物研究所
201110135503	告达亭衍生物,其药物组合物及其用途	中国科学院昆明植物研究所
201210419579	C-3,11,12,20-四取代C-21甾体类衍生物及其药物组合物和其在医药中的应用	中国科学院昆明植物研究所
201410074884	1-O-乙基-6-O-咖啡酰基-β-D-葡萄糖吡喃苷及其药物组合物和应用	中国科学院昆明植物研究所
201410021315	生物碱类化合物在制抗肠道病毒及乙酰胆碱酯酶抑制剂药物中的应用	中国科学院南海海洋研究所
201310304568	一类吩嗪化合物及其在制备抗肿瘤药物中的应用	中国科学院南海海洋研究所
201310464296	倍半萜硝基苯酯类化合物及其制备方法和在制备抗肿瘤药物中的应用	中国科学院南海海洋研究所
201310304510	一类萘醌倍半萜化合物及其在制备抗肿瘤或抗菌药物中的应用	中国科学院南海海洋研究所
201210301553	含硫双吲哚二酮哌嗪类化合物及其在制备抗肿瘤药物中的应用	中国科学院南海海洋研究所
201110397312	一种基于纳米粒子的肿瘤细胞主动靶向给药体系及其构建方法	中国科学院宁波材料技术与工程研究所
201110196266	6-(4-(二氟甲氧基)-3-甲氧基苯基)哒嗪-3(2H)-酮在制备抗肿瘤药物中的用途	中国科学院上海药物研究所
201310482877	达拉菲尼抑制程序性坏死和保护肝脏的应用	中国科学院上海药物研究所
201180069325	季铵盐类化合物、其制备方法、药物组合物及用途	中国科学院上海药物研究所
201010157297	1-取代-2-取代-4-芳基取代-丁-2-烯1,4-二酮类化合物、其制备方法及其用途	中国科学院上海药物研究所
201110328036	一类新型的KCNQ钾通道激动剂、其制备方法和用途	中国科学院上海药物研究所
201110006814	一类苯并咔唑酰胺类化合物、其制备方法和用途	中国科学院上海药物研究所
201010593819	一类双香豆素类化合物及其制备方法和用途	中国科学院上海药物研究所
201110205021	一类三嗪类化合物、该化合物的制备方法及其用途	中国科学院上海药物研究所
201010131636	2′,2-双噻唑非核苷类化合物及其制备方法、药物组合物和作为肝炎病毒抑制剂的用途	中国科学院上海药物研究所
201210186849	牛蒡子苷元碳酰胺衍生物及其制备方法、包含该衍生物的组合物、及其用途	中国科学院上海药物研究所
201110006815	一种对映-贝壳杉烷型二萜及其衍生物和制备方法	中国科学院上海药物研究所
201110108003	联杂芳基羧酸类化合物、其制备方法,包含该化合物的药物组合物、及用途	中国科学院上海药物研究所
201110054443	一类吲唑类化合物及其制备方法、用途和药物组合物	中国科学院上海药物研究所
201010615647	5,8-二取代-1,6-二氮杂萘-7-羰酰胺类化合物及其二聚体化合物,其制备方法和用途	中国科学院上海药物研究所
201110071079	三氟甲基取代的喹啉或喹喔啉类化合物、其制备方法、包含该化合物的药物组合物及其用途	中国科学院上海药物研究所
201210164740	2-((2-(3-氨基哌啶-1)-4-氧噻吩[3,2-d]嘧啶-3(4H)-甲基)苯甲腈多晶型体、其制备方法及其药理用途	中国科学院上海药物研究所
201110170451	四氢吡啶并噻唑类化合物、其制备方法、包含该化合物的药物组合物及其用途	中国科学院上海药物研究所
200980136565	氟比洛芬酯眼用纳米乳-原位凝胶制剂及其制备方法	中国科学院上海药物研究所
201110175742	3-羟基-孕甾-21-(2′,5′-二甲氧基)苯亚甲基-5-烯-20-酮、其制备方法和用途	中国科学院上海药物研究所
201010589234	一类含有原酸酯基团的孕甾烷糖苷类化合物及其用途	中国科学院上海药物研究所
201210576694	皂苷衍生物及其用途	中国科学院上海药物研究所
201110321162	β-葡聚糖GFPBW1及其制备方法和用途	中国科学院上海药物研究所
201110122969	紫杉醇衍生物及其制备方法和用途	中国科学院上海药物研究所
201210567598	呋甾烷型皂苷衍生物及其用途	中国科学院上海药物研究所
201210585737	抗乙肝病毒活性化合物非糖苷类衍生物	中国科学院上海有机化学研究所
201310362101	淫羊藿素在制备防治阿尔茨海默病药物中的应用	中国科学院深圳先进技术研究院
201110168962	一种抑制肿瘤细胞增殖的组合物及其应用	中国科学院生物物理研究所
201210352484	一种鸟巢烷类二萜化合物在制备抗肿瘤药物中的应用	中国科学院微生物研究所
201310478768	一种抗真菌的药物组合物	中国科学院微生物研究所
201310254586	Coicenal类二萜化合物及其制备方法和在制备抗炎药物中的应用	中国科学院微生物研究所
201310093409	一种化合物、该化合物的制备方法以及该化合物在制备抗肿瘤药物中的应用	中国科学院微生物研究所
201410056590	两种三联苯并二噁嗪衍生物及其应用	中国科学院微生物研究所
201410068706	四价扎那米韦及其制备方法与应用	中国科学院微生物研究所
201410383292	从异叶青兰中分离制备乌苏甲酯的方法及其应用	中国科学院西北高原生物研究所

（续表）

专利号	发明专利名称	专利权人
201310002466	阿霉素复合物及其制备方法	中国科学院长春应用化学研究所
201310588848	一种紫杉醇高分子键合药及其制备方法	中国科学院长春应用化学研究所
201310728247	海藻酸-阿霉素键合药及其制备方法	中国科学院长春应用化学研究所
201310728210	香菇多糖-阿霉素键合药及其制备方法	中国科学院长春应用化学研究所
201310728226	透明质酸-阿霉素键合药及其制备方法	中国科学院长春应用化学研究所
201310066138	侧链带有氨基的可生物降解聚氨酯及其制备方法和用途	中国科学院长春应用化学研究所
201210569997	新山楂酸衍生物、其制备方法及其在抗肿瘤药物中的应用	解放军海军医学研究所
201210114680	一种尼美舒利的缓释药物组合物及其制备方法	解放军军事医学科学院毒物药物研究所
201010219622	非诺贝特组合物	解放军军事医学科学院毒物药物研究所
201110398113	盐酸苯环壬酯治疗或缓解心肌缺血再灌注所诱发的心肌损伤的用途及含有其的药物组合物	解放军军事医学科学院毒物药物研究所
201110125187	一种含美托洛尔和非洛地平的单层渗透泵控释制剂	解放军军事医学科学院毒物药物研究所
201110044362	4-氨基哌啶类化合物的用途	解放军军事医学科学院毒物药物研究所
201010569980	抗病毒药物	解放军军事医学科学院毒物药物研究所
200910207019	白藜芦醇衍生物及其医药用途	解放军军事医学科学院毒物药物研究所
201010173785	芳香2-丁醇类化合物及其医药用途	解放军军事医学科学院毒物药物研究所
201280016704	氨基苯丙醇类化合物及其用于制备免疫抑制剂的用途	解放军军事医学科学院毒物药物研究所
201380000753	间二芳基苯胺类或吡啶胺类化合物、其制备方法及用途	解放军军事医学科学院毒物药物研究所
201310330310	基质金属蛋白酶抑制剂及其用途	解放军军事医学科学院毒物药物研究所
201010246893	苯并氮杂环羟乙基胺类化合物、其制备方法和用途	解放军军事医学科学院毒物药物研究所
201110079612	氨基吡啶类衍生物及其用途	解放军军事医学科学院毒物药物研究所
201010242472	哒嗪衍生物及其作为抗小RNA病毒感染药物的用途	解放军军事医学科学院毒物药物研究所
201210072983	3-氧代-3,4-二氢-2-吡嗪甲酰氨类衍生物、其药物组合物、其制备方法及用途	解放军军事医学科学院毒物药物研究所
201110150406	异噻唑啉(烷)酮取代的苯二羧酸衍生物及其作为β-分泌酶抑制剂的用途	解放军军事医学科学院毒物药物研究所
201210144906	噻唑类化合物及其用途	解放军军事医学科学院毒物药物研究所
201010574544	噻唑胺衍生物及其作为抗小RNA病毒感染药物的用途	解放军军事医学科学院毒物药物研究所
201210485778	天然化合物及其制备方法和用途	解放军军事医学科学院毒物药物研究所
201380001776	*N*-芳基不饱和稠环叔胺类化合物及其制备方法和抗肿瘤应用	解放军军事医学科学院毒物药物研究所
201110079345	含吖啶环的氨基吡啶类衍生物及其用途	解放军军事医学科学院毒物药物研究所
201110056994	吲哚酮类衍生物、其药物组合物、其制备方法和用途	解放军军事医学科学院毒物药物研究所
201010574545	取代噻吩基吡唑并吡啶类化合物及其医药用途	解放军军事医学科学院毒物药物研究所
201110428588	一种氨溴索粉雾剂、其制备方法及用途	解放军军事医学科学院毒物药物研究所
201210589525	瑞香素缓释组合物及其制备方法	解放军军事医学科学院毒物药物研究所
200910252161	无环核苷膦酸酯衍生物及其医药用途	解放军军事医学科学院毒物药物研究所
201110440302	阿戈美拉汀包衣微丸以及可在口中分散的药物组合物	解放军军事医学科学院毒物药物研究所
201310102810	葛根素纳米晶药用组合物及其制备方法	解放军军事医学科学院毒物药物研究所
201110118105	β-D-(2′R)-2′-脱氧—2′-氟-2′-C-甲基胞苷衍生物的制备及用途	解放军军事医学科学院毒物药物研究所
201310646290	一种骨形成负调控因子Smurf1的小分子抑制剂	解放军军事医学科学院放射与辐射医学研究所
201110456660	具有酪氨酸激酶抑制活性的物质、其制备方法及用途	解放军军事医学科学院放射与辐射医学研究所
201310149247	5-[[4-[(2,3-二甲基-2H-吲唑-6-基)甲氨基]-2嘧啶基]氨基]-2-甲基-苯磺酰胺衍生物及其制备方法与应用	解放军军事医学科学院微生物流行病研究所
201310135851	萘酚喹衍生物及其制备和其应用	解放军军事医学科学院微生物流行病研究所
201310121476	1,6-O-二咖啡酰山梨醇酯及其衍生物、和用途	中国食品药品检定研究院
201310492849	一种头孢米诺钠晶体及其制备方法与应用	中国食品药品检定研究院
201210048002	丹参酮类化合物的衍生物及合成方法及用途	中国医学科学院放射医学研究所
201310516219	强心苷化合物在非小细胞肺癌治疗中的应用	中国医学科学院基础医学研究所
201310219734	一种异维甲酸酰胺衍生物及其制备方法和应用	中国医学科学院皮肤病研究所
201310389506	一种含有糖基修饰多酚化合物的口服药物制剂和用途	中国医学科学院生物医学工程研究所
201410034892	氨基多羧酸修饰紫杉醇类化合物的制备方法及用途	中国医学科学院生物医学工程研究所
201210134455	骨靶向的酞菁锌及制备方法及用途	中国医学科学院生物医学工程研究所
201210506285	一种水溶性二吡咯化合物的制备方法及用途	中国医学科学院生物医学工程研究所
201410113731	含巯基壳聚糖衍生物及复合物纳米粒子及制备方法	中国医学科学院生物医学工程研究所
201310000982	一种含有氨基多羧酸修饰四苯基卟啉化合物的光敏药物制剂及用途	中国医学科学院生物医学工程研究所

（续表）

专利号	发明专利名称	专利权人
201010179588	5-硝基-1 氢-吲唑-3-腈在制备药物中的应用	中国医学科学院药物研究所
201010185946	Toll 样受体 4 激动剂 CRX-675 抗肺纤维化的用途	中国医学科学院药物研究所
201010543658	人参皂甙 Rg1 的用途	中国医学科学院药物研究所
201110084252	化合物大叶鼠尾醇、其制备方法及其应用	中国医学科学院药物研究所
201010185934	取代的氨甲酰基环己甲酸类化合物及其制法和用途	中国医学科学院药物研究所
201010139761	烷氧基取代芳环的氨甲酰基类芳酸化合物及其制法和用途	中国医学科学院药物研究所
201210519728	槲皮素 α 晶型物质、其制法和其药物组合物与用途	中国医学科学院药物研究所
201210543731	7-羟基异黄酮的晶 D 型、其制法和其药物组合物与用途	中国医学科学院药物研究所
201210548701	7-羟基异黄酮的晶 E 型、其制法和其药物组合物与用途	中国医学科学院药物研究所
201210537114	一种 7-羟基异黄酮的晶型、其制法和其药物组合物与用途	中国医学科学院药物研究所
201210557177	5-甲基-7-甲氧异黄酮的晶 C 型、其制法和其药物组合物与用途	中国医学科学院药物研究所
201010622267	4′-去甲表鬼臼毒素类化合物及其作为抗癌剂的药物用途	中国医学科学院药物研究所
200780101861	四环双吡喃香豆素化合物及其抗 HIV 和抗结核菌用途	中国医学科学院药物研究所
200980162826	N6-取代腺苷衍生物和 N6-取代腺嘌呤衍生物及其用途	中国医学科学院药物研究所
201080059672	以类固醇复合物为中间载体的紫杉醇亚微乳	中国医学科学院药物研究所
201080059671	紫杉醇/类固醇复合物	中国医学科学院药物研究所
201210249713	雷公藤甲素衍生物、其制法和其药物组合物与用途	中国医学科学院药物研究所
201210551885	罗红霉素晶 C 型物质、制法以及药物组合物与用途	中国医学科学院药物研究所
201110073618	一种抗临床泌尿系统耐药菌的中药有效部位的制备方法及其应用	中国医学科学院药用植物研究所
201410009584	一种 20(s)-原人参二醇纳米粒及其制备方法	中国医学科学院药用植物研究所
201110187342	一种杨梅苷及其药物组合物的制备方法	中国医学科学院药用植物研究所
201010288737	HIV-1 整合酶抑制剂	中国医学科学院医药生物技术研究所
201210372092	双环氨基吡唑类衍生物在制备抗柯萨奇病毒药物中的应用	中国医学科学院医药生物技术研究所
201010275476	一组取代双芳基化合物及其制备方法和抗病毒应用	中国医学科学院医药生物技术研究所
201210260628	一种异羟肟酸类衍生物、其药物组合物、制备方法及用途	中国医学科学院医药生物技术研究所
201210101607	环化的小檗碱衍生物及其制备方法和用途	中国医学科学院医药生物技术研究所
201210076588	13-取代小檗碱衍生物及其制备方法和作为抗结核病药物的用途	中国医学科学院医药生物技术研究所
201310077118	一组 1-取代-1,8 萘啶甲酰胺衍生物及制备和应用	中国医学科学院医药生物技术研究所
201110139303	一种取代苯基-(二氮杂螺环-*N*)-甲酮类衍生物	中国医学科学院医药生物技术研究所
201210123512	*N*-取代苦参烯酸衍生物及其制备方法和用途	中国医学科学院医药生物技术研究所
201280002968	一种中药活性成分组合物及其用途	中国中医科学院中药研究所
201110157843	水飞蓟宾磷脂复合物的纳米混悬剂及其制备方法	中国中医科学院中药研究所
4　专利权人为国内医院		
201310496784	Kadcoccitones A 在制备治疗肾综合征出血热药物中的应用	滨州医学院附属医院
201410041599	一种新复方磺胺嘧啶银混悬剂及其制备方法	滨州医学院附属医院
201420856075	一种口腔溃疡膜贴片	第四军医大学唐都医院
201310140677	一种高效无痛的肿瘤局部消融治疗药物	福建医科大学附属协和医院
201210032186	淫羊藿次苷 II 在制备肿瘤化疗药物增敏剂中的用途	复旦大学附属华山医院
201210169784	光敏剂叶绿酸钠盐衍生物及其制备方法和用途	复旦大学附属金山医院
201410048284	一组格尔德霉素衍生物及其应用	复旦大学附属上海市第五人民医院
201110313609	小檗碱作为组蛋白乙酰化的促进剂及其用途	复旦大学附属中山医院
201310452025	一种放射性碘标记生物分子的制备方法及应用	广州军区广州总医院
201310003911	一种用于治疗婴幼儿血管瘤的盐酸普萘洛尔乳膏及其制备方法	广州军区广州总医院
201310724046	以磷脂复合物为中间体的甘草酸自乳化制剂用浓缩液及制备方法	杭州市西溪医院
201310548889	用于治疗胰腺癌的组合药物	华中科技大学同济医学院附属同济医院
201410005038	一种含有柠檬苦素治疗溃疡性结肠炎的药物及其制备方法和应用	江苏省中医院
201310309033	L-谷氨酰胺在制备治疗高同型半胱氨酸血症药物中的应用	昆明理工大学附属医院
201410033608	奥美沙坦酯用于制备预防急性心肌梗死并发症心脏破裂的药物的用途	南方医科大学南方医院
201210052247	一种他莫昔芬孪药制备方法及用途	南京医科大学第二附属医院
201410054726	一种介入治疗子宫肌瘤的药物	南通大学附属医院
201310633963	Caesanines D 在制备治疗急性肾衰药物中的应用	青岛大学附属医院
201310382603	海兔素在制备治疗胶质瘤的药物中的用途	青岛大学医学院附属医院

（续表）

专利号	发明专利名称	专利权人
201410135416	一种防治乳腺癌的药物组合物及其应用	青岛大学医学院附属医院
201310470563	Fluevirosines A 在制备降低血糖药物中的应用	青岛市市立医院
201310470946	Fluevirosines A 在制备治疗抗结核菌药物中的应用	青岛市市立医院
201310433343	Fluevirosines A 在制备抗血小板聚集药物中的应用	青岛市市立医院
201310721636	一种不对称草酰胺桥联三核铜配合物及其制备方法和应用	青岛市市立医院
201310470419	Scopariusins 在制备治疗急性痛风药物中的应用	青岛市中心医院
201310469940	Fluevirosines A 在制备单胺氧化酶 MAO 抑制剂中的应用	青岛市中心医院
201310343206	一种硫酸氢氯吡格雷片剂及其制备方法	青岛市中心医院
201410017278	治疗肿瘤疾病的药物组合物及其制备方法和用途	青岛市肿瘤医院
201210495674	一种盐酸小檗碱固体脂质纳米制剂及其制备方法	厦门大学附属第一医院
201410251301	一种 Alda-1 口服自微乳制剂及其制备方法	山东大学齐鲁医院
201410064452	透明质酸联合聚桂醇在制备治疗静脉畸形泡沫硬化药物中的应用	山东大学齐鲁医院
201310499539	他克莫司联合氟康唑在制备抗真菌药物中的应用	山东省千佛山医院
201110338115	一种氯沙坦银杏叶复方制剂及其制备方法	上海交通大学医学院附属第三人民医院
201210151288	一种载 TNP-470 缓释纳米粒、制备方法及其应用	上海交通大学医学院附属仁济医院
201210432295	乙醛脱氢酶 2 作为蒽环类化疗药物处理肿瘤细胞时药物靶标的应用	上海交通大学医学院附属瑞金医院
201110361767	一种麦胚凝集素修饰的昔奈酸沙美特罗壳聚糖纳米粒制剂	上海市第八人民医院
201310433512	载多西紫杉醇聚羟基丁酸酯纳米粒及制备方法、豌豆凝集素修饰方法和应用	上海市第八人民医院
201310332524	吡唑并嘧啶类化合物在制备抗红色毛癣菌感染疾病药物中的应用	上海市第十人民医院
201210077050	一种治疗炎症性肠病的口服结肠靶向制剂及其制备方法	上海市第一人民医院
201110282782	一种治疗复发性肺结核病的药物	上海市肺科医院
201110343185	溶菌酶姜黄素纳米颗粒	上海市普陀区中心医院
201310724773	一种治疗慢性肾脏病心肌损伤的药物组合物及其应用	上海市闸北区中心医院
201110009339	一种含天冬脱蛋白多糖的抗肿瘤血管栓塞剂及其制备方法	上海市中医医院
201310218508	一种索拉非尼纳米微粒的制备方法	上海中医药大学附属普陀医院
201310076397	一种载丹参酮 IIA 的纳米给药系统的制备方法及用途	上海中医药大学附属曙光医院
201210362396	杨梅素晶体化合物用于神经抑制剂的药物的应用	四川大学华西医院
201010602130	一种黄姜疏水性甾体皂苷提取物及其制备方法和用途	四川大学华西医院
201210344702	一种晶体化合物及其用途	四川大学华西医院
201210345746	一种可用作麻醉剂的化合物	四川大学华西医院
201210303780	一种新的嘧啶并嘧啶类核苷类似物、制备方法及其形成的超分子结构和应用	四川大学华西医院
201210303318	2-氨基-1,5-戊二酸二薯蓣皂苷元酯新化合物及其制备方法	四川大学华西医院
201310525886	富马酸二甲酯在制备治疗蛛网膜下腔出血后早期脑损伤药物的应用	苏州大学附属第一医院
201410345956	一种治疗阴沟肠杆菌引起的小儿呼吸道感染的药物组合物	泰山医学院附属医院
201310263530	白杨素在治疗缺血性脑卒中药物中的应用	天津医科大学总医院
201210014181	他汀类药物在制备治疗慢性硬膜下血肿药物的用途	天津医科大学总医院
201110326400	一种 5-氟尿嘧啶碘化油衍生物及其制备方法和用途	同济大学附属第十人民医院
201210281222	利福喷丁缓释微球及其制备方法	新疆医科大学第一附属医院
201310624207	Manzamenone O 在抗血小板聚集药物中的应用	新乡医学院第一附属医院
201310291979	一种刺氟合剂的制备方法及应用	浙江省中医院
201310374309	一种盐酸吡格列酮缓释微丸制剂含药层的组配方法	解放军第 150 中心医院
201110158580	甘草酸的磷脂(胆盐)复合胶束及其制备方法和制剂	解放军第 302 医院
201310131144	SR48692 在制备抗胶质瘤的药物或保健品中的应用	解放军第三军医大学第三附属医院
201310117654	双胍类药物在延缓或逆转 EGFR-TKI 治疗 NSCLC 获得性耐药的药物中的应用	解放军第三军医大学第三附属医院
201310118438	延缓或逆转在治疗肺癌中耐药的 EGFR-TKI 复合物及其制剂	解放军第三军医大学第三附属医院
201310121205	一种针对转化生长因子 βⅡ型受体的核酸适配子纳米制剂及其制备方法	解放军第三军医大学第三附属医院
201310582666	格瑞克霉素 B 在制备抗胶质瘤的药物中的应用	解放军第三军医大学第一附属医院
201310343100	1,2,3-三唑类抗真菌化合物及其制备方法和应用	解放军第 404 医院
201310343340	含有苯甲酰胺类结构的三氮唑醇类化合物及其制备方法和应用	解放军第 102 医院
201310052959	一种氮唑类抗真菌化合物及其制备方法和应用	解放军南京军区南京总医院

（续表）

专利号	发明专利名称	专利权人
201010172485	(2E)-3-苯基-*N*-[2,2,2-三氯-1-[[(8-喹啉基氨基)硫代甲基]氨基]乙基]-2-丙烯酰胺及其医药用途	解放军总医院
201010172481	丙烯酰胺类化合物及其医药用途	解放军总医院
201310179024	成纤维激活蛋白α在制备胰腺癌预后试剂盒中的用途	中国医学科学院北京协和医院
5 专利权人为国内其他		
201210002391	一种治疗糖尿病伴高血脂症的药物组合物及其制备方法	安徽省食品药品检验所
201110402060	一种天仙子中抗癌化合物的提取方法及应用	大连市食品药品检验所
201210319606	仙茅多糖及其衍生物的一种用途	贵州省中国科学院天然产物化学重点实验室
201310212119	一种强心苷类化合物及其制备方法和应用	贵州省中国科学院天然产物化学重点实验室
201310558127	白术多糖在提高 kuffer 细胞免疫功能的药物或保健品中的应用	陕西省食品药品检验所
201210299103	一种化合物在制备抗日本血吸虫病的药物中的应用	中国疾病预防控制中心寄生虫病预防控制所
201310648287	3α-羟基-30-齐墩果-12,20(29)-二烯-28-酸的制备方法和在制备抗肿瘤药物中的应用	中国科学院华南植物园
201310314385	原花青素 A2 及其制备方法和应用	中国科学院华南植物园
201210040071	番荔枝内酯衍生物及其制备方法和用途	中国科学院华南植物园
201310648211	新的2,3 二羟基-30-降齐墩果酸及其制备方法和在制备糖苷酶抑制剂药物中的应用	中国科学院华南植物园
201310737166	一种23,29-降齐墩果烷酸化合物及其制备方法和在制备糖苷酶抑制剂药物中的用途	中国科学院华南植物园
201110155118	甘草次酸的医药用途	中国科学院上海生命科学研究院湖州营养与健康产业创新中心
201310070771	一种二苯并碘鎓盐及其抗癌应用	中山大学肿瘤防治中心
6 专利权为国内共有		
201310264183	一类1,2-苯并噻嗪类化合物、制备方法及其应用	安徽中医学院、合肥医工医药有限公司
201110456544	萘丁美酮喷雾剂及其制备方法	北大方正集团有限公司、北大国际医院集团西南合成制药股份有限公司、北大国际医院集团有限公司
201010288825	芳基脲衍生物用于制备治疗移植排斥药物的用途	北大方正集团有限公司、方正医药研究院有限公司、北大国际医院集团有限公司
201210089529	阿戈美拉汀的晶型、制备方法和用途、以及药物组合物	北大方正集团有限公司、方正医药研究院有限公司、北大国际医院集团有限公司
201110135602	噁唑烷酮衍生物及其制备方法和应用	北大方正集团有限公司、方正医药研究院有限公司、北大国际医院集团有限公司
201010617283	一种米力农注射液	北大方正集团有限公司、方正医药研究院有限公司、北大国际医院集团有限公司
201110286843	烟酸司维拉姆的制备方法	北大方正集团有限公司、方正医药研究院有限公司、北大国际医院集团有限公司
201310204530	甘氨酸重摄取抑制剂及其应用	北京哈三联科技有限责任公司、哈尔滨三联药业有限公司
201110214388	GPR119 激动剂及其应用	北京韩美药品有限公司、韩美控股株式会社
200810091830	福司曲星衍生物及其药用用途	北京华昊中天生物技术有限公司、大连理工大学
201210548448	阿折地平ε晶型物质的制备方法	北京晶润宏达医药科技有限公司、四川科伦药业股份有限公司
201210074754	阿折地平γ晶型物质及其应用	北京晶润宏达医药科技有限公司、四川科伦药业股份有限公司
201210252115	包含胆固醇吸收抑制剂和 HMG-CoA 还原酶抑制剂的药物组合物及其制备方法和用途	北京普惠康投资有限公司、佟兵
201210477240	一种高渗复苏液的制备方法及其应用	北京四环制药有限公司、北京澳合药物研究院有限公司
201310162517	双丙戊酸钠肠溶片芯及其制备方法和其应用	北京四环制药有限公司、北京澳合药物研究院有限公司、通化济达医药有限公司
201310059889	单唾液酸四己糖神经节苷脂的制备方法及其应用	北京四环制药有限公司、北京澳合药物研究院有限公司、长春翔通药业有限公司
201110380219	一种脂溶性维生素复合粉体及其制备方法	北京万生药业有限责任公司、北京化工大学

（续表）

专利号	发明专利名称	专利权人
201180032107	具有 2-(杂芳基)氨基取代基的氯苯吩嗪及其抗微生物活性	北京协和制药二厂、中国医学科学院药物研究所
201110193978	光学纯喹唑啉类化合物	岑均达、江苏豪森医药集团有限公司
201310185237	一种医用透明质酸钠凝胶及其制备方法	成都金凯生物技术有限公司、苏州金盟生物技术有限公司
201310529812	一种可湿性磺胺间甲氧嘧啶(钠)粉剂及其制备方法	成都乾坤动物药业有限公司、上海西默农生物科技有限公司
201310302905	一种可湿性芬苯达唑伊维菌素粉	成都乾坤动物药业有限公司、上海西默农生物科技有限公司
201310682209	一种穿心莲内酯组合物可湿性固体分散粉及其制备方法	成都乾坤动物药业有限公司、上海西默农生物科技有限公司
201310367102	一种可湿性莫西菌素固体分散粉及其制备方法和用途	成都乾坤动物药业有限公司、上海西默农生物科技有限公司
201310366958	一种可湿性多拉菌素固体分散粉及其制备方法和用途	成都乾坤动物药业有限公司、上海西默农生物科技有限公司
201310366981	一种可湿性依普菌素固体分散粉及其制备方法和用途	成都乾坤动物药业有限公司、上海西默农生物科技有限公司
201410147858	一种注射用盐酸丁卡因药物组合物及其制备方法	成都苑东药业有限公司、成都天台山制药有限公司
201310043576	广藿香酮及其衍生物的新用途	成都中医药大学、成都华神集团股份有限公司
201210216091	香叶醇在制备治疗阴道炎的药物中的用途	成都中医药大学、成都医学院
201210563660	*N*-酰基神经鞘胺醇类化合物、制备方法及其应用	大连海洋大学、谭成玉
201210567364	一种格列美脲组合物及其制备方法	迪沙药业集团有限公司、迪沙药业集团山东迪沙药业有限公司、威海迪素制药有限公司
201210123938	一种洛索洛芬钠组合物	迪沙药业集团有限公司、迪沙药业集团山东迪沙药业有限公司、威海迪素制药有限公司、威海威太医药技术开发有限公司
201110260674	氯桂丁胺缓释药物组合物	迪沙药业集团有限公司、威海迪素制药有限公司
201110260696	一种氯桂丁胺缓释药物组合物	迪沙药业集团有限公司、威海迪素制药有限公司
201310207836	一种基于聚乳酸羟基乙酸共聚物的磁性载药空心微球的制备方法	东华大学、上海市第一人民医院
201080037563	卡维地洛控释剂	东生华制药股份有限公司、因华生技制药股份有限公司
201210011096	具有抗病毒作用的化合物及其组合物	樊向德、陈鸣珍
201310353591	新型羟肟酸衍生物及其医疗应用	冯子侠、双飞人制药(中国)有限公司
201310742257	雷诺嗪多单元缓释微丸片	辅仁药业集团有限公司、河南辅仁医药科技开发有限公司
201210142558	(E)-氮-(4-肉桂酰胺丁基)苯甲酰胺在制备抗肿瘤药物中的应用	复旦大学、中国科学院上海药物研究所
201310168616	黄酮类化合物在制备抗代谢性疾病药物中的用途	复旦大学、中国科学院上海药物研究所
201110182831	一种抑制细菌信号转导系统 PhoQ 组氨酸激酶活性的制剂	复旦大学、中国科学院上海药物研究所
201110202563	一种细菌 PhoQ 组氨酸激酶抑制剂	复旦大学、中国科学院上海药物研究所
201310413712	一种大黄素固体分散体、含药丸芯和结肠靶向微丸及其用途	复旦大学附属中山医院、复旦大学
201310336032	一种白藜芦醇螺旋藻组合物及其制剂和制法	甘肃凯源生物技术开发中心、罗光宏、祖廷勋、杨生辉、王丹霞
201410009814	一种萝卜硫素胶囊的制备方法	甘肃农业大学、兰州汇通生物科技有限公司
201310187035	复方酒石酸泰万菌素微丸及其制备方法	广东大华农动物保健品股份有限公司、肇庆大华农生物药品有限公司
201110075705	氨基酯类衍生物及其盐和使用方法	广东东阳光药业有限公司、刁宁
201110020723	一种苦参碱分散片及其制备工艺	广东东阳光药业有限公司、宜昌东阳光长江药业股份有限公司
201310518559	异喹啉酮衍生物及其合成方法	广东省中医院、刘博、周文
201310520972	氮杂环丁烷-3-磺胺类衍生物及其合成方法	广东省中医院、周文、刘博
201210076242	青天葵中的黄酮类化合物及其制备方法和用途	广西壮族自治区药用植物园、暨南大学
201310081018	L-阿拉伯糖在制备药物或保健品中的应用	广西壮族自治区中国科学院广西植物研究所、解放军第 181 医院、广西壮族自治区南溪山医院、唐传生物科技(厦门)有限公司桂林分公司

（续表）

专利号	发明专利名称	专利权人
201080068430	板蓝根多糖在制备抗流感病毒的药物中的用途	广州白云山和记黄埔中药有限公司、呼吸疾病国家重点实验室
201310264427	树豆内酯A在制备治疗骨质疏松症药物中的应用	广州中医药大学热带医学研究所、广州允中生物科技有限公司
201310265278	芪类化合物及其在制备骨质疏松症及高脂血症药物中应用	广州中医药大学热带医学研究所、广州允中生物科技有限公司
201210301233	一种治疗脑缺血性痴呆的药物及其制备方法	郭涛、张琦
201310319508	一种硝呋太尔-制霉素阴道软胶囊及其制备方法	国药集团川抗制药有限公司、成都摩尔生物医药有限公司
201210156273	含稠环结构的苯甲酰胺类化合物及其作为抗肿瘤药物应用	国药一心制药有限公司、上海医药工业研究院
201210156309	4-氨基喹唑啉异羟肟酸类化合物及作为抗肿瘤药物应用	国药一心制药有限公司、上海医药工业研究院
201310750222	双唑泰阴道膨胀栓控释制剂及其制法	哈尔滨欧替药业有限公司、邱明世
201310473034	甲硝唑呋喃唑酮阴道膨胀栓及其制备方法和检测方法	哈尔滨欧替药业有限公司、邱明世
201310473234	甲硝唑阴道膨胀栓及其制备方法和检测方法	哈尔滨欧替药业有限公司、邱明世
201310473235	替硝唑阴道膨胀栓及其制备方法和检测方法	哈尔滨欧替药业有限公司、邱明世
201310470448	克霉唑或其盐膨胀栓及制备方法	哈尔滨欧替药业有限公司、邱明世
201310473091	环吡酮胺阴道膨胀栓及其制备方法和检测方法	哈尔滨欧替药业有限公司、邱明世
201310473188	制霉素阴道膨胀栓及其制备方法和检测方法	哈尔滨欧替药业有限公司、邱明世
201310473093	聚甲酚磺醛阴道膨胀栓及其制备方法和检测方法	哈尔滨欧替药业有限公司、邱明世
201110265862	一种盐酸特比萘芬乳膏处方及其制备工艺	哈药集团生物工程有限公司、哈药集团技术中心
201310647545	Oleaceran 在降低血糖药物中的应用	韩瑛、王秀涛、王任翔
200780036564	DPP-IV 抑制剂的固体柠檬酸盐和酒石酸盐	杭州华东医药集团新药研究院有限公司、杭州中美华东制药有限公司
201310403006	阿那曲唑及其一水合物的新晶型、制备和用途	杭州华东医药集团新药研究院有限公司、杭州中美华东制药有限公司
201310418491	格尔德霉素衍生物及其制备方法和用途	杭州华东医药集团新药研究院有限公司、上海任洲生化科技有限公司
201310310198	一种含蓬莪术环二烯的药物组合物及其制药用途	杭州民生药物研究院有限公司、杭州民生药业有限公司
201010231141	盐酸特比萘芬阴道缓释片及其制备方法	杭州赛利药物研究所有限公司、海南普利制药股份有限公司、浙江普利药业有限公司
201110008403	别嘌醇缓释微丸片及其制备方法	杭州赛利药物研究所有限公司、海南普利制药股份有限公司、浙江普利药业有限公司
201010231118	克林霉素磷酸酯阴道黏膜片及其制备方法	杭州赛利药物研究所有限公司、海南普利制药股份有限公司、浙江普利药业有限公司
201010253995	恩替卡韦液体胶囊及其制备方法	杭州赛利药物研究所有限公司、海南普利制药有限公司、浙江普利药业有限公司
201010573349	混悬分散片及其制备方法	杭州赛利药物研究所有限公司、海南普利制药有限公司、浙江普利药业有限公司
201310030949	咪唑[4,5-c]吡啶-7-甲酰胺衍生物、其制法及医药用途	合肥医工医药有限公司、中国药科大学
201310636287	Manzamenone O 在制备治疗急性痛风药物中的应用	黑龙江中医药大学、苏慧
201310390105	一种葡萄糖酸钙锌化合物	洪军、刘洪
201110315765	一种红霉素及其相关药物的制剂及其制备方法	胡昌勤、高艺歌
201310322660	莫西沙星盐酸盐注射水剂	湖南华纳大药厂有限公司、长沙手性生物技术有限公司
201310251437	负载辛弗林的多重乳液及其制备方法	湖南鑫利生物科技有限公司、重庆大学
201310356077	一种头孢丙烯片及其制备方法	华北制药河北华民药业有限责任公司、华北制药集团新药研究开发有限责任公司
201310450208	含有组蛋白去乙酰化酶抑制活性的秋水仙碱衍生物及制备方法和用途	华东师范大学、中国科学院上海药物研究所
201410068806	鹅去氧胆酸在制备防治家禽禽流感药物上的应用	华南农业大学、广州华农大实验兽药有限公司
201310190276	满天星异荭草苷在制备治疗酒精性肝损伤药物中的应用	黄权芳、林兴
201210193941	4-(3-氯-4-甲氧基苯胺基)-6-(3,4-取代苯基)喹唑啉及盐和制法与应用	黄唯燕、刘伟
201410066491	黄芩苷在制备治疗蓖麻毒素中毒药物中的应用	吉林大学、中国科学院生物物理研究所
201310007886	一类吡喹酮类似物、其制备方法和用途	江南大学、江苏省血吸虫病防治研究所
201310733913	具癌细胞抑制活性的化合物及其制备方法与用途	江南大学、厦门大学

（续表）

专利号	发明专利名称	专利权人
201210104113	取代芳基哌嗪芳烷酮衍生物及其在制备镇痛药物中的应用	江苏恩华药业股份有限公司、上海医药工业研究院
201210101908	3-氰基苯胺烷基芳基哌嗪衍生物及在制备药物中的应用	江苏恩华药业股份有限公司、上海医药工业研究院
201280011690	多环类衍生物、其制备方法及其在医药上的应用	江苏恒瑞医药股份有限公司、上海恒瑞医药有限公司
201180002067	二氢喋啶酮类衍生物、其制备方法及其在医药上的应用	江苏恒瑞医药股份有限公司、上海恒瑞医药有限公司
201310028546	伊立替康或盐酸伊立替康脂质体及其制备方法	江苏恒瑞医药股份有限公司、上海恒瑞医药有限公司
201110124632	4-氨基喹唑啉衍生物及其应用	江苏恒谊药业有限公司、上海医药工业研究院
201210506864	环已烷胺类化合物及其作为抗精神分裂症药物的应用	江苏恒谊药业有限公司、上海医药工业研究院
201110053459	一种稳定的脂质体及其制备方法	江苏凯吉生物科技有限公司、温尧林
201310191481	一种仿生抗菌消炎剂	江苏隆力奇生物科技股份有限公司、清华大学
200910232203	一种治疗糖尿病并发症肾病、周围神经炎的高纯度黄芪甲苷的制备方法	江苏省中国科学院植物研究所、南京医科大学
201210519854	一种含有盐酸鲁拉西酮的制剂及其制备方法	江苏先声药物研究有限公司、江苏先声药业有限公司
201110005350	龙葵中抗肿瘤活性成分组合物的用途	江苏先声药物研究有限公司、江苏先声药业有限公司
201010564029	一种苯甲酰胺类组蛋白去乙酰化酶抑制剂	江苏先声药物研究有限公司、江苏先声药业有限公司
201210104623	一类苯并呋喃衍生物及其医药应用	江苏先声药物研究有限公司、江苏先声药业有限公司
200910034130	一类羧酸与β氨基酸组成的二肽硼酸及其酯类化合物、制备方法及其用途	江苏先声药物研究有限公司、江苏先声药业有限公司
201210461087	抑制IGF-1R酪氨酸激酶活性的吡啶并吡唑类衍生物	江苏先声药业有限公司、江苏先声药物研究有限公司
201110063765	一种新的阿奇霉素眼用制剂组合物及其制备方法	江苏亚邦药业集团股份有限公司、江苏亚邦强生药业有限公司、江苏亚邦爱普森药业有限公司
201110021665	异长春花苷内酰胺的用途	江苏中康药物科技有限公司、江苏康缘药业股份有限公司
201310014849	Lupane三萜系衍生物及其药学用途	江西青峰药业有限公司、陆峰、冯巧娣
201210117593	肉桂中降血糖活性成份总多酚的提取工艺、总多酚组合物及其用途	姜琼、周伟华、邹盛勤、龚慧芬
200980147426	制备二氢卟酚的方法及它们的医药用途	科英布拉大学、兰色制药医药工业股份有限公司
201310394759	双(α-呋喃甲酸)氧钒作为抗癌药物的新用途	昆明贵金属研究所、中国科学院昆明植物研究所、昆明医科大学
201410226135	以3-氧代-环丁烷-1,1-二羧酸根为配体的铂(Ⅱ)抗肿瘤化合物	昆明贵金属研究所、中国科学院上海药物研究所
201410111214	一种黄杨生物碱化合物的医药用途	昆明理工大学、中国科学院昆明植物研究所
201310104160	一种升麻三萜类化合物及其应用	昆明理工大学、中国科学院昆明植物研究所
201310104207	环阿尔廷型三萜化合物及其应用	昆明理工大学、中国科学院昆明植物研究所
201310139335	具有抗肿瘤活性的苯并咪唑类化合物、制备方法及其应用	郎恒元、复旦大学
201210487401	京尼平衍生物及其用途	蕾硕医药化工(长沙)有限公司、康宝莱蕾硕(湖南)天然产物有限公司
201210579131	托品酮衍生物及其制备方法和应用	蕾硕医药化工(长沙)有限公司、康宝莱蕾硕(湖南)天然产物有限公司
201310742827	一种含尼莫地平的组合物及其制备方法和应用	李宏、江苏九旭药业有限公司
201310676256	一种含紫杉醇的组合物及其制备方法	李宏、江苏九旭药业有限公司
201080001884	苯甲酸衍生物的药物用途	李先亮、李英骥
201110309762	一种高效的DPP-IV抑制剂的制备方法	连云港润众制药有限公司、中国科学院广州生物医药与健康研究院
201210249808	一种改性卵磷脂络合碘及其制备方法和用途	辽宁思百得医药科技有限公司、西藏林芝百盛药业有限公司、南开允公药业有限公司
201110459530	外用醋酸烯诺孕酮避孕制剂及其制备方法	刘布鸣、徐朋
201310192736	复方单硝酸异山梨酯阿司匹林缓释胶囊制剂及制备方法	刘光权、吴燕、张福成

（续表）

专利号	发明专利名称	专利权人
201210597855	一种嘧啶衍生物在制备预防和（或）治疗和（或）辅助治疗癌症的药物中的用途	刘强、龙梓洁
201210593628	一种嘧啶衍生物在制备预防和（或）治疗和（或）辅助治疗肿瘤的药物中的用途	刘强、龙梓洁
201310432527	Incarviatone A 在制备治疗黄热病毒感染药物中的应用	刘玮、牟崇云
201110421524	一种式Ⅰ化合物的制备方法	卢忠林、张晓俊、武珊
201410038660	一种兰索拉唑化合物	马魁、洪军
201110130214	卡氮芥粉针剂及制备工艺	马淑贤、周洪海
201310431939	Incarviatone A 在制备抗幽门螺杆菌药物中的应用	牟崇云、刘玮
201210111642	漆酚化合物在制备抑制肾脏组织纤维化的药物中的用途	南方医科大学、中国科学院昆明植物研究所
201310454117	作为血管生成抑制剂的螺取代化合物	南京爱德程医药科技有限公司、正大天晴药业集团股份有限公司、美国爱德程实验室有限公司
201180043667	作为 c-Met 激酶抑制剂的化合物	南京爱德程医药科技有限公司、正大天晴药业集团股份有限公司、南京爱德程宁欣药物研发有限公司
201310101755	一种制备用于体内递送药理活性物质的蛋白纳米粒的方法	南京大学、南京一方药物研发中心有限公司
201310597606	强心甾类化合物在制备治疗脓毒症免疫麻痹药物中的用途	南京大学、上海长海医院
201310104047	双环醇氨基酸酯及其制备方法与应用	南京工业大学、南京英沛生物技术有限公司
201310153588	他达拉非的口服药物制剂	南京海融医药科技有限公司、南京正大天晴制药有限公司
201310044254	替比培南酯口服固体制剂及其制备方法	南京卡文迪许生物工程技术有限公司、珠海亿邦制药股份有限公司
201310272349	脑苷类化合物在制备镇痛药物中的应用	南京医科大学、浙江大学、缪冶炼
201110404804	一种用于制备抗脑血管疾病药物的组合物	南京优科生物医药研究有限公司、南京优科生物医药有限公司、南京优科制药有限公司
201280004918	一种酪氨酸激酶抑制剂的盐形式	南京优科生物医药研究有限公司、南京优科制药有限公司
201210060891	西他沙星的盐及制药用途	南京优科生物医药有限公司、南京优科生物医药研究有限公司、南京优科制药有限公司
201110440651	杂环嘧啶苯或吡啶苯类化合物及其应用	南京优科生物医药有限公司、南京优科生物医药研究有限公司、南京优科制药有限公司
201210404899	一种双氯芬酸钠缓释胶囊及其制备方法	南京长澳制药有限公司、南京长澳医药科技有限公司
201210574126	一种马来酸多潘立酮片及其制备工艺	南京长澳制药有限公司、南京长澳医药科技有限公司
201110402922	抗肠病毒 71（EV71）己内酰胺类化合物及其制备方法和用途	南开大学、清华大学、天津国际生物医药联合研究院
201110440557	苯次磺酰胺衍生物及其在制备抗菌药物中的用途	南开大学、中国科学院微生物研究所
201310481973	吲哚满二酮缩氨基硫脲类化合物及其抗耐药菌用途	南开大学、中国科学院微生物研究所
201310661898	一种松藻多糖的应用	南通中国科学院海洋研究所海洋科学与技术研究发展中心、中国科学院海洋研究所
201310010387	一种海盘车多糖的应用	南通中国科学院海洋研究所海洋科学与技术研究发展中心、中国科学院海洋研究所
201310663943	一种羽藻多糖的应用	南通中国科学院海洋研究所海洋科学与技术研究发展中心、中国科学院海洋研究所
201210347818	枸杞籽及其提取枸杞油后的残渣中提取 α-葡萄糖苷酶活性抑制剂的方法及其用途	宁夏回族自治区药品检验所、李巍
201210273483	一种米铂冻干制剂的制备方法	齐鲁制药有限公司、齐鲁制药（海南）有限公司
201210078296	二苯基硫脲类衍生物及其制备方法和应用	齐鲁制药有限公司、山东大学
201210436937	一种托芬那酸注射液及其制备方法和应用	青岛农业大学、青岛蔚蓝生物股份有限公司、菏泽普恩药业有限公司
201210434353	复方抗球虫药物磺胺氯吡嗪钠溶液的制备方法	青岛蔚蓝生物股份有限公司、菏泽普恩药业有限公司
201210442700	2,4-二羟基-5,6-取代-1-卤代苯衍生物、其合成方法及其应用	清华大学、郑州大学
201310202269	盐酸沙拉沙星包合物及其制备方法	山东龙海生物科技有限公司、临沂大学

（续表）

专利号	发明专利名称	专利权人
201310269295	一种头孢克肟组合物混悬颗粒剂及其制备方法	山东罗欣药业集团股份有限公司、罗欣生物科技（上海）有限公司、山东裕欣药业有限公司、山东恒欣药业有限公司
201310105858	一种头孢呋辛赖氨酸及其制剂	山东罗欣药业集团股份有限公司、山东裕欣药业有限公司、山东恒欣药业有限公司
201310098735	一种含高纯度银杏内酯 B 的组合物及其制备方法	山东罗欣药业集团股份有限公司、山东裕欣药业有限公司、山东恒欣药业有限公司
201310493646	一种替比培南匹伏酯组合物颗粒剂	山东罗欣药业集团股份有限公司、山东裕欣药业有限公司、山东恒欣药业有限公司
201310248312	一种头孢地尼组合物颗粒剂及其制备方法	山东罗欣药业集团股份有限公司、山东裕欣药业有限公司、山东恒欣药业有限公司
201310462622	4-甲基苯甲酸 4-[2-二甲基胺基-1-(1-羟基环己基)乙基]苯酯盐酸盐的多晶型物、制备方法及其应用	山东绿叶制药有限公司、李又欣
201010188779	葛根素的一种优势药用晶型固体物质及制备方法与用途	山东益康药业股份有限公司、中国医学科学院药物研究所
201110191525	6,7-二烷氧基-4-取代苯基氨基喹唑啉类化合物及其制备方法	陕西师范大学、正大天晴药业集团股份有限公司
201310422876	一种丹皮酚与奥扎格雷偶联物及其药物组合物、医药用途	上海海虹实业（集团）巢湖今辰药业有限公司、安徽中医药大学
200910056638	一种治疗心血管疾病的药物组合物及其制备方法	上海和黄药业有限公司、解放军第二军医大学
201180005039	二苯甲醇类衍生物、其制备方法及其在医药上的应用	上海恒瑞医药有限公司、江苏恒瑞医药股份有限公司
201180004613	三环化合物、其制备方法及其在医药上的应用	上海恒瑞医药有限公司、江苏恒瑞医药股份有限公司
201380004048	噁唑烷酮类衍生物、其制备方法及其在医药上的应用	上海恒瑞医药有限公司、江苏恒瑞医药股份有限公司
201210351802	稠合环类衍生物、其制备方法及其在医药上的应用	上海恒瑞医药有限公司、江苏恒瑞医药股份有限公司
201180004612	酞嗪酮类衍生物、其制备方法及其在医药上的应用	上海恒瑞医药有限公司、江苏恒瑞医药股份有限公司
201210335066	咪唑并喹啉类衍生物及其可药用盐、其制备方法及其在医药上的应用	上海恒瑞医药有限公司、江苏恒瑞医药股份有限公司
201380004979	吡唑并[3,4-c]吡啶类衍生物、其制备方法及其在医药上的应用	上海恒瑞医药有限公司、江苏恒瑞医药股份有限公司
201380004071	嘧啶二胺类衍生物、其制备方法及其在医药上的应用	上海恒瑞医药有限公司、江苏恒瑞医药股份有限公司
201210271738	PIM 激酶抑制剂及其制备方法与在制药中的应用	上海吉铠医药科技有限公司、深圳市海滨制药有限公司、上海方予健康医药科技有限公司
201210011774	青蒿素衍生物及其药用盐用于制备治疗急性白血病的药物	上海交通大学医学院附属瑞金医院、中国科学院上海药物研究所
201210012204	青蒿素衍生物及其药用盐用于制备治疗急性髓细胞性白血病的药物	上海交通大学医学院附属瑞金医院、中国科学院上海药物研究所
201210306680	解聚海参糖胺聚糖在制备防治血栓栓塞疾病药物中的应用	上海开润生物医药有限公司、哈尔滨红豆杉生物制药有限公司
201010565393	α-吡喃酮类化合物及其制备方法和应用	上海来益生物药物研究开发中心有限责任公司、上海交通大学、浙江医药股份有限公司新昌制药厂、皖西学院
201110208329	苯并吡喃类化合物、其制备方法及其应用	上海瑞广生化科技开发有限公司、上海长恒生物医药科技有限公司
201210042644	四氢吡啶并吡啶酮衍生物、其制备方法及应用	上海师范大学、江苏省激素研究所股份有限公司
201410056548	阿立哌唑口溶膜剂及其制备方法	上海现代药物制剂工程研究中心有限公司、齐鲁制药有限公司
201310256388	利培酮膜状制剂	上海现代药物制剂工程研究中心有限公司、齐鲁制药有限公司
201310264875	孟鲁司特钠膜状制剂	上海现代药物制剂工程研究中心有限公司、上海现代制药股份有限公司

（续表）

专利号	发明专利名称	专利权人
201310062977	磷酸可待因和盐酸异丙嗪复方膜状制剂	上海现代药物制剂工程研究中心有限公司、上海信谊百路达药业有限公司
201110447026	一种维生素C原料药的制备方法	上海新亚药业有限公司、辽宁美亚制药有限公司
201010181149	六氢吡咯[3,4-b]吡咯衍生物、其制备方法及其用途	上海阳帆医药科技有限公司、南京长澳医药科技有限公司
201010155859	硝基咪唑类化合物、其制备方法和用途	上海阳帆医药科技有限公司、南京长澳医药科技有限公司
201110113018	积雪草酸或其盐的应用及其注射混悬剂和其制备方法	上海医药工业研究院、黑龙江红豆杉药业有限责任公司
201110113045	积雪草酸盐微乳软胶囊及其制备方法	上海医药工业研究院、黑龙江红豆杉药业有限责任公司
201010151973	甲磺酸齐拉西酮半水合物及其制备方法	上海医药工业研究院、江苏恩华药业股份有限公司
201280013429	阿戈美拉汀的混晶（形式-Ⅷ）、其制备方法、应用和包含其的药物组合物	上海医药工业研究院、瑟维尔实验室
201280013421	阿戈美拉汀的新晶型Ⅶ、其制备方法、应用和包含其的药物组合物	上海医药工业研究院、瑟维尔实验室
201110389447	厄他培南的药物组合物	上海医药工业研究院、正大天晴药业集团股份有限公司
201210415043	注射用依托咪酯组合物及其制备方法	上海医药工业研究院、中国医药工业研究总院
201110346448	油菜蜂花粉长链脂肪酸及其衍生物的制备方法	上海医药工业研究院、中国医药工业研究总院
201110335025	一种萜类化合物的应用	上海医药工业研究院、中国医药工业研究总院
201210019993	黄酮碳苷类化合物在制备COX-2抑制剂中的应用	上海医药工业研究院、中国医药工业研究总院
201210465837	酰胺类化合物的两种晶型、制备方法及其应用	上海医药工业研究院、中国医药工业研究总院
201210034082	黄嘌呤类化合物中间体及其制备方法	上海医药工业研究院、中国医药工业研究总院
201110456071	用于抑制血管生成的草胡椒素B组合物及其制备方法	上海医药工业研究院、中国医药工业研究总院
201210139842	用于抗癌的可注射用药物组合物	上海医药工业研究院、中国医药工业研究总院
201210279708	喹唑啉衍生物、其制备方法、中间体、组合物及其应用	上海医药集团股份有限公司、浙江大学
201110180032	阿立哌唑Ⅰ型微晶、阿立哌唑固体制剂及制备方法	上海中西制药有限公司、上海中西三维药业有限公司
201310045783	赛米司酮固体制剂及其制备方法	上海中西制药有限公司、上海中西三维药业有限公司
201310022754	一种丹参酮ⅡA-聚乳酸/羟基乙酸微球及其制备方法	上海中医药大学附属曙光医院、上海中医药大学附属普陀医院
201310022772	一种丹参酮ⅡA-聚乳酸羟基乙酸微球用于制备抗肿瘤药物的用途	上海中医药大学附属曙光医院、上海中医药大学附属普陀医院
201210541873	格隆溴铵手性对映体的制备方法和应用	沈阳药科大学、辽宁药联制药有限公司
201210461111	菝葜皂苷元衍生物及其制备和应用	沈阳药科大学、山东罗欣药业集团股份有限公司
201310435761	一种复方α-酮酸片及其制备工艺	沈阳药科大学、山东威高药业有限公司
201310439809	一种不含滑石粉的复方α-酮酸片及其制备工艺	沈阳药科大学、山东威高药业有限公司
201010184197	他喷他多的氨基甲酸酯类衍生物及其制备与应用	沈阳药科大学、沈阳药大制剂新技术有限公司
201110462331	一种水飞蓟素组合物及其制备方法	沈阳药科大学、沈阳药科大学（本溪）医药科技有限公司
201210541957	一种苯甲酸类化合物及其制备方法和应用	沈阳药科大学、沈阳药科大学（本溪）医药科技有限公司
201110455698	*C*-10位脲基取代的青蒿素衍生物及其制备方法和用途	沈阳药科大学、沈阳药科大学（本溪）医药科技有限公司
201210502652	16-妊娠双烯醇酮亚微乳注射剂及其制备方法	沈阳药科大学、沈阳药科大学（本溪）医药科技有限公司
201110462335	银莲花属植物中一种抗肿瘤皂苷及其制备方法和用途	沈阳药科大学、沈阳药科大学（本溪）医药科技有限公司
201310501283	竹叶青酒中的生物活性成分及医药用途	石河子大学、山西杏花村汾酒厂股份有限公司
201410129890	一种盐酸溴己新葡萄糖注射液的制备方法	石家庄四药有限公司、曲继广
201010620554	一种厄他培南钠晶型及其制备方法	石药集团中奇制药技术（石家庄）有限公司、石药集团中诺药业（石家庄）有限公司
201310129433	一种制备高包封率的利巴韦林脂质体口服乳	石正国、孟泉科

（续表）

专利号	发明专利名称	专利权人
201210473715	可抑制 HIV 复制并对耐药 HIV 病毒株有效的噻唑类化合物及其制备方法和用途	首都师范大学、中国医学科学院药物研究所
201310377383	一种复方间苯三酚冻干口腔崩解片及制备方法	寿光富康制药有限公司、山东富康生物技术生产力促进中心、潍坊和康生物技术有限公司
201310554549	一种曲司氯铵缓释组合物及其制备方法	舒泰神（北京）生物制药股份有限公司、北京舒泰神新药研究有限公司
201310425117	一种炎琥宁肠溶干混悬剂及其制备方法	司鹏、黄山中皇制药有限公司
201210197568	噁唑烷酮类化合物及其在制备抗生素药物中的用途	四川大学、四川好医生药业集团有限公司
201310416616	稳定的左乙拉西坦注射液	四川鼎诺泰宸科技有限公司、成都天台山制药有限公司
201310416619	左乙拉西坦注射液和制法	四川鼎诺泰宸科技有限公司、成都天台山制药有限公司
201210220153	无环核苷酸类似物及其制备方法和应用	四川好医生攀西药业有限责任公司、四川大学
201210323710	苯并氮杂䓬类化合物在制备预防或治疗癫痫的药物中的应用	苏州大学、中国科学院上海药物研究所
201310103193	一种复方伏立康唑滴耳剂及其制备方法	孙国栋、李军
201080035729	包含磷脂和胆固醇的眼部药物递送系统	台湾微脂体股份有限公司、TLC 生物医药公司
201510075979	一种泮托拉唑钠化合物的新晶型及其制备方法	天津大学、海南灵康制药有限公司
201210409844	一种安立生坦 DMSO 共结晶物及其制备方法和应用	天津康鸿医药科技发展有限公司、江苏德源药业股份有限公司
201110426005	一种布洛芬注射液及其制备方法	天津南开允公医药科技有限公司、南开允公药业有限公司
201210150980	木香烃内酯衍生物，其药物组合物及其制备方法和用途	天津尚德药缘科技有限公司、南开大学
201110094176	去氢木香烃内酯衍生物，其药物组合物及其制备方法和用途	天津尚德药缘科技有限公司、南开大学
201210019048	化合物在转录因子失调相关疾病的治疗药物中的应用	天舒生物技术有限公司、小江生物技术有限公司、北京康乐卫士生物技术有限公司
201310060955	一种树状聚合物纳米给药载体靶向阿霉素及其制法	万礼、王旭立、杨烨
201410431506	针对 MSK1 基因的相关制剂在制备 5-FU 耐药性检测试剂及 5-FU 耐药逆转剂方面的应用	汪建平、王磊、傅新晖
201210073722	大黄酸小檗碱离子对化合物、制备方法及应用	王从品、孙伟新
201310478687	白莲蒿总黄酮的病理学及其应用	王敏、周莉
201310627408	瓦草五环三萜皂苷类化合物制备降血糖药物的用途	王学勇、赵保胜
201310499646	Kadcoccitones A 在制备治疗肾功能不全药物中的应用	王志奎、刘振英
201210484704	一类具有抗炎作用的咪唑并吡啶类化合物及其在制备抗炎药物中的应用	温州医学院、温州广成生物科技有限公司
201010296961	一种氨基糖苷类化合物及其提取分离方法	无锡济民可信山禾药业股份有限公司、江西济民可信集团有限公司
201010296941	一种庆大霉素 C1a 衍生物及其提取分离方法	无锡济民可信山禾药业股份有限公司、江西济民可信集团有限公司
201210170283	一种治疗单纯疱疹性角膜炎的抗病毒药及其制备方法	无锡济民可信山禾药业股份有限公司、江西济民可信金水宝制药有限公司
201310277926	高含量的木犀草素组合物	吴一心、吴博文、吴冠蓉
201010563472	低分子肝素铁纳米颗粒及其制备方法	吴忠仕、陶运明
201310065322	表没食子儿茶素没食子酸酯的制备方法及其用途	武汉华大药业有限公司、深圳华大基因健康科技有限公司、武汉华大基因科技有限公司
201310059937	一种紫杉醇微乳药物组合物及其制备方法	西南大学、重庆莱美药业股份有限公司
201310101132	类黄酮在制药中的应用	许翔、王燕
201410711132	一种甲苯磺酸索拉非尼渗透泵片及其制备方法	杨春英、贾海鹏
201110356727	动点马达蛋白 CENP-E 小分子抑制剂 Syntelin	姚雪彪、丁霞
201310107062	甘草有效成分的同步制备方法	亿利资源集团有限公司、李卫民
201310432836	Fluevirosines A 在制备治疗急性肾衰药物中的应用	张磊、宫健
200880119988	适用于治疗癌症的蛋白激酶抑制剂	张立民、杜晓敏、郝岩、张兰英
201310416999	一种维生素 K1 注射液及其制备方法	张蕊、金洪伟、梁加莉
200980159383	治疗抑郁症的药物组合物、制备方法及用途	张作光、陈婷
201410039676	一种泮托拉唑钠药物组合物、含有该组合物的微丸及其制备方法	浙江大学、杭州中美华东制药有限公司
201410040251	一种水性肠溶包衣液及其制备方法	浙江大学、杭州中美华东制药有限公司

（续表）

专利号	发明专利名称	专利权人
201210096166	葫芦素类化合物的制备及其药物用途	浙江大学、浙江百草中药饮片有限公司
201210099311	四环三萜类化合物的制备和抗衰老应用	浙江大学、浙江百草中药饮片有限公司
201210095797	三萜类化合物及制备和应用	浙江大学、浙江百草中药饮片有限公司
201310172266	喹啉二酮类衍生物及其制备方法和用途	浙江大学、中国科学院上海药物研究所
201310083721	一种3-苯并异噁唑-4-吲哚马来酰亚胺衍生物及其用途	浙江工业大学、中国科学院上海药物研究所
201110049708	一种*N*-(萘氧烷基)杂芳基哌啶化合物及其制备方法与应用	浙江华海药业股份有限公司、上海医药工业研究院
201410007590	一种天然6-羟基犬尿喹啉酸提取物的制备方法及其应用	浙江康恩贝制药股份有限公司、浙江康恩贝药品研究开发有限公司
201110384337	含银杏原花青素提取物的制备方法	浙江康恩贝制药股份有限公司、浙江现代中药与天然药物研究院有限公司
201310429480	7-(3-氨基-4-烷氧亚胺基-1-哌啶基)-1-[(1R,2S)-2-氟环丙基]喹诺酮羧酸类化合物及其制备方法	浙江司太立制药股份有限公司、中国医学科学院医药生物技术研究所
201410000458	7-(3-酰胺基-4-甲肟基-1-哌啶基)氟喹诺酮羧酸及其制备方法	浙江司太立制药股份有限公司、中国医学科学院医药生物技术研究所
201310428280	7-(3-氨甲基-4-烷氧亚胺基-1-吡咯烷基)-1-[(1R,2S)-2-氟环丙基]喹诺酮羧酸类化合物及其制备方法	浙江司太立制药股份有限公司、中国医学科学院医药生物技术研究所
201310438031	含有烷氧亚氨基取代的萘啶酮羧酸衍生物及其制备方法	浙江司太立制药股份有限公司、中国医学科学院医药生物技术研究所
201310550315	右旋龙脑的水溶性化合物的制备方法及其应用	浙江天树龙脑林业科技开发有限公司、辛文祥
201310045397	一种注射用冻干组合物及其制备方法	浙江震元制药有限公司、吉林省名霖药业有限公司
201110154294	噻二唑衍生物类DPP-IV抑制剂	正大天晴药业集团股份有限公司、北京赛林泰医药技术有限公司
201310302501	长白落叶松提取物的制备方法及医药用途	郑毅男、沈立乾
201110309755	一种高效的DPP-IV抑制剂	中国科学院广州生物医药与健康研究院、正大天晴药业集团股份有限公司
201310034985	景洪哥纳香甲素衍生物及其在制药中的应用	中国科学院昆明植物研究所、美国纽约大学医学院尼尔森环境医学研究所
201210512505	苯并咪唑及其衍生物,其药物组合物及其在制备抗抑郁药物中的应用	中国科学院昆明植物研究所、武汉大学
201210545451	石蒜碱衍生物与以其为活性成分的兽药及其应用	中国科学院昆明植物研究所、云南农业大学
201410007598	毛萼乙素环糊精包合物、含有该包合物的药物组合物、其制备方法及应用	中国科学院昆明植物研究所、云南省药物研究所
201310300116	15-氧代绣线菊内酯衍生物及其制备方法和应用	中国科学院昆明植物研究所、中国科学院上海生命科学研究院、贵州省中国科学院天然产物化学重点实验室
201110335011	芳香丙烯类天然产物的衍生物及其制备方法和用途	中国科学院上海药物研究所、复旦大学
201110124762	取代的酰肼类化合物及其制备方法、药物组合物和用途	中国科学院上海药物研究所、华东理工大学、南京派乐兴医药科技有限公司
201010537594	芳基异喹啉类衍生物及其药物组合物、制备方法和用途	中国科学院上海药物研究所、华东理工大学、上海中医药大学
201210193531	蜂斗菜酚化合物在制备酪氨酸酶抑制剂中的应用	中国科学院上海药物研究所、上海中医药大学
201210129577	苯基唑环取代酰胺类化合物及其制备方法和用途	中国科学院上海有机化学研究所、中国科学院上海生命科学研究院
201210179644	苯基噻吩磺酰胺类化合物及其制备方法和用途	中国科学院上海有机化学研究所、中国科学院上海生命科学研究院
201210495034	1-取代苯亚甲基-2-萘酮类衍生物及制备方法和用途	解放军第二军医大学、正大天晴药业集团股份有限公司
201310207842	具有抗肿瘤活性的二萜类化合物libertellenone G和libertellenone H及其应用	解放军第二军医大学、中国极地研究中心
201310188043	巯基烟酸类化合物及其制备方法	解放军第二军医大学、解放军军事医学科学院微生物流行病研究所
201310106070	链状酰胺类CCR5受体抑制剂的药物新用途	解放军军事医学科学院生物工程研究所、上海市计划生育科学研究所、复旦大学
201310187477	用于预防或治疗冷损伤和血栓的药物组合物	解放军军事医学科学院卫生学环境医学研究所、北京赛德维康医药研究院
201210438589	达比加群衍生物、其制法及抗血栓用途	中国药科大学、合肥医工医药有限公司

（续表）

专利号	发明专利名称	专利权人
201310466025	关附庚素的新用途	中国药科大学、吉林敖东洮南药业股份有限公司
201210429556	一种抗肿瘤2-氨基-3-氰基吡啶及其应用、制备方法	中国药科大学、中国林业科学研究院林产化学工业研究所
201180007150	紫杉醇与胞壁酰二肽简化物的共缀物及抗肿瘤与抗肿瘤转移作用	中国医学科学院药物研究所、北京协和制药二厂
201210067267	取代二苯胺类化合物作为制备抗肿瘤药物的应用	中国中化股份有限公司、沈阳化工研究院有限公司
201210067595	含氰基二苯胺类化合物作为制备抗肿瘤药物的应用	中国中化股份有限公司、沈阳化工研究院有限公司
201210154964	用头孢曲松制备治疗和(或)预防帕金森氏症失智的医药品的用途	中山医学大学、晋亚化工厂
201210582156	粉防己甲素在制备大肠杆菌氟喹诺酮外排泵抑制剂中的应用	重庆布尔动物药业有限公司、西南大学
201210424822	盐酸莫西沙星H晶型及其制备方法和药物组合物	重庆福安药业集团庆余堂制药有限公司、重庆福安药业(集团)股份有限公司
201210041363	莫西沙星分散片及制备方法	重庆圣华曦药业股份有限公司、重庆圣华曦药物研究开发有限公司
201210040459	泊沙康唑冻干粉针剂及制备方法	重庆圣华曦药业股份有限公司、重庆圣华曦药物研究开发有限公司
201310502822	一种白藜芦醇靛玉红组合药物、缓释微囊剂及其应用	重庆市中药研究院、香港浸会大学、中国医学科学院药用植物研究所、上海中医药大学
201310328493	一种含有艾普拉唑钠和奈普生的药用组合物	珠海保税区丽珠合成制药有限公司、丽珠医药集团股份有限公司
201310328517	一种含有艾普拉唑和奈普生的药用组合物	珠海保税区丽珠合成制药有限公司、丽珠医药集团股份有限公司
201410004774	一种磺化去氢松香酸盐的制备方法	珠海亿邦制药股份有限公司、亿邦国创药物研究院(北京)有限公司
二、含无机成分的药品发明专利		
1　专利权人为国内企业		
201410402535	一种含奥美拉唑的组合物和应用	广州一品红制药有限公司
201410089322	聚氨基多糖多肽络合碘复合体系溶液及其制法	贵州扬生医用器材有限公司
201310676097	一种直接联机使用的碳酸氢盐浓缩粉及其制备工艺	河北紫薇山制药有限责任公司
201420713431	奥美拉唑碳酸氢钠片中片	黑龙江福和华星制药集团股份有限公司
201420713441	艾普拉唑碳酸氢钠片中片	黑龙江福和华星制药集团股份有限公司
201420713461	兰索拉唑碳酸氢钠片中片	黑龙江福和华星制药集团股份有限公司
201420851342	埃索美拉唑碳酸氢钠片中片	黑龙江福和华星制药集团股份有限公司
201310413331	腹膜透析液及其制备方法	华仁药业股份有限公司
201210544609	一种亚硒酸钠维生素E注射液及其制备方法	江苏恒丰强生物技术有限公司
201210513245	包含羟乙基淀粉和含有碳酸氢根离子的电解质溶液的药物组合物	江苏恒瑞医药股份有限公司
201310261779	一种含多种微量元素的组合物，其制剂及制备方法	江西博意特科技有限公司
201310076599	一种碳酸钙维生素K药物制剂及其制备方法	昆明邦宇制药有限公司
201110125808	一种药物组合物在制备治疗器质性性功能障碍的药物中的用途	攀枝花兴辰钒钛有限公司
201410063761	一种奥美拉唑碳酸氢钠胶囊的制作方法	厦门恩成制药有限公司
201310382604	混合糖电解质注射液及其制备方法	山东齐都药业有限公司
201310289490	一种双重抗牙本质过敏的组合物及其应用	山东赛克赛斯药业科技有限公司
201310293354	治疗消化性溃疡的锌基蒙脱石药物及其制备方法	山东司邦得制药有限公司
201410015289	治疗蚊虫叮咬的外用止痒乳膏及其制备方法	山东司邦得制药有限公司
201420837635	一种磁疗舒缓贴片	山东星之诚生物科技有限公司
201210536103	一种氟碳化合物脂质体的制备方法	上海纳米技术及应用国家工程研究中心有限公司
200910199344	高密度碳酸钙颗粒的制造方法	上海诺成药业股份有限公司
201310180388	高稳定复方洗必泰碘醇溶液及其制备方法	上海宇昂生物科技有限公司
201210062463	一种具有增加骨密度、改善骨质疏松的药物制剂	深圳市麦金利实业有限公司
201310351922	多种维生素矿物质泡腾片及其制备方法	深圳市麦金利实业有限公司
201210223968	用于通便和清肠的药物组合物	舒泰神(北京)生物制药股份有限公司
201210157127	酸性电解水及其组合物	台盐实业股份有限公司
201210034233	硫酸亚铁缓释凝胶及其制备方法和在制备健脾生血颗粒中的应用	武汉健民药业集团股份有限公司

（续表）

专利号	发明专利名称	专利权人
201410194184	一种治疗肺癌的纳米银抗癌组合物及其制备方法和应用	长沙迪谷纳米生物科技有限公司
201010003156	一种改性钠基蒙脱石、其制备方法和用途	浙江海力生制药有限公司
2 专利权人为国内大学		
201310225936	含碳质材料及活性颗粒的组合物的药物用途	逢甲大学
201310226154	用于抑制肠胃道细菌感染的组合物结构	逢甲大学
201310245838	绞股蓝多糖铁复合物的制备方法	广西大学
200910300591	一种用于抗肿瘤的砷组合药物	兰州大学
200580044196	二氮烯-桥连的冠醚锂化合物及其使用方法	香港大学
201310507359	三氧化二砷隐形免疫靶向抗肿瘤制剂的制备方法	扬州大学
201310200686	以水合高岭石为载体制备纳米银-高岭石复合物的方法	浙江大学
201210571654	一种抗耐药性的顺铂矿化液及其制备方法和应用	浙江大学
201110403008	一种砷化合物溶液及其制备的包载砷化合物的白蛋白纳米粒和冻干制剂	浙江中医药大学
201310514242	一种水溶性磁靶向碳复合材料的制备及其应用	郑州大学
3 专利权人为国内研究所		
201210567031	还原响应的纳米药物载体、纳米药物颗粒与纳米药物颗粒制剂及其制备方法	深圳先进技术研究院
201310102420	生物可降解单分子多支臂聚合物及其制备方法与应用	深圳先进技术研究院
201310318107	靶向型诊疗联用药物及其制备方法和应用	中国科学院宁波材料技术与工程研究所
201110440715	生物活性肽修饰的纳米银及其制备方法和用途	中国科学院上海药物研究所
201310039396	共担载顺铂和阿霉素的复合物、胶束及胶束的制备方法	中国科学院长春应用化学研究所
4 专利权人为国内医院		
201310354230	含氢滴眼液及其制备方法和用途	首都医科大学附属北京同仁医院
201310275660	体表化学灼伤急救制剂	解放军第二五一医院
201310537529	透气止痒抗菌瘢痕治疗贴及其制备方法	解放军第三军医大学第一附属医院
201310053899	抗敏消炎水	中国医科大学附属第一医院
5 专利权人为国内其他（无）		
6 专利权为国内共有		
201310520295	一种磁性吡柔比星纳米药物组合物	代宏、黄啸
201210272362	一种能杀伤放化疗耐药肿瘤细胞和肿瘤干细胞的癌症治疗药物	牛旗、李倩
201310180124	治疗血磷酸盐过多症及缺铁性贫血症的铁基蒙脱石药物及其制备方法	乔敏、山东司邦得制药有限公司
201310471285	一种血容量扩充药物组合物及其制备方法与应用	宋桂兰、邓勇、张金
201310399804	一种醋酸林格注射液及其制备方法	王杰华、王耀武
三、含天然成分的药品发明专利		
1 专利权人为国内企业		
201310582551	一种用于治疗伤寒热厥症的中药组合物	安徽宝芝堂药业有限公司
201310582460	一种用于治疗空洞型肺结核的中药组合物	安徽宝芝堂药业有限公司
201310583020	一种用于治疗伤寒戴阳症的中药组合物	安徽宝芝堂药业有限公司
201310582612	一种用于治疗睾丸肿痛的中药组合物	安徽宝芝堂药业有限公司
201310582347	一种用于治疗伤寒阴结症的中药组合物	安徽宝芝堂药业有限公司
201310583049	一种用于治疗阳痿的中药组合物	安徽宝芝堂药业有限公司
201210579451	一种治疗慢性胆囊炎的中药组合物	安徽丰原药业股份有限公司
201210590528	一种独一味干浸膏的制备方法	安徽海神寿春药业有限公司
201310098948	红豆杉活性提取物的提取方法	安徽和华生物医药科技有限公司
201310214830	一种益气养血、滋补肝肾的药物的制备方法	安徽华佗国药股份有限公司
201310595092	一种提高白芍药效的趁鲜加工方法	安徽惠隆中药饮片有限公司
201310287199	一种桑螵蛸配方颗粒及其制备方法和质量控制方法	安徽济人药业有限公司
201310287135	一种覆盆子配方颗粒及其制备方法和质量控制方法	安徽济人药业有限公司
201310473668	一种退热贴	安徽金马药业有限公司
201310473679	一种利用苦刺花清热的退热贴	安徽金马药业有限公司
201210412260	一种治疗慢性腹泻的中药组合物及其制备方法	安徽金太阳生化药业有限公司
201310216616	一种延长霍山石斛干品保存期的加工方法	安徽康顺名贵中草药产业开发有限公司

（续表）

专利号	发明专利名称	专利权人
201310215670	一种增强保健型霍山石斛干品的加工方法	安徽康顺名贵中草药产业开发有限公司
201410171182	一种具有润肺止咳功效的莱阳梨膏	安徽恋尚你食品有限公司
201310596084	治疗血淤气滞型前列腺的中药组合物	安徽天恒药业有限公司
201310601508	一种用于治疗肾阴不足型前列腺炎的中药组合物	安徽天恒药业有限公司
201310596198	一种用于治疗喉瘤的中药组合物	安徽天恒药业有限公司
201310596168	一种用于治疗湿热蕴结型前列腺的中药组合物	安徽天恒药业有限公司
201310602705	治疗中气虚弱型前列腺炎的中药组合物	安徽天恒药业有限公司
201310215865	一种从人参茎叶中提取人参皂苷的方法	安徽同泰药业有限公司
201310247118	一种舒眠降温贴剂及其制备方法	安徽万邦医药科技有限公司
201210139936	一种治疗腹泻的中药及其制备方法	安徽智远生物科技有限公司
201210139951	一种治疗斑秃的中药及其制备方法	安徽智远生物科技有限公司
201210139938	一种治疗扁平疣的中药及其制备方法	安徽智远生物科技有限公司
201410023538	一种治疗肠炎的片剂	鞍山制药有限公司
201310657966	一种复方吉祥草口服制剂的制备方法	百花医药集团股份有限公司
201310657877	一种咳舒口服制剂的制备方法	百花医药集团股份有限公司
201310657901	一种宜肝乐口服制剂的制备方法	百花医药集团股份有限公司
201210280908	一种抗菌消炎止痒的中药组合物及其制备方法和应用	百润（中国）有限公司
201310342074	治疗消化性溃疡的中药组合物及其制备方法	蚌埠丰原涂山制药有限公司
201410118181	一种治疗血虚型皮肤瘙痒的中药	蚌埠火鹤制药有限公司
201310456983	一种治疗尿毒症的药物及其制备方法	宝健（北京）生物技术有限公司
201210043856	包含金丝桃苷的提取物及其医药用途	北京北大维信生物科技有限公司
201210118280	一种调节血脂的红曲葛根药物组合及其制备方法	北京北大维信生物科技有限公司
201210119647	治疗由痤疮丙酸杆菌引起的疾病的药物、及地榆和（或）地榆提取物的应用	北京北大维信生物科技有限公司
201210118859	一种调节血脂的红曲泽泻药物组合及其制备方法	北京北大维信生物科技有限公司
201110385658	一种活血化瘀的中药制剂的检测方法	北京汉典制药有限公司
201310296425	一种治疗便秘的药物组合物及其制备方法和用途	北京恒清堂医药科技有限公司
201310282368	一种治疗皮肤瘙痒的药物组合物及其制备方法和用途	北京恒清堂医药科技有限公司
201310090639	一种构建金龙胶囊药理机制的方法	北京建生药业有限公司
201210107421	一种用于治疗前列腺疾病的中药及其制备方法	北京康蒂尼药业有限公司
201310754429	一种辅助降血脂组合物	北京康立生医药技术开发有限公司
201310470644	一种具有补气温阳作用的中药颗粒剂及其制备方法	北京康远制药有限公司
201310470708	一种具有祛瘀作用的中药颗粒剂及其制备方法	北京康远制药有限公司
201410262254	一种含中华金丝提取物的抗衰老保健口服液	北京美俏佳人生物科技有限公司
201210315409	一种中药组合物、制剂、花露水及其使用方法	北京妙心堂医药科技有限公司
201310315075	通窍鼻炎喷雾剂的制备方法	北京首儿药厂
201310323069	一种增强免疫力的药物组合物	北京同仁堂健康药业股份有限公司
201410049365	一种保护呼吸道和肺部的组合物	北京同仁堂健康药业股份有限公司
201110209358	一种降血脂中药组合物及其制备方法	北京协和制药二厂
201010186863	一种治疗类风湿性关节炎的组合物	北京星昊医药股份有限公司
201310752028	一种治疗烧伤的药物组合物及其制备方法	北京亚东生物制药有限公司
201410088187	一种治疗肿瘤的中药组合物及其制备方法	北京亚东生物制药有限公司
201310701469	一种治疗丙肝的中药组合物及其制备方法	北京亚东生物制药有限公司
201110367728	一种治疗黄疸的中药组合物及其制备方法	北京亚东生物制药有限公司
201210031025	一种治疗慢性肝炎、肝硬化的中药组合物及其制备方法	北京亚东生物制药有限公司
201210065283	一种疏肝理气的中药组合物及其制备方法	北京亚东生物制药有限公司
201210109973	参苓白术制剂及其制备方法	北京亚东生物制药有限公司
201110129344	一种治疗痛经的中药组合物的检测方法	北京亚东生物制药有限公司
201210424453	一种治疗病毒性肝炎药物组合物的检测方法	北京亚东生物制药有限公司
201310507001	一种具有缓解疲劳、补肾壮阳功效的生物中药配方组合物、中药制剂、制备方法及其用途	北京一品堂医药科技有限公司
201110083348	一种治疗乳腺增生的中药组合物及其制备方法	北京因科瑞斯医药科技有限公司
201310217664	一种沸石药物组合物及其用途	北京友合攀宝科技发展有限公司
201210469050	一种苦参总黄酮提取物及其制备方法、质量检测方法	北京振东光明药物研究院有限公司

（续表）

专利号	发明专利名称	专利权人
201310214808	一种用于治疗股骨头坏死的药物组合物及其制备方法	北京振东光明药物研究院有限公司
201310176471	一种增加骨密度的含中药的组合物及其制备方法	北京中研同仁堂医药研发有限公司
201310176329	一种改善更年期症状的药物组合物及其制备方法	北京中研同仁堂医药研发有限公司
201310154784	一种治疗腰椎间盘突出、骨质增生、颈椎病的中药组合物	亳州华祖养骨堂生物科技有限公司
201310176494	白芍地上部分的提取方法	亳州千草药业有限公司
201210212631	一种延胡索的炮制方法	亳州市长生中药饮片有限公司
201110354450	一种治疗日光性皮炎的外用擦剂及制备方法	渤海造船厂集团有限公司
201310444293	一种癌症术后防复发的真菌药物及其生产方法	常德市永春堂生物科技有限公司
201210303696	一种具有抗恶性肿瘤功效的无糖型口服液的制备方法	常熟雷允上制药有限公司
201310322222	大容量生脉注射液及其制备方法	常熟雷允上制药有限公司
201310418540	一种具有去除中药制剂中钾离子作用的吸附剂及其应用	常熟雷允上制药有限公司
200910027421	一种含三叶苷的活性提取物及其用途	常州高新技术产业开发区三维工业技术研究所有限公司
201310232688	一种综合型催乳药物及其制备方法	常州渝继医药科技有限公司
201310210235	通脉口服液原料药提取物	成都百草和济科技有限公司
201310302568	黄芪提取物及其制备方法和制剂	成都标典生物科技开发有限公司
201310616580	中药祛斑组合物、中药祛斑制剂及中药祛斑面膜	成都大医精诚投资管理有限公司
201310635241	一种治疗胃痛的贴剂及其制备方法	成都大医精诚投资管理有限公司
201310098250	一种通便组合物及其制备方法和用途	成都德实投资管理有限公司
201210365701	一种益气补血，滋养肝肾药物组合物及其制备方法和用途	成都地奥集团天府药业股份有限公司
201310051739	活力苏口服液增效坦度螺酮或其盐治疗焦虑的用途	成都地奥集团天府药业股份有限公司
201010616050	柳皮或柳枝的提取物及水杨苷的制备方法	成都华高药业有限公司
201310620112	一种治疗急乳蛾、急性疮疡的中药丸剂制备方法	成都九芝堂金鼎药业有限公司
201210066631	一种药物组合物在制备预防或治疗脂肪肝的药物中的应用	成都康弘制药有限公司
201110127492	一种预防或治疗糖尿病并发症的药物组合物	成都康弘制药有限公司
201310247681	愈风宁心软胶囊及其制备方法	成都润华堂制药有限公司
201210427806	治疗痛风的药物组合物	成都医路康医学技术服务有限公司
201210300693	防治高脂血症的中药制剂及其制备方法	承德畅达生物科技有限公司
201410206242	一种治疗结石及肾炎的消炎镇痛中草药	赤水市丹霞生产力促进中心有限公司
201310445916	一种治疗胃病的中药及其制备方法	大连华慈生物科技开发有限公司
201110129926	一种羊胎素的提取工艺	大连九羊食品有限公司
201210555854	一种伤科接骨外用制剂的检测方法	大连美罗中药厂有限公司
201310657919	一种减酮增酯的白术炮制新工艺	大连权健中药饮片有限公司
201310667448	一种降低泽泻肾脏毒性的炮制新工艺	大连权健中药饮片有限公司
201410202756	一种治疗牛皮癣的外用中药	当涂县科辉商贸有限公司
201410057064	一种抗菌、消炎、止痒的药物及其制备方法	地奥集团成都药业股份有限公司
201310041544	一种高剂量地衣芽孢杆菌活菌组合物及其制备方法和用途	东北制药集团股份有限公司
201310669278	一种治疗肺癌的中药组合物	东莞市东卓中天生物科技有限公司
201310322181	一种治疗癌症的中药及其制备方法	奉节县瑞康中药材种植有限公司
201310302781	中草药农药及其制备方法	奉节县瑞康中药材种植有限公司
201310313632	一种中草药加工及竹筒罐装的方法	佛山市顺德区宝铜金属科技有限公司
201310088358	樟芝子实体与破壁灵芝孢子粉的组合物及其在免疫调节中的应用	佛山市顺德区今日景艺生物科技有限公司
201210516947	一种保肝降酶的药物组合物及其制备方法和用途	福建归真堂药业股份有限公司
201310018999	一种治疗自汗症的中药组合物及其制备方法	福建省闽东力捷迅药业有限公司
201310307025	一种治疗脑中风偏瘫的中药及其制备方法	福建锡安贸易有限公司
201310355399	一种用于祛痰镇咳的复方甘草制剂及其制备方法	福州海王福药制药有限公司
201310299752	一种治疗肝硬化腹水的药物组合物	福州永同惠生物医药科技有限公司
201310299564	一种治疗乳腺小叶增生的药物组合物	福州永同惠生物医药科技有限公司
201310299834	一种治疗Ⅱ型糖尿病的药物组合物	福州永同惠生物医药科技有限公司
201210507993	一种黑膏药贴及其制备方法	富锦市孝铭科技发展有限公司
201310317886	一种天山青兰提取物及其应用	伽蓝（集团）股份有限公司
201110296131	一种含有牡丹提取物的微乳液及其制备方法和应用	伽蓝（集团）股份有限公司
201310447993	改善和治疗便秘的内服中药	甘肃扶正药业科技股份有限公司

（续表）

专利号	发明专利名称	专利权人
201310257169	一种治疗宫颈糜烂的膜剂及其制备工艺	甘肃陇神戎发药业股份有限公司
201310669954	感冒清热滴丸制剂及其制备方法	甘肃陇神戎发药业股份有限公司
201310628711	一种用于治疗胃病的藏药组合物及其制备方法	甘肃奇正藏药有限公司
201310264375	用于肺癌患者的制品及其制备方法	广东三才石岐制药有限公司
201310264399	一种治疗咳嗽的药物及其制备方法	广东三才石岐制药有限公司
200910040687	一种多功能心脏良药及其制备方法	广东太安堂药业股份有限公司
201210010975	铁皮石斛的药用用途	广东永生源生物科技有限公司
201310714907	一种用于防治糖尿病视网膜病变的药物组合物	广东众生药业股份有限公司
201310532693	一种治疗咳喘的药物组合物	广西健丰药业有限公司
201310637604	一种降血脂、降尿酸中药组合物	广西健丰药业有限公司
201210069143	一种治疗病毒性疱疹的中成药-疱疹病毒片及其制备方法	广西强寿药业集团有限公司
201210069160	一种治疗前列腺炎的中成药-前列康泰胶囊及其制备方法	广西强寿药业集团有限公司
201310708723	葛根降糖胶囊及制备方法	广西圣特药业有限公司
201310552277	一种祛湿通络中药制剂	广西双蚁药业有限公司
201310727585	一种消炎利咽的中药组合物及其制备方法	广西天天乐药业股份有限公司
201310727584	一种治疗鼻炎的中药组合物及其制备方法	广西天天乐药业股份有限公司
201310313325	治疗秃发、脱发的中药组合物	广西梧州三鹤药业有限公司
201310313259	中药组合物及其制备方法	广西梧州三鹤药业有限公司
201310697588	一种散寒祛湿的中药膏剂及其制备方法	广西梧州双钱实业有限公司
201210547652	一种治疗妇科炎症的中药组合物及其制备方法	广西梧州制药(集团)股份有限公司
201310743307	一种抗菌抑石中药组合物及其制备方法	广西梧州制药(集团)股份有限公司
201310260519	一种鼻咽腔道用抗菌液及其制备方法	广西信业生物技术有限公司
201310260501	一种医用抗菌液及其制备方法	广西信业生物技术有限公司
201310260636	一种妇科外用抗菌液及其制备方法	广西信业生物技术有限公司
201310481197	一种无糖型九味补血口服液及其制备方法	广西盈康药业有限责任公司
201210456832	无糖型维C银翘颗粒及其制备方法	广西盈康药业有限责任公司
201310713322	一种治疗急性湿疹的中药组合物	广西玉林制药集团有限责任公司
201310479574	包含杜仲花提取物的中药组合物	广元亿明生物科技有限公司
201310618515	治疗偏头痛的方法	广州安健实业发展有限公司
201310217848	用于清咽润喉的组合物	广州安健实业发展有限公司
201310071242	鸢尾科红葱属植物红葱及其提取物的壮阳作用	广州白云华南生物科技有限公司
201310656631	一种蛞蝓的提取方法及其抗肺癌应用	广州白云山汉方现代药业有限公司
201410049314	一种抑制肝癌 MHCC-97H 细胞增殖的中药组合物及其制备方法	广州达恩基因科技有限公司
201210257588	一种治疗泌尿系感染的中药制剂及其制备方法	广州海博特医药科技有限公司
201310211168	一种治疗痹病的凝胶剂及其制备方法	广州花海药业股份有限公司
201210197127	一种具有抗衰老功能的中药组合物及其在抗衰老化妆品中的应用	广州环亚化妆品科技有限公司
201310470046	一种治疗骨关节炎的中药组合物及其制备方法	广州加原医药科技有限公司
201310469948	一种治疗干眼症的中药组合物及其制备方法	广州加原医药科技有限公司
201310470064	一种缓解视力疲劳的中药组合物及其制备方法	广州加原医药科技有限公司
201410443547	一种治疗高血压的中药复方制剂及其制备方法	广州诺金制药有限公司
201310109494	一种具有缓解体力疲劳功能的组合物及其制备方法	广州市奥海生物科技有限公司
201310329015	具有祛痤疮功效的中药复方提取物及其制备方法与应用	广州市娇兰化妆品有限公司
201310206485	一种用于减少刺激的复合抑菌剂	广州市绿乔生物科技有限公司
201310300254	一种治疗乙型肝炎的中药组合物及其制备方法	广州市四顺山中药研发有限公司
201310375800	拮抗雄激素受体表达的防脱发中草药复方及其制备方法	广州市天吻娇颜化妆品有限公司
201310426227	一种多靶点抑制脂溢性脱发的中药组合物及其制备方法	广州市天吻娇颜化妆品有限公司
201310077548	女用中药防脱生发组方和制备方法及其产品和产品制备方法	广州市天吻娇颜化妆品有限公司
201310179483	一种治疗高血压的中草药配方药膏及其制备方法	广州药灸堂生物科技有限公司番禺分公司
201410400645	一种含盐酸溴已新的组合物	广州一品红制药有限公司
201410404033	一种含脑蛋白水解物的组合物及其应用	广州一品红制药有限公司
201410149377	一种含有卡维丁类总碱的药物组合物及其制备方法	广州一品红制药有限公司
201310379988	治疗卵巢功能减退和早衰的中药组合物及其制备方法与应用	广州正儒佳医药科技有限公司
201010155728	防治肾炎的药物制剂及其制备方法	贵阳春科药业技术研发有限公司

（续表）

专利号	发明专利名称	专利权人
201310187287	用于治疗痔疮的中药组合物及其制备方法	贵阳铭心生物科技有限公司
201310388434	一种改善子宫内膜容受性的纳米缓释胶囊及其应用	贵阳新天药业股份有限公司
201310388746	一种缓释胶囊及其制备方法	贵阳新天药业股份有限公司
201310390063	一种防治女性更年期综合症的中药组合物	贵阳新天药业股份有限公司
201310027360	一种治疗风湿和风湿性坐骨神经痛的药物	贵州大龙健康油脂有限公司
201310237256	一种治疗急慢性肠炎的苗药及其制法	贵州鸿德中药开发有限公司
201310237368	一种治疗支气管哮喘的中药及其制法	贵州鸿德中药开发有限公司
201310291327	一种治疗肝癌的苗药及制备方法	贵州鸿德中药开发有限公司
201310291400	一种治疗慢性肾炎的药物及其制备方法	贵州鸿德中药开发有限公司
201310380382	一种治疗肾积水的苗药	贵州鸿德中药开发有限公司
201310291337	一种治疗消化性溃疡的药物及其制备方法	贵州鸿德中药开发有限公司
201310380638	一种治疗肺结核的药物	贵州鸿德中药开发有限公司
201310439217	一种治疗脱发症的苗药	贵州鸿德中药开发有限公司
201310438696	一种治疗动脉硬化症的药茶	贵州鸿德中药开发有限公司
201310237359	一种治疗子宫肌瘤的中药及其制法	贵州鸿德中药开发有限公司
201310291339	一种治疗肝硬化的苗药及制备方法	贵州鸿德中药开发有限公司
201310332477	一种治疗神经衰弱的苗药及制备方法	贵州鸿德中药开发有限公司
201310380508	一种治疗乳腺小叶增生的苗药	贵州鸿德中药开发有限公司
201310380285	一种治疗冠心病的苗药	贵州鸿德中药开发有限公司
201310291340	一种治疗过敏性鼻炎的药物及制备方法	贵州鸿德中药开发有限公司
201310439318	一种治疗风湿性心脏病的苗药	贵州鸿德中药开发有限公司
201310318192	用于治疗跌打损伤的气雾剂及其制备方法	贵州金桥药业有限公司
201210435334	一种治疗乳腺疾病的中药组合物及其制备方法	贵州苗珍堂生物科技有限公司
201310611622	一种养身保胎中药组合物及其制备方法	贵州桑杨生物科技开发有限公司
201110448675	一种祛痘组合物及其制备方法	贵州神奇集团控股有限公司
201310055079	一种仙灵骨葆的提取方法、分离提取物及制剂	贵州同济堂制药有限公司
201310283812	治疗更年期综合征的药物及其制备方法	贵州宜民中医骨伤烧伤专科医院有限责任公司
201210159099	复方斑蝥中药组合物及其制剂在制备治疗抑郁症药物中的用途	贵州益佰制药股份有限公司
201310376499	中药成份制成的贴膏软基质及其制备方法	桂林安和药业有限公司
201310313435	一种水溶性好的何首乌提取物及其制备方法	桂林莱茵生物科技股份有限公司
201210433168	荔枝多酚类提取物及其提取方法	桂林益元素生物科技有限公司
201210232004	活跃男性性功能的医药组合物	国玺干细胞应用技术股份有限公司
201310472511	一种藿胆丸的制备方法及应用	国药集团冯了性(佛山)药业有限公司
201310435011	一种治疗肠炎痢疾的提取物、含其制剂及其制备方法和应用	国药集团精方(安徽)药业股份有限公司
201310209568	一种黑膏药的制备方法	哈尔滨力强药业有限责任公司
201410153018	一种明目化瘀的药	哈尔滨普瑞眼科医院有限公司
201310245679	一种用于治疗湿疹和皮肤瘙痒的药物	哈尔滨益健堂科技开发有限公司
201210199934	湿痒洗液的药物组合物及其制备方法	哈药集团三精制药股份有限公司
201310617256	一种半仿生提取技术制备枳椇子提取物的方法	哈药集团中药二厂
201310626799	一种治疗咳嗽的中药组合物	哈药集团中药二厂
201310601617	一种治疗痛风的中药组合物	哈药集团中药二厂
201310213897	一种中药注射剂中高分子杂质去除工艺的评价方法	哈药集团中药二厂
201310343455	含有氢溴酸右美沙芬的药物组合物	海安常大技术转移中心有限公司
201310343468	治疗咳嗽的中药组合物	海安常大技术转移中心有限公司
201310343416	一种含有氢溴酸右美沙芬的药物组合物	海安常大技术转移中心有限公司
201310343445	治疗咳嗽的中药组合物	海安常大技术转移中心有限公司
201110328497	罂粟壳浸膏和止咳片剂的制备方法	海南海力制药有限公司
201310747204	一种夜宁胶囊及其制备方法	海南葫芦娃制药有限公司
201310428341	一种九里香提取物的制备方法及该方法得到的九里香提取物及其应用	海南华拓天涯制药有限公司
201210547939	一种冠心宁脂质体注射液	海南圣欣医药科技有限公司
201210556317	一种舒血宁脂质体注射液	海南圣欣医药科技有限公司
201310735696	一种治疗牙周病的中药	海南涛生医药有限公司
201310736357	一种治疗贫血的中药	海南涛生医药有限公司

（续表）

专利号	发明专利名称	专利权人
201310736491	一种治疗小儿厌食的中药	海南涛生医药有限公司
201310481354	茵栀黄组合物冻干口腔崩解片	海南卫康制药(潜山)有限公司
201210086439	一种治疗不孕症的中药组合物	海丝克(河南)生物科技有限公司
201310661998	一种螺旋藻片剂及其制备方法	杭州海王生物工程有限公司
201110306954	一种铁皮石斛保健品配方、组合物以及组合物的制备方法和用途	杭州天目山药业股份有限公司
201310191215	治伤胶囊和制法	杭州朱养心药业有限公司
201210595156	一种治疗恶性淋巴瘤的中药组合物及其制备方法	合肥海大生物医药科技有限公司
201310101485	一种大孔吸附树脂的制备方法及其在恰玛古总黄酮提取中的应用	河北宝恩生物科技有限公司
201310166744	复方氨酚葡锌片及其制备方法	河北恒利集团制药股份有限公司
201210547685	清开灵活性组分板蓝根提取物在制备抗多重耐药菌药物中的应用	河北神威药业有限公司
201010524497	一种中药组合物在制备脊髓损伤后神经保护药物中的应用	河北以岭医药研究院有限公司
200810079625	一种中药组合物在制备治疗肾虚血瘀型勃起功能障碍药物中的应用	河北以岭医药研究院有限公司
200910073901	一种中药组合物在制备促进一氧化氮生成药物中的应用	河北以岭医药研究院有限公司
201110097331	一种中药组合物在制备防治一氧化碳中毒迟发性脑病的药物中的应用	河北以岭医药研究院有限公司
201110121167	一种治疗代谢综合征的药物	河北以岭医药研究院有限公司
201010215338	一种中药组合物在制备抑制动脉粥样硬化药物中的应用	河北以岭医药研究院有限公司
201110067931	一种羟基红花黄色素A的含量测定方法	河北以岭医药研究院有限公司
201310453888	一种治疗高血压高血糖高血脂的中草药	河南行知专利服务有限公司
201310448919	使用芦荟、灵芝制备治疗肝腹水瘤的冻干粉针剂的方法	河南九福来科技集团股份有限公司
201310448923	使用芦荟、三七制备促进雌激素分泌的冻干粉针剂的方法	河南九福来科技集团股份有限公司
201210309904	一种辅助降血脂的中药组合物及其制备方法	河南九势制药股份有限公司
201310706624	一种补益通便保健组合物及制备方法	河南茗轩食品科技有限公司
201310368941	治疗痹症的外用中药和制作方法以及由其制成的熨疗袋	河南瑞安医疗器械有限公司
201410019367	治疗颈椎病的药物及其隔药灸	河南省超亚医药器械有限公司
201410019504	治疗腰椎间盘突出症的药物及其隔药灸	河南省超亚医药器械有限公司
201310631943	抗菌消炎组合物、爽身粉及其制备方法	河南省济源市济世药业有限公司
201310106369	改善睡眠的中成药及其制备方法	河南省科高植物天然产物开发工程技术有限公司
201410115769	一种筋骨痛消丸	河南省洛正制药厂
201310602585	一种治疗高血压的外用中药膏	菏泽海诺知识产权服务有限公司
201310359842	一种治疗鼻窦炎的中药	菏泽海诺知识产权服务有限公司
201310575388	一种治疗急性中耳炎的中药组合物	菏泽海诺知识产权服务有限公司
201310550843	一种治疗扁桃体炎的中药组合物	菏泽海诺知识产权服务有限公司
201310550839	一种治疗咽炎的中药组合物	菏泽海诺知识产权服务有限公司
201310360053	一种用于产后回乳的中药	菏泽海诺知识产权服务有限公司
201310550874	一种治疗骨折的中药及其制备方法	菏泽海诺知识产权服务有限公司
201420713310	双黄连泡腾片	黑龙江福和华星制药集团股份有限公司
201420713338	消银泡腾片	黑龙江福和华星制药集团股份有限公司
201210117716	预防和治疗脑中风的中药组合及制备方法	黑龙江一辰北药制药有限公司
201210560210	无糖型麻苏止咳复方制剂的制备方法	恒拓集团广西圣康制药有限公司
201210508482	一种治疗复发性口疮的中药及其制备方法和用途	湖北恒安药业有限公司
201310231330	一种温经散寒止痛热疗贴	湖北金鹰生物科技有限公司
201310373919	治疗痛风性关节炎的外用制剂	湖北景川药业有限公司
201210541271	一种制取杜仲叶中总黄酮的方法	湖北老龙洞杜仲开发有限公司
201210538296	一种治疗慢性便秘的杜仲复方制剂	湖北老龙洞杜仲开发有限公司
201310362001	一种治疗咳嗽的中药制剂及其制备方法	湖北丽益医药科技有限公司
201310466159	一种复方鱼腥草片的制备方法及应用	湖北诺克特药业股份有限公司
201310702809	一种红花注射液的制备方法	湖北武当金鼎制药有限公司
201410560538	一种独活止痛搽剂的制备方法	湖北襄阳隆中药业集团有限公司
201310172411	一种具有多酚氧化酶抑制活性的蓝莓叶提取物	湖北紫玉蓝莓科技有限公司
201310234082	银黄清肺药物及其制备方法	湖南安邦制药有限公司
201410128741	药物组合物、制备方法及其在制备用于治疗骨质疏松症的药物中的应用	湖南方盛制药股份有限公司
201010517668	一种山银花的药物组合物及其制法	湖南敬和堂制药有限公司

（续表）

专利号	发明专利名称	专利权人
201310162877	一种治疗烧烫伤的外用药物及其制备方法	湖南省宝灵医药器械有限公司
201410064155	丹栀逍遥药物及制备方法以及片剂	湖南天济草堂制药有限公司
201310270732	含有杜仲提取物与三七总皂苷的药物组合物及其应用	湖南湘雅制药有限公司
201310490440	一种药用干酵母粉的生产工艺	湖南湘易康制药有限公司
201310014228	一种抗幽门螺旋杆菌生物药用菌丝体提取物及其制备工艺	湖南新汇制药股份有限公司
201310013628	一种抗幽门螺旋杆菌的胃病用药组合物	湖南新汇制药股份有限公司
201410306052	一种皮肤抗菌药物组合物及其制备方法和用途	湖南知达医药科技有限公司
201410167119	一种治疗胃病的中药组合物及其制备方法	湖州康企药业有限公司
201410167095	一种从中草药中提取的止咳化痰制剂	湖州康企药业有限公司
201310520551	一种用于治疗脚气的组合物	湖州罗芙科技有限公司
201310631716	一种用于治疗狐臭的中药粉剂	湖州罗芙科技有限公司
201310439684	中长链脂肪乳注射液及其制备方法	华仁药业股份有限公司
201310685123	归芍调经片及其制备方法	华润三九（郴州）制药有限公司
201310538468	一种中药组合物在制备治疗血管性痴呆的药物中的应用	华润三九医药股份有限公司
201310486945	一种治疗冠心病心绞痛的药物组合及制备方法	华佗国药股份有限公司
201310470800	一种 pH 依赖型结肠定位硬胶囊	惠州市九惠制药股份有限公司
201310680814	一种治疗风湿病的足浴外用中药	吉林省现代中药工程研究中心有限公司
201310465967	一种消栓通络片的制备方法及应用	吉林省正和药业集团股份有限公司
201110357415	一种中药组合物及其制备方法和制剂	吉林天强制药有限公司
201310160279	一种千柏鼻炎片及其制备方法	吉林万通药业集团梅河药业股份有限公司
201310160106	一种妇科调经片及其制备方法	吉林万通药业集团梅河药业股份有限公司
201210536989	一种缓解体力疲劳的组合物及其制备方法和应用	吉林一正药业集团有限公司
201210084306	一种治疗慢性胃炎、胃溃疡和（或）十二指肠溃疡的药物及其制备方法	吉林一正药业集团有限公司
201010610064	返魂草浸膏的质量检测方法	吉林益民堂制药有限公司
201110003749	预防或治疗中风之医药组合物	吉亞生物科技有限公司
201310090632	一种护足组合物、足膜及其制备方法	集粹坊科贸（北京）有限责任公司
201310008899	治疗癌性发热的鲜地黄粉	济南康众医药科技开发有限公司
201310677438	治疗脑血栓的中药	济南伟传信息技术有限公司
201310319581	一种治疗神经性头痛的中药及其制备方法	济南伟传信息技术有限公司
201310346093	一种治疗外科伤口的中药	济南伟传信息技术有限公司
201310307248	一种治疗中风口眼歪斜的中药	济南伟传信息技术有限公司
201410110241	一种治疗心肌炎的中药	济南伟传信息技术有限公司
201410107613	一种胃肠造影剂	济南伟传信息技术有限公司
201410726923	骨刺增生特效膏	嘉禾县金森农业科技发展有限公司
201410686995	一种治疗感冒的中药及其制备方法	健民集团叶开泰国药（随州）有限公司
201210423965	清脑降压颗粒的生产工艺	江苏晨牌药业集团股份有限公司
201310233570	一种用于治疗妇科炎症的药物组合物	江苏红豆杉药业有限公司
201110073726	一种治疗感冒的中药组合物及其制备方法	江苏康缘药业股份有限公司
201310077582	一种治疗痛经的中药组合物及其制备方法	江苏康缘药业股份有限公司
200910182039	治疗痛风性关节炎的药物组合物和制备方法及制剂与用途	江苏康缘药业股份有限公司
201310253372	一种板蓝根包衣分散片及其制备方法	江苏鹏鹞药业有限公司
201310260207	一种治疗溃疡性结肠炎的中药及其制备方法和检测方法	江苏七〇七天然制药有限公司
201310260066	一种金胆片的制备工艺	江苏七 0 七天然制药有限公司
201310251744	一种中药雪梨含片及其制备方法	江苏七 0 七天然制药有限公司
201310258077	治疗脚气的中药组合物	江苏七 0 七天然制药有限公司
201310391173	一种含有白葡萄球菌的药物组合物及其制备方法	江苏神华药业有限公司
201310408015	一种中药汤剂	江苏丝语佳期科技有限公司
201310312872	一种用于治疗疼痛的中药制剂及其制备方法	江苏苏南药业实业有限公司
201310312191	一种治疗白发的中药组合物及其制备方法	江苏苏南药业实业有限公司
201310314985	一种治疗眩晕的中药颗粒及其制备方法	江苏苏南药业实业有限公司
201310313586	一种治疗毒蛇咬伤的中药及其制备方法	江苏苏南药业实业有限公司
201310312853	一种治疗灰指甲的中药配方及其制备方法	江苏苏南药业实业有限公司
201310313573	一种治疗小儿便秘中药颗粒剂及其制备方法	江苏苏南药业实业有限公司

（续表）

专利号	发明专利名称	专利权人
201210152676	从银杏叶中提取银杏黄酮、银杏内酯和银杏酚酸的工艺	江苏颐海药业有限责任公司
201310285087	无糖型顺气化痰颗粒成型方法	江苏中兴药业有限公司
201410063021	一种活血止痛组合物及胶囊制备工艺和应用	江西百神昌诺药业有限公司
201410062892	一种蛇胆陈皮口服液的制备方法	江西百神昌诺药业有限公司
201310192186	复方桉叶中药组合物及其制备方法	江西博莱大药厂
201010211167	一种醒脑静冻干速释制剂及其制备方法与用途	江西济民可信集团有限公司
201110254246	一种清火助消化奶伴及其制备方法	江西江中制药（集团）有限责任公司
201210396667	一种千喜片及其制备方法	江西欧氏药业有限责任公司
201210396668	一种千喜胶囊及其制备方法	江西欧氏药业有限责任公司
201210249861	一种消炎解毒中药组合物的制备方法	江西青春康源制药有限公司
201310333232	一种夏天无注射液及其制备方法	江西天施康中药股份有限公司
201310519707	一种复方乌鸡制剂的制备方法	江西天施康中药股份有限公司
201310346502	一种解毒利咽的药物组合物及其制备方法	江西天施康中药股份有限公司
201410227641	妇科炎症治疗液及其制备方法	江西祥润科技有限公司
201310324282	复方替米考星包合物及其制备方法	江西新世纪民星动物保健品有限公司
201310376458	复方对乙酰氨基酚注射液及其制备方法	江西新世纪民星动物保健品有限公司
201410463308	一种制备非最终灭菌的无菌四味珍层冰硼滴眼液的检测方法	江西珍视明药业有限公司
201410463327	一种非最终灭菌的无菌四味珍层冰硼滴眼液及制备方法	江西珍视明药业有限公司
201310283290	用土鳖虫提取物制备中药制剂的方法及该中药制剂的应用	颈复康药业集团有限公司
201310639536	川芎挥发油的提取和分离方法	颈复康药业集团有限公司
201310249391	一种治疗跌打损伤及风湿痹痛的药物	昆明赛诺制药有限公司
201310309849	一种治疗血糖型脂肪肝的药物	乐山安婷生物技术有限公司
200680018061	用于癌症治疗的草药组合物	李氏大药厂（香港）有限公司
201310028442	一种维护生殖道微生态屏障的组合物及其应用	量子高科（中国）生物股份有限公司
201310690281	含有淫羊藿的中药组合物及其制备方法	辽宁康辰药业有限公司
201310303546	一种治疗带状疱疹的内服中药组合物	辽宁盛生医药集团有限公司
201210582512	一种复方霍斛蓉芝颗粒及其生产工艺	六安同济生生物科技有限公司
201310231713	治疗湿疹、皮炎、癣类皮肤病的外用药物组合物及其制备方法	马应龙药业集团股份有限公司
201310347728	一种具有治疗关节炎作用的中药复方有效部位	南京弘典医药科技有限公司
201310339110	大枣在制备治疗阿尔茨海默病药物或保健品中的应用	南京弘典医药科技有限公司
201210107485	一种治疗慢性咽炎的药物的制备方法	南京绿叶思科药业有限公司
201310407802	一种炎热清颗粒的制备方法和用途	南京同仁堂药业有限责任公司
201110276712	一种复方地龙提取物及其制备方法和其组合物	南京易亨制药有限公司
201310153713	一种袋鼠骨素及其提取方法	南京优而生物科技发展有限公司
201410292711	一种抗仙台病毒肺部感染的软胶囊	南京正宽医药科技有限公司
201310456336	一种小儿清热片的制备方法及应用	南京正宽医药科技有限公司
201210375789	一种安中片的制备方法及应用	南京正亮医药科技有限公司
201310172312	一种对酒精性肝损伤有保护作用的蓝莓叶提取物	南京紫玉蓝莓科技有限公司
201310172412	一种具有抑制黑色素合成活性的蓝莓叶提取物	南京紫玉蓝莓科技有限公司
201310397030	菲牛蛭中高活性抗凝剂粗品的制备方法	南宁市净雪皇生物工程有限公司
201410223494	可降血脂润肠通便的固体冲剂及其制备方法	南阳中道生态农业有限公司
201410052338	一种治疗肾阳虚型鼻炎的中药组合物	宁波超越新材料科技有限公司
201310525323	一种阿尔泰狗娃花提取物在制备治疗艾滋病药物中的应用	宁波市镇海昱达网络科技有限公司
201310525437	毛莲菜提取物在制备治疗艾滋病药物中的应用	宁波市镇海昱达网络科技有限公司
201210589638	一种从南方红豆杉叶中提取紫杉黄酮的方法	宁波泰康红豆杉生物工程有限公司
201310525328	一种白花油麻藤提取物在制备治疗艾滋病药物中的应用	宁波镇海弘润磁材科技有限公司
201210561916	一种可形成并缓释短分子多糖的生物质组合物、制备方法与制剂	普洱淞茂制药股份有限公司
201310212680	一种龙血树叶超微纯粉及其制备方法与制剂	普洱淞茂制药股份有限公司
201310212678	一种活性物质组合物及制备方法及其制剂与应用	普洱淞茂制药股份有限公司
201310213144	一种蛇菰超微纯粉及其制备方法与制剂	普洱淞茂制药股份有限公司
201410706676	一种杜仲降压缓释制剂及其制备方法	普正药业股份有限公司
201410706323	一种裸花紫珠总黄酮提取的方法	普正药业股份有限公司
201010509720	一种健胃、消炎、止痛的中药及其制备方法和质量标准	秦皇岛皇威制药有限公司

（续表）

专利号	发明专利名称	专利权人
201410204097	治疗宫颈息肉的中药栓剂及其制备方法	青岛市海慈医疗集团
201510009464	治疗幽门螺杆菌感染性消化性溃疡的中药	青岛市海慈医疗集团
201310537718	一种治疗痰瘀互结证型带下病的中药	青岛市海慈医疗集团
201510007684	配合内镜乳头部分切开联合球囊扩张手术治疗胆管结石的中药	青岛市海慈医疗集团
201310321908	一种治疗妊娠呕吐的中药组合物	青岛市海慈医疗集团
201210423620	治疗神经衰弱的中药组合物	青岛市中心医疗集团
201210420424	一种治疗邪毒壅肺型肺炎的中药组合物	青岛市中心医疗集团
201310152720	治疗骨关节疾病的外用中药组合物	青岛市中心医疗集团
201210259004	一种用于妊娠期阴道炎症的药物组合物	青岛文创科技有限公司
201210259176	一种改善帕金森病非运动障碍的药物组合物	青岛文创科技有限公司
201210547002	一种治疗脓疱疮的药物	青岛文创科技有限公司
201210557449	一种治疗带下过少的中药组合物	青岛文创科技有限公司
201210473466	一种治疗痤疮的中药组合物	青岛文创科技有限公司
201310231556	益气补肾的中药组合物的制备方法及检测方法	荣昌制药（淄博）有限公司
201110024974	一种复方阿莫西林混悬注射剂及其制备方法	瑞普（天津）生物药业有限公司
201110458923	一种中药提取物的组合物及其制备方法和用途	赛珂睿德生物医药科技（上海）有限公司
201310212624	一种治疗烧烫伤的药物	三九军大药业（厦门）有限公司
201410263540	一种治疗糖尿病的中药组合物	三九军大药业（厦门）有限公司
201310670676	治疗痤疮的中药组合物及制备方法	三九军大药业（厦门）有限公司
201310360593	一种脂溶性中药栓剂的制备工艺	三门峡广宇生物制药有限公司
201310282765	一种花锚提取物、黄芪提取物与甘草提取物的组合药物及其制剂、应用	三普药业有限公司
201310282877	一种红景天提取物、枸杞子提取物与沙棘鲜浆粉提取物的组合药物及其制剂、应用	三普药业有限公司
201210444416	天参胶囊在制备治疗2型糖尿病糖脂代谢紊乱以及动脉粥样硬化药物中的应用	三普药业有限公司
201310599564	一种用于辅助降血糖的益生菌发酵中药复方组合物及其制备方法和应用	三株福尔制药有限公司
201410224405	一种治疗慢性前列腺炎的药物组合物及其制备方法	厦门中药厂有限公司
201310063989	一种治疗心肌缺血的药物组合物八味沉香滴丸及其制备方法	山东阿如拉药物研究开发有限公司
201310008821	一种治疗脑梗塞急性期、恢复早期中药组合物的用途	山东凤凰制药股份有限公司
201310680353	一种塞北紫堇总生物碱提取物及其提取方法	山东金诃药物研究开发有限公司
201310680581	一种用于制备抗癌药物的塞北紫堇总生物碱提取物及其应用	山东金诃药物研究开发有限公司
201210069210	一种治疗心肌缺血的药物组合物制剂的制备方法	山东金诃药物研究开发有限公司
201310684013	仁青常觉在制备治疗前列腺癌药物中的应用	山东金诃药物研究开发有限公司
201210294963	一种藏药组合物秦皮接骨滴丸及其制备方法	山东金诃药物研究开发有限公司
201310608217	一种手参肾宝药物组合物及其制备方法和应用	山东金诃药物研究开发有限公司
201310499554	一种枸杞消渴药物组合物及其制备方法和应用	山东金诃药物研究开发有限公司
201310597082	六味安消药物组合物及其制剂在制备治疗酒精性肝炎药物中的应用	山东金诃药物研究开发有限公司
201310577820	珍龙醒脑药物组合物在制备治疗糖尿病周围神经病变药物中的应用	山东金诃药物研究开发有限公司
201410782332	一种治疗妇女痛经的中药有效部位组合物及其用途	山东京御堂国药有限公司
201310580187	一种防治霉菌毒素中毒的中药制剂霉毒清的生产方法	山东绿州动物药业有限公司
201210066269	一种治疗口腔溃疡的药物及其制备方法	山东赛克赛斯药业科技有限公司
201310445373	一种刮痧油及其制备方法	山东三星玉米产业科技有限公司
201310002492	一种治疗心脑血管疾病的中药组合物及其制备方法	山东沃华医药科技股份有限公司
201310682901	一种治疗冠心病的中药组合物及其制备方法	山东沃华医药科技股份有限公司
201310002166	一种中药脑血疏注射剂	山东沃华医药科技股份有限公司
201310258904	一种热敷盐及其制备方法	山东无棣精盐厂
201210283895	一种治疗慢性咽炎的牛黄益金片及其制备方法	山东仙河药业有限公司
201210437900	一种治疗皮肤病的中药组合物及其制备方法和应用	山东新宝医药有限公司
201310525441	阿莫尼亚脂提取物在制备治疗白血病药物中的应用	山东兴瑞生物科技有限公司
201310698988	用于治疗脑血栓的中药组合物	山东益健药业有限公司
201110109179	一种防治尘肺病的组合物及其制备方法	山东永春堂集团有限公司
201310683441	治疗皮肤瘙痒的中药组合物及制备方法	山东中大药业有限公司
201310653236	补益气血中药组合物及制备方法	山东中大药业有限公司

（续表）

专利号	发明专利名称	专利权人
201310653239	治疗肾虚的中药组合物及制备方法	山东中大药业有限公司
201310670560	治疗妇科炎症的中药洗液及制备方法	山东中大药业有限公司
201310671099	一种治疗女性子宫肌瘤的中药	山东中大药业有限公司
201310659662	治疗抑郁症的中药组合物及制备方法	山东中大药业有限公司
201310669735	一种止咳中药组合物	山东中大药业有限公司
201310612385	治疗儿童腹泻腹痛的中草药脐贴及制备方法	山西丰源药业有限公司
201310612479	治疗妇科炎症的中草药洗液及其制备方法	山西丰源药业有限公司
201310612386	具有消食化积作用的中药脐贴	山西丰源药业有限公司
201310142141	一种治疗乳腺增生的外用药及其制备方法	山西丰源药业有限公司
201310518303	一种缓解疲劳的组合物及其制备方法和医药用途	山西皇城相府药业有限公司
201310521063	一种沙棘叶抗疲劳胶囊及其制备方法	山西金科海生物科技有限公司
201410084969	一种用于治疗风寒湿痹、筋骨劳损的中药熏蒸制剂	山西善蒸堂生物科技有限公司
201310584119	一种改善产后贫血的口服液及其制备方法	山西振东制药股份有限公司
201110120738	包含银杏叶提取物的注射用银杏叶粉针剂及其制备方法	陕西博森生物制药股份集团有限公司
201310347016	一种补肾壮阳的中药组合物及其制备方法	陕西步长高新制药有限公司
201310347047	一种治疗脂溢性脱发及斑秃的中药组合物及其制备方法	陕西步长高新制药有限公司
201310738058	一种治疗慢性胃炎的中药制剂及其制备方法	陕西步长高新制药有限公司
201310139513	一种降糖的中药组合物及其制备方法	陕西步长高新制药有限公司
201310139020	一种治疗糖尿病的中药组合物及其制备方法和检测方法	陕西步长制药有限公司
201510016984	一种蛇鞭粉胶囊及其制备方法	陕西大志药业有限公司
201210518705	一种枸杞子总黄酮的提取纯化工艺、检测方法及其应用	陕西方舟制药有限公司
201210219064	一种治疗乳腺增生的中药组合物及其制备方法	陕西健民制药有限公司
201210219021	一种治疗前列腺炎和前列腺增生的中药组合物及制备方法	陕西健民制药有限公司
201210208387	一种治疗股骨头疾患的中药及其制备方法	陕西盘龙药业集团股份有限公司
200910055477	骨筋丸微丸及其制备方法	上海佰加壹医药有限公司
201310465773	一种三七伤药片的制备方法及应用	上海宝龙安庆药业有限公司
201310463685	一种护肝片的制备方法及应用	上海宝龙安庆药业有限公司
201310010980	一种活化人体免疫细胞的试剂制备方法和应用	上海禾易生物技术发展有限公司
201310062744	黑枸杞有效提取物、提取方法以及提取物应用	上海基赛生物医药科技有限公司
201210460802	一种提高抗栓胶囊中蟾酥和麝香均匀度的方法	上海景峰制药股份有限公司
201310196416	茶黄素肠溶微囊的制备方法及其制得的产品和应用	上海科宝生物技术有限公司
201310352203	一种治疗皮肤疤痕巴布剂及其制备方法	上海美宝生命科技有限公司
201310413357	用于治疗颅内肿瘤所致癫痫的中药丸剂	上海民生志远健康管理科技发展有限公司
201310470470	一种石淋通片的制备方法及应用	上海欧睿生物科技有限公司
201410294732	一种治疗前列腺炎的中药组合物及制备方法和应用	上海欧睿生物科技有限公司
201310624323	一种安肾丸的制备方法及应用	上海欧睿生物科技有限公司
201310315386	一种保肝天然产品及其制备方法	上海普缇康生物技术有限公司
201410145869	一种发酵沙棘液的生产方法	上海普缇康生物技术有限公司
201310545824	一种防治 2 型糖尿病的中药组合物及其制备方法	上海世道健康科技有限公司
201210476513	一种具有促进睡眠作用的中药组合物及其制备方法	上海寿叶生物科技有限公司
201210281244	一种降糖中药组合物	上海寿叶生物科技有限公司
201210405288	放松活络复方精油	上海韬鸿投资管理咨询有限公司
201310027309	石榴多酚的提取纯化工艺	上海同济生物制品有限公司
201310111665	一种治疗肝纤维化的 5 组分植物药组合物及制备方法	上海现代中医药股份有限公司
201110284706	一种治疗慢性前列腺炎的中药组合物	上海中药制药技术有限公司
201110122977	一种治疗红斑狼疮的中药组合物	上海中药制药技术有限公司
201310179685	一种六味补血胶囊及其质量控制方法与应用	深圳国源国药有限公司
201210447263	一种治疗子宫肌瘤等妇科包块性疾病的药物组合物及其制备方法与应用	深圳市国源药业有限公司
201410204221	治疗细小病毒的药物及其制备方法	深圳市红瑞生物科技有限公司
201310148421	预防和治疗心脑血管、肝病疾病的药品及其制备方法	深圳市嘉民生物科技有限公司
201210157826	一种治疗鼻后滴流综合征的中药组合物及其制备方法	深圳市齐旺投资有限公司
201110121225	一种治疗甲型流感病毒性支气管炎的中药组合物及其制备方法	深圳市齐旺投资有限公司
201210550177	清开灵活性组分栀子提取物在制备抗多重耐药菌的药物中的应用	神威药业集团有限公司

（续表）

专利号	发明专利名称	专利权人
201110430136	红药气雾剂及其制备方法	沈阳红药精诚药业有限公司
201310492058	中药组合物及其制备方法和应用	圣原健康产业有限公司
201310362965	温补肾阳的中药提取物及其制备方法和温肾暖脐膏	圣原健康产业有限公司
201310530500	一种十珍香附丸的制备方法及应用	嵊州市百恩贸易有限公司
201310573921	一种独一味软胶囊及其制备方法	石家庄市华新药业有限责任公司
201010262647	一种中药组合物在制备治疗红细胞增多症药物中的应用	石家庄以岭药业股份有限公司
201210145857	一种中药组合物在制备抗氧化药物中的应用	石家庄以岭药业股份有限公司
201110190455	一种中药组合物在制备治疗心肌梗死后心室重构的药物中的应用	石家庄以岭药业股份有限公司
201110067932	一种栀子药材指纹图谱的测定方法	石家庄以岭药业股份有限公司
201310460542	降脂保肝中药组合物	四川德培源中药科技开发有限公司
201310456383	复方黄芪免疫激活注射液的制备方法	四川德润通生物科技有限公司
201410254977	一清颗粒的制备方法	四川逢春制药有限公司
201310483281	小儿解表颗粒原药材的提取工艺	四川好医生药业集团有限公司
201210543941	具有降血脂和通便功效的药物组合物及其制备方法	四川省通江山霸王野生食品有限公司
201310308438	快速清理身体代谢毒素的天然草本组合物	四川圣湖生物科技有限公司
201010266573	一种治疗软组织扭挫伤的中药组合物、其制备方法及用途	四川正东制药有限责任公司
201310146833	一种治疗烧烫伤的中药组合物及其制备方法	苏州谷力生物科技有限公司
201310146119	一种用于治疗银屑病的中药组合物	苏州谷力生物科技有限公司
201310267576	一种提高免疫力辅助抗肿瘤的中草药复方	苏州菩芸生物科技有限公司
201310267580	一种用于辅助降糖的中草药复方	苏州菩芸生物科技有限公司
201210228609	物理改性后的中华眼镜蛇蛇毒在制备治疗急、慢性肾病的药物中的用途	苏州人本药业有限公司
201110090493	一种用于治疗口腔溃疡的药物组合物	苏州瑞美科生物技术有限公司
201210086240	一种低聚壳聚糖复方制剂及其在制备治疗皮肤疾病的药物中应用	苏州瑞美科生物技术有限公司
201010195644	一种预防和治疗糖尿病的食品或保健食品	苏州润新生物科技有限公司
201310303418	一种改善糖尿病症状的中药组合物	苏州市天灵中药饮片有限公司
201310301071	一种清热燥湿药及其制备方法	苏州市天灵中药饮片有限公司
201310303458	一种治疗便秘的汤剂	苏州市天灵中药饮片有限公司
201310303664	一种治疗黄疸的汤剂	苏州市天灵中药饮片有限公司
201310301081	一种抗疟药胶囊及其制备方法	苏州市天灵中药饮片有限公司
201310301075	一种化湿行气口服制剂及其制备方法	苏州市天灵中药饮片有限公司
201310304261	一种防治晕车的中药香囊	苏州市天灵中药饮片有限公司
201310303663	一种治疗哮喘的汤剂	苏州市天灵中药饮片有限公司
201310362123	一种药物组合物及其制备方法和用途	苏州市益康保健品有限公司
201310363150	一种三棵针提取物的制备方法	遂成药业股份有限公司
201310386028	一种田旋花颗粒的制备方法	遂成药业股份有限公司
201310706427	一种治疗风湿病的中药组合物	台州标盟知识产权代理有限公司
201310727125	一种防治病毒性肝炎的中药颗粒	太仓市伟基生物科技有限公司
201310729065	一种防治肋软骨炎的中药贴膏	太仓市伟基生物科技有限公司
201310729134	一种治疗脾肾两虚型精囊炎的中药丸	太仓市伟基生物科技有限公司
201310727121	一种辅助化疗的肺癌中药熏吸方剂	太仓市伟基生物科技有限公司
201310727209	一种防治幽门不全梗堵的中药颗粒	太仓市伟基生物科技有限公司
201310230152	一种祛痘中药	太仓思瑞生物科技有限公司
201210072487	治疗青光眼睫状体炎综合征的中药及制备方法	太仓优活生物技术有限公司
201210435607	保和丸的制备方法	太极集团重庆中药二厂有限公司
201310241657	可以改善胃肠功能的硬胶囊及其制备方法	汤臣倍健股份有限公司
201310182569	左旋肉碱茶多酚片及其制备方法	汤臣倍健股份有限公司
201310272903	一种治疗癌症的中药组合物及其制备方法	天津弘昇药物研究有限公司
201410098699	一种抑制增生性疤痕的中药组合物及制备方法及用途	天津嘉氏堂科技有限公司
201310456769	一种祛斑膏及其制备方法	天津嘉氏堂科技有限公司
201310324972	一种含有白藜芦醇的组合物及用途	天津尖峰弗兰德医药科技发展有限公司
201310579153	一种含有西洋参、女贞子提取物的组合物	天津金耀集团有限公司
201110456186	一种治疗退行性骨关节痛的透皮吸收贴剂	天津市山佳医药科技有限公司
201110413471	治疗心力衰竭的中药组合物及其制备方法	天津市石天药业有限责任公司

（续表）

专利号	发明专利名称	专利权人
201420813306	药用菌的制药设备	天津市泰昌科技有限公司
201310500974	一种复方氟苯尼考注射液及其制备方法与应用	天津市中升挑战生物科技有限公司
201010506139	一种测定药材中低聚糖类成分含量的方法	天津天士力之骄药业有限公司
201010506137	一种测定注射用中药制剂中总木脂素含量的方法	天津天士力之骄药业有限公司
201210356568	一种纯中药养生制剂	天津鑫瑞生物医药科技有限公司
201210357583	一种纯中药抗肿瘤制剂	天津鑫瑞生物医药科技有限公司
201310471147	一种含有生血丸的中药组合物及其应用	天津中新药业集团股份有限公司达仁堂制药厂
200910070659	一种妇科调经用中药制剂湿消丸的检测方法	天津中新药业集团股份有限公司达仁堂制药厂
200910070660	一种治疗哮喘的中药制剂的检测方法	天津中新药业集团股份有限公司达仁堂制药厂
200810154422	一种治疗胃肠疾病中药组合物及其制备方法	天津中新药业集团股份有限公司乐仁堂制药厂
201010566580	黄芪提取物的应用	天士力制药集团股份有限公司
201180036131	丹参组合物在制备用于冠心病二级预防的药物中的用途	天士力制药集团股份有限公司
201010527420	一种中药组合物在制备减少心肌梗死后患者死亡事件的药物中的应用	天士力制药集团股份有限公司
201010555990	灭活罂粟籽榨油后残渣及其提取物作为制备镇痛药物的应用	天士力制药集团股份有限公司
201010556017	大叶蒟有效组分的制备方法	天士力制药集团股份有限公司
201110038074	一种治疗肾病的中药提取物及其制备方法	天士力制药集团股份有限公司
201010564436	一种治疗原发性高血压的中药组合物的制备方法	天士力制药集团股份有限公司
201010156324	一种药物组合物在制备通过降低 SREBP1-C 而治疗脂毒性导致的 2 型糖尿病药物中的应用	天士力制药集团股份有限公司
201010156334	一种药物组合物在制备调节改善胰岛微环境药物中的应用	天士力制药集团股份有限公司
201010261854	一种治疗肾病的药物及其制备方法	天士力制药集团股份有限公司
201210583993	一种治疗心脑血管疾病的药物组合物	通化吉通药业有限公司
201410311509	一种治疗风湿性关节炎和类风湿性关节炎的风湿祛痛药物及制备方法	通化金马药业集团股份有限公司
201310320012	止痛化癥胶囊在制备治疗脑血栓药物中的应用	通化茂祥制药有限公司
201410094485	一种消糜栓及其制备方法	通化茂祥制药有限公司
201310448492	一种能活血化瘀、消肿止痛的外用止痛液及制备方法	通化斯威药业股份有限公司
201210361460	一种治疗流感的药物及其制剂的制备方法及质量检测方法	同溢堂药业有限公司
200980161055	用于消炎消肿止痛的中草药组合物、制备方法及其应用	统欣生物科技股份有限公司
201310200293	一种用于抗缺氧、缺糖及治疗高原病的银杏叶复方制剂	万邦德制药集团股份有限公司
201210038339	姜辣素与黄连组合物在制备抗呕吐药物中的用途	威海华新药业集团有限公司
201310350134	一种右旋糖酐铁复方口服液及其制备工艺	潍坊富邦药业有限公司
201310525326	一种齿缘草提取物在制备治疗白血病药物中的应用	温州芳植生物科技有限公司
201310605456	一种快速干燥三七的加工方法	文山华信三七股份有限公司
201010579265	一种醒脑静自乳化软胶囊及其制备方法	无锡济民可信山禾药业股份有限公司
201010579224	一种醒脑静速释含片的制备方法	无锡济民可信山禾药业股份有限公司
201410523314	一种能舒缓精神并能改善更年期症状的产品及其制备方法	无锡康顿生物科技有限公司
201410100483	中药提取物，其制备方法及其原料组合物和牙膏	无限极（中国）有限公司
201310301742	治疗痔疮的外敷药及其制备方法	芜湖乐锐思信息咨询有限公司
201310256053	一种治疗癌症的中药配方及其制备方法	芜湖乐锐思信息咨询有限公司
201310573706	一种治疗小儿自闭症的药剂	芜湖绿叶制药有限公司
201410322689	复方氨基酸注射液	武汉福星生物药业有限公司
201310462674	一种健脾消食中药胶囊的制备方法	武汉鸿信通科技有限公司
201310462881	消食健脾的药物	武汉鸿信通科技有限公司
201310595023	治疗小儿夏季热的药物	武汉鸿信通科技有限公司
201310178182	一种促进肝细胞再生的中药的制备方法	武汉健民药业集团股份有限公司
201310249444	含有霍山石斛的具有降糖作用的中药组合物及其制备方法	武汉久源生物医药科技有限公司
201310521638	一种治疗盆腔炎及子宫肌瘤的中药制剂	武汉科斯瑞科技有限公司
201310285895	治疗妇科宫颈及阴道疾病的抗菌凝胶	武汉烺祺生物科技有限公司
201310451804	防治便秘药物的制备方法	武汉凌科达科技有限公司
201310335769	一种治疗湿疹的药物组合物	武汉诺贝药业有限公司
201310336092	浮萍草总黄酮提取物制备治疗湿疹药物的用途	武汉诺贝药业有限公司
201310293906	一种治疗脾肾阳虚的中药及其制备方法	武汉市健恒药业有限公司
201210235636	一种治疗冠心病心绞痛的葛兰心宁软胶囊及其制备方法	西安千禾药业有限责任公司

(续表)

专利号	发明专利名称	专利权人
201110300098	一种用于治疗骨外伤的中药组合物及其制备方法	西安千禾药业有限责任公司
201210039726	肾康注射液在制备治疗高血压肾病药物中的应用	西安世纪盛康药业有限公司
201110417579	一种祛黄褐斑纯中药药物组合及其制备方法	西安泰科迈医药科技有限公司
201110417583	一种辅助降血脂中药药物组合及其制备方法	西安泰科迈医药科技有限公司
201510033532	具有缓释作用的乳康颗粒剂及其制备方法	西安新通药物研究有限公司
201410033926	一种具有通便功效的组合物及其用途、制备方法	西藏福田藏医药研究开发有限公司
201310029702	一种藏药组合物及其在防脱生发产品中的应用	西藏福田藏医药研究开发有限公司
201310739632	芫根沙棘片及其制备方法、应用	西藏弘祥医药科技开发有限公司
201310618481	一种抗癌药物及其制备方法与应用	西双版纳后世博文化传播有限公司
201010539926	水产用连翘解毒散	仙桃市魏氏生物工程有限责任公司
201410144922	一种复方桐叶烧伤油的生产工艺	湘西宏成制药有限责任公司
201310710323	虫草芪参胶囊	翔宇药业股份有限公司
201310710318	妇科止血灵胶囊	翔宇药业股份有限公司
201310710299	全天麻片	翔宇药业股份有限公司
201310391470	一种经前安药物组合物及其制备工艺	翔宇药业股份有限公司
201310286388	一种云威灵油胶囊制剂及其制备方法	翔宇药业股份有限公司
201310710320	产后逐瘀颗粒	翔宇药业股份有限公司
201310476623	治疗肝胃不和证型痞满病的中药	象山康丽针织厂
201310509738	治疗心脾两虚证型虚劳病的中药	象山康丽针织厂
201310690530	高沙棘 Vc 无糖含片及其制备方法	小金县四姑娘山天然沙棘食品有限公司
201310302001	一种消炎止痛剂及其制备方法和应用	新疆汇通旱地龙腐植酸有限责任公司
201310256737	一种治疗银屑病的组合药物及其制备方法	新疆纳瓦依维吾尔医药开发有限公司
201310629707	八角茴香油-β-环糊精包合物及其制备方法、药物组合物	新疆全安药业有限公司
201310487475	大枣西洋参沙棘籽油软胶囊	新疆天海绿洲农业科技股份有限公司
201110320122	一种治疗乳腺增生的中药制剂	新乡市迪福康医药生物技术有限公司
201310702735	一种治疗湿重型关节炎的中药	烟台倍生商贸有限公司
201310097090	一种治疗痔疮的外用复方制剂	烟台荣昌制药股份有限公司
201410218734	一种治疗阴虚血热证型月经先期的中药	烟台瑞智生物医药科技有限公司
201410222142	一种治疗肝肾不足证型坐骨神经痛的中药	烟台瑞智生物医药科技有限公司
201310735681	一种治疗胆道蛔虫症的中药	烟台瑞智生物医药科技有限公司
201310437439	一种治疗心脾两虚证型健忘病的中药	烟台瑞智生物医药科技有限公司
201310696897	一种治疗糜烂型急性扁桃体炎的中药	烟台瑞智生物医药科技有限公司
201310696867	一种治疗心火亢盛证型心病的中药	烟台瑞智生物医药科技有限公司
201310650903	一种治疗肝郁型发热的中药	烟台瑞智生物医药科技有限公司
201310721191	一种治疗肛门湿热证型脱肛的外用中药	烟台瑞智生物医药科技有限公司
201310730081	一种治疗低血压的中药	烟台瑞智生物医药科技有限公司
201310715681	一种治疗肝阳上亢证型肝病的中药	烟台瑞智生物医药科技有限公司
201310459677	一种治疗气滞血瘀证型胸痹的中药	烟台瑞智生物医药科技有限公司
201310459660	治疗气阴不足证型胸痹心痛的中药组方	烟台瑞智生物医药科技有限公司
201310691808	一种治疗心肝阴虚证型甲亢的中药	烟台瑞智生物医药科技有限公司
201310711094	一种治疗食滞胃肠证型胃肠病的中药	烟台瑞智生物医药科技有限公司
201310735682	一种治疗功能性子宫出血的中药	烟台瑞智生物医药科技有限公司
201310691918	一种治疗痰结血淤证型甲亢的中药	烟台瑞智生物医药科技有限公司
201310707781	一种治疗脾不统血证型脾病的中药	烟台瑞智生物医药科技有限公司
201310696841	一种治疗脾肾阳虚型慢性肠炎的中药	烟台市华昕生物医药科技有限公司
201210219110	高粱叶鞘内霜为君药的接骨散	烟台市华昕生物医药科技有限公司
201410199710	一种用于高血压合并高血脂的药物组合物	扬州国纬生物科技有限公司
201310525413	一种治疗胃癌的药物组合物及其制备方法	扬州国纬生物科技有限公司
201310275054	一种治疗痛风的中药制剂	扬州国纬生物科技有限公司
201310575541	一种治疗肺癌的中药组合物	扬州国纬生物科技有限公司
201210357722	缩泉胶囊在制备抑制 OS-732 细胞增殖药物中的应用	扬州国综生物科技有限公司
201310235308	一种治疗Ⅱ型糖尿病的中药	扬州国综生物科技有限公司
201410212943	一种清热泻腑止咳化痰的中药组合物及其制备方法	扬子江药业集团四川海蓉药业有限公司

（续表）

专利号	发明专利名称	专利权人
201210547916	芩暴红止咳合剂及其制备方法	伊春金北药制药有限公司
201310529094	一种五味子丸的制备方法及应用	义乌市绿美生物科技有限公司
201310529174	一种不换金正气散的制备方法及应用	义乌市绿美生物科技有限公司
201310529069	一种正骨紫金丸的制备方法及应用	义乌市绿美生物科技有限公司
201310753649	一种治疗肱骨髁间骨折的药物的制备方法	余姚市慧点电子科技开发有限公司
201310704633	一种治疗痔疮的外用洗液	余姚市吉佳电器有限公司
201310705369	一种治疗胃癌的中药蜜丸及制备方法	余姚市吉佳电器有限公司
201210273530	富含蜕皮激素的植物标准提取物的制备方法及应用	玉溪市维和生物技术有限责任公司
201110294353	三七三醇组和银杏叶提取物组合物及制剂及用途	玉溪市维和维生堂保健食品有限公司
201010548488	可抑制流感病毒血球凝集素的药物组合物及其制备方法	远东生物科技股份有限公司
201110440450	一种牡丹皮提取物及其制备方法和用途	云南白药中草药芯片有限公司
201310037231	三芪软胶囊及其制备方法	云南金七制药有限公司
201310056446	一种治疗肾炎引起血尿的中药的制备方法及质量检测方法	云南理想药业有限公司
201180028036	用于戒毒的药物组合物	云南明镜亨利制药有限公司
201210340340	一种稳定性好且生物利用度高的岩陀药物组合物及制备方法与应用	云南施普瑞生物工程有限公司
201310366817	一种铁皮石斛金条或片的加工方法	云南铁皮石斛科技发展有限公司
201410169286	一种鼻渊软胶囊的制备方法及应用	云南云龙制药股份有限公司
201310087763	一种石斛抗氧化制剂及其制备方法	云南云尚生物技术有限公司
201310087764	一种清咽利喉制剂及其制备方法	云南云尚生物技术有限公司
201210474788	一种治疗更年期综合症的药物及其制备方法	云南植萃堂保健品有限公司
201210516188	调节脾胃肠的中药或食品，其制备方法及其应用	云南中参生物科技有限公司
201310212719	一种治疗心脏病的中药制剂及其制备方法	张家界金鲵生物工程股份有限公司
201310632329	一种片仔癀组合物的药物用途	漳州片仔癀药业股份有限公司
201310486920	一种金糖宁胶囊的制备方法	漳州片仔癀药业股份有限公司
201310632533	一种治疗痔疮的外用制剂的制备方法	漳州片仔癀药业股份有限公司
201310231195	功能性人参及制备方法及其治疗男性性功能障碍的用途	长白山皇封参业有限公司
201310524219	一种头花蓼降糖提取物颗粒剂的制备方法	浙江百草中药饮片有限公司
201310496123	一种鲜重楼超微粉制备工艺	浙江百草中药饮片有限公司
201310495886	一种川贝母超微粉制备工艺	浙江百草中药饮片有限公司
201310495865	一种鲜麦冬超微粉制备工艺	浙江百草中药饮片有限公司
201310496124	一种鲜玄参超微粉制备工艺	浙江百草中药饮片有限公司
201110111916	一种蝉拟青霉分生孢子在制备抗肿瘤药物中的应用	浙江泛亚生物医药股份有限公司
201310265011	一种蝉拟青霉的发酵产物的用途	浙江泛亚生物医药股份有限公司
201010110874	植物提取物的组合物及预防治疗疤痕的应用	浙江康恩贝健康产品有限公司
201010616801	适用高速压片机生产银杏叶片剂的方法	浙江康恩贝制药股份有限公司
201310289915	用于预防和治疗肿瘤的中药制剂重楼直接口服饮片	浙江磐谷药源有限公司
201510042144	一种治疗乳癖的药物组合物及其用途	浙江泰利森药业有限公司
201310489282	一种补气益血的八珍丸（微丸）	浙江维康药业有限公司
201310491268	一种祛风生发的斑秃微丸	浙江维康药业有限公司
201210463962	螺旋藻在制备抗高尿酸血症和抗痛风药物或保健食品中的应用	浙江现代中药与天然药物研究院有限公司
201210546892	一种中药固体颗粒组合物的制备方法	浙江佐力药业股份有限公司
201210547028	一种含莪术挥发油和乌灵菌粉的中药固体颗粒组合物及其制备方法和制剂	浙江佐力药业股份有限公司
201210546868	一种中药固体颗粒的胶囊剂及其制备方法	浙江佐力药业股份有限公司
201310557820	一种具有治疗冻疮功能的手套	镇江苏惠乳胶制品有限公司
201410041854	从蛹虫草中提取抗肿瘤活性组分的方法及其应用	正源堂（天津）生物科技有限公司
201310609317	抗病毒口服液的制备方法	郑州大明药物科技有限公司
201310525422	一种治疗白血病的药物组合物及其制备方法	中澳贯虹河北生物医药科技发展有限公司
201310443550	一种高含量枣环磷酸腺苷提取物及其制备方法	中恩（天津）医药科技有限公司
201310331401	一种中药组合物及其制备方法与应用	中国药材公司
201010512614	含血小板干粉的毛发生长剂	中央医疗器材股份有限公司
201310751088	中草药提取物及其制备方法和应用	重庆大易科技投资有限公司
201310715748	一种治疗慢性湿疹的中药组合物	重庆康迪药业有限公司

（续表）

专利号	发明专利名称	专利权人
201110005384	具有增强免疫力、促进消化和改善睡眠作用的中药制剂	重庆康迪药业有限公司
201010142832	一种治疗多种妇科疾病的药物组合物及其制备方法	重庆希尔安药业有限公司
201210490578	一种杀菌止痒的药物组合物及其制法	重庆希尔安药业有限公司
201310739905	一种玛咖分散片及其制备方法与应用	重庆喜旋生物科技有限公司
201310507479	一种增强免疫功能的中药组合物及其制备方法	重庆主流生物工程有限公司
201310495847	治疗皮肤瘙痒症外用中药组合物	淄博开发区亚大制药有限责任公司
201310468063	一种千柏鼻炎片的制备方法及应用	淄博齐鼎立专利信息咨询有限公司
201210347728	热毒清片在制备抑制 A-204 细胞增殖药物中的应用	淄博齐鼎立专利信息咨询有限公司
201310633602	一种八宝瑞生丸的制备方法及应用	淄博齐鼎立专利信息咨询有限公司
201210416544	治疗输卵管积水的药物	左权县蓝天中药科技开发有限公司
2　**专利权人为国内大学**		
201210319130	一种促进醒酒和防醉的中药提取物复配制剂及其制备方法和应用	安徽大学
201110411033	一种诃子的抗氧化活性物及其制备方法	北京工商大学
201110411086	一种提取芍药花粉黄酮的方法	北京工商大学
201310026291	一种从铁皮石斛中提取多种活性成分的方法	北京航空航天大学
201310495330	一种用于治疗心血管疾病的心血宁缓释片及其制备方法	北京联合大学生物化学工程学院
201310495580	一种治疗湿疹的中药涂剂及其制备方法	北京联合大学生物化学工程学院
201310416675	一种治疗糖尿病足的中药组合物	北京师范大学
201110221997	一种鲜土贝母提取物及其制备方法	北京中医药大学
201210096533	对炎症因子表达具有抑制作用的药物组合物	北京中医药大学
201210096481	防治急性冠脉综合征的药物组合物的制备方法及其活性部位	北京中医药大学
201110185952	一种治疗糖尿病的药物组合物及其制备方法	北京中医药大学
201310668950	一种治疗肾病综合征的中药	滨州医学院
201310550110	一种治疗脚癣的外用擦剂	滨州医学院
201310387749	一种治疗牙疼的药物	滨州职业学院
201310209226	一种山葵口腔喷雾剂及其制备方法	成都大学
201310395440	一种治疗妇科崩漏的中药组合物	成都大学
201210128940	肉桂油在制备治疗前列腺增生或者脂溢性脱发的药物中的用途	成都医学院
201310432934	一种治疗类风湿性关节炎的药物组合物其制备方法和用途	成都中医药大学
201310472558	食用土当归总有机酸提取纯化工艺	成都中医药大学
201110401688	一种白芍总苷的新用途及其药物组合物	成都中医药大学
201310446756	中药复方药物组合物的用途	成都中医药大学
201210009889	一种无胆附片的炮制方法	成都中医药大学
201010174835	萸炙黄连炮制品的新用途	成都中医药大学
201410222289	一种治疗口腔炎症的药物组合物及制备方法和用途	成都中医药大学
201310349232	一种治疗胃肠疾病的药物组合物及制备方法和用途	成都中医药大学
201210134749	一种治疗慢性咽炎的药物组合物及其制备方法和用途	成都中医药大学
201310016396	一种治疗脾虚腹泻型肠易激综合征的药物组合物及其制备方法	成都中医药大学
201310250407	一种治疗肌肉劳损的药物组合物及其制备方法和用途	成都中医药大学
201210292197	中药复方药物组合物的新用途	成都中医药大学
201310314076	中药复方药物组合物的用途	成都中医药大学
201310123263	一种治疗鼻渊的药物组合物及其制备方法和用途	成都中医药大学
201310123732	一种治疗疮痈肿毒的药物组合物及其制备方法和用途	成都中医药大学
201310075326	川贝母地上部分提取物及其提取纯化方法和用途	成都中医药大学
201310123218	一种治疗扁桃体炎的药物组合物及其制备方法和用途	成都中医药大学
201310492315	一种治疗或辅助治疗前列腺癌的药物组合物及其制备方法和用途	成都中医药大学
201310400255	醋莪术饮片及其炮制方法	成都中医药大学
201410458321	一种治疗口腔扁平苔藓的复方制剂及制备方法	成都中医药大学
201310443497	一种中药分散片及其制备方法	成都中医药大学
201310349964	具有益气养血安神催乳的中药复方制剂及其制备方法和应用	大连大学
201310405298	一种治疗阴囊湿疹的中药组合物及其制备方法和用途	大连民族学院
201310728938	用于治疗糖尿病的中药制剂及其制备方法	大连民族学院

（续表）

专利号	发明专利名称	专利权人
201310407880	一种痛风止痛的中药组合物及其制备方法和用途	大连民族学院
201310407890	一种治疗血滞型月经减少及痛经的中药组合物及其制备方法和用途	大连民族学院
201310516105	一种用于治疗慢性痛风的中药制剂及其制作方法	东南大学
201310289110	一种龙须藤正丁醇提取物及其制备方法和用途	福建中医药大学
201310015545	一种用于透骨消痛的中药提取工艺	福建中医药大学
201310344643	从莲子心中制备多糖、总黄酮和总生物碱及其制备方法	福建中医药大学
201110442493	一种木鳖子提取物及其制备方法和用途	复旦大学
201110442495	木鳖子活性提取物在制备抗呼吸系统肿瘤药物中的应用	复旦大学
201110401240	银杏内酯渗透泵片及其制备方法	复旦大学
201210502657	透皮促进剂组合物及其在促透中的应用	甘肃中医学院
201310085846	参归丸在制备抑制肿瘤细胞的药物及联合化疗药物中的应用	甘肃中医学院
201410211263	治疗关节炎的天然药物提取物及制备药物或保健品的应用	甘肃中医药大学
201410065878	一种具有祛红血丝功效的复方中药提取物及应用	广东轻工职业技术学院
201410011289	一种外用镇痛中成药及其制备工艺	广东药学院
201310715504	一种四味清口含片中挥发油的β-环糊精包合方法	广东药学院
201310321097	一种大川芎口服液的纯化方法	广东药学院
201310247660	黄皮果提取物在防治药源性肝炎药物中的应用	广东医学院
201310255725	复方龙眼多糖免疫固本药物及其制备方法	广西医科大学
201310696554	具有降血脂与抑制血糖升高作用的中药制剂及其制备方法	广西中医药大学
201310159968	一种治疗肝纤维化的药物组合及其制备方法	广西中医药大学
201310748248	具有抗痛风作用的中药制剂及其制备方法	广西中医药大学
201310469492	一种治疗缺血性中风的药物及其制备方法	广西中医药大学
201210248032	治疗妇科炎症的壮药制剂及其制备方法	广西中医药大学
201410568707	马尾松松针抗氧化活性成分的抗疲劳用途及提取方法	广州医科大学
201310561885	一种治疗2型糖尿病的中药组合物	广州中医药大学
201110120463	一种构建中医肾虚证艾滋病猴模型的方法及用途	广州中医药大学
201310576965	一种改善肝功能的中药组合物	广州中医药大学
201310754604	治疗或改善失眠的中药组合物及其制备方法和应用	广州中医药大学
201310740392	治疗风寒感冒的中药组合物及其制备方法和应用	广州中医药大学
201310251348	血府逐瘀颗粒及其制备方法	广州中医药大学
201310120343	知母黄柏药对中四种有效部位的同步制备方法及其应用	广州中医药大学
201310242108	一种治疗慢性腹泻的药物及其制备方法	广州中医药大学
201410016271	一种大鲵油缓释滴丸	贵阳学院
201310407743	头花蓼有效组分的制备方法与用途	贵阳医学院
201410291985	一种治疗老年冠心病不稳定型心绞痛的中药	贵阳医学院
201410291847	一种治疗病毒性心肌炎的中药组合物	贵阳医学院
201310245877	大肠杆菌混合溶组织内阿米巴在制备治疗肝癌实体瘤药物中的应用	桂林医学院
201310409648	制备机会性感染和慢性消耗性疾病非人动物模型的方法及利用该模型筛选的药物	桂林医学院
201410135783	连翘中抗肿瘤活性物质的提取方法及其产品和应用	哈尔滨医科大学
201310611266	一种中药组合物及其制备方法	哈尔滨医科大学
201310525367	一种高山绣线菊提取物在制备抗癌药物中的应用	哈尔滨医科大学
201310714124	一种延寿片的制备方法及应用	河北工程大学
201310535598	治疗糖尿病足的外用中药及制备方法	河北联合大学
201310543123	防治胃癌的益气活血复方中药制剂及其制备方法	河北联合大学
201210162570	一种天南星的炮制方法	河北中医学院
201310343425	一种保肝利胆颗粒剂的制备工艺	河南科技大学
201310431107	一种中药熏香及其制备方法	河南师范大学
201310340213	一种小儿退热贴及其制备方法	河南中医学院
201310322656	一种防治甲型H1N1流感病毒的中药组合物	河南中医学院
201310421147	一种从半枝莲中提取降糖物质的方法及其应用	河南中医学院
201410265831	一种治疗高脂血症的药物组合物及制备方法和用途	河南中医学院
201310420005	一种连翘提取物木脂素的制备方法及其在降糖药物中的应用	河南中医学院

（续表）

专利号	发明专利名称	专利权人
201310338761	一种降低痉挛型脑瘫下肢肌张力的中药渗漉液	河南中医学院
201410078522	治疗咽喉肿痛的组合药物	河南中医学院
201410147081	一种抗肿瘤转移的中药	河南中医学院
201410149971	一种治疗乳腺癌术后肢体水肿的中药	河南中医学院
201310412510	一种玫瑰花中提取抗脑缺血物质的方法及其应用	河南中医学院
201310420423	一种月季花中提取抗脑缺血物质的方法及其应用	河南中医学院
201310408743	一种治疗化疗后白细胞减少的中药	河南中医学院
201310412612	一种紫花地丁提取物的制备方法及其在降糖药物中的应用	河南中医学院
201310412539	一种从仙茅中提取仙茅总苷物质的方法及其在制备防治围绝经期综合征药物中的应用	河南中医学院
201310493440	一种治疗高血糖和糖尿病的槐花中药物	河南中医学院
201310489947	一种治疗产后风湿症的中药	河南中医学院
201410004545	一种改善甲状腺癌术后风热犯表证的中药	河南中医学院
201410089934	一种治疗湿热瘀阻型慢性盆腔疼痛综合征的中药	河南中医学院
201310103812	治疗子宫内膜异位症的中药组合物	河南中医学院
201310402064	一种治疗甲状腺相关眼病静止期的中药	河南中医学院
201310262822	一种治疗原发性肝癌的中药组合物	河南中医学院
201310402152	一种治疗甲状腺相关眼病急性期的中药	河南中医学院
201410004469	一种改善甲状腺癌术后肝火旺盛证的中药	河南中医学院
201310691050	一种防治晕动病用中药贴	河南中医学院
201410004461	一种改善甲状腺癌术后阴阳两虚证的中药	河南中医学院
201310568447	一种具有保肝护肝功效的中药保健食品	河南中医学院
201410405480	一种治疗椎动脉型颈椎病的中药药枕	河南中医学院
201310320543	一种治疗乳腺增生的中药膜	河南中医学院
201310654150	一种治疗类风湿性关节炎的药物	鹤壁职业技术学院
201310565159	改善睡眠的药物组合物的制备方法	黑龙江八一农垦大学
201310112691	一种治疗肺癌的口服中药组合物	黑龙江中医药大学
201310270287	一种治疗前列腺术后压力性尿失禁的药物组合物	黑龙江中医药大学
201310369251	一种治疗男性不育的中药组合物	黑龙江中医药大学
201310274997	一种治疗气虚贫血的中药酒及其制备方法	黑龙江中医药大学
201310549606	一种治疗妇科炎症的中药复方	湖南农业大学
201110178358	一种治疗头痛的纯组分中药制剂及制备工艺	湖南中医药大学
201110311562	一种治疗糖尿病性脂肪肝的中药组成及制备工艺	湖南中医药大学
201210014799	一种整体释放的补阳还五控缓释制剂及其制备方法	湖南中医药大学
201310061826	一种含红景天苷植物的栽培方法及植物应用	湖南中医药大学
201410056579	一种止脱生发中药配方	湖州师范学院
201310577892	高品质穿心莲内酯组份的制备方法	华东理工大学
201310699840	三萜皂苷组份的制备方法	华东理工大学
201310244715	一种用于肿瘤的中药混合制剂	华东理工大学
201310594282	一种从韭菜籽中提取总黄酮的方法	华东理工大学
201210075468	一种复方聚维酮碘栓剂及其制备方法和应用	华南农业大学
201010548928	治疗病毒性心肌炎和扩张性心肌疾病的药物组合物及其制备工艺	华侨大学
201310032415	广东紫珠及其提取物在制备抗消化性溃疡药物中的应用	怀化医学高等专科学校
201310323295	用于治疗变异性麻疹的中药组合物	黄淮学院
201310525366	一种壁衣提取物的制备方法	吉林大学
201310694630	一种银杏叶提取物二元脂质复合纳米粒及其制备方法	吉林大学
201210177843	可用于治疗鼻炎的藁本提取物	吉林大学
201310527764	一种白花油麻藤提取物在制备治疗白血病药物中的应用	吉林大学
201310592827	一种盐酸左氧氟沙星复合脂质体及制备方法	吉林大学
201410036140	一种具有保肝功能的药物组合物及其制备方法	吉林大学
201410302566	一种治疗压疮的中药制剂及制备方法	吉林大学
201210379035	一种鹿胎复方药物制剂及其制备方法	吉林大学
201310466044	一种养心安神中药制剂及其制备方法	吉林大学

（续表）

专利号	发明专利名称	专利权人
201310707573	一种治疗腹泻的中药组合物	吉林大学
201310529182	一种增强免疫力的中药制剂及其制备工艺	吉林省中医药科学院
201210041299	一种益气补肾活血的中药组合物及其制备方法	吉林省中医药科学院
201410011624	一种活体提取蛇足石杉生物总碱的方法	吉首大学
201410011496	真空脉动式制备蛇足石杉生物总碱的方法	吉首大学
201310446968	一种治疗风湿性关节痛的外用药物	济宁医学院
201310297505	一种桑枝活性部位及其制备方法和应用	暨南大学
201310168868	一种沙苁蓉提取物及其制备方法和应用	暨南大学
201210474797	五倍子抗肿瘤有效组分提取物及其制法和用途	江苏大学
201210520857	一种山豆根抗肿瘤有效组分提取物及其制法和用途	江苏大学
201410096829	一种抑皮炎制剂的制备方法	江苏大学
201210123828	一种龙柴方微丸及其制备方法	江苏大学
201310264094	乳酸菌发酵大麦提取物的制备方法及其抗肿瘤作用	江苏大学
201310476725	一种治疗男性不育症的中药复方组合物及其制备方法及其应用	江苏建康职业学院
201310476741	一种治疗前列腺肥大症的中药复方组合物及其制备方法及其应用	江苏建康职业学院
201410055650	一种桑枝皮中血管紧张素转换酶抑制剂的分离纯化法	江苏科技大学
201310208583	一种治疗火牙疼的中药汤剂	昆明理工大学
201210522036	白术在制备抗朊病毒药物中的应用	辽宁大学
201310321337	西伯利亚花楸果实提取物在制备治疗胃癌药物中的应用	辽宁大学
201310061475	黑树莓提取物在制备抗糖尿病药物中的应用	辽宁大学
201310009799	一种长形肉豆蔻总木脂素提取物的制备方法	辽宁中医药大学
201310608362	一种低燥性人参的炮制方法	辽宁中医药大学
201310569458	一种延胡索总生物碱的分离纯化方法	辽宁中医药大学
201310004703	治疗慢性再生障碍性贫血的贴敷药物及其制备方法	辽宁中医药大学
201310735437	治疗乳腺小叶增生的中药软膏及其制备方法	聊城大学
201310735438	治疗肝郁气滞乳房胀痛的中药制剂及其制备方法	聊城大学
201310735440	消除脾虚痰湿乳房囊性增生的中药组合物及其制备方法	聊城大学
201410840096	一种忍冬藤提取物及其作为免疫增强剂在中华绒螯蟹养殖中的应用	临沂大学
201310322336	一种治疗神经衰弱的中药药丸	临沂大学
201310324961	一种治疗慢性扁桃体炎的中药组合物	临沂大学
201310324923	一种治疗慢性结肠炎的中药制剂	临沂大学
201310324910	一种治疗神经性头痛的中药制剂	临沂大学
201310322318	一种治疗慢性胃炎的中药制剂	临沂大学
201410052640	一种抑制藤黄微球菌的中药抑菌组合物	南昌大学
201410129238	一种抑制藤黄微球菌的黄连提取物与纳米银抑菌组合物	南昌大学
201310514529	一种荸荠皮色素和多酚的提取方法	南昌大学
201310409621	一种缓解视疲劳的药物组合物	南方医科大学
201410254836	一种雪菊降血压降血脂保健茶酒及其制备方法	南京信息工程大学
201310336439	以银杏落叶为原料的银杏叶精制提取物及其制备方法与应用	南京中医药大学
201310199439	具有抗肿瘤活性的番荔枝脂肪酸及其脂肪酸甲酯有效部位	南京中医药大学
201310238235	具有预防和治疗肝损伤作用的女贞子精制总苷及其制备方法和应用	南京中医药大学
201310465429	一种具有降低血糖功效的中药组合物及其制备方法和应用	南京中医药大学
201410244957	一种治疗扁平疣的药物组合物及其制备工艺和应用	南京中医药大学
201310465427	一种具有降低血糖功效的中药组合物及其制备方法和应用	南京中医药大学
201310392091	一种能促进血管新生的当归补血复方微囊及其制备方法	南京中医药大学
201310428311	一种利用离子液体从丹参水提液中萃取分离丹参总酚酸的方法	南京中医药大学
201310026647	治疗早期习惯性流产的中药制剂	南阳理工学院
201310351880	一种治疗系统性硬化病的中药颗粒剂及其制备方法	南阳理工学院
201310351899	一种治疗Ⅱ型糖尿病肾病的中成药及其制备方法	南阳理工学院
201410062368	治疗黧黑斑的中药糊剂及其制备方法	南阳医学高等专科学校
201410062322	治疗腱鞘炎的中药酊剂及其制备方法	南阳医学高等专科学校
201310725166	治疗失眠症的中药制剂	南阳医学高等专科学校
201310639440	一种治疗生殖器疱疹的中草药	南阳医学高等专科学校

（续表）

专利号	发明专利名称	专利权人
201310645442	治疗小儿厌食症的中药制剂及制备方法	南阳医学高等专科学校
201310482034	一种消食补钙泡剂	南阳医学高等专科学校
201310128051	一种治疗消化性溃疡的蒙药	内蒙古民族大学
201310081020	从瞿麦中提取黄酮的超声提取方法	内蒙古医科大学
201310096440	一种治疗冠心病的复方蒙药制剂	内蒙古医科大学
201310097006	治疗冠心病的蒙药复方制剂	内蒙古医科大学
201310097030	一种用于治疗冠心病的蒙药复方制剂	内蒙古医科大学
201310490396	超声提取蒙药漏芦花总皂苷的方法	内蒙古医科大学
201310020742	一种抑制链球菌的中草药配方	宁波大学
201310205739	一种治疗糖尿病肾病的回药复方及其应用	宁夏医科大学
201210367948	一种治疗褥疮、创口感染、糖尿病皮肤病的外用酊剂	齐齐哈尔医学院
201310306712	一种治疗乳腺增生的中药复方霜剂及其制备方法	齐齐哈尔医学院
201310280021	用于治疗女性卵巢早衰的海参花提取物及其制备方法	青岛大学
201410182133	一种清热解毒的药物组合物及其制备方法	青岛农业大学
201310206355	一种预防和(或)治疗糖尿病的药物组合物	清华大学深圳研究生院
201310176266	一种大白栓菌或提取物、3-氢化松苓酸 B 的新功能及用途	三峡大学
201310157452	资木瓜提取物在制药中的应用	三峡大学
201310677358	木瓜提取物及其制备方法与它的用途	三峡大学
201310486325	樟属植物提取物在制备治疗或预防肿瘤的药物或保健品中的应用	山东大学
201310415523	菇娘在制备治疗或预防肿瘤、神经退行性疾病的药物或保健品中的应用	山东大学
201310557936	一种脱敏竹盐凝胶及其制备方法	山东大学
201310476621	治疗肝肾不和证型痞满病的中药	山东大学
201310202811	一种治疗慢性胆囊炎的中药制剂	山东大学
201310510004	一种治疗肥胖性脂肪肝的中药组合物	山东大学
201310086789	一种治疗肝郁脾虚型胆囊炎的中药制剂	山东大学
201310477021	治疗反流性食管炎的中药组合物及其颗粒剂制备方法	山东科技大学
201510007424	一种无痛治疗痔疮的中药制剂及其制备方法	山东师范大学
201410049670	一种从莱菔子中提取芥子碱提取物的方法	山东中医药大学
201410049676	一种从莱菔子中提取总硫苷部位的方法	山东中医药大学
201410215566	调和肝脾、祛风除湿、养血止痹痛的中药	山东中医药大学
201310714958	一种治疗肝火炽盛证型肝病的中药	山东中医药大学
201310690538	一种皮肤病药物的制备方法	山西大同大学
201410015901	一种用于湿热体质调理的药膳及其制备方法	山西大学
201410015918	一种用于痰湿体质调理的药膳及其制备方法	山西大学
201310290725	治疗腰椎间盘突出的中药胶囊制剂及其制备方法	山西师范大学
201310160101	用于治疗女性外阴白色病变的外用软膏及其制备方法	山西医科大学
201210470716	一种治疗原发性经漏的中药制剂	山西医科大学
201210002647	充质干细胞及其提取方法在制备银屑病的药物中的应用	上海交通大学医学院
201310140809	一种预知子籽提取物在治疗原发性肝癌药物中的应用	上海中医药大学
201310076988	一种黄芩总黄酮苷元提取物的用途	上海中医药大学
201310467267	鼓槌石斛提取物及其医药用途	上海中医药大学
201310330669	一种治疗恶性肿瘤的药物组合物及制备方法和用途	上海中医药大学
201210491626	朝鲜槐总黄酮提取物及其制备方法和应用	沈阳药科大学
201310634820	金莲花提取物的制备方法	沈阳药科大学
201310634976	金莲花提取物在制备治疗病毒性疾病药物中的应用	沈阳药科大学
201110235915	一种减轻放化疗毒副反应的中药复方制剂及其用途	沈阳药科大学
201410133378	一种治疗糖尿病肾病的中药组合物及其制备方法	首都医科大学
201110419483	砂仁或其醇提取物在制备抗乳腺癌细胞增殖药物中的应用	首都医科大学
201310024931	一种口服 pH 响应性肠靶向载体及其制备方法与应用	四川大学
201310415409	藏药锡金报春抗氧化提取物及其制备方法和用途	四川农业大学
201310078801	用于男性性功能保健的组合物	四川省中医药科学院
201310344715	强心和防治慢性心衰的组合物、药物及制备方法	四川省中医药科学院
201310561195	回阳救逆和防治慢性心衰的组合物、药物及制备方法	四川省中医药科学院

（续表）

专利号	发明专利名称	专利权人
201310310517	具有改善睡眠功效的组合物、制备方法及用途	四川省中医药科学院
201310525344	一种展毛翠雀提取物在制备治疗艾滋病药物中的应用	泰山医学院
201210327937	一种治疗肺炎的药物及其制剂的制备方法及质量控制方法	泰山医学院
201310525411	一种高山绣线菊提取物的制备方法	泰山医学院
201310327759	治疗脑出血的中药	泰山医学院
201310486063	用于治疗外阴白斑的中药组合物和熬制及对病变部位雾化处理的装置	泰山医学院
201310080231	一种具有抗肝癌和肺癌作用的中药组合物	天津大学
201310086007	一种抗肺癌和肝癌的中药组合物	天津大学
201410222215	一种降糖降脂组合物	天津大学
201210250590	包含杜仲和续断的组合物及其治疗骨质疏松症的用途	天津中医药大学
201110302835	杜仲化学成分作为血管保护剂的新用途	天津中医药大学
201210301331	一种抗动脉粥样硬化的中药复方提取物及其制备方法	天津中医药大学
201410132780	有助于改善睡眠功能的刺五加果口服液及制备方法	通化师范学院
201210510340	自适应塑形痔疮栓	潍坊学院
201410086249	一种治疗封闭抗体缺乏型反复自然流产的中药及其制备方法	潍坊医学院
201410034298	一种治疗顽固性痤疮的药物及制备方法	潍坊医学院
201310238688	一种芥末油纳米乳及其制备方法	武汉大学
201210278875	一种蓝莓果皮提取物及其在制备抗肝损伤药物中的应用	西安科技大学
201310221950	具有抗肿瘤作用的中药组合物及其注射液的制备方法	西安医学院
201310354389	一种具有抗焦虑作用的药物及其制备方法	西北大学
201310173423	一种治疗高血脂症的中药及其制备方法	西北农林科技大学
201310031971	一种治疗心脑血管疾病的中药及其制备方法	西北农林科技大学
201310468630	一种抗肿瘤的中药组合物及其制备方法和应用	西北农林科技大学
201310205611	一种防治流感的组合物及其制剂制备方法和应用	西北农林科技大学
201310289952	一种治疗偏头痛的药物组合物及其制备方法和用途	西华大学
201310573448	黄连的加工方法	西南大学
201310202550	正品秦艽提取物及正品秦艽和各品种鉴别方法	西南民族大学
201210369537	用于治疗过敏性皮炎的丹皮微胶囊及其制备方法和应用	香港理工大学
201310179133	多伞阿魏氯仿提取物的应用	新疆医科大学
201310305026	治疗哮喘病的药物及其制备方法	新疆医科大学
201310204919	一种复方维药制剂及其应用	新疆医科大学
201310362139	一种用 CO2 超临界萃取神香草全草挥发油的方法及其用途	新疆医科大学
201310594323	一种治疗慢性化脓性中耳炎的中药组合物及其制备方法	新乡医学院
201310500888	一种用于皮肤真菌感染的中药组合物及其制备方法	新乡医学院
201310115819	一种防治骨质疏松的组合物	新乡医学院
201310547000	一种治疗低血压的中药组合物及其制备方法	宿州学院
201110404145	银杏活性成分萃取分离方法及萃取的活性物质在治疗心脑血管疾病药物中的应用	徐州医学院
201310419074	牛蒡子提取物在制药或食品中的应用	延边大学
201110430385	一种具有广谱抗菌作用的中药复方组成及其活性评价	延边大学
201310702412	一种治疗风热犯肺证型肺病的中药	延边大学
201310559445	一种治疗带状疱疹的中药醇质体凝胶贴剂及其制备方法	扬州大学
201310388088	一种苍艾香薰油	云南中医学院
201310209507	一种治疗周围性面神经麻痹疾病的中药制剂	长春中医药大学
201310046981	可用于预防、治疗或辅助治疗心脑血管疾病或慢性疾病的组合物及其制备方法和应用	长沙理工大学
201310462576	一种青钱柳提取物在制备预防和治疗白血病药物中的应用	浙江大学
201310169455	桂花多酚提取物及其制备方法和用途	浙江大学
201410038175	一种肠黏膜 TGF-β 诱生剂	浙江大学
201310433829	一种从茶果皮中提取血管紧张素 I 转化酶抑制剂的方法	浙江大学
201310433236	一种从茶叶籽粕中提取酪氨酸酶抑制剂的方法	浙江大学
201310433247	一种从茶果皮中提取酪氨酸酶抑制剂的方法	浙江大学
201310433256	一种从茶果皮中提取 α-淀粉酶抑制剂的方法	浙江大学

(续表)

专利号	发明专利名称	专利权人
201310427655	一种用于治疗肾炎性血尿的中药颗粒剂	浙江大学
201210580237	一种分离富集山豆根中具异戊烯基黄酮部位的方法	浙江工业大学
201310462349	一种香菇总生物碱的提取方法	浙江工业大学
201410011280	一种降压中药及其制备方法	浙江科技学院
201210129324	一种治疗高血压的天然药剂	浙江农林大学
201210502420	一种有效预防动脉硬化的降压茶及其制备方法	浙江农林大学
200910154497	一种治疗风湿关节炎的中药组合物及其制备方法	浙江医药高等专科学校
201310236280	菊花配方煮丸及其制备工艺	浙江中医药大学
201210580741	一种醋制雷公藤的炮制方法	浙江中医药大学
201310233904	一种中药萃取物的制备方法	浙江中医药大学
201310364082	一种治疗肝郁脾虚症的中药组合物、中药汤剂及其制备方法	浙江中医药大学
201310488736	一种中药复方制剂、其制备方法及其应用	中国海洋大学
201310323781	绵马贯众提取物及其在制备防治病毒病药物中的用途	中国农业大学
201310164839	土木香总倍半萜内酯在制备治疗类风湿性关节炎药物中的应用	解放军第二军医大学
201210587958	山蚂蝗提取物及从中分离的总黄酮和山萘苷及其医药用途	解放军第二军医大学
201210154859	山鸡椒根提取物及其用途	解放军第二军医大学
201310148523	一种治疗转移性癌性骨痛的外用中药组合物	解放军第二军医大学
201410183440	一种治疗急性胰腺炎的中药组合物及其用途	解放军第二军医大学
201110059346	月季花用于制备抗真菌药物增效剂产品的用途	解放军第二军医大学
201210101967	蛴螬总生物碱的制备方法与应用	解放军第四军医大学
201310324814	乳香提取物在防治心脑血管或肝肾损伤中应用	解放军第四军医大学
201210379747	一种治疗外阴白斑的中药及其制法	解放军第四军医大学
201310512173	一种改善氧化应激、治疗糖尿病的中药组合物及其应用	解放军第四军医大学
201310050652	青橄榄提取物在制备防治龋齿的药品、食品或日用品中的应用	中国人民武装警察部队后勤学院
201310050653	固公果根提取物在制备治疗炎症性肠病的药物的应用	中国人民武装警察部队后勤学院
201310314032	猴耳环提取物及其在制备抗耐甲氧西林金黄色葡萄球菌药物中的应用	中山大学
201310473042	胆木提取物及其在制备抗耐甲氧西林金黄色葡萄球菌药物中的应用	中山大学
201310475808	一种三白草提取物及其制备方法和应用	中山大学
201210498446	治疗肝病的民族药物组合物	中央民族大学
201310169010	用于治疗糖尿病及其并发症的黄蜀葵提取物、制备方法及用途	重庆师范大学
201310216376	一种虎参止咳平喘组合药物、制剂及其应用	重庆师范大学
201310507476	鱼腥草烫伤喷膜剂及其制备方法	重庆师范大学
201210533389	一种治疗上呼吸道感染的中药分散片及其制备和检测方法	重庆邮电大学
201310655223	一种治疗流行性感冒的药物组合物	淄博职业学院
201310511199	治疗膝盖运动损伤的外敷制剂及制备方法	淄博职业学院
201310511197	治疗半月板运动损伤的外敷制剂及制备方法	淄博职业学院
3　**专利权人为国内研究所**		
201310227056	一种蛇伤康复药的制备方法	安徽省祁门县蛇伤研究所
201310227030	一种皮炎治疗软膏	安徽省祁门县蛇伤研究所
200810224219	用于优生优育预防出生缺陷并且改善记忆的药物组合物	北京冠五洲生物科学研究院
201110149211	土茯苓提取物的制备方法及其在肿瘤治疗中的应用	北京市肿瘤防治研究所
201210089494	金银花萃取物及其制备方法与应用	财团法人工业技术研究院
201110030801	预防或治疗痛风的药物组合物	财团法人工业技术研究院
201210241211	促进毛发生长的中草药组成物及其制备方法	财团法人台湾必安研究所
200910263426	一种治疗代谢综合症的药物组合物	成都百康医药工业药理毒理研究院
201210273174	一种大黄蒽醌口服结肠靶向给药组合物及其用途	承德医学院中药研究所
201010601807	治疗骨质增生的外贴药及其制备方法	东莞市陈元堂中草药外用研究所
201410027950	一种小儿退热中药汤剂的制备及其使用方法	福建省农业科学院土壤肥料研究所
201310563226	一种辅助治疗失眠的外用贴剂	福建省中医药研究院
201310319681	中药挥发油包合物及其制备方法	广东省中医药工程技术研究院
201310444116	一种治疗宫寒不孕的瑶药组合物及其制备方法	广西壮族自治区中医药研究院
201310223275	一种用于抗菌杀虫的精油组合物及其制备方法	广西壮族自治区中医药研究院

（续表）

专利号	发明专利名称	专利权人
201310675856	降低中药提取物喷雾干燥辅料用量的方法	河北省农林科学院经济作物研究所
201310492235	一种增加骨密度的中药制剂及其制备工艺	吉林省中韩动物科学研究院
201210557846	一种蟾皮提取物干粉吸入剂及其制备方法、应用	江苏省中医药研究院
201210228211	温经通络方在制备防治奥沙利铂致周围神经毒性副作用药物中的应用	江苏省中医药研究院
201410022162	一种用于治疗支气管哮喘的中药组合物及制备方法和应用	江苏省中医药研究院
201310085380	一种具有肺癌化疗增效减毒作用的中药组合物及其制备方法和应用	江苏省中医药研究院
201310489958	一种治疗甲亢合并白细胞减少症的中药组合物	江苏省中医药研究院
201310093854	一种防治心肌纤维化或心肌肥厚的中药组合物	江苏省中医药研究院
201410014352	一种含赤芍的中药组合物	江苏省中医药研究院
201310611137	一种治疗癌症的药物组合物及其应用	江苏省中医药研究院
201310230153	一种纯中药祛痘药物	启东市天汾电动工具技术创新中心
201310547949	一种茯苓皮有效成分的提取方法及其提取物	山东省中医药研究院
201310240956	一种蜜炙黄芪的炮制方法	山东省中医药研究院
201210594743	猪牙皂总皂苷的制备方法	山东省中医药研究院
201310724166	一种防治神经衰弱和老年痴呆的中药组合物及其制备方法	山东省中医药研究院
201310737085	一种治疗糖尿病的中药	山东省中医药研究院
201310717042	一种治疗更年期综合症的中药组合物、制备方法与质量检测方法	山东省中医药研究院
201310525676	一种毛莲菜提取物的制备方法及其应用	山东省肿瘤防治研究院
201310525327	一种齿缘草提取物的制备方法及其应用	山东省肿瘤防治研究院
201310267210	一种治疗尪痹的药物	山西省针灸研究所
201310249546	用于缓解慢性疲劳性疾病的浴足药物	山西省针灸研究所
201110381418	蛇床子催眠活性组分的制备工艺	山西省中医药研究院
201310315686	预防和治疗化疗性静脉炎的复方藤芷膏	山西省中医药研究院
201310166157	一种预防化疗性静脉炎的中药凝胶剂及其制备方法	山西省肿瘤研究所
201310166150	一种补气养血的中药制剂及其制备方法	山西省肿瘤研究所
201410128657	一种用于治疗血友病关节病变的复方关节炎胶囊及其制备方法	陕西医大血友病研究院
201410130048	一种用于治疗再生障碍性贫血的复方生血胶囊及其制备方法	陕西医大血友病研究院
201210493099	一种牵正丸的制备方法	陕西中药研究所
201310019121	一种祛疣的中药汤剂	上海浦东高星生物技术研究所
201310052473	健脾和胃丸	上海浦东高星生物技术研究所
200910046593	醋制柴胡溶剂提取物在制备降胆固醇药物中的应用	上海医药工业研究院
201110040132	一种防止中药干法制粒过程中物料黏结滚轮现象的方法	上海张江中药现代制剂技术工程研究中心
201210145120	中药小蓟有效部位提取物及其制法、药物组合物和用途	天津药物研究院
201110009288	花生茎叶提取物及其制备方法用途	天津药物研究院
201110232731	枳实总黄酮提取物在制备用于治疗哮喘药物中的应用	天津药物研究院
201110459070	一种中药鲜地黄的保鲜方法及其应用	天津药物研究院
201210030444	治疗慢性肾脏疾病的药物组合物及其制备方法和应用	天津药物研究院
201310609736	治疗肾衰竭的药物及其制备方法	潍坊市现代风湿病研究院
201310610469	治疗肝腹水的药物	潍坊市现代风湿病研究院
201310348689	一种治疗痛风的中药精华素及其提取工艺	吴中区胥口精益生物医药研究所
201310348686	一种抗疣中药精华素及其提取工艺	吴中区胥口精益生物医药研究所
201310348692	一种泽泻精华素及其制法	吴中区胥口精益生物医药研究所
201310141468	蜈蚣三七提取物在制备肠粘连药物中的应用及其药物	武汉道一堂医药研究院
201310197676	鼻炎/过敏性鼻炎用液体制剂及其制备方法和应用	新疆维吾尔自治区药物研究所
201310077234	一种治疗心肌缺血的药物及其制备方法	新疆维吾尔自治区药物研究所
201110366880	一种肿痛凝胶膏剂及其制备方法	云南省药物研究所
201210584003	用于受照人体放射性核素促排的中药提取物及其提取方法	中国辐射防护研究院
201310469542	黄蘑菇标准化组分制法及其在肺癌治疗中的应用	中国科学院西北高原生物研究所
201310469545	黄蘑菇标准化组分制法及其在肝癌治疗中的应用	中国科学院西北高原生物研究所
201310015814	一种白刺高活性成分产品及其在抗氧化作用中的应用	中国科学院西北高原生物研究所
201310597502	异翅独尾草降糖有效部位的制备方法及其用途	中国科学院新疆理化技术研究所
201310217001	一种红花籽粕提取物的降糖用途	中国科学院新疆理化技术研究所
201110375402	一种采用酸催化增加黄芪总提取物中黄芪甲苷含量的方法	中国科学院长春应用化学研究所

（续表）

专利号	发明专利名称	专利权人
201210158838	一种采收迷迭香的方法和制备具有抑菌活性提取物的方法	中国科学院植物研究所
201310255740	一种具有抗肿瘤作用的化香果多酚提取物及其制备方法	中国林业科学研究院林产化学工业研究所
201310167878	一种中药组合物及其制备方法和应用	中国农业科学院兰州畜牧与兽药研究所
201310238847	山豆根的提取物及其应用	中国医学科学院药用植物研究所
201010120858	一种具有抗肿瘤作用的黄三七总皂苷的提取方法及其组成	中国医学科学院药用植物研究所
201110189444	具有降血脂活性的益智有效部位提取物及其制备和用途	中国医学科学院药用植物研究所
201280002971	一种中药复方或提取物的组合物及其用途	中国中医科学院中药研究所
201310481991	治疗腹泻的药物组合物及其制备方法和用途	中国中医科学院中药研究所
201010544609	大蒜总皂苷的制备方法及其应用	中国中医科学院中医基础理论研究所
201310037330	一种治疗1、2级高血压病的中药组合物及其制备方法	中国中医科学院中医临床基础医学研究所
201310066048	一种治疗类风湿关节炎的中药组合物及其制备方法	中国中医科学院中医临床基础医学研究所
201310265540	花生红枣木耳膏、其制备方法及用途	中国中医科学院中医临床基础医学研究所
201310134957	一种腹泻停中药组合、胶囊剂及其应用	重庆市中药研究院
201310332120	一种治疗类风湿性关节炎的外用药物组合物及其制备方法和用途	重庆市中药研究院
201310613568	滋阴降火的中药组合物及其应用	重庆市中药研究院
201310606824	降低血糖的中药组合物及其应用	重庆市中药研究院
201310404088	一种银耳护肤组合物及其应用	重庆市中药研究院
4　专利权人为国内医院		
201310162465	一种治疗慢性鼻窦炎的中药及其制备方法	安徽省颍上县中医院
201310162111	一种治疗阴虚内热型胸膜炎的中药	安徽省颍上县中医院
201310162137	一种治疗胆道蛔虫症的中药组合物	安徽省颍上县中医院
201310162040	一种治疗骨质增生的中药组合物及其制备方法	安徽省颍上县中医院
201310162016	一种治疗胸膜炎的中药组合物及其制备方法	安徽省颍上县中医院
201410055698	一种正骨洗药	北京积水潭医院
201310303390	一种治疗心律失常的中药复方合剂及其制备方法	北京中医药大学东方医院
201310179396	一种治疗湿疹皮炎的中药组合物	北京中医药大学东直门医院
201410229264	一种用于妊娠糖尿病人外阴瘙痒的中药及其制备方法	滨州医学院附属医院
201410401381	一种治疗口腔溃疡的药物组合物及其制备方法和应用	滨州医学院附属医院
201410139821	一种治疗韦格纳肉芽肿病合并眶内假瘤的药物及其制备方法	滨州医学院附属医院
201310699246	一种用于痔疮的中药及其制备方法	滨州医学院附属医院
201310709623	一种用于痤疮的中药及其制备方法	滨州医学院附属医院
201310698904	一种治疗腹部术后胃肠功能减退的中药及其制备方法	滨州医学院附属医院
201110395707	一种治疗消化性溃疡的药物组合物	滨州医学院附属医院
201310708603	一种用于妇女带下病的中药及其制备方法	滨州医学院附属医院
201310508365	一种治疗膀胱癌的中药组合物	滨州医学院附属医院
201410031394	一种治疗妇女更年期综合症的药枕	滨州医学院附属医院
201410100679	治疗肝性脑病的药物组合物	成都中医药大学附属医院
201310472848	一种治疗荨麻疹的药物及其制备方法和用途	成都中医药大学附属医院
201310630084	一种治疗糖尿病的药物组合物及其制备方法和用途	成都中医药大学附属医院
201310473278	一种治疗湿疹的药物及其制备方法和用途	成都中医药大学附属医院
201410006712	一种治疗糖尿病视网膜病变的药物组合物及其制备方法和用途	成都中医药大学附属医院
201310148484	一种治疗肿痛的苍耳虫外用药物组合物及其制备方法	东阳市人民医院
201210381230	一种治疗偏头痛的中药组合物及其制备方法	肥西县中医院
201210455946	一种利用野席草根治疗男性不育症的中药	凤台县中医院
201210455858	一种治疗肝阳上亢型眩晕的中药	凤台县中医院
201310358800	一种治疗皮炎湿疹类疾病的复合中药外用制剂	福建医科大学附属第一医院
201210187017	一种用于胃部术后血瘀型功能性胃排空障碍的中药理气汤	固镇县中医院
201310432880	治疗哮喘的中药制剂及其制备方法	广东省中医院
201310042446	一种用于制备防治局灶性肾小球硬化症药物的中药组合物	广州中医药大学第二附属医院
201310328668	一种治疗特应性皮炎的中药组合物及其制备方法	广州中医药大学第二附属医院
201310126835	一种治疗重症肌无力的中药浸膏及其制备方法	贵阳中医学院第二附属医院
201310127415	一种治疗小儿厌食症的中药制剂及其制备方法	贵阳中医学院第二附属医院

（续表）

专利号	发明专利名称	专利权人
201410262613	一种治疗咽炎的滴剂及其制备方法	河南科技大学第一附属医院
201410221876	一种尿道结石用排石汤及其服用方法	河南科技大学第一附属医院
201110384692	一种治疗骨髓增生异常综合症的中药胶囊及其制作方法	河南科技大学第一附属医院
201410223645	一种具有降血脂、降血压功效的软胶囊及其制备工艺	河南科技大学第一附属医院
201310323008	一种治疗骨质疏松的骨松健骨配方及其制备工艺	河南省洛阳正骨医院
201310443782	一种治疗代偿期肝硬化的软肝丸	河南中医学院第一附属医院
201310088344	一种治疗湿疹类皮肤疾病的药物	呼和浩特市第一医院
201310355472	一种治疗肝炎转氨酶增高的中药及其制备方法	怀宁县华春医院
201310297092	一种治疗带状疱疹的汤剂及其制备方法	怀宁县华春医院
201310297108	一种补气养血的中药及其制备方法	怀宁县华春医院
201310297109	一种治疗血小板缺少症的中药及其制备方法	怀宁县华春医院
201310355442	一种治疗顽固性失眠的中药	怀宁县华春医院
201310355273	一种治疗黄疸型肝炎的中药及其制备方法	怀宁县华春医院
201310297077	一种治疗慢性结肠炎的中药及其制备方法	怀宁县华春医院
201310632994	预防晕动病的内服中药	江苏省人民医院
201310643618	一种具有治疗炎性肠病作用的复方组合物及其制备方法与应用	江苏省中医院
201310694295	一种治疗慢性肾脏病的中药复方组合物	江苏省中医院
201310565771	一种治疗血管内皮炎症损伤的中药组合物及其制备方法	江苏省中医院
201410101310	一种小儿退黄合剂及制备方法	胶州市人民中医医院
201510051955	一种治疗肝肾亏虚型痛经的中药制剂及其制备方法	胶州市人民中医医院
201310552681	一种用于防治肝炎的中药组合物及其制备方法	界首市中医院
201310553537	一种用于防治痔疮形成的中药	界首市中医院
201210477516	妇女产后用瑶药及其液体洗剂的制备方法	金秀瑶族自治县瑶医医院
201210478041	瑶王保健药酒及其制备方法	金秀瑶族自治县瑶医医院
201310208082	一种治疗溃疡性结肠炎与妇科炎症的苦豆子总碱温敏凝胶剂的制备方法及其应用	兰州大学第一医院
201310113795	一种清肺消炎药物及其制备方法	辽宁中医药大学附属第二医院
201310338684	一种抗炎药物	柳州市工人医院
201310340795	改善类风湿关节炎关节肿痛的中药组合物	柳州市中医院
201310660473	治疗外感热病的中药及其制备方法	柳州市中医院
201310293399	一种烧伤液及其制备方法和应用	六枝特区人民医院
201310293400	一种活络膏及其制备方法和应用	六枝特区人民医院
201310574619	一种治疗肝炎、胆囊炎的药物组合物及其制备方法	罗田县万密斋医院
201310191099	生大黄组合物在通腑理气和肠道恢复的用途	南京市中医院
201310054240	一种治疗肾积水的中药	南阳医学高等专科学校第一附属医院
201310253817	一种治疗糖尿病肾病的中药组合物及其制备方法	内蒙古民族大学附属医院
201310132566	滑膜炎回药膏及其制备方法	宁夏张氏回医正骨医院
201310525579	一种金腰草提取物的制备方法及其应用	青岛大学附属医院
201310525381	阿莫尼亚脂提取物在制备抗肝癌药物中的应用	青岛大学附属医院
201410380082	一种治疗慢性心力衰竭的中药组合物及其口服制剂	青岛大学附属医院
201310610739	一种安乐片的制备方法及应用	青岛大学附属医院
201410741753	一种治疗糖尿病的外敷贴	青岛大学附属医院
201510066306	一种治疗产后血虚热的药物组合物	青岛大学附属医院
201310269365	用于治疗乳腺增生病的外用中药	青岛大学附属医院
201410740949	一种治疗胃病的中药组合物	青岛大学附属医院
201410110493	一种用于治疗乳腺增生的中药组合物及其制备方法和应用	青岛大学医学院附属医院
201310528890	一种治疗月经不调的中药	青岛市妇女儿童医院
201410144866	提高肿瘤患者术后免疫功能的中药组合物及制法	青岛市市立医院
201310670061	一种治疗伪膜性肠炎的中药	青岛市市立医院
201410101567	一种防治心律失常的药物组合物及其应用	青岛市市立医院
201310709432	一种治疗肝旺脾虚证型慢性结肠炎的中药	青岛市市立医院
201310645866	一种咳喘丸的制备方法及应用	青岛市市立医院
201310398342	中药制剂及其制备方法和用途	青岛市市立医院

（续表）

专利号	发明专利名称	专利权人
201410073263	一种治疗口腔念珠菌病的药物组合物及其应用	青岛市市立医院
201310459658	治疗瘀阻脉络证型胸痹心痛的中药	青岛市市立医院
201310716078	一种治疗风寒外袭证型三叉神经痛的中药	青岛市市立医院
201310023915	一种治疗早泄的药物组合物及其制备方法	青岛市市立医院
201310585304	一种治疗高血压的中药组合物	青岛市市立医院
201310484975	一种治疗支气管哮喘的中药	青岛市市立医院
201310550299	一种治疗哮喘的纯中药口服液	青岛市市立医院
201310528392	一种治疗膀胱痉挛药物	青岛市市立医院
201310675595	一种治疗溃疡性结肠炎的灌肠液及其应用	青岛市市立医院
201310407914	一种治疗慢性盆腔炎的药物组合物及应用	青岛市市立医院
201310417587	一种治疗心肾不交证型盗汗病的中药	青岛市市立医院
201310408229	一种治疗脂肪肝的药物组合物及其应用	青岛市市立医院
201210252423	一种治疗慢性咽炎的中药组合物及其制备方法	青岛市市立医院
201310183810	一种治疗烧烫伤的中药组合物及其制备方法	青岛市市立医院
201210252498	治疗风燥伤肺型咳嗽的中药组合物及其制备方法	青岛市市立医院
201210423703	一种治疗脚气的外用中药组合物	青岛市市立医院
201310702671	一种治疗肾阴不足证型咳嗽的中药	青岛市市立医院
201310545006	一种治疗脾肾两虚证型不孕病的中药	青岛市市立医院
201310377385	一种治疗重症急性胰腺炎的中药制剂	青岛市市立医院
201510078609	一种治疗坐骨神经痛的药剂	青岛市市立医院
201310649325	一种治疗结核性胸膜炎的中药	青岛市市立医院
201310491714	一种治疗小儿病毒性脑炎的中药制剂	青岛市市立医院
201310417540	治疗湿热证型红丝疔病的中药	青岛市市立医院
201310573676	一种治疗心绞痛的药物组合物及其应用	青岛市市立医院
201310284024	一种治疗胃肠疾病的中成药及其制备方法	青岛市市立医院
201310697031	一种治疗单纯型急性扁桃体炎的中药	青岛市市立医院
201310499175	一种治疗牙周炎的中药含片及其制备方法	青岛市市立医院
201310463331	治疗瘀阻脉络症型瘰疬病的中药	青岛市市立医院
201310540895	一种治疗脾肾两虚证型泄泻病的中药	青岛市市立医院
201310490055	治疗气滞血瘀证型癥瘕病的中药	青岛市市立医院
201310516234	一种治疗牙本质过敏的药剂	青岛市市立医院
201310597316	一种治疗慢性肾炎的中药组合物	青岛市市立医院
201310324563	一种药物及其应用和使用方法	青岛市市立医院
201310546906	一种治疗风热袭表证型皮肤瘙痒的中药	青岛市市立医院
201310477307	一种治疗滴虫性阴道炎的中药制剂及其制备方法	青岛市市立医院
201310646861	一种治疗牙周炎的外用药膏	青岛市市立医院
201310491606	一种治疗小儿霉菌性肠炎的中药灌肠剂	青岛市市立医院
201310126927	治疗老年阳痿的中药冲剂	青岛市市立医院
201310467462	一种治疗肝阳上亢证型眩晕病的中药	青岛市市立医院
201310490837	一种治疗湿热下注证型尿频的中药	青岛市市立医院
201310700750	一种治疗肺气虚证型肺病的中药	青岛市市立医院
201310481651	一种治疗泌尿系结石的中药	青岛市市立医院
201310477935	一种治疗肝胃不和证型胁痛病的中药	青岛市市立医院
201310440361	一种治疗风湿病的药物组合物	青岛市市立医院
201310487244	一种治疗痰瘀互结证型癥瘕病的中药	青岛市市立医院
201310544990	一种治疗瘀血阻络证型不孕病的中药	青岛市市立医院
201310175662	一种治疗产后恶露不绝的中药及制备方法	青岛市市立医院
201310463272	一种治疗肝肾两虚证型眩晕病的中药	青岛市市立医院
201310527418	一种治疗瘀血阻络证型闭经病的中药	青岛市市立医院
201310545007	一种治疗阳虚寒凝证型不孕病的中药	青岛市市立医院
201310475366	一种治疗肾气不足证型头痛病的中药	青岛市市立医院
201310457810	一种治疗营卫不和证型肌痹病的中药	青岛市市立医院
201310473632	治疗肝经湿热证型月经病的中药	青岛市市立医院

（续表）

专利号	发明专利名称	专利权人
201310650886	一种治疗胸腹主动脉型多发性大动脉炎的中药	青岛市市立医院
201310459657	治疗痰湿蕴结证型胸痹心痛的中药	青岛市市立医院
201310152694	一种治疗骨关节疾病的外用中药组合物	青岛市市立医院
201310597932	一种治疗肝病患者消化不良的中药组合物	青岛市市立医院
201310528578	一种治疗慢性盆腔炎的药剂的制备方法	青岛市中心医院
201310394963	一种用于白塞氏综合征的粘膜护理物	青岛市中心医院
201410079877	一种治疗老年骨质疏松性腰背痛的药物组合物及其应用	青岛市中心医院
201310471493	用于治疗面瘫的药物	青岛市中心医院
201310457467	一种治疗瘀血阻滞型坐骨神经痛的中药	青岛市中心医院
201410380394	一种治疗糖尿病的中药组合物及其制备方法	青岛市中心医院
201310509900	一种治疗急性结膜炎的中药组合物及其制备方法	青岛市中心医院
201310511819	治疗痰结血瘀证型瘿病的中药	青岛市中心医院
201310486091	治疗胃肠手术后神经性肠梗阻胶囊及其制备方法	青岛市中心医院
201410593115	一种治疗口腔溃疡的药物组合物	青岛市中心医院
201310404620	一种治疗过敏性鼻炎的中药组合物及其制备方法	青岛市中心医院
201310107720	一种治疗小儿贲门失弛缓症药物的制备方法	青岛市中心医院
201310107824	一种慢性消化性溃疡和食管炎综合征术后用药的制备方法	青岛市中心医院
201310107825	一种慢性消化性溃疡和食管炎综合征术后用药	青岛市中心医院
201310107712	一种治疗食道失弛缓症药物的制备方法	青岛市中心医院
201310267809	一种治疗萎缩性阴道炎的散剂制备方法	青岛市中心医院
201310012506	一种治疗老妇阴痒的中成药	青岛市中心医院
201310284927	一种治疗溃疡性结肠炎的中药组合物及其制备方法	青岛市中心医院
201310702736	一种治疗肺脾两虚证型咳嗽的中药	青岛市中心医院
201310031256	一种辅助心脏病治疗安神宁心用中药组合物	青岛市中心医院
201310161934	一种用于治疗腹水的肛肠用药及其制剂的制备方法	青岛市中心医院
201310489101	用于治疗痰瘀型高脂血症的中药组合物及其制备方法	青岛市中心医院
201310401961	一种治疗更年期综合症的中药组合物及其制备方法	青岛市中心医院
201310575662	一种治疗鼻咽癌的中药组合物	青岛市中心医院
201310469576	一种治疗心血不足证型心悸病的中药	青岛市中心医院
201310299715	一种防治女性缺铁性贫血的中药组合物	青岛市中心医院
201310279893	一种增加肠胃功能的中成药及其制备方法	青岛市中心医院
201310702689	一种治疗肝气郁结证型咳嗽的中药	青岛市中心医院
201310611158	一种治疗妇科疾病的药物及其制作方法	青岛市中心医院
201310653652	一种含有中药成分的B超耦合剂	青岛市中心医院
201310360146	一种治疗皲裂性湿疹油膏的制备方法	青岛市肿瘤医院
201310394961	一种治疗口腔溃疡的油膏制备方法	青岛市肿瘤医院
201310267502	一种治疗婴幼儿阴道炎的药物组合物	青岛市肿瘤医院
201310674043	一种治疗咳嗽痰多的中药制剂	山东大学齐鲁医院
201310356523	一种治疗股骨头坏死的中药组合物及其制备方法	山东大学齐鲁医院
201310141165	一种治疗痛经的中药制剂	山东大学齐鲁医院
201310141196	一种治疗痛经的口服药物	山东大学齐鲁医院
201310141204	一种治疗痛经的药物	山东大学齐鲁医院
201310326892	一种中药组合物	山东省立医院
201310596085	一种治疗皮肤浅表部位炎症的中药贴及其制备方法	山东省立医院
201410174043	一种治疗冠心病的药物	山东省立医院
201310519715	一种齿痛消炎片的制备方法及应用	山东省立医院
201310668769	一种乳腺癌术后恢复调养的中药组合物	山东省立医院
201310617887	一种治疗口腔溃疡的中药散剂	山东省立医院
201310423139	一种治疗小儿哮喘的药物	山东省立医院
201310568792	一种治疗腰椎间盘突出的药物	山东省立医院
201310674198	一种增强儿童抗病毒能力的中药制剂	山东省立医院
201310649358	一种治疗颈椎病的中药汤剂	山东省立医院
201310650357	一种治疗高血压的中药组合物	山东省立医院

（续表）

专利号	发明专利名称	专利权人
201410015738	一种用于脑卒中恢复期康复治疗的药物	山东省立医院
201310649249	一种治疗口臭的药物	山东省立医院
201410068609	一种治疗口腔溃疡的药物及其制备方法	山东省立医院
201410366761	一种治疗肝病瘙痒的中药组合物及其制备方法	山东省立医院
201310668768	一种促进乳腺癌术后恢复的药物	山东省立医院
201310617212	一种治疗复发性口腔溃疡的中药	山东省立医院
201310569164	一种治疗慢性胃炎的中药组合物	山东省立医院
201410777192	一种治疗肝郁痰凝型乳腺增生的药物及制备方法	山东省立医院
201310674242	一种治疗软组织损伤的中药膏剂	山东省立医院
201310591177	一种内服治疗类风湿性关节炎的中药组合物	山东省立医院
201310678158	一种治疗脚气的中药	山东省立医院
201310133956	一种治疗肝癌的药物及其制备方法	山东省立医院
201310477729	一种治疗压疮的中药外用制剂	山东省千佛山医院
201310412834	一种具有祛皱修复功能的中药膏剂	山东省千佛山医院
201410072657	一种含中药成分的胃肠造影剂及其制备方法	山东省千佛山医院
201410022135	一种解除胃肠痉挛具有低张效果的消化道造影剂	山东省千佛山医院
201310653296	一种治疗骨性膝关节炎的中药巴布膏及其制备方法	山东省医学科学院附属医院
201210441467	一种治疗葡萄膜炎的中药复方药物组合物	山东施尔明眼科医院
201310691967	一种治疗胃络瘀阻证型胃下垂的中药	山东中医药大学附属医院
201410268593	一种治疗激素性股骨头坏死的中药制剂	山东中医药大学附属医院
201310525435	一种消除皮炎的中药组合物	山西忻州兴华皮肤病专科医院
201310171343	一种治疗前列腺肥大的中药	山西医科大学第二医院
201310683208	一种通便润肠的中药	陕西省中医医院
201420660815	发热型土豆热敷贴	上海市第十人民医院
201310669545	一种用于治疗脂肪肝的中药组合物及其用途	上海市浦东新区传染病医院
201310234534	一种改善心肌梗死后心功能的中药组合物	上海市普陀区中心医院
201310338617	一种治疗冠心病心绞痛的中药组合物及其应用	上海市闸北区中医医院
201310274512	一种抑制类风湿关节炎炎症和减少骨量丢失的中药组合物及其用途	上海市长宁区光华中西医结合医院
201210301307	一种三黄止痒搽剂及其制备方法	上海市中医医院
201210571429	一种治疗泌尿生殖道感染的中药组合物及其用途	上海市中医医院
201110351438	治疗亚急性甲状腺炎的中药组合物及其制备方法	上海中医药大学附属龙华医院
201210020005	一种治疗原发性骨质疏松症的复方制剂及其制备方法	上海中医药大学附属龙华医院
201210235938	一种升高白细胞的中药组合物及其制备工艺和应用	上海中医药大学附属龙华医院
201210210891	治疗帕金森病的中药组合物及其制备方法	上海中医药大学附属龙华医院
201210046275	一种治疗肠黏膜损伤的中药组合物及其制备方法和用途	上海中医药大学附属曙光医院
201010257471	一种防、治慢性肾脏病肾纤维化的中药复方制剂及制备方法	上海中医药大学附属曙光医院
201210138158	一种治疗粉刺性乳痈的中药制剂及其制备方法	上海中医药大学附属曙光医院
201110058966	一种治疗卵巢癌的中药复方制剂及其制备方法	上海中医药大学附属曙光医院
201310404038	治疗慢性肾炎蛋白尿的中药组合物及其制备方法和用途	上海中医药大学附属曙光医院
201110422086	一种治疗外阴瘙痒性疾病的中药组合物及其制备方法	上海中医药大学附属曙光医院
201310509260	一种药艾条及其用途	上海中医药大学附属岳阳中西医结合医院
201310605501	一种治疗银屑病的中药组合物及其应用	上海中医药大学附属岳阳中西医结合医院
201310301014	一种治疗更年期子宫肌瘤的中药组合物及其应用	上海中医药大学附属岳阳中西医结合医院
201210197428	一种用于脐疗治疗功能性便秘或腹泻的中药组合物	上海中医药大学附属岳阳中西医结合医院
201310604797	一种治疗骨髓增生异常综合征的中药组合物	上海中医药大学附属岳阳中西医结合医院
201310604747	一种治疗慢性白血病的解毒抗瘤的中药组合物	上海中医药大学附属岳阳中西医结合医院
201310197177	一种用于药罐疗法的通络止痛的中药组合物及其应用	上海中医药大学附属岳阳中西医结合医院
201310274018	一种治疗小儿手足口病的中药口服液及其制备方法	石家庄市第五医院
201310063394	治疗慢性肝炎和早期肝硬化的中药颗粒剂及其制备方法	石家庄市第五医院
201310456264	一种用于脑保护的组合物及其制备方法和用途	四川大学华西医院
201310456341	一种用于保肝的组合物及其制备方法和用途	四川大学华西医院
201310456671	一种用于抗氧化的组合物及其制备方法和用途	四川大学华西医院
201210272806	花椒纳米粉、负载花椒纳米粉及其制备方法和用途	四川大学华西医院

（续表）

专利号	发明专利名称	专利权人
201310580310	一种治疗慢性鼻窦炎的中药	太和县中医院
201310580135	一种治疗风疹的中药	太和县中医院
201310676938	一种治疗无名肿毒中药	泰山医学院附属医院
201210412491	治疗足跟痛的中药及其制备方法	唐山市第二医院
201210282953	用于辅助治疗断肢、指再植的中药	唐山市第二医院
201310601690	用于预防和(或)治疗肺炎的药物组合物、其制备方法及用途	天津中医药大学第二附属医院
201110419663	一种用于创伤中后期恢复的中药	天长市中医院
201410013814	产前护理用阴道栓剂及其制备方法	威海市妇女儿童医院
201310167163	一种围手术期使用洁口护理药物的制备方法	威海市妇女儿童医院
201310484647	一种治疗麻醉剂性肠综合征胶囊及其制备方法	威海市妇女儿童医院
201210238676	鬼针草总黄酮的提取方法及其在制备治疗类风湿性关节炎药物中的应用	无锡市第三人民医院
201310328387	一种治疗前列腺增生的中药复方制剂	武汉市第一医院
201410094721	一种治疗麦粒肿的中药制剂	西安市中医医院
201310386612	用于治疗弥漫性泛细支气管炎的中药组合物及其制剂	香河县气管炎哮喘医院
201110267606	一种外用膏药及其制备方法	襄汾温泉医院
201310420370	中药组合物和贴敷膏及贴敷膏的使用方法	新疆维吾尔自治区中医医院
201310083356	降压调脂用提取物及其制备方法和应用	新疆医科大学第一附属医院
201110379875	抗骨髓炎片在制备治疗风热感冒药物中的应用	新乡医学院第一附属医院
201310304233	一种治疗乳腺增生的药物及其制备方法	新乡医学院第一附属医院
201310642243	一种补肾丸的制备方法及应用	新乡医学院第一附属医院
201410834156	一种治疗小儿病毒性心肌炎的药物组合物	榆林市第一医院
201310696974	一种治疗心脉痹阻证型心病的中药	榆林市第一医院
201310080385	一种治疗汗症的贴膏	远安县人民医院
201310179150	用中药制备的治疗痛风性关节炎的药剂及其制备方法	云南省中医医院
201310499167	治疗肺栓塞的药物及其制备方法	章丘市人民医院
201310667196	一种改善骨科手术后气血亏虚促进康复中药的配方及制备方法	章丘市中医医院
201310511683	一种治疗过敏性鼻炎的中药外用贴剂及制备方法	长春中医药大学附属医院
201310511549	一种治疗咳喘的中药外用贴剂及制备方法	长春中医药大学附属医院
201310496073	一种用于治疗胃癌的中药组合物、应用及制剂	浙江省立同德医院
201310164308	一种治疗小儿消化病的外用中药及其制备方法和用途	浙江省立同德医院
201310365820	一种治疗原发性痛经的中药制剂	浙江省中西医结合医院
201310528743	一种调治阳虚体质的中药组合物及中药调理膏	浙江省中医院
201310226440	润肠通便的中药组合物	解放军北京军区总医院
201110359973	防治皮肤湿疹和瘙痒症的药物组合物及剂型和应用	解放军第302医院
201310138274	一种治疗慢性病毒性乙型肝炎的中药组合物、其蜜丸剂和制备方法	解放军第302医院
201110359355	一种治疗慢性病毒性乙型肝炎的中药组合物及其蜜丸剂和制备方法	解放军第302医院
201410013260	总葫芦素磷脂胆盐混合胶束口腔速吸膜及其制备方法	解放军第302医院
201110441299	治疗病毒性心肌炎的中药组合物	解放军第三军医大学第二附属医院
201110367498	一种治疗慢性肝炎、肝硬化的药物组合物	解放军第302医院
201310192847	一种治疗偏头痛、三叉神经疼痛的中药制剂	解放军第371医院
201310429600	一种治疗前列腺炎的中药制剂	解放军第371医院
201510126747	一种治疗胃癌的药物	解放军济南军区第456医院
201210457392	红茴香提取液及含有红茴香提取液的外用透皮吸收制剂	解放军南京军区南京总医院
201210456839	一种含红茴香的中药组合物及其制备方法	解放军南京军区南京总医院
201310294087	具有解郁安神功效的中药组合物、制剂及其制备方法	解放军总医院
201310716985	一种治疗耳鸣的中药组合物、制剂及其制备方法	解放军总医院
201310717003	一种治疗黄褐斑的中药组合物、制剂及其制备方法	解放军总医院
201210184149	一种预防和(或)治疗肿瘤治疗相关皮肤损害的中药组合物	中国医学科学院肿瘤医院
201310434619	一种治疗多囊卵巢综合征高雄激素血症的中药组合物	中国中医科学院广安门医院
201110053105	一种用于治疗子宫内膜异位症的中药药物组合物	中国中医科学院广安门医院
201310373659	一种用于防治肥胖2型糖尿病合并血脂异常的中药组合物	中国中医科学院广安门医院
201310746646	铁帚清浊片在制备抑制肝癌细胞H22细胞增殖药物中的应用	中山大学附属第一医院
201410050537	一种治疗带状疱疹的火灸药线的制备方法及使用方法	重庆市北碚区中医院

（续表）

专利号	发明专利名称	专利权人
5 专利权人为国内其他		
201310453953	治疗肝内胆管结石的中药	都匀文学诊所
201310613869	治疗腰椎、颈椎椎间盘突出膨出的药物	济南宏坤大药房
201210488310	治疗动、静脉栓塞的药物	济南宏坤大药房
201310545697	滇南木姜子提取物及其制备方法与应用	济南市妇幼保健院
201310501420	一种用于治疗皮肤瘙痒的药物组合物	罗田县精神卫生中心
201310588492	强力化痰丸	罗田县精神卫生中心
201310481851	一种治疗脱发及头发早白的中草药	南阳市食用菌技术交流中心（普通合伙）
201310481852	一种能生发乌发的中草药	南阳市食用菌技术交流中心（普通合伙）
201310453906	一种治疗糖尿病的组合药物	南阳市食用菌技术交流中心（普通合伙）
201210467174	一种治疗气滞血瘀型胃痛的中药方剂	桐乡市龙翔街道卫生院
201210186097	一种治疗湿寒外侵型风湿性筋骨酸痛的中药	无为县陡沟镇中心卫生院
201310286258	一种治疗便秘的中药组合物及其制备方法	五河县鑫茂种养殖农民专业合作社
201310331144	一种治疗急性乳腺炎的中药组合物	五河县鑫茂种养殖农民专业合作社
201310305326	一种治疗精液不液化症的中药组合物	五河县鑫茂种养殖农民专业合作社
201310285318	一种治疗呕吐的中药组合物及其制备方法	五河县鑫茂种养殖农民专业合作社
201310328210	一种治疗脱肛的中药制剂	五河县鑫茂种养殖农民专业合作社
201310283116	一种治疗胃下垂的中药组合物及其制备方法	五河县鑫茂种养殖农民专业合作社
201210275278	一种用于治疗精神分裂症的中药组合物	西安市精神卫生中心
201110216404	一种治疗糖尿病及其并发症的中草药	浙江天草中药材专业合作社
201310398311	一种治疗慢性病毒性乙型肝炎的中药组合物	中国人民解放军济南军区联勤部药品仪器检验所
201310323617	一种玄麦参甲口服液及其制备方法和质量标准的检测方法	中国人民解放军济南军区联勤部药品仪器检验所
201310322534	一种防己薏连丸及其制备方法和质量标准的检测方法	中国人民解放军济南军区联勤部药品仪器检验所
201310398469	一种治疗慢性支气管炎的中药组合物	中国人民解放军济南军区联勤部药品仪器检验所
201310060019	维药瘤果黑种草子挥发油在制备治疗慢性阻塞性肺病药物的应用	中国人民解放军新疆军区联勤部药品仪器检验所
201420751420	一种新型蛇毒提取及保存装置	重庆市琼凯鱼鳅养殖专业合作社
6 专利权为国内共有		
201310072500	酶法提取人参皂苷的方法	安徽丰润生物技术有限公司、陈勇
201310275658	一种去除姜黄苦味的方法	安徽省康美来大别山生物科技有限公司、安徽大学
201410131829	药物组合物和药物制剂及其制备方法以及它们的应用	安雅杰、孙浩
201310359514	一种治疗痤疮的药物	白玉玲、彭吉祥
201210225558	用于治疗银屑病的药物、其提取方法、提取物及用途	北大方正集团有限公司、方正医药研究院有限公司、北大国际医院集团有限公司
201110428608	一种增强免疫力及保肝降酶抗化学性肝损伤的保健品	北京宝得瑞食品有限公司、马映原
201410421582	防治糖尿病足的外用中药制剂及其制备方法	北京万泰利克药业有限公司、万金利
201310364959	一种中药组合物的制备方法	曹洪欣、王喜军
201310364969	一种治疗心气虚的中药组方	曹洪欣、王喜军
201310735112	乳癖消片在制备治疗阴茎硬结症药物中的应用	曹瑞祥、于莉
201310593489	一种祛瘀益胃片的制备方法及应用	柴桂凤、王维科
201310381571	治疗乙肝肝硬化的中药	陈国勇、王维伟
201510160226	一种用于治疗脑梗塞疾病的中药	陈双成、岑华、赵克俊
201310308113	一种治疗骨质增生、风湿骨痛的外用中药及其制备方法	陈汪、蒙炎忠
201310511196	治疗髌骨损伤的外敷制剂及制备方法	陈欣、陈西成
201410204111	一种治疗宫颈糜烂的中药栓剂及其制备方法	陈欣、康燕
201410021576	一种治疗心律不齐的中药胶囊及其制备方法	陈欣、刘镜
201310504719	一种治疗溃疡的外用中药组合物及其散剂的制备方法	陈卓、刘光汉、刘毅力、刘未择、陈研明、石广礼、石一宁
201310169949	广藿香油的新用途	成都华神集团股份有限公司、成都中医药大学
201310682233	一种可湿性穿心莲固体分散粉及其制备方法	成都乾坤动物药业有限公司、上海西默农生物科技有限公司
201310752954	一种脊柱外科术后切口用护理散剂及其制备方法	迟忠秋、王艳婕、阮赞丽、徐贞

（续表）

专利号	发明专利名称	专利权人
201310531426	一种治疗肺癌的药物	崔斌、郜春迎
201310674179	一种具有退热止咳功效的中药口服液	戴守平、孙全余
201310267854	一种治疗产后会阴粘膜病变药物的散剂制备方法	丁霄雁、姜春杰
201410590738	一种医用生物眼部冷疗敷料及其制备方法	东莞市达庆医疗器械有限公司、广西信业生物技术有限公司
201410152343	一种壳聚糖凝胶及其制备方法	东莞市达庆医疗器械有限公司、广西信业生物技术有限公司
201310045564	协日嘎四味有效部位及其制备方法、质量检测方法和应用	董玉、马强
201310384627	一种治疗血液病的药物和制备方法及其应用	杜丽娟、杜秉乾
201310395757	一种治疗腰椎间盘突出的中药制剂	杜应存、杜鹏程
201310395808	一种治疗产妇乳汁不通的中药组合物	杜应存、杜鹏程
201410053266	一种天然生乌发颗粒及其制备方法	杜志政、陶余波
201310561193	一种北五味子提取物及其制备方法、应用	范惠明、金光洙
201310704855	一种治疗骨质增生的中药汤剂	方继锋、彭书芹
201310313640	一种治疗乙肝的组合物及其制备方法和用途	方明、李耿年
201310591481	一种治疗肺阴虚型盗汗的中药组合物	付庆霞、王建成、董芳
201310093258	降糖组合物、含有该降糖组合物的药物或保健品	高浚铭、周天琼、周正兵
201080060000	抗糖尿病及抗新陈代谢疾病的香椿超临界萃取物、制备方法及用途	高雄医学大学、爱丽丝·Y·黄
201410065848	一种具有祛屑功能的复方中药提取物及应用	广东轻工职业技术学院、广州市白云区芳祺化妆品厂
201110333657	一种青蒿提取物、其制备方法及用途	广东新南方青蒿科技有限公司、广州中医药大学
201210183362	脑栓通胶囊作为单胺氧化酶 B 抑制剂在临床治疗疾病的应用	广东医学院、湛江广医医药科技开发有限公司
201110020413	陈皮甘草制备防治鼻咽癌的保健食品和药品的生产方法	广东医学院、湛江广医医药科技开发有限公司
201310715689	复方血栓通胶囊在保护肝脏方面的用途	广东众生药业股份有限公司、中山大学
201310442441	铁皮石斛猴头菇复配咀嚼片及其制备方法	广西壮族自治区农业科学院农产品加工研究所、张娥珍
201310494884	一种治疗抑郁症的中药组合物及其制备方法	广州博济医药生物技术股份有限公司、暨南大学
201310408532	一种治疗骨质疏松的中药粉剂及其制备方法	国家电网公司、国网河北省电力公司培训中心
201310473233	蛇黄阴道膨胀栓及其制备方法和检测方法	哈尔滨欧替药业有限公司、邱明世
201310472998	治疗宫颈糜烂、附件炎的阴道膨胀栓及其制备方法和检测方法	哈尔滨欧替药业有限公司、邱明世
201310473032	参芪温阳阴道膨胀栓及其制备方法和检测方法	哈尔滨欧替药业有限公司、邱明世
201310472948	治糜康阴道膨胀栓及其制备方法和检测方法	哈尔滨欧替药业有限公司、邱明世
201310472861	复方芙蓉泡腾阴道膨胀栓及其制备方法和检测方法	哈尔滨欧替药业有限公司、邱明世
201310473189	复方沙棘籽油阴道膨胀栓及其制备方法和检测方法	哈尔滨欧替药业有限公司、邱明世
201310472892	妇康阴道膨胀栓及其制备方法和检测方法	哈尔滨欧替药业有限公司、邱明世
201310472972	裸花紫珠阴道膨胀栓及其制备方法和检测方法	哈尔滨欧替药业有限公司、邱明世
201410143043	无糖型仙灵地黄组合物及其颗粒剂和制法	哈尔滨亲情制药有限公司、邱明世
201110211058	一种药物组合物在制备治疗术后粘连药物中的应用	海南九芝堂药业有限公司、九芝堂股份有限公司
201310492084	一种中药合剂的制备方法	海南康芝药业股份有限公司、沈阳康芝制药有限公司、河北康芝制药有限公司
201310588658	裸花紫珠缓释微丸及其制备方法和应用	海南医学院、温州医科大学附属第二医院
201310525412	小檗果提取物在制备治疗艾滋病药物中的应用	韩海霞、孙晓伟
201210357074	强龙益肾胶囊在制备抑制 MDA-MB-157 细胞增殖药物中的应用	韩瑛、王秀涛、王任翔
201110381711	一种六味地黄纳米微囊剂及其制备工艺	河南工业大学、王卫国
201310575552	一种治疗慢性中耳炎的中药组合物	菏泽海诺知识产权服务有限公司、胡秀梅
201410826972	一种治疗主观性耳鸣的穴位注射液及其制备方法	黑龙江中医药大学、黑龙江中医药大学附属第二医院
201310571191	一种用于治疗结核病的中药组合物及其制备方法	华中科技大学同济医学院附属同济医院、恩施土家族苗族自治州中心医院、华中科技大学同济医学院附属梨园医院
201310642950	治疗小儿重症肺炎的中药组合物及其制备方法	黄荣、柳州草子吉生物科技有限公司
201310645460	止脱生发的中药组合物及其制备方法	黄荣、柳州草子吉生物科技有限公司
201310303555	通血活络丸	纪振起、朱家奎
201410291984	一种预防流感的药物	济南舜景医药科技有限公司、董翠艳

（续表）

专利号	发明专利名称	专利权人
201410074276	一种治疗湿热泻痢的中药	济南伟传信息技术有限公司、张伟
201310319642	一种治疗脱发的中药	济南伟传信息技术有限公司、张伟
201310677508	一种治疗脑血栓的中药	济南伟传信息技术有限公司、张伟
201310359837	一种治疗副鼻窦炎的中药	济南伟传信息技术有限公司、张伟
201310602292	一种治疗高血压病的中药	济南伟传信息技术有限公司、张伟
201310346095	一种治疗烫伤的中药	济南伟传信息技术有限公司、张伟
201310579418	治疗失眠的中药	济南伟传信息技术有限公司、张伟
201310225191	一种治疗小儿咳嗽的中药	济南伟传信息技术有限公司、张伟
201310319631	一种治疗花斑癣的外用中药	济南伟传信息技术有限公司、张伟
201310571169	一种治疗麻疹透发不畅的中药	济南伟传信息技术有限公司、张伟
201410019581	一种治疗跌打损伤的中药复方制剂及其制备方法和应用	贾忠、董大海、徐强、吴晶
201310629842	一种中药保肝制剂	江西汇仁药业有限公司、上海中创医药科技有限公司
201010180257	一种治疗神志昏迷的药物注射液	江西济民可信集团有限公司、无锡济民可信山禾药业股份有限公司
201310606027	一种睾丸片的制备方法	江西济民可信药业有限公司、江西济民可信集团有限公司
201210128229	一种中药制剂抗宫炎片的制备方法	江西济民可信药业有限公司、江西济民可信金水宝制药有限公司
201310710482	一种治疗胃热阴虚型胃癌的中药及其制备方法	姜晓东、邢金山、赵延吉
201310414630	一种中药组合物和丸剂及其用途	金淑娟、赵雪梅、孙立辉
201310054989	一种预防和治疗呼吸道疾病药物及其制造方法	康立鸿、康世旸
201310053763	一种中药黄牛木根饮片及其炮制方法和应用	康美药业股份有限公司、广东康美药物研究院有限公司
201310294184	导赤散配方颗粒及其制备方法、用途和检测方法	康美药业股份有限公司、广东康美药物研究院有限公司
201310053714	一种中药竹茹片及其炮制方法和应用	康美药业股份有限公司、广东康美药物研究院有限公司
201310123884	一种调胃承气汤配方颗粒及其制备方法和检测方法	康美药业股份有限公司、广东康美药物研究院有限公司
201210573608	前列腺炎用药物及其制备方法和应用	孔令新、张海涛
201310315855	一种治疗慢性支气管炎的口服中药及其制备方法	昆明理工大学、昆明医科大学
201310416190	一种治疗神经性肌肉萎缩的中药片剂及其制备方法	郎晓玲、王秀杰、姜涛
201310443235	一种治疗心火上炎型痤疮的中药组合物	冷丽云、廖晓燕
201310749406	一种治疗血瘀型痔疮的中药组合物	李成君、王坤、袁萍
201420793859	一种治疗腹痛的药敷带	李道琼、宋凌、杨晓莉、刘高洁、侯文雁、张涛、王恩漫、王建伟、魏丽丽、曹玉升
201310367531	一种治疗过食川椒型腋下急性化脓性淋巴结炎的中药	李钢、张春晖、韩立云
201310536793	一种预防胃癌术后转移的中药	李光华、王娜、侯学卿
201410028063	一种配合手术治疗腹腔脓肿的中药组合物及其制备方法	李桂霞、李蕊、刘凡珍、张莉、范凤芝
201210580999	一种调节肝再生的药物及其制备方法	李瀚旻、万明、王国华
201410374663	一种抗衰老的中药组合物	李江红、李梦琦
201410375003	一种治疗脂肪肝的中药组合物	李江红、李梦琦
201310486404	一种具有延缓衰老、乌发驻颜功能的中药	李江红、李梦琦
201310367490	一种治疗热毒炽盛型腋下急性化脓性淋巴结炎中药	李立英、姚丽娟、王志红
201310674778	一种治疗周围血管疾病的外用中药制剂	李庆华、刘娟
201310597916	一种治疗肺结核的中药	李秋云、吕金兰、陈菲
201310280660	一种治疗慢性胃肠炎症的中药组合物	李全浩、杨修方
201310673722	一种治疗急、慢性咽炎的中药汤剂	李蓉晖、王志、王德亮
201310529211	一种治疗更年期提前的中药	李树欣、王书杰、王静静
201310381411	一种药物组合物和药物制剂及其制备方法以及它们的应用	李文平、宋佳桓
201310381399	药物组合物和药物制剂及其制备方法以及它们的应用	李文平、宋佳桓
201310604698	一种治疗肝肾亏损所致痿症的中药组合物及其制备方法	李秀华、陈欣
201210400027	一种接骨中药	李云桥、李永前

（续表）

专利号	发明专利名称	专利权人
201210231714	一种治疗高血压、高血脂和高血糖的药物及其制备方法	李长奎、张桂学
201310501937	一种治疗心肺气虚证型胸痹心痛的中药	李贞福、李培莹、王伟
201110121108	解痛外用药水	李正雄、李国雁
201310415955	治疗骨质增生的中药膏药	临淄意生堂中医药研究所、张文秀、张士虎、张士超、张银桥
201310497738	一种治疗乳腺囊性增生病的中药组合物	刘保彦、刘颖、王春伟
201210280423	一种通经汤	刘畅、凌云
201310410745	一种治疗静脉炎的中药	刘春红、王晓敏
201310427078	一种用于治疗糖尿病足溃疡的生肌愈疡油	刘聪、张强强
201310673190	一种治疗宫颈癌的药物	刘慧丽、张梅
201310244120	治疗肝癌的中药组合物及其制备方法	刘晶晶、郭春明、李秀云
201410013822	孕期外阴湿疹护理散及其制备方法	刘娟、阮赞丽、刘明霞
201310414666	一种中药组合物和中药制剂及其用途	刘丽新、崔迎春、孙立辉
201310441049	一种治疗斑疹的中药组合物及制备方法	刘沛源、蔺冬梅
201210367507	一种由桃树末制成的药剂	刘艳、段海平、董礼艳、薛白
201310509579	治疗脾肾两虚证型虚劳病的中药	刘振英、王志奎
201210294489	一种治疗泌尿系统疾病的胶囊及其制备方法	罗泽华、周月波
201310140346	一种用于防治细菌性阴道病的外用药物组合物	马南行、白进
201310140333	一种治疗乳腺疾病的外用制剂	马南行、白进
201310073763	一种复方植物精油及其应用	马氏兄弟科技（北京）股份有限公司、中国医学科学院药用植物研究所
201410007304	一种治疗肝胆湿热型复发性口腔溃疡的中药组合物	马淑珍、杨金凤
201310191448	一种治疗糖尿病的哈萨克传统药物组合物与其制备方法	玛尼西·哈拉曼、波拉提·马卡比力
201310107708	一种治疗巴瑞特综合症药物的制备方法	毛从俊、杨修方、邢金山
201310261315	治疗自身免疫性肝病的中药组合物及其制备方法	毛德文、邱华
201210340295	一种治疗脑血管疾病的中药	孟宪周、肖宝英
201310245641	雪荔组方活性部位及制剂	南京大学医学院附属鼓楼医院、南京中医药大学
201420833566	多级浓缩醇沉提取系统	南京老山药业股份有限公司、江苏老山生物科技有限公司、南京千菌阁菌业专业合作社
201310348797	一种治疗便秘的中药及其制备方法与应用	南京市中医院、南京中医药大学
201310719926	鬼鲉或其肝脏提取物在制备提高免疫力的保健品或药品中的应用	南京中医药大学、国家海洋局第三海洋研究所
201310178829	一种补益清宫合剂及其制备工艺	内蒙古瑞普大地生物药业有限责任公司、柳占彪
201420721593	一种蒙药丸剂剂型结构	内蒙古天奇中蒙制药股份有限公司、内蒙古博泰现代蒙药制剂研究开发有限公司、内蒙古天奇药业投资（集团）有限公司、赤峰陆尔草中蒙药科技有限公司
201310548450	灵芝提神组合物、茶剂及其制作方法和用途	攀枝花学院、攀枝花市中西医结合医院
201310547048	灵芝安神组合物、茶剂及其制作方法和用途	攀枝花学院、攀枝花市中西医结合医院
201310545725	灵芝培元组合物、酒剂及其制作方法和用途	攀枝花学院、攀枝花市中西医结合医院
201310544820	灵芝解酒组合物、膏剂及其制作方法和用途	攀枝花学院、攀枝花市中西医结合医院
201310545747	灵芝养颜组合物、酒剂及其制作方法和用途	攀枝花学院、攀枝花市中西医结合医院
201310675489	治疗烧烫伤的药膏	齐岭山、冯子学、孟祥梅
201310673983	治疗骨质增生的中药药膏	齐岭山、冯子学、孟祥梅
201310420009	一种治疗乳腺增生症、乳痛症和产后乳汁不通的中药组合物	钱丽旗、马金戈
201310565321	一种具有镇咳功效的减毒香烟	郄美莲、孙杰
201410052527	一种治疗乳腺囊性增生症的药食同源食品及其制备方法	秦胜林、王其军
201410167946	含蚂蚁多肽、壳聚糖的蚂蚁粉的制备方法	邱银平、任玉翠
201310377352	一种治疗乳腺增生的以海洋药物为主的中药组合物	山东大学、寿光富康制药有限公司、山东富康生物技术生产力促进中心
201410056745	一种风湿液组合物及其制备方法	山东绿叶制药有限公司、四川绿叶宝光药业股份有限公司
201310426824	一种治疗紧张性头痛的中药组合物	山东省中医药研究院、丁元庆
201310373111	一种治疗糖尿病并发症的中药制剂	山西康禾农业有限责任公司、马金成、成根杰
201210101968	一种治疗缺血性脑血管疾病的中药提取物及其制备方法	陕西中医学院、孙静

（续表）

专利号	发明专利名称	专利权人
201310134183	一种抗肿瘤的中药组合物及其制备方法	上海铂康生物科技有限公司、上海中医药大学
201210129001	多花野牡丹提取物、制剂，制备方法及其应用	上海华拓医药科技发展有限公司、海南华拓天涯制药有限公司
201210019893	广东紫珠挥发油提取物、其制备方法、含有其的药物组合物及用途	上海医药工业研究院、中国医药工业研究总院
201210258148	参桂胶囊在制备抗血栓药物中的应用	上海玉丹药业有限公司、玉丹（加拿大）医药公司
201010619303	一种改善含胶剂口服液澄明度的方法	上海中医药大学、上海张江中药现代制剂技术工程研究中心
201010539556	一种用于降压的中药组合物及其足浴固体制剂	上海中医药大学、上海张江中药现代制剂技术工程研究中心
201010539557	一种用于降压的中药组合物及其足浴液制剂	上海中医药大学、上海张江中药现代制剂技术工程研究中心
201010608330	一种抗癌新药尖尾芋提取物的制备方法	上海中医药大学、上海张江中药现代制剂技术工程研究中心
201310480497	一种治疗痛经的中药贴剂及其制备方法和应用	上海中医药大学附属岳阳中西医结合医院、上海中医药大学附属龙华医院
201210116651	用于防治心、脑血栓性疾病的中药组合物及其制备方法	沈积才、沈琪岩
201310416653	翠菊中多酚提取物及其制备方法和用途	沈阳药科大学、赤峰民益天然花青素有限责任公司
201310367534	一种治疗痰浊壅塞型腋下急性化脓性淋巴结炎的中药	石训义、王英莉、付绿叶
201210036010	一种抗癌止痛中药组合物	石永江、江琼、石宇思
201310550320	一种治疗胃肠炎的中药组合物	石玉生、张艳
201310042796	一种治疗心绞痛的中药	石玉生、张艳
201310725489	一种治疗肾气不固证型肾病的中药	史桂群、李春华、高言翠、高修业、刘敏、陈敬艳
201210274491	一种治疗轻度认知损害的药物组合物	首都医科大学宣武医院、华北制药集团有限责任公司
201310340706	一种治疗痰湿中阻型脂肪肝的中药组合物	寿光富康制药有限公司、潍坊和康生物技术有限公司
201210139374	一种用于治疗痛经及子宫内膜异位症的复方中药及其制备方法	四川滇虹医药开发有限公司、滇虹药业集团股份有限公司
201310177583	一种药用天然芒硝洗肠药物粉剂的制造工艺	四川省川眉芒硝有限责任公司、四川大学华西医院
201310486451	一种中药材纸张及其制备方法	四川兴睿龙实业有限公司、成都中医药大学
201310346347	菲牛蛭活性提取物及其制备方法和应用	宋延坤、黄俊、许振朝、安堂娥
201310525452	通经草提取物在制备治疗艾滋病药物中的应用	孙成永、孙晓红
201310705417	一种治疗痛经的外敷中药袋	孙桂莉、刘延丽
201310732716	一种治疗骨质疏松的中药	孙振刚、侯玲
201310367558	一种治疗嗜食烤肉型腋下急性化脓性淋巴结炎的中药	孙正刚、慈延斌、刘冬梅
201310193640	一种制备高腺苷含量的虫草制剂的方法	台建祥、何建、刘晓伟
201310358630	一种治疗菌群失调所致腹泻的中医药微生态制剂	谭周进、王学红
201310508369	一种治疗肺癌的中药组合物	唐清颖、唐婧怡
201110187635	一种治疗非小细胞肺癌的中药复方制剂及其制备方法	天津中医药大学第一附属医院、天津药物研究院
201310474475	一种治疗慢性纵隔炎的中药	田鹤、王玉秋、杨同聚
201310617969	一种治疗跌打损伤的外敷药物	王爱军、李云、王忠东
201310549992	一种治疗结肠炎的中药组合物	王玲、韩国华、王现磊、邱筱瑾
201310560874	一种治疗肺气虚型盗汗的中药组合物	王平、郑常军
201410011452	一种含草本药物的护肤液及制备方法	王胜文、王哲章
201310616598	治疗软伤的外用中药组合物	王世轩、辽宁中医药大学附属第二医院
201110004909	一种中药复方及其制备方法	王伟、韩静、倪健
201310054254	一种治疗面神经麻痹的中药及其制备方法	王秀杰、郎晓玲、王燕
201310531849	一种治疗肝郁脾虚证型腹痛病的中药	王秀娟、王吉昕、孙任涛、盛正乾
201410811359	一种中药组合物在制备治疗细菌性乳腺炎药物中的用途	王研、仇桂龙

（续表）

专利号	发明专利名称	专利权人
201110037202	一种用于治疗糖尿病的中药组合物	王宇红、韩远山
201310253992	一种治疗食管裂孔疝的中药	王玉秋、田鹤、刘莉
201310629164	一种治疗乳腺增生的中药组合物	王志、冯凤、李蓉晖、王德亮
201310474676	一种治疗肝肾阴虚证型腰痛病的中药	王志奎、刘振英
201310493203	治疗功能性子宫出血的中药	王智、符文卉
201310206628	一种提高免疫力、改善心脑血管功能、延缓衰老的制剂	威海康博尔生物药业有限公司、解放军第二炮兵总医院
201010568290	一种治疗痛风的中药制剂及其制备方法	韦红光、黄明走、伍时华、高阳
201310519962	一种蕲艾复方精油	唯美度科技（北京）有限公司、深圳唯美度生物科技有限公司
201010296918	一种开窍醒脑的微球注射剂及其制备方法	无锡济民可信山禾药业股份有限公司、江西济民可信集团有限公司
201210298870	一种治疗肝郁气滞型病毒性心肌炎的中药制剂及其制备方法	吴彩霞、葛翠丽、刘红霞
201410280799	一种治疗慢性盆腔炎的药物组合物及其制备方法	吴彩霞、冷晓波
201410200114	一种慢性鼻窦炎鼻内镜术后的药物组合物	吴任枝、黄业武
201410288043	一种麻醉科药用海绵及制备方法	吴雪兰、陈明光
201210576784	痔瘘中药无创性药物及其制备方法和使用方法	吴志勇、王虹
201310174714	益心巴迪然吉布亚颗粒的制备方法	武汉市健恒药业有限公司、武汉健民药业集团股份有限公司
201310174747	前列癃闭通片的制备方法	武汉市健恒药业有限公司、武汉健民药业集团股份有限公司
201310655701	一种用于治疗痛风的外用药物	武瑞美、刘泽梅、王淑艳、于鹏
201310647066	一种治疗风湿性关节炎的药物	武瑞美、赵中和、管洁、李丽
201310500294	一种内外兼治治疗扁平疣的中药药物	夏毓、俞平、张震
201310522886	从枫杨中提取的活性成分及其在制备降糖药品与食品中的应用	湘南学院、王俊杰
201210571147	烧伤用复方药粉及其制备方法	新疆维吾尔自治区药物研究所、解放军69220部队医院
201310674185	一种治疗慢性结肠炎的中药汤剂	邢吉华、李云、季福玲
201510211635	一种治疗慢性胃炎的药剂	邢志红、陈永刚、孙常友
201310268715	一种治疗产后非特异性阴道炎的散剂制备方法	徐静、于栋丽
201410292138	一种治疗腰椎间盘突出的中药栓剂	徐伟、徐小普
201210253203	接骨丹	闫书明、闫牧野
201410114425	治疗新生儿胃肠功能障碍的药物	杨巧芝、杨玉军、袁敬敬、李凤芹、靳维荣
201310626012	一种治疗风湿性关节炎的内服中药酒	姚东菊、王忠东
201310301487	一种婴儿湿疹洗剂及其制备方法	叶一萍、朱美晓
201310368606	一种治疗不安腿综合征的中药组合物	英山县人民医院、徐召理
201310525384	一种通经草提取物的制备方法及其应用	于莉、王圣丽
201210442575	一种治疗胃溃疡与十二指肠溃疡的药物及其制备方法	余福海、陈怡
201310299823	一种治疗鼻炎的中药组合物及其制备方法	岳婷、杜文泽、蔡惠萍、郑熠、陆利尧
201310171444	一种治疗肾阳虚型再生障碍性贫血的中药组合物	岳玉辉、陈霞
201310551721	一种提取制备泥炭黄腐殖酸的方法和药物应用	云南联合药业有限责任公司、华东理工大学
201210381170	一种治疗风热感冒的中药组合物及其制备方法和应用	张丽华、赤峰天奇制药有限责任公司
201110185589	治疗牛皮癣的中药组合物	张丽敏、张丽珍
201110160255	一种治疗美尼尔氏综合症的中药制剂	张明兰、朱孟军
201310317946	一种治疗肾衰竭的中药及其制备方法	张启锐、张煜、郑晓红
201310317948	一种治疗尿毒症的中药及其制备方法	张启锐、张煜、郑晓红
201310394141	一种莪术油注射液及其制备方法	张蕊、梁加莉、金红娣
201410339668	一种治疗小儿黄疸的中药	张少军、吴德美
201310381226	一种抗菌消炎的中药组合物及其制备方法	张淑秀、王书名
201310415669	一种治疗脾虚痰湿型痤疮的中药组合物	赵海清、刘希民
201510161343	一种治疗脑外伤反应综合症的中药	赵克俊、岑华、赵梧业
201410053751	一种治疗脾虚火旺型复发性口腔溃疡的中药组合物	赵秀华、刘海英、卢桂萍
201410000596	一种治疗支气管炎的药物	赵秀华、卢桂萍、刘海英

（续表）

专利号	发明专利名称	专利权人
201310313691	油菜花粉总甾醇有效部位及其制备方法和应用	浙江现代中药与天然药物研究院有限公司、浙江康恩贝制药股份有限公司
201310443586	一种治疗烧伤、烫伤、细菌性溃烂外用药物制备方法	镇江市润宇生物科技开发有限公司、高小文
201310435428	一种治疗痰瘀交阻型痤疮的中药组合物	郑世花、李百荣
201310367500	一种治疗肝郁化火型腋下急性化脓性淋巴结炎的中药	郑天郢、王凤娥、杜新文、陈秋芬
201310367496	一种治疗过食油炸食物型腋下急性化脓性淋巴结炎的中药	郑天郢、王庆玲、徐庆全、吉莉萍
201310410581	山核桃叶总黄酮在TBBPA诱导心脏发育毒性的保护作用	中国环境科学研究院、浙江中医药大学
201310057125	尼泊尔酸模提取物及其在制药中的应用	中国科学院昆明植物研究所、云南极粹生物科技有限公司
201410426304	一种用于治疗激素依赖性肿瘤的中药组合物及其制备方法	中国医学科学院药用植物研究所、董智
201210540222	一种盐炙补骨脂的炮制方法	中国医学科学院药用植物研究所、香港浸会大学
201210556632	一种虎杖的乙酸乙酯提取物及其制备方法和应用	中国医学科学院药用植物研究所、香港浸会大学
201310094790	一种抗癌的药物组合物及其制备方法和用途	中山火炬职业技术学院、赵斌、王琼
201210186565	一种用于治疗非酒精性脂肪肝的决明子提取物、制备方法及其制药应用	重庆市中药研究院、香港浸会大学
201210447601	金泽组合药物在制备治疗肺心病及并发症药物中的应用	重庆市中药研究院、香港浸会大学
201310504509	一种青蒿斑蝥药对组合药物及其应用	重庆市中药研究院、香港浸会大学、中国医学科学院药用植物研究所、上海中医药大学
201310504512	一种大青叶茵陈药对组合药物、制备方法及其应用	重庆市中药研究院、香港浸会大学、中国医学科学院药用植物研究所、上海中医药大学
201210558790	一种变形链球菌感染及致龋动物模型建立方法	重庆原伦生物科技有限公司、解放军第三军医大学
201310230537	从动物胚胎内部脏器中提取的胚胎素水提取物及其提取方法和用途	周斌、叶满红
四、含肽、抗原或抗体的药品发明专利		
1　专利权人为国内企业		
201210430656	与GLP-1类似物和聚乙二醇结合的脂质体及其制备方法	艾韦特(溧阳)医药科技有限公司
201310114208	具有细胞穿透功能的多肽及其在药物递送中的用途	安徽省新星药物开发有限责任公司
201310383867	一种多肽婴幼儿补钙冲剂及其制备方法	安徽珠峰生物科技有限公司
201310357373	改良型人凝血因子FVII-Fc融合蛋白及其制备方法与用途	安源生物科技(上海)有限公司
201410441129	人IgG2抗体铰链区修饰体	安源生物科技(上海)有限公司
201210146863	重组二聚化抗凝血酶III-Fc融合蛋白及其哺乳动物细胞高效表达系统	安源生物科技(上海)有限公司
201510036654	重组二聚化抗凝血酶III-Fc融合蛋白及其哺乳动物细胞高效表达系统	安源生物科技(上海)有限公司
201310093009	一种治疗TNF-α相关疾病的人抗体制剂	百奥泰生物科技(广州)有限公司
201210069605	人精氨酸酶和定点聚乙二醇化人精氨酸酶及其应用	拜奥生物科技(上海)有限公司
201210069626	人精氨酸酶和聚乙二醇化人精氨酸酶及其应用	拜奥生物科技(上海)有限公司
201210082298	抗CD20的全人源单克隆抗体及其应用	北京安保康生物医药科技有限公司
201080069047	一种具有降血糖作用的阿卡波糖组合物及其制备方法	北京北大维信生物科技有限公司
201410080068	密码子优化的MG53蛋白的编码核苷酸序列、其重组体及其应用	北京博雅和瑞科技有限公司
201310047584	一种MG53突变体及其突变方法和应用	北京博雅和瑞科技有限公司
201010612418	防治大肠杆菌病的卵黄抗体及其制备方法和饲料添加剂	北京大北农科技集团股份有限公司
201210188331	硒环肽·脂肪酸合剂及其制备方法	北京港生药业科技有限公司
201310196252	一种高效分离脐带间充质干细胞的方法	北京汉氏联合生物技术有限公司
201310196516	一种胎盘源母体间充质干细胞的制备方法	北京汉氏联合生物技术有限公司
201310018498	新型无油佐剂制备方法及用途	北京华夏兴洋生物科技有限公司
201310452817	一种抗人CD20嵌合单克隆抗体	北京济福霖生物技术有限公司
201410036543	一种酵母谷胱甘肽营养配制品	北京凯因科技股份有限公司
201110020949	PEG化干扰素λ	北京凯因科技股份有限公司
201110319736	一种聚乙二醇-集成干扰素变异体冻干制剂	北京凯因科技股份有限公司
201310055128	尖吻蝮蛇血凝酶-C	北京康辰药业股份有限公司
201310256665	一种含肠道病毒抗原的多价免疫原性组合物	北京科兴生物制品有限公司
201310256488	多价免疫原性组合物	北京科兴生物制品有限公司
201310471154	一种柯萨奇病毒A16型鼠适应株及其应用	北京科兴生物制品有限公司
201210359364	多价肺炎球菌荚膜多糖-蛋白缀合物组合物及其制备方法	北京科兴中维生物技术有限公司
201310215042	一种适于口服的轮状病毒疫苗	北京科兴中维生物技术有限公司

（续表）

专利号	发明专利名称	专利权人
201210593677	HPV16L1-g 蛋白及其编码基因与应用	北京民海生物科技有限公司
201310686915	一种稳定的含菠萝蛋白酶的凝胶	北京诺康达医药科技有限公司
201310646320	一种用于生物多肽制剂的 PLGA 与乙醇的复合物	北京诺康达医药科技有限公司
201310299714	一种依达拉奉注射液及其制备方法	北京普瑞博思投资有限公司
201110250445	一种用吡嗪类小分子化合物诱导干细胞分化的方法	北京清美联创干细胞科技有限公司
201410007806	干扰素 α 与硫酸庆大霉素的雾化吸入剂	北京三元基因工程有限公司
201410008507	干扰素 α 与布地奈德的雾化吸入剂	北京三元基因工程有限公司
201310682502	干扰素 α1b 突变体及其与人血清白蛋白的融合蛋白	北京三元基因工程有限公司
201310468202	干扰素 α 突变体及其聚乙二醇衍生物	北京三元基因工程有限公司
201110415442	融合蛋白及其用途、其抗疟疾疫苗和抗体	北京生物制品研究所有限责任公司
201310549145	一种包含尿酸氧化酶的药用组合物及其制备方法	北京泰德制药股份有限公司
201210391695	一种含有生物蛋白的外用溶液及其制备方法	北京泰德制药股份有限公司
200880110871	尿凝溶胶蛋白的检测和定量	北京同为时代生物技术有限公司
201110418318	肠道病毒 71 型病毒株、疫苗、动物模型建立方法	北京微谷生物医药有限公司
201110418439	一种肠道病毒 71 型病毒株及其用途、疫苗和制备方法	北京微谷生物医药有限公司
201410342886	多价 B 群脑膜炎球菌蛋白疫苗及其制备方法	北京祥瑞生物制品有限公司
201210052527	板蓝根多糖、其制备方法及用途	北京中安佐际生物科技有限公司
201310241840	H9N2 亚型病毒、H9N2 亚型病疫苗及其制备方法	北京中联康生物科技有限公司
201180000353	胰高血糖素样肽-1 衍生物及其应用	贝达药业股份有限公司
201080066828	一种新胰高血糖素样肽类似物、组合物及其用途	贝达药业股份有限公司
201310331428	控制胸腺肽 α1 微球中有机溶剂残留的方法	成都地奥九泓制药厂
201310053160	一种含有重组腺病毒的制剂	成都康弘生物科技有限公司
201310432191	一种多价联合疫苗	成都康华生物制品有限公司
201310168339	一种胸腺五肽的水溶液制剂及其用途	成都力思特药物研究有限公司
201210221246	测定 Hib 结合疫苗中高分子结合物含量的方法	成都欧林生物科技股份有限公司
201210418135	一种抗破伤风毒素抗体及其制备方法和用途	成都蓉生药业有限责任公司
201310529245	伪狂犬病毒疫苗的生产方法	成都天邦生物制品有限公司
201310529316	胸腺五肽药物组合物	成都天台山制药有限公司
201310196532	曲普瑞林注射液和制法	成都天台山制药有限公司
201310532764	细胞色素 C 注射液	成都天台山制药有限公司
201310529556	胸腺五肽粉针剂	成都天台山制药有限公司
201310529187	细胞色素 C 冻干粉针剂	成都天台山制药有限公司
201210541283	一种生物屏障渗透剂及其制备方法	鼎正动物药业（天津）有限公司
201310240836	树突状杀手细胞群组用于制备药物的用途及其医药组合物	富禾生医股份有限公司
201210127456	一株新型 EV71 病毒及其应用	广东华南联合疫苗开发院有限公司
201310697541	一种重组杆状病毒载体及病毒样颗粒及制备方法和用途	广东华南联合疫苗开发院有限公司
201410164156	一种注射用脑蛋白水解物的药用组合物	广东隆赋药业有限公司
201310296734	草分枝杆菌及其免疫增强剂的制备方法	广东温氏食品集团股份有限公司
201410201096	一种用于治疗痤疮的含抗菌肽和细胞生长因子的纳米颗粒	广州柏纵生物科技有限公司
201310188599	具有吸附重金属离子功能的融合蛋白的构建、表达及其在生物除污中的应用	广州柏纵生物科技有限公司
201310529899	长效重组促卵泡激素及其应用	广州联康生物科技有限公司
201310529897	长效重组人促卵泡激素融合蛋白	广州联康生物科技有限公司
201310529898	一种长效重组促卵泡激素及其应用	广州联康生物科技有限公司
201310088137	制备罗咪酯肽脂质体的方法	广州迈达康医药科技有限公司
201410037863	人脂肪间充质干细胞提取物及其冻干粉和应用	广州赛莱拉干细胞科技股份有限公司
201310222450	一种特异性增强 miR-34a 启动子转录活性的小核酸激活剂	广州赛哲生物科技有限公司
201310075732	一种鳄鱼皮胶原蛋白肽的制备方法及其用途	广州市鼍龙生物技术开发有限公司
201310170302	一种人发中生物活性肽提取物及提取方法和应用	广州天赐福音生物科技有限公司
201410255066	一种脑蛋白水解物冻干粉针剂及其制备方法	广州一品红制药有限公司
201410403950	一种含促肝细胞生长素的组合物和应用	广州一品红制药有限公司
201310099700	高免疫原性狂犬病毒固定株的选育及其在疫苗开发中的应用	广州银河阳光生物制品有限公司
201310085702	脆弱拟杆菌在制备促进双歧杆菌及乳酸杆菌生长的组合物中的应用	广州知易生物科技有限公司
201210434796	一种虫草口服制剂及其制备方法	贵州神奇集团控股有限公司

（续表）

专利号	发明专利名称	专利权人
201210200261	一种抗肿瘤用药物组合物及应用、试剂盒及包装件	贵州神奇集团控股有限公司
201210584198	人抗凝血酶制剂冷冻干燥过程中的保护剂	贵州泰邦生物制品有限公司
201410373152	一种去除皱纹的口服液及其制备方法	桂林融通科技有限公司
201210113199	一种抗原组合物及其制备方法和用途以及肿瘤疫苗	国家纳米科学中心
201210410206	一种抑制人胰淀素聚集或毒性的多肽、试剂及其应用	国家纳米科学中心
201310540839	针对 IL-1β 和 IL-17A 的双特异性抗体及其应用	哈尔滨博翱生物医药技术开发有限公司
201310737629	一种含有胸腺五肽的冻干药物组合物及制备方法	哈药集团生物工程有限公司
201310737572	一种含有胸腺法新的冻干药物组合物	哈药集团生物工程有限公司
201310246180	一种蛋白药物透皮给药药贴	海南光宇生物科技有限公司
201210548853	一种鹿瓜多肽脂质体注射剂	海南圣欣医药科技有限公司
201310615601	一种丙氨酰谷氨酰胺冻干粉的制备方法	海南通用康力制药有限公司
201310216314	一种包含菠萝蛋白酶的药物组合物及菠萝蛋白酶肠溶片	海南通用同盟药业有限公司
201310720040	抗人乳头瘤病毒 L1 蛋白抗体及其编码基因和应用	杭州德同生物技术有限公司
201210595094	一种 MDCK 细胞制备流感疫苗的培养基及其使用方法	杭州国牧生物科技有限公司
201310045809	一种通过培养葛根细胞制备黄酮的方法	杭州华缔集团有限公司
201210553386	转移因子胶囊	杭州华津药业股份有限公司
201110108478	人尿酸氧化酶蛋白及其制备方法和其聚乙二醇结合物	杭州俊丰生物工程有限公司
201310172301	一种茶多酚脂溶性微胶囊及其制备方法	杭州普丽美地生物科技有限公司
201410016617	一种地顶孢霉诱变株及其应用	合肥迈可罗生物工程有限公司
201310748610	一种抑制核因子-κB 多肽及其应用	河北万通金牛药业有限公司
201310208936	一种微管蛋白解聚剂多肽及其应用	河北佑仁生物科技有限公司
201310611566	GM-CSF 和 MART-1 双基因共表达重组载体及其制备方法和应用	河南省华隆生物技术有限公司
201310611552	MUC1 和 GM-CSF 双基因共表达重组载体及其制备方法和应用	河南省华隆生物技术有限公司
201310692429	一种吡拉西坦脑蛋白水解物片中的脑蛋白水解物及其制备方法	弘美制药（中国）有限公司
201410074316	提高造血干细胞归巢及植入率的方法和试剂	湖北华赛生物医药技术有限公司
201310246216	一种海藻酸钠-溶菌酶复合微胶囊的制备方法	湖北省潜江市华山水产食品有限公司
201310669173	一种具有抗癌作用的小肽 LTF 及其应用	湖南莱拓福生物科技有限公司
201410319262	纯天然脑蛋白水解物原料制备方法	湖南利诺生物药业有限公司
201310058501	一种提高乙型脑炎病毒效价的方法	湖南中岸生物药业有限公司
201310197288	一种稳定的狂犬病毒人源抗体组合制剂	华北制药集团新药研究开发有限责任公司
201210497017	一种芽孢杆菌、一种透明质酸酶及其制备方法和用途	华熙福瑞达生物医药有限公司
201210499375	一种低分子透明质酸盐、其制备方法及用途	华熙福瑞达生物医药有限公司
201210003755	蛙皮提取物及其提取方法	吉林省宏久生物科技股份有限公司
201310242199	一种抗氧化保健胶囊及其制备方法	吉林省长春皓月清真肉业股份有限公司
201410011930	一种排毒养颜瘦身组合物	济南奥博森生物科技有限公司
201210563488	增强稳定性的抗 TNF-α 人单克隆抗体的含水药物制剂	嘉和生物药业有限公司
201280036654	G-CSF 二聚体在制备治疗神经退行性疾病药物中的应用	健能隆医药技术（上海）有限公司
201180025773	重组人 G-CSF 二聚体及其在治疗神经系统疾病中的用途	健能隆医药技术（上海）有限公司
201310076924	一种多黏菌素 E 甲磺酸钠冻干制剂及其制备方法	江苏奥赛康药业股份有限公司
201310038299	一种含硼替佐米的冻干组合物及其制备方法	江苏奥赛康药业股份有限公司
201210182952	一种制备注射用比伐卢定的冻干工艺	江苏豪森医药集团连云港宏创医药有限公司
201310245373	一种抗菌肽的制备方法和应用	江苏吉锐生物技术有限公司
201210063738	Ultra-VEGF-trap 免疫融合蛋白、其制备方法及其应用	江苏健德生物药业有限公司
201210273195	一种胸腺五肽注射液组合物	江苏金丝利药业有限公司
201310491722	一种重组人血小板生成素的制备方法及其制剂	江苏康禾生物制药有限公司
201210032462	一种提纯动物药材中纤溶酶并制备成中药组合物的方法	江苏仁寿药业有限公司
201210232583	MHC Ⅱ类分子在制备防治动物免疫抑制药物中的应用	江苏三仪生物工程有限公司
201210406140	一种云芝糖肽及其脂质体	江苏神华药业有限公司
201210094390	SCF-Fc 融合蛋白	江苏省弗泰生物科技有限公司
201310706843	一种复合溶菌酶口腔喷雾剂及其制备方法	江苏雪豹日化有限公司
201310355272	一种人血白蛋白的制备工艺	江西博雅生物制药股份有限公司
201410828410	一种提高恩拉霉素预混剂成品稳定性的方法	江西兴鼎科技有限公司
201310363215	一种采用高渗透压收获液收获病毒的方法	科兴（大连）疫苗技术有限公司

（续表）

专利号	发明专利名称	专利权人
201080037086	从棘白菌素 C0 中分离和(或)提纯棘白菌素 B0	克塞里尔制药公司
201110328263	一种核酸和药物组合物及其应用	昆山市工业技术研究院小核酸生物技术研究所有限责任公司
201110331328	一种核酸及其应用和药物组合物	昆山市工业技术研究院小核酸生物技术研究所有限责任公司
201310413876	一种含耐热超氧化物歧化酶和生长因子的口腔护理组合物	拉芳家化股份有限公司
201410045377	鹿胶原蛋白营养组合物	辽宁鹿源参茸饮片有限公司
201110227954	一种治疗肝损伤的药物组合物	辽宁药联制药有限公司
200810173041	使用内含子的核糖核酸技术于化妆品的设计与产品	美洛生物科技股份有限公司
201310374124	增强皮肤自然补水能力、活化细胞能量的高聚合物及制备方法	秘唐生物科技(上海)有限公司
201310080048	基质金属蛋白酶抑制剂多肽及其应用	南京安吉生物科技有限公司
201310406005	基于组织因子的肿瘤多肽疫苗、制备方法及其应用	南京海智生物工程有限公司
201310236483	一种纳米抗体融合蛋白及其制备方法及应用	南京瑞必得生物科技有限公司
201310413721	抗耐药性细菌感染多肽 Cbf-14 及其用途	南京映海月生物科技有限公司
201410206599	一种注射用醋酸奥曲肽冻干组合物及其制备方法	南京正宽医药科技有限公司
201310732234	一种预防和治疗老年性痴呆的药物	南宁市品迪生物工程有限公司
201410024757	核因子-KB 多肽抑制剂及其应用	南通诚信氨基酸有限公司
201410024745	核因子-KB 多肽抑制剂 5 及其应用	南通诚信氨基酸有限公司
201410024744	核因子-KB 多肽抑制剂 3 及其应用	南通诚信氨基酸有限公司
201410024756	核因子-KB 多肽抑制剂 4 及其应用	南通诚信氨基酸有限公司
201310439270	用于增生性疤痕修复的贴膜及其制备方法	南阳市汇博生物技术有限公司
200780042865	甘油连接的 PEG 化的糖和糖肽	诺和诺德公司
201310395650	重组人血清白蛋白-干扰素 α 融合蛋白的水溶液及其制备方法	齐鲁制药有限公司
201310376927	一种亮丙瑞林缓控释药棒及其制备方法	青岛东辉医药科技发展有限公司
201310512916	一组人工合成的抗菌肽及其应用	青岛康伦生物科技有限公司
201410169534	具有抗乳腺癌活性的寡肽及其应用	青岛市海慈医疗集团
201310231730	一种用于治疗乙型病毒性肝炎的 RNA 干扰组合物及其制备方法	厦门成坤生物技术有限公司
201210564083	治疗乙型病毒性肝炎的 RNA 干扰制剂	厦门成坤生物技术有限公司
201310579065	DC 细胞的制备方法及其在制备抗肿瘤细胞制剂中的应用	山东迪博生物科技股份有限公司
201310524075	一种胶类中药及其制品中龟源性成分的检测方法	山东东阿阿胶股份有限公司
201280059665	曲普瑞林微球药物组合物	山东绿叶制药有限公司
201410153089	一种含有艾塞那肽的组合物	山东绿叶制药有限公司
201110020237	一种治疗糖尿病及其并发症的药物组合物	山东新时代药业有限公司
201410276097	一种白喉疫苗的制备方法	山东亦度生物技术有限公司
201310102329	一种脑蛋白水解物及其冻干粉针	山西普德药业股份有限公司
201310057623	高纯度溶血磷脂酰胆碱的制备及应用	上海艾韦特医药科技有限公司
201010110290	一种组织特异性兼可调控性慢病毒基因表达载体	上海比昂生物医药科技有限公司
201310371202	一种制备重组柯萨奇病毒 A16 型病毒样颗粒的方法	上海博唯生物科技有限公司
201210131066	增血压素固相合成工艺及其中间体和应用	上海第一生化药业有限公司
201010174788	一种病毒感染阻断剂、其药物组合物及其应用	上海贺普药业股份有限公司
201210177462	一种检测 SKA1 基因表达的方法及其 siRNA 的用途	上海黄离生物科技有限公司
201310038942	一种 siRNA 表达载体及其应用	上海黄离生物科技有限公司
201110121411	人 RBBP6 基因的小干扰 RNA 及其应用	上海吉凯基因化学技术有限公司
201110425916	人 STIM1 基因的用途及其相关药物	上海吉凯基因化学技术有限公司
201110224792	人 ZFX 基因的用途及其相关药物	上海吉凯基因化学技术有限公司
201110440594	人 NLK 基因相关的用途及其相关药物	上海吉凯基因化学技术有限公司
201110127437	胰高血糖素样肽-2 聚乙二醇结合物及其制备方法和用途	上海景泽生物技术有限公司
201210167046	一种内包裹免疫毒素外连接抗体的聚乳酸-羟基乙酸共聚物纳米颗粒	上海抗体药物国家工程研究中心有限公司
201010257132	抗人 VEGF 和 OPN 双特异性抗体、其制备方法及用途	上海抗体药物国家工程研究中心有限公司
201180059288	膜突蛋白片段及其用途	上海科新生物技术股份有限公司
201180059279	与再生障碍性贫血相关的膜突蛋白片段	上海科新生物技术股份有限公司
201180059276	膜突蛋白调节剂及其用途	上海科新生物技术股份有限公司
201180059277	与免疫性血小板减少症相关的膜突蛋白片段	上海科新生物技术股份有限公司

（续表）

专利号	发明专利名称	专利权人
201410217707	抗原嵌合体、抗原组合物、疫苗及其制备方法和试剂盒	上海联合赛尔生物工程有限公司
201210396583	一种抗牙龈卟啉单胞菌和具核梭杆菌复合特异性 IgY 抗体及其制备方法和牙膏	上海美加净日化有限公司
201210248202	带有聚乙二醇基团的 Exendin 或其类似物及其制剂和用途	上海仁会生物制药股份有限公司
201310147755	一种纤维蛋白原复合物及其应用	上海神因生物科技有限公司
201010296501	用于抑制胶质瘤增殖并促其凋亡的小分子干扰 RNA 及其制备方法和应用	上海生博生物医药科技有限公司
201210323952	溶栓寡肽-咪唑啉二元缀合物及其制备方法和用途	上海晟顺生物科技有限公司
201110434025	一种含有棘白菌素类抗真菌剂的药用组合物及其制备方法和用途	上海天伟生物制药有限公司
201310275417	一种低杂质含量的卡泊芬净制剂及其制备方法和用途	上海天伟生物制药有限公司
201310256984	一种抗肿瘤靶向复合物及其制备方法和应用	上海同科生物科技有限公司
201010149683	一种多能免疫杀伤转基因细胞、其制备方法及用途	上海细胞治疗工程技术研究中心有限公司
201210352979	一种提高机体免疫功能的细胞类生物药物、及其制备方法和应用	上海星华生物医药科技有限公司
201210094008	针对表皮生长因子受体隐蔽表位和 T 细胞抗原的多功能抗体多肽	上海益杰生物技术有限公司
201310439121	用于治疗肺癌的 CD8 毒性 T 淋巴细胞及其制备方法	上海宇研生物技术有限公司
201210072941	生长因子神经调节蛋白的下游蛋白组激酶	上海泽生科技开发有限公司
201310645946	纽兰格林及其用途	上海泽生科技开发有限公司
201410115662	一种培哚普利氨氯地平片剂及其生产工艺	上药东英（江苏）药业有限公司
201310222462	一种醋酸盐布舍瑞林脂质微泡及其制备方法	深圳翰宇药业股份有限公司
201310409424	一种胸腺法新缓释微球及其制备方法	深圳翰宇药业股份有限公司
201310260397	一种艾塞那肽缓释微球及其制备方法和制剂	深圳翰宇药业股份有限公司
201310102447	一种特立帕肽缓释微球及其制备方法	深圳翰宇药业股份有限公司
201310263023	一种巴鲁西班注射液及其制备方法	深圳翰宇药业股份有限公司
201310467495	一种治疗慢性乙肝的复方长效原位凝胶注射剂及其制备方法	深圳翰宇药业股份有限公司
201310638796	人树突状细胞疫苗的制备方法	深圳市合一康生物科技股份有限公司
201410203562	治疗真菌感染的药物及其制备方法	深圳市红瑞生物科技有限公司
201210037028	一种醋酸阿肽地尔缓释微球制剂及其制备方法	深圳市健元医药科技有限公司
201110453880	一种溶菌酶制剂、其制备方法及用途	沈阳兴齐眼药股份有限公司
201310022078	一种聚乙二醇修饰的 rhG-CSF 药物组合物及其制备方法	石药集团百克（山东）生物制药有限公司
201110416645	一种神经生长因子组合物	舒泰神（北京）生物制药股份有限公司
201110261931	PRAME、WT1 双价肿瘤 DNA 疫苗	四川百利药业有限责任公司
201080057897	空间构象改变的重组干扰素的晶体、其三维结构及应用	四川辉阳生命工程股份有限公司
201080016239	抑免蛋白/亲环蛋白和 EMMPRIN 免疫球蛋白受体超家族成员的双重抑制	四川汇宇制药有限公司
201310525752	干扰素在治疗肿瘤中的用途及相关的产品和方法	苏州丁孚靶点生物技术有限公司
201110232204	用于肿瘤治疗的试剂、其用途及方法	苏州丁孚靶点生物技术有限公司
201310133395	一种 PELA/BMP-2 微球及其制备方法	苏州工业园区汉德医院投资管理有限公司
200910216185	人角质细胞生长因子 1 在制备治疗肛裂的药物中的应用	苏州金盟生物技术有限公司
201310017557	一种胶原蛋白膜的制备方法	苏州景卓生物技术有限公司
201310612717	一种泡腾片、其制备方法及应用	苏州康尔生物医药有限公司
201210371384	抗体组合物制剂及其应用	苏州康聚生物科技有限公司
201110126289	治疗和（或）预防病毒感染的产品及方法	苏州康宁杰瑞生物科技有限公司
201210476665	一种 FSH 融合蛋白及其制备方法和用途	苏州康宁杰瑞生物科技有限公司
201110459100	基于电荷网络的异二聚体 FC 改造方法及异二聚体蛋白的制备方法	苏州康宁杰瑞生物科技有限公司
200910236116	一种透皮给药试剂盒	苏州纳通生物纳米技术有限公司
201210393122	物理改性后的眼镜蛇蛇毒在制备治疗免疫衰老和相关疾病药物中的用途	苏州人本药业有限公司
201110092917	一种小干扰 RNA 药物的给药系统和制剂	苏州瑞博生物技术有限公司
201210543652	拮抗抑制血管内皮细胞生长因子与其受体结合的单克隆抗体及其编码序列与用途	苏州思坦维生物技术有限责任公司
201110168958	修复受损组织的抗体靶向药物、给药方法及磁共振造影剂	苏州万木春生物技术有限公司
201420118992	一种调节 pH 值用硼酸盐缓冲片	天津百伦斯生物技术有限公司
201310523326	一种用无血清培养基制备风疹减毒活疫苗的方法	天津津斯特疫苗有限责任公司
201310587770	一种增加骨密度保健胶囊及其制备方法	威海百合生物技术股份有限公司
201310587768	一种维 C 胶原蛋白复合泡腾片及其制备方法	威海百合生物技术股份有限公司
200810176703	牛痘疫苗致炎兔皮提取物在制备急性脑血管疾病治疗药物中的用途	威世药业（如皋）有限公司

（续表）

专利号	发明专利名称	专利权人
201310748724	一种聚乙二醇修饰的抑制 VEGFR2 酪氨酸激酶多肽及其应用	威特曼生物科技(南京)有限公司
201210470566	一种目的蛋白制备方法及其用途	未名生物医药有限公司
201210469251	一种聚乙二醇同神经生长因子结合物的制备方法	未名生物医药有限公司
201310209035	基质金属蛋白酶-2 多肽抑制剂及其应用	温州芳植生物科技有限公司
201310527697	白介素 18 眼内控释剂的制作方法	温州眼视光发展有限公司
201310630500	一种促胰岛素分泌肽融合蛋白 Exendin-4-HSA 溶液稳定制剂	无锡和邦生物科技有限公司
201310517751	一种抗菌肽水凝胶及其制备方法	无锡灵锡医疗器械科技有限公司
201310520058	一种可缓释抗菌肽的水凝胶及其制备方法	无锡灵锡医疗器械科技有限公司
201110371657	全人源抗人 HER2 单抗	无锡天演生物技术有限公司
201410201724	一种新型、广谱的治疗性肿瘤疫苗的制备和使用方法	无锡伊琳生物技术有限公司
201410151863	一种柯萨奇病毒及其制备抗肿瘤药物之应用	武汉博威德生物技术有限公司
201310316667	胸腺五肽冻干粉针的制备方法	武汉华龙生物制药有限公司
201310396559	一种壳聚糖与三肽组合物及其制备方法和应用	武汉华纳联合药业有限公司
201110393093	一种鼻用型胰岛素制剂及制备方法	武汉健宇生物医药科技有限公司
201080068668	全蛋蛋白肽及其制备方法和应用	武汉九生堂生物工程有限公司
201210529455	一种白喉类毒素疫苗的制备方法	武汉生物制品研究所有限责任公司
201310201134	人用季节性流感与大流行流感联合疫苗及其制备方法	武汉生物制品研究所有限责任公司
201310674256	人凝血因子Ⅷ冻干保护剂及其制备方法	武汉生物制品研究所有限责任公司
201310382426	用于生产人纤维蛋白原的增溶工艺	武汉中原瑞德生物制品有限责任公司
201310433259	一株拟微绿球藻突变株及其应用	新奥科技发展有限公司
201210318629	栅藻藻株及其应用	新奥科技发展有限公司
201210320220	一株栅藻及其应用	新奥科技发展有限公司
201110425210	拟微绿球藻及其应用	新奥科技发展有限公司
201410077239	一种双重病毒灭活制备狂犬人免疫球蛋白的方法	新疆德源生物工程有限公司
201310469885	一种含有胸腺五肽的药物组合物、制剂及制备方法	悦康药业集团有限公司
201310318009	一种预防和改善女性更年期综合症的组合物及其制备方法	云南道衍生物科技有限公司
201310463655	人胚肺成纤维细胞株在制备甲肝疫苗中的应用	云南沃森生物技术股份有限公司
200910252427	以粘蛋白 1 和生存素为靶点的肿瘤 DNA 疫苗及病毒载体疫苗	长春百克生物科技股份公司
201110040898	一种人源抗狂犬病毒糖蛋白基因工程抗体及其制备与应用	长春百克生物科技股份公司
201310394156	一种聚乙二醇干扰素注射液及其制备方法	长春海伯尔生物技术有限责任公司
201210444483	一种含有胸腺法新的药物组合物及其制剂	长春海悦药业有限公司
201210275214	Toll 样受体调节性寡核苷酸及其用途	长春华普生物技术有限公司
200810135458	一种具有免疫抑制功能的寡核苷酸	长春华普生物技术有限公司
201210157559	一种抗菌肽及其应用	长春普莱医药生物技术有限公司
201010145549	免疫杀手细胞及其制造方法,包含其的医药组成物及套组	长春藤生命科学股份有限公司
201310361428	犬细小病毒病毒样颗粒、其制备方法及应用	长春西诺生物科技有限公司
201310293439	一种蚓激酶肠溶片及其制备方法	长春远大国奥制药有限公司
201510236934	冻干人用狂犬病疫苗及其制备方法	长春长生生物科技股份有限公司
201310692787	一种促进骨髓再生的 Endomucin 抗体药物	长春长生生物科技股份有限公司
201410461632	疫苗冻干保护剂、冻干水痘减毒活疫苗及其制备方法	长春长生生物科技股份有限公司
201010175790	一种单方中药制剂及其制备方法和应用	浙江泛亚生物医药股份有限公司
201210146059	胸腺五肽在制备治疗乳房炎药物中的应用	浙江华尔成生物药业股份有限公司
201310206399	全新的双层聚合物包裹的多肽缓释释放组合物	浙江圣兆药物科技股份有限公司
201310419357	一种阿加曲班注射液及其制备方法	浙江天瑞药业有限公司
201210083075	一种基于氨基化二氧化硅纳米颗粒-CD/TK 融合基因复合物的肝癌自杀基因治疗药物	浙江星博生物科技股份有限公司
201110132328	一种发酵法生产天然 β-胡萝卜素的方法和应用	浙江医药股份有限公司新昌制药厂
201110439047	17β-氨基-11α-羟基雄甾-1,4-二烯-3-酮修饰的 RGD 四肽,其合成和在医学中的应用	浙江医药股份有限公司新昌制药厂
201310748579	一种抑制白介素-6 多肽及其应用	浙江元太生物科技有限公司
201310748725	一种聚乙二醇修饰的抑制白介素-6 多肽及其应用	浙江元太生物科技有限公司
200980107407	可凝结的血小板生长因子浓厚液及其制备方法	正扬生医科技股份有限公司
201310525253	一种巴氏灭活静注人免疫球蛋白的蛋白质保护剂及其灭活方法	郑州邦和生物药业有限公司

（续表）

专利号	发明专利名称	专利权人
201310673460	醋酸去氨加压素舌下含片及其制备方法	郑州大明药物科技有限公司
201210364920	一种细胞灭活疫苗、卵黄抗体及卵黄抗体的注射液和冻干粉	郑州后羿制药有限公司
201210159367	单纯疱疹病毒Ⅱ型基因重组减毒活疫苗及其制备方法	郑州金森生物科技工程有限公司
201210109904	一种对甘氨酸转运子具有抑制活性的化合物	中国医药集团总公司四川抗菌素工业研究所
201110458952	一种乙二醛酶Ⅰ抑制剂及其制备方法和医药用途	中国医药集团总公司四川抗菌素工业研究所
201310460890	一种具有广谱交叉保护能力的流感通用疫苗及其制备方法	中科微生物免疫制剂工程中心南通有限公司
201310055184	一种排铅组合物及其制备方法	中山市神泉方特生物科技有限公司
201110037301	聚乙二醇化犬源尿酸氧化酶类似物及其制备方法和应用	重庆富进生物医药有限公司
201010552859	融合表达重组制备 T4 核酸内切酶 V	重庆富进生物医药有限公司
201110037291	重组缺失型人角质细胞生长因子Ⅰ型的化学偶联物	重庆富进生物医药有限公司
201110063821	具持续降血糖和受体高结合的人胰岛素及类似物的偶联物	重庆富进生物医药有限公司
201410817586	端羟基聚乙二醇化的人胰岛素及其类似物的偶联物	重庆浦诺维生物科技有限公司
201210026698	抗肿瘤坏死因子 α 的人源化抗体	珠海市丽珠单抗生物技术有限公司
2　专利权人为国内大学		
201310340251	一种含有香菇菌丝体多糖的组合物及其应用	辽宁大学
201310580998	一种抑制癌细胞生长的短肽及其编码基因	北京大学
201310752493	与艰难梭菌细胞毒素 B 相互作用的蛋白	北京大学
201210015068	刺囊酸衍生物及其生物转化方法和用途	北京大学
201310304250	一种新型 VQ 多肽放射性药物及其制备方法	北京大学
201310193878	用作基因和 siRNA 传递载体的嵌段多肽	北京大学
201310399841	一种具有镇痛作用的可穿膜多肽	北京大学
201310036360	一种多肽及其在制备抑郁症治疗药物中的应用	北京大学
201310038621	胆固醇修饰的生物可降解聚阳离子载体及制备方法和用途	北京大学
201010188344	人类基因 FAM96A 及其蛋白质的应用	北京大学
201210349983	柯萨奇病毒 B3 型病毒样颗粒的制备方法及其应用	北京工业大学
201210142607	一种基于 HBc 和 EV71 VP4 的手足口病疫苗及其制备方法与应用	北京工业大学
201210537215	一种含 β-半乳糖基化偶氮烯翁二醇的组合药物及其制备方法	北京化工大学
200980140331	IL-20 拮抗剂在治疗类风湿性关节炎和骨质疏松症中的应用	成功大学
201310454057	作为糖原磷酸化酶抑制剂的芳基并吡咯-2-甲酰胺二肽衍生物、其制备方法及医药用途	承德医学院
201310746389	一种 A 型口蹄疫 CTL 表位肽及筛选方法	大连大学
201210513688	一种包裹纳米金颗粒的叶酸功能化聚酰胺胺树状大分子载体的靶向基因转染方法	东华大学
201310163580	一种基于金、银及金银混合物与谷胱甘肽/壳聚糖制剂及其应用	东南大学
201310395427	一种基于 Hepa1-6 肝癌细胞自噬小体-DRibbles 的 B 细胞疫苗及其制备方法	东南大学
201310634210	一种抗肿瘤基因磁性复合纳米颗粒及制备方法	东南大学
201310227702	转移肿瘤缺失蛋白小分子环肽抑制剂及其制备方法与应用	东南大学
201410162303	一种韭菜籽抗菌三肽及其制备方法与应用	福州大学
201310738014	一种甘草蛋白纳米颗粒及其制备方法	福州大学
201210256097	重组 ADAMTS13 在制备脑出血药物中的用途	复旦大学
201210517242	抗 ST2/IL-1 R4 抗体在制备镇痛药物中的用途	复旦大学
201210517244	抗 ST2/IL-1 R4 抗体在制备防治瘙痒药物中的应用	复旦大学
201080064794	用于诊断不同亚型肺癌的基于组织的微-RNA 方法	复旦大学
201080064782	用于早期检测结直肠癌的基于血浆的微 RNA 生物标记及方法	复旦大学
201310136244	一种 RTN4B 相关多肽及其制备与应用	复旦大学
201110286883	一种双重靶向的 D 构型多肽及其递药系统	复旦大学
201310127718	直接凝血酶抑制剂多肽及其用途	复旦大学
201110268168	一种穿膜肽修饰的纳米粒及其制备方法	复旦大学
201280023754	作为缺血性脑损伤的有效神经保护剂并用于治疗疼痛的 PSD-95 的高亲和力的二聚抑制剂	哥本哈根大学
201310231211	一种抗手足口病的卵黄抗体微胶囊及其制备方法	广东工业大学
201210398024	一种抗栓、溶栓口服液的制备方法	广东海洋大学
201310486947	三棱中肽类活性化合物的应用	广东药学院

（续表）

专利号	发明专利名称	专利权人
201310302559	一种小分子肽探针及其制备方法和应用	广东药学院
201410170989	一种含穿心莲和粘杆菌素的畜禽用复方药物	广西大学
201410170964	利用穿心莲和粘杆菌素治疗畜禽大肠杆菌感染疾病的方法	广西大学
201310251479	一种抑制人-单核巨噬细胞 TLR2 表达的 siRNA 及其应用	广西医科大学
201310547053	抑制人免疫细胞 TLR2 基因表达的 siRNA 及其应用	广西医科大学
201310720010	抑制烟曲霉生物膜形成的方法	广西医科大学
201210333201	一种叶酸修饰壳聚糖包裹质粒纳米粒子及其制备方法	广西医科大学
201310201199	microRNA-203 及其拟似物在制备防治肥胖、血脂异常及其并发症药物中的应用	哈尔滨医科大学
201310298411	核糖体蛋白类似物 RPL22L1 的反义核苷酸序列在制备抑制卵巢癌细胞生长药物中的应用	哈尔滨医科大学
201310339650	microRNA-26a 在制备预防或治疗肺纤维化药物中的应用	哈尔滨医科大学
201310269176	一种 FAM84B 反义核苷酸及其应用	哈尔滨医科大学
201410008322	一种具有抗肿瘤作用的肿瘤抑素 30 肽及其制备方法和应用	哈尔滨医科大学
201310472765	一种具有抗肿瘤作用的肿瘤抑素融合肽及其制备方法和应用	哈尔滨医科大学
201410658306	一种抗肿瘤多肽及其制备方法和应用	哈尔滨医科大学
201110198846	α-芋螺毒素肽、其药物组合物、其制备方法及用途	海南大学
201210277619	α-芋螺毒素肽 TxIB/Txd4、其药物组合物及用途	海南大学
201210117928	αB-超家族芋螺毒素肽、其药物组合物及用途	海南大学
201210197589	αO-超家族芋螺毒素肽、其药物组合物及用途	海南大学
201010216332	一种抗病毒融合蛋白及其应用	杭州师范大学
201110102611	一种聚乙二醇化的葡激酶突变体及其制备方法和应用	河北师范大学
201410213992	真核肽链释放因子 3b 片段（eRF3b-36）在治疗肝损伤中的应用	河北医科大学
201310344728	一种核酸适配体及其制备治疗白血病的药物或制品的用途	湖南大学
201310062950	大肠杆菌外膜蛋白 TolC 核酸适配体的序列及用途	湖南中医药大学
201410033825	靶向人 CDKL5 基因的 siRNA 及其应用	华东理工大学
201410016426	TAT-IL-24-KDEL 融合蛋白及其制备方法和应用	华东理工大学
201310124033	降血压多肽	华东理工大学
201110343357	一种 GLP-1 衍生物 DLG3312 及其固相化学合成方法	华东师范大学
201210254311	一种抗炎症的脂肽及其制备方法和应用	华东师范大学
201210318051	螺旋藻多肽-壳聚糖纳米粒的制备方法	华南理工大学
201310102197	一种蛭弧菌制剂及其发酵方法和应用	华南理工大学
201310485124	一种用核桃粕制备具有降尿酸功效的生物活性肽的方法	华南理工大学
201310376439	一类阳离子两亲性自组装纳米抗菌肽及其应用	华南理工大学
201210276507	一种靶向抑制 POLD1 基因表达的 siRNA 序列	华侨大学
201310184791	一种融合受体及其用于治疗大肠癌的基因药物	华侨大学
201410478733	抗肿瘤多肽 TT-1 在制备抗肿瘤药物中的用途	吉林大学
201310138167	间充质干细胞的用途及其制取方法	吉林大学
201310080980	旋毛虫 AN1 型锌指蛋白-2B 重组蛋白抗原及其制备方法	吉林大学
201410272758	一种基因治疗用载体蛋白及其制备方法和用途	吉林大学
201410355973	一种制备可降解载药涂层支架的方法	吉林大学
201310040669	旋毛虫肌幼虫 ES 抗原基因疫苗及其制备方法	吉林农业大学
201310287157	一种含有表皮生长因子活性多肽的植物油体护肤乳液	吉林农业大学
201310451917	一种用于蛋白质药物传输的仿生纳米载体系统及制备方法	暨南大学
201310382879	一种类辅脂酶 2 基因的干扰片段及其应用	暨南大学
201110075126	一种人血管 eNOS 基因启动子改构体及其制备方法和应用	暨南大学
201310304132	针对微小 RNA-21 种子序列的反义寡聚核苷酸及应用	暨南大学
201310096146	抗癌症干细胞特异性蛋白 CD44 的单链抗体及其应用	暨南大学
201310287526	一种血管新生蛋白及其应用	暨南大学
201310066245	一种预防 EV71 基因工程蛋白质疫苗及其制备方法	江汉大学
201310541333	一种能够缓解铜毒性的植物乳杆菌及其用途	江南大学
201310527970	一种食药用真菌纳米膜的制备方法及其应用	江南大学
201310150901	一种具有支化结构、酸敏感、降解可控的系列聚合物及其制备方法	江南大学

（续表）

专利号	发明专利名称	专利权人
201110262863	大茴香醛改性海藻酸钠及其凝胶微球的制备方法	江南大学
201310481156	一种鮰鱼皮胶原蛋白抗氧化肽及其制备方法和其应用	江苏科技大学
201210271132	一种祛痰止咳组合物及其制备方法	江西农业大学
201410014703	一种呼吸道合胞病毒减毒毒株及其应用	昆明理工大学
201310087565	内源性大麻肽类激动剂(m)VD-Hpα 在制备镇痛药物中的应用	兰州大学
201210314814	一种酸激活 CSP 靶向抗菌肽及其制备和应用	兰州大学
201210426909	多位点修饰的内吗啡肽-1 类似物的合成和应用	兰州大学
201310487361	Lj-RGD3 全 RGD 模体缺失突变体 Lj-112 重组蛋白在制备抗真菌药物中的应用	辽宁师范大学
201310407898	日本七鳃鳗基因重组蛋白 rLj-RGD3 在制备脑缺血再灌保护药物中的应用	辽宁师范大学
201310501366	七鳃鳗李蛋白、制备方法及在制备预防和治疗肿瘤疾病药物中的应用	辽宁师范大学
201310444284	核苷酸序列的用途	泸州医学院
201310264665	一种双价 DNA 疫苗及其制备方法	鲁东大学
201010212682	长双歧杆菌粘附抑制蛋白 Aip 在防治腹泻中的应用	南昌大学
201310165292	一种与人表皮生长因子受体Ⅲ型突变体特异性结合的核酸适配子及其应用	南方医科大学
201310025845	一种与人表皮生长因子受体Ⅲ型突变体特异性结合的核酸适配子及其应用	南方医科大学
201410203873	一种靶向 EPS8 与 EGFR 结合的短肽及其应用	南方医科大学
201310717092	EPS8 抗肿瘤 CTL 表位肽及其应用	南方医科大学
201310252701	具有肾素和 ACE 双重抑制活性的小肽、其制备方法及应用	南京财经大学
201310255766	具有肾素和 ACE 双重抑制活性的降血压小肽、其制备方法及应用	南京财经大学
201310654116	miR181s 在制备治疗急性肠炎药物中的应用	南京大学
201310012555	含自由三磷酸基团的 GLS 特异性 siRNA 其制备方法及用途	南京大学
201310133270	一种可溶性重组胰岛素及其衍生物的表达方法及其应用	南京大学
201310354848	二肽类似物的用途	南京工业大学
201310371658	一种具有致痒作用的芋蛋白提取物及其制备方法和应用	南京中医药大学
201310550587	一种用于基因治疗的超分子纳米组装体及其制备方法	南开大学
201310256631	一种基于棒状病毒的水凝胶的制备方法和应用	南开大学
201310662229	载有神经营养因子的纳米微球及制备和用途	南通大学
201310358440	一种原人参二醇衍生物及其应用	南通大学
201310625369	一株具有降解肌酐和尿素能力的乳酸菌及其筛选方法	内蒙古医科大学
201310202893	MLDH-DNA 超分子组装型磁靶向探针	宁夏医科大学
201310037215	亨廷顿舞蹈症的靶位蛋白质及其编码基因和应用	清华大学
201310461299	MERS-CoV 病毒膜蛋白中的 RBD 片段及其编码基因和应用	清华大学
201310652240	一种用作疫苗佐剂的竹节参皂苷及其制备方法与用途	三峡大学
201210295646	钙网蛋白-可溶性程序性死亡受体 1 的融合蛋白及其制备方法和用途	三峡大学
201310168184	重组人胸腺素 alpha 原蛋白的新用途	厦门大学
201310195019	一种用于治疗高胆红素血症的亲和吸附材料及其制备方法	厦门大学
201210116643	巴戟天提取物在制备免疫佐剂的应用	厦门大学
201310314448	乳腺癌细胞 MDA-MB-231 的核酸适体 LXL-3 及其应用	厦门大学
201310314563	乳腺癌细胞 MDA-MB-231 的核酸适体 LXL-1 及其应用	厦门大学
201310314432	乳腺癌细胞 MDA-MB-231 的核酸适体 LXL-2 及其应用	厦门大学
200910225192	H5 亚型禽流感病毒保守中和表位模拟肽及其用途	厦门大学
201310287924	磷酸吡哆醛功能化磷酸钙纳米颗粒及其制备方法与应用	厦门大学
201310157193	放射性标记 T140 类多肽化合物及其制备方法和应用	厦门大学
201310284997	免疫调控分子 TIPE2 在制备治疗血管增生性疾病的药物中的应用	山东大学
201310317259	抗炎蛋白 TIPE2 在制备治疗动脉粥样硬化的药物中的应用	山东大学
201410187041	MiR-424-5p 在抑制转移性肝癌中的应用	山东大学
201310056124	抑癌基因 FBXW7 在制备预防或治疗乳腺肿瘤药物中的应用、表达载体和诊断药物	山东大学
201210501119	人胚胎干细胞定向分化为角膜内皮细胞的诱导方法	山东大学
201310376612	一种具有抗病毒活性的对虾蛋白及其应用	山东大学
201310116658	一种五肽、多肽、环肽衍生物、化合物及其药物和应用	山东大学
201310291766	一种地皮菜水应激蛋白基因及其重组蛋白的制备和应用	山西大学

（续表）

专利号	发明专利名称	专利权人
201310084648	一种表皮干细胞活性成分及含有该活性成分的美容制剂	山西医科大学
201310311439	一种黄芪糖蛋白及其制备方法和用途	山西中医学院
201310393355	一种低聚糖益生菌组合物及其应用以及利用该组合物制备胶囊剂的方法	陕西科技大学
201210447901	一种弧菌交叉保护性抗原及其制备方法和应用	汕头大学
201410084819	一种基于纳米材料仿生载药梯度缓释骨支架的制备方法	上海大学
201310156550	具有抑制脑胶质瘤细胞迁移与侵袭功能的 DNA 片段及其应用	上海大学
201310237886	一种降钙素长效缓释微球及其制备方法和组合	上海交通大学
201310167203	一种属内重组真菌免疫调节蛋白的制备方法及其应用	上海交通大学
201210440090	人诱导多能干细胞的制备方法及其用途	上海交通大学
201210037294	一种人血清淀粉样蛋白 A1 及其制备方法和应用	上海交通大学
201310047985	一种生物活性多肽 SLPQ 及其制备和应用	上海交通大学
201210002750	充质干细胞及提取方法在制备多发性硬化症药物中的应用	上海交通大学医学院
201210390572	具有免疫抑制作用的天花粉蛋白有效表位肽段及其应用	上海交通大学医学院
201410145558	系列镇痛活性肽 DKK 及类似物的获得方法和应用	沈阳药科大学
201310292987	绵羊 ISG15 重组蛋白及其编码基因和应用	石河子大学
201210080140	增加腺相关病毒靶向转导效率的重组腺相关病毒及其应用	首都医科大学
201210181059	四氢异喹啉-3-羧酸修饰的 PARGD 七肽、其合成、抗血栓活性和应用	首都医科大学
201210181076	四氢异喹啉-3-羧酸修饰的 TARGD 七肽、其合成、抗血栓活性和应用	首都医科大学
201210173600	RGD 肽修饰的咔啉并六氢吡嗪-1,4-二酮、其制备方法、抗血栓作用和应用	首都医科大学
201210181128	β-咔啉酰色氨酰色氨酰氨基酸苄酯、其合成、抗肿瘤作用及应用	首都医科大学
201110406545	[(3s)-1,2,3,4-四氢异喹啉-3-甲酰基]-Lys 修饰的 RGD 四肽，其合成和在医学中的应用	首都医科大学
201210173582	KRGD 肽修饰的咔啉并六氢吡嗪-1,4-二酮、其制备方法、抗血栓作用和应用	首都医科大学
201210176653	杂环羧酸修饰的抗肿瘤寡肽，其合成，抗肿瘤作用和应用	首都医科大学
201310195123	正十二酸-RGD-正十四醇介导利尼法尼靶向脂质体的制备及抗肿瘤活性评价	首都医科大学
201210173686	3H-咪唑并吡啶-6-甲酰氨基酸苄酯、其合成、抗肿瘤活性和应用	首都医科大学
201210375937	氨基葡萄糖修饰的 RGD 寡肽衍生物、其制备方法及其用途	首都医科大学
201310730428	膜联蛋白 A2 作为制备治疗骨质疏松药物的应用	四川大学
201210011211	氢氧化铝凝胶-多糖复合免疫佐剂及其制备方法和用途	四川大学
201310118707	HBx 修饰的抗肝癌全细胞疫苗及其制备方法和用途	四川大学
201310242451	具有多重氧化还原刺激响应的纳米粒子基因载体系统及其制备方法和应用	四川大学
201310061761	靶向人 EGFR 的基因工程化淋巴细胞及其制备方法和用途	四川大学
201210268201	GPR50 作为 BACE1 抑制剂的应用及其在制备治疗阿尔茨海默病的药物中的应用	苏州大学
201310600070	以减毒沙门氏菌为载体的口服肿瘤疫苗的制备及其应用	苏州大学
201310359040	含有重组腺病毒质粒的大肠杆菌及重组腺病毒的应用	苏州大学
201210253983	一种碱性磷酸酶纳微颗粒及其制备方法	苏州大学
201310680527	一株具有抗菌活性的菌株及其筛选方法和应用	台州职业技术学院
201310157980	以聚乙二醇接枝的透明质酸为外层的三元复合物及三元复合物的液体与应用	天津大学
201110352393	一种具有抗氧化作用的鹰嘴豆肽及分离纯化方法及用途	天津大学
201410201006	一种结合生长因子型温敏水凝胶生物载体的制备方法	天津工业大学
201310685979	一种编码牙鲆胞外 ATP 受体 P2X7 的 cDNA 全长序列及其应用	天津师范大学
201310470350	一种用于创面的乳膏及其制备方法	皖南医学院
201410034879	中华大蟾蜍抗菌肽 BG-CATH6(5-29)及其编码基因和应用	潍坊医学院
201410035111	中华大蟾蜍抗菌肽 BG-SK14 及其编码基因和应用	潍坊医学院
201410035530	中华大蟾蜍抗菌肽 BG-CATH6(29)及其编码基因和应用	潍坊医学院
201410035535	中华大蟾蜍抗菌肽 BG-LW18 及其编码基因和应用	潍坊医学院
201310361889	一类苯硼酸类有机凝胶化合物	温州大学
201410031536	IRF4 基因在支架及内膜剥脱术后再狭窄中的功能和应用	武汉大学
201410031627	IRF3 基因在支架及内膜剥脱术后再狭窄中的功能和应用	武汉大学
201410031535	IRF3 基因在动脉粥样硬化中的功能及其抑制剂的应用	武汉大学
201410031606	干扰素调节因子 8(IRF8)在脑卒中疾病中的应用	武汉大学

（续表）

专利号	发明专利名称	专利权人
201410031612	IRF7 基因在动脉粥样硬化中的功能及其抑制剂的应用	武汉大学
201410031556	干扰素调节因子 9 在心肌缺血/再灌注损伤中的应用	武汉大学
201410031570	IRF9 基因在动脉粥样硬化中的功能及应用	武汉大学
201410032539	干扰素调节因子 4(IRF4)基因在冠状动脉粥样硬化性心脏病中的应用	武汉大学
201410031619	干扰素调节因子 9(IRF9)及其抑制剂在肝脏缺血疾病中的应用	武汉大学
201410411027	离心力和剪应力应答基因 1(RECS1)在治疗血管损伤后再狭窄中的功能和应用	武汉大学
201310053287	一种 miR-15a 靶标位点序列及其在抑制乙型肝炎病毒复制中的应用	武汉大学
201410142595	Toll 作用蛋白(Tollip)基因在冠状动脉粥样硬化性心脏病中的应用	武汉大学
201410142532	信号调节蛋白 α(SHSP-1)基因在心肌梗死中的应用	武汉大学
201310325416	一种金属 β-内酰胺酶抑制肽及其应用	武汉大学
201410031604	IRF9 在支架及内膜剥脱术后再狭窄中的功能及其抑制剂的应用	武汉大学
201410032541	IRF1 在主动脉弓缩窄疾病中的功能及其抑制剂的应用	武汉大学
201310205471	一种纤维型可控药物缓释系统及其制备方法	武汉纺织大学
201310112299	一种脲酶纳米反应器及其制备方法	武汉理工大学
201210235751	一种产胞外多糖的菠萝泛菌及其多糖的提取和应用	西安交通大学
201310221961	一种环肽类化合物抗肿瘤的应用及其制备方法	西安交通大学
201410532983	一种表面具有 L-手征性的催化活性多功能生物活性涂层的制备方法	西南交通大学
201310747234	一种制备三维多孔支架复合层的方法	西南交通大学
201080054710	抗-IGF-IR 抗体及其用途	香港大学
200980150076	作为肝癌诊断标记和治疗靶标的钙黏着蛋白-17	香港大学
201080023256	精氨酸酶的定向位点聚乙二醇化及其作为抗癌和抗病毒试剂的用途	香港理工大学
201210337178	胃癌的生物标志物	香港中文大学
201310193245	流感疫苗制备治疗过敏性疾病及与过敏相关的疾病的药物中的应用	新乡医学院
201310400128	用于治疗脊髓损伤的重组基因、重组载体和重组细胞	新乡医学院
201310578761	MUC1 和 IL-2 双基因共表达重组载体及其制备方法和应用	新乡医学院
201310571899	AFP 和 GM-CSF 双基因共表达重组载体及其制备方法和应用	新乡医学院
201110129174	一种人类及哺乳动物细胞表达载体及其应用	新乡医学院
201310571900	IL-2 和 MART-1 双基因共表达重组载体及其制备方法和应用	新乡医学院
201310729525	一种基于红鳍东方鲀 FoxO1 基因的重组蛋白、制备方法及应用	新乡医学院
201310247939	miRNA-219 化合物在制备慢性疼痛诊断标志物及治疗药物中的应用	徐州医学院
201310723024	一株海洋微小链霉菌及其在群体感应抑制方面的应用	扬州大学
201410156237	人源发酵乳杆菌 grx07 及其应用	扬州大学
201310113536	一种针对结核病具有免疫原性的融合蛋白及其应用	扬州大学
201310589424	一种人工合成的麦胚肽及其制备方法与应用	长沙理工大学
201310150115	胸腺五肽缓释制剂的制备方法和用途	浙江大学
201310372610	一种过氧化物酶在制备防治脑血管疾病药物中的应用	浙江大学
201310449033	一种戊糖片球菌及其应用	浙江大学
201410031218	一种脑靶向干细胞及其制备方法和应用	浙江大学
201110446084	一对短肽、蛋白质和多核苷酸、其宿主细胞及其应用	浙江大学
201310060063	一种双增强子甲胎蛋白重组启动子及其应用	浙江大学
201310390760	携带 miR-122 的脂肪来源的间充质干细胞在制备肝纤维化治疗制剂的应用	浙江大学
201210484448	一种白血病单链抗体库及其构建方法和应用	浙江大学
201310299351	利用稻米天然生物活性蛋白制备降血糖药物或降血糖食品的方法	浙江工商大学
201210574332	一株海洋真菌萨氏曲霉及其在制备抗肿瘤药物中的应用	浙江工业大学
201210301922	一株海洋真菌链格孢属 MNP801 及其应用	浙江工业大学
201310224435	琼胶寡糖在制备唾液淀粉酶激活剂中的应用	浙江工业大学
201110246647	一种免疫增强贻贝酶解多肽的制备方法及其相应片剂的制备方法	浙江海洋学院
201310194592	马面鲀鱼头蛋白抗氧化肽及其制备方法和用途	浙江海洋学院
201310061683	一种灰星鲨软骨血管生成抑制因子的制备方法及应用	浙江海洋学院
201310040289	一种抗前列腺癌赤魟软骨蛋白多肽及其制备方法和用途	浙江海洋学院
201310040317	孔鳐软骨多肽类血管生成抑制因子及其制备方法和用途	浙江海洋学院
201310194623	一种金乌贼蛋白抗氧化肽及其制备方法和用途	浙江海洋学院

（续表）

专利号	发明专利名称	专利权人
201310194605	一种金枪鱼碎肉多肽类血管生成抑制因子及其制备方法和用途	浙江海洋学院
201310163392	10-羟基喜树碱-丁二酸与腺病毒结合物及制法和用途	浙江理工大学
201310251785	真核生物翻译起始因子 4H(eIF4H)基因沉默抑制肿瘤细胞生长的方法及其应用	浙江理工大学
201310743378	具有降血压和降血脂双功能的二肽 DL 及其用途	浙江省农业科学院
201310743531	具有降血压和降血脂双功能的二肽 ES 及其用途	浙江省农业科学院
201310737735	一种 mPEG-SPA-pGLP-2 复合物及其制备方法和应用	浙江省农业科学院
201310750012	具有降血压和降血脂双功能的二肽 SD 及其用途	浙江省农业科学院
201310744081	具有降血压和降血脂双功能的二肽 GD 及其用途	浙江省农业科学院
201310753582	具有降血压和降血脂双功能的二肽 TE 及其用途	浙江树人大学
201310753363	具有降血压和降血脂双功能的二肽 QE 及其用途	浙江树人大学
201310615647	一种基于聚乳酸-羟基乙酸共聚物的靶向共载药物传递系统纳米粒的制备方法及应用	郑州大学
201210218281	一种乳酸乳球菌表达载体及其制备方法与应用	郑州大学
201310199947	一种全人源化抗 PD-1 单克隆抗体及其制备方法和应用	郑州大学
201310215372	一种亚洲雨林蝎抗菌肽及其用途	中国地质大学(武汉)
201310431933	CD226 胞外段蛋白抑制肿瘤细胞增殖的用途	中国科学技术大学
201010222892	一种用于抑制肝脏脂肪合成和防治脂肪肝的新方法	解放军第二军医大学
201310525184	Metrnl 蛋白在制备降血糖药物方面的应用	解放军第二军医大学
201310525181	Metrnl 蛋白在制备降血脂药物方面的应用	解放军第二军医大学
201310509030	胸腺肽 α1 在制备治疗结节病药物中的应用	解放军第二军医大学
201010527423	一种 miRNA 的抗肿瘤作用、实施方法及用途	解放军第二军医大学
201110043321	肝细胞核因子 1α 治疗慢性肝病的用途	解放军第二军医大学
201010527380	miRNA 的抗肿瘤作用、实施方法及用途	解放军第二军医大学
201410067736	骨骼肌全器官脱细胞基质、制备方法及其衍生出的医疗产品	解放军第二军医大学
201310188702	一种发形霞水母过氧化物还原酶及其编码基因与应用	解放军第二军医大学
201410043633	一种干扰 TLR4 受体的小 RNA 及其应用	解放军第二军医大学
201310182950	一种携带 Neuritin 基因的Ⅱ型腺相关病毒及其在修复视神经损伤中的应用	解放军第二军医大学
201310043613	一种携带 Neuritin 基因的慢病毒及其在修复视神经损伤中的应用	解放军第二军医大学
201310298303	一种 Kunitz 型海葵蛋白酶抑制剂及其应用	解放军第二军医大学
201310285294	经修饰的 6 型丙型肝炎病毒包膜 E2 蛋白及其应用	解放军第二军医大学
201310285314	经修饰的 3a 型丙型肝炎病毒包膜 E2 蛋白及其应用	解放军第二军医大学
201310285324	经修饰的 5 型丙型肝炎病毒包膜 E2 蛋白及其应用	解放军第二军医大学
201310285739	经修饰的 4 型丙型肝炎病毒包膜 E2 蛋白及其应用	解放军第二军医大学
201310030642	一种维甲酸诱导蛋白 16N 端多肽及其抗体的制备方法和应用	解放军第二军医大学
201310020623	一种缺失疏水区的人类免疫缺陷病毒Ⅰ型 Tat 蛋白突变体序列及其应用	解放军第二军医大学
201410058044	青蒿琥酯与乌司他丁联合治疗胰腺炎的用途	解放军第三军医大学
201310119697	组合的 CTL 抗原表位及其应用	解放军第三军医大学
201410032033	金黄色葡萄球菌肠毒素 B 的 B 细胞免疫优势表位肽及其制备方法和应用	解放军第三军医大学
201310085257	一种具有细胞募集性的凝胶微囊及其制备方法	解放军第四军医大学
201410289608	一种用于牙周组织的生物支架材料及其制备方法	解放军第四军医大学
201310285641	干扰 EV71 病毒的新靶点及其小干扰 RNA 和应用	解放军第四军医大学
201310093142	NGR-VEGI 融合蛋白及其编码基因与表达纯化方法	解放军第四军医大学
201310163559	一种抗人 CRT 单克隆抗体的重链和轻链可变区	解放军第四军医大学
201410085655	抗 MUC1 单克隆抗体及其轻链和重链可变区	解放军第四军医大学
201310002909	人胰高血糖素样肽-2 二串体蛋白及其制备方法	解放军第四军医大学
201310297954	HTNV-Gn/Gc 特异性 CTL 表位肽及其聚合物和应用	解放军第四军医大学
201310428852	一种 NGR 多肽放射性药物及其制备方法与应用	解放军第四军医大学
201310418408	用于治疗浅表性皮肤损伤的多效外用制剂及其用途	解放军第四军医大学
201310410690	枸杞多糖在抗睡眠剥夺应激损伤中的应用	解放军军事经济学院
201410319902	多肽在制备治疗或预防类风湿性关节炎药物中的应用	中国药科大学
201310514310	新德里金属 β-内酰胺酶的抑制肽及其应用	中国药科大学
201310019870	与整合素 αvβ3 受体具有高亲和力的多肽	中国药科大学

（续表）

专利号	发明专利名称	专利权人
201310193522	一种具有降血糖作用的新型肽	中国药科大学
201310042159	粒细胞集落刺激因子(G-CSF)及其突变体(mG-CSF)与人血清白蛋白第三结构域(3DHSA)的融合蛋白及应用	中国药科大学
201310343009	一种核酸适配体制备治疗多发性骨髓瘤的药物或制品的用途	中南大学
201310262024	卡介菌复合多糖及其制备方法和用途	中南大学
201310048023	卟啉色素作为免疫佐剂和疫苗的用途	中山大学
201310395462	丙氨酸作为疫苗佐剂的应用	中山大学
201310194610	大肠埃希菌琥珀酸脱氢酶铁硫蛋白 SdhB 的应用	中山大学
201310385551	肽聚糖结合蛋白 BjApextrin2 及其基因、生产方法和应用	中山大学
201310166282	斜带石斑鱼干扰素 IFNγ2 及其制备方法和应用	中山大学
201310441421	文昌鱼识别几丁质的丝氨酸蛋白酶 CASP 基因及其应用	中山大学
201310469225	一种新型药物蛋白 DRACO 及其在防治猪蓝耳病中的应用	中山大学
201310753282	斜带石斑鱼性别调控基因 Rspo1 及其制备方法和应用	中山大学
201310051471	改性玉米醇溶蛋白肽的制备方法	重庆大学
201310660921	重组蛋白 IGF1-24 及其应用	重庆大学
201310246635	一种非蛋白氨基酸抗菌肽及其应用	重庆理工大学
3　专利权人为国内研究所		
201010618452	PES1 的单克隆抗体及其应用	北京市肿瘤防治研究所
201210324704	一种快速获取树突状细胞疫苗的制备方法及其应用	北京希普生国际生物医学研究院
201310073761	染料与标记生物材料的方法	财团法人工业技术研究院
201110338357	多价疫苗	财团法人卫生研究院
201110154504	对抗肠病毒 71 型的单源抗体及其用途	财团法人卫生研究院
201080017717	预防再激活的结核病 TB 疫苗	国立血清研究所
201110265828	重组人促红素-CTP 融合蛋白生产工艺及应用	哈药集团技术中心
201410075767	CNTF 在角膜缘干细胞增殖和角膜上皮损伤修复中的应用	山东省眼科研究所
201410086629	神经轴突导向因子在制备促进角膜损伤修复制品中的应用	山东省眼科研究所
201010581534	一种双功能 VEGF 受体融合蛋白制剂	上海国健生物技术研究院
201110142355	ARID1A 基因及其编码蛋白产物的应用	上海人类基因组研究中心
201310024176	MEN1 基因及其编码蛋白的应用	上海市内分泌代谢病研究所
201210219888	S100 钙结合蛋白 A11 制备舒张气道平滑肌药物的新用途	上海市针灸经络研究所
201310442612	表皮生长因子受体模拟表位肽及其应用	上海市肿瘤研究所
201010510056	表皮生长因子受体的外显子缺失变异体	上海市肿瘤研究所
201110069784	肝癌细胞系 HCC-LY5 的建立及应用	上海市肿瘤研究所
201110069783	肝癌细胞系 HCC-LY10 的建立及应用	上海市肿瘤研究所
201110080185	胱氨酸/谷氨酸反向转体 xCT 抑制剂在肝癌治疗中的应用	上海市肿瘤研究所
201110099942	蒜氨酸酶的应用及一种药物组合物	上海医药工业研究院
201310048169	一种突变型隐色素基因 1 和突变型隐色素基因 1 的转基因猪	深圳华大基因研究院
201210558913	抗菌生物活性支架及其制备方法	深圳清华大学研究院
201110169112	重组腺相关病毒载体及其制备和应用	深圳市湘雅生物医药研究院
201310501115	胶质细胞 bFGF 表达提高系统及其构建方法和应用	深圳先进技术研究院
201210155088	一种基因及其编码蛋白促进细胞胞质分裂、细胞增殖和在药物研发中应用	中国科学院北京基因组研究所
200910216272	一种治疗银屑病的小干扰 RNA	中国科学院成都生物研究所
201110347809	人源凝血因子 XI 催化结构域的表达、纯化及结晶	中国科学院福建物质结构研究所
201210090003	地贫诱导多能干细胞及其制备方法和用途	中国科学院广州生物医药与健康研究院
201310124191	一种穿透型 TAT-TALEN 蛋白及内源性基因被敲除的细胞的制备方法和应用	中国科学院广州生物医药与健康研究院
201310085250	一种新型穿膜肽及其应用	中国科学院过程工程研究所
201310084143	一种具有抗氧化作用的鹰嘴豆短肽的制备方法	中国科学院过程工程研究所
201310066150	聚乙二醇修饰的重组人干扰素 β-1b 及制备方法	中国科学院过程工程研究所
201310181801	CD73 作为肾透明细胞癌干细胞表面标志物的应用	中国科学院近代物理研究所
201310445188	姚虻抗血栓多肽 vasotab TY 的应用	中国科学院昆明动物研究所
201210165851	一种抗肠道病毒的结合分子及其用途	中国科学院上海巴斯德研究所
201210138217	一种新的肝癌分子标志物视黄酸受体应答蛋白 2	中国科学院上海生命科学研究院
201210279908	乙酰胆碱酯酶作为核酸酶的应用	中国科学院上海生命科学研究院

（续表）

专利号	发明专利名称	专利权人
201210122784	一种抗狂犬病毒的结合分子 2E1	中国科学院上海生命科学研究院
201210056400	从多潜能干细胞诱导胆碱能神经元的方法	中国科学院上海生命科学研究院
201310105830	miR-24 及其抑制剂的应用	中国科学院上海生命科学研究院
201110346572	一种调节脂代谢的蛋白及其应用	中国科学院上海生命科学研究院
201210162524	用于增加紫杉醇或以紫杉醇结构为基础的类似药物的溶解度的寡肽	中国科学院上海药物研究所
201110188035	CD146 及其抗体诊断和治疗自身免疫病等炎症性疾病的应用	中国科学院生物物理研究所
201110428037	减低蛇毒神经生长因子免疫毒性使之成为鼠源神经生长因子的药物替代品的方法	中国科学院生物物理研究所
201210276119	用于肿瘤治疗的白细胞介素 21（IL-21）药物	中国科学院生物物理研究所
201110003782	敲除 MLDS 基因的产油红球菌 Rhodococcus sp. RHA-MLDS 及其用途	中国科学院生物物理研究所
201110135718	一组乙型肝炎病毒特异型的 HLA_A33 限制性表位肽及其应用	中国科学院微生物研究所
201310409912	一种新型高效的羊毛硫细菌素 cerecidin 及其应用	中国科学院微生物研究所
201410132066	一种双价 DNA 疫苗连接肽及其应用	中国科学院武汉病毒研究所
201310043837	一种杀灭葡萄球菌的裂解酶及其应用	中国科学院武汉病毒研究所
201310441707	一种带有荧光素酶基因的 JEV 感染性克隆及构建方法和应用	中国科学院武汉病毒研究所
201310403662	一种分离自肠道内的益生菌及其应用	中国科学院烟台海岸带研究所
200810007611	具有内皮素受体拮抗活性的肽类衍生物及其药物组合物和用途	解放军军事医学科学院毒物药物研究所
200910139488	取代的氨酰基五元杂环烷类化合物及其用途	解放军军事医学科学院毒物药物研究所
201010611214	能拮抗促肾上腺皮质激素释放因子受体 1 的多肽及其用途	解放军军事医学科学院毒物药物研究所
201110034234	胸腺素 α1 活性片段环肽类似物及其聚乙二醇化衍生物	解放军军事医学科学院毒物药物研究所
201110188696	靶向 CDK1 抗 EV71、登革、乙脑及流感病毒寡核苷酸的结构和用途	解放军军事医学科学院放射与辐射医学研究所
201310180422	治疗慢性乙型肝炎的复制子 DNA 疫苗	解放军军事医学科学院基础医学研究所
201310120334	一种治疗系统性红斑狼疮的药物组合物	解放军军事医学科学院基础医学研究所
201410036335	一种抗 VEGF 抗体及其应用	解放军军事医学科学院基础医学研究所
201310131566	黑色素瘤治疗性质粒 DNA 疫苗 pSVK-CAVA 的制备方法及其专用工程菌及发酵培养基	解放军军事医学科学院基础医学研究所
201310179586	一种复制子 DNA 疫苗载体及其构建方法与应用	解放军军事医学科学院基础医学研究所
201210581357	共表达两个独立的抗关节炎分子 TNFR-Fc 和 CTLA4-FasL 的重组腺相关病毒载体及其构建方法与应用	解放军军事医学科学院基础医学研究所
201310377095	一种抗鼠疫杆菌 F1 抗原的单克隆抗体及其应用	解放军军事医学科学院生物工程研究所
201010226796	乙肝核心蛋白与结核抗原或抗原片段的重组融合蛋白及用途	解放军军事医学科学院生物工程研究所
201310064094	PA4-Fc 的融合蛋白及其编码基因与应用	解放军军事医学科学院生物工程研究所
201010190955	金黄色葡萄球菌截短 SasA 蛋白在大肠杆菌中的表达及应用	解放军军事医学科学院生物工程研究所
201210428554	Paa 蛋白及由其制备的抗体与应用	解放军军事医学科学院微生物流行病研究所
201310565892	一种七肽混合物及其在制备贝氏柯克斯体疫苗中的应用	解放军军事医学科学院微生物流行病研究所
201310435733	蛋白 A1G_01780 在抗立氏立克次体的免疫保护中的应用	解放军军事医学科学院微生物流行病研究所
201310512041	一种具有免疫调节活性的重组蛋白 ASPPR 及应用	解放军军事医学科学院微生物流行病研究所
201310351219	一种新型抗 HBV 内源蛋白 HNF1α 及其应用	解放军军事医学科学院微生物流行病研究所
201310217093	展示保护性抗原的细菌菌蜕及其应用	解放军军事医学科学院微生物流行病研究所
201210553179	一种脑炎病毒蛋白及其编码基因和应用	解放军军事医学科学院微生物流行病研究所
201310263257	一种 HIV-1 多表位 DNA 疫苗	解放军军事医学科学院微生物流行病研究所
201110411318	一种腺病毒载体及其在制备 HCV 细胞和小鼠模型中的应用	解放军军事医学科学院微生物流行病研究所
201310282835	人工血小板 PLGA-PEG-RGD 在制备静脉用全身性纳米止血药中的应用	解放军军事医学科学院野战输血研究所
201310219234	一种皮上划痕用鼠疫活疫苗冻干保护剂	中国食品药品检定研究院
201310219733	一种皮内注射用布氏菌活疫苗冻干保护剂	中国食品药品检定研究院
201310072318	结核分枝杆菌候选抗原多肽及其应用	中国医学科学院病原生物学研究所
201010515504	一种天然免疫调节蛋白 TRIM38 及其用途	中国医学科学院病原生物学研究所
201110288731	结合 Grb7 蛋白 SH2 结构域的非磷酸化配体及其制药用途	中国医学科学院基础医学研究所
201110317558	一种低糖化突变体干扰素-λ1、其表达、纯化方法及其应用	中国医学科学院基础医学研究所
201210044833	HER2 蛋白核酸适配子、复合体、组合物及其用途	中国医学科学院基础医学研究所
201110425169	MUC1 蛋白核酸适配子、复合体、组合物及其用途	中国医学科学院基础医学研究所
201110096293	基因搜寻载体、随机基因突变调控方法及用途	中国医学科学院基础医学研究所
200910081009	PON 基因簇在制备用于治疗动脉粥样硬化的药物中的用途	中国医学科学院基础医学研究所

（续表）

专利号	发明专利名称	专利权人
201110045935	IL-17 抑制剂在制备治疗流感的药物中的用途	中国医学科学院基础医学研究所
201110196733	一种胰岛素的脂质复合物及其制备方法和制剂	中国医学科学院药物研究所
201410248884	主动免疫治疗慢性哮喘的呈递 IL-33 的 VLP 疫苗构建方法	中国医学科学院医学生物学研究所
201210172768	新的尿苷肽类抗生素及其作为抗结核病药物的用途	中国医学科学院医药生物技术研究所
201110175099	两株游动放线菌及其在抗细菌中的应用	中国医学科学院医药生物技术研究所
201210130398	肠道病毒 71 型阜阳株及其减毒株的 cDNA 感染性克隆及应用	中国医学科学院医药生物技术研究所
200980138107	α-半乳糖基神经酰胺类似物以及它们作为免疫疗法、佐剂和抗病毒剂、抗细菌剂和抗癌剂的应用	中央研究院
201080009485	能与人 B 淋巴细胞上的 mIgE 结合的抗 CεmX 抗体	中央研究院
4　专利权人为国内医院		
201310027632	一种 HIP-55 的新用途	北京大学第三医院
201310027785	一种 RNA 及其在心血管系统疾病中的应用	北京大学第三医院
201310218441	一种以 TRPV3 通道蛋白为靶点的用于治疗皮肤瘙痒药物的筛选方法	北京大学第一医院
201410136641	一种用脂联素包被的植骨材料的制备方法	北京大学口腔医院
201410136642	一种载生物活性因子的温敏复合凝胶载体的制备方法及应用	北京大学口腔医院
201410136735	一种载生物活性因子的类骨陶瓷复合材料的制备方法	北京大学口腔医院
201210083101	杀菌肽 LL-37 的基因工程的表达及其制备方法和用途	复旦大学附属华山医院
201210057618	一种乙肝病毒核心抗原的核酸适配体序列及应用	复旦大学附属华山医院
201210132114	一种肝癌细胞的核酸适配体的序列及应用	复旦大学附属华山医院
201210342183	TNF-α 受体-抗体融合蛋白在制备治疗糖尿病周围神经病变药物中的应用	复旦大学附属金山医院
201210556854	一种肝癌组织特异性 RNA 干扰系统及其建立和应用方法	复旦大学附属中山医院
201410030755	用于治疗慢性疼痛的多肽	广州军区广州总医院
201210226878	大规模制备注射用中期因子反义寡核苷酸纳米脂质体的方法	湖州市中心医院
201410056298	纳米金 miR-375 偶联物及其制备方法和应用	华中科技大学同济医学院附属同济医院
201310130835	一种心肌特异启动子	江苏省人民医院
201010159909	一种靶向至棕色脂肪组织治疗肥胖的新型靶向药物	江苏省人民医院
201410311370	负载生长因子壳聚糖微球的 DBM 支架修复关节软骨材料	昆明医科大学第一附属医院
201310696476	不规则趋化因子的中和抗体用于制备消除糖尿病心肾功能损害不良代谢记忆的药物的用途	南方医科大学南方医院
201310596183	一种人不典型慢性粒细胞性白血病细胞株及其制备方法	南通大学附属医院
201310553005	一种靶向 FoxQ1 基因的干扰 siRNA 及其抗非小细胞肺癌的用途	南通大学附属医院
201310464205	中国人群 HLA 特异慢粒白血病表位疫苗	山东大学齐鲁医院
201310004333	一种针对人 fascin-1 基因的 siRNA 及其应用	山西医科大学第一医院
201310651571	一种抑制 FOXC1 基因表达的 siRNA 及其应用	山西医科大学第一医院
201010121596	骨生成诱导因子的用途	上海交通大学医学院附属瑞金医院
201310304186	利拉鲁肽在骨质疏松治疗药物中的应用	上海交通大学医学院附属瑞金医院
201310303423	miR-148 用于制备控制胰岛 β 细胞的增殖的药物	上海交通大学医学院附属瑞金医院
201110335251	一类新的抑制新生血管的小肽及其应用	上海市第一人民医院
201310173017	一种促进肿瘤干细胞分化的基因药物及其应用	上海市肺科医院
201110343188	一种溶菌酶姜黄素纳米颗粒的制备方法	上海市普陀区中心医院
201310065888	一种利用双荧光素酶报告基因筛选多药耐药相关 microRNA 的方法	上海中医药大学附属曙光医院
201310300353	met-RANTES 在制备治疗遗传性视网膜变性药物中的应用	首都医科大学附属北京同仁医院
201210523964	一种重组蛋白的制备方法	四川大学华西医院
201210188770	一种短肽、载铜纳米生物材料及在制备治疗下肢缺血性疾病的药物中的应用	四川大学华西医院
201210188935	一种短肽、载铜纳米生物材料及在制备治疗脑梗死的药物中的应用	四川大学华西医院
201210595241	一种预测强直性脊柱炎易感性的方法和试剂	卫生部北京医院
201310193191	流感疫苗制备治疗过敏性疾病及与过敏相关的疾病的药物中的应用	榆林市第一医院
201310439418	治疗肝癌的药物及 RACO-1 单克隆抗体的应用	浙江大学医学院附属第四医院
201310136413	一种基于血红蛋白-结合珠蛋白复合物的携氧载体及其制备方法	解放军成都军区总医院
201310581544	LAMP-2 抗原表位肽的纳米疫苗及其制备方法	解放军第三军医大学第二附属医院
201310314445	胞质多聚腺苷酸化成分结合蛋白 4 的 HLA-A＊0201 限制性 CTL 表位及其应用	解放军第三军医大学第二附属医院

（续表）

专利号	发明专利名称	专利权人
201210218575	一种治疗周围神经损伤的药物组合物	解放军第三军医大学第三附属医院
201310089302	抗瘢痕和组织纤维化寡聚双链核苷酸药物及其应用	解放军第三军医大学第三附属医院
201210234090	eIF6 用于检测、预防或治疗运动性疲劳或记忆力减退的用途	解放军第三军医大学第一附属医院
201310436497	避孕微针的制备方法	解放军第三军医大学第一附属医院
201410032594	干扰 SIRT1 表达试剂在制备抑制肝癌干细胞自我更新的药物中的应用	解放军第三军医大学第一附属医院
201410032609	干扰 SIRT1 表达试剂在制备抑制肝癌干细胞干性转录因子表达的试剂中的应用	解放军第三军医大学第一附属医院
201310323599	人 RUNX2 基因的 shRNA 及其重组干扰载体和应用	解放军第三军医大学第一附属医院
201310217506	结核分枝杆菌特异性融合蛋白疫苗 AB 及其制备和应用	解放军第三〇九医院
201210149109	THP 蛋白单克隆抗体的制备方法	解放军空军总医院
201310500310	表达白喉毒素 A 片段的慢病毒载体系统及其制备与应用	解放军南京军区福州总医院
201410177222	一种神经胶质瘤的双向调节治疗性疫苗及其制备方法	解放军南京军区福州总医院四七六医院
201210380035	一株空间屎肠球菌 LCT-EF297	解放军总医院
201210380054	一株空间屎肠球菌 LCT-EF301 菌株	解放军总医院
201310544840	多肽及其用途	解放军总医院
201410075925	一种肿瘤疫苗及其制备方法	解放军总医院第一附属医院
201410021188	沉默 DNMT 基因的双链 siRNA 分子及其应用	解放军总医院第一附属医院
201410021196	一种干扰 RNA 分子及其应用	解放军总医院第一附属医院
201410075924	一种药物组合物及其用途	解放军总医院第一附属医院
201210272762	一种在慢性乙肝病毒感染状态下诱导机体产生特异性免疫的乙肝疫苗	中国医学科学院肿瘤医院
201310463636	一种转录调控肿瘤靶向复制溶瘤腺病毒载体、携带治疗基因腺病毒及其制备方法和应用	中南大学湘雅医院
201310620389	一种纳米基因导入材料及其制备方法和用途	中山大学附属第一医院
201310331306	一种用于预防或治疗食管癌的药物组合物	中山大学附属肿瘤医院
201310335451	OX26/CTX-PL/pC27 复合物及其在治疗神经胶质瘤中的应用	中山大学孙逸仙纪念医院
201410072335	一种可溶解凝血酶纳米颗粒及其制备方法和应用	中山大学孙逸仙纪念医院
201310375582	丙氨酰谷氨酰胺生物粘附性制剂的制备、产品及用途	重庆市人民医院
5　专利权人为国内其他		
201310136992	一种抗 StxII 单克隆抗体	江苏省疾病预防控制中心
201310361481	人 miR-26b 在制备抑制脂肪细胞增殖药物中的应用	南京市妇幼保健院
201310361927	人 miR-1908 在制备促进脂肪细胞增殖药物中的应用	南京市妇幼保健院
201310362981	人 miR-26b 在制备改善胰岛素敏感性药物中的应用	南京市妇幼保健院
201210038596	HLA-A24 限制性结核分支杆菌特异性 CTL 细胞表位肽的应用	南京市疾病预防控制中心
201110364583	用羟胺切割法制备天蚕素 AD 和蛙 Buforin II 融合抗菌肽及其用途	山东省科学院中日友好生物技术研究中心
201210366793	特异促进肝细胞 CYP3A4 基因高表达的慢病毒表达载体及其构建方法与应用	深圳市疾病预防控制中心
201210366745	特异促进肝细胞 CYP2E1 基因高表达的慢病毒表达载体及其构建方法与应用	深圳市疾病预防控制中心
201310557164	一种人源抗乙肝病毒表面抗原基因工程抗体、其制备方法及应用	中国疾病预防控制中心病毒病预防控制所
201210284710	布鲁氏菌鞭毛蛋白 BMEII1112 在制备布鲁氏菌亚单位疫苗中的应用	解放军疾病预防控制所
6　专利权为国内共有		
201210006290	弥散型浅表性光线性汗孔角化症（DSAP）相关基因	安徽医科大学第一附属医院、深圳华大基因科技有限公司
201310072382	一种含有干扰素的药物组合物及其应用	澳蒲生物科技（上海）有限公司、BIOCAD 股份有限公司
201010521975	一种小干扰 RNA 分子及其应用	百奥迈科生物技术有限公司、本尼特有限公司
201010521990	一种 siRNA 靶向分子及其应用	百奥迈科生物技术有限公司、本尼特有限公司
201010521948	一种干扰 HBV 基因的 siRNA 分子及其抗病毒应用	百奥迈科生物技术有限公司、本尼特有限公司
201010521972	一种干扰乙型肝炎病毒基因的 siRNA 分子及其应用	百奥迈科生物技术有限公司、本尼特有限公司
201010522003	一种 siRNA 分子及其在抗病毒药物中的应用	百奥迈科生物技术有限公司、本尼特有限公司
201010521962	一种干扰 HBV 基因的 siRNA 分子及其应用	百奥迈科生物技术有限公司、本尼特有限公司
201010522005	一种靶向乙型肝炎病毒基因的 siRNA 分子及其应用	百奥迈科生物技术有限公司、本尼特有限公司
201410395389	获得高产稳定表达重组抗体的骨髓瘤细胞株的方法及应用	百泰生物药业有限公司、分子免疫中心

（续表）

专利号	发明专利名称	专利权人
201210461457	Reelin 及其拮抗剂在骨髓瘤患者分期及预后中的新应用	北京大学、北京大学人民医院
201410084065	一种靶向整合素 αvβ6 的多肽放射性药物及其制备方法	北京大学、佛山瑞迪奥医药有限公司
201410084837	一种肿瘤双靶点放射性分子探针及其制备方法	北京大学、佛山瑞迪奥医药有限公司
201310298764	一种稳定的复合辅酶制剂、其制备方法及应用	北京双鹭药业股份有限公司、北京双鹭立生医药科技有限公司、北京双鹭生物技术有限公司
201010000173	一种多肽及其衍生物与应用	北京英诺泰生物技术有限公司、北京信得威特科技有限公司
201310685292	稳定表达 siRNA 的间充质干细胞系	曾毅、滕智平、杨怡姝
201210011148	共刺激因子及融合蛋白的新用途	成都博发生物技术有限公司、天津博发生物技术有限公司、西藏天行生物药业有限公司
201410373714	治疗风湿骨病的天然药物组合物及其制备方法	杜志政、陶余波
201410374688	治疗心脑血管疾病的养气溶栓药物组合物及其制备方法	杜志政、陶余波
201310542549	抗人葡萄糖-6-磷酸异构酶单克隆抗体的用途	范列英、刘颖冰
201310227284	具有肾脏保护作用的多肽及其应用	复旦大学附属中山医院、中国科学院上海药物研究所
201410226893	一种防治骨质疏松症的复方制剂及其制备方法	高益槐、安发（福建）生物科技有限公司
201310186936	一种阿莫西林硫酸黏菌素颗粒及其制备方法	广东大华农动物保健品股份有限公司、肇庆大华农生物药品有限公司
201310648460	重组人角质细胞因子 KGF-2 环境敏感型眼部传递系统及其应用	广东暨大基因药物工程研究中心有限公司、暨南大学
201210336876	可防治流感的 siRNA 及其药物组合物、医药用途	广州呼吸疾病研究所、吴东
201210111244	一种预防和治疗神经退行性疾病的新型脑部靶向制剂	广州暨南大学医药生物技术研究开发中心、暨南大学
201210040538	核糖核酸酶和斑蝥素的联用	贵州神奇集团、上海南方模式生物科技发展有限公司
201310357325	富勒烯衍生物的应用及其疫苗佐剂和疫苗制剂	国家纳米科学中心、中国疾病预防控制中心性病艾滋病预防控制中心
201410745357	甘露聚糖肽的发酵工艺及其应用	国药一心制药有限公司、国药一心医药研发（北京）有限公司
201310653241	三嵌化合物及其在糖尿病治疗药物中的应用	杭州华东医药集团新药研究院有限公司、浙江工业大学
201410020295	一种流脑疫苗及其制备方法	华兰生物工程股份有限公司、华兰生物疫苗有限公司
201410137946	一种用于肾小球滤过膜修复的自组装多孔聚合物膜及其制备方法与应用	华南理工大学、南方医科大学
201310084396	用于抗肿瘤的 siRNA 及其应用	黄健、刘星
201310151783	含有米卡芬净或其盐的药物组合物	江苏豪森药业股份有限公司、江苏豪森医药集团连云港宏创医药有限公司
201310150069	一种米卡芬净或其盐的药物组合物	江苏豪森药业股份有限公司、连云港宏创药业有限公司
201280018158	分枝型 PEG 修饰的 GLP-1 类似物及其可药用盐	江苏豪森药业股份有限公司、连云港宏创药业有限公司
201310087314	一种用于 99mTc 标记的 Cys-Annexin V 药盒及其配制方法与应用	江苏省原子医学研究所、江苏靶标生物医药研究所有限公司
201110063187	含有重组人血清白蛋白-人粒细胞集落刺激因子融合蛋白的药物制剂及其制备	江苏泰康生物医药有限公司、泰州贝今生物技术有限公司
201310662363	抗 CD26 抗体及其应用	江苏众红生物工程创药研究院有限公司、常州京森生物医药研究所有限公司
201310704143	一种抗 CD26 抗体及其制备方法	江苏众红生物工程创药研究院有限公司、常州京森生物医药研究所有限公司
201310264888	L-杂环氨基酸的合成方法及具有其的药物组合物	凯莱英医药集团（天津）股份有限公司、凯莱英生命科学技术（天津）有限公司、天津凯莱英制药有限公司、凯莱英医药化学（阜新）技术有限公司、吉林凯莱英医药化学有限公司
201110038698	雷公藤红素对内皮前体细胞功能的改善作用	李茂全、同济大学附属第十人民医院
200910180568	尿促卵泡刺激素冻干粉针剂及其制备方法	丽珠医药集团股份有限公司、丽珠集团丽珠制药厂

（续表）

专利号	发明专利名称	专利权人
201210168346	一种新型细胞因子融合蛋白 IP10 单链抗体的制备方法	卢小玲、赵永祥
201310652876	一种用于治疗脓毒症急性肺损伤的小核酸药物	南京大学、上海长海医院
200810225514	能诱导干细胞向成骨细胞分化的微小 RNA 及其应用	清华大学深圳研究生院、深圳市北科生物科技有限公司
200610140613	从原核生物中纯化人乳头瘤病毒晚期蛋白 L1 的方法	厦门大学、北京万泰生物药业股份有限公司
201310131000	H5 亚型禽流感病毒血凝素蛋白的单克隆抗体或其结合活性片段及其用途	厦门大学、北京万泰生物药业股份有限公司
200810111389	截短的人乳头瘤病毒 11 型 L1 蛋白	厦门大学、北京万泰生物药业股份有限公司
200910179075	H5 亚型禽流感病毒血凝素蛋白的人源化抗体及其用途	厦门大学、北京万泰生物药业股份有限公司
201210190399	抗 HPV L1 蛋白的广谱单克隆抗体或其抗原结合片段及它们的用途	厦门大学、厦门万泰沧海生物技术有限公司
201110136560	截短的人乳头瘤病毒 33 型 L1 蛋白	厦门大学、厦门万泰沧海生物技术有限公司
201110357994	肠道病毒 71 型的中和表位多肽及其用途	厦门大学、厦门万泰沧海生物技术有限公司
201110154637	一种可诱使颗粒化的多肽及其用途	厦门大学、厦门万泰沧海生物技术有限公司
201310319435	PcDNA3.1(+)-Fbw7 重组质粒及其构建方法与应用	厦门大学附属成功医院、厦门大学
201310252368	一种具有溶栓活性的全蝎提取物	陕西步长制药有限公司、南京中医药大学
201010616715	预防和治疗骨感染的载生物酶磷酸钙骨水泥及其制备方法	上海高科联合生物技术研发有限公司、上海高科生物工程有限公司
201010584683	一种用于治疗哺乳动物子宫内膜炎的栓剂	上海高科联合生物技术研发有限公司、上海高科生物工程有限公司、昆山博青生物科技有限公司
201210536606	一种生物活性多肽 LPLP 及其制备和应用	上海交通大学、浙江熊猫乳品有限公司
201010227045	一种给药组合物及其制备和使用方法	上海蓝心医药科技有限公司、上海百星药业有限公司
201210145037	非人哺乳动物 B 淋巴细胞缺陷动物模型的制备方法及其用途	上海南方模式生物科技发展有限公司、上海南方模式生物研究中心
201010225741	一种对吉西他滨耐药的人胰腺癌细胞系及其应用	上海睿智化学研究有限公司、上海长海医院
201210465918	人源抗人表皮生长因子受体抗体及其编码基因与应用	上海赛伦生物技术有限公司、解放军军事医学科学院生物工程研究所
201310693018	抗禽流感 H5N1 血凝素抗原的人源化抗体及其制备方法和用途	上海市免疫学研究所、上海人类基因组研究中心
201010535094	一类新型化合物、其制备方法及用途	上海医药工业研究院、李敏
201310494342	一组蛇毒来源活性肽的制备方法	上海医药工业研究院、正大天晴药业集团股份有限公司
201110385129	一种从发酵液中提取多粘菌素 B 的方法	上海医药工业研究院、中国医药工业研究总院
200880103549	衣壳蛋白及其用途	上海泽润安珂生物制药有限公司、曹韫旭
201110022439	乳铁蛋白在预防和治疗肿瘤转移中的用途	上海转基因研究中心、上海杰隆生物工程股份有限公司
201110342339	罗斯氏菌(Roseburia)在治疗和预防肥胖相关疾病中的应用	深圳华大基因研究院、深圳华大基因科技有限公司
201310153407	降低锌指蛋白 CTCF 表达的物质在制备治疗白血病药物中的应用	首都医科大学附属北京儿童医院、中国科学院遗传与发育生物学研究所
201210045718	人类乳头瘤病毒免疫原性多肽、其制备方法及应用	宋硕、高红、汪渊
201410362732	一种用于抗偏二甲肼的应激食品添加剂及其制备方法	苏喜生、李德远、李玮、钟飞、徐祖武、胡杰、郑哲君
201310494981	一种可反复开闭的双开关响应控制的分子释放系统、制备方法及应用	苏州大学、白艳洁
201110287755	双靶标/多靶标小核酸治疗眼部疾病的组合物及应用	苏州圣诺生物医药技术有限公司、广东众生药业股份有限公司
201010114710	一种用于治疗人乳头瘤病毒感染引起的疾病的喷剂及制备	孙介光、孙雪然
201210069179	microRNA-320(miR-320a)及其反义核苷酸在诊断、防治心血管疾病中的用途	汪道文、陈琛、杨盛兰
201310285339	肺癌靶向 CHRNA5 基因的 shRNAs 表达载体的构建、筛选及其用途	汪运山、马晓丽
201310672015	一种中老年治骨养骨复方络合钙制剂及其制备方法	王爱景、刘加才
201210430489	成纤维细胞生长因子-1 改构体凝胶剂制备及在糖尿病足治疗中的应用	温州医学院、浙江格鲁斯特生物科技有限公司
201010199712	一种 O/Asia Ⅰ型口蹄疫病毒两价基因工程多肽疫苗及制备方法和用途	吴晓琰、赵泓、孙玉琨
201110428365	一种用于血管外膜快速消化的混合酶消液及其制备方法	吴宗贵、梁春、贺治青
201410141844	小分子多肽 TAT-p53DM 及其在制备治疗或预防缺血性卒中药物中的应用	武汉启瑞科技发展有限公司、华中科技大学

（续表）

专利号	发明专利名称	专利权人
201410768635	一种长效促排卵注射液	薛传校、杨彦玲、薛峰
201210122278	西塔素在制备抗病毒药物中的应用	鄢新民、庞慎
201410081629	靶向转染肽核酸的超声微泡及其制备方法和应用	杨建安、季军
201310269240	新颖乳酸菌株及其调节免疫反应的用途	益擎生技股份有限公司、财团法人食品工业发展研究所
201310041831	一种双靶标嵌合蛋白	殷勇、陈煦
201210499507	O型口蹄疫病毒耐酸突变株、其携带的衣壳蛋白及其编码基因和应用	于力、杨德成
201410048713	重组灵芝免疫调节蛋白（rLZ-8）在制备治疗组织纤维化药物中的应用	张喜田、孙非
201410266772	重组灵芝免疫调节蛋白（rLZ-8）在制备治疗骨质疏松药物中的应用	张喜田、孙非
201410098980	重组灵芝免疫调节蛋白（rLZ-8）在制备治疗慢性心力衰竭药物中的应用	张喜田、孙非
201310357176	重组灵芝免疫调节蛋白（rLZ-8）在制备治疗黑色素瘤药物中的应用	张喜田、孙非
201410254129	重组灵芝免疫调节蛋白在制备治疗雄激素性脱发药物中的应用	张喜田、孙非
201410362924	重组灵芝免疫调节蛋白（rLZ-8）在调节血脂中脂蛋白含量的应用	张喜田、孙非
201310479016	重组灵芝免疫调节蛋白与人血清白蛋白融合蛋白及其制备方法与应用	张喜田、孙非
201110276318	一种博来霉素族衍生物及其抗癌活性	长沙慈航药物研究所有限公司、长沙天赐生物医药科技有限公司
201110070598	单糖糖肽类衍生物及药物组合物及其制备方法和用途以及中间体的制备方法	浙江医药股份有限公司新昌制药厂、上海来益生物药物研究开发中心有限责任公司、上海医药工业研究院
201310562444	HIV-1 中国流行株 CRF01_AE env 基因的改造	中国疾病预防控制中心病毒病预防控制所、北京工业大学、曾毅
201410047095	HIV-1 Env 特异性的全人单克隆抗体	中国疾病预防控制中心病毒病预防控制所、曾毅
201310099727	新型阳离子脂质体核酸类药物制剂，及其制备方法和应用	中国科学院过程工程研究所、北京大学、国家纳米科学中心
201310047502	一种基于点击化学的肺炎多糖结合疫苗及其制备方法	中国科学院过程工程研究所、华兰生物工程股份有限公司、华兰生物疫苗有限公司
201310362921	一种狂犬病疫苗及其制备方法	中国科学院上海巴斯德研究所、成都远睿生物技术有限公司
201210376959	高致病性禽流感的中和分子及其制备方法	中国科学院上海巴斯德研究所、深圳市第三人民医院
201110043607	人 miR-431 的反义寡聚核苷酸及其应用	中国科学院上海药物研究所、苏州吉玛基因药物科技有限公司
201110040590	人 miR-484 的反义寡聚核苷酸及其应用	中国科学院上海药物研究所、苏州吉玛基因药物科技有限公司
201110041051	人 miR-504 的反义寡聚核苷酸及其应用	中国科学院上海药物研究所、苏州吉玛基因药物科技有限公司
201110040777	人 miR-299-5p 的反义寡聚核苷酸及其应用	中国科学院上海药物研究所、苏州吉玛基因药物科技有限公司
201110040809	人 miR-1229 的反义寡聚核苷酸及其应用	中国科学院上海药物研究所、苏州吉玛基因药物科技有限公司
201310288893	一种非病毒基因载体材料及其制备方法和应用、脑靶向基因传输系统及其制备方法和应用	中国科学院深圳先进技术研究院、深圳市精神卫生中心
201310097949	用于制备牛口蹄疫 O 型肽疫苗的多肽及其制备方法和用途	中国牧工商（集团）总公司、中牧实业股份有限公司
201310098002	用于制备牛口蹄疫 ASIA Ⅰ型肽疫苗的多肽及其制备方法和用途	中国牧工商（集团）总公司、中牧实业股份有限公司
201310608523	五肽代谢物及其在制备防治缺血性脑血管疾病药物中的应用	解放军第二军医大学、广东八加一医药有限公司
201310717855	硼替佐米在制备预防或治疗骨巨细胞瘤药物中的应用	解放军第二军医大学、华东师范大学
201310130386	一种五肽的部分代谢物用于制备抗心肌缺血产品的新用途	解放军第二军医大学、上海捌加壹医药科技有限公司
201210424197	含肽片段的氰基丙烯酸衍生物及其制备方法和用途	解放军军事医学科学院毒物药物研究所、成都一平医药科技发展有限公司
201210307384	以金纳米团簇来减缓氧化压力和（或）老化的方法、组合物及用途	中原大学、叶宏一、王学孝
201310664269	金黄色葡萄球菌 mSEB 突变体及其制备方法和应用	重庆原伦生物科技有限公司、中国人民解放军第三军医大学

（续表）

专利号	发明专利名称	专利权人
五、药品制剂和药用辅料的发明专利		
1　**专利权人为国内企业**		
201210430640	一类新型的合成磷脂及其用途	艾韦特（溧阳）医药科技有限公司
200980149805	新型控释组合物	安徽中人科技有限责任公司
201210125322	抗人血清白蛋白单链抗体及其氮端连接多肽药物的方法	拜明（苏州）生物技术有限公司
201210186485	一类人工靶向融合蛋白和蛋白偶联物及其制备方法和应用	北京华金瑞清生物医药技术有限公司
201310613174	一种高通透率薄膜敷料	北京健康广济贸易有限公司
201310519179	一种薄膜包衣预混剂的制备方法	北京英茂药业有限公司
201310374051	一种肠溶型药物薄膜包衣预混剂及其制备方法	北京英茂药业有限公司
201110205047	一种口腔崩解片	成都康弘药业集团股份有限公司
201310250025	一种油混悬剂稳定剂、兽用油混悬剂及其制备方法	成都乾坤动物药业有限公司
201210529441	一种薄荷油水凝胶贴剂基质及其制备方法	楚雄蕴萃生物科技有限公司
201420862647	一种双面水凝胶贴膜	佛山拜澳生物科技有限公司
201010206522	一种改善中药配方颗粒喷雾干燥工艺的辅料组合及其应用	广东一方制药有限公司
201210265235	植物胶囊用复合胶及其制备方法	广西南宁汇润生物科技有限公司
201210203775	多肽药物缓释微球制剂及其制备方法	广州帝奇医药技术有限公司
201410010103	一种药物贴膏基质、使用该基质的药物贴膏及其制备方法	贵州康琦药械有限公司
201420734950	容易分剂量的片剂	贵州云峰药业有限公司
201410114186	基于聚合物纳米粒子载体的药物组合物及其制备方法	国家纳米科学中心
201210361443	一种肽及其制备方法和用途以及药物组合物及其制备方法	国家纳米科学中心
201110439336	聚乙烯亚胺-脂肪族聚酯接枝聚合物及其制备方法和纳米粒子	国家纳米科学中心
201110092481	一种 PtBA-b-PEG-b-PtBA 嵌段共聚物及其制备方法和应用	国家纳米科学中心
201410114570	一种双亲嵌段聚合物、制备方法及其用途	国家纳米科学中心
201410221858	用于外用贴剂的麦芽糊精的制备方法	哈尔滨怡康药业有限公司
201310726494	一种用于治疗牙周病的局部给药缓释制剂	哈药集团中药二厂
201310246028	一种透皮给药系统	海南光宇生物科技有限公司
201210548639	一种棓丙酯脂质体注射剂	海南圣欣医药科技有限公司
201210556077	一种细辛脑脂质体注射剂	海南圣欣医药科技有限公司
201310361565	一种以酒石酸作为主要成分的微丸	杭州高成生物营养技术有限公司
201310027864	一种交联羧甲基纤维素钠药用辅料的制备方法	湖北葛店人福药用辅料有限责任公司
201420718167	带有糖衣的三色双层药片	湖北美宝药业有限公司
201420718274	一种三色双层药片	湖北美宝药业有限公司
201420718289	带有透明缓释包衣层的三色双层药片	湖北美宝药业有限公司
201310313274	一种罗望子胶植物胶囊及制备方法	湖北人福康华药用辅料有限公司
201410179773	一种改性明胶胶囊	湖南尔康正阳药用胶囊有限公司
201410163892	一种肠溶性胶囊材料组合物	湖南尔康正阳药用胶囊有限公司
201410159802	一种羟丙基淀粉空心胶囊及其制备工艺	湖南尔康制药股份有限公司
201410162927	一种药用改性淀粉型空白丸芯	湖南尔康制药股份有限公司
201410159754	一种用于生产淀粉材料软胶囊的成膜组合物及其制备方法	湖南尔康制药股份有限公司
201310669224	无菌注射用水生产工艺	江苏大红鹰恒顺药业有限公司
201310003932	一种 mPEG 化盐酸表阿霉素磁性脂质体的制备方法	江苏吉贝尔药业股份有限公司
201310529614	一种含有变性淀粉的可再生钙片填充剂	界首市东亚淀粉出品有限公司
201310529597	医药用淀粉新型制备工艺	界首市东亚淀粉出品有限公司
201420753583	明胶空心胶囊自动生产线	九江昂泰胶囊有限公司
201210092802	天麻素作为助溶剂的应用及注射液或注射用粉针剂的制备方法	昆药集团股份有限公司
201010523561	一种镇痛药口腔崩解片及其制备方法	量子高科（北京）研究院有限公司
201210064405	一种囊泡式药物纳米粒的制备方法	南京拉克森生物医药科技有限公司
201010591121	供注射用的聚山梨酯 80（Ⅰ）的合成方法	南京威尔化工有限公司
201310265755	乙酰异戊酰泰乐菌素盐结晶颗粒的制备方法	宁夏泰瑞制药股份有限公司
201410487167	一种羟基磷灰石-壳聚糖复合凝胶及其制备工艺与用途	片仔癀（上海）生物科技研发有限公司
201210479977	一种药物涂层的形成方法及其药物涂层	浦易（上海）生物技术有限公司
201310276929	一种疫苗的冻干保护剂	青岛易邦生物工程有限公司

（续表）

专利号	发明专利名称	专利权人
201310151330	一种适合中药充填用的空心胶囊	青岛益青药用胶囊有限公司
201310578561	斥水型维生素微胶囊的制备方法	厦门金达威集团股份有限公司
201310020124	一种单一官能化的支化聚乙二醇	厦门赛诺邦格生物科技有限公司
201310017350	一种聚乙二醇修饰的生物相关物质	厦门赛诺邦格生物科技有限公司
201310564766	无菌制剂生产工艺	汕头保税区洛斯特制药有限公司
201310057599	可注射用氢化大豆卵磷脂的生产方法	上海艾韦特医药科技有限公司
201110235042	一种含有局麻药物的医用腔道窥镜润滑胶制备方法及其用途	上海建华精细生物制品有限公司
201310437613	一种聚乳酸-聚乙二醇-肿瘤穿透肽复合物及制备和应用	上海纳米技术及应用国家工程研究中心有限公司
201210397390	一种水溶性丝素粉及其制备方法	上海纳米技术及应用国家工程研究中心有限公司
201310166452	用于肿瘤成像的靶向脂质体递药系统及制备方法和应用	上海纳米技术及应用国家工程研究中心有限公司
201210538692	一种纳米金-多肽生物探针及制备和应用方法	上海纳米技术及应用国家工程研究中心有限公司
201410002009	制备长有效期的锝[^{99}mTc]亚甲基二膦酸盐注射液药品的方法	上海原子科兴药业有限公司
201310222113	一种植物纤维素硬空心胶囊的制备方法	绍兴康可胶囊有限公司
201310219316	肠溶植物纤维素硬空心胶囊的制备方法	绍兴康可胶囊有限公司
201310183794	一种石斛营养片及制备方法	绍兴儒林生物科技有限公司
201210281129	冷水可分散性类胡萝卜素微囊产品的制备方法	沈阳天峰生物制药有限公司
201310730965	一种高分子植物复合材料及其制备方法	四川天圣药业有限公司
201310073454	一种 mPEG2000-DSPE 钠盐的制备方法	苏州东南药业股份有限公司
201210414318	一种两亲性嵌段共聚物及其制备方法、以及该共聚物与抗肿瘤药物形成的胶束载药系统	苏州雷纳药物研发有限公司
201110329184	嵌段共聚物与液体组合物和核酸制剂及其制备方法和应用	苏州瑞博生物技术有限公司
201310583424	一种应用于食品、保健品的天然薄膜包衣剂	天津博科林药品包装技术有限公司
201420705770	一种治疗咽炎的片状磁贴	天津海奥斯科技有限公司
201310586339	一种用于抗癌药物传输的响应型纳米纤维的制备方法	无锡中科光远生物材料有限公司
201420826380	一种复合凝胶贴剂	武汉兵兵药业有限公司
201110454819	一种泡腾糖片	新昌县冠阳技术开发有限公司
201310092646	红花黄色素注射用冻干制剂的制备方法	悦康药业集团有限公司
201010174408	药用空心胶囊、制备方法及其制造设备	浙江昂利康胶囊有限公司
201010189157	脂质体喷雾剂及其制备方法	浙江海正药业股份有限公司
201010251827	经嗅区通路递送脑内药物的液态脂质微粒、制备方法及其制剂	浙江海正药业股份有限公司
201110280783	应用于血管吻合术的含有肝素-泊洛沙姆复合物的水凝胶及其制备方法	浙江海正药业股份有限公司
201310695850	自交联凝胶及其制备方法和应用	浙江三赢医疗器械有限公司
201210546786	一种中药固体颗粒的颗粒剂及其制备方法	浙江佐力药业股份有限公司
201310365441	一种复合交联剂智能水凝胶及其制备方法与应用	中科院广州化学有限公司
201310510574	一种淀粉基软胶囊的制备方法	中山市凯博思淀粉材料科技有限公司
201310510572	一种复合挤出法生产淀粉基软胶囊的方法	中山市凯博思淀粉材料科技有限公司
201310510570	一种共混挤出法制备淀粉基软胶囊的方法	中山市凯博思淀粉材料科技有限公司
201310346224	由卡拉胶和氯化钙凝胶的羟丙甲纤维素肠溶空心胶囊	重庆衡生药用胶囊有限责任公司
201310346222	由结冷胶和柠檬酸钾凝胶的羟丙甲纤维素肠溶空心胶囊	重庆衡生药用胶囊有限责任公司
201310346228	由结冷胶和氯化钾凝胶的羟丙甲纤维素肠溶空心胶囊	重庆衡生药用胶囊有限责任公司
201310346229	由结冷胶和氯化钙凝胶的羟丙甲纤维素肠溶空心胶囊	重庆衡生药用胶囊有限责任公司
201310346230	由卡拉胶和氯化钾凝胶的羟丙甲纤维素肠溶空心胶囊	重庆衡生药用胶囊有限责任公司
2　专利权人为国内大学		
201310173140	一种金纳米花的制备方法及其应用	安徽医科大学
201310275035	疏水性肽修饰的注射用长循环脂质体给药系统	北京大学
201310228378	基于 DNA 与氨基糖苷类分子复合物的生物材料	北京大学
201310513211	一种聚乙烯醇磁性微粒及其制备方法和用途	北京大学
201310244419	一种生物可降解及糖响应性的 Y 型高分子药物输送材料及制备	北京化工大学
201310452322	一种光/pH 敏感型芘功能化聚合物胶束的制备方法	北京科技大学
201310685189	壳聚糖 6-OH 固载环糊精包合茶树油温敏凝胶的制备方法	北京理工大学
201310068833	一种葡萄糖响应性药物控释载体的制备方法	常州大学
201310121134	应用 SAS 过程制备 PLLA-PEG-PLLA 微粒的方法	大连大学

（续表）

专利号	发明专利名称	专利权人
201310141027	一种X射线致热纳米复合粒子	大连海事大学
201210075156	葡聚糖基两亲性嵌段共聚物制备方法	东北师范大学
201310291576	一种功能化聚酰胺-胺树状大分子及其纳米复合物用于基因转染的方法	东华大学
201310248244	一种含葡萄糖温敏共聚物的自组装方法	东华大学
201310113570	一种新型的两亲性共聚网络的制备方法和应用	东华大学
201310285788	一种具有SERS信号的双可控药物释放结构及其制备方法	东南大学
201410056248	一种自组装多脉冲释药装置及其制备方法和应用	东南大学
201310239448	一种表面光滑的葡聚糖凝胶微球的制备方法	东南大学
201310295156	一种基于纳米纤维素载体的结肠靶向前药及其制备方法	福建农林大学
201210306978	一种针对脑胶质瘤的靶向纳米递药系统	复旦大学
201110441211	一种RGD肽修饰的双层载药纳米粒及其制备方法	复旦大学
201210380988	一种微酸环境控制开启的肿瘤主动靶向纳米给药系统及其制备方法	复旦大学
201110085318	含难溶性药物的固体制剂及其制备方法	复旦大学
201210320417	一种pH敏感的脑部肿瘤双级靶向纳米递药系统及制备方法和应用	复旦大学
201210130413	一种可溶性注射用白蛋白纳米粒制剂及其制备方法	复旦大学
201310232904	一种微乳液制备壳聚糖-阴离子多糖复合物纳米微球的方法	广东药学院
201310615540	一种蔗糖酯控释载体材料的制备方法及应用	广西大学
201310532276	以无机蒙脱土为主要原料的药用空心硬胶囊及其制备方法	海南大学
201210483586	叶酸偶联聚乙二醇单硬脂酸酯及其制备方法与应用	杭州师范大学
201210152879	高渗透效率的微针透皮输入贴	吉林大学
201210356539	一种纳米微晶纤维素增强胶原复合基质的制备与应用	暨南大学
201210513817	一种环糊精接枝聚马来酸酐磁性纳米粒子的制备方法	江南大学
201110404548	一种光敏双亲性芳香族聚酯	江南大学
201310229976	一种环糊精胆固醇酰胺的制备方法	江南大学
201210460744	一种pH敏感型无机高聚物杂化水凝胶的制备方法	江南大学
201010571722	一种热敏性的无机/高分子杂化物的合成	江南大学
201110393756	降解法制备聚己内酯与聚乙二醇双亲性共聚物	江南大学
201110393776	一步法制备共价交联和疏水改性海藻酸钠水凝胶	江南大学
201310508527	一种基于聚乙烯醇大分子单体制备功能性微球的方法	江南大学
201310150710	一种具有支化结构的缓控释酸敏感阳离子聚合物基因载体的制备和应用	江南大学
201310174142	负载阿霉素的聚己内酯-嵌段-聚乙二醇纳米微球的制备方法	江苏大学
201310130242	一种氧化石墨烯复合水凝胶药物载体	金陵科技学院
201310436276	一种ε-聚赖氨酸的制备方法	昆明理工大学
201310436185	环糊精接枝聚赖氨酸聚合物及其制备方法	昆明理工大学
201310494059	工业大麻秆芯纤维素基温敏复合水凝胶的制备方法	昆明理工大学
201210516294	一种制备透明质酸纳米微球的方法	南京理工大学
201210411196	加载于磷酸钙纳米载体的脂溶性化疗药的制备方法及其在制备抗肿瘤药物中的应用	南京师范大学
201310246233	一种丝素蛋白纳米晶及其制备方法	南京信息工程大学
201410156810	一种多功能脂质体囊泡的制备方法	南开大学
201310225479	一种多糖—金纳米粒子超分子组装体及其制备方法和应用	南开大学
201310065117	一种胆碱酯酶调控的动态聚轮烷及其制备方法	南开大学
201310202727	MLDH-DNA超分子组装型基因磁靶向转运系统	宁夏医科大学
201410032426	层数可调的多层囊泡状介孔二氧化硅及其合成方法	齐鲁工业大学
201410195439	一种基于核酸适体链接的水凝胶及其制备方法与应用	青岛大学
201410168117	一种壳聚糖功能化金属有机骨架材料及其制备方法和应用	青岛大学
201410167756	光控四唑-烯点击化学合成多肽水凝胶的制备方法	青岛大学
201210161769	一种靶向放射性微纳米流体制剂	清华大学
201210537252	二氧化硅气凝胶在制药中的应用	清华大学深圳研究生院
201210578931	CA-(PLA-ran-PCL)-b-PEG嵌段共聚物及其制备方法与应用	清华大学深圳研究生院
201310073217	一种M-PLGA-TPGS星型两亲性共聚物及其制备方法与应用	清华大学深圳研究生院
201310042659	温度敏感型有机/无机杂化嵌段共聚物及制备方法与用途	厦门大学
201310552086	一种生物相容性微乳及其制备方法	山西中医学院

（续表）

专利号	发明专利名称	专利权人
201310492713	叶酸偶联羧甲基壳聚糖纳米粒作为光控释放NO载体的制法	上海交通大学
201310205811	酸敏感两亲性嵌段共聚物及其制备、用途	上海交通大学
201310313532	一种肿瘤靶向的放射性纳米颗粒及其制备方法	上海交通大学
201210480060	磁性介孔生物玻璃药物传递系统及其制备方法	上海师范大学
201110410442	基于癌症早期检测诊治一体的复合纳米新材料及制备方法	沈阳工业大学
201310306880	离子交联法制备壳聚糖载药微球的方法	沈阳化工大学
201210455793	可消除HS15起昙现象的组合物及其在药物制剂中的应用	沈阳药科大学
201210456298	可消除Tween类表面活性剂起昙现象的组合物	沈阳药科大学
201010245089	自组装复合物膜控缓释制剂及其制备方法	沈阳药科大学
201310394268	一种难溶性药物的纳米混悬渗透泵型缓控释系统及其制备方法	沈阳药科大学
201310634849	一种肠溶辅料及其应用	沈阳药科大学
201110453577	一种三甲基壳聚糖-接枝-聚乙二醇/核酸脑靶向胶束及其制备方法	沈阳药科大学
201110364983	含有改性明胶肽的纳米化难溶性活性组分及其制备方法	沈阳药科大学
201410033544	单甲氧基聚乙二醇-二硫-二维生素E琥珀酸酯及其制备和应用	沈阳药科大学
201210491720	一种靶向EGFR受体的肽及其应用	沈阳药科大学
201310598786	高稳定性聚乙二醇-聚酯聚合物及其应用	沈阳药科大学
201310543868	一种由pH敏感性多肽修饰的靶向脂质体	四川大学
201310527226	一种新型胶原蛋白-β-环糊精缓释敷料及其制备方法	四川大学
201210513115	纺丝液、核壳纳米纤维及其制备方法和用途	四川大学
201310300413	端基为磷酸根的聚酰胺-胺型树枝状聚合物及其制备方法与应用	四川大学
201310720181	一种肾小球靶向微粒给药系统及其制备方法	四川省中医药科学院
201310250121	一种络合卟啉含糖光敏剂及其制备方法	苏州大学
201310063471	核/壳结构磁性介孔生物活性玻璃微球材料及其制备方法	苏州大学
201310063606	一种丝素蛋白管及其制备方法	苏州大学
201210463160	具有酸敏感性的两亲性三嵌段共聚物、其制备方法及应用	苏州大学
201310512061	酸敏感两亲性星状嵌段共聚物、其制备方法及应用	苏州大学
201310568651	一种离子诱导制备柞蚕丝素蛋白纳米颗粒的方法	苏州大学
201310121989	一种具有肿瘤靶向性及可见光降解性的两亲性聚合物、药物载体及其制备方法	苏州大学
201310274019	一种水凝胶、其制备方法及应用	苏州大学
201310362819	酸敏感阳离子型嵌段共聚物及其制备方法与应用	苏州大学
201110387272	一种丝素蛋白水溶液及其制备方法	苏州大学
201310298050	基于牛血清白蛋白-聚己内酯的高分子脂质体及其制备方法	天津大学
201310476477	一种亚油酸改性葡聚糖及制备高分子脂质体的方法	天津大学
201310299095	一种双亲性的蛋白质-高分子键合体及其制备方法	天津大学
201110436994	聚乙二醇-含环醚侧基的聚酯嵌段共聚物及其应用	天津大学
201310425746	含有抗体TRC105和显影剂的双亲梳形聚合物及制备	天津大学
201310222031	一种明胶-CaCO3矿物质胶囊壳及其制备方法	天津科技大学
201310699038	一种纳米级纤维素空心硬胶囊及其制备方法	天津科技大学
201310009548	一种具有补钙、强壮骨骼功能性的骨质胶囊壳及其制备方法	天津科技大学
201210531834	靶向性抗肿瘤药物和基因共载载体材料及制备和应用	天津医科大学
201310538314	可注射的自固化降血糖水凝胶的制备方法	同济大学
201310125582	诊疗一体化新型杂化胶束及其制备方法	同济大学
201410028018	一种具有良好分散性的聚乳酸类栓塞微球	同济大学
201410077732	一种栓塞用PLGA/白芨复合微球及其制备方法	同济大学
201110259432	一种表面沉积抗菌纳米银的聚合物囊泡及其制备方法	同济大学
201310597506	一种含碱基对的多重响应型聚合物的制备方法	同济大学
201310042561	一种表面双键修饰二氧化钛纳米粒子的复合光固化树脂的制备方法	武汉理工大学
201310303102	HP-β-CD-GMA-PEI作为口服和经肺吸收促进剂的应用	西安交通大学
201310251000	一种含醛基的磷酰胆碱聚合物及其制备方法和应用	西安科技大学
201310503246	具有温度敏感性的长链超支化聚(*N*-异丙基丙烯酰胺)的制备方法	西北工业大学
201310371708	功能化碳包覆Fe_3O_4的多孔纳米复合材料及其制备和作为药物载体的应用	西北师范大学
201310448163	丙烯酸共聚物复合白蛋白纳米微球的制备和作为药物载体的应用	西北师范大学

（续表）

专利号	发明专利名称	专利权人
201310447992	白蛋白复合温敏性高分子微囊的制备及作为药物载体的应用	西北师范大学
201310574004	一种 C/Fe_3O_4 多孔纳米珊瑚球复合材料的制备方法	西北师范大学
201310129101	壳聚糖-坡缕石-聚乙烯醇三元复合药物缓释膜的制备方法	西北师范大学
201310449267	动物角蛋白基高分子水凝胶的制备方法及作为药物载体的应用	西北师范大学
201310181259	含侧羟基或侧羧基官能团的聚丙交酯及其制备方法	湘潭大学
201310286322	模板法制备单分散介孔生物活性玻璃微球的方法	扬州大学
201310507335	聚乙二醇壳聚糖自组装纳米粒的制备方法	扬州大学
201310589724	一种强信号低毒性的复合型纳米材料及其制备方法	长春理工大学
201310152171	一种包载水溶性药物的光敏脂质体	浙江大学
201310417483	死亡配体抗体偶联聚乙二醇修饰脂质纳米递药系统及应用	浙江大学
201310228078	一种丝素微球的制备方法	浙江大学
201310181923	普朗尼克修饰的 PAMAM 接枝聚合物及应用	浙江大学
201310228079	一种丝胶微球的制备方法	浙江大学
201310244877	一种四氧化三铁负载的复合微粒及其应用	浙江大学
201210362200	一种温敏性自组装三嵌段共聚物与药物组合物及其制备方法和用途	浙江大学
201310405057	热凝胶化-近中性水浴制备高强度壳聚糖水凝胶的方法	浙江大学
201310013789	pH 和温度双重敏感的离子微水凝胶的制备方法	浙江大学
201310264873	调控聚乳酸微球内部形貌的方法和由此制备的聚乳酸微球	浙江大学
201310325453	一种江蓠多糖空心胶囊及其制备方法	浙江工业大学
201310384080	一种负载纳米载药胶囊的海藻纤维的制备方法	浙江理工大学
201410006420	一种可植入的富勒烯聚乳酸自团聚载药缓释微球的制备方法及应用	郑州大学
201310138037	以碳纳米材料为载体的 pH 敏感型药物传递系统的制备方法及其应用	郑州大学
201410036393	一种磁性热敏脂质体纳米金复合物、制备方法及应用	郑州大学
201310138295	一种磁性水溶性富勒烯及其制备方法和应用	郑州大学
201310215834	胶原蛋白/聚乙烯醇复合微球及其制备方法和用途	郑州大学
201310397861	一种氧化石墨烯衍生物的制备方法与应用	郑州大学
201310033655	一种透明质酸酯复合物的制备方法	中国海洋大学
201010535513	磁性靶向载体的制备方法、磁性靶向载体药物系统及其使用方法	中国矿业大学（北京）
201210579238	一种穿膜肽和药物组合物及其制备方法和应用	中国农业大学
201310049836	片剂及其制备方法	解放军第二军医大学
201210484182	主动肿瘤靶向壳聚糖衍生物及其制备方法和用途	中国药科大学
201310038337	一种多响应超分子水凝胶因子、水凝胶及制备方法	中南大学
201110370454	一种高载药量高包封率多肽/蛋白类药物纳米粒的制备方法	中山大学
201310605594	一种碳酸钙微球-细胞外基质复合材料及其制备方法和应用	中山大学
201310340081	一种包载可生物降解纳米粒的口服结肠靶向微囊及其制备方法	中山大学
201310154231	水溶性药物无水反胶束纳米粒及其混悬型气雾剂的制备方法	中山大学
201210109837	一种地塞米松大分子前药及其制备方法	中山大学
201310183774	一种快速制备聚氨基酸及其衍生物的方法与应用	中山大学
201210567974	一种两亲性肝素基嵌段聚合物及其制备方法与应用	中山大学
201310390481	一种中空纳米球材料及其制备方法和应用	中山大学
201310394339	一种油性药物缓控释微粒及其制备方法	重庆理工大学
3　专利权人为国内研究所		
201310620873	微囊及其制备方法	深圳清华大学研究院
201180058517	pH 敏感的透明质酸衍生物和其应用	财团法人工业技术研究院
201110409553	可控制释放的组合物及其制造方法	财团法人工业技术研究院
201310035770	一种肠溶型药用辅料聚甲基丙烯酸酯乳液及其制备方法	河北省科学院能源研究所
201210172146	一种原位凝胶注射植入剂	辽宁省计划生育科学研究院
201110088056	用于治疗肿瘤的药物缓释血管栓塞凝胶剂及其制备方法	上海市肿瘤研究所
201310740415	一种吲哚菁绿纳米靶向脂质体及其制备方法和应用	深圳先进技术研究院
201310270873	一种以两亲性多糖-叶酸偶联物为载体的纳米光敏药物及其制备方法	深圳先进技术研究院
201310293440	注射用微球粒子水凝胶载药体及其制备方法与应用	深圳先进技术研究院
201310672188	一种智能两亲性聚合物纳米胶束及其制备方法和应用	深圳先进技术研究院

（续表）

专利号	发明专利名称	专利权人
201210575655	诊疗一体化载药聚合物及其制备方法	深圳先进技术研究院
201310687280	一种智能聚阳离子纳米载体、其制备方法及其应用	深圳先进技术研究院
201210572348	两亲性三嵌段聚合物及其制备方法和应用	深圳先进技术研究院
201310461228	用于负载贵金属颗粒的纳米凝胶及其制备方法与应用	深圳先进技术研究院
201310667447	一种聚乙烯醇微球及其制备方法	深圳先进技术研究院
201110401710	一种生物可降解聚合物微囊的制备方法	中国科学院过程工程研究所
201210031516	一种纳豆激酶肠溶胶囊及其制备方法	中国科学院过程工程研究所
201310099722	一种尺寸均一的小粒径魔芋葡甘聚糖微球及其制备方法	中国科学院过程工程研究所
201310378478	一种微囊式超声造影剂及其制备方法	中国科学院化学研究所
201310210043	一种纳米金花及其制备方法与应用	中国科学院化学研究所
201010228510	一种层层组装的微胶囊及其制备方法	中国科学院化学研究所
201310024428	一种多官能团聚环氧乙烷-b-脂肪族聚酯嵌段共聚物及其制备方法与应用	中国科学院化学研究所
201310344193	具有氧化诱导调控释放功能的纳米球及其制备方法和应用	中国科学院理化技术研究所
201210269677	一种聚噻吩微球及其制备方法	中国科学院宁波材料技术与工程研究所
201310232005	三嵌段聚阳离子、其制备方法及用途	中国科学院上海药物研究所
201210363911	一种聚醚嵌段共聚物及其制备方法	中国科学院长春应用化学研究所
201310204391	一种聚乙二醇-聚酰胺-胺-疏水分子线形-树枝状聚合物及其制备方法	中国科学院长春应用化学研究所
201210571599	聚(γ-寡聚乙二醇单甲醚-L-谷氨酸酯)-聚氨基酸两嵌段共聚物及其制备方法	中国科学院长春应用化学研究所
201310361464	一种以环氧乙烷聚合物为载体的纳米胶束药物及其制备方法	中国科学院长春应用化学研究所
201310009638	氨基酸嵌段共聚物及其制备方法和复合物	中国科学院长春应用化学研究所
201210548377	一种嵌段共聚物、其制备方法及电活性水凝胶	中国科学院长春应用化学研究所
201310449566	一种两亲性聚合物及其制备方法	中国科学院长春应用化学研究所
201310446018	聚氨基酸接枝共聚物及其制备方法、可注射性水凝胶	中国科学院长春应用化学研究所
201310204490	一种聚乙二醇-聚酰胺-胺-聚氨基酸线形-树枝状嵌段聚合物及其制备方法	中国科学院长春应用化学研究所
201310478192	侧链带有氨基的ABA型三嵌段可生物降解聚氨酯及其制备方法和用途	中国科学院长春应用化学研究所
201210366403	一种聚醚均聚物及其制备方法	中国科学院长春应用化学研究所
201110421721	一种热敏脂质体及其用途	解放军军事医学科学院毒物药物研究所
201310039527	一种多肽修饰的流感病毒感染细胞靶向给药系统及其制备方法和用途	解放军军事医学科学院放射与辐射医学研究所
201310360627	一种RGD靶向卟啉聚合物纳米胶束的制备方法	中国医学科学院生物医学工程研究所
201410066374	丝素蛋白单组分微囊、丝素蛋白-纳米金杂化微囊及其制备方法	中国医学科学院生物医学工程研究所
4 专利权人为国内医院		
201410136635	PLGA改型载生物因子微球骨替代材料的制备方法	北京大学口腔医院
201310695697	用于肝癌多模态影像和光热治疗的多功能纳米探针及应用	福州市传染病医院
201310436607	一种声敏止血剂及其制备方法和应用	广州军区广州总医院
201410088584	一种创伤部位药物抗菌消炎敷料	青岛市黄岛区中医医院
201210064929	用于细胞靶向基因载体的化合物及其应用	上海交通大学医学院附属第九人民医院
201310241530	一种聚乙二醇修饰的聚乙烯亚胺衍生物及其制备方法	上海交通大学医学院附属新华医院
201310641638	一种CSN8shRNA纳米脂质体的制备方法及其应用	苏州市立医院
201310024514	一种负载小干扰RNA的纳米级脂质微泡超声造影剂及制备方法	中山大学附属第三医院
201310620668	一种纳米磺化石墨烯的制备方法及纳米磺化石墨烯用作基因导入材料的应用	中山大学附属第一医院
5 专利权人为国内其他		
201210022537	双乳化核壳纳米结构及其制备方法	财团法人交大思源基金会
201310134801	一种可促进涂抹和渗透的组合物及其应用	上海市闸北区芷江西路街道社区卫生服务中心
6 专利权为国内共有		
201310556232	一种制备油溶性药物缓释胶囊的方法	常州大学、常州英中纳米科技有限公司
201410101044	一种青霉素皮试冻干粉剂及制备工艺	单志辉、张泽中、徐国华
201310193203	一种聚乙二醇化修饰的超支化聚乙烯亚胺包裹纳米金颗粒的制备方法	东华大学、上海市第一人民医院
201310482020	一种能形成液晶结构的乳化剂组合物及应用	广东轻工职业技术学院、广州清碧化妆品有限公司
201310414407	一种美白剂脂质体包覆微囊组合物及其制备方法和应用	广东轻工职业技术学院、广州清碧化妆品有限公司

（续表）

专利号	发明专利名称	专利权人
201310248365	苦参碱类生物碱阴道膨胀栓及其制备方法和检测方法	哈尔滨欧替药业有限公司、邱明世
201110154687	一种咀嚼型软胶囊皮和咀嚼型软胶囊	杭州养生堂保健品有限公司、养生堂药业有限公司、浙江养生堂天然药物研究所有限公司
201310273218	一种猴头菇冲剂的制作方法	江苏农林职业技术学院、镇江苏亚食品有限公司
201210107172	一种甲氧基聚乙二醇-二脂肪酰磷脂酰乙醇胺的制备方法	南京康海磷脂生物技术有限公司、南京绿叶思科药业有限公司
201310317966	基于壳聚糖的两亲性嵌段共聚物及其合成方法	上海交通大学、上海其胜生物制剂有限公司
200910201248	一种给药组合物及其制备和使用方法	上海蓝心医药科技有限公司、上海百星药业有限公司
201310096241	一种含液晶结构固体脂质纳米粒及其制备方法	上海应用技术学院、上海市日用化学工业研究所
201410134977	脂肪包膜的纳米氧化锌	王宏雁、曹胜炎
201310522096	一种温敏凝胶组合物及其应用	王鹏飞、中国人民解放军总医院
201310069367	一种癌细胞靶向性结构分子及其应用	武汉泽智生物医药有限公司、南方医科大学珠江医院
201310738174	从泥炭中制备靶向性前药的方法、靶向性前药及应用	云南联合药业有限责任公司、华东理工大学
201410063399	一种稳定的软胶囊囊壳及其制备方法	浙江大学、杭州中美华东制药有限公司
201410077833	一种淀粉空心胶囊的生产方法	中国科学院青岛生物能源与过程研究所、浙江新昌天然保健品有限公司
201210396920	一种制备治疗妇科炎症的石榴皮多酚凝胶剂的方法	中国科学院新疆理化技术研究所、新疆莎菲雅生物科技有限公司
201210332291	一种荧光材料及其制备方法和应用	中国石油化工股份有限公司、中国石油化工股份有限公司北京化工研究院
201210332383	一种荧光材料及其制备方法和应用	中国石油化工股份有限公司、中国石油化工股份有限公司北京化工研究院

（张伟波）

科研机构简介

↗ 中国医学科学院药用植物研究所药用植物鉴定研究中心

药用植物研究鉴定研究中心(以下简称"鉴定中心")于2008年9月建立,隶属于中国医学科学院、北京协和医学院,托管单位是中国医学科学院药用植物所。

鉴定中心现有职工8人,均具高级职称,其中硕士和博士研究生导师6人;在读硕士和博士研究生18人。中心下设标本馆、分子鉴定研究室、形态鉴定研究室、理化鉴定研究室。仪器设备主要包括Pacbio*RS*单分子实时测序仪,罗氏GSFLX高通量测序仪,ABI3130型测序仪,Eppendorf高速冷冻离心机,BioRadPTC-200型梯度PCR扩增仪,Bio-Rad凝胶成像系统,GEGeneQuant100核酸/蛋白定量仪,Perkinelmer高效液相色谱系统以及各种分子生物学实验设备;可享用中国医学科学院信息所的图书信息资料。

鉴定中心主要研究方向包括中药经典分类鉴定研究、中药DNA条形码分子鉴定研究、中药质量标准评价以及药用植物生理生态研究。

中心近年来主要研究成果有:在国内外首次提出将植物DNA条形码序列ITS2片段作为药用植物通用的条形码序列。ITS2作为药用植物通用条形码相关研究论文发表后,引文已达650余次,该文被德国专业网站选为近25年来在ITS2领域最受关注的16篇文章之一。根据中国科学技术信息研究所公布的最新中国科技论文统计结果,中心3篇条形码相关论文被评为"中国百篇最具影响优秀国内学术论文"。中心主持编写了《中药饮片标准图鉴》《名贵中药材彩色图谱》《中华药材养生全书》《中药DNA条形码分子鉴定》《中国药典中药材DNA条形码标准序列》等书籍;起草的《中药材DNA条形码分子鉴定指导原则》已纳入《中华人民共和国药典》(2010版第Ⅲ增补本以及2015版),成为行业标准。

鉴定中心构建了全世界最全的中草药及其混伪品DNA条形码数据库,其中包括了中国、美国、日本、欧盟、韩国和印度等药典收载的95%以上草药品种,从基因层面解决了中草药与混伪品的物种识别问题,为中药材建立了"基因身份证",推动了中草药鉴定从"性状到基因"的复兴时代。《科技日报》评价该研究成果"使中药材鉴定迈入了规模化、标准化基因鉴定时代"。"中草药DNA条形码生物鉴定体系"荣获2014年度中华中医药学会科学技术奖一等奖以及2014年教育部高等学校科学研究科技进步奖一等奖。中心团队在*Biotechnology Advances*、*PNAS*、*Science*、*New Phytologist*、*Cladistics*、《中国科学》和《药学学报》等学术杂志共发表相关学术论文150余篇,

中心已成功举办了多期中药DNA条形码鉴定高级研修班,得到国内有关高等院校、药品检验检疫、企业、海关和公安等单位的积极响应;与多家国内知名中药企业签订合作协议,推动了DNA条形码鉴定技术在国内的推广和发展;与英国、德国、澳大利亚等高校和机构合作开展推广中药DNA条形码鉴定技术,推动中药的国际化和现代化。

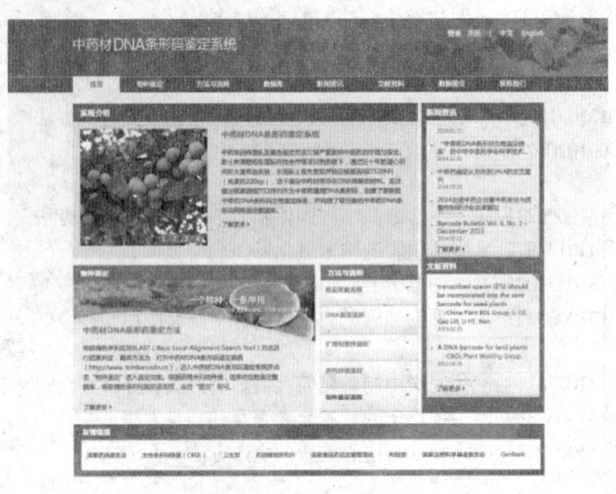

中药材DNA条形码鉴定系统

地址:北京市海淀区马连洼北路151号　邮编:100193
电话:010-57833199　传真:010-57833199
E-mail:jysong@ implad. ac. cn

(陈晓辰)

↗ 药物化学生物学国家重点实验室

药物化学生物学国家重点实验室于2011年正式筹建,2014年12月通过验收,是依托南开大学的独立科研实体。

药物化学生物学国家重点实验室集中了南开大学在化学、生物学、药学、医学领域的优势力量,以化学生物学为基础开展药学研究,形成了一支结构合理的学术队伍。重点实验室拥有53位课题组长,每位课题组长带领一个课题组,其中包括国家千人计划5人,教育部长江学者特聘教授6人,"973"首席科学家5人,国家自然科学基金会杰出青年基金获得者7人,国家优秀青年科学基金获得者2人,教育部新世纪优秀人才17人,新世纪百千万人才3人,国家青年千人计划2人,天津市千人计划4人,天津市青年千人计划6人,南开大学百名青年学科带头人7人。实验室在南开大学拥有面积二万多平米的国际一流装备的实验室大楼。主要设备有:多功能酶标仪、MalvernNano-ZS纳米粒度分析及Zeta电位仪、小动物活体成像系统、分析型超速离心机(蛋白质相互作用系统)、等温滴定量热仪、圆二色谱仪、X射线衍射仪、Leica激光共聚焦扫描显微镜、Leica活细胞工作站、Innovativetechnology溶剂纯化系统(PureSolvMD7)、核磁共振大鼠成像研究系统、多角度激光光散射仪、全自动膜片钳系统(NPC-1,配套AXON200B放大器,DIGIDATA1550数模转换器)、蛋白质结晶自动化工作站、玻璃罐生物反应器、通用型芯片点样仪、毛细管电泳系统、分选型流式细胞仪、共焦拉曼与原子力显微镜联用系统、纳升级液相色谱-静电场轨道阱

质谱仪系统、超高效液相色谱-四级杆/飞行时间质谱联用系统、高效液相色谱仪、分析型流式细胞仪。实验室依托于南开大学，所有图书、中外文期刊可与南开大学共享。南开大学图书馆现有藏书 341 万册，其中中文图书 200 余万册，外文图书（20 多个语种）60 多万册。

实验室实行“开放、流动、联合、竞争”的运行机制，贯彻科学研究与人才培养相结合的方针，在“疾病机制和新药靶标”、“药物设计、合成与筛选”和“生物分析与药物传输”三个主要研究方向上开展工作。过去五年内承担国家重大科研任务，包括“973”课题 25 项，“863”课题 2 项，国家科技部重大专项 2 项，国际合作项目 10 项，国家自然基金委项目优秀青年项目 1 项，重大研究计划项目 4 项，国家自然基金委重点项目 7 项，国家自然基金委面上项目 33 项，五年获得的合同总经费超过三亿元；实验室五年来发表科研论文六百多篇；获得国家级奖励 5 项，部级奖励 1 项，省级奖励 7 项，如“基于若干先进功能材料的分离分析新方法”获 2013 年教育部高等学校科学研究优秀成果奖自然科学一等奖、“超分子水凝胶的制备及生物医疗应用”获 2015 年天津市自然科学一等奖。

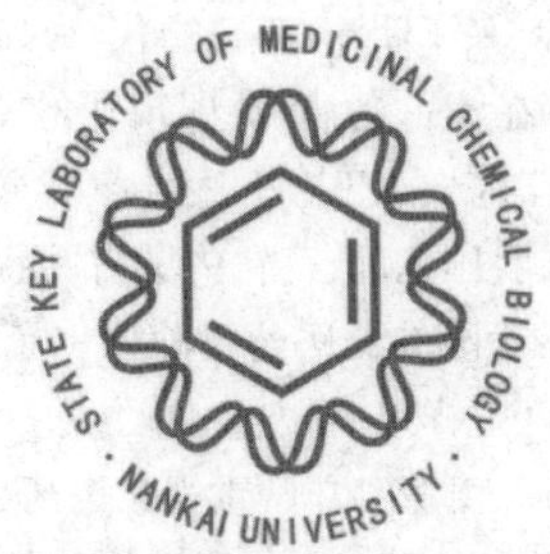

药物化学生物学国家重点实验室的室徽

地址：天津市卫津路 94 号　邮编：300071
电话：022-23495191　传真：022-23495191
E-mial：chem-bio@ nankai. edu. cn

（李鲁远）

上海中药标准化研究中心　上海中药标准化研究中心于 2002 年 3 月经上海市人民政府批准建立，依托单位为上海中医药大学，是由中国科学院上海药物研究所、上海新药研究开发中心共同参与组建的全国第一家中药标准化研究中心。中心初期落户于上海张江高科技园区中医药创新园内，与国家新药筛选中心、国家药物安全评价中心、国家中药制药工程中心、南方基因中心等单位共同构筑了中药现代化与现代中药产业化开发的网络群体和技术高地。2011 年中心整建制由上海市科委划归上海中医药大学管理。中心现隶属于上海中医药大学，实行理事会领导下的主任负责制。中心为自收自支的事业单位，按现代企业机制运作，财务实行独立核算，具有独立法人资格。

中心目前共有专兼职人员 40 人，其中正高 13 人，副高 7 人，20 人具有博士学位，7 人具有硕士学位。团队成员中有院士 1 人、国家杰青 1 人、国家优青 2 人、教育部新世纪人才 4 人、人社部香江学者 1 人、上海市东方学者 1 人、上海市学科带头人 2 人、曙光学者 5 人、科技启明星 8 人，构筑了现代中药研究人才高地。中心下属有检测、化学、药理、生物技术等部门。检测部具有国家认可委（CNAS）颁发的国家认可实验室证书，可按中国药典（一部）提供符合 ISO/IEC17025 的检测服务。中心拥有核磁共振仪、超高效液相色谱-质谱联用仪（UPLC-MS/MS）等大型仪器和相关实验设备。中心可使用上海中医药大学图书馆资源，该馆拥有 100 余万册藏书，并拥有 ScienceDirect、Scifinder、维普和万方等中外文献数据库可供查询。

科研中心的宗旨是立足传统中药的发掘和提升，促进中药现代化、国际化和标准化，提高中药材、饮片、标准提取物、复方制剂质量标准的研究水平，为国家中药质量标准的修订、提升提供科学基础和技术依据。中心总体目标：建成达到国际领先水平的中药质量标准研究技术平台；建成中国最大的中药化学对照品研究、开发基地，为中药研究、开发及质量标准的制定提供物质基础；配合国家重点学科、国家中医药管理局重点学科、上海市重点学科（重中之重）建设，建成中药质量标准研究高级人才培养基地和国内外合作与交流中心。中心重点研究领域为中药材、饮片、标准提取物、制剂质量标准的研究与提升；有毒中草药的安全性评价；中药化学对照品研究与开发；中药药效物质基础与作用机制研究；中药材 DNA 分子标记鉴定技术研究；中药材 GAP 相关基础研究；中药、天然药物开发研究。

近年来获得的科研成果有：“中药质量控制综合评价技术创新及其应用”2010 年获国家科学技术进步奖二等奖；“中药质量标准综合评价关键技术平台的构建与应用”2008 年获上海市科学技术进步奖一等奖；“中药质量控制综合评价技术创新及其应用”2013 年获第 15 届中国国际工业博览会创新金奖；“含有肝毒吡咯里西啶生物碱中药的毒性与安全性评价研究”2011 年获高等学校自然科学奖一等奖；出版了一本专著：“中药材质量专论”（中文版）；共发表论文 393 篇，其中 SCI 论文 131 篇，获得授权专利 3 项。

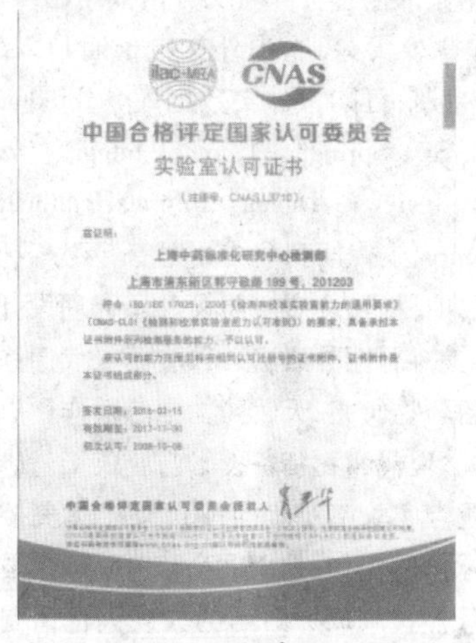
CNAS

中国合格评定国家认可委员会

实验室认可证书

认可证书

地址：上海市蔡伦路1200号　邮编：201203
电话：021-50271706、50271707　传真：021-50271708
E-mail：wangzht@ shutcm. edu. cn

（朱恩圆）

"基于靶点的药物设计与研究"教育部重点实验室　"基于靶点的药物设计与研究"教育部重点实验室前身是"创新药物研究与设计"省部共建重点实验室，2009年通过验收后改名为"基于靶点的药物设计与研究"教育部重点实验室，依托单位为沈阳药科大学，国家教育部与辽宁省教育厅双重管理。

该实验室的研究骨干和主要成员由沈阳药科大学制药工程学院和中药学院的教授、副教授共计22人构成；其中有中国工程院院士1人，新世纪百千万人才工程国家级人选1人，国家中青年突出贡献专家2人，辽宁省级特聘教授6人，辽宁省级教学名师5人，辽宁省优秀专家2人、沈阳市优秀科技工作者3人。另有多名沈阳药科大学药物化学和天然药物化学的副教授、讲师以及博士生、硕士生。

重点实验室下设课题组46个，实行主任负责制，全面主持、协调重点实验室的科研、管理工作。各研究骨干主持各个研究方向的科研工作，负责组织申请相关领域科研课题及研究经费、科研队伍建设以及组织重大学术交流活动。各个研究方向下有若干课题组，（组长由科研经验丰富的教授、博导担任，具体负责科研课题的研究工作，组员包括中青年教师、博士、硕士研究生等）。

重点实验室多方筹措资金，逐步加大所属实验室基础设施、科研装备的投入力度。改造了高压氢化反应实验室、高分辨质谱仪器室、计算机辅助药物设计实验室和部分合成实验室。新购置了超高分辨四极杆串联傅立叶变换质谱仪和LC-MS，制备型高效液相、流式细胞仪、分子蒸馏仪、超临界萃取仪和计算机辅助药物设计软件系统等大型仪器设备，共计投入1280余万元资金。目前重点实验室拥有实验室面积5500平方米，固定资产总额5100万元。实验室使用沈阳药科大学图书馆全部信息资源。现有馆藏印刷纸质文献90余万册，电子图书20万余册，中外文电子期刊2.5万余种，电子图书17万余册，订购中外文数据库SciFinder、ACS、ADIS、EBSCO、RSC、SD、Springer、Thieme、Integrity、Webofscience、Wiley、AnnualReviews、Diolog、InformaHealthcare、Emerald、ConchraneLibrary、维普期刊全文数据库、万方数据库、EPS、微谱数据库。目前科研方向是：药物分子合理设计和药物新靶点发现研究；针对恶性肿瘤、感染性疾病、代谢系统疾病等重大疾病的创新药物研究；天然药物中药效作用物质基础及其结构改造研究；现代药物制备技术与合成工艺研究。

近年来重点实验室获奖的项目有："奥美拉唑系列产品产业化与国际化的关键技术开发"2015年获国家科技进步奖二等奖；"天然抗肿瘤原料药的大规模色谱制备关键技术研究与应用"2013年获辽宁省科学技术进步奖（二等奖）；发表论文394篇，出版专著22部。

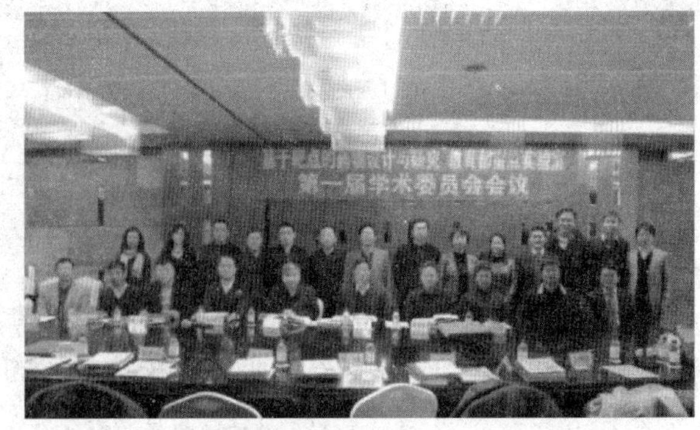

学术委员会

地址：辽宁省沈阳市沈河区文化路103号　邮编：110016
电话：024-23986080；传真：024-23995043
E-mail：sypukyc@ 163. net

（刘婷婷，王　健）

辽宁省阜新蒙医药研究所　蒙医药有着悠久历史，其源于商周、成于元代、兴于明清、盛于当代。兴旺时期清康熙四十一年（1702年）在蒙古勒津旗，即现在的阜蒙县瑞应寺设立了蒙医药高等学府"门巴扎仓"，培养了4000多名蒙医大夫，大多数分布在我国东北三省、内蒙古、西藏、青海、新疆等地区，为传承发展我国的蒙医药事业做出了突出贡献，故阜蒙县被誉为蒙医药发祥地。

新中国成立后，阜蒙县非常重视蒙医药事业的传承和发展，1952年成立了全国第一所蒙医学校，同时在阜蒙县各医院设立了蒙医科。1972年成立了全国第一家蒙药厂，1978年成立了全国第一所蒙医研究所，1991年经省政府批准阜蒙县蒙医研究所升格为阜新蒙医药研究所，从而很好地传承发展蒙医药事业。

传承千年蒙医药的辽宁省阜新蒙医药研究所座落在辽宁省阜蒙县城区，有高级职称专家62名，享受国务院特殊津贴专家1名，全国第三批名医学术继承指导老师1名，国家级名医传承工作室指导老师1名，省级名医传承工作室指导老师1名，省优秀专家2名，省名医4名，省优秀科技工作者2名，蒙医药专业研究生26名，蒙医药专业硕士研究生导师5名；拥有1个国家临床重点专科，1个国家中医药管理局民族医重点专科，1个国家中医药管理局民族医重点专科建设项目，5个辽宁省重点专病。2009年蒙古贞蒙医药被评为辽宁省非物质文化遗产；2010年蒙医药"血衰症疗法"被列入国家非物质文化遗产保护名录。有螺旋CT、DR影像系统、三维彩超、全自动生化分析仪、三分类、五分类血球分析仪、血凝仪、超清晰骨髓细胞分析系统、骨髓活检系统等基本满足当前科研、医疗、教学设施设备。

该所建所以来始终以开展理论研究和临床研究为主，设有理论研究室、教学研究室、临床研究室、药物研究室及图书室。先后科研课题立项38项，其中蒙医药治疗“再生障碍性贫血”1991年通过省级鉴定，“蒙医药治疗银屑病”1993年通过市级鉴定。2009年以来，治疗血液病、颈椎病、皮肤病、眼病等疑难病的研究成果有9项，参与开展国家科技部课题2项；主持开展市级课题5项；县级12项。图书室收集蒙医药古籍1000余册、器械400多件、曼卡10张，整理、出版的蒙医药书籍16部及蒙医经典著作10余部。

1991年“蒙医药治疗再生障碍性贫血疗效研究”获辽宁省科技进步三等奖、阜新市科技进步一等奖；2011年“蒙医传统疗法温针针具的改进”获阜新市科技进步二等奖；2012年“蒙医治疗再障”获辽宁省自然科学成果二等奖，“羟基脲合瘀紫丸治疗慢性粒细胞白血病临床观察”获辽宁省自然科学成果三等奖；2013年“血衰症诊疗方案临床验证”获阜新市科学技术应用成果一等奖，“蒙医一次性放血器的规范化研究”获阜新市科学技术应用成果二等奖，“脑血栓诊疗方案的优化改进”、“蒙药辩证治疗腰椎间盘突出症”获阜新市科学技术应用成果三等奖；2014年“辽宁省蒙医药传承研究项目”获首届民族医药传承贡献二等奖，“蒙药草果二十一味丸合瘀紫丸治疗再障的疗效研究”获首届民族医药技术发明三等奖，“蒙医血衰症诊疗方案临床验证项目”获首届民族医药科技进步三等奖、《蒙医特色护理常规》获首届中国民族医药学会学术著作二等奖，《蒙医特色单病护理方案》获首届中国民族医药学会学术著作三等奖，“蒙医对再障病因病机的探讨”、“蒙医放血结合蒙药治疗慢性鼻窦炎”、“蒙西医结合治疗慢性再生障碍性贫血的疗效观察”获阜新市自然科学成果三等奖。

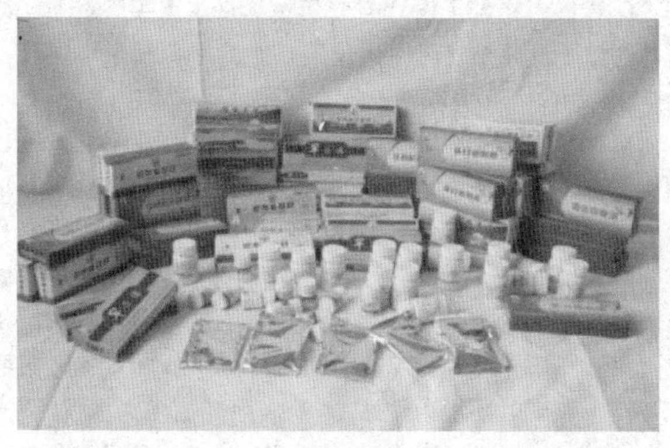

研制药品

地址：辽宁省阜蒙县城区民族街1号　邮编：123199
电话：0418-8822875　传真：0418-8829155
E-mail：lnmy8888@163.com

（李晓波）

方剂效应与临床评价国家中医药管理局重点研究室

2015年3月11日，国家中医药管理局正式确定“方剂效应与临床评价”研究室为国家中医药管理局重点研究室，依托单位是滨州医学院和烟台渤海制药集团，专门从事方剂效应研究及中药临床评价研究。

研究室聘请了以国医大师晁恩祥教授为首的国内外知名的专家学者组成学术委员会。研究室拥有科研人员32人，其中，泰山学者2人，享受国务院特殊津贴4人，教授职称13人，副教授8人，具有博士学位的研究人员15人，形成了以泰山学者、领军人才为主体，经验丰富、结构合理的骨干队伍。

研究室是在国家中医药管理局和山东省中医药管理局政策引导下，实行管理委员会管理、学术委员会指导的主任负责制。管理委员会由滨州医学院和烟台渤海制药集团有限公司共同组建。学术委员会由国医大师晁恩祥等7名在国内本行业内有一定影响力的专家组成。第一届主任聘任滨州医学院药学院院长王春华教授担任。

研究室总面积6000余平方米，其中符合GMP要求的中试实验室1000余平方米，SPF级动物实验室500平方米，基础医学研究中心3000余平方米；研究室设备齐全，拥有高效液相色谱仪、气相色谱仪、制备液相色谱仪、紫外分光光度计、无创血压测定系统、PowerLab生理记录仪、Morris水迷宫、小鼠闭暗箱、小鼠（大鼠）跳台自动测试仪、脑立体定位仪、CO_2培养箱、超净工作台、提取浓缩回收机组、口服液生产线、多功能制粒包衣机、高效包衣机、高效湿法制粒机、喷雾干燥机、软胶囊生产线、微丸生产线、超临界萃取装置、净化空调机组、注射用水机组等。实验室使用学校图书馆，该馆拥有纸质图书约118万册，电子图书135万册，中外文数据库19个。研究室同时拥有国家中医药管理局“中西医结合临床重点学科”、山东省“中药现代化与新剂型开发重点实验室”、山东省“天然药物重点实验室”、山东省“抗风湿病药物中药制剂工程技术研究中心”、烟台市“免疫调节类中药制剂工程技术研究中心”、烟台市“金元四家流传方剂工程技术研究中心”等。

研究室分为三大中心，包括工艺研究中心、药理研究中心、分析研究中心。重点研究方向包括：名老中医临床验方方剂效应研究和中药大品种及新药临床评价研究。

近三年来研究室共主持参与课题39项，其中国家级科研课题23项，省级重大专项3项，其他省部级课题13项，科研经费5000余万元，发表论文115篇，被SCI收录48篇；获省部级科技成果奖励3项，厅局级奖励13项。“新型功能吸附材料的设计、合成及性能研究”2008年获山东省科学技术奖二等奖，“舒尔经颗粒研制技术”2009年获山东省药学科学技术成果奖三等奖，“时心通络口服液研制技术”2009年获山东中医药科学技术奖三等奖，“中风复遂胶囊的研究与开发”2009年获山东省药学科学技术成果奖三等奖，“防风通圣颗粒的推广应用”2012年获烟台市科技进步奖三等奖，“HLA基因相合造血干细胞的构建与扩增研究”2012年获山东省科技进步奖二等奖，“防风通圣颗粒的研究与应用”2012年获山东省药学科学技术成果奖三等奖，“二氧化碳超临界萃取法制备舒经克痛软胶囊”2012年获烟台市科技进步奖三等奖,“生骨胶囊的研究与开发”2013年获山东省药学科学技术成果奖三等奖,“生产自动化及在线控制技术在正心泰胶囊生产中的应用”2013年获烟台市科技进步奖二等奖,“正心泰胶囊质量控制研究及产业化”2014年获山东省药学科学技术成果奖二等奖,“防风通圣颗粒的工艺改进和质量控制2015年获山东中医药科学技术奖三等奖,“连翘酚抗病毒作用机制及质量控制研究”2015年获山东省药学科学技术成果奖三等奖。

地址:烟台市莱山区观海路346号　邮编:264003
电话:0535-6913718
E-mail:binyiyaoxueyuan@163.com

(肖　涛)

中药制药共性技术国家重点实验室　2010年9月,中药制药共性技术国家重点实验室获得科技部批准建设。2015年4月10日,重点实验室通过了科技部组织的专家验收,依托单位是鲁南制药集团股份有限公司,是相对独立的二级单位,享有人事、经费、设备、房屋的独立管理和支配权,以及在依托单位法人授权下的独立从事对外经济活动的权利。依托单位根据实验室建设的要求,提供必要的人员、资金、设备、实验室、实验基地、办公场所等软硬件条件,确保实验室正常运行。

实验室有科研人员120名,其中高级职称44人,博士学位8人。先后培养了优秀人才62人,其中博士后1人,博士4人,硕士15人,学术带头人3人,专业技术人员39人。实验室与美国COMAX公司、中国中医科学院等国内外三十余家单位建立了良好的产学研合作关系,开展技术合作交流。

实验室实行学术委员会指导下的主任负责制,实验室设主任一名。学术委员会由鲁南制药集团股份有限公司推荐国内外优秀专家组成,山东省科技厅聘任,学术委员会委员任期五年。

实验室根据研究方向和功能不同,分设了提取分离技术研究室、制剂技术研究室、质量控制技术研究室、中试研究中心、安全性评价中心和药效学研究中心等技术平台。

实验室配置了超高效液相串联四级杆飞行时间质谱联用仪、液相串联四级杆质谱联用仪、超临界流体分析色谱仪、高效液相色谱仪、气相色谱仪、激光粒度分析仪、近红外光谱分析仪、原子吸收分光光度计等科研仪器设备367台(套),价值7000余万元,加入山东省大型科学仪器设备协作共用网平台,对外开放使用。实验室购买、订阅了中药相关学术期刊、论著等专业文献资料图书600余册。

实验室先后承担完成了国家、省级科研计划项目12项,专项经费达2300余万元,其中“中药制药过程控制技术模式和方法研究”等2个课题列入国家“973计划”;“心脑血管药物集成创新技术平台建设”等2个课题列入国家“重大新药创制”科技重大专项;“名优医药大品种培育-小儿消积止咳口服液”项目列入山东省自主创新专项。实验室申请国家发明专利47项,获得授权发明专利17项;研发新药22种,其中“榆栀止血颗粒”、“化滞柔肝颗粒”、“首荟通便胶囊”、“川蛭通络胶囊”、“归芪活血胶囊”已成功产业化。“增效减毒抗癌新药替吉奥产业化关键技术与应用”2012年获得国家科技进步二等奖,“现代中药小儿消积止咳系列新产品研制及产业化关键技术开发”2013年获山东省科技进步三等奖。

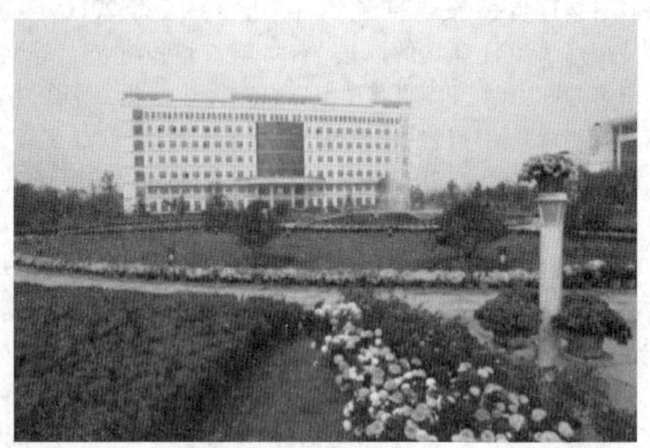

鲁南制药集团股份有限公司外景

地址:山东省临沂市红旗路209号　邮编:276006
电话:0539-8336068　传真:0539-8336069
E-mail:ivandony@vip.163.com
网趣:http://www.lunan.com

(苏瑞强,唐云峰)

江苏省药物分子设计与成药性优化重点实验室　江苏省药物分子设计与成药性优化重点实验室依托于中国药科大学,于2012年7月获江苏省科技厅批准立项建设。

实验室现有固定人员45人,其中具有高级职称的35人,中级职称10人;下设创新药物分子设计及药物信息研究平台、创新药物分子优化设计平台、创新药物生物机制研究及成药性评价平台。常用仪器有高通量平行合成仪、自动微波合成仪、快速制备色谱仪、理化性质测定仪、制备型高效液相色谱仪、气质联用、精密熔点仪、集群服务器PHPC-200、集群服务器TC-2600、图形工作站560I、表面等离子共振仪、荧光偏振及时间均相荧光读数仪、荧光定量real-timePCR、流式细胞计数仪、激光共聚焦显微镜等。实验室可享用学校图书馆藏书,总量约150万册,其中印刷型文献90万册,电子图书60万,可提供利用的中文电子期刊10 000余种、外文电子期刊近4000种。

实验室围绕创新药物分子设计、创新药物分子的优化设计和创新药物生物机制研究及成药性评价三个研究方向开展创新研究。近5年来,承担了多项包括国家杰出青年基金、国家自然科学基金重点项目、“国家重大新药创制专项”、“863”计划等各类国家重大科研任务。实验室建设以来,共发表SCI收录论文70篇;申请发明专利58项,其中获得授权30项,包括美国专利8项,欧洲专利1项;获得新药临床研究批件2份;"天然抗肿瘤药物研发的关键技术及创新药物研究"2012年获江苏省科学技术二等奖,"复杂结构天然产物藤黄酸的结构简化、成药性优化和作用机制研究"2016年获江苏省科学技术一等奖。

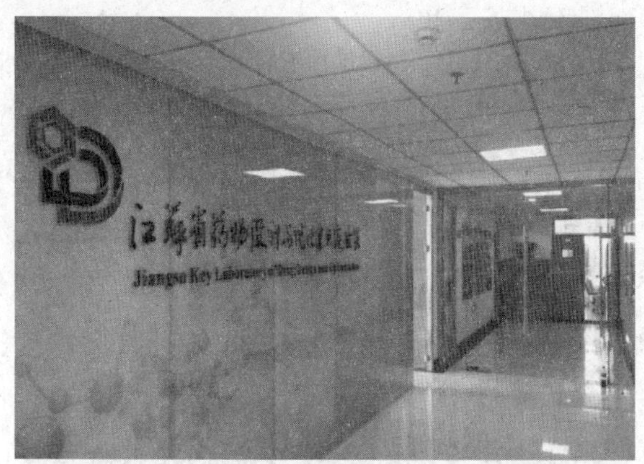

江苏省药物分子设计与成药性优化重点实验室

地址:江苏省南京市童家巷24号　邮编:210009
电话:025-83271351
E-mail:youqd@cpu.edu.cn

(尤启冬)

中药固体制剂制造技术国家工程研究中心　中药固体制剂制造技术国家工程研究中心(简称工程中心),是2002年8月国家发改委批准设立的国家级科研机构。2005年10月通过国家发改委验收,并于2006年10月获得正式授牌。工程中心隶属于国家发改委,依托单位是江西本草天工科技有限公司。工程中心的建设宗旨是:融入企业自主创新,服务地方经济建设。

工程中心拥有职工96人,其中博士学历25人;设有7个事业部,实验室面积达4800m^2,科研仪器设备总值6240多万元;建立了中药药化及工艺研究、中药制剂与新型给药系统、中药制药工程技术、中药质量标准研究、中药药效与安全性评价、中药体内过程评价、中药新辅料应用、中药化学对照品研发、中药养生与健康产品开发等技术平台。

2002年以来,工程中心承担了包括国家"973"、"863"计划、国家"十五"攻关和"十一五"支撑计划、国家"重大新药创制"、国家自然基金课题在内的国家、省部级科研项目170余项,其中国家级项目54项,开发新药及保健食品70多个,获得各级政府科技奖励26项;通过原始创新和集成创新,形成了一批具有自主知识产权的核心技术,申请专利141件(其中发明专利130件),获得专利授权75件;在核心期刊上发表论文近500余篇,其中SCI、EI收录近100余篇;打造了一批具有显著特色的关键技术平台,为生物医药产业创新药物研发和产品技术升级提供了强有力的平台支撑。

工程中心近年来获得的各级主要奖励项目有:"中药沸腾造粒、片剂包衣在线检测技术的研究"获2007年江西省科技进步奖三等奖,"中药双相胶囊制剂技术及多功能胶囊填充机的研发与应用"获2009年江西省科技进步奖二等奖,"常用紧缺中药化学对照品的开发应用"获2010年江西省科技进步奖三等奖,"中药泡腾片产业化关键技术及设备"获2012年江西省技术发明奖二等奖,"板蓝根泡腾片出口产品研究开发项目"获、2006年南昌市科技进步奖二等奖,"中药片剂沸腾造粒、包衣在线检测技术的研究"获2006年南昌市科技进步奖三等奖,"大孔吸附树脂技术集成与规范化研究"获2008年南昌市科技进步奖二等奖,"常用紧缺中药化学对照品的开发研究"获2009年南昌市科技进步奖二等奖,"中药泡腾片制剂成型共性技术的集成"获2010年南昌市科技进步奖三等奖,"樟树茎枝替代樟树根在"肠炎宁"中的药效评价及应用"获2012年南昌市科技进步奖二等奖,"中药复方制剂冠心丹参片有效部位群的制备工艺研究及应用"获2014年南昌市科技进步奖三等奖,"中药双相胶囊制剂技术及多功能胶囊填充机的研发与应用"获2010年中华中医药学会科学技术奖三等奖,"中药沸腾造粒、片剂包衣在线检测技术的研究"获2012年中华中医药学会科学技术奖三等奖。

地址:南昌市东湖区阳明路56号　邮编:330006
电话:0791-87119623　传真:0791-87119623
E-mail:bctg2008@163.com

(王　琦)

分子疫苗学和分子诊断学国家重点实验室　分子疫苗学和分子诊断学国家重点实验室于2013年12月24日获科技部、福建省人民政府、厦门市人民政府联合批准启动建设,依托厦门大学公共卫生学院组建。实验室实行学术委员会指导下的主任负责制,同时设立实验室事务管理工作委员会。

实验室现有固定人员72人,其中包括中组部"千人计划"学者3名(含"青年千人计划"入选者1名),中组部"万人计划"科技创新领军人才2名,国家杰出青年科学基金获得者2名,国家优秀青年科学基金获得者1名,国家级"百千万人才"工程入选者1名,科技部中青年科技创新领军人才1名,教育部跨(新)世纪优秀人才培养计划4名,福建省双百人才5名,福建省"百千万人才"1名,福建省"高校领军人才"1名,福建省"闽江学者"特聘教授1名,福建省杰出青年科学基金获得者4名。实验室现有面积15 000平方米,拥有1300余台(套)价值5600余万元的仪器设备,构建了一系列技术平台,包括单克隆抗体平台、结构生物学平台、实验动物模型、细胞模型、临床样本库等多个支撑疫苗、诊断试剂、抗体药物开发的技术平台,并对外提供药物筛选、评价以及结构鉴定等服务。实验室享用厦门大学图书馆资源。截止2014年12月,厦门大学图书馆纸本馆藏为481.8万册,电子馆藏443.2万册,合计总馆藏量为925万册;另订购有在线电子期刊6万种,其中中文期刊2.8万种,外文期刊3.2万种。

实验室的主要研究方向包括:免疫靶点及其作用机制研究;疫苗的结构基础与分子设计研究;生物标志物及其体外检测方法研究;分子影像探针设计与成像研究。

实验室启动建设两年来先后承担国家重大专项、973计划、863计划、福建省科技重大专项等国家级和省级重大科技项目37项;以第一或通讯作者单位在《新英格兰医学杂志》(*NEJM*)、《化学研究报道》(*Acc Chem Res*)、《美国科学院院刊》(*PNAS*)、《消化道》(*GUT*)等国际重要学术刊物发表论文127篇(其中5篇入选ESI扩展版高被引论文,20篇发表于影响因子高于10或PNAS的国际权威刊物);申请专利56项,获得授权发明专利32项(其中国际专利11项)。“戊型肝炎病毒免疫优势构象性抗原决定簇的发现及其在诊断中的应用”2010年获国家技术发明二等奖,“戊型肝炎病毒单克隆抗体及其用途”2012年获得国家知识产权局颁发的中国专利金奖,“手足口病系列免疫诊断试剂的研究与应用”荣获2015年福建省科技进步一等奖,“乙型肝炎病毒新变异及临床治疗预测的研究”2014年获得厦门市科技进步一等奖。夏宁邵教授研究团队因在原核表达类病毒颗粒疫苗方面的开创性成就2015年荣获“求是杰出科技成就集体奖”。

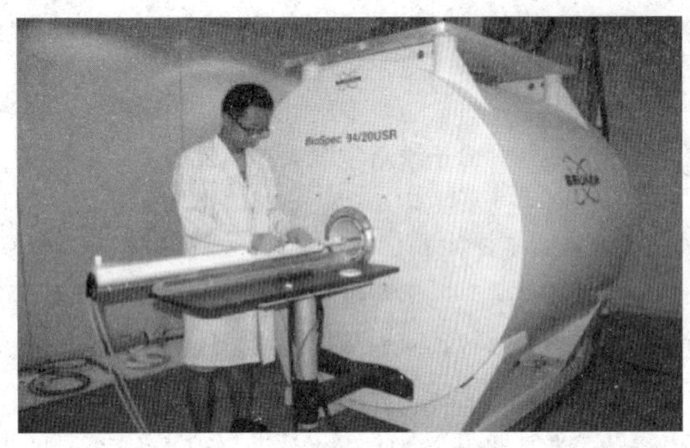

实验室一角

地址:福建省厦门市翔安南路厦门大学　邮编:361102
电话:0592-2880603　传真:0592-2181258
网址:http://sklvd.xmu.edu.cn
E-mail:sklvd@xmu.edu.cn

(姚友良,张　军)

贵州省药物质量控制及评价技术工程实验室　2013年由贵州省发改委批复成立“贵州省药物质量控制及评价技术工程实验室”,隶属于贵州师范大学,前身是贵州师范大学天然药物质量控制研究中心。

该技术工程实验室现有专业技术人员22人,其中教授10人,博士10人,省管专家2人、省优秀青年科技人才5人,博士后2人,候鸟人才1名,客座教授2名,千人计划前期1人;现配置有进口大型精密仪器四十余台(套),仪器设备固定资产3000余万元人民币,实验室面积4000余平方米,是贵州省规模最大、仪器类别最齐,集教学、科研、理化分析测试为一体的现代化专业实验室;共享学校图书馆资源,现图书馆馆藏纸质文献245.88万册,有中外文电子图书155万余种,中文电子期刊、外文电子期刊等多种数字资源达66TB,自建数据库11个。

科研方向:中药质量标准研究、天然产物化学研究、药物体内代谢研究、药食同源资源植物开发利用。

近年来实验室获得的科研成果有:“具有贵州特色资源的药材及其相关制剂品质评价研究”荣获2012年贵州省人民政府颁发的贵州省科技进步二等奖。近年来发表了100余篇高水平论文(SCI收录30篇),部分技术申请了国家发明专利(20余项)。

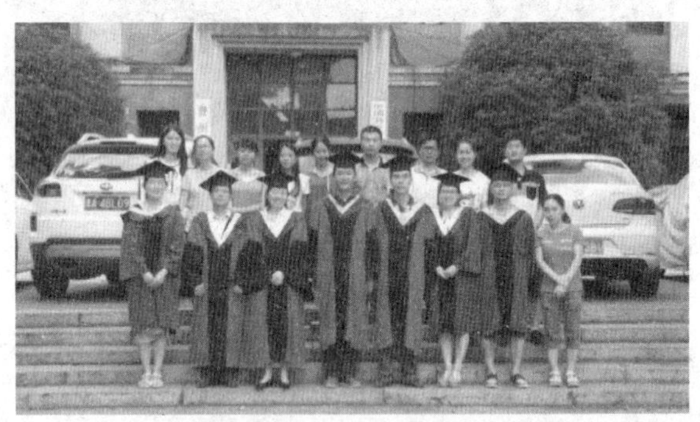

实验室合影

地址:贵州省贵阳市宝山北路116号　邮编:550001
电话:0851-86690018　传真:0851-86700414
E-mail:tcm@gznu.edu.cn

(周　欣,陈华国)

兰州大学药物化学研究所　兰州大学药物化学研究所前身始建于1959年兰州医学院药学系药物化学教研室,2005年兰州医学院与兰州大学合并正式成立了研究所,2007年与兰州大学化学化工学院联合建立博士学位授予点。

目前研究所有教授4名,副教授4名,讲师3人,技术员1名,博士生导师2名,硕士生导师9名,博士生和研究生40余名。主要设有:计算机辅助药物设计实验室、天然药物分离鉴定实验室、药物分子合成和工艺优化实验室以及药效评价实验室。

研究所拥有面积700多平方米的实验室,价值2500万元以上的LM、PCR、制备型HPLC和DiscoveryStudio2.1、Sybyl6.9、Yasara大型药物设计软件等仪器设备300余台(套)。同时共享兰州大学SPF级动物实验楼、甘肃省最大的中草药资源库、图书馆、“985”及“211”工程等建设的各种大型仪器设备平台和资源。兰州大学图书馆拥有纸质文献260万册(件)、音像资料2000余种,年订购中外文期刊5000多种。馆藏文献在文史古籍、自然科学、医学、外文权威检索期刊收藏上系统完整，具有特色。

研究所研究方向为：新药设计与活性筛选；肿瘤分子表型、分型与抗肿瘤新药筛选与机制研究；计算机辅助药物设计与计算毒理学；药物合成及生产工艺；天然有效成分分离、结构修饰及全合成；中药新药开发。研究所先后承担了国家、省部厅级、横向协作等科研项目100余项，在国际知名杂志*Scientific Reports*、*Angew Chem Int Ed*、*J Phys Chem C*、*J Med Chem*、*Europ J Med Chem*、*Bioorg Med Chem*、*Bioorg Med Chem Lett*和*Helv Chim Acta*等发表SCI论文150余篇，国内知名杂志发表论文超过200篇，申请美国专利1项，申请国家发明专利50余项；"赭玄润燥颗粒"、"黄芪党参颗粒"、"十味宝胶囊"、"护肝颗粒"等产品已获得产业化成果转化，年销售额已经超过5000万元。

近十年来研究所科研成果获奖情况为："赭朴九味润燥颗粒的临床前开发研究"2007年获甘肃省科技进步三等奖，"赭玄润燥颗粒的研究与应用"2015年获甘肃省药学学会药学发展二等奖，"护肝颗粒的生产工艺、质控方法和抗肝损伤作用研究"2009年获甘肃省人民政府科技进步三等奖，"护肝颗粒的临床前开发研究"2009年获兰州市人民政府科技进步一等奖，"黄芪党参颗粒开发"2011年获定西市人民政府科技进步一等奖，"十味宝胶囊的临床前开发研究"2010年获定西市人民政府科技进步一等奖，"一种新型连续提取方法和装置的研制及在黄芩苷等提取中的应用"2008年获定西市人民政府科技进步二等奖，"一种新型连续提取方法和装置的研制及在黄芩苷等提取中的应用"2008年获陇西县人民政府科技进步一等奖，"芪归胶囊的临床前开发研究"2011年获陇西县人民政府科技进步一等奖，"液—液连续萃取方法在大黄游离蒽醌衍生物提取中的应用研究"2010年获兰州市人民政府科技进步三等奖，"赭玄润燥颗粒的研制与应用"2016年获兰州市人民政府科技进步二等奖，"赭朴九味润燥颗粒的临床前开发研究"2006年获兰州市人民政府科技进步二等奖，"赭朴九味润燥汤提取工艺研究"2006年获兰州市人民政府科技进步三等奖。

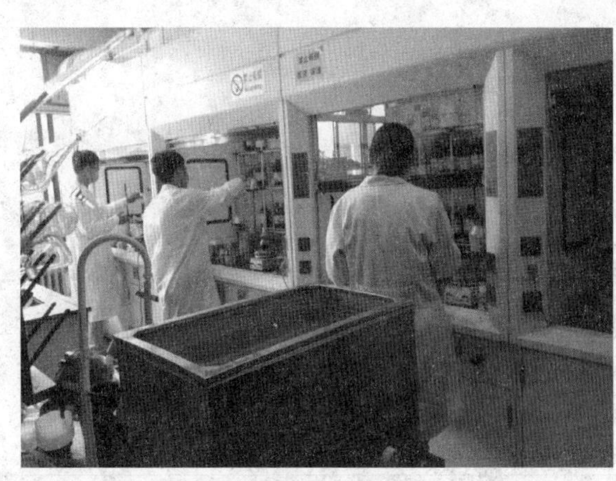

兰州大学药物化学研究所

地址：甘肃省兰州市城关区东岗西路199号
邮编：730000
电话/传真：0931-8915686
E-mail：mcddhd@ aliyun. cn

（贺　殿，刘映前）

药学教育

Pharmaceutical Education

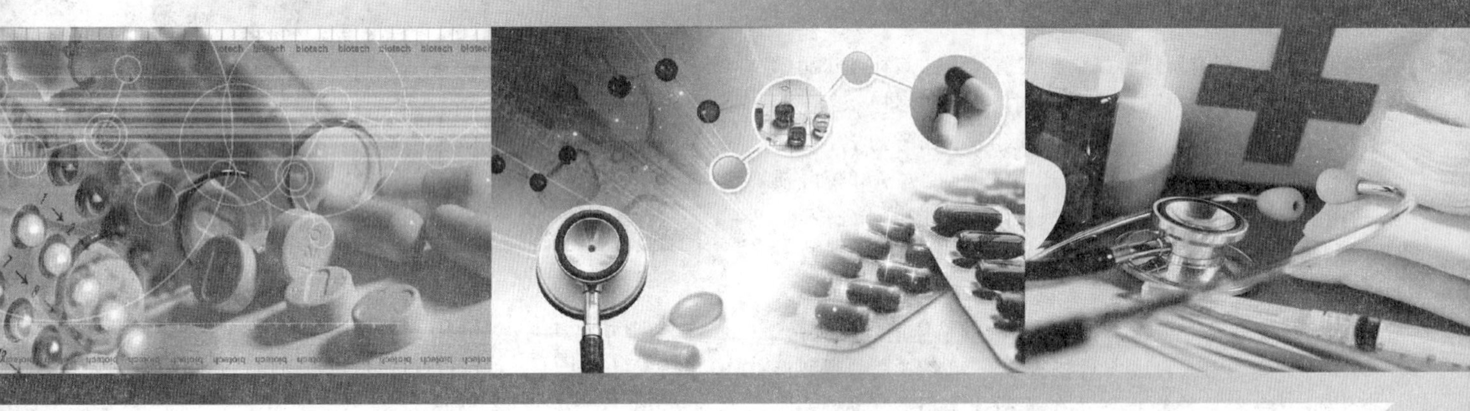

概 览

2015 年全国教育工作会议召开 2015 年 1 月 22 日至 23 日，2015 年全国教育工作会议在京召开。会议强调，要全面贯彻党的十八大和十八届三中、四中全会精神，深入学习贯彻习近平总书记系列重要讲话精神，坚持稳中求进工作总基调，主动适应经济发展新常态，全面深化综合改革，全面推进依法治教，全面加强教育系统党的建设，着力促进教育公平、着力调整教育结构、着力提高教育质量，坚定不移沿着中国特色社会主义教育道路前进，为基本实现教育现代化而奋斗。

教育部党组书记、部长袁贵仁在讲话时指出，党中央、国务院高度重视教育工作。一年来，习近平总书记、李克强总理多次主持会议审议教育重大议题，多次到教育系统考察指导，发表一系列重要讲话，做出一系列重要指示批示，提出许多新思想新任务新要求。刘延东副总理专门听取了教育部党组工作汇报，充分肯定了教育系统一年来的成绩，对 2015 年教育工作提出明确要求。

袁贵仁指出，2014 年全国教育系统坚定不移贯彻落实党中央、国务院决策部署，牢牢把握全面深化综合改革这个主题，紧紧抓住促进公平和提高质量这两大战略任务，更加聚力攻坚克难，更加重视制度建设，更加注重统筹谋划，教育系统党建工作呈现新气象，教育综合改革实现新突破，推进教育公平取得新成效，教育内涵发展迈上新台阶，教育保障达到新水平，为 2020 年基本实现教育现代化又跨出了十分坚实的一步。

袁贵仁强调，从 2015 年开始，实施教育规划纲要进入第二个五年，基本实现教育现代化进入全面攻坚阶段。要重点做好 9 方面工作。一是深入学习贯彻习近平总书记系列重要讲话精神。要深化学习内容，联系教育实际，确保扎实有效，把教育系统广大师生员工的思想和行动统一到中国特色社会主义伟大事业上来。二是把社会主义核心价值观落小落细落实。要落实到教材课堂头脑中、文化育人中、实践活动中、政策制度中，培养具有坚定理想信念的社会主义建设者和接班人。三是集中力量解决教育公平中的紧迫问题，努力让全体人民享有更好更公平的教育。要加快缩小城乡差距、区域差距、校际差距，提高困难群体教育保障水平。四是调整教育结构，提高教育质量，为经济转型升级提供强有力的人才和智力支撑。要加快发展现代职业教育，推动地方本科高校转型发展，加快一流大学和一流学科建设，加快发展继续教育。五是推动教育综合改革取得更大突破。要深入推进省级政府和高等学校教育综合改革、考试招生制度改革、人才培养模式改革、办学体制改革，深入推进管办评分离，确保中央全面深化改革的任务要求落实到位。六是大力提升依法治教的能力和水平，服务支撑引领全面推进依法治国战略。要依法行政、依法办学、依法执教，加强法治教育，创新法治人才培养机制。七是深化教育国际交流和合作，服务国家对外开放战略大局。要做好出国留学工作，加大来华留学工作力度，提高中外合作办学质量，加强国家开放战略需要的人才培养和科学研究。八是千方百计提高教育经费筹措能力和使用效益。要坚持教育优先发展战略，坚持教育投入依法增长，提高经费使用效益，确保资金使用安全规范。九是加强和改进教育系统党的建设。对意识形态、反腐倡廉、基层党建、舆论宣传、安全稳定、作风建设等工作要紧紧抓住不放松，落实中央全面从严治党的要求。

教育部党组副书记、副部长杜玉波作会议总结。他强调，要认真学习、深刻领会会议精神，贯彻落实部署要求，扎实推进各项工作。要毫不放松地抓好意识形态工作，推进省级政府和高校教育综合改革，深化高校人才培养机制改革，制定并落实考试招生制度改革方案，推动地方本科高校转型发展，深化高校创新创业教育改革，大力推进依法治教依法治校，加强省级政府教育统筹。

教育部党组成员出席会议。江苏、贵州、北京、安徽、青海教育部门作交流发言。各省（区、市）、计划单列市、新疆生产建设兵团教育部门和直属高校领导班子成员，教育部机关处级以上干部、直属单位负责人在主会场和分会场参加会议。

国务院办公厅印发《关于深化高等学校创新创业教育改革的实施意见》 2015 年 5 月 13 日，国务院办公厅印发《关于深化高等学校创新创业教育改革的实施意见》。

《意见》指出，深化高等学校创新创业教育改革，是国家实施创新驱动发展战略、促进经济提质增效升级的迫切需要，是推进高等教育综合改革、促进高校毕业生更高质量创业就业的重要举措。各地区、各高校要落实立德树人根本任务，主动适应经济发展新常态，以推进素质教育为主题，以提高人才培养质量为核心，以完善条件和政策保障为支撑，促进高等教育与科技、经济、社会紧密结合，加快培养规模宏大、富有创新精神、勇于投身实践的创新创业人才队伍。

《意见》明确，要重点抓好 9 个方面的任务：一是完善人才培养质量标准。制修订本科专业类教学质量国家标准，高职高专专业教学标准和博士、硕士学位基本要求，明确创新创业教育目标要求。二是创新人才培养机制。建立需求导向的学科专业结构和创业就业导向的人才培养类型结构调整新机制，建立校校、校企、校地、校所以及国际合作的协同育人新机制，建立跨院系、跨学科、跨专业交叉培养创新创业人才的新机制。三是健全创新创业教育课程体系。根据创新创业教育目标要求调整专业课程设置，开发开设创新创业教育必修课选修课。四是改革教学方法和考核方式。开展启发式、讨论式、参与式教学，扩大小班化教学覆盖面。改革考试考核内容和方式，注重考查学生分析、解决问题的能力。五是强化创新创业实践。促进实验教学平台共享。利用各种资源建设大学科技园、大学生创业园、创业孵化基地和小微企业创业基地。建好一批大学生校外创新创业实践基地，举办全国大学生创新创业大赛。六是改革教学和学籍管理制度。设置合理的创新创业学分，为有意愿有潜质的学生制定创新创业能力培养计划。实施弹性学制，允许保留学籍休学创新创业。七是加强教师创新创业教育教学能力建设。明确全体教师创新创业教育责任。聘请各行各业优秀人才，担任专业课、创新创业课授课或指导教师，形成全国万名优秀创新创业导师人才库。八是改进学生创业指导服务。建立健全学生创业指导服务专门机构。健全持续化信息服务制度。九是完善创新创业资金支持和政策保障体系。整合发展财政和社会资金，支持高校学生创新创业活动。落实各项扶持政策和服务措施，重点支持大学生到新兴产业创业。鼓励社会组织、公益团体、企事业单位和个人设立大学生创业风险基金。

↗ 国务院公布《统筹推进世界一流大学和一流学科建设总体方案》 2015年11月5日，国务院正式公布了《统筹推进世界一流大学和一流学科建设总体方案》，提出要按照中央“四个全面”战略布局，以中国特色、世界一流为核心，以立德树人为根本，以支撑创新驱动发展战略、服务经济社会发展为导向，推动一批高水平大学和学科进入世界一流行列或前列。

中央一直高度重视和全力支持提高高等教育质量水平。1995年以来，我国先后实施了“211工程”、“985工程”等建设项目。2014年5月4日，中共中央总书记习近平在北大师生座谈会上强调，要坚定不移推进世界一流大学建设。国务院总理李克强也要求，优化教育资源配置，激发大学办学活力，为持续发展经济、保障和改善民生做出更大贡献。方案指出，目前我国一批高水平大学和学科已初步具备了冲刺世界一流的基础和实力，我国一流大学和一流学科建设已经到了期待突破、可能突破、必须突破的关键阶段。方案提出，第一步到2020年，若干所大学和一批学科进入世界一流行列，若干学科进入世界一流学科前列；第二步到2030年，更多的大学和学科进入世界一流行列，若干所大学进入世界一流前列，一批学科进入世界一流学科前列，高等教育整体实力显著提升；第三步到21世纪中叶，一流大学和一流学科的数量和实力进入世界前列，基本建成高等教育强国。

↗ 国务院办公厅印发《关于改革完善博士后制度的意见》

2015年12月3日，国务院办公厅发布《关于改革完善博士后制度的意见》，强调要牢固树立并切实贯彻创新、协调、绿色、开放、共享的发展理念，深入实施创新驱动发展战略和人才优先发展战略，推进人才发展体制改革和政策创新，以解决制约博士后事业发展的重大问题为导向，以提高博士后研究人员培养质量为核心，创新符合青年人才成长规律及博士后研究人员特点的管理制度，完善体制机制，健全服务体系，提升国际化水平，推动博士后事业科学发展。

《意见》提出，通过改革设站和招收方式，完善管理制度，加强培养考核，促进国际交流，充分发挥博士后制度在高校和科研院所人才引进中的重要作用、设站单位在博士后研究人员培养使用中的主体作用、博士后研究人员在科研团队中的骨干作用，推动博士后制度成为吸引、培养高层次青年人才的重要渠道。到2020年，重点高校、科研院所新进教学科研人员和国家重大科技项目中博士后研究人员比例有明显提高，外籍和留学回国博士新进站人数进一步增加，人才吸引效应显著增强。

《意见》提出，明确博士后研究人员定位和设站单位主体地位。博士后研究人员在站期间是具有流动性质的科研人员，享受设站单位职工待遇。博士后申请者一般应为新近毕业的博士毕业生，年龄应在35周岁以下。在职博士后研究人员应以高校、科研院所教学科研人员为主，并严格控制比例。设站单位是对博士后研究人员进行管理的责任主体，负责进站、考核、评价等，要切实履行好管理责任，不得招收党政机关领导干部在职进站从事博士后研究。

全面推开分级管理，改进设站和培养方式。逐步健全国家、省（区、市）、设站单位三级管理体制，支持设站单位对博士后研究人员分类培养、分类评价。优化设站结构布局，适度控制设站规模，适当下放设站审批权限，开展博士后科研工作站独立招收试点和博士后科研流动站设站方式改革试点。自2015年8月1日起，博士后研究人员日常经费标准由每人每年5万元提高到每人每年8万元。地方和设站单位可根据自身情况给予配套投入，支持有条件的地方设立博士后创业基金。鼓励社会基金投入博士后事业。推进博士后公寓建设，鼓励地方和设站单位采取多种方式解决在站博士后研究人员周转住房问题。

↗ 教育部印发《高等职业教育创新发展行动计划（2015-2018年）》 2015年10月19日，为贯彻落实《国务院关于加快发展现代职业教育的决定》和全国人大常委会职业教育法执法检查有关要求，推动高等职业教育创新发展，教育部印发《高等职业教育创新发展行动计划(2015-2018年)》。

《行动计划》明确提出，将通过3年建设，高等职业教育整体实力显著增强，人才培养结构更加合理、质量持续提高，服务“中国制造2025”的能力和服务经济社会发展水平显著提升，促使高等教育结构优化成效更加明显，推动现代职业教育体系日臻完善。

《行动计划》明确了高职创新发展的六个方面：一是实现发展动力由政府主导向院校自主的转变，二是要求高职院校实现发展模式从规模扩张向内涵建设转变，三是办学状态从相对封闭向全面开放转变，四是评价体系从硬件指标为主向内涵指标为主转变，五是教师队伍从注重高学历高职称向注重双师结构转变，六是社会服务从由教学培训为主向教学培训与应用研发并重转变。

根据《行动计划》，未来3年，我国高等职业教育将面临扩大优质教育资源、增强院校办学活力、加强技术技能积累、完善质量保障机制、提升思想政治教育质量等主要任务。通过支持“骨干专业建设”、建设一批“优质专科高等职业院校”、引进境外优质资源、加强“双师型”教师队伍建设、推进信息技术应用、推进职业教育集团化发展等举措，实现职教服务发展能力进一步增强、发展质量持续提升的目标。通过健全“职业教育接续培养制度”、探索以学分转换和学力补充为核心的职普互通机制、推进分类考试招生、推进高等学校分类管理等，实现体系结构更加合理，人才培养的层次、规模与经济社会发展更加匹配的目标。通过提高经费保障水平、完善院校治理结构、完善质量年报制度和建立诊断改进机制等措施，保障高职院校可持续发展。

按照《行动计划》，到2018年，我国专科层次职业教育在校生将达到1420万人，接受本科层次职业教育学生达到一定规模，以职业需求为导向的专业学位研究生培养模式改革取得阶段成果，培养“中国制造2025”需要的不同层次人才。

高等药学教育

药学院校（系）

2015年设置涉药本科专业的高等院校概况 截至2015年底，全国设置涉药本科专业（共15个专业：药学、临床药学、药物制剂、药物化学、药物分析、药事管理、中药学、中药制药、中药资源与开发、海洋药学、中草药栽培与鉴定、藏药学、蒙药学、制药工程、生物制药）的普通高等院校440所（见表1），其中综合院校130所，医药院校100所，理工院校100所，师范院校59所，农业院校28所，民族院校11所，财经院校10所，林业院校2所。

440所本科院校的地区分布：华北地区57所（其中北京市12所、天津市13所、河北省16所、山西省10所、内蒙古自治区6所）；东北地区47所（其中辽宁省18所、吉林省14所、黑龙江省15所）；华东地区131所（其中江苏省31所、浙江省22所、上海市10所、安徽省21所、山东省28所、江西省10所、福建省9所）；华中地区77所（其中河南省25所、湖南省21所、湖北省31所）；华南地区37所（其中广东省19所、广西壮族自治区15所、海南省3所）；西南地区55所（其中重庆市8所、贵州省15所、四川省18所、云南省12所、西藏自治区2所）；西北地区36所（其中陕西省17所、甘肃省8所、青海省2所、宁夏回族自治区4所、新疆维吾尔自治区5所）。

440所本科院校的管理体制分布：教育部主管35所，工业和信息化部主管2所，卫生部主管1所，国家民委主管6所，国务院侨办主管2所，新疆生产建设兵团主管1所，解放军总后勤部主管3所，省、自治区、直辖市主管390所。

表1 2015年设置有涉药本科专业的普通高等院校（440所）

学校名称	主管部门	学校类型	所在地	专业设置	专业创建年份
安徽工程大学	安徽省	理工	安徽	生物制药	2015
安徽工业大学	安徽省	理工	安徽	制药工程（化学与化工学院）	2008
安徽科技学院	安徽省	师范	安徽	药学、药物制剂、中药学（食品药品学院）	2001
安徽理工大学	安徽省	理工	安徽	药学（医学院）；制药工程（化学工程学院）	2001
安徽农业大学	安徽省	农业	安徽	生物制药（生命科学学院）	2002
安徽师范大学	安徽省	师范	安徽	生物制药	2015
安徽新华学院	安徽省	理工	安徽	药学、药物制剂、制药工程（药学院）	2006
安徽医科大学	安徽省	医药	安徽	药学、临床药学、中药学（药学院）	1997
安徽医科大学临床医学院	安徽省	医药	安徽	药学	2005
安徽中医药大学	安徽省	医药	安徽	药学、药物制剂、药物分析、中药学、中药资源与开发、制药工程、生物制药（药学院）	1974
安康学院	陕西省	综合	陕西	制药工程	2015
安阳师范学院	河南省	师范	河南	制药工程（化学化工学院）	2007
蚌埠学院	安徽省	理工	安徽	制药工程（生物与食品工程系）	2005
蚌埠医学院	安徽省	医药	安徽	药学、药物分析、制药工程（药学系）	2001
宝鸡文理学院	陕西省	师范	陕西	制药工程（化学化工学院）	2003
北方民族大学	国家民委	民族	宁夏	制药工程（化学与化学工程学院）	2007

（续表）

学校名称	主管部门	学校类型	所在地	专业设置	专业创建年份
北华大学	吉林省	综合	吉林	药学（药学院）	2002
北京城市学院	北京市	综合	北京	药学、中药学（生物医药学部）	2006
北京大学	教育部	综合	北京	药学（医学部药学院）	1941
北京化工大学	教育部	理工	北京	制药工程（生命科学与技术学院）	2000
北京理工大学	工业和信息化部	理工	北京	制药工程（化工与环境学院）	2002
北京联合大学	北京市	综合	北京	制药工程（生物化学工程学院）	2000
北京师范大学	教育部	师范	北京	药学	2015
北京石油化工学院	北京市	理工	北京	制药工程（化学工程学院）	2007
北京协和医学院	卫生部	医药	北京	药学	2015
北京中医药大学	教育部	医药	北京	药学、中药学、中药制药（中药学院）	1960
北京中医药大学东方学院	河北省	综合	河北	中药学、中药制药、中草药栽培与鉴定（中药系）	2005
滨州医学院	山东省	医药	山东	药学、制药工程、生物制药（药学院）；中药学	2004
常熟理工学院	江苏省	综合	江苏	生物制药（生物与食品工程学院）	2014
常州大学	江苏省	理工	江苏	药学、制药工程（制药与生命科学学院）	2002
常州大学怀德学院	江苏省	综合	江苏	制药工程（机械与化学工程系）	
巢湖学院	安徽省	师范	安徽	生物制药（化学与材料工程学院）	2014
成都理工大学	四川省	理工	四川	制药工程（材料与化学化工学院）	2002
成都学院	四川省	综合	四川	药学、制药工程（药学与生物工程学院）	2003
成都医学院	四川省	医药	四川	药学、药物制剂（药学院）；生物制药（生物医学系）	1993
成都中医药大学	四川省	医药	四川	药学、药物制剂、中药学、中药资源与开发、制药工程（药学院）；藏药学（民族医药学院）	1959
承德医学院	河北省	医药	河北	中药学（中药学系）	2002
赤峰学院	内蒙古自治区	综合	内蒙古	药学（医学院）	2007
滁州学院	安徽省	师范	安徽	制药工程（材料与化学工程学院）	2011
川北医学院	四川省	医药	四川	药学（药学院）	2010
大理大学	云南省	综合	云南	药学、临床药学、药物制剂（药学与化学学院）	1997
大连大学	辽宁省	综合	辽宁	中药学（医学院）；制药工程（生命科学与技术学院）	2000
大连理工大学	教育部	理工	辽宁	药学、制药工程（制药科学与技术学院）	2002
大连民族学院	国家民委	民族	辽宁	制药工程（生命科学学院）	2010
大连医科大学	辽宁省	医药	辽宁	药学、临床药学（药学院）；生物制药（基础医学院生物技术系）	1993
大连医科大学中山学院	辽宁省	医药	辽宁	药事管理（管理学院）	2013
大庆师范学院	黑龙江省	综合	黑龙江	生物制药（生物工程学院）	2012
德州学院	山东省	综合	山东	制药工程、生物制药（医药与护理学院）	2011
第二军医大学	中国人民解放军总后勤部	医药	上海	药学、中药学（药学院）	1949
第三军医大学	中国人民解放军总后勤部	医药	重庆	药学（药学院）	2007
第四军医大学	中国人民解放军总后勤部	医药	陕西	药学（药学系）	2000
电子科技大学中山学院	广东省	综合	广东	生物制药	2015
东北农业大学	黑龙江省	农业	黑龙江	制药工程（生命科学学院）	2003
东北师范大学	教育部	师范	吉林	药学	2014
东北师范大学人文学院	吉林省	综合	吉林	中药资源与开发	2004
东南大学	教育部	综合	江苏	化工与制药类（制药工程）（化学化工学院）	2001
东南大学成贤学院	江苏省	综合	江苏	药事管理、制药工程（化学与制药工程系）	2007
佛山科学技术学院	广东省	综合	广东	药学（医学院）	2005
福建农林大学	福建省	农业	福建	中药资源与开发（蜂学学院）；制药工程（植物保护学院）	2003
福建医科大学	福建省	医药	福建	药学、临床药学、药物制剂、药物分析、生物制药（药学院）	2000
福建中医药大学	福建省	医药	福建	药学、药物制剂、中药学、制药工程（药学）	1988
福州大学	福建省	理工	福建	制药工程（化学学院）	2001
阜阳师范学院	安徽省	师范	安徽	生物制药	2015
复旦大学	教育部	综合	上海	药学（药学院）	1936

（续表）

学校名称	主管部门	学校类型	所在地	专业设置	专业创建年份
甘肃农业大学	甘肃省	农业	甘肃	中草药栽培与鉴定（农学院）	2003
甘肃中医药大学	甘肃省	医药	甘肃	药学、药物制剂、中药学、中药资源与开发、中草药栽培与鉴定（药学院）；藏药学（藏医学院）	1985
赣南医学院	江西省	医药	江西	药学、中药学、制药工程（药学院）	2005
广东工业大学	广东省	理工	广东	制药工程（轻工化工学院）	2003
广东海洋大学	广东省	农业	广东	制药工程（理学院）	2002
广东药科大学	广东省	医药	广东	药学、临床药学、药物制剂、药物化学、药物分析、药事管理、制药工程（药科学院）；中药学、中药制药、中药资源与开发、中草药栽培与鉴定（中药学院）；海洋药学、生物制药（生命科学与生物制药学院）	1978
广东医学院	广东省	医药	广东	药学、中药学（药学院）	2003
广西大学	广西壮族自治区	综合	广西	制药工程、生物制药（化学化工学院）	2004
广西科技大学	广西壮族自治区	理工	广西	药学（医学院）；制药工程（生物与化学工程学院）	2004
广西民族大学	广西壮族自治区	民族	广西	中药制药、制药工程（化学化工学院）	2006
广西民族师范学院	广西壮族自治区	师范	广西	制药工程（化学与生物工程系）	2009
广西师范大学	广西壮族自治区	师范	广西	制药工程（化学与药学学院）	2006
广西师范大学漓江学院	广西壮族自治区	综合	广西	制药工程（理学系）	2006
广西医科大学	广西壮族自治区	医药	广西	药学、临床药学、中药资源与开发（药学院）	2001
广西中医药大学	广西壮族自治区	医药	广西	药学类（药学、药物制剂、制药工程）、临床药学、中药学类（中药学、中药资源与开发）（药学院）	1974
广西中医药大学赛恩斯新医药学院	广西壮族自治区	医药	广西	药学、药物制剂、中药学	2002
广州医科大学	广东省	医药	广东	药学、临床药学（药学院）	2003
广州中医药大学	广东省	医药	广东	药学、药物制剂、中药学、中药制药、中药资源与开发、制药工程（中药学院）	1975
贵阳学院	贵州省	综合	贵州	制药工程（食品与制药工程学院）；药学	1999
贵阳中医学院	贵州省	医药	贵州	药学、药物制剂、中药学、中药制药、中草药栽培与鉴定、制药工程、生物制药（药学院）	1975
贵阳中医学院时珍学院	贵州省	医药	贵州	中药学	2005
贵州大学	贵州省	综合	贵州	药物制剂、制药工程（药学院）；中草药栽培与鉴定（农学院）	2002
贵州大学明德学院	贵州省	综合	贵州	制药工程（化学工程系）	
贵州工程应用技术学院	贵州省	师范	贵州	制药工程	2015
贵州理工学院	贵州省	理工	贵州	制药工程、生物制药（制药工程学院）	
贵州民族大学	贵州省	民族	贵州	药学、中药资源与开发（民族医药学院）	2006
贵州师范学院	贵州省	师范	贵州	制药工程	2012
贵州医科大学	贵州省	医药	贵州	药学、药物制剂、中药学（药学院）；药事管理（医药卫生管理学院）	1973
贵州医科大学神奇民族医药学院	贵州省	医药	贵州	药学（药学系）	2005
桂林医学院	广西壮族自治区	医药	广西	药学、临床药学、药物制剂（药学院）	1976
哈尔滨理工大学	黑龙江省	理工	黑龙江	制药工程（化学与环境工程学院）	2004
哈尔滨商业大学	黑龙江省	财经	黑龙江	药学、中药学、制药工程（药学院）	1976
哈尔滨师范大学	黑龙江省	师范	黑龙江	制药工程（化学化工学院）	2009
哈尔滨医科大学	黑龙江省	医药	黑龙江	药学、临床药学、药物制剂、药物分析、中药学（药学院）	2001
海南大学	海南省	综合	海南	药学（海洋学院）；化工与制药类（制药工程）（材料与化工学院）	2003
海南师范大学	海南省	师范	海南	制药工程（化学与化工学院）	2003
海南医学院	海南省	医药	海南	药学、中药学	2001
邯郸学院	河北省	师范	河北	制药工程（化学化工与材料学院）	2013
杭州师范大学	浙江省	师范	浙江	药学（医学院）；制药工程（材料与化学化工学院）	2001
合肥工业大学	教育部	理工	安徽	制药工程（生物与医学工程学院）；药学	1996
合肥师范学院	安徽省	师范	安徽	制药工程（化学与化学工程学院）	2011
河北北方学院	河北省	医药	河北	药学、药物制剂、制药工程（药学系）；中药学（中医学院）	2002
河北大学	河北省	综合	河北	药学、药物制剂、中药学（药学院）	1996
河北工业大学	河北省	理工	天津	制药工程（化工学院）	1998

（续表）

学校名称	主管部门	学校类型	所在地	专业设置	专业创建年份
河北工业大学城市学院	河北省	理工	天津	制药工程	2005
河北科技大学	河北省	理工	河北	药学、药物制剂、制药工程(化学与制药工程学院)	1993
河北科技大学理工学院	河北省	理工	河北	药学类(药学、药物制剂)、化工与制药类(含制药工程)(工学二部)	2003
河北农业大学	河北省	农业	河北	中药学(农学院);制药工程(生命科学学院)	2003
河北师范大学	河北省	师范	河北	药学(化学与材料科学学院)	2010
河北医科大学	河北省	医药	河北	药学、临床药学、药物制剂、药物分析(药学院)	1972
河北中医学院	河北省	医药	河北	中药学、中药资源与开发(药学院);制药工程	2013
河池学院	广西壮族自治区	综合	广西	制药工程(化学与生物工程学院)	2010
河南城建学院	河南省	理工	河南	生物制药(生命科学与工程学院)	2012
河南大学	河南省	综合	河南	药学、临床药学、药物制剂、中药学(药学院)	1958
河南大学民生学院	河南省	财经	河南	药学、药物制剂(医学院)	2005
河南工业大学	河南省	理工	河南	制药工程(生物工程学院)	2011
河南科技大学	河南省	理工	河南	药学(医学院);制药工程(化工与制药学院);生物工程类(含生物制药)(食品与生物工程学院)	2003
河南科技学院	河南省	师范	河南	制药工程(化学化工学院)	2002
河南科技学院新科学院	河南省	理工	河南	制药工程(化学工程系)	2011
河南理工大学	河南省	理工	河南	药学(医学院)	2012
河南农业大学	河南省	农业	河南	药物制剂(牧医工程学院);中药学(农学院);制药工程(植物保护学院)	2002
河南师范大学	河南省	师范	河南	制药工程(化学化工学院)	2010
河南中医学院	河南省	医药	河南	药学、药物制剂、中药学、中药制药、中药资源与开发、制药工程(药学院)	1959
河西学院	甘肃省	综合	甘肃	药学(医学院)	2014
菏泽学院	山东省	综合	山东	制药工程、生物制药(药物科学与技术系)	2009
黑龙江八一农垦大学	黑龙江省	农业	黑龙江	制药工程(生命科学技术学院)	2004
黑龙江大学	黑龙江省	综合	黑龙江	制药工程(化学化工与材料学院);生物制药(生命科学学院)	2002
黑龙江中医药大学	黑龙江省	医药	黑龙江	药学、药物制剂、药物分析、中药学、中药制药、中药资源与开发、制药工程(药学院)	1972
湖北大学	湖北省	综合	湖北	药学(生命科学学院);制药工程	2012
湖北第二师范学院	湖北省	师范	湖北	生物制药(化学与生命科学学院)	2014
湖北工程学院	湖北省	综合	湖北	药学(生命科学技术学院)	2011
湖北工业大学	湖北省	理工	湖北	轻工类(含制药工程)(食品与制药工程学院)	2000
湖北科技学院	湖北省	综合	湖北	药学、药物制剂(药学院)	1996
湖北理工学院	湖北省	理工	湖北	药学(医学院)	2004
湖北民族学院	湖北省	民族	湖北	中药学(中医药学院);制药工程(化学与环境工程学院);生物制药(生物科学与技术学院)	2002
湖北民族学院科技学院	湖北省	理工	湖北	中药学(中医药学院);制药工程(化学与环境工程学院)	2005
湖北医药学院	湖北省	医药	湖北	药学、中药制药、制药工程(药学院)	2002
湖北医药学院药护学院	湖北省	医药	湖北	药学、制药工程	2005
湖北中医药大学	湖北省	医药	湖北	药学、药物制剂、中药学、中药制药、中药资源与开发、制药工程(药学院)	1971
湖南科技大学	湖南省	综合	湖南	制药工程(化学化工学院)	2008
湖南科技大学潇湘学院	湖南省	综合	湖南	制药工程	2010
湖南科技学院	湖南省	综合	湖南	制药工程(化学与生物工程学院)	2009
湖南理工学院	湖南省	理工	湖南	制药工程(化学化工学院)	2002
湖南理工学院南湖学院	湖南省	理工	湖南	制药工程(建筑与化学工程系)	2005
湖南农业大学	湖南省	农业	湖南	中药资源与开发(园艺园林学院)	2005
湖南师范大学	湖南省	师范	湖南	药学(医学院);制药工程(化学化工学院)	2002
湖南师范大学树达学院	湖南省	师范	湖南	药学(医学系)、制药工程(理工系)	2004
湖南中医药大学	湖南省	医药	湖南	药学、药物制剂、中药学、中药资源与开发、制药工程(药学院)	1975
湖南中医药大学湘杏学院	湖南省	医药	湖南	药学、药物制剂、中药学、制药工程(药学部)	2005
湖州师范学院	浙江省	师范	浙江	生物科学类(含制药工程)(生命科学学院)	2004
湖州师范学院求真学院	浙江省	师范	浙江	生物科学类(含制药工程)(生命科学系)	2005
华北理工大学	河北省	综合	河北	药学类(药学、药物制剂)、中药学(药学院)	1998

（续表）

学校名称	主管部门	学校类型	所在地	专业设置	专业创建年份
华北理工大学冀唐学院	河北省	医药	河北	药学（药学系）	2005
华东理工大学	教育部	理工	上海	药学、药物制剂、制药工程（药学院）	1952
华南理工大学	教育部	理工	广东	制药工程（化学与化工学院）；生物制药（生物科学与工程学院）	1997
华南农业大学	广东省	农业	广东	制药工程（材料与能源学院）	2004
华侨大学	国务院侨办	综合	福建	药学（生物医学学院）；制药工程（化工学院）	2003
华中科技大学	教育部	综合	湖北	药学（同济医学院药学院）、生物制药（生命科学与技术学院）	1972
怀化学院	湖南省	综合	湖南	制药工程（化学与材料工程学院）、生物制药（生物与食品工程学院）	2004
淮海工学院	江苏省	理工	江苏	药物制剂、制药工程（药学院）	2002
淮南师范学院	安徽省	师范	安徽	生物制药（生物工程学院）	2014
淮阴工学院	江苏省	理工	江苏	制药工程（化学工程学院）	2002
黄冈师范学院	湖北省	师范	湖北	制药工程（化工学院）	2002
黄河科技学院	河南省	理工	河南	药学、药物制剂（医学院）	2004
黄淮学院	河南省	师范	河南	制药工程（化学化工系）	2014
黄山学院	安徽省	师范	安徽	制药工程（化学化工学院）	2004
吉林大学	教育部	综合	吉林	药学、临床药学（药学院）；药物制剂、制药工程、生物制药（生命科学学院）	1993
吉林大学珠海学院	广东省	综合	广东	药物制剂、中药学、制药工程（化学与药学系）	2006
吉林化工学院	吉林省	理工	吉林	药物制剂、制药工程、生物制药（化学与制药工程学院）	1997
吉林农业大学	吉林省	农业	吉林	中药学、中药资源与开发（中药材学院）；制药工程（生命科学学院）	1958
吉林农业科技学院	吉林省	农业	吉林	药物制剂、中药学、中药资源与开发、中草药栽培与鉴定（中药学院）；制药工程（制药工程学院）	2004
吉林医药学院	吉林省	医药	吉林	药学、药物制剂、生物制药（药学院）	1986
吉首大学	湖南省	综合	湖南	制药工程（化学化工学院）；药学	2011
济南大学	山东省	综合	山东	药学、制药工程（医学与生命科学学院）	2002
济宁学院	山东省	师范	山东	生物制药	2015
济宁医学院	山东省	医药	山东	药学、药物制剂、中药学、制药工程、生物制药（药学院）	2000
暨南大学	国务院侨办	综合	广东	药学、中药学、生物制药（药学院）；药学（国际学院）	2001
佳木斯大学	黑龙江省	综合	黑龙江	药学、药物分析、制药工程（药学院）	1976
嘉兴学院	浙江省	财经	浙江	药学（医学院）；化工与制药类（制药工程）（生物与化学工程学院）	2000
嘉应学院	广东省	综合	广东	药学（医学院）	2005
江汉大学	湖北省	综合	湖北	药学（医学院）	2012
江汉大学文理学院	湖北省	财经	湖北	药学	2015
江南大学	教育部	综合	江苏	制药工程（药学院）	2003
江苏大学	江苏省	综合	江苏	药学、药物制剂、制药工程（药学院）	1998
江苏师范大学	江苏省	师范	江苏	制药工程（化学化工学院）；生物制药（生命科学学院）	2002
江苏师范大学科文学院	江苏省	综合	江苏	制药工程	2007
江西科技师范大学	江西省	师范	江西	药学、药物制剂、制药工程（药学院）	2004
江西农业大学	江西省	农业	江西	制药工程（生物科学与工程学院）	2003
江西中医药大学	江西省	医药	江西	药学、药物制剂、中药学、中药制药、中药资源与开发、制药工程（药学院）；药学（经济与管理学院）	1973
江西中医药大学科技学院	江西省	医药	江西	药学、药物制剂、中药学、中草药栽培与鉴定、制药工程（药学系）	2005
荆楚理工学院	湖北省	理工	湖北	制药工程（化工与药学院）	2005
井冈山大学	江西省	综合	江西	药学（基础医学与药学院）	1993
九江学院	江西省	综合	江西	药学、药物制剂（医学部）；制药工程	1998
凯里学院	贵州省	综合	贵州	制药工程（化学与材料工程学院）	2011
昆明理工大学	云南省	理工	云南	制药工程（生命科学与技术学院）	2000
昆明学院	云南省	综合	云南	药学（医学院）	2004
昆明医科大学	云南省	医药	云南	药学、临床药学、药物制剂（药学院）	1996
昆明医科大学海源学院	云南省	医药	云南	药学（药学系）	2005
兰州大学	教育部	综合	甘肃	药学（药学院）	1959
兰州理工大学	甘肃省	理工	甘肃	制药工程（生命科学与工程学院）	2004
乐山师范学院	四川省	师范	四川	制药工程	2015
丽水学院	浙江省	师范	浙江	生物制药（生态学院）	2012

（续表）

学校名称	主管部门	学校类型	所在地	专业设置	专业创建年份
辽宁大学	辽宁省	综合	辽宁	制药工程(药学院)	2003
辽宁何氏医学院	辽宁省	医药	辽宁	药学、制药工程(药学院);药事管理	2011
辽宁科技学院	辽宁省	理工	辽宁	制药工程(生物医药与化学工程学院)	2004
辽宁师范大学	辽宁省	师范	辽宁	药学、药物化学(化学化工学院)	2004
辽宁医学院	辽宁省	医药	辽宁	药学(药学院)	2002
辽宁医学院医疗学院	辽宁省	医药	辽宁	药学	2005
辽宁中医药大学	辽宁省	医药	辽宁	药学、药物制剂、中药学、中草药栽培与鉴定、制药工程(药学院)	1973
辽宁中医药大学杏林学院	辽宁省	医药	辽宁	中药学、中药资源与开发、制药工程(药学系);药事管理	2005
聊城大学	山东省	综合	山东	制药工程、生物制药(药学院)	2011
临沂大学	山东省	综合	山东	药学、制药工程(药学院)	2005
岭南师范学院	广东省	师范	广东	制药工程(化学化工学院)	2004
陇东学院	甘肃省	师范	甘肃	生物制药	2015
鲁东大学	山东省	综合	山东	生物制药	2015
绵阳师范学院	四川省	师范	四川	生物制药(生命科学技术学院)	2013
牡丹江师范学院	黑龙江省	师范	黑龙江	制药工程(生命科学与技术学院)	2009
牡丹江医学院	黑龙江省	医药	黑龙江	药学、药物制剂、制药工程(药学院)	2003
南昌大学	江西省	综合	江西	药学、临床药学(医学部);制药工程(资源环境与化工学院)	2001
南昌大学科学技术学院	江西省	综合	江西	制药工程(理工学科部)	2005
南方医科大学	广东省	医药	广东	药学、临床药学、药物制剂(药学院);中药学、中药制药、制药工程(中医药学院)	1951
南华大学	湖南省	综合	湖南	药学、药物制剂(药学与生命科学学院);制药工程(化学化工学院)	2002
南华大学船山学院	湖南省	理工	湖南	药学、制药工程	2003
南京工业大学	江苏省	理工	江苏	药学、药物制剂(药学院);制药工程(生物与制药工程学院)	1996
南京工业大学浦江学院	江苏省	综合	江苏	药物制剂	2006
南京理工大学	工业和信息化部	理工	江苏	化工与制药类(含制药工程)(化工学院)	1997
南京理工大学泰州科技学院	江苏省	理工	江苏	制药工程(化工学院)	2006
南京林业大学	江苏省	林业	江苏	生物制药(化学工程学院)	2003
南京农业大学	教育部	农业	江苏	中药学(园艺学院)	1996
南京师范大学泰州学院	江苏省	师范	江苏	制药工程(化学与生物工程学院)	2009
南京医科大学	江苏省	医药	江苏	药学、临床药学(药学院)	2002
南京医科大学康达学院	江苏省	综合	江苏	药学、药物制剂(药学部)	2007
南京中医药大学	江苏省	医药	江苏	药学、药物制剂、中药学、中药制药、中药资源与开发、制药工程(药学院);药事管理(卫生经济管理学院)	1960
南京中医药大学翰林学院	江苏省	综合	江苏	药学、药物制剂、药事管理、中药学、中药资源与开发、制药工程、生物制药	2007
南开大学	教育部	综合	天津	药学(药学院)	2002
南通大学	江苏省	综合	江苏	药学、药物制剂(药学院)	2005
南阳理工学院	河南省	理工	河南	中药学(张仲景国医国药学院)	2008
南阳师范学院	河南省	师范	河南	制药工程(化学与制药工程学院)	2006
内蒙古工业大学	内蒙古自治区	理工	内蒙古	制药工程(化工学院)	2002
内蒙古科技大学包头医学院	内蒙古自治区	综合	内蒙古	药学(药学院)	2005
内蒙古民族大学	内蒙古自治区	综合	内蒙古	药物制剂、蒙药学(蒙医药学院)	1987
内蒙古农业大学	内蒙古自治区	农业	内蒙古	制药工程(生命科学学院)	2006
内蒙古医科大学	内蒙古自治区	医药	内蒙古	药学、临床药学、药物制剂、中药学、中药资源与开发、制药工程(药学院);蒙药学(蒙医药学院)	1977
宁夏大学	宁夏回族自治区	综合	宁夏	制药工程(化学化工学院)	2002
宁夏理工学院	宁夏回族自治区	综合	宁夏	制药工程(文理学院)	2014
宁夏医科大学	宁夏回族自治区	医药	宁夏	药学、临床药学、中药学(药学院)	2002
平顶山学院	河南省	师范	河南	药学(医学院)	2012
莆田学院	福建省	综合	福建	药学(药学与医学技术学院)	2002

（续表）

学校名称	主管部门	学校类型	所在地	专业设置	专业创建年份
齐鲁工业大学	山东省	理工	山东	药物制剂、制药工程（化学与制药工程学院）	2002
齐鲁师范学院	山东省	师范	山东	制药工程	2015
齐鲁医药学院	山东省	医药	山东	药学、药物制剂、中药学（药学院）	2009
齐齐哈尔大学	黑龙江省	综合	黑龙江	制药工程（化学与化学工程学院）	2001
齐齐哈尔医学院	黑龙江省	医药	黑龙江	药学类（含药学、中药学、药物制剂、临床药学）、制药工程（药学院）	2003
钦州学院	广西壮族自治区	综合	广西	生物制药	2015
青岛大学	山东省	综合	山东	药学（药学院）	2002
青岛科技大学	山东省	理工	山东	药物制剂、制药工程（化工学院）	1997
青岛农业大学	山东省	农业	山东	药学、制药工程（化学与药学院）	2002
青海大学	青海省	综合	青海	药学、中药学（医学院）；制药工程（化工学院）	2001
青海民族大学	青海省	民族	青海	药学、药物制剂（药学院）	2002
清华大学	教育部	理工	北京	药学（药学院）	2009
曲阜师范大学	山东省	师范	山东	制药工程（化学与化工学院）	2011
泉州师范学院	福建省	师范	福建	制药工程（化工与材料学院）	2014
三峡大学	湖北省	综合	湖北	药学（医学院）；制药工程（生物与制药学院）	2010
三峡大学科技学院	湖北省	理工	湖北	制药工程	2015
厦门大学	教育部	综合	福建	药学（药学院）	2003
厦门华厦学院	福建省	综合	福建	制药工程	2015
山东大学	教育部	综合	山东	药学类（含药学、制药工程）、临床药学（药学院）	1925
山东大学威海分校	教育部	综合	山东	药学（海洋学院）	
山东农业大学	山东省	农业	山东	中药资源与开发（农学院）；制药工程（农药方向）（植物保护学院）；制药工程（兽药方向）（动物科技学院）	2002
山东师范大学	山东省	师范	山东	制药工程（化学化工与材料科学学院）	2004
山东中医药大学	山东省	医药	山东	药学、药物制剂、中药学、中草药栽培与鉴定、制药工程（药学院）	1976
山西大同大学	山西省	综合	山西	制药工程（化学与环境工程学院）	2014
山西农业大学	山西省	农业	山西	中药资源与开发（生命科学学院）；制药工程（农学院）	2005
山西医科大学	山西省	医药	山西	药学、临床药学、中药学、药物制剂（药学院）；生物制药（基础医学院）	1980
山西中医学院	山西省	医药	山西	药学、药物分析、中药学、制药工程、生物制药（中药学院）	2000
陕西服装工程学院	陕西省	理工	陕西	制药工程（医药工程学院）	2011
陕西国际商贸学院	陕西省	财经	陕西	药学、药物制剂、中药学、制药工程（医药学院）	2002
陕西科技大学	陕西省	理工	陕西	药物制剂、制药工程（食品与生物工程学院）	1985
陕西科技大学镐京学院	陕西省	理工	陕西	药物制剂（医药工程学院）	2006
陕西中医药大学	陕西省	医药	山西	药学、药物制剂、中药学、中药制药、中药资源与开发、制药工程（药学院）	1978
商洛学院	陕西省	综合	陕西	制药工程（生物医药与食品工程学院）	2006
上海工程技术大学	上海市	理工	上海	药物化学、制药工程（化学化工学院）	2003
上海海洋大学	上海市	农业	上海	生物制药	2015
上海健康医学院	上海市	医药	上海	药学	2015
上海交通大学	教育部	综合	上海	药学（药学院）	2000
上海理工大学	上海市	理工	上海	药物制剂、化工与制药类（医疗器械与食品学院）	2003
上海应用技术学院	上海市	理工	上海	制药工程（化学与环境工程学院）	2006
上海中医药大学	上海市	医药	上海	药学、中药学（中药学院）	1972
邵阳学院	湖南省	理工	湖南	制药工程（生物与化学工程系）	2014
绍兴文理学院	浙江省	师范	浙江	药学（化学化工学院）	2002
绍兴文理学院元培学院	浙江省	师范	浙江	药学（医药与健康系）	2005
深圳大学	广东省	综合	广东	药学（医学部）	2012
沈阳化工大学	辽宁省	理工	辽宁	制药工程（制药与生物工程学院）	2002
沈阳化工大学科亚学院	辽宁省	理工	辽宁	制药工程（化学工程系）	2005
沈阳农业大学	辽宁省	农业	辽宁	中草药栽培与鉴定（园艺学院）	2004
沈阳药科大学	辽宁省	医药	辽宁	药学、药物制剂、药物分析（药学院）；药物化学、制药工程（制药工程学院）；临床药学、生物制药（生命科学与生物制药学院）；中药学、中药制药、中药资源与开发（中药学院）；药事管理（工商管理学院）	1931

（续表）

学校名称	主管部门	学校类型	所在地	专业设置	专业创建年份
石河子大学	新疆生产建设兵团	综合	新疆	药学、中药学、制药工程（药学院）	1984
石家庄学院	河北省	师范	河北	药物制剂、制药工程（化工学院）	2004
首都医科大学	北京市	医药	北京	药学、临床药学（化学生物学与药学院）；中药学（中医药学院）	2002
四川大学	教育部	综合	四川	药学、临床药学（华西药学院）；制药工程（化学工程学院）	1932
四川理工学院	四川省	理工	四川	制药工程、生物制药（化学工程学院）	2002
四川农业大学	四川省	农业	四川	药学、药物制剂（动物医学院）、中草药栽培与鉴定（农学院）	2002
四川文理学院	四川省	综合	四川	制药工程（化学化工学院）	2010
苏州大学	江苏省	综合	江苏	药学、中药学、生物制药（药学院）	1996
绥化学院	黑龙江省	综合	黑龙江	制药工程（食品与制药工程学院）	2007
台州学院	浙江省	综合	浙江	制药工程（医药化工学院）	2002
太原工业学院	山西省	理工	山西	制药工程（化学与化工系）	2003
太原科技大学	山西省	理工	山西	制药工程（化学与生物工程学院）	2005
太原理工大学	山西省	理工	山西	药物制剂、制药工程（化学化工学院）	1996
泰山学院	山东省	综合	山东	制药工程（化学化工学院）	2011
泰山医学院	山东省	医药	山东	药学、临床药学、药物制剂、中药学（药学院）；制药工程（化学与制药工程学院）；生物制药（生命科学学院）	2002
泰州学院	江苏省	师范	江苏	制药工程	2015
天津大学	教育部	理工	天津	药学（药物科学与技术学院）；制药工程（化工学院）	1998
天津工业大学	天津市	理工	天津	制药工程（环境与化学工程学院）	2004
天津科技大学	天津市	理工	天津	制药工程（生物工程学院）	2001
天津理工大学	天津市	理工	天津	制药工程（化学化工学院）	2000
天津农学院	天津市	农业	天津	生物制药（基础科学学院）	2006
天津商业大学	天津市	财经	天津	药事管理、制药工程（生物技术与食品科学学院）	2001
天津天狮学院	天津市	综合	天津	药学	2015
天津医科大学	天津市	医药	天津	药学、临床药学、药物制剂（药学院）	1978
天津医科大学临床医学院	天津市	医药	天津	药学（法学药学系）	2005
天津中医药大学	天津市	医药	天津	药学、临床药学、药物制剂、中药学、中药制药、中药资源与开发、制药工程（中药学院）	1985
通化师范学院	吉林省	师范	吉林	药物制剂、中药学（制药与食品科学学院）	2000
铜仁学院	贵州省	综合	贵州	制药工程（材料与化学工程学院）	2010
皖南医学院	安徽省	医药	安徽	药学、药物制剂、制药工程（药学院）	2003
皖西学院	安徽省	师范	安徽	药物制剂、制药工程（生物与制药工程学院）	2004
潍坊学院	山东省	综合	山东	制药工程（生物与农业工程学院）	2011
潍坊医学院	山东省	医药	山东	药学（药学院）；生物制药（生物科学与技术学院）	2004
温州医科大学	浙江省	医药	浙江	药学类（含药学、中药学、制药工程）、临床药学、生物制药（药学院）	2001
温州医科大学仁济学院	浙江省	医药	浙江	药学类（含药学、中药学）（药学部）	2005
文山学院	云南省	师范	云南	制药工程	2014
梧州学院	广西壮族自治区	综合	广西	制药工程（化学工程与资源再利用学院）	2010
武昌理工学院	湖北省	理工	湖北	制药工程（生命科学学院）；药学	2011
武汉大学	教育部	综合	湖北	药学类（药学、生物制药）（药学院）	1993
武汉东湖学院	湖北省	理工	湖北	生物制药（生命科学与化学学院）	2013
武汉工程大学	湖北省	理工	湖北	生物科学类（含药物制剂）、化工与制药类（含制药工程）（化工与制药学院）	1972
武汉工程大学邮电与信息工程学院	湖北省	理工	湖北	药物制剂、制药工程（化工与材料学部）	2005
武汉工商学院	湖北省	财经	湖北	生物制药（环境与生物工程学院）	2014
武汉科技大学	湖北省	理工	湖北	药学（医学院）	2004
武汉科技大学城市学院	湖北省	理工	湖北	药物制剂（医学部）	2012
武汉理工大学	教育部	理工	湖北	制药工程（化工化学与生命科学学院）	2000
武汉理工大学华夏学院	湖北省	理工	湖北	制药工程、生物制药（化学与制药工程系）	2005
武汉轻工大学	湖北省	理工	湖北	药物制剂、制药工程、生物制药（生物与制药工程学院）	2002

（续表）

学校名称	主管部门	学校类型	所在地	专业设置	专业创建年份
武汉生物工程学院	湖北省	理工	湖北	中药学、制药工程（药学院）	2005
西安交通大学	教育部	综合	陕西	药学、制药工程（医学院）	1971
西安理工大学	陕西省	理工	陕西	制药工程（理学院）	2002
西安培华学院	陕西省	财经	陕西	药学（医学院）	2006
西安外事学院	陕西省	财经	陕西	药学	2015
西安医学院	陕西省	医药	陕西	药学、中药学（药学院）	1994
西北大学	陕西省	综合	陕西	制药工程（化工学院）	1937
西北大学现代学院	陕西省	理工	陕西	制药工程	2005
西北民族大学	国家民委	民族	甘肃	制药工程（化工学院）	2003
西北农林科技大学	教育部	农业	陕西	制药工程（植物保护学院）	2002
西北师范大学	甘肃省	师范	甘肃	制药工程（生命科学学院）	2002
西藏藏医学院	西藏自治区	医药	西藏	藏药学（藏药系）	2001
西藏大学	西藏自治区	综合	西藏	药学（医学院）	2005
西昌学院	四川省	综合	四川	制药工程	2015
西华大学	四川省	综合	四川	制药工程（食品与生物工程学院）	2002
西南大学	重庆市	综合	重庆	药学、制药工程（药学院）	2002
西南交通大学	教育部	理工	四川	制药工程（生命科学与工程学院）	2002
西南科技大学	四川省	理工	四川	制药工程（生命科学与工程学院）	2002
西南民族大学	国家民委	民族	四川	药学、药物制剂、中药学、制药工程（药学院）；藏药学（藏学学院）	2002
西南医科大学	四川省	医药	四川	药学、临床药学、中药学（药学院）	2001
湘南学院	湖南省	理工	湖南	药学（化学生物与环境工程学院）	2004
湘潭大学	湖南省	综合	湖南	药学（化学学院）；制药工程（化工学院）	2001
湘潭大学兴湘学院	湖南省	综合	湖南	制药工程（工程系）	2005
新疆农业大学	新疆维吾尔自治区	农业	新疆	药学（食品科学与药学学院）	2003
新疆农业大学科学技术学院	新疆维吾尔自治区	农业	新疆	药学（生物科学系）	2007
新疆医科大学	新疆维吾尔自治区	医药	新疆	药学（药学院）；中药学（中医学院）	1978
新疆医科大学厚博学院	新疆维吾尔自治区	医药	新疆	药学	2015
新乡学院	河南省	理工	河南	制药工程（化学化工学院）	2007
新乡医学院	河南省	医药	河南	药学、药物制剂（药学院）	2002
新乡医学院三全学院	河南省	医药	河南	药学、药物制剂、制药工程（药学院）；生物制药（生命科学与技术学院）	
信阳农林学院	河南省	农业	河南	制药工程	2015
信阳师范学院	河南省	师范	河南	生物制药（生命科学学院）	2011
徐州医学院	江苏省	医药	江苏	药学、临床药学、药物制剂（药学院）	2001
许昌学院	河南省	理工	河南	制药工程	2015
烟台大学	山东省	综合	山东	药学、制药工程（药学院）	2000
延安大学西安创新学院	陕西省	综合	陕西	制药工程（医学系）	2006
延边大学	吉林省	综合	吉林	药学类（药学、药物制剂）（药学院）	1976
盐城工学院	江苏省	理工	江苏	制药工程（化学化工学院）	2005
盐城师范学院	江苏省	师范	江苏	制药工程、生物制药（药学院	2005
燕京理工学院	河北省	综合	河北	制药工程（化工与材料工程学院）	
扬州大学	江苏省	综合	江苏	药学（医学院）；制药工程（化学化工学院）	2000
扬州大学广陵学院	江苏省	综合	江苏	制药工程（化工与医药系）	2007
宜宾学院	四川省	综合	四川	制药工程（化学与化工学院）	2008
宜春学院	江西省	综合	江西	药学、制药工程（化学与生物工程学院）	2002
右江民族医学院	广西壮族自治区	医药	广西	药学、中药学（药学院）	2003
玉林师范学院	广西壮族自治区	师范	广西	制药工程、生物制药（生物与制药学院）	2006
云南大学	云南省	综合	云南	制药工程（化学科学与工程学院）	2002
云南经济管理学院	云南省	财经	云南	药学	2015
云南民族大学	云南省	民族	云南	药物分析、制药工程（民族医药学院）	2009
云南农业大学	云南省	农业	云南	中草药栽培与鉴定（农学与生物技术学院）	2002
云南师范大学	云南省	师范	云南	制药工程（化学化工学院）	2010

（续表）

学校名称	主管部门	学校类型	所在地	专业设置	专业创建年份
云南中医学院	云南省	医药	云南	药学、药物制剂、中药学、中药资源与开发、中草药栽培与鉴定、制药工程（中药学院）	1978
枣庄学院	山东省	综合	山东	制药工程（生命科学学院）	2010
张家口学院	河北省	综合	河北	药学	2015
长春工业大学	吉林省	理工	吉林	制药工程（化学工程学院）	2002
长春工业大学人文信息学院	吉林省	理工	吉林	制药工程（制药工程系）	2007
长春科技学院	吉林省	综合	吉林	中药学（生物食品学院）	
长春中医药大学	吉林省	医药	吉林	药学、药物制剂、中药学、中药制药、中药资源与开发、制药工程、生物制药（药学院）；药事管理（管理学院）	1980
长沙学院	湖南省	理工	湖南	生物制药（生物与环境工程系）	2013
长沙医学院	湖南省	医药	湖南	药学、药物制剂、药物分析（药学院）	2002
长治医学院	山西省	医药	山西	药学（药学系）	2002
肇庆学院	广东省	综合	广东	制药工程（化学化工学院）	2003
浙江大学	教育部	综合	浙江	药学类（药学、药物制剂）、中药学（药学院）；制药工程（化学工程与生物工程学院）	1913
浙江大学城市学院	浙江省	理工	浙江	药学（医学院）	2005
浙江大学宁波理工学院	浙江省	理工	浙江	制药工程（生物与化学工程学院）	2005
浙江工业大学	浙江省	理工	浙江	药学类（药学、药物制剂、中药学、制药工程）（药学院）	1997
浙江海洋学院	浙江省	农业	浙江	药学、生物制药（食品与医药学院）	2005
浙江科技学院	浙江省	理工	浙江	制药工程（生物与化学工程学院/轻工学院）	2002
浙江理工大学	浙江省	理工	浙江	生物制药（生命科学学院）	2010
浙江农林大学	浙江省	林业	浙江	中药学（林业与生物技术学院）	2002
浙江万里学院	浙江省	理工	浙江	生物制药（生物与环境学院）	2014
浙江中医药大学	浙江省	医药	浙江	药学、药物制剂、中药学、中草药栽培与鉴定（药学院）；制药工程（生命科学学院）	1986
浙江中医药大学滨江学院	浙江省	医药	浙江	药学、药物制剂、中药学、制药工程	
郑州大学	河南省	综合	河南	药学、药物制剂（药学院）；制药工程（化学与能源学院）	1992
郑州工业应用技术学院	河南省	理工	河南	药学、药物制剂（药学院）	2001
中北大学	山西省	理工	山西	制药工程（化工与环境学院）	2003
中国海洋大学	教育部	综合	山东	药学（医药学院）	1997
中国计量学院	浙江省	理工	浙江	药学（生命科学学院）	2004
中国药科大学	教育部	医药	江苏	药学、临床药学、药物制剂、药物化学、药物分析（药学院）；药事管理（国际医药商学院）；中药学、中药制药、中药资源与开发（中药学院）；海洋药学、生物制药（生命科学与技术学院）；制药工程（工学院）	1936
中国医科大学	辽宁省	医药	辽宁	药学、临床药学、药物制剂、制药工程（药学院）	2003
中南大学	教育部	综合	湖南	药学（药学院）；制药工程（化学化工学院）	1996
中南民族大学	国家民委	民族	湖北	药学、药物制剂、药物分析（药学院）；生物制药（生命科学学院）	2003
中山大学	教育部	综合	广东	药学（药学院）	1995
中山大学新华学院	广东省	综合	广东	药学（药学系）	2005
中央民族大学	国家民委	民族	北京	制药工程（生命与环境科学学院）	2002
重庆大学	教育部	综合	重庆	药学、制药工程（化学化工学院）	2002
重庆工商大学	重庆市	综合	重庆	制药工程（环境与资源学院）	2010
重庆科技学院	重庆市	理工	重庆	制药工程（化学化工学院）	2010
重庆理工大学	重庆市	理工	重庆	药学、制药工程（药学与生物工程学院）	2003
重庆文理学院	重庆市	综合	重庆	制药工程（材料与化工学院）	2008
重庆医科大学	重庆市	医药	重庆	药学、临床药学、药物制剂（药学院）；中药学（中医药学院）	1996
遵义医学院	贵州省	医药	贵州	药学类（药物制剂、药学）临床药学、制药工程（药学院）	1997
遵义医学院医学与科技学院	贵州省	医药	贵州	药学、药物制剂、制药工程（药学系）	2003

《中国药科大学章程》获教育部核准 2015 年 7 月，经教育部高等学校章程核准委员会评议，教育部第 22 次部务会议审议通过了《中国药科大学章程》。

为了探索构建现代大学制度，学校自 2012 年 3 月正式启动章程制定工作。在总结办学经验和认真梳理校内规章制度的基础上，形成了《中国药科大学章程》草案，并在第五届教职工代表大会第五次会议上进行了讨论和修改。其后又按照《高等学校章程制定暂行办法》(教育部令第 31 号)等文件精神，在全校范围内向师生员工征求意见，听取校友代表、离退休老同志代表意见建议，多次修改，不断完善。2014 年 11 月，经学校第 29 次校务会审议、第 26 次党委常委会审定，形成中国药科大学章程核准稿，并上报教育部申请核准。

《中国药科大学章程》包括序言部分和主体部分，共十一章、七十六条，计 8600 余字。章程明确了办学定位，彰显了办学传统和特色；理顺了学校内部治理结构，强调以人为本，明确师生权利及其保障机制；追求学术本位和学术自由，充分彰显大学精神。

《中国药科大学章程》作为学校依法自主办学、实施管理和履行公共职能的准则和依据，为建立现代大学制度提供了基本遵循，将为实现学校自主管理的科学化、民主化、法制化产生积极的推动作用。学校将以《中国药科大学章程》的核准为契机，不断完善法人治理结构，健全内部管理体制，积极推进依法治校、科学发展。

中国药科大学就业率居直属高校第一 教育部直属 75 所高校相继发布 2014 年毕业生就业质量年度报告，中国药科大学毕业生就业工作再获佳绩。2015 年 1 月，人民网教育频道公布汇总分析，中国药科大学 2014 届本科毕业生就业率位列教育部直属高校第一名。

2014 年，全国毕业生就业形势严峻，就业任务艰巨。中国药科大学毕业生就业工作在学校党政的正确领导下，以“实现毕业生高质量就业”为目标，按照“完善机制、拓宽渠道、优化服务、全员参与”的思路，采取“加强组织领导，完善工作机制；拓展培养模式，提升学生素质；坚持两个结合，深化就业指导；打造立体平台，优化就业服务”等多项举措，高质量地完成了各项任务。

截至 2014 年 12 月 31 日，中国药科大学 2014 届毕业生总就业率为 99.52%，其中博士生、二学位学生就业率均为 100%，硕士生就业率为 99.64%，本科生就业率为 99.59%，专科生就业率 99.30%。

清华大学设立药学院 2015 年 12 月 25 日，清华大学的第 20 个学院——清华大学药学院成立，丁胜教授任院长。

2009 年，清华大学整合医学、生物、工程、化学等多学科的优势，设立药学本科学位授予点，并在此基础上招收“医学药学实验班”。2012 年，成立清华大学医学院药学系。

在人才培养方面，药学院将致力于培养高端生物医药人才，通过新技术与思维培养、创新能力与科研能力培训，使未来的药学科学家既具有精湛的专业知识，又能用科学而创造性的方法解决目前药物研发中所面临的挑战。

在科学研究方面，药学院将加强在生物学技术和药物研究领域的科研实力，通过院系间、校际间、国家间开放的高质量合作，逐渐培养新的经济发展集群。

清华大学充分发挥化学、化学工程、生物医学工程、材料科学等相关学科的优势，打造全新的药学院，积极开展高水平药学研究，培养一流的药学人才，为促进我国医药技术发展做出贡献。通过开发药学前沿技术、推动创新型药物研发、发展新型疾病治疗方法来改善人类健康，并提高清华生命医学研究在国际上的影响力.

山东万杰医学院更名为齐鲁医药学院 2015 年 4 月，经教育部批准山东万杰医学院更名为齐鲁医药学院。学校前身山东万杰医学院始建于 1995 年，是经教育部批准成立的全日制普通本科高校，隶属于山东省政府直属的国有大型企业——山东省商业集团有限公司，是社会力量办学中的“国企公有高校”。2014 年 4 月，学校获批民办本科人才培养特色名校立项建设单位。

学校占地 1007 亩，建筑总面积 35.47 万平方米。建校以来不断加大办学投入，现固定资产 98 387.89 万元，教学、科研设备总值 12 478.92 万元。学校建有临床医学实训中心、药学实训中心等 12 个实验实训中心，共有解剖、微免、生物、化学、物理等 160 个实验室，生物医学工程技术实验室是山东省教育厅批准建设的“十二五”高校重点实验室，有 80 个多媒体教室，3 个语音室。学校现拥有 2 所直属附属医院、6 所非直属附属医院、5 所临床本科教学医院和 59 个实习基地，能够充分满足临床教学和实习需要。现有专任教师 682 人，专任教师中自有专任教师 378 人，其中具有硕士、博士学位的 236 人，副高级以上职称的 129 人；有国家级教学团队 1 个、省级教学团队 4 个、省级教学名师 3 人；全日制本、专科在校生 1.3 万人。

学校现设有临床医学、医学影像学、护理学、口腔医学、药学、食品科学与工程等 31 个本、专科专业。护理学、医学影像技术专业被山东省教育厅评定为省级示范性专业；护理学、医学影像技术、药学本科专业相继被评为山东省特色专业；护理学、临床医学、医学影像技术、药学专业、食品科学与工程是省级优势特色专业；药学本科专业被教育部确定为“本科教学工程”地方高校第一批本科专业综合改革试点专业。学校根据医疗市场人才需求，充分发挥附属医院肿瘤放射治疗的人才、设备优势，将医学影像、药学等专业作为特色专业进行强化建设。

学校将以“允理允能、精益求精”为校训，以“施优教服务人民”为办学宗旨，坚持以学生发展为本、坚持“三个相信”（即相信每个学生都是向善的、相信每个学生都是可塑的、相信每个学生都能够成才）的教育理念，努力把学校建设成为以临床医学、护理学、口腔医学为基础学科，以医学影像、药学为特色学科的应用型本科医学院校。

河南中医学院更名为河南中医药大学 2015 年 10 月，河南中医学院更名为河南中医院大学。该校创建于 1958 年，是全国建校较早的高等中医药院校之一，其前身是 1955 年在开封创办的河南省中医进修学校。学校位于郑州，现有 4 个校区，分别为龙子湖校区、东明路校区、人民路校区、东风路校区，占地面积 1594. 94 亩，是河南省人民政府和国家中医药管理局共建高校、国家中西部高等教育振兴计划高校、教育部中国政府奖学金生培养高校、博士学位授权单位、省级文明单位。

50 多年来，学校由单一的中医药学科发展为医、理、管、工、文等多学科协调发展，涵盖本科、研究生（博士、硕士）、留学生、继续教育等多个培养类别的综合性中医药大学。现设有基础医学院、药学院、第一临床医学院、第二临床医学院、骨伤学院、第三临床医学院、针灸推拿学院、护理学院、康复医学院、人文学院、外语学院、信息技术学院、软件职业技术学院、国际教育学院、继续教育学院、思想政治理论教研部、体育教研部、职业技能培训鉴定中心等 18 个院（部、中心）。

学校现设有中医学、针灸推拿学、中西医临床医学、预防医学、护理学、康复治疗学、医学检验技术、医学影像技术、应用心理学、中药学、药学、中药资源与开发、药物制剂、中药制药、制药工程、生物工程、计算机科学与技术、市场营销、公共事业管理、信息管理与信息系统、文化产业管理、英语、汉语国际教育、软件工程等 24 个本科专业和 1 个应用心理学第二学位专业；现有国家中医药管理局中医药重点学科 24 个；河南省优势特色学科 1 个，河南省立项的一级学科重点学科 8 个，二级学科 2 个；有 4 个国家级高等学校特色专业建设点、2 个国家级“专业综合改革试点”项目、7 个省高等学校特色专业建设点、1 个国家级高等学校实验教学示范中心、1 个国家级大学生校外实践教育基地、2 个国家级卓越医生（中医）教育培养计划改革试点、1 门国家级精品视频公开课，7 个省级“专业综合改革试点”项目、8 个省级高等学校优秀教学团队、6 个省级高等学校实验教学示范中心、1 个省级虚拟仿真实验教学中心等。现有中医学、中药学、中西医结合、药学、基础医学、临床医学、马克思主义理论等 7 个硕士学位授权一级学科，涵盖 56 个硕士学位授权学科、专业（含 3 个自主设置二级学科）。2003 年被教育部批准为联合培养博士研究生工作单位，2006 年被人事部批准为博士后科研工作站，2013 年，中医学、中药学两个一级博士授权学科获得河南省和国务院学位办正式批准。面向全国 29 个省、市、自治区及港澳台、海外招生，现有普通全日制在校生 17 000 余人，其中硕士研究生 1400 余人，留学生 50 人。现有教职工 1426 人，专任教师 989 人。有硕士生导师 441 人，其中博士生导师 66 人。有首届国医大师 1 人，双聘院士 1 人，“百千万人才工程”国家级入选 3 人，享受国务院政府特殊津贴专家 32 人。

学校大力开展校地、校企合作，全方位服务经济社会发展，在卢氏、济源、西峡等地建有 14 个中药材规范化种植示范基地，承担全省 30 多个、70 余万亩中药材规范化种植基地的技术指导任务，带动了近 30 万药农致富。与宛西制药、羚锐制药、辅仁药业、太龙药业、柘城县人民医院等多家企事业单位开展了合作，增强了办学活力；与济源市、新乡市、信阳市新县、焦作市、南阳市人民政府等签订了校地合作协议，在人才培养、医院建设与医疗服务、中医药资源开发、中医药产业等方面开展合作，成效显著。

学校积极发挥文化传承创新职能，以打造中原中医药文化品牌为目标，加大特色校园文化景观建设，拥有中药标本馆、人体科学馆、远程医疗模拟实验室三个中医药文化宣传教育场馆，以及中原文化、中医文化、大学文化等展厅，在建的有河南中医药文化博物馆、河南中药植物园。在满足学校教学科研的同时，面向社会开放，积极向各界宣传、展示中医药文化。2015 年 6 月，学校被授予“河南省中医药文化宣传教育基地”；9 月被国家中医药管理局命名为“全国中医药文化宣传教育基地”，成为全国第一家以高校名义获此殊荣的单位。

学校与世界近 50 所大学、科研院所、医院等实现了教学、科研、医疗等方面的合作。在中医药科学研究、人才培养、文化传播等方面开发了一系列中外合作项目，在国际中医药推广等方面形成了显著的特色和优势。

广西与国家中医药管理局共建广西中医药大学 2015 年 12 月，广西壮族自治区与国家中医药管理局签署协议共建广西中医药大学。根据共建协议，广西壮族自治区人民政府和国家中医药管理局将实行以广西壮族自治区人民政府建设为主、国家中医药管理局支持的区局共建机制。双方将把广西中医药大学列为重点支持建设高校，在政策、项目、资金等方面给予重点支持，共同把广西中医药大学建设成为产学研结合突出、民族医药特色鲜明的国内知名、区域一流的综合性中医药大学。

第三军医大学原创新药研究入选 2015 年度高校十大科技进展 2015 年 12 月 15 日，由教育部科学技术委员会组织评选的 2015 年度“中国高等学校十大科技进展”经过形式审查、学部初评、项目终审评选专项工作和项目公示等流程后在京揭晓。4 项与人体研究有关的生物学、医学、药学项目入选，占总项目的 40%。其中第三军医大学邹全明教授团队研发的 1. 1 类原创新药——口服重组幽门螺杆菌疫苗作为唯一的药学类项目入选。

1.1类原创新药——口服重组幽门螺杆菌疫苗：幽门螺杆菌（Hp）是慢性胃炎、胃及十二指肠溃疡的主要致病菌，WHO将其确定为胃癌的1级危险因子，我国胃病患者超过1亿，每年因胃癌死亡者达20万人，因此，Hp危害十分严重。Hp疫苗是控制其感染传播、预防相关胃肠疾病发生的有效手段，但国外迄今未能成功研制。第三军医大学邹全明教授团队历时15年，完成了Hp疫苗5000余人参加的Ⅰ、Ⅱ、Ⅲ期临床试验，结果表明：安全、有效，保护率达71.8%；成功研发了具有完全自主知识产权的世界首个Hp疫苗，获国家1.1类新药证书。该团队发明了"Hp分子内佐剂黏膜疫苗"设计原理和安全高效的首个人用分子内黏膜免疫佐剂；设计与制造出全新的Hp疫苗组份；创立了黏膜疫苗制备及效力评价系列技术；研究出国际上首个Hp疫苗生产与检定质量标准。该研究结果于2015年发表在国际顶级医学期刊《柳叶刀》，并获得同期专题正面评述，引起国际同行广泛关注和高度评价。中央电视台、《科技日报》等国内主流媒体和网站相继进行了重点报道。该疫苗获国家技术发明二等奖和重庆市技术发明一等奖，拥有4项国际发明专利和12项国家发明专利授权，已成功转让企业，获成果转让费2.25亿元。

北京大学药学院"分子药剂学与新释药系统北京市重点实验室"获认定 2015年4月，经过北京大学校内选拔、北京市科学委员会组织的专家评审和现场考察，北京大学药学院首个北京市重点实验室——分子药剂学与新释药系统北京市重点实验室通过认定。

该北京市重点实验室依托北京大学药剂学科，由张强教授担任实验室主任、吕万良教授和戴志飞教授（工学院）担任实验室副主任。实验室确定两个主要研究方向：在分子药剂学方面，主要针对药剂学领域前沿和重大科学问题，开展应用基础研究；在新释药系统方面，主要针对药剂学领域共性关键技术，开展应用转化研究。

暨南大学获批广东省药学虚拟仿真实验教学示范中心

在2015年度广东省本科高校教学质量与教学改革工程建设项目的申报评审中，暨南大学药学院申报的"药学院虚拟仿真实验教学中心"获批立项，这是该院继2012年获批为省级药学实验教学示范中心后成功获批的第二个省级实验教学示范中心。

虚拟仿真实验室是对教学环境、教学内容进行教学仿真、高度还原真实情境的一种新的实验教学方式。学院以省级实验教学示范中心为基础，通过网络技术整合中心的虚拟仿真实验教学资源，包含药物化学、药理学、药物分析、分子生物学、中药学、药物设计及信息学、药剂学以及临床药学八大模块。该平台旨在解除实验时间、空间、环境、伦理、资源及实验室安全的束缚，利用虚拟仿真技术实现实验教学的虚拟化、网络化、共享化以及交互化，从而有效地提高教学的效率以及学生学习的自主性。

中国药科大学新药安全评价研究中心获GLP认证

2015年12月9日，中国药科大学新药安全评价研究中心获得国家食品药品监督管理局GLP认证批件。校安评中心自2009年筹划、设计、施工建设，2013年开始购买仪器、招聘人员、架设机构、制订标准操作规程、完成模拟试验，于2015年10月27日至31日接受CFDA的现场检查。该安评中心可承接单次和多次给药毒性试验（啮齿类）、单次和多次给药毒性试验（非啮齿类）、遗传毒性试验（Ames、微核、染色体畸变）、局部毒性试验、生殖毒性试验、免疫原性试验、毒代动力学试验和安全药理学试验等八项试验，是国内高校通过项目最多、内容最全的GLP机构。

上海交大与中国医药工业研究总院创建联合研发中心

2015年12月21日，"上海交通大学-中国医药工业研究总院创新药物联合研发中心"揭牌仪式在上海交大药学院举行。上海交大副校长蔡威，中国医药工业研究总院院长王浩、首席专家陈代杰，上海交大医学院副院长陈睦共同揭牌。创新药物联合研发中心的成立旨在开创校企合作的典范，双方在师资引进，人才培养、科研合作、成果转化等方面开展更加广泛和务实的合作。

中国药科大学与台州市联合举办制剂药品产业发展战略高峰论坛 2015年9月24日至25日，中国药科大学与台州市人民政府联合主办的制剂药品产业发展战略高峰论坛在浙江台州举办，校长来茂德率领40余名专家教授及相关工作人员出席论坛，台州市药品监管相关职能部门及44家制药企业相关负责人参加论坛。校地双方济济一堂，共商制剂药品产业发展大计，为台州医药行业转型升级"把脉开方"。为期两天的论坛涵盖了开幕式、学术论坛及科技项目对接会三大主要板块。

开幕式：校地携手 共谋发展。24日上午的开幕式上，中国药品监督管理研究会会长邵明立作主旨演讲。台州市委副书记、市长张兵，中国药科大学校长来茂德，中国工程院院士王广基，省食品药品监管局局长朱志泉，国家食品药品监管总局药品注册司副司长李茂忠，中国药科大学副校长孔令义出席开幕式。邵明立在主旨演讲中，结合自身工作经历和对医药产业发展的认识，深入分析了药品安全形势，剖析了药学人应当承担的责任和必须理清的关系。他说，台州是医药生产大市，中国药科大学是一座历史悠久、特色鲜明、在药学界享有盛誉的"211"重点高校。这次校地联合举办论坛，搭建了一个优势互补、合作交流的平台。他希望双方发挥行业优势，推动协同创新，打造药界"硅谷"，做大做强医药产业，为人民健康和国家医药事业发展做出新的贡献。台州市市长张兵在致辞时说，这次高峰论坛的举办，为台州提供了一次学习提升的机会，搭建了一个深化合作的良好平台，必将进一步明确台州医药产业的发展方向和重点，加快推进台州市医药产业的转型升级，努力实现“医药大市”向“医药强市”转变。希望与会企业加强同与会专家学者的沟通交流，在增进共识、扩大合作、项目建设上取得积极成果。来茂德表示，台州的医药产业面临转型升级，中国药科大学目前也处在转型发展的关键时期，此次派出30余名教授专家与台州医药企业展开对接，是药科大学在与地方合作中参加人员水平最高的一次。中国药科大学愿意发挥学术优势，助推台州“绿色药都”建设，把更多学术资源转化为企业市场成果，促进校地、校企共同发展。浙江省食品药品监管局局长朱志泉在发言中对论坛的召开表示祝贺。开幕式上还举行了中国药科大学与海翔药业、永宁药业等台州药品生产企业医药产学研合作签约仪式。

学术论坛：砥砺真知分享睿见。开幕式后，中国工程院院士、中国药科大学王广基教授作题为“细胞药代动力学及其成药性研究探索”，国家食品药品监管总局药品注册司副司长李茂忠作“国家药品审评审批制度改革动态”的主题报告，报告会由副校长孔令义主持。王广基院士在报告中介绍了药代动力学在创新药研究过程中的关键作用及细胞药代动力学研究的最新进展。他结合精准医学对经典药代动力学的挑战，从宏观的血浆药物浓度监测，深入至微观的细胞层面，提出细胞药代动力学的新概念，并阐述了全细胞吸收、亚细胞分布、细胞药效动力学的研究平台建立过程，从细胞药代动力学的角度揭示微观层面药物在细胞内靶点的作用及其对药物筛选、临床联合用药等领域的指导意义。李茂忠副司长在主题报告中指出，我国药品注册当前正处在从“仿制转向创新”药的过渡期，也在积极参与国际药品注册合作探索，全球合作发展带来的理念和方式冲击，会对我国药品研发和审评审批带来影响。谈及药品注册面临的压力和挑战，他认为，主要还是药品研发的周期越来越长，费用越来越高。谈及审评审批的综合改革，李茂忠副司长表示，CFDA正在全面推进行政审批制度改革和政府职能转变的相关工作，将考虑在药品审评收费上给予审评部门人力资源上的支持。此外，未来在药品注册受理过程、审评流程及审评审批理念上也要进行优化。浙江省药械采购中心吴朝晖主任、浙江省食品药品监管局药品注册处陈钰处长、沈阳药科大学潘卫三教授及中国药科大学药学院周建平教授、国际医药商学院丁锦希教授、国际医药商学院冯国忠教授等在内的多位专家、学者，分别就药品价格政策、药品注册政策、药物研究监管、药品市场营销、药物制剂最新研究等内容作专题报告。

科技项目对接会：对接项目对接人才。25日上午，本次论坛的科技项目对接会隆重召开。中国药科大学各相关学院的负责人分别介绍了本学院的基本情况、科研实力及最近的科研成果情况，海正药业、仙琚制药、永宁药业、华海药业等台州药品生产企业则分别就感兴趣的问题、未来的合作需求与在座的各位专家教授进行了深度交流，内容涉及生物制品、化学药品、中药和中药材等多个领域。许多与会的企业纷纷表示，非常欢迎药大来台州和企业开展科技成果的对接工作。本次论坛还特别举行了医药人才培养对接会，台州市委人才办等相关部门的工作人员和中国药科大学相关职能部门代表就医药人才继续教育的开展、专场人才招聘会的举办及科技人才的引进政策等议题充分交换了意见，并达成诸多共识。

为期两天的制剂药品产业发展战略高峰论坛成果丰硕，气氛热烈，一批项目的成功签约、产业前沿的政策解读、校地校企间的深入合作，为中国药科大学与台州市政府未来加强产学研协同合作、共同打造药界“硅谷”奠定了坚实有力的基础。

中国药科大学举办2015年诺贝尔奖获奖成果宣讲会

2015年10月7日，中国药科大学在江宁校区会议中心大礼堂举行2015年诺贝尔生理学或医学奖获奖成果介绍宣讲会，副校长孔令义为到场千余名师生作专题报告，现场座无虚席，气氛热烈。校党委副书记、纪委书记付恒升主持宣讲会。

作为国内长期从事中药化学和天然药物化学研究的专家，孔令义副校长的研究领域与此次获得诺奖的屠呦呦研究员密切相关。宣讲伊始，孔令义副校长难掩激动之情地表示，10月5日是全体中国人应该牢记的一天，同时也是中国科学界具有划时代意义的一天，此次我国药学家屠呦呦获得诺奖，使得几代中国科学家的梦想变成了现实，自己深感高兴和自豪。他同时表示，我国的第一个科学类诺奖出自药学领域，出自天然药化研究领域，自己作为从事天然药化研究的学者感到非常骄傲和振奋。

随后，孔令义副校长介绍了此次获得诺奖的屠呦呦研究员的个人基本情况及青蒿素研究的重要意义，并从青蒿素的发现背景、青蒿素的提取、青蒿素的结构测定、青蒿素的衍生物等方面，生动、详细地介绍了青蒿素的发现过程。宣讲中，孔令义副校长还对今年同时获得诺贝尔生理学或医学奖的另外两名外籍科学家及其研究成果作了简要介绍。

在宣讲会最后的总结中，孔令义副校长结合此次我国药学家屠呦呦获得诺贝尔奖及自己长期从事天然药化研究的经历，谈了几点自己的体会和认识。他指出，随着我国国力的不断增强，科学技术水平发展已经到了一定的高度，科学研究要强调合作，做好顶层设计，加强协同创新，创新在科学发现中占有最重要的地位。基础研究和应用研究是科学研究的两个重要方面，均能取得国际公认的成果。孔令义副校长强调，药学科学关系到人民健康福祉，在新时期具有更广阔的发展前景，药大师生应意识到自己肩上的历史责任，认真学习钻研，掌握为人民健康服务的本领。

↗ 中国药科大学举办医药毕业生供需洽谈会促进高质量就业 2015年11月21日,我校和江苏省高校招生就业指导服务中心、南京医科大学联合举办的"江苏省2016届医药类毕业生供需洽谈会"在南京国际博览中心举行。来自全国25个省(市)的700余家用人单位应邀参会,为毕业生提供岗位近2.8万个。中国药科大学校党委副书记、副校长王正华出席洽谈会,并会见了省招就中心主任鲁学军,就进一步促进就业创业工作交换了意见。学工处、宣传部及各院部系分管学生工作负责人参加洽谈会,毕业班辅导员及近4000名毕业生也参加了洽谈会。

盛邀宾客来纳贤。此次供需洽谈会是该校年度举办的规模最大的一场招聘会,会场分药科和医科两个专场,其中"药科专场"共吸引380家医药企事业单位参加,提供岗位1.3万个,按实际就业人数(除去升学出国和定向培养学生)供需比约为1:4,并且参会单位层次较高,包括广药集团、上药集团、天津医药集团、太极集团等众多国内医药工业100强企业和部分高校、科研院所、三甲医院等单位。"医科专场"共有325家医疗卫生单位参加,两校合办毕业生供需洽谈会,实现了就业市场资源共享,扩大了毕业生就业选择面。

牵线搭桥助合作。学校高度重视毕业生供需洽谈会工作,多次召开工作协调会,积极与上级就业主管部门和兄弟医药院校合作,及早筹划,精心组织,通过开放网上预约、编写洽谈会材料、安排校园面试场地等举措,努力为毕业生和用人单位的双向选择搭好台、铺好路。洽谈会期间,王正华副书记专程到会场看望招聘单位代表,详细了解用人单位需求及对中国药科大学人才培养的建议,亲切关心毕业生的应聘情况。学生工作处全体人员、各院部系就业工作人员现场办公,与用人单位接洽沟通,指导推荐学生求职。

优化服务促就业。中国药科大学2016届毕业生共有4209人,其中博士生348人,硕士生935人,本科生2681人,专科生245人。为促进毕业生就好业,学校广泛拓展就业市场,先期已举办各种宣讲会180余场,接待知名用人单位近300家,积极为毕业生提供充足、优质、家门口的就业岗位。同时,着力加强毕业生就业指导,强化特殊类学生就业帮扶,畅通就业信息发布渠道,努力提升就业指导服务水平,确保就业率高位运行、就业质量稳步提升。

↗ 中国药科大学让研究生思政课"活"起来 中国药科大学以《思想政治工作实务》课程为切入点,大力推进思想政治教育专业研究生课程改革,在师资队伍、教学条件、教学方法等方面不断探索,效果明显。其做法经验在教育部网站进行展示推广。

师资配置灵活化,让课堂教学"活"起来。该课程教师均有在高校、企业、社区、农村、军队等思政一线工作的经历,具有丰富的基层思政工作经验。在课堂教学中,依托小班化模式,采用案例教学法和研讨式、启发式教学。在演示真实案例后,让学生自由提问、讨论、总结,突出"问题导向、学生参与、师生互动",激发学生主动分析和探讨思想政治教育的原理、原则和方法在实际工作中的应用,提高学生发现问题、分析问题、解决问题的能力。

岗位选择多样化,让实践教学"活"起来。在院部、企业、机关、社区建立实践教学基地,专门安排长达一学期的实践锻炼,研究生既可以选择在学院担任兼职辅导员,增强学生工作实战经验,也可以选择进机关、进街道、进社区、进企业,深入基层服务一线。该实践模式充分根据学生的意愿,选择单位多样,融理论与实践为一体,取得了良好的效果。

能力考察立体化,让课程考核"活"起来。构建了"科研能力考察-理论考查-实践考核-现场答辩"四位一体的考核体系,注重引导学生在实践中接受考核。在理论知识卷面考核的基础上引入科研能力考察和实践考核,现场答辩通过案例分析和情景模拟,对思想政治教育专业研究生的语言表达能力、心理疏导能力、思想引导能力、突发事件处理能力等综合素质进行全面考核,推动学生素质全面提高。

↗ 中国药科大学"三位一体"提升大学生创新能力 中国药科大学改进创新教育模式,激发大学生参与创新积极性,取得明显成效。其做法经验在教育部网站进行展示推广。

制度先行,保驾护航。出台学校《"国家大学生创新训练计划"管理办法》《"大学生实践创新训练项目"的若干管理规定》《奖励学分实施办法(试行)》等制度,支持大学生积极参与科学研究、技术开发、创新模拟和创新实践等活动。鼓励中青年教师参与创新教育,在年终考核、职称评定、评优评奖予以奖励、加分,激发教师工作热情。精心打造创新教育交流平台——全国大学生药苑论坛,吸引全国大学生积极参与;组织近3000名学生、850多名指导老师参与大学生创新创业训练项目;支持8000余名学生参加"实验技能竞赛"等创新类赛事。

校院联动,强化管理。加强统筹领导,成立创新教育领导小组,构建由教务处牵头的创新教育共同体,统筹全校创新教育管理。秉持"宁缺毋滥"原则遴选创新训练项目,要求指导老师全程指导,采用淘汰制进行中期考核。完善管理方法,按照"优中选优"原则遴选、培育具有突出创新成果、较高创新水平的重点团队项目,推荐项目成果参加全国大学生"挑战杯"竞赛、全国大学生创新创业年会交流。根据学科特点设计近50项创新教育项目供学生自主参加,将学生创新教育纳入"开放性实验室""协同创新平台"等建设内容。

奖励激励,增添活力。对大学生创新计划训练项目的立项、中期检查、结题验收等环节进行分批次拨款,每个环节被评定为"优秀"都有相应的经费奖励。对全国竞赛获奖、验收合格的项目,可由学生申请或直接奖励选修课学分,参与企业成果奖专项奖学金评定。在研究生推免、奖助学金评定中对参与创新项目的学生予以政策倾斜,激发学生参与创新项目的热情。根据指导老师的项目类型奖励工作量，在评奖评优、职称申报时优先推荐，所指导的项目被评为优秀的，相当于获校级教学奖励。近5年来，学生共获得1526项创新成果，3752个创新教育学分。

↗ 中国药科大学推进艺术教育融入人才培养过程 中国药科大学通过在课堂教学、课外活动、实践体验等人才培养过程中开展艺术教育，促进学生德智体美全面发展，取得成效。其做法经验在教育部网站进行展示推广。

课堂教学抓覆盖。专门成立文化艺术教育中心，负责艺术课程日常教学，设置理论类、鉴赏类、实践类三类课程，面向全校学生开设《民族器乐导论》《戏剧欣赏》《书法与美学》《影视艺术欣赏》等30门公共艺术课，要求每名本科生在校期间至少选修1门艺术课。采用生动活泼的教学模式，帮助学生了解艺术知识，体会艺术背后的人文底蕴。将艺术教育、传统文化教育、思想政治教育有机融合，在教学中培育和弘扬社会主义核心价值观，促进学生全面成长。

课外活动显特色。实施"校园文化精品工程"，推进"一院一品"项目，通过举办文化艺术节、科技文化节、社团巡礼节等活动，形成"脑力冲击波""模拟法庭""吾爱吾师"等精品项目，引导全校师生员工构建"文、活、健、雅、和、美"校园文化，营造良好育人氛围。积极开展专业特色活动。组建话剧团等7个大学生艺术团，设立艺术教育活动专用场地。举办"墨香药园"人文系列讲坛50余场，组织新年音乐会、话剧、书画摄影展等活动20余场。

实践体验重实效。创新途径方式，将艺术教育融入社会实践活动。鼓励学生参加庆祝建国60周年"祖国万岁"等群众文艺汇演，组织大学生社会实践团队编排手语舞蹈、手语戏剧课与残障儿童交流互动，引导留守儿童学习演讲、歌舞、表演，在志愿服务教学中成长。组织编排音乐剧《林深人不知》，在校内外展演，引导师生在演出体验中实现艺术教育。

↗ 中国药科大学大力推进人才培养协同创新工作 中国药科大学紧贴行业需求，积极研究并实践医药卫生领域多元人才培养模式改革，成效显著。其做法经验在教育部网站进行展示推广。

实施"基础药学拔尖创新人才培养项目"，培养拔尖创新型人才。打破现有培养体制，加强与上海药物研究所、北京大学药学院、复旦大学药学院等科研院所和高校合作，实行多导师联合培养、第二校园培养和国际化培养相结合的培养模式，本科生在导师组的指导下进行个性化学习。入选学生接受每周2小时的"导师课"教育和每学期不少于300小时的科研能力训练，本科期间必须完成在协同单位不少于3个月的"第二校园经历"的教学环节，参加重点实验室的课题研究。学校和导师共同为拔尖计划学生创造国际学术交流和访学机会，指导学生修读国际MOOC，开拓学生国际视野。

构建"以患者为中心"的人才培养模式，培养药学服务型人才。实现人才培养模式由"以药品为中心"向"以患者为中心"转变，与北京医院、上海长海医院、南京鼓楼医院等40余家三甲综合医院合作，开展全国临床药师后备人才"协同""规范化"培养体系建设和医疗机构临床药学实践教学基地标准研制。与美国密西根大学、明尼苏达大学、加拿大阿尔伯塔大学等国外高水平药学院校签订合作协议，定期选派优秀学生到国外继续学习，毕业后按协议约定回国从事药学服务工作。与国家执业药师资格认证中心合作，挂牌成立药师教育学院，共同推进执业药师定向培养、学历能力提升、执业技能训练，完善和推动执业药师制度建设。与"老百姓大药房""先声再康大药房"等药品流通企业合作，探索建立社会化示范性执业药师教育实训基地。

创新校企合作人才培养模式，培养高端制药工程技术人才。自2002年起，学校率先探索建立6年校企合作不断线的长学制生物医药高层次创新创业人才培养模式。2012年起，学校进一步将这种"下得去、留得住、用得好"的校企合作培养高层次应用型人才模式推广到制药工程师型人才培养中。与国药集团、石药集团、先声药业等国内领军型制药企业合作开展"卓越制药工程师人才培养计划"，共建"国家级工程实践教育基地""研究生培养基地""博士生工作站"，共研《生物制药设备》《制药工程学》等6门工程类课程，共推"百名教师进企业，百名工程师进校园"的"双师计划"。"卓工计划"学生拥有"车间见习-工程实践-毕业实习"等累计1年的本科企业学习经历，以及2.5年的工程硕士研究生企业培养经历。在"边学边干，知行合一"的培养环节中，学生的工程意识、工程能力和职业素质均有显著提高。

↗ 黑龙江中医药大学突出中医特色开展社会实践活动 黑龙江中医药大学突出专业特色，积极开展大学生社会实践活动，取得积极成效。其做法经验在教育部网站进行展示推广。

创新工作模式。探索建立社会实践与第一课堂、志愿服务、就业创业相结合的工作模式，推动医疗志愿服务与中医药科普文化宣传进西部、进乡村、进社区，促进学生成长成才。2015年暑期，学校组建了149支大学生"三下乡"社会实践团队，以"受教育、长才干、做贡献"为宗旨，依托深厚的传统医学学科优势，奔赴祖国各地开展形式多样、主题鲜明的社会实践活动。

突显专业特色。充分发挥中医学、中药学专业特色和优势，广泛开展义诊、针灸推拿服务、中医药科普文化知识宣传、农村卫生事业调研、关爱留守老人儿童等工作，直接受益人群达4万余人次。组建博士生社会实践服务团，充分发挥高层次中医药人才科研临床优势，坚持为边远地区、贫困地区和少数民族地区人民健康服务，开展医疗技术指导、常见疾病普查、保健康复知识讲座等社会实践活动，受到人民群众的普遍欢迎和社会各界的广泛好评。

实现常态化发展。注重社会实践和志愿服务活动的常态化，积极开展"社会实践'十百千万'计划项目"，聘请十名专业青年教师、组建百支实践队伍、深入百个社区、锤炼千名大学生、服务万名群众。通过设立健康咨询信箱等方式，与各地群众建立了长期有效的联系和服务机制。组织学生志愿者利用周末到医院义务导诊，深入社区普及中医药养生保健知识等多种方式，引导志愿者在常态化的志愿服务活动中体会"奉献、友爱、互助、进步"的志愿服务精神。

全国医药院校临床药学教育培训班在中国药科大学举办 2015年5月23日至25日，全国医药院校临床药学教育培训班在中国药科大学举办，来自全国126个医药院校及其附属医院、医院药学部的专家学者参加培训班。

中国药科大学姚文兵副校长就"我国临床药学教育的现状与发展"做了专题报告；临床药师工作专家委员会主任委员吴永佩教授作了"我国医院临床药学建设现状与发展思路"的主题报告；教指委秘书长、中国药科大学教务处处长徐晓媛教授和教指委委员、南京鼓楼医院药学部主任葛卫红教授分别就临床药学本科专业教学质量国家标准的课程及教学标准、教学基地建设标准等进行深入解读；教指委委员、徐州医学院副院长印晓星教授解读了全国临床药学本科专业办学准入标准。这些报告综观全国、纵览发展，有利于帮助与会人员充分理解和认识了我国临床药学教育和临床药学建设的总体情况、发展方向以及当前工作的重点。首都医科大学赵志刚教授、安徽医科大学金涌教授、哈尔滨医科大学孙建平教授分别介绍了所在院校临床药学教育的发展状况、办学模式等，对院校临床药学专业的建设和发展具有借鉴意义。

培训班还设医院实践教学基地和院校两个分会场。第一分会场中，北京医院药学部主任胡欣教授、第二军医大学附属长海医院药学部主任高申教授、福建医科大学附属第一医院药学部主任王长连教授分别作专题报告，介绍了医院实践教学基地在课程建设、带教师资队伍建设等方面的情况和经验。第二分会场中，北京大学崔一民教授、沈阳药科大学赵明沂教授、山东大学赵维教授、我校丁选胜教授分别作主题报告，并与参会代表畅谈了院校临床药学专业建设、临床药师的人才培养等内容。

与会代表分别考察了鼓楼医院临床药学实践教学基地和中国药科大学江宁校区的模拟药房、药学博物馆等地。并参加中国临床药学教育国际研讨会现场，来自美国密歇根大学、美国俄亥俄州立大学、美国明尼苏达大学、香港大学、新加坡国立大学、台湾大学的专家学者分别就自己所在国家和地区的临床药学教育情况、药师培养与工作情况等作专题报告。

参会代表对培训班的举办给予了高度评价，认为培训班对于加强我国临床药学专业建设，提高临床药学专业教师队伍和教学管理人员的业务能力和管理水平，进一步提升临床药学人才培养质量，推动我国临床药学教育国际化具有重要而深远的意义。

第四届全国医药院校药学、中药学专业大学生实验技能竞赛在安徽中医药大学举行 2015年11月6日至7日，由教育部高等学校药学类专业教学指导委员会、教育部高等学校实验教学指导委员会、高等学校国家级实验教学示范中心联席会药学学科组共同主办，安徽中医药大学承办的"第四届全国医药院校药学、中药学专业大学生实验技能竞赛暨全国药学、中药学实验教学中心联席会"在安徽中医药大学少荃湖校区举行。

国家级实验教学示范中心联席会工作委员会主任、北京大学实验室与设备管理部部长张新祥教授，上海中医药大学中药学实验示范中心主任张彤教授，教育部高等学校药学类专业教学指导委员会秘书长、中国药科大学徐晓媛教授，国家级实验教学示范中心联席会药学学科组副组长、中国药科大学药学院副院长刘晓东教授，安徽中医药大学副校长彭代银教授，安徽中医药大学教务处、药学院相关负责人，复旦大学、中国药科大学、北京大学等全国62所高校的参赛选手和指导老师300多名参加了开幕式。

110名参赛学生参加了实验技能大赛的理论考试和操作考核，比赛进行了现场视频直播观摩。本次比赛检阅了各校实验技能教育成果，全面反映了学生掌握知识和技能的现状，展现了当代大学生的竞技水平、综合素质和专业技能。

竞赛共评出特等奖15名，一等奖40名，二等奖55名。

第五届"国药工程杯"全国大学生制药工程设计竞赛全国总决赛在武汉工程大学举办 2015年11月13日至15日，第五届"国药工程杯"全国大学生制药工程设计竞赛总决赛在武汉工程大学成功举办。本届竞赛由教育部高等学校药学类专业教学指导委员会主办、中国医药集团联合工程有限公司协办、武汉工程大学承办。竞赛得到了江苏赛德力制药机械制造有限公司、楚天科技股份有限公司、浙江迦南科技股份有限公司、温州亚光机械制造有限公司、上海馨正信息科技有限公司、北京诚益通控制工程科技股份有限公司的赞助支持。来自全国高校、制药企业的400余位代表出席了会议，其中包括教育部高等学校药学类专业教学指导委员会领导与专家、中国医药集团联合工程有限公司领导、来自制药企业及高校的决赛评委、赞助企业嘉宾和高校参赛师生。

在决赛环节，来自国内15所高校的15支参赛队向大家展示了高质量的竞赛作品，在规定时间内对作品的设计理念、设计方案、设计特色与创新点进行了精彩陈述。面对评审专家提出的各种问题，选手们沉着冷静、分析准确，完美的回答博得了观众阵阵掌声。

经过激烈角逐，武汉工程大学“卓越先锋队”、华东理工大学“华东1队”、大连理工大学“redut队”、中国药科大学“星空队”、天津大学“Running ideas队”、三峡大学“修远队”、四川大学“朝阳队”、湖北工业大学“QbD队”共8支队伍获得一等奖，其余5支参加决赛的队伍获得了二等奖。决赛还评选出“最佳组织奖”、“最佳答辩奖”和“最佳壁报奖”三个单项奖。在闭幕式上举行了隆重的颁奖典礼，颁奖嘉宾为获奖队伍颁发了奖杯、奖牌、证书和奖章。同时，还为竞赛标识（LOGO）一等奖获奖者林秀杭颁发了获奖证书。大会在隆重热烈的气氛中圆满落下帷幕。

第五届“国药工程杯”全国大学生制药工程设计竞赛于2015年4月5日发出第一轮竞赛通知，竞赛得到了全国各高校的积极响应，共有来自全国108所高校的310支队伍报名。竞赛于5月14日发布设计任务书，6月26日-27日在武汉工程大学举办了参赛队指导教师培训会。9月15日，共有90所高校提交了225件参赛作品。10月8日-12日，竞赛专家委员会采用完全匿名评审方式对参赛作品进行了评阅，并对评阅结果进行会议审评，择优筛选出来自15所高校的15件作品参加决赛角逐一等奖。本届竞赛最终评选出一等奖8名，二等奖30名，三等奖70名，单项奖3名。获奖作品约占全部参赛作品数量的50%。获奖学校共70所，占提交作品学校数量的77.8%。

“第八届全国大学生药苑论坛”在中国药科大学举办 2015年11月20日至22日，第八届全国大学生药苑论坛活动在中国药科大学隆重举行。

“药苑论坛”由教育部高等学校药学类专业教学指导委员会和中国高等教育学会药学教育研究会共同主办，旨在为药学类大学生提供交流展示科技创新成果的开放式平台。自2008年创办以来，在医药院校范围内引起广泛关注和良好反响。本次邀请到台湾大学等58所知名医药学类院校参赛，师生代表人数近300人。

开幕式上，中国药科大学副校长姚文兵教授致欢迎辞，教育部高教司农林医药处高斌副处长和江苏省教育厅高教处徐庆副处长出席并讲话。随后，来自北京大学药学院的张海霞教授和北京三元基因工程有限公司的刘金毅总经理分别作了题为：“创新创业ICAN”“生物医药发展与‘双创’机会”的精彩报告。

本次药苑论坛共设立五个分会场（药剂学、药理学、药物分析、药物化学+制药工程、中药学+生化药学），85名学生代表报告各自项目，参加分组评奖。此外，在本次论坛中，首次增设了壁报交流、明日药师分论坛、“共议当代大学生创新创业教育”主题教师研讨等环节。此次论坛共评出特等奖2名，一等奖15名，二等奖27名，三等奖40名。在“药苑论坛”活动中，多学校交流、多学科交叉、多元观点碰撞，充分激发了药学类大学生热衷科研、崇尚创新的精神，引领大家争当未来科技创新的践行者和中坚力量。此次活动博得校内外师生的高度评价和多家媒体的重点报道。

“2015生物药物创新及研发国际研讨会”在上海交通大学召开 2015年3月29日至30日，2015生物药物创新及研发国际研讨会（2015 International Symposium on Biopharmaceutical Innovation and Development）在上海交通大学闵行校区生物药学楼树华多功能厅胜利召开。本次会议由细胞工程及抗体药物教育部工程研究中心和上海交通大学药学院联合主办，由上海医药工业研究院、上海东富龙科技股份有限公司等11家单位协办，会议包括大会报告和墙报交流，共有来自美国、德国、比利时和中国等政府机构、科研院校和企业176位专家学者参加会议。

开幕式由大会主席朱建伟教授主持，朱教授对来自海内外的嘉宾朋友表示热烈的欢迎。本次研讨会邀请了政界、业界、学界的知名人士共同探讨生物医药领域技术创新、新药研发、临床研究和产业化等令人关注的话题，这是一次学术知识的碰撞，产业智慧的交融。与会专家包括中科科学研究院院士刘新垣教授、中国食品药品检定研究院副院长王军志教授、美国国立卫生研究院国家癌症研究所资深研究员Dr. Dimiter S. Dimitrov、德国Tuebingen大学Prof. Dr. Rolf G. Werner、比利时鲁汶Catholic大学Prof. Dr. Spiros N. Agathos、Frederick国家癌症研究实验室马步勇教授、复旦大学姜世勃教授、澳门大学陈新教授、上海交通大学朱建伟教授、上海交通大学金拓教授、上海交通大学王永祥教授及无锡药明康德生物技术有限公司副总裁张劲游博士、上海华奥泰生物制药有限公司朱向阳博士、纳微科技有限公司谢岩生博士、美国杰科实验室副总裁江华博士、无锡药明康德生物技术有限公司高级生产总监刘丁。

2015年中国药物制剂大会在浙江大学召开 2015年9月25日至27日，由中国药学会主办、浙江大学药学院承办的2015年中国药物制剂大会于在浙江大学隆重举行。大会的主题是“高端制剂的基础与应用研究”，来自国内外高等院校、科研院所、制药企业、医院，以及国家自然科学基金委、国家食品药品监督管理总局等知名专家学者、在校研究生共1200余人参加本次大会。

浙江大学吴朝晖校长到会祝贺并致欢迎词。中国药学会副理事长陈凯先院士、中国药学会药物制剂专业委员会主任委员张强教授、浙江省食品药品监督管理局陈时飞副局长在开幕式上致辞。四川大学副校长魏于全院士等6位国内外知名学者，分别做了大会特邀报告。

本次会议同时也是国际控释协会（CRS）中国分会2015年学术年会，设大会报告主会场及基础药剂学、工业药剂学、药用辅料与包材、医院药剂学、青年药剂学、研究生论坛等6个分会场，特邀各领域的知名专家、优秀青年学者和在读研究生做了85个分会场报告，介绍各领域的最新研究进展。会议设200个壁报展示，共评选出青年药剂学奖10名、研究生论坛优胜奖6名和优秀壁报奖6名。

与会专家从基础研究、产业化研发、药用辅料与包装材料、临床应用等四个方面，共同探讨了药物制剂的研发及应用过程中的最新进展，推动了我国药物制剂基础研究和产业化发展。

"第五届全国药物分析大会"在中国药科大学召开 2015年11月4日至6日，由全国药物分析大会理事会主办，中国药科大学承办，药物质量与安全预警教育部重点实验室、中国药科大学药物分析学国家重点学科等协办的"第五届全国药物分析大会"在南京国际会议大酒店隆重召开。

会议开幕式由大会副主席兼秘书长、组委会主任、中国药科大学张尊建教授主持，大会主席、清华大学罗国安教授、中国药科大学副校长孔令义教授、国家自然科学基金委医学部吴镭教授分别致辞。

本次大会的主题为"多学科交叉融合下的药物分析创新研究"。中国科学院院士、南京大学陈洪渊教授，中国工程院院士、中国药科大学王广基教授，新加坡国立大学环境科学学院院长 OngChoon Nam 教授，中国食品药品检定研究院副院长张志军研究员，国家药典委员会首席科学家钱忠直研究员，中国药科大学天然药物活性组分与药效国家重点实验室主任李萍教授以及美国纽约州立大学药学院 QU Jun 教授等，分别围绕生命分析化学的机遇与挑战、中药多组分药代动力学与药效学关联性研究、药物代谢组学研究关键问题、仿制药一致性评价、中药复方质量控制等议题，为代表们带来了精彩报告。

会议共收到交流论文近300篇，进行各类大会和分会报告95场次，墙报展示交流120余篇，仪器厂商、学术期刊和网络媒体展示16家。来自美国、新加坡以及香港、澳门等国内外150多所高等院校、科研院所、政府机构、药检系统以及仪器公司、制药企业的600多位药物分析、分析化学等相关领域的专家、学者就药物分析学科前沿研究热点、最新研究成果以及未来发展趋势和挑战等进行了深入交流与探讨，盛况空前。

本次大会的召开，对于进一步凝练我国药物分析学科的发展方向，提升科研和教学水平，促进人才队伍发展壮大，均起到了积极的推动作用。

武汉大学、郑州大学2个药学实验室通过教育部重点实验室验收 2015年8月，教育部组织专家公布对部分建设期已满的教育部重点实验室的验收结果。各实验室在研究方向凝炼、科研环境和条件建设、人才队伍建设、管理体制与运行机制、对外开放与交流等方面取得了明显进展，达到了建设计划任务书的要求。根据验收情况和专家组验收意见，以及实验室发展需求和学术委员会的意见，教育部批准武汉大学组合生物合成与新药发现、郑州大学药物关键制备技术2个实验室通过验收。

通过此次验收的65个实验室正式以教育部重点实验室名义开放运行。教育部要求各实验室要实行"开放、流动、联合、竞争"的运行机制，面向科学前沿，聚焦国家战略需求和行业、区域发展需求，开展创新性研究，提升高等学校创新能力，推动学科建设发展，以高水平科学研究支撑高质量高等教育。

实验室名称	依托单位	验收时间	调整事项
组合生物合成与新药发现	武汉大学	2013年12月	无
药物关键制备技术	郑州大学	2014年6月	无

成都中医药大学入选"全国高校实践育人创新创业基地" 2015年7月20日，教育部公布50家"全国高校实践育人创新创业基地"入选名单，其中包括33所部委属院校、8家地方院校及单位、2家高职高专、2家地方政府和5家国有大中型企业。成都中医药大学作为地方院校成功入选。

中国药科大学26名研究生赴香港大学交流 2015年暑期，为提升研究生教育国际化水平，加强与境外高水平大学间的交流与合作，中国药科大学研究生院组织开展了第二期赴港学术培训项目，在全校范围内遴选出26名优秀研究生赴香港大学进行了为期一周的交流学习活动。

期间，香港大学为学生安排了专题讲座、开放式互动讨论、文献检索实践操作等实用性课程，新颖的教学内容和启发式的教学方式拓展了学生们的思维，开阔了学术视野。代表团还走访参观了香港大学图书馆与香港大学医学院，并就学科前沿研究、科研思路、求学历程等话题与药学专业的博士研究生进行了深入交流。课程学习之余，大家参观了香港科学馆、香港医学博物馆、中环历史遗迹，进一步了解了香港医学科技现状与历史文化。

交流期间，药大研究生积极主动参与各项活动，圆满完成了培训计划，香港大学为每位同学颁发结业证书。同学们纷纷表示，交流活动内容充实、获益匪浅，是全面了解香港社会与港大悠久历史文化的良好契机，今后要继续努力学习专业课程，提高英语交流水平及应用能力，努力成为一名具有国际视野与国际竞争力的高水平药学人才，为社会发展做出更大贡献。

"中药现代研究"青年论坛在中国药科大学召开 2015年11月14日，由中国药科大学主办的第一届香港、澳门、台湾、南京地区"中药现代研究"青年论坛在江宁校区会议中心二楼报告厅举行。论坛邀请香港科技大学詹华强教授、台湾阳明大学蔡东湖教授、澳门大学李绍平教授、南京大学孔令东教授、南京中医药大学陈志鹏教授、江苏省中医药研究院贾晓斌教授和曹鹏教授作为嘉宾专家。中国药科大学副校长王正华出席此次青年论坛，中药学院余伯阳教授、谭宁华教授、齐炼文教授、寇俊萍教授作为校内专家与300余名师生参加了论坛活动。

王正华副校长代表学校向本次论坛的举办表示祝贺，希望中医药同仁抓住中医药发展的机遇，进一步扩大交流，加强合作，努力运用现代技术创新发展中医药，为民众福祉做出更大的贡献，共同推动中医药事业发展。中药学院党委书记杜文清介绍了中药学院的概况和中药学人才培养情况，倡议更多有志于投入中医药事业的优秀青年学子参与到中医药事业的振兴发展之路，希望中医药同仁紧密联系，扩大合作，切实促进中药现代研究的发展。

论坛围绕“中药现代研究”主题，以青年学子演讲和专家学者点评相结合为形式，依次举行了海外/境外博士论坛、大学生创新论坛、兄弟院校年度优秀博士论坛、中国药科大学年度优秀博士/硕士论坛四个专题论坛，6所高校共18名青年学子作大会主题报告，交流和分享了彼此在中药现代研究方面的工作和成果，与会专家现场对报告进行了精彩的点评和互动交流，对共同关注的工作开展了热烈讨论。与会专家就高校间在人才培养、科学研究等方面提升合作水平进行了具体研讨。

次论坛为香港、澳门、台湾、南京的青年学子与中医药行业各位专家同仁构建学术交流平台，提供了互相交流、学习的媒介，搭建了各高校学术互联的桥梁。

专业建设

2015年高校本科涉药专业新增备案及审批情况　在教育部公布的2015年度普通高等学校本科专业备案和审批结果中，涉药专业的有关情况如下：

药学专业（代码100701）新增备案：北京师范大学、合肥工业大学、北京协和医学院、天津天狮学院、张家口学院、上海健康医学院、安徽科技学院、武昌理工学院、江汉大学文理学院、吉首大学、贵阳学院、云南经济管理学院、西安外事学院

药物制剂专业（代码100702）新增备案：江西科技师范大学、山东中医药大学

临床药学专业（代码100703TK）新增审批：山西医科大学、南昌大学、泰山医学院、广州医科大学、桂林医学院、宁夏医科大学

药事管理专业（代码100704T）新增备案：辽宁中医药大学杏林学院、辽宁何氏医学院

药物分析专业（代码100705T）新增备案：山西中医学院、云南民族大学

中药学专业（代码100801）新增备案：滨州医学院

中药资源与开发专业（代码100802）新增备案：辽宁中医药大学杏林学院、山东中医药大学、贵州民族大学

制药工程专业（代码081302）新增备案：河北中医学院、泰州学院、厦门华厦学院、九江学院、齐鲁师范学院、许昌学院、信阳农林学院、湖北大学、三峡大学科技学院、湖北医药学院药护学院、西昌学院、乐山师范学院、贵州工程应用技术学院、安康学院

生物制药专业（代码083002T）新增备案：吉林大学、山西中医学院、上海海洋大学、温州医科大学、安徽工程大学、安徽师范大学、阜阳师范学院、济宁医学院、鲁东大学、济宁学院、菏泽学院、电子科技大学中山学院、广西大学、钦州学院、陇东学院

2015年高校设置涉药本科专业的专业点情况　截止2015年底，高等院校设置药学的本科专业点为218个，临床药学的本科专业点为35个，药物制剂的本科专业点为103个，药物化学的本科专业点为5个，药物分析的本科专业点为14个，药事管理的本科专业点为12个，中药学的本科专业点为89个，中药制药的本科专业点为18个，中药资源与开发的本科专业点为32个，海洋药学的本科专业点为2个，中草药栽培与鉴定的本科专业点为15个，藏药学的本科专业点为4个，蒙药学的本科专业点为2个，制药工程的本科专业点为278个，生物制药的本科专业点为69个。

开办药学专业的高校（218个）：安徽科技学院、安徽理工大学、安徽新华学院、安徽医科大学、安徽医科大学临床医学院、安徽中医药大学、蚌埠医学院、北华大学、北京城市学院、北京大学、北京师范大学、北京协和医学院、北京中医药大学、滨州医学院、常州大学、成都学院、成都医学院、成都中医药大学、赤峰学院、川北医学院、大理大学、大连理工大学、大连医科大学、第二军医大学、第三军医大学、第四军医大学、东北师范大学、佛山科学技术学院、福建医科大学、福建中医药大学、复旦大学、甘肃中医药大学、赣南医学院、广东药科大学、广东医学院、广西科技大学、广西医科大学、广西中医药大学、广西中医药大学赛恩斯新医药学院、广州医科大学、广州中医药大学、贵阳学院、贵州医科大学神奇民族医药学院、贵阳中医学院、贵州民族大学、贵州医科大学、桂林医学院、哈尔滨商业大学、哈尔滨医科大学、海南大学、海南医学院、杭州师范大学、合肥工业大学、河北北方学院、河北大学、河北科技大学、河北科技大学理工学院、河北师范大学、河北医科大学、河南大学、河南大学民生学院、河南科技大学、河南理工大学、河南中医学院、河西学院、黑龙江中医药大学、湖北大学、湖北工程学院、湖北科技学院、湖北理工学院、湖北医药学院、湖北医药学院药护学院、湖北中医药大学、湖南师范大学、湖南师范大学树达学院、湖南中医药大学、湖南中医药大学湘杏学院、华北理工大学、华北理工大学冀唐学院、华东理工大学、华侨大学、华中科技大学、黄河科技学院、吉林大学、吉林医药学院、吉首大学、济南大学、济宁医学院、暨南大学、佳木斯大学、嘉兴学院、嘉应学院、江汉大

学、江汉大学文理学院、江苏大学、江西科技师范大学、江西中医药大学、江西中医药大学科技学院、井冈山大学、九江学院、昆明学院、昆明医科大学、昆明医科大学海源学院、兰州大学、辽宁何氏医学院、辽宁师范大学、辽宁医学院、辽宁医学院医疗学院、辽宁中医药大学、临沂大学、牡丹江医学院、南昌大学、南方医科大学、南华大学、南华大学船山学院、南京工业大学、南京医科大学、南京医科大学康达学院、南京中医药大学、南京中医药大学翰林学院、南开大学、南通大学、内蒙古科技大学包头医学院、内蒙古医科大学、宁夏医科大学、平顶山学院、莆田学院、齐齐哈尔医学院、青岛大学、青岛农业大学、青海大学、青海民族大学、清华大学、三峡大学、厦门大学、山东大学、山东大学威海分校、齐鲁医药学院、山东中医药大学、山西医科大学、山西中医学院、陕西国际商贸学院、陕西中医药大学、上海健康医学院、上海交通大学、上海中医药大学、绍兴文理学院、绍兴文理学院元培学院、深圳大学、沈阳药科大学、石河子大学、首都医科大学、四川大学、四川农业大学、苏州大学、泰山医学院、天津大学、天津天狮学院、天津医科大学、天津医科大学临床医学院、天津中医药大学、皖南医学院、潍坊医学院、温州医科大学、温州医科大学仁济学院、武昌理工学院、武汉大学、武汉工程大学、武汉科技大学、西安交通大学、西安培华学院、西安外事学院、西安医学院、西藏大学、西南大学、西南民族大学、西南医科大学、湘南学院、湘潭大学、新疆农业大学、新疆农业大学科学技术学院、新疆医科大学、新疆医科大学厚博学院、新乡医学院、新乡医学院三全学院、徐州医学院、烟台大学、延边大学、扬州大学、宜春学院、右江民族医学院、云南经济管理学院、云南中医学院、张家口学院、长春中医药大学、长沙医学院、长治医学院、浙江大学、浙江大学城市学院、浙江工业大学、浙江海洋学院、浙江中医药大学、浙江中医药大学滨江学院、郑州大学、郑州工业应用技术学院、中国海洋大学、中国计量学院、中国药科大学、中国医科大学、中南大学、中南民族大学、中山大学、中山大学新华学院、重庆大学、重庆理工大学、重庆医科大学、遵义医学院、遵义医学院医学与科技学院

开办临床药学专业的高校(35个)：安徽医科大学、大理大学、大连医科大学、福建医科大学、广东药科大学、广西医科大学、广西中医药大学、广州医科大学、桂林医学院、哈尔滨医科大学、河北医科大学、河南大学、吉林大学、昆明医科大学、西南医科大学、南昌大学、南方医科大学、南京医科大学、内蒙古医科大学、宁夏医科大学、齐齐哈尔医学院、山东大学、山西医科大学、沈阳药科大学、首都医科大学、四川大学、泰山医学院、天津医科大学、天津中医药大学、温州医科大学、徐州医学院、中国药科大学、中国医科大学、重庆医科大学、遵义医学院

开办药物制剂专业的高校(103个)：安徽科技学院、安徽新华学院、安徽中医药大学、成都医学院、成都中医药大学、大理大学、福建医科大学、福建中医药大学、甘肃中医药大学、广东药科大学、广西中医药大学、广西中医药大学赛恩斯新医药学院、广州中医药大学、贵州医科大学、贵阳中医学院、贵州大学、桂林医学院、哈尔滨医科大学、河北北方学院、河北大学、河北科技大学、河北医科大学、河南大学、河南大学民生学院、河南农业大学、河南中医学院、黑龙江中医药大学、湖北科技学院、湖北中医药大学、湖南中医药大学、湖南中医药大学湘杏学院、华北理工大学、华东理工大学、淮海工学院、黄河科技学院、吉林大学、吉林大学珠海学院、吉林化工学院、吉林农业科技学院、吉林医药学院、济宁医学院、江苏大学、江西科技师范大学、江西中医药大学、江西中医药大学科技学院、九江学院、昆明医科大学、辽宁中医药大学、牡丹江医学院、南方医科大学、南华大学、南京工业大学、南京工业大学浦江学院、南京医科大学康达学院、南京中医药大学、南京中医药大学翰林学院、南通大学、内蒙古民族大学、内蒙古医科大学、齐鲁工业大学、齐鲁医药学院、齐齐哈尔医学院、青岛科技大学、山东中医药大学、山西医科大学、陕西国际商贸学院、陕西科技大学、陕西科技大学镐京学院、陕西中医药大学、上海理工大学、沈阳药科大学、石家庄学院、四川农业大学、太原理工大学、泰山医学院、天津医科大学、天津中医药大学、通化师范学院、皖南医学院、皖西学院、武汉工程大学邮电与信息工程学院、武汉科技大学城市学院、武汉轻工大学、西南民族大学、新乡医学院、新乡医学院三全学院、徐州医学院、延边大学、云南中医学院、长春中医药大学、长沙医学院、浙江大学、浙江工业大学、浙江中医药大学、浙江中医药大学滨江学院、郑州大学、郑州工业应用技术学院、中国药科大学、中国医科大学、中南民族大学、重庆医科大学、遵义医学院、遵义医学院医学与科技学院

开办药物化学专业的高校(5个)：广东药科大学、辽宁师范大学、上海工程技术大学、沈阳药科大学、中国药科大学

开办药物分析专业的高校(14个)：安徽中医药大学、蚌埠医学院、福建医科大学、广东药科大学、哈尔滨医科大学、河北医科大学、黑龙江中医药大学、佳木斯大学、山西中医学院、沈阳药科大学、云南民族大学、长沙医学院、中国药科大学、中南民族大学

开办药事管理专业的高校(12个)：大连医科大学中山学院、东南大学成贤学院、广东药科大学、贵州医科大学、辽宁何氏医学院、辽宁中医药大学杏林学院、南京中医药大学、南京中医药大学翰林学院、沈阳药科大学、天津商业大学、长春中医药大学、中国药科大学

开办中药学专业的高校(89个)：安徽科技学院、安徽医科大学、安徽中医药大学、北京城市学院、北京中医药大学、北京中医药大学东方学院、滨州医学院、成都中医药大学、承德医学院、大连大学、第二军医大学、福建中医药大学、甘肃中医药大学、赣南医学院、广东药科大学、广东医学院、广西中医药大学、广西中医药大学赛恩斯新医药学院、广州中医药大学、贵阳中医学院、贵阳中医学院时珍学院、贵州医科大

学、哈尔滨商业大学、哈尔滨医科大学、海南医学院、河北北方学院、河北大学、河北农业大学、河北中医学院、河南大学、河南农业大学、河南中医学院、黑龙江中医药大学、湖北民族学院、湖北民族学院科技学院、湖北中医药大学、湖南中医药大学、湖南中医药大学湘杏学院、华北理工大学、吉林大学珠海学院、吉林农业大学、吉林农业科技学院、济宁医学院、暨南大学、江西中医药大学、江西中医药大学科技学院、辽宁中医药大学、辽宁中医药大学杏林学院、南方医科大学、南京农业大学、南京中医药大学、南京中医药大学翰林学院、南阳理工学院、内蒙古医科大学、宁夏医科大学、齐鲁医药学院、齐齐哈尔医学院、青海大学、山东中医药大学、山西医科大学、山西中医学院、陕西国际商贸学院、陕西中医药大学、上海中医药大学、沈阳药科大学、石河子大学、首都医科大学、苏州大学、泰山医学院、天津中医药大学、通化师范学院、温州医科大学、温州医科大学仁济学院、武汉生物工程学院、西安医学院、西南民族大学、西南医科大学、新疆医科大学、右江民族医学院、云南中医学院、长春科技学院、长春中医药大学、浙江大学、浙江工业大学、浙江农林大学、浙江中医药大学、浙江中医药大学滨江学院、中国药科大学、重庆医科大学

开办中药制药专业的高校(18 个):中国药科大学、长春中医药大学、天津中医药大学、沈阳药科大学、陕西中医药大学、南京中医药大学、南方医科大学、江西中医药大学、湖北中医药大学、湖北医药学院、黑龙江中医药大学、河南中医学院、贵阳中医学院、广州中医药大学、广西民族大学、广东药科大学、北京中医药大学东方学院、北京中医药大学

开办中药资源与开发专业的高校(32 个):安徽中医药大学、成都中医药大学、东北师范大学人文学院、福建农林大学、甘肃中医药大学、广东药科大学、广西医科大学、广西中医药大学、广州中医药大学、贵州民族大学、河北中医学院、河南中医学院、黑龙江中医药大学、湖北中医药大学、湖南农业大学、湖南中医药大学、吉林农业大学、吉林农业科技学院、江西中医药大学、辽宁中医药大学杏林学院、南京中医药大学、南京中医药大学翰林学院、内蒙古医科大学、山东农业大学、山东中医药大学、山西农业大学、陕西中医药大学、沈阳药科大学、天津中医药大学、云南中医学院、长春中医药大学、中国药科大学

开办海洋药学专业的高校(2 个):广东药科大学、中国药科大学

开办中草药栽培与鉴定专业的高校(15 个):北京中医药大学东方学院、甘肃农业大学、甘肃中医药大学、广东药科大学、贵阳中医学院、贵州大学、吉林农业科技学院、江西中医药大学科技学院、辽宁中医药大学、山东中医药大学、沈阳农业大学、四川农业大学、云南农业大学、云南中医学院、浙江中医药大学

开办藏药学专业的高校(4 个):成都中医药大学、甘肃中医药大学、西藏藏医学院、西南民族大学

开办蒙药学专业的高校(2 个):内蒙古民族大学、内蒙古医科大学

开办制药工程专业的高校(278 个):安徽工业大学、安徽理工大学、安徽新华学院、安徽中医药大学、安康学院、安阳师范学院、蚌埠学院、蚌埠医学院、宝鸡文理学院、北方民族大学、北京化工大学、北京理工大学、北京联合大学、北京石油化工学院、滨州医学院、常州大学、常州大学怀德学院、成都理工大学、成都学院、成都中医药大学、滁州学院、大连大学、大连理工大学、大连民族学院、德州学院、东北农业大学、东南大学、东南大学成贤学院、福建农林大学、福建中医药大学、福州大学、赣南医学院、广东工业大学、广东海洋大学、广东药科大学、广西大学、广西科技大学、广西民族大学、广西民族师范学院、广西师范大学、广西师范大学漓江学院、广西中医药大学、广州中医药大学、贵阳学院、贵阳中医学院、贵州大学、贵州大学明德学院、贵州工程应用技术学院、贵州理工学院、贵州师范学院、哈尔滨理工大学、哈尔滨商业大学、哈尔滨师范大学、海南大学、海南师范大学、邯郸学院、杭州师范大学、合肥工业大学、合肥师范学院、河北北方学院、河北工业大学、河北工业大学城市学院、河北科技大学、河北科技大学理工学院、河北农业大学、河北中医学院、河池学院、河南工业大学、河南科技大学、河南科技学院、河南科技学院新科学院、河南农业大学、河南师范大学、河南中医学院、菏泽学院、黑龙江八一农垦大学、黑龙江大学、黑龙江中医药大学、湖北大学、湖北工业大学、湖北民族学院、湖北民族学院科技学院、湖北医药学院、湖北医药学院药护学院、湖北中医药大学、湖南科技大学、湖南科技大学潇湘学院、湖南科技学院、湖南理工学院、湖南理工学院南湖学院、湖南师范大学、湖南师范大学树达学院、湖南中医药大学、湖南中医药大学湘杏学院、湖州师范学院、湖州师范学院求真学院、华东理工大学、华南理工大学、华南农业大学、华侨大学、怀化学院、淮海工学院、淮阴工学院、黄冈师范学院、黄淮学院、黄山学院、吉林大学、吉林大学珠海学院、吉林化工学院、吉林农业大学、吉林农业科技学院、吉首大学、济南大学、济宁医学院、佳木斯大学、嘉兴学院、江南大学、江苏大学、江苏师范大学、江苏师范大学科文学院、江西科技师范大学、江西农业大学、江西中医药大学、江西中医药大学科技学院、荆楚理工学院、九江学院、凯里学院、昆明理工大学、兰州理工大学、乐山师范学院、辽宁大学、辽宁何氏医学院、辽宁科技学院、辽宁中医药大学、辽宁中医药大学杏林学院、聊城大学、临沂大学、岭南师范学院、牡丹江师范学院、牡丹江医学院、南昌大学、南昌大学科学技术学院、南方医科大学、南华大学、南华大学船山学院、南京工业大学、南京理工大学、南京理工大学泰州科技学院、南京师范大学泰州学院、南京中医药大学、南京中医药大学翰林学院、南阳师范学院、内蒙古工业大学、内蒙古农业大学、内蒙古医科大学、宁夏大学、宁夏理工学院、齐鲁工业大学、齐鲁师范学院、齐齐哈尔大学、齐齐哈尔医学

院、青岛科技大学、青岛农业大学、青海大学、曲阜师范大学、泉州师范学院、三峡大学、三峡大学科技学院、厦门华厦学院、山东大学、山东农业大学、山东师范大学、山东中医药大学、山西大同大学、山西农业大学、山西中医学院、陕西服装工程学院、陕西国际商贸学院、陕西科技大学、陕西中医药大学、商洛学院、上海工程技术大学、上海理工大学、上海应用技术学院、邵阳学院、沈阳化工大学、沈阳化工大学科亚学院、沈阳药科大学、石河子大学、石家庄学院、四川大学、四川理工学院、四川文理学院、绥化学院、台州学院、太原工业学院、太原科技大学、太原理工大学、泰山学院、泰山医学院、泰州学院、天津大学、天津工业大学、天津科技大学、天津理工大学、天津商业大学、天津中医药大学、铜仁学院、皖南医学院、皖西学院、潍坊学院、温州医科大学、文山学院、梧州学院、武昌理工学院、武汉工程大学、武汉工程大学邮电与信息工程学院、武汉理工大学、武汉理工大学华夏学院、武汉轻工大学、武汉生物工程学院、西安交通大学、西安理工大学、西北大学、西北大学现代学院、西北民族大学、西北农林科技大学、西北师范大学、西昌学院、西华大学、西南大学、西南交通大学、西南科技大学、西南民族大学、湘潭大学、湘潭大学兴湘学院、新乡学院、新乡医学院三全学院、信阳农林学院、许昌学院、烟台大学、延安大学西安创新学院、盐城工学院、盐城师范学院、燕京理工学院、扬州大学、扬州大学广陵学院、宜宾学院、宜春学院、玉林师范学院、云南大学、云南民族大学、云南师范大学、云南中医学院、枣庄学院、长春工业大学、长春工业大学人文信息学院、长春中医药大学、肇庆学院、浙江大学、浙江大学宁波理工学院、浙江工业大学、浙江科技学院、浙江中医药大学、浙江中医药大学滨江学院、郑州大学、中北大学、中国药科大学、中国医科大学、中南大学、中央民族大学、重庆大学、重庆工商大学、重庆科技学院、重庆理工大学、重庆文理学院、遵义医学院、遵义医学院医学与科技学院

开办生物制药专业的高校(69个):安徽工程大学、安徽农业大学、安徽师范大学、安徽中医药大学、滨州医学院、常熟理工学院、巢湖学院、成都医学院、大连医科大学、大庆师范学院、德州学院、电子科技大学中山学院、福建医科大学、阜阳师范学院、广东药科大学、广西大学、贵阳中医学院、贵州理工学院、河南城建学院、河南科技大学、菏泽学院、黑龙江大学、湖北第二师范学院、湖北民族学院、华南理工大学、华中科技大学、怀化学院、淮南师范学院、吉林大学、吉林化工学院、吉林医药学院、济宁学院、济宁医学院、暨南大学、江苏师范大学、丽水学院、聊城大学、陇东学院、鲁东大学、绵阳师范学院、南京林业大学、南京中医药大学翰林学院、钦州学院、山西医科大学、山西中医学院、上海海洋大学、沈阳药科大学、四川理工学院、苏州大学、泰山医学院、天津农学院、潍坊医学院、温州医科大学、武汉大学、武汉东湖学院、武汉工商学院、武汉理工大学华夏学院、武汉轻工大学、新乡医学院三全学院、信阳师范学院、盐城师范学院、玉林师范学院、长春中医药大学、长沙学院、浙江海洋学院、浙江理工大学、浙江万里学院、中国药科大学、中南民族大学

教材建设

↗ 中国药科大学3部教材获2015年省高校重点教材立项

中国药科大1部新编教材、2部修订教材获江苏省得重点教材江苏省高等学校重点教材立项建设立项,分别是赵鸿萍主编的《新编药学信息检索教程》、杭太俊主编的《药物分析(第七版)》、刘建平主编的《生物药剂学与药物动力学(第四版)》。

↗ 沈阳药科大学新增8门省级精品资源共享课建设课程

辽宁省教育厅公布了2015年辽宁省精品资源共享课建设课程名单,按照"科学规划、合理布局、优化结构、注重特色、开放共享"的总体要求,坚持"学生学习为中心、能力培养为重点、创新训练为导向、教学应用为保障"的原则,2015年省级精品资源共享课分为基础理论类、创新创业教育与专业教育融合类和面向应用型人才培养的专业类三类课程进行建设,全省高校共申报符合要求课程396门。经省教育厅评审,确定140门为2015年辽宁省普通高等学校精品资源共享课建设课程。沈阳药科大学共有8门课程入选:

课程类型	课程名称	负责人
基础理论类	计算机程序设计基础	梁建坤
创新创业类	无机化学	王国清
创新创业类	微生物学与免疫学	徐　威
创新创业类	分子生物学	张　嵘
创新创业类	生药学	贾　英
创新创业类	物理化学	李三鸣
创新创业类	生物化学	张景海
应用型培养类	精细化学品化学	胡　春

↗ 哈尔滨商业大学"科学合理用药"入选教育部第七批"精品视频公开课"　2015年4月13日,经有关高校建设和申报、教育部组织专家评审遴选,共有158门课程于2014年10月至2015年2月陆续在"爱课程"网、中国网络电视台和网易等3个网站以"中国大学视频公开课"形式免费向社会开放,产生了良好的社会反响。教育部决定将这些课程作为第七批"精品视频公开课"面向社会公布。哈尔滨商业大学张晓丹老师主讲的"科学合理用药"入选第七批"精品视频公开课"。

↗ 中国药科大学在省高校微课教学比赛评选中喜获佳绩

2015年7月,江苏省教育厅公布了江苏省高校微课教学比赛(本科组)遴选结果,中国药科大学组织推荐的18项参赛作品中有16项作品脱颖而出荣获各类奖项,获奖率达88.8%,参赛作品的总量获奖比例和一等奖获奖比例均居全省之首。

其中，柳文媛的《维生素 C 的分析》、杜锦丽的《旋转之美—角动量守恒定律》、宋瑞的《高效液相色谱法（HPLC）在药物杂质检查中的应用》、李玉艳的《烷化剂的抗肿瘤三部曲》、林文的《剖视图》、周茜的《国际货币体系之怪现象》等 6 项作品荣获一等奖。据了解，一等奖获奖项目将全部被省教育厅推荐参加全国高校微课教学比赛。

本次获奖集中体现了近年来学校教学改革的特色与成效，彰显了中国药科大学教师热爱教学、开拓进取的精神风貌。在此次评选中，青年教师获奖比例占 68%，也从另一个层面反映了青年教师良好的教学基本功和积极参与教学改革的热情。

师资队伍

2015 年度“长江学者”入选名单（药学类相关）

特聘教授

北京大学	焦　宁	药物化学
华东理工大学	杨　弋	生物工程
华东理工大学	朱为宏	应用化学

讲座教授

武汉大学	汪寅生	分析化学
华中科技大学	李顺成	生物化学与分子生物学
西安交通大学	Rikard Holmdahl	生物化学与分子生物学
贵州医科大学	林合宁	生物化学与分子生物学

青年学者

北京大学	汤新景	药物化学
北京大学	徐冬一	生物化学与分子生物学
清华大学	李海涛	生物化学与分子生物学
南开大学	陈　弓	有机化学
华东师范大学	杨海波	有机化学
江南大学	马　鑫	药理学
四川大学	逯光文	微生物学
兰州大学	樊春安	有机化学
哈尔滨工业大学	黄志伟	生物化学与分子生物学
中国科学院大学	王江云	生物化学与分子生物学
第二军医大学	盛春泉	药物化学
哈尔滨医科大学	潘振伟	药理学

2015 年教育部“创新团队发展计划”滚动支持名单（药学类相关）

学校	带头人	研究方向	资助期限	资助金额（元）
北京大学	张　强	载体给药系统的分子药剂学研究	2016-2018 年	300 万
广西医科大学	赵永祥	原发性肝癌生物靶向诊治研究	2016-2018 年	300 万
哈尔滨医科大学	刘连新	肝胆肿瘤发病机理、治疗及耐药的研究	2016-2018 年	300 万
海南大学	罗素兰	热带特色海洋药物芋螺毒素资源的研究与利用	2016-2018 年	300 万
兰州大学	王　锐	多肽药物	2016-2018 年	300 万
兰州大学	厍学功	天然产物合成化学	2016-2018 年	300 万
西北大学	郑晓晖，段康民	基于秦巴优势生物资源的生命效应分析与新药创制研究	2016-2018 年	300 万
中国药科大学	孔令义	天然药物分子发现与结构优化	2016-2018 年	300 万

中国药科大学陈依军教授荣获中国政府“友谊奖”

2015 年 9 月 29 日下午 2015 年度中国政府“友谊奖”颁奖大会于在北京人民大会堂隆重举行。中国药科大学国家“千人计划”、江苏省“双创计划”、江苏省“333 高层次人才培养工程”第二层次入选者、特聘教授、博士生导师陈依军教授获此殊荣。中国政府“友谊奖”是中国政府为表彰在中国现代化建设和改革开放事业中作出突出贡献的外国专家而设立的最高奖项，中国政府“友谊奖”每年评选产生 50 名获奖者。

陈依军教授自 2007 年起任中国药科大学化学生物学研究室主任、特聘教授和博士生导师。2009 年被授予“国家重点引进专家”称号，2010 年起被美国罗格斯大学（新泽西州立大学）化学生物学系聘为客座正教授（Adjunct Professor），2012 年获“中国侨界创新人才奖”。自 2007 年回国工作以来，以第一或通讯作者发表学术论文 38 篇，累计影响因子超过 170。已完成和现主持“重大新药创制”国家科技重大专项项目、国家高等学校学科创新引智计划（111 计划）、国家自然科学基金重大研究计划和面上项目、江苏省科技支撑计划（工业）项目、教育部科学技术研究重点项目和教育部博士点基金等。为加强中外科技文化交流、高层次人才培养等方面做出了重要的推动作用。

学位与研究生教育

2015 年药学学术学位授权点名单

序号	学科代码	学科名称	单位名称	省市名称	授权级别
1	1007	药学	北京大学	北京市	博一
2	1007	药学	清华大学	北京市	硕一
3	1007	药学	北京理工大学	北京市	硕一
4	1007	药学	北京化工大学	北京市	硕一
5	1007	药学	北京协和医学院	北京市	博一
6	1007	药学	首都医科大学	北京市	博一
7	1007	药学	中国科学院大学	北京市	博一
8	1007	药学	中国食品药品检定研究院	北京市	硕一
9	1007	药学	南开大学	天津市	硕一
10	1007	药学	天津大学	天津市	硕一
11	1007	药学	天津科技大学	天津市	硕一
12	1007	药学	天津医科大学	天津市	硕一

（续表）

序号	学科代码	学科名称	单位名称	省市名称	授权级别
13	1007	药学	天津中医药大学	天津市	硕一
14	1007	药学	河北大学	河北省	硕一
15	1007	药学	河北科技大学	河北省	硕一
16	1007	药学	河北医科大学	河北省	硕一
17	1007	药学	河北北方学院	河北省	硕一
18	1007	药学	山西大学	山西省	硕一
19	1007	药学	山西医科大学	山西省	硕一
20	1007	药学	内蒙古医科大学	内蒙古自治区	硕一
21	1007	药学	大连理工大学	辽宁省	硕一
22	1007	药学	沈阳化工大学	辽宁省	硕一
23	1007	药学	中国医科大学	辽宁省	硕一
24	1007	药学	辽宁医学院	辽宁省	硕一
25	1007	药学	大连医科大学	辽宁省	硕一
26	1007	药学	沈阳药科大学	辽宁省	博一
27	1007	药学	吉林大学	吉林省	博一
28	1007	药学	延边大学	吉林省	硕一
29	1007	药学	吉林农业大学	吉林省	硕一
30	1007	药学	长春中医药大学	吉林省	硕一
31	1007	药学	北华大学	吉林省	硕一
32	1007	药学	佳木斯大学	黑龙江省	硕一
33	1007	药学	东北林业大学	黑龙江省	硕一
34	1007	药学	哈尔滨医科大学	黑龙江省	博一
35	1007	药学	黑龙江中医药大学	黑龙江省	博一
36	1007	药学	哈尔滨商业大学	黑龙江省	硕一
37	1007	药学	复旦大学	上海市	博一
38	1007	药学	同济大学	上海市	硕一
39	1007	药学	上海交通大学	上海市	博一
40	1007	药学	华东理工大学	上海市	博一
41	1007	药学	华东师范大学	上海市	硕一
42	1007	药学	上海医药工业研究院	上海市	博一
43	1007	药学	第二军医大学	上海市	博一
44	1007	药学	南京大学	江苏省	博一
45	1007	药学	苏州大学	江苏省	博一
46	1007	药学	南京工业大学	江苏省	硕一
47	1007	药学	江南大学	江苏省	硕一
48	1007	药学	江苏大学	江苏省	硕一
49	1007	药学	南通大学	江苏省	硕一
50	1007	药学	南京医科大学	江苏省	博一
51	1007	药学	徐州医学院	江苏省	硕一
52	1007	药学	南京中医药大学	江苏省	硕一
53	1007	药学	中国药科大学	江苏省	博一
54	1007	药学	扬州大学	江苏省	硕一
55	1007	药学	浙江大学	浙江省	博一
56	1007	药学	浙江工业大学	浙江省	硕一
57	1007	药学	温州医科大学	浙江省	硕一
58	1007	药学	浙江中医药大学	浙江省	硕一
59	1007	药学	浙江省医学科学院	浙江省	硕一
60	1007	药学	安徽医科大学	安徽省	博一
61	1007	药学	安徽中医药大学	安徽省	硕一
62	1007	药学	厦门大学	福建省	硕一
63	1007	药学	福州大学	福建省	硕一
64	1007	药学	福建医科大学	福建省	硕一
65	1007	药学	福建中医药大学	福建省	硕一
66	1007	药学	南昌大学	江西省	硕一
67	1007	药学	山东大学	山东省	博一
68	1007	药学	中国海洋大学	山东省	博一
69	1007	药学	济南大学	山东省	硕一
70	1007	药学	潍坊医学院	山东省	硕一
71	1007	药学	泰山医学院	山东省	硕一
72	1007	药学	山东中医药大学	山东省	硕一
73	1007	药学	青岛大学	山东省	硕一
74	1007	药学	烟台大学	山东省	硕一
75	1007	药学	郑州大学	河南省	硕一
76	1007	药学	河南工业大学	河南省	硕一
77	1007	药学	河南中医学院	河南省	硕一
78	1007	药学	新乡医学院	河南省	硕一
79	1007	药学	河南大学	河南省	硕一
80	1007	药学	武汉大学	湖北省	硕一
81	1007	药学	华中科技大学	湖北省	博一
82	1007	药学	武汉轻工大学	湖北省	硕一
83	1007	药学	武汉理工大学	湖北省	硕一
84	1007	药学	湖北中医药大学	湖北省	硕一
85	1007	药学	湖南大学	湖南省	硕一
86	1007	药学	中南大学	湖南省	博一
87	1007	药学	湖南中医药大学	湖南省	硕一
88	1007	药学	南华大学	湖南省	硕一
89	1007	药学	中山大学	广东省	博一
90	1007	药学	暨南大学	广东省	硕一
91	1007	药学	广州中医药大学	广东省	硕一
92	1007	药学	广东药学院	广东省	硕一
93	1007	药学	南方医科大学	广东省	博一
94	1007	药学	广西中医药大学	广西壮族自治区	硕一
95	1007	药学	海南大学	海南省	硕一
96	1007	药学	海南医学院	海南省	硕一
97	1007	药学	重庆大学	重庆市	硕一
98	1007	药学	重庆医科大学	重庆市	硕一
99	1007	药学	第三军医大学	重庆市	博一
100	1007	药学	四川大学	四川省	博一
101	1007	药学	西南交通大学	四川省	硕一
102	1007	药学	西南医科大学	四川省	硕一
103	1007	药学	成都中医药大学	四川省	硕一
104	1007	药学	成都学院	四川省	硕一
105	1007	药学	贵阳医学院	贵州省	硕一
106	1007	药学	遵义医学院	贵州省	硕一
107	1007	药学	昆明医科大学	云南省	硕一
108	1007	药学	大理学院	云南省	硕一
109	1007	药学	云南中医学院	云南省	硕一
110	1007	药学	西安交通大学	陕西省	硕一
111	1007	药学	第四军医大学	陕西省	博一
112	1007	药学	兰州大学	甘肃省	硕一
113	1007	药学	青海民族大学	青海省	硕一
114	1007	药学	宁夏医科大学	宁夏回族自治区	硕一

（续表）

序号	学科代码	学科名称	单位名称	省市名称	授权级别
115	1007	药学	石河子大学	新疆维吾尔自治区	硕一
116	1007	药学	新疆医科大学	新疆维吾尔自治区	博一
117	100703	生药学	辽宁中医药大学	辽宁省	博二
118	100703	生药学	上海中医药大学	上海市	硕二
119	100703	生药学	福建农林大学	福建省	硕二
120	100703	生药学	江西中医药大学	江西省	硕二
121	100703	生药学	湖南师范大学	湖南省	硕二
122	100703	生药学	贵阳中医学院	贵州省	硕二
123	100705	微生物与生化药学	北京中医药大学	北京市	硕二
124	100705	微生物与生化药学	北京师范大学	北京市	硕二
125	100705	微生物与生化药学	河北农业大学	河北省	硕二
126	100705	微生物与生化药学	南京师范大学	江苏省	硕二
127	100705	微生物与生化药学	湖北大学	湖北省	硕二
128	100705	微生物与生化药学	华南师范大学	广东省	硕二
129	100705	微生物与生化药学	西南大学	重庆市	硕二
130	100705	微生物与生化药学	重庆理工大学	重庆市	硕二
131	100705	微生物与生化药学	贵州大学	贵州省	硕二
132	100705	微生物与生化药学	兰州理工大学	甘肃省	硕二

注：硕一代表一级学科硕士授权点，硕二代表二级学科硕士授权点；博一代表一级学科博士授权点，博二代表二级学科博士授权点

2015 年中药学学术学位授权点名单

序号	学科代码	学科名称	单位名称	省市名称	授权级别
1	1008	中药学	河北中医学院	河北省	硕一
2	1008	中药学	北京协和医学院	北京市	硕一
3	1008	中药学	北京中医药大学	北京市	博一
4	1008	中药学	北京师范大学	北京市	硕一
5	1008	中药学	中国科学院大学	北京市	硕一
6	1008	中药学	中国中医科学院	北京市	博一
7	1008	中药学	天津中医药大学	天津市	博一
8	1008	中药学	承德医学院	河北省	硕一
9	1008	中药学	首都医科大学	北京市	硕一
10	1008	中药学	山西医科大学	山西省	硕一
11	1008	中药学	山西中医学院	山西省	硕一
12	1008	中药学	内蒙古医科大学	内蒙古自治区	硕一
13	1008	中药学	内蒙古民族大学	内蒙古自治区	硕一
14	1008	中药学	辽宁中医药大学	辽宁省	博一
15	1008	中药学	沈阳药科大学	辽宁省	博一
16	1008	中药学	吉林农业大学	吉林省	硕一
17	1008	中药学	江苏大学	江苏省	硕一
18	1008	中药学	长春中医药大学	吉林省	博一
19	1008	中药学	哈尔滨商业大学	黑龙江省	博一
20	1008	中药学	黑龙江省中医研究院	黑龙江省	硕一
21	1008	中药学	上海交通大学	上海市	硕一
22	1008	中药学	华东理工大学	上海市	硕一
23	1008	中药学	上海中医药大学	上海市	博一
24	1008	中药学	第二军医大学	上海市	博一
25	1008	中药学	黑龙江中医药大学	黑龙江省	博一
26	1008	中药学	南京农业大学	江苏省	硕一
27	1008	中药学	南京中医药大学	江苏省	博一
28	1008	中药学	中国药科大学	江苏省	博一
29	1008	中药学	扬州大学	江苏省	硕一
30	1008	中药学	浙江大学	浙江省	硕一
31	1008	中药学	温州医科大学	浙江省	硕一
32	1008	中药学	浙江中医药大学	浙江省	博一
33	1008	中药学	华中科技大学	湖北省	硕一
34	1008	中药学	安徽医科大学	安徽省	硕一
35	1008	中药学	福建中医药大学	福建省	硕一
36	1008	中药学	江西中医药大学	江西省	博一
37	1008	中药学	山东中医药大学	山东省	博一
38	1008	中药学	河南中医学院	河南省	博一
39	1008	中药学	河南大学	河南省	硕一
40	1008	中药学	武汉大学	湖北省	硕一
41	1008	中药学	安徽中医药大学	安徽省	博一
42	1008	中药学	湖北中医药大学	湖北省	博一
43	1008	中药学	中南民族大学	湖北省	硕一
44	1008	中药学	湖南中医药大学	湖南省	硕一
45	1008	中药学	湖南省中医药研究院	湖南省	硕一
46	1008	中药学	暨南大学	广东省	博一
47	1008	中药学	广州中医药大学	广东省	博一
48	1008	中药学	广东药学院	广东省	硕一
49	1008	中药学	南方医科大学	广东省	博一
50	1008	中药学	西南大学	重庆市	硕一
51	1008	中药学	西南交通大学	四川省	硕一
52	1008	中药学	西南医科大学	四川省	硕一
53	1008	中药学	成都中医药大学	四川省	博一
54	1008	中药学	贵阳中医学院	贵州省	硕一
55	1008	中药学	云南中医学院	云南省	硕一
56	1008	中药学	广西中医药大学	广西壮族自治区	硕一
57	1008	中药学	西北大学	陕西省	博一
58	1008	中药学	陕西科技大学	陕西省	硕一
59	1008	中药学	西北农林科技大学	陕西省	硕一
60	1008	中药学	陕西中医药大学	陕西省	硕一
61	1008	中药学	陕西师范大学	陕西省	硕一
62	1008	中药学	第四军医大学	陕西省	博一
63	1008	中药学	甘肃中医药大学	甘肃省	博一
64	1008	中药学	新疆医科大学	新疆维吾尔自治区	硕一

注：硕一代表一级学科硕士授权点，硕二代表二级学科硕士授权点；博一代表一级学科博士授权点，博二代表二级学科博士授权点

2015年药学专业学位授权点名单

序号	学科代码	学科名称	单位名称	省市名称	授权级别
1	1055	药学硕士	安徽医科大学	安徽省	硕士
2	1055	药学硕士	安徽中医药大学	安徽省	硕士
3	1055	药学硕士	北京大学	北京市	硕士
4	1055	药学硕士	北京协和医学院	北京市	硕士
5	1055	药学硕士	首都医科大学	北京市	硕士
6	1055	药学硕士	中国科学院大学	北京市	硕士
7	1055	药学硕士	解放军总医院	北京市	硕士
8	1055	药学硕士	福建医科大学	福建省	硕士
9	1055	药学硕士	福建中医药大学	福建省	硕士
10	1055	药学硕士	兰州大学	甘肃省	硕士
11	1055	药学硕士	中山大学	广东省	硕士
12	1055	药学硕士	广州医科大学	广东省	硕士
13	1055	药学硕士	广东药科大学	广东省	硕士
14	1055	药学硕士	南方医科大学	广东省	硕士
15	1055	药学硕士	广西医科大学	广西壮族自治区	硕士
16	1055	药学硕士	桂林医学院	广西壮族自治区	硕士
17	1055	药学硕士	河北大学	河北省	硕士
18	1055	药学硕士	河北科技大学	河北省	硕士
19	1055	药学硕士	河北医科大学	河北省	硕士
20	1055	药学硕士	郑州大学	河南省	硕士
21	1055	药学硕士	黑龙江中医药大学	黑龙江省	硕士
22	1055	药学硕士	武汉大学	湖北省	硕士
23	1055	药学硕士	武汉理工大学	湖北省	硕士
24	1055	药学硕士	湖北科技学院	湖北省	硕士
25	1055	药学硕士	吉林大学	吉林省	硕士
26	1055	药学硕士	延边大学	吉林省	硕士
27	1055	药学硕士	长春中医药大学	吉林省	硕士
28	1055	药学硕士	苏州大学	江苏省	硕士
29	1055	药学硕士	南京医科大学	江苏省	硕士
30	1055	药学硕士	徐州医科大学	江苏省	硕士
31	1055	药学硕士	南京中医药大学	江苏省	硕士
32	1055	药学硕士	中国药科大学	江苏省	硕士
33	1055	药学硕士	江西中医药大学	江西省	硕士
34	1055	药学硕士	宜春学院	江西省	硕士
35	1055	药学硕士	中国医科大学	辽宁省	硕士
36	1055	药学硕士	锦州医科大学	辽宁省	硕士
37	1055	药学硕士	大连医科大学	辽宁省	硕士
38	1055	药学硕士	沈阳药科大学	辽宁省	硕士
39	1055	药学硕士	内蒙古医科大学	内蒙古自治区	硕士
40	1055	药学硕士	宁夏医科大学	宁夏回族自治区	硕士
41	1055	药学硕士	山东大学	山东省	硕士
42	1055	药学硕士	滨州医学院	山东省	硕士
43	1055	药学硕士	山东中医药大学	山东省	硕士
44	1055	药学硕士	青岛大学	山东省	硕士
45	1055	药学硕士	烟台大学	山东省	硕士
46	1055	药学硕士	山西医科大学	山西省	硕士
47	1055	药学硕士	西安交通大学	陕西省	硕士
48	1055	药学硕士	第四军医大学	陕西省	硕士

（续表）

序号	学科代码	学科名称	单位名称	省市名称	授权级别
49	1055	药学硕士	复旦大学	上海市	硕士
50	1055	药学硕士	上海交通大学	上海市	硕士
51	1055	药学硕士	华东理工大学	上海市	硕士
52	1055	药学硕士	第二军医大学	上海市	硕士
53	1055	药学硕士	四川大学	四川省	硕士
54	1055	药学硕士	电子科技大学	四川省	硕士
55	1055	药学硕士	成都医学院	四川省	硕士
56	1055	药学硕士	天津大学	天津市	硕士
57	1055	药学硕士	天津医科大学	天津市	硕士
58	1055	药学硕士	武警后勤学院	天津市	硕士
59	1055	药学硕士	新疆医科大学	新疆维吾尔自治区	硕士
60	1055	药学硕士	昆明医科大学	云南省	硕士
61	1055	药学硕士	大理大学	云南省	硕士
62	1055	药学硕士	云南中医学院	云南省	硕士
63	1055	药学硕士	浙江大学	浙江省	硕士
64	1055	药学硕士	浙江工业大学	浙江省	硕士
65	1055	药学硕士	温州医科大学	浙江省	硕士
66	1055	药学硕士	重庆医科大学	重庆市	硕士
67	1055	药学硕士	第三军医大学	重庆市	硕士

2015年中药学专业学位授权点名单

序号	学科代码	学科名称	单位名称	省市名称	授权级别
1	1056	中药学硕士	安徽医科大学	安徽省	硕士
2	1056	中药学硕士	安徽中医药大学	安徽省	硕士
3	1056	中药学硕士	首都医科大学	北京市	硕士
4	1056	中药学硕士	北京中医药大学	北京市	硕士
5	1056	中药学硕士	北京城市学院	北京市	硕士
6	1056	中药学硕士	福建中医药大学	福建省	硕士
7	1056	中药学硕士	甘肃农业大学	甘肃省	硕士
8	1056	中药学硕士	甘肃中医药大学	甘肃省	硕士
9	1056	中药学硕士	暨南大学	广东省	硕士
10	1056	中药学硕士	广州中医药大学	广东省	硕士
11	1056	中药学硕士	广东药学院	广东省	硕士
12	1056	中药学硕士	广西中医药大学	广西壮族自治区	硕士
13	1056	中药学硕士	贵阳中医学院	贵州省	硕士
14	1056	中药学硕士	承德医学院	河北省	硕士
15	1056	中药学硕士	河北中医学院	河北省	硕士
16	1056	中药学硕士	河南中医学院	河南省	硕士
17	1056	中药学硕士	河南大学	河南省	硕士
18	1056	中药学硕士	黑龙江中医药大学	黑龙江省	硕士
19	1056	中药学硕士	哈尔滨商业大学	黑龙江省	硕士
20	1056	中药学硕士	黑龙江省中医研究院	黑龙江省	硕士
21	1056	中药学硕士	武汉大学	湖北省	硕士
22	1056	中药学硕士	华中科技大学	湖北省	硕士
23	1056	中药学硕士	湖北中医药大学	湖北省	硕士
24	1056	中药学硕士	湖南中医药大学	湖南省	硕士
25	1056	中药学硕士	吉林农业大学	吉林省	硕士
26	1056	中药学硕士	长春中医药大学	吉林省	硕士

（续表）

序号	学科代码	学科名称	单位名称	省市名称	授权级别
27	1056	中药学硕士	南京农业大学	江苏省	硕士
28	1056	中药学硕士	南京中医药大学	江苏省	硕士
29	1056	中药学硕士	中国药科大学	江苏省	硕士
30	1056	中药学硕士	扬州大学	江苏省	硕士
31	1056	中药学硕士	江西中医药大学	江西省	硕士
32	1056	中药学硕士	辽宁中医药大学	辽宁省	硕士
33	1056	中药学硕士	沈阳药科大学	辽宁省	硕士
34	1056	中药学硕士	山东中医药大学	山东省	硕士
35	1056	中药学硕士	山西大学	山西省	硕士
36	1056	中药学硕士	山西中医学院	山西省	硕士
37	1056	中药学硕士	西北大学	陕西省	硕士
38	1056	中药学硕士	西北农林科技大学	陕西省	硕士
39	1056	中药学硕士	陕西中医药大学	陕西省	硕士
40	1056	中药学硕士	第四军医大学	陕西省	硕士
41	1056	中药学硕士	华东理工大学	上海市	硕士
42	1056	中药学硕士	上海中医药大学	上海市	硕士
43	1056	中药学硕士	第二军医大学	上海市	硕士
44	1056	中药学硕士	成都中医药大学	四川省	硕士
45	1056	中药学硕士	天津中医药大学	天津市	硕士
46	1056	中药学硕士	新疆医科大学	新疆维吾尔自治区	硕士
47	1056	中药学硕士	云南中医学院	云南省	硕士
48	1056	中药学硕士	西南大学	重庆市	硕士

↗ 2015 年新申请获准的学位授予点情况

复旦大学

申请获准的学位授予点	专业研究方向	导师姓名
微生物与生化药学	生物药物的研究与开发	鞠佃文
微生物与生化药学	微生物药物与药物基因组学	冯美卿
微生物与生化药学	微生物药物与药物基因组学	李继扬
微生物与生化药学	微生物药物与药物基因组学	叶　丽
微生物与生化药学	生物药物的研究与开发	史训龙

↗ 2015 年主要药学院校药学类在校研究生概况 根据 26 所高校药学院（系）提供的 2015 年药学类各学科在校研究生的数据，共有硕士在校生 7947 人，博士在校生 2981 人；新招收硕士研究生 2524 人，博士研究生 927 人。具体情况见表 1。

表 1　2015 年主要高等药学院校（系）药学类各学科在校研究生情况

专业名称	2015 年硕士研究生			2015 年博士研究生		
	毕业生数	招生人数	在校生人数	毕业生数	招生人数	在校生人数
药物化学	386	428	1278	188	204	697
药剂学	340	341	1069	68	90	319
生药学	152	146	465	74	76	244
药物分析学	237	239	744	48	74	239
药理学	349	434	1391	173	210	667
微生物与生化药学	161	172	511	58	77	213
中药学	248	173	728	48	51	195
中药分析学	4	5	13	0	0	0
中药化学	20	34	80	0	9	8
中药鉴定学	0	0	0	0	0	0
中药炮制学	0	1	1	0	2	2
中药生物技术学	0	3	6	0	0	0
中药药理学	13	24	59	0	1	1
中药制剂学	16	42	73	0	2	2
中药资源学	4	6	14	0	1	1
中西医结合基础	33	21	83	12	7	44
制药工程学	53	53	173	9	15	49
天然药物化学	50	93	241	8	28	38
社会与管理药学	55	53	184	11	15	46
药物生物信息学	5	2	10	2	1	3
海洋药物学	3	4	11	2	0	4
临床药学	46	45	155	6	17	29
药物代谢动力学	15	45	107	14	12	38
药物经济学	20	14	57	1	1	5
药学信息学	9	9	26	1	2	6
分析化学	8	9	27	0	0	0
化学生物学	46	10	88	8	13	56
企业管理	20	15	49	0	0	0

（续表）

专业名称	2015年硕士研究生			2015年博士研究生		
	毕业生数	招生人数	在校生人数	毕业生数	招生人数	在校生人数
生物化工	12	15	38	5	3	12
生物化学与分子生物学	16	13	40	7	2	17
应用化学	10	8	25	0	0	0
免疫药物学	1	3	8	1	2	8
有机化学	13	10	35	3	0	2
化学	5	12	32	0	0	0
生物学	25	23	69	0	0	0
生物医学工程	2	5	11	0	0	0
生物与医药	0	0	0	2	5	14
临床检验诊断学	3	0	5	0	3	6
化学生物技术与工程	4	0	2	5	0	0
植物保护	11	0	14	0	0	3
农药学	0	14	25	6	4	13
合计	2395	2524	7947	760	927	2981

注:硕士研究生招生人数和毕业人数指学术学位,未包括专业学位

2015年主要高等药学院校在校研究生情况

1. 中山大学

专业名称	2015年硕士研究生			2015年博士研究生		
	毕业生数	招生人数	在校生人数	毕业生数	招生人数	在校生人数
药物化学	19	39	88	12	14	79
药剂学	9	9	45	2	2	10
生药学	3	7	22	1	3	6
药物分析学	6	5	22	3	1	4
药理学	18	21	76	11	8	25
微生物与生化药学	3	7	20	3	6	15
有机化学	3		3	3		2

注:硕士研究生招生人数和毕业人数指学术学位,未包括专业学位

2. 中国科学院大学

专业名称	2015年硕士研究生			2015年博士研究生		
	毕业生数	招生人数	在校生人数	毕业生数	招生人数	在校生人数
药物化学	30	67	191	70	60	195
药剂学	1	7	10	2	5	13
药物分析学	2	4	9	3	4	10
药理学	3	45	202	32	47	146
中药学	8	9	27	–	–	–

注:硕士研究生招生人数和毕业人数指学术学位,未包括专业学位

3. 浙江大学

专业名称	2015年硕士研究生			2015年博士研究生		
	毕业生数	招生人数	在校生人数	毕业生数	招生人数	在校生人数
药物化学				5	8	36
药剂学				4	6	32
药物分析学				8	12	55
药理学				13	8	51
中药学	1	1	1			
药学	28	38	98			

注:硕士研究生招生人数和毕业人数指学术学位,未包括专业学位

4. 长春中医药大学

专业名称	2015 年硕士研究生			2015 年博士研究生		
	毕业生数	招生人数	在校生人数	毕业生数	招生人数	在校生人数
药物化学		10				
药剂学	6	31				
生药学	1	2				
药物分析学	4	17				
药理学	3	9				
微生物与生化药学	1	10				
中药学	51	140		3	24	
制药工程学		2				
社会发展与管理药学		14				
药物经济学		3				

注:硕士研究生招生人数和毕业人数指学术学位,未包括专业学位

5. 中国药科大学

专业名称	2015 年硕士研究生			2015 年博士研究生		
	毕业生数	招生人数	在校生人数	毕业生数	招生人数	在校生人数
药物化学	98	96	279	28	28	82
药剂学	59	76	191	8	18	47
生药学	37	49	135	14	21	56
药物分析学	66	71	208	4	14	43
药理学	65	76	227	14	20	51
微生物与生化药学	77	84	249	18	26	67
中药学				17	9	34
中药分析学	4	5	13			
中药化学	20	22	68			
中药生物技术学		3	6			
中药药理学	13	21	56			
中药制剂学	16	15	46			
中药资源学	4	4	12			
中西医结合基础	17	20	54	4	7	31
制药工程学	15	9	43	1	2	9
天然药物化学		21	49		6	10
社会与管理药学	33	34	99	7	8	24
药物生物信息学	5	2	10	2	1	3
海洋药物学	3	4		11	2	4
临床药学	14	13	39		2	5
药物代谢动力学	15	36	82	14	12	38
药物经济学	20	14	54	1	1	5
药学信息学	7	6	18	1	1	2
企业管理	16	14	42			
生物化工	2	2	6			
生物化学与分子生物学	2					
化学	5	10	24			
生物学	25	23	69			
生物医学工程	2	5	11			

注:硕士研究生招生人数和毕业人数指学术学位,未包括专业学位

6. 新疆医科大学

专业名称	2015 年硕士研究生			2015 年博士研究生		
	毕业生数	招生人数	在校生人数	毕业生数	招生人数	在校生人数
药物化学	2	3			1	2
药剂学	5	3	12			
生药学	1	3	15		1	4
药物分析学	3	5	18		1	4
药理学	9	5	15	3	4	6

注:硕士研究生招生人数和毕业人数指学术学位,未包括专业学位

7. 河南中医学院

专业名称	2015 年硕士研究生			2015 年博士研究生		
	毕业生数	招生人数	在校生人数	毕业生数	招生人数	在校生人数
药物化学	15	16	34			
药剂学	8	10	29			
生药学	5	7	21			
药物分析学	14	12	30			
药理学	4	7	19			
中药学	24	17	55		3	5
药事管理	5	11				

注:硕士研究生招生人数和毕业人数指学术学位,未包括专业学位

8. 苏州大学

专业名称	2015 年硕士研究生			2015 年博士研究生		
	毕业生数	招生人数	在校生人数	毕业生数	招生人数	在校生人数
药物化学	18	7	35		3	9
药剂学	11	10	32	1	3	7
生药学		5	7			
药物分析学	8	4	20		2	8
药理学	30	30	88	9	7	26
微生物与生化药学	3	4	11			2

注:硕士研究生招生人数和毕业人数指学术学位,未包括专业学位

9. 四川大学

专业名称	2015 年硕士研究生			2015 年博士研究生		
	毕业生数	招生人数	在校生人数	毕业生数	招生人数	在校生人数
药物化学	20	26	79	8	8	25
药剂学	31	33	92	8	10	33
生药学	2	3	11	3	1	3
药物分析学	12	5	20	1		
药理学	4	6	16		1	3
微生物与生化药学	1	3	7			1
天然药物化学	6	12	33	3	3	7
临床药学	6	10	26	3	4	7
药事管理学	1	2	7			

注:硕士研究生招生人数和毕业人数指学术学位,未包括专业学位

10. 沈阳药科大学

专业名称	2015 年硕士研究生			2015 年博士研究生		
	毕业生数	招生人数	在校生人数	毕业生数	招生人数	在校生人数
药物化学	57	62	182	16	18	52
药剂学	59	68	187	20	20	60
生药学	20	19	54	9	4	13
药物分析学	57	59	170	16	16	46
药理学	39	47	130	6	15	43
微生物与生化药学	34	33	94	6	7	19
中药学	22	23	64	4	11	32
中西医结合基础	2	1	5			
制药工程学	4	3	9		3	
天然药物化学	40	50	136		13	
临床药学	11	13	39		4	
分析化学	8	9	27			
药学信息学	2	3	8		1	4
企业管理	4	1	7			
生物化工	3	5	12			
药事管理学	16	17	53	4	7	22
应用化学	7	8	24			
无机化学		2	5			
有机化学	8	10	30			

注:硕士研究生招生人数和毕业人数指学术学位,未包括专业学位

11. 山东中医药大学

专业名称	2015 年硕士研究生			2015 年博士研究生		
	毕业生数	招生人数	在校生人数	毕业生数	招生人数	在校生人数
药物化学	18	8	39			
药剂学	8	9	25			
生药学	6	1	11			
药物分析学	12	13	43			
药理学	1	2	8			
微生物与生化药学		1	4			
中药学	54	52	171	8	13	39

注:硕士研究生招生人数和毕业人数指学术学位,未包括专业学位

12. 山东大学

专业名称	2015 年硕士研究生			2015 年博士研究生		
	毕业生数	招生人数	在校生人数	毕业生数	招生人数	在校生人数
药物化学	13	19	49	4	8	30
药剂学	8	9	28	2	2	9
生药学	2	2	5			
药物分析学	3	4	11		4	10
药理学	5	4	12	2	1	4
微生物与生化药学	4	7	18	5	4	14
制药工程学	2	1	3			
天然药物化学	4	10	23	5	6	21
临床药学	2	2	4			
免疫药物学	1	3	8	1	2	8
生物与医药				2	5	14

注:硕士研究生招生人数和毕业人数指学术学位,未包括专业学位

13. 第三军医大学

专业名称	2015 年硕士研究生			2015 年博士研究生		
	毕业生数	招生人数	在校生人数	毕业生数	招生人数	在校生人数
药物化学	1	2	8		2	3
药剂学	3	4	18	2	3	19
生药学	1	3	7	1	1	3
药物分析学	1		1			
药理学	2	1	9	1		
微生物与生化药学		4	7		1	1
应用化学			1			
临床检验诊断学	3		5		3	6

注:硕士研究生招生人数和毕业人数指学术学位,未包括专业学位

14. 南京医科大学

专业名称	2015 年硕士研究生			2015 年博士研究生		
	毕业生数	招生人数	在校生人数	毕业生数	招生人数	在校生人数
药物化学	4	4	12			
药剂学	2	2	6			
药物分析学	7	7	21	2	2	6
药理学	20	17	50	9	9	26
临床药学		3	8		1	2

注:硕士研究生招生人数和毕业人数指学术学位,未包括专业学位

15. 吉林大学

专业名称	2015 年硕士研究生			2015 年博士研究生		
	毕业生数	招生人数	在校生人数	毕业生数	招生人数	在校生人数
药物化学	15	9	33	2	5	10
药剂学	7	5	18	2	2	6
生药学	2	1	5	1	1	4
药物分析学	3	4	13	2	2	5
药理学	7	9	23	4	3	11
微生物与生化药学	5	4	13	1	1	3
临床药学	3	2	7			
生物化工	7	8	19	5	3	12
生物化学与分子生物学	13	13	38	6	2	10

注:硕士研究生招生人数和毕业人数指学术学位,未包括专业学位

16. 华东理工大学

专业名称	2015 年硕士研究生			2015 年博士研究生		
	毕业生数	招生人数	在校生人数	毕业生数	招生人数	在校生人数
药物化学				8		
中药学	2	11	32			
药学	51	67	180	8	21	86
应用化学	3					
化学生物技术与工程	4		2	5		
生物化学与分子生物学	1		2	1		7
有机化学	1					
植物保护	11		14			3
制药工程与技术	32	40	116	8	10	40
农药学		14	25	6	4	13
化学工程			3			
生物化工			1			

注:硕士研究生招生人数和毕业人数指学术学位,未包括专业学位

17. 哈尔滨医科大学

专业名称	2015 年硕士研究生			2015 年博士研究生		
	毕业生数	招生人数	在校生人数	毕业生数	招生人数	在校生人数
药物化学	5	9	26		1	6
药剂学	8	8	26			
生药学		2	4			
药物分析学	2	4	11			
药理学	63	83	247	22	27	68
微生物与生化药学	5	6	19			3

注:硕士研究生招生人数和毕业人数指学术学位,未包括专业学位

18. 第四军医大学

专业名称	2015 年硕士研究生			2015 年博士研究生		
	毕业生数	招生人数	在校生人数	毕业生数	招生人数	在校生人数
药物化学	3	3	19	2	2	10
药剂学	2	2	7		1	1
生药学		2	3	1		1
药物分析学	1	1	3		2	2
药理学	3	4	13	3	3	14
微生物与生化药学	2	1	6		5	8
中药学	3	2	7	2	2	9
有机化学	1		2			

注:硕士研究生招生人数和毕业人数指学术学位,未包括专业学位

19. 北京大学

专业名称	2015 年硕士研究生			2015 年博士研究生		
	毕业生数	招生人数	在校生人数	毕业生数	招生人数	在校生人数
药物化学	16	5	34	6	6	32
药剂学	24	10	61	6	4	23
生药学	23	4	34	8	11	37
药物分析学	5	1	13		2	7
药理学	10	2	17	3	5	16
临床药学	10	1	27	3	2	8
化学生物学	46	10	88	8	13	56

注:硕士研究生招生人数和毕业人数指学术学位,未包括专业学位

20. 安徽中医药大学

专业名称	2015 年硕士研究生			2015 年博士研究生		
	毕业生数	招生人数	在校生人数	毕业生数	招生人数	在校生人数
药物化学	12	10	30			
药剂学	31	30	90			
生药学	10	8	28			
药物分析学	9	12	32			
药理学	8	7	26			
微生物与生化药学	4	3	10			
中药学	20	22	53		13	15
药物代谢动力学		9	25			

注:硕士研究生招生人数和毕业人数指学术学位,未包括专业学位

21. 北京协和医学院

专业名称	2015 年硕士研究生			2015 年博士研究生		
	毕业生数	招生人数	在校生人数	毕业生数	招生人数	在校生人数
药物化学	17	16	52	21	23	62
药剂学	2	5	11	2	2	10
生药学	17	15	52	31	24	82
药物分析学	3	6	15	6	5	20
药理学	13	29	73	30	32	107
微生物与生化药学	21	14	41	25	27	80
中药学	12	16	43			

注:硕士研究生招生人数和毕业人数指学术学位,未包括专业学位

22. 首都医科大学

专业名称	2015 年硕士研究生			2015 年博士研究生		
	毕业生数	招生人数	在校生人数	毕业生数	招生人数	在校生人数
药物化学	17	11	30	1	2	10
药剂学	5	6	21			
药物分析学		4	12	2		2
药理学	9	9	33	3	6	13
中药学	19	19	52			

注:硕士研究生招生人数和毕业人数指学术学位,未包括专业学位

23. 上海交通大学

专业名称	2015 年硕士研究生			2015 年博士研究生		
	毕业生数	招生人数	在校生人数	毕业生数	招生人数	在校生人数
药学	34	35	102	11	23	102

注:硕士研究生招生人数和毕业人数指学术学位,未包括专业学位

24. **复旦大学**

专业名称	2015 年硕士研究生			2015 年博士研究生		
	毕业生数	招生人数	在校生人数	毕业生数	招生人数	在校生人数
药物化学	5	15	38	5	13	51
药剂学	9	13	29	8	11	46
生药学	3	4	10	1	3	17
药物分析学	3	6	18		6	13
药理学	10	7	24	6	9	43
临床药学		1	5		4	7

注:硕士研究生招生人数和毕业人数指学术学位,未包括专业学位

25. **安徽医科大学**

专业名称	2015 年硕士研究生			2015 年博士研究生		
	毕业生数	招生人数	在校生人数	毕业生数	招生人数	在校生人数
药物化学	1	3	6		1	2
药剂学	2	2	8	1	1	3
药物分析学	2	2	5			
药理学	16	20	58	2	4	13
微生物与生化药学	1	1	2			
中药学	3	1	4			

注:硕士研究生招生人数和毕业人数指学术学位,未包括专业学位

26. **黑龙江中医药大学**

专业名称	2015 年硕士研究生			2015 年博士研究生		
	毕业生数	招生人数	在校生人数	毕业生数	招生人数	在校生人数
药物化学		1	1		1	1
药剂学	40	20	92			
生药学	19	11	39	4	6	18
药物分析学	14	10	32	1	1	4
药理学	7	3	16		1	1
中药学	29	79		14		37
中药化学		12	12		9	8
中药炮制学		1	1		2	2
中药药理学		3	3		1	1
中药制剂学		27	27		2	2
中药资源学		2	2		1	1
中西医结合基础	14		24	8		13

注:硕士研究生招生人数和毕业人数指学术学位,未包括专业学位

↗ **2015 年主要高等药学院校导师概况** 据 26 所高等药学院校(系)提供的 2015 年数据统计,2015 年硕士生导师2207 人,博士生导师 1083 人,合计 3290 人,详见表 1。

表 1 各学科(学术学位)导师总表

专 业	硕士生导师数	博士生导师数
药物化学	310	230
天然药物化学	43	24
生药学	124	87
药物分析学	155	82
药剂学	220	95
药理学	320	208
微生物与生化药学	131	75
中药学	274	89
中药分析学	8	0
中药化学	19	14

(续表)

专 业	硕士生导师数	博士生导师数
中药鉴定学	2	0
中药炮制学	5	1
中药生物技术学	3	0
中药药理学	10	2
中药制剂学	32	3
中药资源学	8	1
中西医结合基础	24	17
制药工程	134	44
化学生物学	14	13
临床药学	101	33
企业管理	15	0
社会与管理药学	14	8
生物化工	7	0
生物化学与分子生物学	0	0

（续表）

专　业	硕士生导师数	博士生导师数
生物制药与生物材料	0	0
药事管理学	34	15
药物代谢动力学	15	10
药物设计学	5	6
药学信息学	12	2
有机化学	14	5
分析化学	12	0
药物经济学	4	3
生物药学	9	2
免疫药物学	2	2
农药学	12	9
病理学与病理生理学	2	2
生物医学工程	11	0
再生医学	5	1
会计学	3	0
技术经济及管理	2	0
化学工程	3	0
化学工艺	4	0
环境化工	3	0
应用化学	13	0
生物学	49	0
无机化学	5	0
物理化学	7	0
高分子化学与物理	4	0
中西医结合临床	4	0
合计	2207	1083

2015 年主要药学院校导师基本情况

1. 新疆医科大学

专　业	硕士生导师数	博士生导师数
药物化学	4	1
生药学	9	5
药物分析学	21	6
药剂学	14	4
药理学	25	10

2. 复旦大学

专　业	硕士生导师数	博士生导师数
药物化学	9	10
生药学	3	2
药物分析学	2	4
药剂学	8	8
药理学	6	6
微生物与生化药学	3	2
临床药学	1	2
药事管理学	1	

3. 首都医科大学

专　业	硕士生导师数	博士生导师数
药物化学	5	2
药物分析学	2	1
药剂学	3	
药理学	13	8
中药学	31	
临床药学	6	1

4. 北京协和医院

专　业	硕士生导师数	博士生导师数
药物化学	25	21
生药学	33	33
药物分析学	6	6
药剂学	11	2
药理学	39	29
微生物与生化药学	22	23
中药学	22	

5. 安徽中医药大学

专　业	硕士生导师数	博士生导师数
药物化学	18	
生药学	16	
药物分析学	6	
药剂学	39	
药理学	13	
微生物与生化药学	8	
中药学	52	9
药物代谢动力学	10	

6. 北京大学

专　业	硕士生导师数	博士生导师数
药物化学	5	6
生药学	8	10
药物分析学	2	2
药剂学	6	8
药理学	2	4
化学生物学	14	13
临床药学	17	3

7. 第三军医大学

专　业	硕士生导师数	博士生导师数
药物化学	4	3
生药学	2	2
药物分析学	2	
药剂学	3	2
药理学	9	5
微生物与生化药学	5	3

8. 第四军医大学

专　业	硕士生导师数	博士生导师数
药物化学	6	6
生药学	2	3
药剂学	1	2
药理学	10	3
微生物与生化药学	4	4
中药学	2	4

9. 哈尔滨医科大学

专　业	硕士生导师数	博士生导师数
药物化学	9	1
生药学	2	
药物分析学	3	
药剂学	7	
药理学	50	16
微生物与生化药学	6	4

10. 华南理工大学

专　业	硕士生导师数	博士生导师数
药学一级学科	52	32
中药学一级学科	13	
制药工程与技术	39	24
农药学	12	9

11. 吉林大学

专　业	硕士生导师数	博士生导师数
药物化学	11	5
生药学	2	1
药物分析学	5	2
药剂学	7	2
药理学	10	2
微生物与生化药学	5	1
临床药学	3	
生物药学	9	2
病理学与病理生理学	2	2
生物医学工程	11	
再生医学	5	1

12. 南京医科大学

专　业	硕士生导师数	博士生导师数
药物化学	4	1
药物分析学	5	3
药剂学	3	
药理学	11	8
临床药学	5	1

13. 山东中医药大学

专　业	硕士生导师数	博士生导师数
药物化学	6	
生药学	4	
药物分析学	7	
药剂学	6	
药理学	5	
微生物与生化药学	3	
中药学	58	15
药学	3	

14. 上海交通大学

专　业	硕士生导师数	博士生导师数
药物化学	8	3
天然药物化学	1	1
生药学	3	1
药物分析学	1	1
药剂学	9	3
药理学	10	4
微生物与生化药学	9	4

15. 沈阳药科大学

专　业	硕士生导师数	博士生导师数
药物化学	42	22
天然药物化学	23	13
生药学	9	4
药物分析学	40	16

（续表）

专　业	硕士生导师数	博士生导师数
药剂学	42	18
药理学	32	14
微生物与生化药学	22	9
中药学		25
中药分析学	8	
中药化学	8	
中药鉴定学	2	
中药炮制学	3	
中药生物技术学	3	
中药药理学	2	
中药制剂学	13	
中药资源学	5	
中西医结合基础	4	
制药工程	11	5
临床药学	49	17
企业管理	14	
生物化工	7	
药事管理学	29	15
药学信息学	5	2
有机化学	14	
分析化学	12	
会计学	3	
技术经济及管理	2	
化学工程	3	
化学工艺	4	
环境化工	3	
应用化学	13	
生物学	49	
无机化学	5	
物理化学	7	
高分子化学与物理	4	
中西医结合临床	4	

16. 四川大学

专　业	硕士生导师数	博士生导师数
药物化学	4	6
天然药物化学	3	4
生药学	1	2
药物分析学	5	1
药剂学	4	7
药理学	3	1
微生物与生化药学	0	1
临床药学	1	2
药事管理学	1	0

17. 苏州大学

专　业	硕士生导师数	博士生导师数
药物化学	5	2
天然药物化学	4	1
生药学	1	
药物分析学	1	3
药剂学	4	4
药理学	8	9
微生物与生化药学	3	1

18. 河南中医学院

专　业	硕士生导师数	博士生导师数
药物化学	8	
生药学	6	
药物分析学	10	
药剂学	6	
药理学	8	
中药学	21	7
制药工程	10	
药事管理学	3	

19. 中国药科大学

专　业	硕士生导师数	博士生导师数
药物化学	22	25
天然药物化学	3	2
生药学	7	15
药物分析学	12	14
药剂学	15	18
药理学	16	21
微生物与生化药学	28	17
中药学		10
中药化学	4	
中药药理学	5	
中药制剂学	4	
中西医结合基础	1	5
制药工程	4	4
临床药学	9	5
企业管理	1	
社会与管理药学	11	8
药物代谢动力学	5	10
药学信息学	7	
药物经济学	3	2
药学	4	

20. 长春中医药大学

专　业	硕士生导师数	博士生导师数
药物化学	4	2
生药学	3	3
药物分析学	3	2
药剂学	4	2
药理学	4	3
微生物与生化药学	3	1
中药学	43	13
制药工程	1	
社会发展与管理药学	3	3
药物经济学	1	1

21. 浙江大学

专　业	硕士生导师数	博士生导师数
药物化学		5
药物分析学		10
药剂学		6
药理学		7
中药学	1	
药学	31	

22. 中国科学院大学

专　业	硕士生导师数	博士生导师数
药物化学	81	89
药剂学	4	4
药物分析学	4	5
药理学	19	46
药物设计学	5	6
中药学	27	9
制药工程	29	11

23. 中山大学

专　业	硕士生导师数	博士生导师数
药物化学	15	11
生药学	4	2
药物分析学	3	2
药剂学	3	2
药理学	7	5
微生物与生化药学	2	2
制药工程	5	
有机化学		5

24. 山东大学

专　业	硕士生导师数	博士生导师数
药物化学	11	7
天然药物化学	9	3
生药学	2	
药物分析学	8	3
药剂学	9	2
药理学	4	1
微生物与生化药学	7	3
制药工程	35	
临床药学	5	
制药工程学	2	
免疫药物学	2	2

25. 安徽医科大学

专　业	硕士生导师数	博士生导师数
药物化学	3	1
药物分析学	2	
药剂学	4	1
药理学	10	5
微生物与生化药学	1	
中药学	4	

26. 黑龙江中医药大学

专　业	硕士生导师数	博士生导师数
药物化学	1	1
生药学	7	4
药物分析学	5	1
药剂学	8	
药理学	6	1
中药化学	7	14
中药炮制学	2	1
中药药理学	3	2
中药制剂学	15	3
中药资源学	3	1
中西医结合基础	19	12
临床药学	5	2

2015年药学类博士生毕业论文题录(24所高校)

1. 中国药科大学

序号	毕业论文题目	导师	研究生
1	马鹿茸多肽活性成分的研究	高向东	姜　宁
2	氧化石墨烯为载体的盐酸小檗碱复合物电敏感及肿瘤抑制作用研究	周建平	余丹妮
3	整合药物基因组学与药物代谢组学的精准	周国华	黄　青
4	新医改环境下医生多点执业体系研究—基于问卷调研的中外对比分析	刘国恩	刘永军
5	口服固体缓释制剂的体内外相关性研究及应用	涂家生	宁保明
6	光热消融联合局部化疗用可注射纳米复合水凝胶的构建及抗肿瘤研究	张　灿	张　楠
7	抗肿瘤新药普克鲁胺的体内/体外ADME研究及其优势药效的机制探索	王广基	彭　英
8	基于NDM-1结构抑制剂的筛选	程晓东	王学全
9	微管解聚类血管阻断剂的结构改造与生物活性研究	徐云根	刘　坤
10	3-苯基-3-吡咯基戊烷类维生素D激动剂的设计、合成与抗肿瘤活性研究	张　灿	葛执信
11	基于酸敏感和氧化还原敏感脂质的肿瘤靶向递药系统	张　灿	徐学凡
12	基于mPEG-PLA的聚合物胶束的机制和成药性研究	涂家生	史继峰
13	基于代谢组学的黄芩汤防治伊立替康胃肠道毒性作用机制及与脑肠互动关联性研究	张尊建	王　晶
14	替米沙坦促进小胶质细胞M2极化调节神经炎症的作用机制研究	张陆勇	徐　渊
15	去氧鬼臼毒素抗胃癌及抗肿瘤血管生成作用评价及机制探讨	张陆勇	王玉荣
16	β-榄香烯抗动脉粥样硬化的作用及其机制研究	尚　靖	刘　盟
17	传统药用植物草珊瑚和喜树的特征化学成分研究	孔令义	王　鹏
18	天然抗菌成分的发现及其类似物的化学合成研究	余伯阳	余　茜
19	白薇的生药鉴别与C21甾体类活性成分研究	张　勉	张志君
20	基于效应成分发现的中药新药丹七通脉片的体内过程研究	果德安	颜丙鹏
21	毛狗骨柴和全缘金粟兰的萜类成分研究	孔令义	申传璞
22	聚乙二醇化Exendin-4类似物的制备工艺	姚文兵	郭林峰
23	一种双功能融合蛋白的构建表达及其在抗动脉粥样硬化中的作用研究	姚文兵	孔跃霖
24	藻蓝蛋白对丙酮醛损伤的胰岛INS-1细胞的干预及作用机制研究	程晓东	高英女
25	基于酿酒酵母Met/ATP代谢模块合成S-腺苷甲硫氨酸的研究	周长林	陈海龙
26	天然多糖来源非病毒载体的构建及其应用研究	高向东	余青桐
27	新型组蛋白去乙酰化酶抑制剂的设计、合成和抗肿瘤活性研究	陆　涛	陈　新
28	基于表面改性的阳离子脂质体共载紫杉醇和氯尼达明用于治疗多药耐药实体瘤的研究。	张　灿	甘　彬
29	楔叶茶藨Ribes diacanthum Pall对肾损伤的保护作用及其作用机制研究	余伯阳	阿荷图红
30	关附甲素体内外代谢相互作用及生理药代动力学模型研究	王广基	孙建国
31	药学信息获取与分析技术研究	相秉仁	蒋宏民

(续表)

序号	毕业论文题目	导师	研究生
32	人参皂苷抗结肠炎的作用机制研究	刘昌孝	张　军
33	基于国际标准持续改进医院质量管理体系的研究	吴晓明	杨大锁
34	近红外在农药残留及食用植物油中的应用研究	相秉仁	顾从英
35	HZ08逆转肿瘤多药耐药的体外和体内药效及机制研究	李运曼	胡哲一
36	双酚A及其类似物与几种激素受体相互作用的分子模拟研究	刘嘉茵	胡　健
37	近红外分析技术在农药残留检测中的应用	相秉仁	张　焱
38	海参糖肽对糖尿病肾病的治疗作用	尚　靖	李妍妍
39	前列腺素类抗便秘药物的设计、合成和生物活性研究以及贝前列素的合成研究	孙宏斌	姜春环
40	CDDO和川芎嗪衍生物的设计、合成及抗肿瘤活性研究	彭司勋	艾　勇
41	共递送siRNA和化疗药物的分级靶向纳米载体的构建及抗肿瘤评价	姜虎林	张兵锋
42	基于改性聚谷氨酸的靶向顺铂-聚合物复合物的构建与评价	涂家生	熊晔蓉
43	LFG-500通过调控PI3K/AKT/NF-κB通路抑制人乳腺癌细胞侵袭转移的研究	郭青龙	李凡妮
44	结合型胆酸通过S1PR2促进肝内胆管癌发生与发展的作用及机制研究	张陆勇	刘闰平
45	BDDCS Ⅰ类药物介导的转运体相互作用的研究及机制探讨	陈西敬	郑　义
46	羧酸酯酶1及其基因多态性对血管紧张素转化酶抑制剂活化及临床疗效的影响研究	王广基	王新文
47	基于生脉散的中药肠道菌群体外代谢方法研究	余伯阳	王怀友
48	双酚A通过下调胰岛素生长因子-1影响人胚胎干细胞分化为多巴胺神经元	刘嘉茵	黄伯贤
49	A-FABP的表达、单克隆抗体制备及其作用研究	王　旻	缪小亮
50	一种具有肿瘤检测治疗双功能的EGFR1/HER2双特异性小型化抗体	顾月清	丁　笠
51	基于计算机辅助设计整合素αvβ3高亲和力多肽、EGFR和VEGFR-2受体抑制剂	顾月清	艾观华
52	中国医药企业并购战略对企业绩效的影响研究	吴晓明	胡雪峰
53	真实世界药物经济学的理论及应用研究	刘国恩	徐　菲
54	天然活性三萜衍生物的设计、合成与生物活性研究	徐进宜	张恒源
55	富马酸替诺福韦酯、Metacavir衍生物及新型铜配体的设计合成及应用研究	姚其正	王永彬
56	拟肽类HCV蛋白酶抑制剂的设计、合成和生物活性评价	孙宏斌	张　帆
57	核苷类HCV聚合酶抑制剂的设计、合成与生物活性评价	孙宏斌	甄　乐
58	c-Met激酶抑制剂的设计、合成及抗肿瘤活性研究和定位基介导的碳氢活化反应研究	吴晓明	李淳朴
59	基于DPP-4和AT1靶点的药物设计、合成和生物活性研究	张惠斌	李　清
60	新型酪氨酸激酶抑制剂的设计、合成和抗肿瘤活性研究	姚其正	蒋晓龙
61	新型抗肿瘤多肽的设计、合成及生物活性研究	黄文龙	邓　欣

（续表）

序号	毕业论文题目	导师	研究生
62	FFA1 受体激动剂的设计、合成与生物活性研究	黄文龙	王学堃
63	κ 阿片受体拮抗剂的设计、合成及生物活性研究	徐云根	宋　巧
64	吡咯 C2/C5-位选择性烯基化反应的调控及其在全合成中的应用	姚和权	苏优拉
65	基于金属催化的噻唑并[5,4-*d*]嘧啶 C-H 活化反应研究和天然产物 Ammosamide B 及其衍生物的合成研究	孙丽萍	杨圣伟
66	新型 BTK 抑制剂的设计、合成及生物活性研究	向　华	赵兴俄
67	基于信息学技术发现 Keap1-Nrf2 蛋白-蛋白相互作用调控剂研究	尤启冬	姜正羽
68	NF-κB 信号通路调控方式的探索及其新型调控剂的发现、设计与评价	尤启冬	黄婧婕
69	基于活性天然产物冬凌草甲素的新药设计、生物活性评价及作用机制研究	徐进宜	徐盛涛
70	钯催化五元含氮杂环的区域选择性(杂)芳基化研究	吴晓明	周海嫔
71	芳基硼酸糖苷供体介导 1,2-cis 氧苷的构建及其应用；二氟甲基-2-吡啶基砜与酮糖立体选择性亲核加成及其拓展	尤启冬	刘　筱
72	协同组装构建肿瘤靶向 siRNA 递送系统	张　灿	孙　琼
73	单壁碳纳米管的改性及其用于肿瘤靶向 siRNA 和药物共传输系统的研究	周建平	丁学芳
74	胆固醇修饰的聚氧乙烯山梨醇油酸酯自组装胶束用于脑部药物递释系统的设计与研究	涂家生	李　畅
75	细胞穿膜肽和壳聚糖衍生物共修饰载胰岛素结肠定位释药纳米粒的研究	刘建平	郭　锋
76	紫杉醇与伏立诺他抗肿瘤药物纳米载药体系的设计构建、疗效考察与体内外可视化研究	丁　黎	舒　畅
77	木犀草素的代谢激活与肝毒性研究	丁　黎	石富国
78	黄酮类化合物 LZ-207 对结肠癌的凋亡诱导作用及机制研究	郭青龙	孙　洁
79	丹参酮ⅡA 磺酸钠抗心肌缺血损伤的保护作用及机制研究	季　晖	魏　博
80	汉黄芩素对黑色素瘤侵袭与转移的抑制作用及其机制研究	郭青龙	赵　凯
81	基于 Th17/Treg 失衡的雷公藤甲素肝损伤机制研究	张陆勇	王欣之
82	基于 GATA-1 的汉黄芩素抗慢性粒细胞白血病作用及其机制研究	郭青龙	杨　昊
83	肿瘤化疗增敏剂 HZ08 抑制 P-糖蛋白的作用机制及其结合模式研究	李运曼	张妍妍
84	AR 通过 NADPH 氧化酶依赖的 IKK/NF-κB 信号通路抑制 TNF-α 诱导的单核细胞与内皮细胞粘附	李运曼	严思敏
85	N2 对脑缺血再灌注损伤的保护作用及其机制研究	李运曼	黄晋茹
86	10b 对大鼠脑缺血损伤的神经保护作用及其作用机制研究	季晖	花　开
87	新型组蛋白甲基转移酶 G9a 和去甲基化酶 JMJD2A 抑制剂的设计、合成及生物活性研究	尤启冬	冯涛涛
88	糖尿病状态下肝脏维生素 A 代谢紊乱及其在胰岛素抵抗中的作用	刘晓东	张　勉
89	NQO1 靶向药物调控 NAD + 合成代谢及诱导细胞凋亡作用机理研究	王广基	刘慧颖
90	水飞蓟宾代谢调控及其保肝新机制研究	王广基	王　洪
91	奥拉西坦的立体选择性药动学及转运机制研究	陈西敬	张秋阳
92	血脂康调脂作用的 PK-PD 及药代机制研究	王广基	冯　冬
93	肝损伤和高血氨对血脑屏障上 P-GP 等 ABC 转运体功能和表达的影响	刘晓东	张　基
94	胆汁酸合成代谢调控与结肠炎癌转化的关联及机理研究	王广基	曹丽娟
95	基于单/多层细胞模型的阿霉素靶向转运动力学及调控机制研究	王广基	鲁　萌
96	(5R)-5-羟基雷公藤甲素内酯醇(LLDT-8)的药代动力学和小鼠睾丸毒性机制研究	王广基	李春竹
97	基于内皮 TF 途径探讨 NMMHC IIA 参与 DVT 形成的功能及麦冬皂苷 D39 的调节作用机制	寇俊萍	翟科峰
98	雷公藤甲素靶向肿瘤相关巨噬细胞的抗癌机制研究	张陆勇	李　菡
99	蟾皮的活性成分研究	叶文才	李宝晶
100	三桠苦叶化学成分及生物活性研究	孔令义	许晋芳
101	复方丹参方等效成分群的发现和整合作用研究	李　萍	龙　芳
102	三七茎叶皂苷的定向转化	王峥涛	王如锋
103	生脉散活性成分群调节缺氧复氧诱导大鼠 H9c2 心肌细胞凋亡的作用机制研究	余伯阳	李　芳
104	鸦胆子化学成分及活性研究	李　萍	谭　婷
105	三七皂苷类化合物分析新方法的建立及应用	李　萍	赖长江生
106	外源性多糖 RN1 及内源性多糖硫酸乙酰肝素修饰酶在肿瘤中作用机制研究	李　萍	张　蕾
107	丁公藤及含香豆素类成分药材质量标准研究	王峥涛	陈志永
108	紫菀药材化学成分、药理活性与产地之间相关性的研究	张　勉	赵冬霞
109	基于代谢组学的肝脑损伤及药物保护作用研究	孔令义	魏丹丹
110	两种旋花科植物菟丝子及蕹菜中树脂糖苷类成分的结构及活性研究	孔令义	范博义
111	ASD 体内外吸收代谢特征及其脂质体研究	杨中林	颜　亮
112	CHYG 复方抗病毒及其组方合理性研究	杨中林	杨　敏
113	积雪草苷对糖尿病引发的认知功能障碍的作用及机制研究 + 附录：积雪草苷对果糖诱导的胰岛素抵抗大鼠肾损伤的保护作用	马世平	尹竹君
114	两种楝科植物的特征萜类成分研究	孔令义	张宏建
115	天然产物五味子甲素和 Alopecurone B 逆转人骨肉瘤细胞 MG-63 阿霉素耐药株的活性及作用机理研究	孔令义	夏元铮
116	多功能抗阿尔茨海默病药物的设计、合成及活性研究 & FeCl3 和醚介导的酚分子内酰化反应研究	孔令义	蒋　能
117	姜黄素抑制内质网应激对抗谷氨酸神经毒性的研究	马世平	李　莹
118	基于芳烃受体和 Th17/Treg 平衡的去甲异波尔定抗类风湿性关节炎作用机制研究	戴　岳	童　贝
119	黄芩苷抗炎、调节 HPA 轴功能与抗抑郁作用相关性研究	马世平	于海洋
120	rhIL12Rβ1-CHR 及其 Fc 融合蛋白的表达、分离纯化和活性研究	姚文兵	王　辰

（续表）

序号	毕业论文题目	导师	研究生
121	GLP-1RA 对 AGEs 致 tau 病变和氧化应激的作用及机制研究	高向东	安凤毛
122	闭管可视化核酸检测新方法及临床应用	周国华	王建平
123	全人源抗 VEGF165 单克隆抗体（rhVEGF-mAb）偶联长循环脂质体的制备及对肿瘤靶向治疗作用的研究	高向东	石晨阳
124	基于免疫调节的海胆黄多糖（SEP）的抗肿瘤活性及机理研究	周长林	柯梦云
125	基于 VEGFR2 单抗的融合抗体分子设计及其激活 NKG2D 途径免疫监视作用的研究	王　旻	解　伟
126	靶向整合素受体的多肽抗肿瘤活性研究	顾月清	张聪颖
127	荧光分子探针在肿瘤的检测治疗中的应用	顾月清	李斯文
128	靶向 EGFR 和 KDR 的 IgG 样双特异性抗体的构建及其抗肿瘤活性的研究	王　旻	陈治国
129	计算机辅助设计多个靶标抑制剂以及靶向肿瘤整合素 αVβ3 表达的分子影像探针的研究	顾月清	牛森淼
130	集成多维信息的不同种类多糖结构解析	高向东	朱　锐
131	新型幽门螺旋杆菌多表位治疗型疫苗 CTB-UE 的研制及基于 microRNA-155 的作用机制研究	奚　涛	吕小波
132	基于 STARD13 的 ceRNAs 网络调控乳腺癌转移的机制研究	奚　涛	李晓曼
133	c-Met 激酶抑制剂的设计、合成以及抗肿瘤活性的研究	陆　涛	胡诗合
134	β-咔啉类及吡唑甲酰胺类 CDKs 抑制剂的设计、合成与生物活性研究	陆　涛	金乔梅
135	中药与肝脏损伤—大黄酸诱导人肝脏细胞毒性和凋亡的机制研究	于　锋	阿米尔
136	苯环喹溴铵与代谢酶的作用及临床药物相互作用研究	丁　黎	恩格百特
137	双七通风胶囊对痛风性关节炎的抗高尿酸和抗炎活性的机制研究	李运曼	娜达妮
138	一种靶点是 VEGFR2 和 NKG2D 的新型抗肿瘤融合蛋白 scFv-MICA 的设计与鉴定	王　旻	戴斯蒙

2. 复旦大学

序号	毕业论文题目	导师	研究生
1	基于 stapled 多肽的脑胶质瘤靶向递药系统研究	陆伟跃	陈溪山
2	天然螺环生物碱 Xylapyrrosides A-C 和肽类化合物 Hoiamides A，C，D 的全合成研究	胡金锋	李　明
3	FGFR 和 BACE1 抑制剂设计合成和生物活性研究	李英霞	刘　健
4	Hedgehog 信号通路抑制剂 & 碱性氨基酸巯基氨基酸检测多功能荧光探针	赵伟利	陆秀宏
5	5-HT/NE/DA 三重重摄取抑制剂和基于 AChBP 的 nAChR 激动剂设计、合成及活性研究	邵黎明	沈　剑
6	基于水淬灭探针的固体脂质纳米粒口服吸收机制研究	吴　伟	胡雄伟
7	白蛋白结合型紫杉醇及紫杉醇复方注射剂的研究与开发	蒋新国	魏　彦
8	基于碳纳米管复合材料电极的中药有效成分毛细管电泳分析技术研究	陈　刚	张　玮
9	瑞香狼毒抗艾滋病毒活性成分	陈道峰	严　敏
10	基于新型富集材料的药物毒物分析	段更利	刘晓丹

（续表）

序号	毕业论文题目	导师	研究生
11	CSE/H2S 反馈性调控 NOX4/jmjd3 介导的炎症反应及其表观学研究	朱依谆	王希玲
12	硫化氢及其供体炔丙基半胱氨酸心血管保护作用机制研究	朱依谆	武　丹
13	微粒体-水凝胶体系的建立及在药物代谢后药效和毒性预测中的应用	蔡卫民	杨慧莹
14	大鼠多组织多时期转录组 RNA 和 miRNA 表达图谱的构建及应用	石乐明	郁　颖
15	鞘磷脂合酶抑制剂的发现、设计合成与抗动脉粥样硬化活性研究	李亚丽	叶德泳

3. 首都医科大学

序号	毕业论文题目	导师	研究生
1	新型双吲哚类抗肿瘤剂的设计，合成及生物活性评价	赵　明	甘太平
2	抗粘附肽修饰的姜黄素衍生物的设计、合成及生物学活性评价	彭师奇	胡　西
3	基因多态与表观遗传差异对氯吡格雷抵抗的影响	彭师奇	赵志刚
4	补肾益髓胶囊对 EAE 小鼠 Th17/Treg 细胞的调节及促进神经修复的作用	王　蕾	郑　琦
5	缝隙连接蛋白 43 丝氨酸 279/282 磷酸化位点参与病理性心肌细胞凋亡和心脏功能障碍	罗大力	闫欣欣
6	基于斑马鱼缺氧模型的代谢组学、抗缺氧活性物质筛选及代谢转化研究	薛　明	夏彬彬

4. 北京协和医院

序号	毕业论文题目	导师	研究生
1	肺腺癌肿瘤干细胞差异表达 microRNA 筛选与 miR-1290 抑制剂抗肿瘤作用及机制研究	左萍萍	孙　博
2	家独行菜子生药学和淫羊藿标准物质研究	郭宝林	樊庆鲁
3	延胡索生物碱谱效关系及相互作用研究	石　钺	李秋月
4	含固体脂质纳米粒的肺部给药制剂研究	廖永红	常跃兴
5	猪苓菌丝形成菌核过程中的差异表达基因及克隆分析	郭顺星	宋　超
6	小分子化合物对成骨分化和幽门螺杆菌感染胃粘膜细胞诱发的炎性反应的调节作用及机制研究	王　真	陈金晶
7	海分支杆菌感染斑马鱼模型在结核病研究中的应用	岑　山	彭世泽
8	应用 LC-MS/MS 分析抗生素在斑马鱼体内的吸收研究	胡昌勤	张　帆
9	PHII-7 体外抑制肿瘤侵袭迁移机制研究	熊冬生	高　雪
10	以脐带间充质干细胞为载体依赖腺病毒的双重靶向系统对肝癌的治疗作用研究	熊冬生	李真真
11	神经元-星形胶质细胞的相互作用及钾离子通道相关的脑缺血机制研究	王晓良	刘冬梅
12	两种有毒中药（苍耳子和马钱子）化学成分和生物活性研究	庾石山	石玉生
13	桑、柘树芳香类异戊烯基转移酶研究	戴均贵	王瑞杉
14	电子转运黄素蛋白 β 减轻糖尿病肾病肾小管上皮细胞凋亡的作用及机制研究	李　平	王　华
15	黄连素对 2 型糖尿病肾病大鼠与 QDPR 基因启动子的作用及机制研究	李　平	孙斯凡

（续表）

序号	毕业论文题目	导师	研究生
16	7-木糖紫杉烷糖基水解酶酵母工程菌高密度发酵与生物催化的放大研究	朱　平	刘万仓
17	地骨皮的化学成分和药理活性研究	张培成	安亚文
18	八角属天然产物 spirooliganones C 和 D，illicidione A 和 illihendione A 的全合成研究	庾石山	任晓东
19	牛眼马钱子的化学成分及药理活性研究	庾石山	姜　华
20	双环醇对药物性肝损伤的保护作用及机制研究抗 HIV 新化合物 F18 的代谢产物-M3 与 UGTs 同工酶的相互作用	李　燕	刘　鑫
21	雷公藤叶水溶性化学成分及生物活性研究	张东明	倪　林
22	基于靶向鞘脂组学和转录组学的雷公藤甲素与雷公藤多苷片的药效和毒性作用的机制和物质基础研究	张金兰	曲　亮
23	板蓝根水提物的化学成分研究	石建功	刘玉凤
24	党参水提取物的化学成分及其生物活性的初筛研究	石建功	蒋跃平
25	化合物 IMM-H004 联合组织型纤溶酶原激活物溶栓对大鼠局灶性脑缺血损伤的保护作用研究	陈乃宏	左　玮
26	桑枝总生物碱有效部位体内吸收代谢特征及机制研究，中药生脉散配伍机制及相关动力学研究	李　燕	杨　爽
27	基于虚拟筛选新策略的抗阿尔茨海默病新药发现及药效机制研究	刘艾林	方坚松
28	OSW-1 类似物的合成、构象分析及构效关系研究	雷平生	刘　超
29	海洋天然产物（－）-Renieramycin G 立体异构体的全合成及其抗肿瘤活性研究	刘站柱	杜恩明
30	CD36 是 HCV E1 蛋白吸附的辅助受体和新的药物靶点	蒋建东	程军军
31	新型调脂分子 IMM-H007 激活靶蛋白 AMP 激活的蛋白激酶作用机制研究及其改善小鼠胰岛素抵抗作用的初步研究	朱海波	李　瑾
32	调节自噬的活性物质筛选及抗肿瘤和糖尿病心肌病的作用及机制	胡卓伟	解　静
33	TRB3 和 BCL6 促进乳腺癌发生发展的作用与机制	胡卓伟	于金梅
34	新型 HSP90 抑制剂筛选及抗胰腺癌增殖作用和分子机制研究；HSP90 抑制剂诱导胰腺癌 IGF-1R 自噬性降解分子机制	陈晓光	薛妮娜
35	雷公藤甲素衍生物 LB-1 抗胰腺癌作用及机制研究	陈晓光	牛　非
36	川芎化学成分及药理活性研究	张培成	韩　冰
37	虎杖化学成分及药理活性研究	张培成	刘　福
38	α-(8-喹啉氧基)单取代酞菁锌(ZnPc-F7)光动力疗法治疗银屑病作用及其机制研究	王爱平	刘汉清
39	Spirooliganones A 和 B 及其非对映异构体的全合成研究：立体化学及药理活性筛选	庾石山	赵　楠
40	选择性 S1P1 受体激动剂的合理设计、合成与生物活性评价及两种优势骨架杂环的有机合成方法学研究	尹大力	田育林
41	新型有机荧光小分子及其生物学应用	尹大力	苗建壮
42	基于代谢组学的 2 型糖尿病和环境污染物暴露生物标志物研究	再帕尔	王中华
43	新型抗结核药 TBI-166 的临床前药代动力学研究	李　燕	李　聃

（续表）

序号	毕业论文题目	导师	研究生
44	基于代谢组学方法的垂体泌乳素腺瘤药物溴隐亭的耐药性研究	再帕尔	臧清策
45	4 种药物多晶型与 36 种标准物质定值检测方法研究	吕　扬	徐　薇
46	红花糖基转移酶的研究	戴均贵	解可波
47	果糖-1，6-二磷酸酶 AMP 变构抑制剂的设计、合成与活性评价	徐柏玲	别建波
48	长效 GLP-1 受体激动剂 E2HSA 临床前药效学评价及抗糖尿病作用机制研究小分子葡萄糖激酶激活剂的发现及作用评价	申竹芳	侯少聪
49	创新化合物 YR5-36 的抗糖尿病作用研究及初步机制探讨	申竹芳	贾春明
50	2 种药物及 1 种先导物多晶型和丹酚酸 A 原料药的研究	吕　扬	王峰峰
51	丹酚酸类化合物的药代动力学和脑缺血保护作用研究	杜冠华	宋俊科
52	系统性红斑狼疮治疗药物的发现研究	杜冠华	何阳阳
53	新型 Rho 激酶抑制剂 DL0805 衍生物对血管性疾病药理作用及机制研究	杜冠华	袁天翊
54	富含脯氨酸的酪氨酸激酶 2(Pyk2)介导离子霉素诱导的神经递质释放的机制研究	陈乃宏	张　钊
55	4 种药物多晶型及环丙沙星成盐研究	吕　扬	张国顺
56	基于法尼酯 X 受体的小分子化合物库的构建及其在药物先导化合物发现中的应用	方唯硕	张国宁
57	宽苞水柏枝和南五味子（根）抗炎活性部位的化学成分研究	张培成	刘佳宝
58	A53T 突变体 alpha-synuclein 模型中 SIRT2 的变化及参与自噬调控研究	陈乃宏	宋连昆
59	乳香的化学成分研究	秦海林	任　晋
60	基于脂蛋白受体介导的胆固醇结合型紫杉醇脂质乳肿瘤靶向机制的研究	刘玉玲	叶　军
61	右旋去氧娃儿藤宁固体脂质纳米粒的构建、表征及体内评价	刘玉玲	于菲菲
62	2-(α-羟基戊基)苯甲酸钾盐抗抑郁及其作用机制研究	王晓良	马　浩
63	基于蛋白质组学技术的神经退行性疾病的生物标记物转化医学研究	王晓良	孙英妮
64	IMM-1061 改善学习记忆的电生理机制研究	王晓良	江晓妹
65	基于质谱成像技术的生物组织中代谢物分析新方法及其应用研究	再帕尔	贺玖明
66	三种天然产物多晶型与注射用丹酚酸 A 制剂质量控制研究	吕　扬	杨德智
67	新型 N-取代槐定酸类似物的设计、合成及其抗肿瘤活性研究	宋丹青	毕重文
68	靶向 Plk1 PBD 新型抗肿瘤药物先导化合物的发现与抗肿瘤机制研究	司书毅	陈云雨
69	新型广谱抗病毒化合物的设计，合成及活性研究	李卓荣	蒋　智
70	链霉菌产生的(4S/R)-4，5-双氢-4-羟基格尔德霉素及其他新次级代谢产物的发现与探索	武临专	李　婷
71	新型抗代谢综合征药物的筛选及发现	司书毅	刘　畅
72	G3BP1 介导乳腺癌上皮-间质转化及其作用机制研究	邵荣光	马　艳
73	斑马鱼 T2DM 模型的建立及分子机制研究	张靖溥	孟祥慧
74	SLFN 家族蛋白抗 HIV 机制研究	岑　山	米泽云

（续表）

序号	毕业论文题目	导师	研究生
75	药源性骨质疏松的斑马鱼模型及其分子机制的研究	张靖溥	秦　伟
76	抗微管先导物 IMB-105 水溶性衍生物的设计、合成与活性评价研究	胡来兴	孙连奇
77	先导化合物 IMB-YH-8 及其衍生物的抗结核分枝杆菌作用机制和成药性研究	余利岩	徐　建
78	基于 TIMP2 的靶向 MMP-14 和靶向 EGFR/MMP-2 的融合蛋白制备及其抗肿瘤活性研究	甄永苏	许　健
79	大肠杆菌脂多糖转运体中 LptA-LptC 相互作用抑制剂的筛选与发现研究	司书毅	张雪莲
80	以 ESX-1 分泌系统为靶点的抗结核药物研究	岑　山	张　义
81	新型 HDAC 抑制剂的制备及其抗肿瘤作用与分子机制的研究	甄永苏	朱冰艳
82	特境放线菌新物种的分类学研究	孙承航	庹　利
83	喹诺酮类抗菌药吉米沙星的 PK/PD 及新型抗结核药物的 ADME/T 早期研究	游雪甫	赵　瑞
84	塔克拉玛干沙漠植物内生放线菌药用资源勘探	孙承航	刘佳萌
85	一种新型抗 G-耐药菌抗菌肽抗菌活性研究及耐青霉烯酶库的构建	游雪甫	吕月蒙
86	盾叶薯蓣内生真菌转化制备薯蓣皂苷元的研究	余利岩	向海波
87	新型 HIV-1 蛋白酶抑制剂的设计、合成及活性研究	王玉成	杨志衡
88	真菌诱导降香檀和檀香结香的研究	郭顺星	孙思胜
89	续断提取物分离部位的抗骨质疏松作用及化学成分研究	郭宝林	孙欣光
90	肉苁蓉寄主植物种质资源评价及其寄生关系研究	陈　君	沈　亮
91	姜黄挥发油防治黄曲霉毒素污染作用机制及其纳米制剂研究	杨美华	胡一晨
92	三羧酸循环蛋白复合物的鉴定	胡克平	乐　亮
93	丹参酚酸和薯蓣皂苷生物合成基因的挖掘与分析	陈士林	汪　波
94	基于 SMRT 测序技术的药用植物遗传序列研究	陈士林	李秋实
95	两色金鸡菊茶饮对 2 型糖尿病胰岛素抵抗的预防作用及机制研究	肖培根	姜保平
96	HIV-1 整合酶变构抑制剂筛选模型的建立及应用	郭顺星	张大为
97	兰科药用植物和内生真菌的组学研究及信息学分析	郭顺星	曾　旭
98	茉莉酸信号途径参与调控沉香倍半萜生物合成的分子机制研究	魏建和	廖永翠
99	程序性细胞死亡与沉香倍半萜次生代谢关系的探索研究	魏建和	刘　娟
100	丹参 mlncRNA 的筛选鉴定及 miR397 在酚酸类化合物生物合成中的功能研究	卢善发	李东巧
101	木豆叶神经细胞保护物质基础和作用机制研究	潘瑞乐	刘亚旻
102	调控肠道代谢提高药物口服生物利用度的制剂技术研究	廖永红	周　晶
103	采用虾原肌球蛋白及其抗体建立 I 型过敏反应模型及双黄连在模型中的作用研究	齐　云	方　蕾
104	Zeylenone 通过抑制 PI3K/AKT/mTOR 和 ERK/MAPK 信号通路诱导宫颈癌细胞凋亡机制研究	孙晓波	张蕾蕾

（续表）

序号	毕业论文题目	导师	研究生
105	龙牙楤木三萜皂苷心肌保护活性筛选及对心肌缺血再灌损伤的保护机制研究	孙晓波	王　敏
106	基于蛋白质非标记定量方法研究人参皂苷 Rb1 抑制缺氧复氧诱导 H9c2 心肌细胞凋亡的分子机制	孙晓波	艾启迪
107	风轮菜黄酮类化合物对缺氧/复氧及阿霉素诱导的心肌损伤保护作用研究	孙晓波	陈荣昌
108	葛根黄酮药代动力学与神经活性及其增强桑白皮降糖活性的机制研究	常　琪	肖冰心
109	鬼臼毒素衍生物的合成与抗肿瘤活性的研究及西松烷型二萜衍生物的设计与合成	邹忠梅	成伟华
110	盐酸埃克替尼的基于生理的药代动力学模型与药物代谢动力学/药物效应动力学/生存模型的研究	胡　蓓	陈　嘉
111	甲苯磺酸瑞马唑仑人体药代动力学与药效动力学研究	江　骥	周　颖
112	乙酰谷酰胺及谷红注射液抗脑缺血再灌注损伤的作用机制研究	左萍萍	张　蕊
113	苦参碱-查耳酮拼合物的设计、合成及抗肿瘤和抗菌活性研究	刘天军	赵力挥

5. **北京大学**

序号	毕业论文题目	导师	研究生
1	基于受体介导的新型抗肿瘤纳米给药系统研究	张　强	郭兆明
2	YSY01A 对表达、非表达 ERα 乳腺癌药效及作用位点的研究	崔景荣	薛冰洁
3	稀土磷酸盐微粒对固有免疫系统的影响及其机制研究	杨晓改	范云周
4	以线粒体为靶点的中药活性成分筛选新体系的构建及应用研究	蔡少青	杨兴鑫
5	基于模型的荟萃分析在药物研发中的应用	卢　炜	任宇鹏
6	氨基三乙酸衍生物氧钒配合物的合成及降糖作用研究	杨晓达	王　娜
7	唾液酸转移酶抑制剂的设计、合成与活性评价和不饱和环多醇结构合环方法的探索及其合成上的应用	叶新山	李文明
8	基于糖结构的天然产物 Dinemasones B & C 的全合成及其药物化学研究	李中军	薛小超
9	利用光亲和标记技术研究 cADPR 的结合蛋白	张亮仁	张可辉
10	莫达非尼和伊立替康的定量药理学研究	卢　炜	吴克华
11	抗肿瘤化合物 Tagalsin C 对 Jurkat 白血病细胞的蛋白组学研究及其代谢研究	林文瀚	杨　奕
12	马兜铃酸蓄积性毒性相关代谢酶及蛋白研究	蔡少青	王　丹
13	制药企业研发国际化微观影响因素及对创新绩效影响的作用机制研究	史录文	林向红
14	新型 20S 蛋白酶体抑制剂的设计、合成及生物活性评价	徐　萍	孙　琦
15	叠氮参与的简单烃类化合物的氮化反应研究	焦　宁	秦　冲
16	虚拟筛选策略优化与抗 HIV-1 药物设计	张亮仁	夏　杰
17	针对乳腺癌 MCF-7 细胞不同靶点的两种主动靶向递送和治疗策略	张　强	梅　冬
18	离子液体负载的 1,2-*cis* 葡萄糖寡糖的快速组装研究三价碘试剂介导的烯烃分子内胺氟化反应研究	李中军	王　青

（续表）

序号	毕业论文题目	导师	研究生
19	中国基本医疗保险药品目录调整对药物利用及疾病费用支出的影响研究	史录文	翁　庚
20	基于蛋白质定点标记的慢病毒载体结构与功能研究	周德敏	郑永祥
21	基于呋喃酮骨架的有机小分子催化不对称反应研究	李润涛	白著双
22	新型蛋白酶体抑制剂的设计与合成	李润涛	韩利强
23	药品遴选循证证据质量评价研究	史录文	赵宜乐
24	三株海洋来源真菌次级代谢及其生物活性研究	林文瀚	赵　阳
25	禹白芷、川白芷化学成分及禹白芷香豆素类成分的肠吸收和组织分布研究	杨秀伟	邓改改
26	普洱茶中普洱茶素的分离、分析及生物合成途径研究	屠鹏飞	叶　静
27	大籽蒿化学成分与生物活性研究	屠鹏飞	周旭东
28	药用植物血见愁化学成分研究及初步生物活性筛选	付宏征	高　纯
29	靶向性表阿霉素塞来昔布脂质体的构建及其抗侵袭性肿瘤的研究	吕万良	居瑞军
30	透明质酸和D-α-生育酚琥珀酸酯的聚合物纳米粒在高转移性和耐药性乳腺癌的抑制效应及相关机制研究	齐宪荣	梁德胜
31	红花黄酮类提取物抗帕金森病作用研究	蒲小平	任汝通
32	核酸适配体的化学修饰及其在造影剂中的应用	杨振军	李昆峰
33	基于氧气、二甲亚砜、过硫酸氢钾复合盐简洁高效的氧合反应研究	焦　宁	梁雨锋

6. 第三军医大学

序号	毕业论文题目	导师	研究生
1	基于酵母微囊构建新型口服巨噬细胞靶向递送系统的研究	李晓辉	周　兴
2	转录因子 FOXO1 和天然产物 PL-C 对 NK 细胞发育与功能的调控作用及机制研究	李晓辉	邓有才
3	大黄素对耐甲氧西林金黄色葡萄球菌的体内、外抗菌作用及机制研究	周　红	刘　明
4	Cofilin 调控肿瘤细胞凋亡和线粒体自噬的作用机制及其干预策略研究	高　宁	李国兵

7. 第四军医大学

序号	毕业论文题目	导师	研究生
1	双丹方成分分析及其主要成分丹参素配伍丹皮酚对心肌损伤的保护作用及机制研究	王四旺	李　骅
2	元胡止痛方治疗偏头痛的功效成分分析和作用机制研究	王四旺	张笑恺
3	基于生理药动学模型的异丙嗪在模拟失重大鼠体内的处置研究	张生勇	梁　力
4	骨靶向胶束的制备及其对骨转移癌的治疗作用研究	周四元	叶威良
5	GLP-1 受体介导脑缺血保护记忆效应及机理研究	罗晓星	张慧楠
6	龙胆苦苷镇痛与抗抑郁的中枢作用及机制研究	张生勇	邓雅婷
7	中药安替可胶囊的物效基础及配伍机制研究	王四旺	段林瑞

8. 哈尔滨医科大学

序号	毕业论文题目	导师	研究生
1	骨髓间充质干细胞抗大鼠心脏衰老作用及其机制	吕延杰	张明宇
2	富马酸二甲酯诱导结肠癌细胞程序性坏死的作用及其机制	董德利	谢　鑫
3	小檗碱与药物联合应用对心脏毒性的评价	李宝馨	智　多
4	肺动脉高压中细胞凋亡及血管新生的分子机制研究	姜　淳	王　爽
5	大明胶囊在大鼠体内的血清药物化学和药代动力学研究	杜智敏	安　然
6	骨成型蛋白 4 对心肌细胞 T-型钙通道 Cav3.1 和 Kv4.3 钾通道表达和功能的影响	董德利	胡朝伟
7	5-氟尿嘧啶-对氨基苯甲酸共晶的合成及其药理学特性	杨宝峰	韩思莹
8	microRNA let-7a 对血管紧张素Ⅱ诱导心肌肥厚的作用及其机制	吕延杰	周　鑫
9	LPS 通过 MyD88 依赖的通路激活 STAT3 提高 BM-MSCs 介导的小鼠 I/R 模型的心脏保护作用	李柏岩	徐　冰
10	微小 RNA-30c 在肺血管重构中的作用及其机制的研究	杨宝峰	邢　妍
11	单核细胞趋化蛋白-1 抑制心肌 L 型钙电流的作用机制	李柏岩	芦晓龙
12	转化生长因子 βIII 型受体在小鼠急性心肌缺血中的作用及其机	吕延杰	孙　菲
13	小鼠胚胎干细胞条件培养液对糖尿病小鼠伤口愈合的影响及机制	杨宝峰	王　璐
14	脓毒症引起的器官损伤的机制研究及 BMPs 在肺动脉高压中的机制研究	朱大岭	于秀峰
15	miR-133、miR-101 对细胞凋亡的调控作用及机制	杨宝峰	王　璐
16	microRNA-153 在肺癌中的作用与机制	王志国	袁　野
17	迷走传入神经元对组胺化学敏感性性别差异的研究	李柏岩	李　俊
18	细胞衰老与线粒体动态失衡在肺动脉高压中的作用机制研究	姜　淳	沈婷婷
19	microRNA-17-5p 在小鼠心肌缺血再灌注损伤中的作用及机制	吕延杰	杜伟杰
20	Acetyl_salicylic_acid_attenuates_cardiac_hypertrophy_via_inhibition_of_wnt_signaling	杨宝峰	Gitau Samuel Chege
21	miR-1/miR-21 联用在小鼠心肌缺血损伤中的作用及机制研究	杜智敏	徐英岐
22	基于 hERG 钾通道研究糖尿病诱发获得性 LQTS 的细胞内机制	李宝馨	石园琦

9. 华东理工大学药学院

序号	毕业论文题目	导师	研究生
1	萘酰亚胺及羰非那烯酰亚胺类抗肿瘤药物的设计合成与生物性能研究	徐玉芳	谭绍英
2	苯并咪唑衍生物合成方法及其相关疾病诊疗试剂研究	徐玉芳	袁　俊
3	检测体内生理活性小分子的反应型探针的设计、合成以及应用	钱旭红	周　济
4	基于环丙基化的苯并五元杂环及螺环化合物的设计与合成	虞心红	胡　杨

（续表）

序号	毕业论文题目	导师	研究生
5	二氢乳清酸脱氢酶抑制剂的发现、成药性优化及体内靶向性研究	徐玉芳	许鸣豪
6	HsDHODH 抑制剂先导的创制及 PIP 基因人工控制开关的研究	钱旭红	韩　乐
7	基于芳烃氟、烯烃氟参与的碳碳键、碳氮键的形成反应	曹　松	熊　扬
8	亲环素 A 小分子抑制剂抗肺癌活性研究与 HIV-1 整合酶和人 LEDGFp75 相互作用界面抑制剂的活性评价	沈　旭	李　蹊
9	DPP-4 抑制剂的设计、合成及烯丙基醇的不对称动力学拆分研究	邓卫平	姜山山
10	手性伯胺催化不对称 1,4-和 1,6-加成反应及非对映选择性调控的研究	曾步兵	魏　媛
11	“诊断治疗”型重金属荧光探针的构建，β-环糊精在点击化学中的应用和多功能载药策略的研究	王　卫	宋　超
12	The study of nanotechnological application in cancer therapy：Nanocarriers for 5-fluorouracil delivery	刘建文	黎文明
13	非甾类 FXR 配体设计优化及调控机制研究与两种优势骨架的合成方法学研究	蒋华良	黄　皇
14	光动力抗肿瘤疗法新型评价模型的建立及免疫相关机制研究	刘建文	郑媛虹
15	EGFR-T790M 选择性抑制剂的发现与优化	徐玉芳	周　伟
16	碱性抗生素色谱分离方法与分离材料研究	梁鑫淼	魏　杰
17	叔亮氨酸衍生的催化剂在不对称加成反应及天然产物骨架合成中的应用研究	叶金星	顾晓栋
18	手性胺催化烯醛的不对称插烯 Michael 反应及烯酮的 FADA 反应研究	叶金星	胡淏翔
19	吲哚和萘酚衍生物的不对称氧化去芳构化反应研究	游书力	韩　龙
20	C(sp2)-F 键的炔基化及三氟甲基化反应研究	曹　松	金观毅
21	中药生物碱和黄酮类组分的分离纯化与活性筛选研究	梁鑫淼	李奎永
22	三萜皂苷分离分析研究	梁鑫淼	邢倩倩
23	丙氨酸脯氨酸及药物筛选遗传编码荧光探针的构建和应用	杨　弋	徐　磊
24	光调控基因表达系统	杨　弋	陈显军
25	Hsa-mir-1915 在结直肠癌细胞凋亡过程中的调控研究	刘建文	崔大岑
26	功能化重氮乙酰乙酸酯的合成、应用研究	刘仁华	刘雨潇
27	强心苷类似物抗肿瘤活性的构效关系研究及 TORC2 入核抑制剂的发现及构效关系研究	胡立宏	陈　虎
28	氨基酸衍生的小分子催化剂促进的不对称反应研究及其应用	李　忠	娄彦鹏
29	基于“共价组装”的荧光探针及荧光团的设计、合成与性能研究	钱旭红	沈龑鸣
30	含多环结构的顺硝烯新烟碱化合物的设计、合成及活性研究	李　忠	范叶峰
31	14C 环氧虫啶手性异构体的环境归趋、生物有效性研究	李　忠	刘绚琦
32	天然来源的糖类化合物分离分析研究	梁鑫淼	梁　图
33	检测过氧亚硝酸根的荧光探针的设计、合成与应用	钱旭红	张泉娟
34	人和恶性疟原虫二氢乳清酸脱氢酶抑制剂研究及其复合物晶体结构解析	李洪林	朱俊生
35	TEMPO 参与的氧化反应和蜂蜜曲霉素衍生物的设计与合成	王　卫	张志光
36	L-羟基脯氨酸的芳构化反应研究和喹唑啉类 EGFR 抑制剂的设计与合成	虞心红	徐子安
37	苯并三嗪酮类衍生物的设计、合成及生物活性研究	徐晓勇	王高磊

10. 吉林大学

序号	毕业论文题目	导师	研究生
1	26-OH-人参二醇的药代动力学研究	李平亚	林美妤
2	胡芦巴降血糖成分分析及降血糖作用机制研究	刘忠英	姜文月
3	吡啶联异噁唑及异噁唑啉类杂环衍生物的设计、合成及抗癌活性研究	裴亚中	杨洪亮
4	miR-145 在多发性骨髓瘤细胞中的功能及其机制研究	颜炜群	张　旗
5	胰岛素及胰岛素受体信号通路在氟骨症发病机制中的作用	徐　辉	吕　鹏
6	1,5-双环吡唑啉酮类化合物作为受体酪氨酸激酶 Axl 和 Mer 抑制剂的抗癌药物设计与合成	柏　旭	吴彦君
7	乌头类中药复方中化学成分吸收转运机制的体外研究	刘忠英	阚　鸿
8	谷胱甘肽过氧化物酶突变体及其模拟物的表达与表征	魏景艳	郭　笑
9	20(S)-原人参二醇通过抑制 PI3K/AKT/mTOR 信号途径诱导人乳腺癌 MCF-7 细胞凋亡	睢大筼	张　虹
10	PI3K 抑制剂的设计、合成及抗癌活性研究	裴亚中	郭家林
11	磷酸功能化明胶和多巴功能化表皮生长因子用于生物材料表面改性的研究	王　毅	周小越
12	开心益智颗粒成药性研究及对认知功能障碍模型动物的影响与机制探讨	尹建元	于秀华
14	PDD1 滴丸的药代动力学研究	李平亚	高红梅
15	pH 敏感性 Y 型聚乙二醇—聚谷氨酸键合阿霉素的合成及自组装行为研究	金向群	睢博文
16	PSMA 配体修饰聚乙二醇—聚己内酯胶束给药系统的构建及靶向前列腺癌的研究	金向群	金　垰
17	血清白蛋白与药物小分子的荧光光谱研究	刘忠英	王　宁
18	作用于 CXCR4 的多肽配体分子设计、合成及生物活性研究	杨晓虹	杨依磊
19	氟作用下 OB 钙稳态变化机制探讨及 L 型钙通道角色研究	井　玲	段晓琴
20	葫芦素 B 磷脂/胆盐混合纳米胶束口腔速溶膜给药系统的构建与评价研究	裴　瑾	吕青远
21	人胚胎多能干细胞的分离鉴定和向软骨细胞分化诱导的研究	王　毅	付常皓
22	顺铂/聚(L-谷氨酸)接枝聚(乙二醇)纳米粒体内外抗肿瘤效果研究	孙德军	史春山
23	EGFR 和 IDO 在乳腺癌中共表达的实验研究	颜炜群	毕薇薇
24	氟作用条件下 PTH、PTH-rp、CaSR 表达变化及在氟骨症发生机制中的作用	井　玲	王　莹

11. 南京医科大学

序号	毕业论文题目	导师	研究生
1	结构选择性 SERS 衬底的构筑及其对青霉素药物中青霉噻唑酸的快速检测	都述虎	张丽颖
2	基于 LC-MS/MS 的定向蛋白质组学对 HSP27/P-gp 和 ERK/Bcl-2 介导的乳腺癌多药耐药的定量分析研究	许飞飞	陈　芸
3	PSD95/nNOS 解偶联与 GABA 受体激动剂的相互作用在慢性疼痛中的机制	朱东亚	江　君
4	NR2B9c 纳米粒的构建及经鼻递药的脑缺血保护作用	朱东亚	李　瑞
5	HDAC2 调控缺血后功能恢复	朱东亚	唐　颖
6	海马 nNOS-PSD95 调控恐惧记忆消退	朱东亚	陈　晨
7	多次应用第二代抗精神分裂症药物在苯环己哌啶诱导的青年大鼠运动增多模型中的行为药理学	胡　刚	束　庆
8	Stra13 在 2 型糖尿病小鼠炎症反应和脂质代谢及格列本脲干预中的作用	杨　俭	陈瑞妮
9	CRF1 在小鼠炎性结肠癌发展中的作用及机制研究	李胜男	刘赟心
10	CD166+细胞的分离及作为人小细胞肺癌的发病起始因子的研究	李胜男	张　赟
11	局部 RAS 对骨髓间充质干细胞心肌缺血保护作用的影响	李庆平	刘　超

12. 山东中医药大学

序号	毕业论文题目	导师	研究生
1	白首乌中告达庭的制备及其抗肿瘤活性研究	周洪雷	费洪荣
2	采收加工过程中丹参药材产量与质量的变化	张永清	李　翠
3	基于化学-生物指纹图谱技术的山东道地药材全蝎质量评价研究	李　峰	史　磊
4	灰树花中 Agaricoglyceride A 的生物合成及其对糖尿病神经病理性疼痛的干预	田景振	王　伟
5	眼用银黄温敏凝胶的制备及其抗单纯疱疹病毒角膜炎的研究	田景振	陈　智
6	丹红注射液质量标准提升及药物动力学研究	田景振	李启艳
7	木瓜属植物种质资源鉴定及木瓜药材质量研究	郭庆梅	齐　红
8	基于能量代谢及基因表达的枳实寒热属性的研究	滕佳林	李　琳
9	华佗再造丸及联用丹参素对脑缺血损伤的保护作用与机制研究	傅风华	于　晨

13. 上海交通大学

序号	毕业论文题目	导师	研究生
1	新型异靛蓝类似物的设计合成及其抗肿瘤活性研究	毛振民	赵　萍
2	紫草素肟衍生物的合成、代谢、抗肿瘤活性及作用机制研究	李绍顺	张　旭
3	膦手性 PCP 和 PNP 型 Pincer 镍、钯、铱和铜等络合物的合成、结构表征及在不对称催化反应中的应用	刘燕刚	杨泽华
4	基于胃肠道代谢的黄芩、连翘药效物质基础研究	李晓波	邢世华
5	非肽类 GLP-1 受体激动剂的镇痛作用及其作用机制	王永祥	樊　惠
6	新型色谱填料的制备、表征及其应用	闫　超	薛　芸
7	岷江冷杉的化学成分与体外抗肿瘤活性研究	张卫东	王国伟
8	人骨髓间充质干细胞向软骨细胞分化的基因表达谱研究	齐念民	桑运霞
9	Sall2 通过结合 p16 近端启动子原件上调其表达	李大伟	武正华
10	以亮氨酰 tRNA 合成酶为靶标的抑制剂筛选体系的建立及其应用研究	李大伟	杲光伟
11	趋化因子 CXCL4 单克隆抗体抑制结肠癌化疗后再生长的研究	韩　伟	张　扬

14. 沈阳药科大学

序号	毕业论文题目	导师	研究生
1	与抑癌蛋白 SMAD4 相互作用的新型蛋白鉴定及功能研究	吴春福	贾丽娜
2	油酰胺和人参皂苷抗抑郁作用及机制研究	吴春福	葛　琳
3	应用固体分散体提高紫杉醇口服生物利用度的研究	方　亮	朴洪泽
4	益智片的化学成分及其在大鼠体内代谢研究	罗国安	葛朝晖
5	黄芪甲苷生物转化与生物利用影响因素研究	郭兴杰	金　艺
6	我国医疗器械注册管理体系研究	毕开顺	李　非
7	多肽 APRPG 介导的肿瘤新生血管靶向紫杉醇胶束给药系统的设计与评价	潘卫三	郭　盼
8	壳聚糖-SN38 大分子前药胶束给药系统的研究	程　刚	刘　怡
9	pH 触发释药胶束给药系统的构建与同步靶向异质性肿瘤细胞的研究	陈大为	张晓君
10	文冠果壳苷对 APP 转基因小鼠学习记忆障碍的改善作用及突触相关机制研究	邹莉波	金　戈
11	新型丝氨酸/苏氨酸激酶抑制剂的设计、合成及作用机制研究	赵冬梅	宋　帅
12	新型的 4-苯胺基哌啶并嘧啶类 EGFR 激酶抑制剂的设计、合成与抗肿瘤活性研究	宫　平	张　勇
13	两种我国南海西沙产海绵的化学成分及生物活性研究	李玉山	战凯璇
14	丁香叶抗菌有效部位体内代谢研究	殷　军	周正圆
15	粉葛花化学成分及其活性成分鸢尾苷大鼠体内代谢的研究	袁　丹	曲佳琳
16	钩藤药材质量评价研究	袁　丹	王海波
17	我国高等药学教育发展战略研究	吴春福	罗玉晶
18	介入治疗口腔颌面部血管畸形的平阳霉素壳聚糖原位凝胶给药系统的研究	潘卫三	陈　奋
19	PEG 化“包埋式”透明质酸环糊精纳米粒用于阿霉素靶向传递的研究	何仲贵	韩晓鹏
20	基于聚组氨酸及 TPGS 的纳米给药系统构建及用于逆转肿瘤耐药的研究	陈大为	李　镇
21	姜黄素口服高效纳米制剂的设计与评价	杨　丽	唐晓娇
22	环肽 RGD 修饰/石墨烯介导肝癌靶向给药系统的研究	程　刚	王　琛
23	三维有序大孔载 BSA 体系的构建及用于口服免疫效果的初步评价	王思玲	张　强
24	中药槲寄生的次生代谢与寄主的相关性研究	于治国	范荣华
25	抗肿瘤中药核桃楸皮质量控制方法和药代动力学研究	侯晓虹	孙　志
26	庆大霉素生物合成途径中 C-6′差向异构化机制的研究	夏焕章	谷雅文

（续表）

序号	毕业论文题目	导师	研究生
27	电压门控钠离子通道 α 和 β 亚基对 HepG2 细胞迁移、侵袭和增殖的影响	张景海	郭桂丽
28	基于三种电压门控钠离子通道亚型的蝎镇痛活性肽 BmK AGP-SYPU1 结构与功能的相关性研究	张景海	孟祥雪
29	松果菊苷扩张大鼠肺动脉和改善低氧诱导肺动脉平滑肌细胞增殖的作用	格日力	盖祥云
30	尿苷在吗啡依赖中的释放规律及对其调控作用研究	杨静玉	刘　萍
31	东亚钳蝎重组活性多肽 AGAP 的镇痛作用及离子通道机制研究	吴春福	刘息芳
32	4-甲基环十五烷酮对大鼠局灶性脑缺血再灌注损伤的保护作用及其安全性评价研究	吴英良	马玉奎
33	Combretastatin A-4/Oltipraz 杂合物 COH-203 抗肝癌作用及其机制研究	吴英良	齐　欢
34	PAC-1 衍生物的抗肿瘤活性及机制研究	吴春福	王昉旸
35	二氢青蒿素及其衍生物对白血病细胞的凋亡诱导及抗肿瘤作用机制研究	景永奎	赵　璇
36	原花青素低聚体 F2 对缺氧诱导因子-1 信号通路及其介导的肿瘤细胞侵袭和血管新生的研究	吴春福	郑洪丽
37	靶向 Pin1 的三萜类化合物的设计、合成及抗肿瘤活性研究	赵临襄	李晓静
38	含吡啶、嘧啶及嘧啶-2,4,6-三酮结构的 4-苯氧基喹啉类 c-Met 激酶抑制剂的设计、合成与抗肿瘤活性研究	郭　春	唐启东
39	两株植物内生真菌与四株植物病原真菌的次级代谢产物研究	殷　军	李汝鑫
40	芒果叶主要成分治疗脂质代谢异常活性及其机制的研究	殷　军	周程艳
41	大豆活性成分金雀异黄素纳米脂质载体人工晶体缓释系统的研究	李三鸣	张文骥
42	我国仿制药生产企业 WHO PQ 化成熟度研究	吴春福	黄宝斌
43	刺激响应性聚乙二醇-聚乳酸共聚羟基乙酸-聚谷氨酸杂化核纳米粒的研究	唐　星	徐荷林
44	基于酶-底物特异性相互作用机制的纳米载药系统靶向肿瘤转移淋巴结的研究	潘卫三	叶田田
45	紫杉醇脂质蛋白纳米组装体脑靶向给药系统的研究	程　刚	唐　波
46	肿瘤靶向治疗的介孔硅与硅金载药系统的构建及其作用研究	陈大为	刘　阳
47	“门控式”刺激响应型介孔二氧化硅药物递送系统的构建及靶向释药的研究	王思玲	赵勤富
48	碱蓝修饰的树状大分子的淋巴示踪及淋巴靶向研究	王思玲	杨　瑞
49	电荷翻转的线粒体靶向型双功能脂质体及其逆转肿瘤多药耐药研究	顾忠伟	姜　雷
50	PEG 化脂质包裹的层状双金属氢氧化物纳米粒的构建与评价	邓意辉	严米娜
51	还原响应 PEG 可断裂纳米胶束给药系统的构建与评价	何仲贵	艾笑羽
52	基于生理药动学模型的 BCSII 类药物的体内外相关性及制剂研究	孙　进	吴春暖
53	离子型 β-环糊精衍生物在 CE 手性药物分离中的应用研究	郭兴杰	俞　嘉

（续表）

序号	毕业论文题目	导师	研究生
54	中药白鲜皮二氯甲烷部位的化学成分与药代动力学研究	于治国	王　培
55	核磁共振技术在中药品质与活性评价中应用研究	毕开顺	李泽运
56	DAT-230 的临床前药物代谢动力学研究	陈晓辉	唐静雅
57	三黄片质量控制方法研究	孙国祥	王　燕
58	栀子大黄汤抗肝损伤药效物质基础和代谢组学研究	侯晓虹	朱鹤云
59	HPABA 初步药效学与临床前药代动力学研究	于治国	关　皎
60	醋酸曲普瑞林微球的药物动力学与药效动力学研究	邸　欣	韩江彬
61	新型杀菌剂唑菌酯的毒代动力学研究	郭兴杰	林立红
62	复方铝酸铋片中天然药效物质质量控制方法研究	孙国祥	刘迎春
63	牛蒡根提取物及二咖啡酰基奎宁酸 MQA 对神经损伤的保护作用及机制研究	赵庆春	田　星
64	硫亚胺头孢菌素类 β-内酰胺酶抑制剂的设计、合成及活性研究	宋宏锐	张　凯
65	新型酰胺咪唑类 CYP26A1 抑制剂的设计、合成及生物活性研究	赵冬梅	孙　彬
66	双环克拉霉素衍生物与 2,3-二芳基噻吩类化合物的合成及抗肿瘤活性研究	宋宏锐	王　展
67	含苯并噻唑/苯基结构的取代 2-羟基苯甲醛缩氨基脲类化合物的设计、合成和抗肿瘤活性研究	宫　平	马俊杰
68	基于 PAK4 激酶结构的抗肿瘤药物分子设计、合成及生物活性研究	程卯生	李瑞娟
69	酰胺(脲)和噻唑胺类 Smo 抑制剂的设计合成及抗增殖活性研究	宋宏锐	孙驰宇
70	青蒿苯基醚类化合物的设计、合成及抗肿瘤活性研究	钟　杭	钟　杭
71	新型 4-苯氧基-6,7-二取代喹啉类 c-Met 激酶抑制剂的设计、合成与抗肿瘤活性研究	宫　平	周顺光
72	以 Hsp70 为靶的抗肿瘤化合物的设计、合成及生物评价	李　松	曾燕群
73	含双芳基脲或双芳基缩氨基脲骨架的噻吩并[3,2-*d*]嘧啶类化合物的设计、合成与抗肿瘤活性研究	宫　平	刘子建
74	天然皂苷 Albiziabioside A 及其衍生物的合成及抗肿瘤活性评价	程卯生	卫高菲
75	含酰腙及咪唑酮结构的 4-苯氧基喹啉类 c-Met 抑制剂的设计、合成与抗肿瘤活性研究	孙铁民	廖伟科
76	两类秋水仙碱结合部位抑制剂的设计、合成及抗肿瘤活性研究	张为革	关　奇
77	稳心颗粒对肥厚心肌细胞钙电流的作用及其分子调控机制研究	刘晓秋	陈　钰
78	暗消藤中微量强心苷的研究及活性成分 TXA9 钜合物的制备和体内外评价	殷　军	叶　纯
79	毛樱桃核的化学成分及其生物活性研究	宋少江	刘庆博
80	知母化学成分及其活性研究	宋少江	孙　宇
81	三株特境微生物活性次生代谢产物的研究	姚新生	田介峰
82	两株湿地生境葡萄穗霉属真菌化学成分研究	姚新生	宝艳儒
83	吴茱萸抗肿瘤化学成分研究及吴茱萸碱衍生物的合成	华会明	赵　楠

（续表）

序号	毕业论文题目	导师	研究生
84	靶向 ULK1 的小分子激动剂（BL-UA07）抗PD和天然活性化合物 DAW22 抗肿瘤作用机制研究	王金辉	张 岚
85	元宝草（*Hypericum sampsonii*）地上部分的化学成分研究	姚新生	田文静
86	小柴胡汤抗抑郁作用的物质基础研究及组方药材半夏的化学成分研究	宋少江	吴莹莹
87	新型双靶向及 pH 敏感仿脂蛋白结构紫杉醇纳米载体构建及其抗肿瘤研究	陈大为	陈聪慧
88	民族药数据库建设及南五味子和脾多肽生物活性评价研究	王金辉	郑雅鑫
89	新化合物 NSK-01105 抑制人前列腺癌细胞增殖及其机制的研究	张景海	于鹏飞
90	细菌类群微生物在三七根腐病发病机制中作用的研究	张怡轩	章朦玥
91	新型抗抑郁化合物 RO-05 的抗抑郁作用及GR 相关机制研究	栗原博	邢艳丽
92	PA01 的抗抑郁作用及其机制研究	吴英良	侯 建
93	基于神经营养因子考察 Sigma-1 受体激活对脑缺血再灌注模型小鼠学习记忆障碍的改善作用	邹莉波	徐 倩
94	固有免疫应答在加速血液清除现象中的作用及其耐受性特征的研究	邓意辉	王春玲
95	介孔碳载体用于促进紫杉醇口服吸收与靶向传递的评价	王思玲	万 龙
96	基于儿茶酚胺类成分变化的开心散药效物质基础及相关成分的药动学研究	毕开顺	吕春晓
97	失笑散治疗高脂血症及其并发症的药效物质基础研究	陈晓辉	王晓帆

15. 四川大学

序号	毕业论文题目	导师	研究生
1	前列腺癌靶向多肽修饰 PEG-Chol 纳米粒的设计和制备及其抗癌作用的初步研究	蒋学华	吴逢波
2	新型流感病毒核蛋白抑制剂 Nucleozin 衍生物的设计、合成及抗病毒活性评价	吴 勇	屈博毅
3	基于多靶点策略的抗阿尔茨海默病药物的设计、合成及生物活性研究（Ⅳ）	邓 勇	桑志培
4	(I)抗甲型流感病毒药物 Nucleozin 及其二聚体衍生物的设计、合成和生物活性评价； (II)路易斯酸催化氰基化合物与β-二羰基化合物加成制备β-烯胺酮酯的反应研究	吴 勇	裴叔宸
5	[1,4]-S 到 O 的硅迁移反应及 Bryostatin 5 C 环的合成研究	宋振雷	孙先伟
6	新型含氮芳杂环酮类衍生物的设计、合成及抗肝癌活性评价	郭 丽	何 毅
7	FGFR 抑制剂衍生物的设计、合成及抗胃癌活性评价(I)	吴 勇	何 云
8	新型抗抑郁药物的设计、合成、生物活性评价及其神经保护作用机制研究	邓 勇	昂 韦
9	pH 响应的 HPMA 聚合物交联胶束的抗肿瘤活性研究	黄 园	周 洲
10	基于自组装的蛋白或多肽介导的胰岛素纳米口服给药系统的研究	黄 园	朱 晰

（续表）

序号	毕业论文题目	导师	研究生
11	桑色素磷脂复合物自纳米乳给药系统的研究	张志荣	张金洁
12	胶束介导的黑色素瘤抗原肽 Trp2 传递系统用于黑素色瘤免疫治疗的研究	孙 逊	曾 琴
13	pH 敏感多肽修饰脂质体的构建及其在肿瘤递药中的应用	何 勤	张倩玉
14	阳离子纳米载体诱导细胞坏死和引起体内炎性反应的机理研究	张志荣	魏霞蔚
15	透明质酸修饰脂质体的制备及其体内外性质研究	龚 涛	张 全
16	直链小分子叔胺导向的脑靶向递药系统研究	张志荣	李艳萍
17	华重楼资源品质与栽培技术研究	张 浩	陈铁柱
18	重楼珍稀濒危植物资源调查及品质评价	张 浩	文飞燕
19	头孢菌素类抗生素的杂质研究	晁若冰	李 直
20	通过 PRMT1 调控 MDR1 基因逆转肿瘤多药耐药及其机制研究	蒋学华	李婷婷
21	亚精胺修饰氟非尼酮肺靶向纳米粒的构建及抗百草枯致肺纤维化作用	蒋学华	唐 靖
22	NRF2 在乳腺癌中的表达、临床意义及作用机制研究	蒋学华	肖 妤
23	二萜生物碱的合成研究及 Abietane 和 Icetexane 型二萜三环骨架的合成研究	王锋鹏	陈德林
24	C_{19}-二萜生物碱转化合成紫杉醇类似物的研究	王锋鹏	陈其凤
25	借双硅控制分子间 Diels-Alder 反应的区域和立体选择性反应	宋振雷	刘增金
26	川贝母资源调查、生物碱纯化及其药理活性研究	王 曙	王冬冬
27	(－)-Lundurine A 的全合成	秦 勇	金帅江

16. 苏州大学药学院

序号	毕业论文题目	导师	研究生
1	甲氟喹衍生物的设计、合成及抗血吸虫活性研究以及核苷类泛酸合成酶抑制剂的设计、合成及活性研究	杨世林 乔春华	陈晶磊
2	D-丝氨酸抑制吗啡精神性依赖及其相关机制的研究	镇学初	吴 坚
3	α-突触核蛋白自噬性降解障碍在环境毒素鱼藤酮导致帕金森症中机制研究	秦正红	吴 锋
4	1）白头翁皂苷 A/D 衍生物的设计、合成与抗肿瘤活性研究； 2）钯催化异腈参与的偶联反应在合成二芳酮及 4-氨基-3-酰基-2-萘酚中的应用	杨世林	陈 重
5	钟基因 Period 家族对神经炎症调控机制的研究	王光辉	虞燕霞
6	还原/pH 双重响应与 RGD 修饰 PAMAM 靶向载药系统及其作用机制研究	陈大为	胡 文
7	DRAM1 改善鱼藤酮神经毒性作用及其分子机制	秦正红	管俊杰
8	泛素连接酶 RNF6 在恶性血液肿瘤发生发展中的功能及其机制研究	毛新良	韩昆昆
9	伏隔核中糖原合酶激酶-3β 在可卡因引起的神经兴奋中的作用及机制	镇学初	赵 瑞
10	核受体 PPARα/γ 信号通路在高脂性脂肪性肝炎发病机制中的作用研究	谢梅林	张 岩

17. 长春中医药大学

序号	毕业论文题目	导师	研究生
1	附子人参配伍对大鼠心肌细胞保护作用的研究	张大方	王晓丽
2	参附汤对大鼠心功能量-效-毒关系的研究	张大方	王楚盈
3	人参对下丘脑-垂体-肾上腺(HPA)轴的调节作用研究	刘淑莹	李　慧

18. 浙江大学

序号	毕业论文题目	导师	研究生
1	基于普朗尼克F127的IL-1Ra热敏凝胶缓释制剂及其对糖尿病的药效学研究	陈枢青	萨吉德
2	无机砷及其活性代谢产物的抗肿瘤和对生物大分子的研究	那仁满都拉	坎瓦尔
3	阿司匹林靶向乙酰肝素酶抗肿瘤转移机制研究	丁　健	代晓阳
4	喹啉类及喹喔啉类PI3K/mTOR双重抑制剂的设计、合成与生物活性评价	胡永洲	吕晓庆
5	五种大黄蒽醌类化合物与肾脏OATs体内外相互作用研究	曾　苏	马利萍
6	油菜花粉重要功能成分的大鼠药代动力学研究	蒋惠娣	郑世瑞
7	中枢组胺对二型复杂性区域疼痛综合征的镇痛作用及机制研究	陈　忠	于　捷
8	组胺通过抑制胶质瘢痕形成促进脊髓损伤修复作用及其机制研究	陈　忠	赵妍妍
9	钙调素抑制剂及其多聚唾液酸包合物对血管性痴呆小鼠认知功能障碍的改善作用及机制研究	韩　峰	王　锐
10	倍他环糊精修饰的载阿霉素聚合物胶束的构建及抗肿瘤作用研究	邱利焱	张　璐
11	基于粒径的生物效应构建肿瘤微酸环境响应性药物载体及其应用	邱利焱	于　洋
12	噻吩骈吡啶酮及2-氨基嘧啶类Chk1抑制剂的设计、合成及生物学活性评价	胡永洲	宋品娆
13	MAT1蛋白切割与其调控的RARα低磷酸化抑制髓性白血病细胞恶性增殖的作用及其机制研究	何俏军	楼斯悦
14	数据驱动的中药制药过程质量控制方法及应用研究	瞿海斌	严斌俊
15	仲景方类方化学物质辨识策略及知识关联网络研究	程翼宇	肖　舜
16	基于E-cadherin调控的雷公藤红素抗肿瘤作用研究	杨　波	郑　琳
17	吖啶黄的新靶点发现及其在肿瘤治疗中的应用研究	杨　波	林冠宇
18	Klf-4在骨肉瘤肿瘤干细胞及肿瘤转移中的作用及其机制研究	何俏军	李杨玲
19	基于药效团融合策略的N-芳基吡啶酮及类似物的设计、合成和抗阿尔茨海默症活性研究	胡永洲	唐　黎
20	氧化还原响应性糖脂纳米递释系统的构建与评价	胡富强	胡颖文
21	基于β-Ga2O3:Cr3+介孔纳米粒的肿瘤靶向给药和分子影像研究	杜永忠	王新石
22	EGFR酪氨酸激酶抑制剂的设计、合成及生物活性筛选和类药性化合物库的构建	俞永平	刘　燊
23	大肠杆菌高表达携带功能性小RNA的重组RNA方法的建立及其应用研究	曾　苏	陈秋霞

(续表)

序号	毕业论文题目	导师	研究生
24	颞叶癫痫形成早期异常网络的调控：从电刺激到光刺激	陈　忠	汪　仪
25	基于质量源于设计的中药质量分析方法研究	瞿海斌	王　璐
26	远志质量控制及糖酯类成分的抗抑郁活性和药代动力学研究	吴永江	施琦渊
27	全反式视黄醛诱导视网膜色素上皮变性的机制研究及新颖视网膜脂褐质色素iisoA2E的发现	吴亚林	李　杰
28	Junctophilin3调控胰岛β细胞功能与PPARβ促胰岛素阳性细胞分化机制研究	楼宜嘉	李　璐
29	GPR124介导的周细胞极化及迁移机制研究	韩　峰	洪玲娟
30	Peroxiredoxin-1信号稳态失衡介导脑血管硝化应激损伤机制研究	韩　峰	陶蓉蓉

19. 中国科学院大学

序号	毕业论文题目	导师	研究生
1	吲哚生物碱、多异戊烯基间苯三酚的结构与生物活性研究	罗晓东	杨兴伟
2	缬草属三种植物的化学成分及神经系统生物活性研究	周　俊	董发武
3	熟三七的化学成分研究及三七化感物质初探	张颖君	顾承真
4	手性光谱在天然产物绝对构型鉴定中的应用研究	朱华结	胡栋宝
5	四环双喹烷石松生物碱(+)-paniculatine，(−)-magellanine，(+)-magellaninone的全合成	杨玉荣	江世智
6	三种石松类植物和钩藤的生物碱成分及生物活性研究	赵勤实	姜薇薇
7	Bisleuconothine A和Eriocalyxin B抗肿瘤作用机制研究	李　艳	孔令梅
8	灵芝的化学成分及其生物活性研究	邱明华	彭惺蓉
9	四种药用植物化学成分及其抗菌活性研究	罗晓东	秦徐杰
10	石南藤、黄花胡椒、海南蒟三种胡椒属植物的化学成分及其生物活性研究	张颖君	史燕妮
11	川楝子和茶叶的抗精神疾病成分研究	陈纪军	王　豪
12	四种香茶菜属植物的化学成分及其生物活性研究	孙汉董	吴海燕
13	香附和远志的生物活性成分研究	陈纪军	许洪波
14	九香虫、日本琵琶甲虫及灵芝的化学成分与生物活性研究	程永现	晏永明
15	FG寡糖片段结构及抗凝血活性研究	赵金华	赵龙岩
16	三种茜草属植物中环肽和其他成分及生物活性研究	谭宁华	赵思蒙
17	三种植物中生物碱结构及其生物活性研究	郝小江	李小辉
18	蕊木碱类单萜吲哚生物碱的不对称全合成研究	夏成峰	仝晓刚
19	TRPC4/C5通道抑制剂抗抑郁作用及机制研究	罗怀容	杨丽萍
20	四种植物的化学成分研究	罗晓东	宋长伟
21	苦瓜多糖与三萜皂苷的化学生物学表征及应用	邱明华	邓媛元
22	青阳参苷乙抗衰老机制研究	罗怀容	杨　洁
23	两种火把花属植物和毒鼠子的次生代谢产物及其生物功能研究	黎胜红	景树溪

（续表）

序号	毕业论文题目	导师	研究生
24	竹生肉球菌和竹红菌的化学成分及生物活性研究	刘吉开	王　杨
25	2-苯基苯并[b]呋喃、黄酮醇：新合成方法学与生物活性	张国林	蒲文臣
26	烯卤与苯并杂环化合物的合成及阿瑞匹坦合成工艺的研究	李伯刚	杨永荣
27	刺激响应性自组装纳米药物载体的研究	丁立生	康　洋
28	六种药用植物：化学成分及促雌激素合成和抗氧化活性	张国林	罗国勇
29	芳香杂环亚胺的不对称还原与黑三棱内酯B及其衍生物的全合成	孙　健	汪永强
30	铜催化频哪醇硼对N-Boc亚胺不对称加成反应研究	廖　建	王　丁
31	六种中药材的化学成分及抗肿瘤活性研究	王明奎	王　伦
32	天然产物aspernomine的全合成及虎皮楠生物碱daphnilongeranin B 6,6,5,7-四环骨架的合成	邵华武	熊小春
33	可剪切RNA的功能性核酸的发现及在生物检测中的应用	唐　卓	赵永云
34	含季碳手性吲哚酮、二氢喹唑啉酮类化合物的合成及一价铑卡宾在不对称杂-氢插入反应中的应用	徐明华	陈　雕
35	基于聚硫醚类海洋天然产物合成PTP1B抑制剂和杂环乙烯官能团化方法学研究	郭跃伟	陈　静
36	五种中国南海无脊椎动物的化学成分、生物活性及化学生态学研究	郭跃伟	陈雯婷
37	高效PARP1/2抑制剂的设计、合成与活性研究及钯催化C-H与C≡C活化的合成方法学研究	杨春皓	陈旭星
38	决明子、羊栖菜和槐米多糖化学结构、抗肿瘤活性及聚糖与半乳糖凝集素-3C的相互作用研究	丁　侃	丛启飞
39	1.新型凝血因子Xa抑制剂的设计、合成及构效关系研究；2.新型LpxC抑制剂的设计、合成及构效关系研究	杨玉社	丁　实
40	三价铑催化的C-H键活化方法学研究和新型甾醇类化合物抗神经炎症活性研究	李援朝	杜娟娟
41	基于天然产物(-)-Arctigenin的抗糖尿病活性的候选新药研究	胡有洪	段书冬
42	五种药用植物化学成分和生物活性的研究	岳建民	范耀月
43	三种药用植物的化学成分及其抗HBV/HCV活性研究	赵维民	姜　坤
44	稠合β-高苯丙氨酸类DPP-IV抑制剂的设计、合成及生物活性评价	沈敬山	蒋　涛
45	丹参酮I全合成及其衍生物的设计、合成与抗肿瘤活性研究	张　翱	焦明坤
46	CETP抑制剂和GlyT1抑制剂的设计、合成以及生物活性研究	沈建华	刘　扬
47	基于HSP90、Menin-MLL1的靶向抗肿瘤药物设计、合成及生物活性研究	沈竞康	任　景
48	知母黄柏配伍降血糖药效物质及体内过程研究	黄成钢	田小亭
49	Pyranonaphthoquinone类天然产物及其衍生物的设计合成和生物活性研究	张　翱	王美凝

（续表）

序号	毕业论文题目	导师	研究生
50	旋花科树脂糖苷类成分的导向发现及活性研究	宣利江	王文琼
51	天然来源活性化合物的分离、鉴定和结构修饰研究	叶　阳	吴杰伟
52	1.PI3K抑制剂的设计、合成与生物活性研究；2.基于色酮的含氮杂环小分子化合物库的构建	杨春皓	向皞月
53	三种天然产物的结构修饰与构效关系研究	胡立宏	徐星宇
54	1.新型[6,6,5]三环类FXa抑制剂的设计、合成及生物活性评价；2.新型噁唑烷酮类抗菌药物的设计、合成及构效关系研究	杨玉社	薛　涛
55	六中植物中萜类和生物碱类化合物的发现和研究	岳建民	于金海
56	新型手性膦烯配体的设计与应用研究及手性茚酮衍生物的不对称合成研究	徐明华	于月娜
57	具有简化结构的Pyripyropene A类似物的设计合成及ACAT2抑制活性研究	南发俊	湛　洋
58	石杉碱甲多晶型及阿戈美拉汀晶型转变机理研究	沈竞康	张　奇
59	两种大戟属植物以及海南青牛胆和香港樫木的化学成分及生物活性的研究	岳建民	赵金鑫
60	组蛋白乙酰化调控相关靶点小分子抑制剂的设计、合成及生物活性研究	沈竞康	赵乐乐
61	苦石莲化学成分研究以及丹参中活性化合物的合成	宣利江	郑　勇
62	噻吩喹嗪并苯环类化合物的设计、合成与降糖活性研究及手性氨基酸制备方法学研究	柳　红	周圣斌
63	靶向天冬酰胺内肽酶Legumain成像探针的设计及Legumain高表达肿瘤相关巨噬细胞的极化调控研究	黄永焯	姜一帆
64	基于PDHA共输送纳米粒抗乳腺癌肺转移的研究	李亚平	唐　珊
65	奥硝唑在人体内的代谢、排泄、药动学和转运机制研究	钟大放	杜江波
66	川楝素代谢活化和致肝毒性机制研究	陈笑艳	余京华
67	肝肾功能不全对吗啉硝唑药动学的影响	陈笑艳	钟　勘
68	尤文氏瘤细胞对PARP抑制剂SOMCL-9112的耐药作用和机制研究	缪泽鸿	陈川惠子
69	HW-1对体外神经干细胞增殖、分化的调控	冯林音	陈　钰
70	α7-nAChR的哺乳动物细胞表达纯化研究	徐华强	程　浩
71	金黄色葡萄球菌转录调节因子CcpE的功能研究	蓝乐夫	丁　玥
72	BDNF通过激活腹内侧前额叶皮层Rac1信号通路介导actin重塑以及Arc蛋白依赖的GABAA受体内吞参与急性吗啡戒断负性记忆的消退学习	刘景根	居云悦
73	抗β-淀粉样蛋白寡聚体诱发神经元毒性活性化合物的发现和药理机制研究	章海燕	雷　芸
74	葡萄糖醛酸C5异构酶的结构和酶活功能研究	丁　侃	秦　毅
75	B-CA抗缺血脑损伤药效及其药理机制的研究	章海燕	阮　志
76	新型ALK二代抑制剂SAF-189s抗肿瘤药效学评价和作用特性研究	耿美玉	孙广强

（续表）

序号	毕业论文题目	导师	研究生
77	丙酮酸脱氢酶激酶共价抑制剂 JX06 抗肿瘤活性及机制研究	耿美玉	孙文怡
78	SIRT5 在脂肪分化中功能与机制研究	李静雅	唐春兰
79	新型 DGAT1、B-RAF 抑制剂的发现及药理学研究	王贺瑶	王改红
80	靶向 ALK 小分子抑制剂筛选及 ALK 抑制剂疗效监控标志物研究	丁　健	杨艳红
81	石杉碱甲和多奈哌齐对 Aβ 相关行为学障碍及线粒体损伤的干预作用及机制研究	唐希灿	叶春艳
82	杏仁核强啡肽/κ 阿片受体系统参与慢性吗啡戒断引起的抑郁样行为	刘景根	昝桂影
83	去乙酰化酶 HDAC 抑制剂原发性耐药机制研究	丁　健	曾汉林
84	新型 KCNQ 小分子激动剂的发现和机制研究	利　民	郑月明
85	针对 FTY720 和 SL6003 等重要功能分子的靶标发现和作用机制研究	蒋华良	陈丽敏
86	药物潜在靶标、不良反应和疾病预测方法研究	蒋华良	刘　娴
87	复杂疾病相关生物网络与关键节点的计算生物学研究	蒋华良	卢俊彦
88	计算机辅助代谢预测—葡萄糖醛酸结合位点、肝固有清除率和代谢产物	罗小民	彭建龙
89	核酸四链体的分布、结构以及应用研究	蒋华良	秦明艳
90	PDE5 结构功能研究及药物设计	许叶春	任　靖
91	KCNQ2 通道和 P2Y12 受体小分子调控机制研究	蒋华良	张乾森
92	二氢吲哚类和吲哚类 α1A 肾上腺素受体拮抗剂的设计、合成及药理活性研究	柳　红	赵　飞
93	新型二肽基肽酶抑制剂的药效评价和钙流抑制剂拮抗棕榈酸诱导的胰岛 β 细胞凋亡的机制研究	陈凯先	周雨人
94	酪氨酸激酶抑制剂的设计、合成和活性研究	段文虎	吴建睿
95	新颖的 AMPK 小分子直接激活剂的发现及作用机制研究	李静雅	陈达锴
96	VEGF/VEGFR 信号通路在小鼠胚胎干细胞自我更新及体细胞重编程中的作用机制研究	谢　欣	陈国芳
97	BKCa 通道在抑郁症和帕金森综合征中作用及机制的初步研究	镇学初	黄纪烨
98	天然小分子化合物 2-MS 及葫芦素 I 的抗肿瘤分子机理研究	俞　强	匡　珊
99	水溶性青蒿素衍生物 SM934 治疗被动型海曼肾炎的药效学及机理研究	左建平	李田田
100	受体酪氨酸激酶 FGFR 抑制剂疗效监控生物标志物发现研究	丁　健	刘红艳
101	Bax、tBid 蛋白在脂质膜上的聚集态研究及 GSK3β 蛋白小分子抑制剂设计	刘东祥	罗　璐
102	天然小分子化合物 EB 的抗肿瘤机制研究及含有 α,β 不饱和羰基的天然产物的功能和机理探讨	俞　强	余晓魁
103	多聚免疫球蛋白受体 pIgR 免疫背叛新功能——pIgR 促肿瘤生长机制研究	耿美玉	岳喜华
104	磷酸甘油酸变位酶 PGAM1 调控肿瘤细胞运动迁移及作用机制研究	丁　健	张大东
105	组蛋白甲基转移酶 G9a 在结直肠癌细胞增殖中的作用和机制研究	丁　健	张　洁
106	真核蛋白激酶 His-x-Asp 基序中保守组氨酸的功能研究	李　佳	张　仑
107	I 丹红注射液中丹参成分谱及体内物质谱研究;II 复方丹参方中丹参物质谱分析及质控研究	李　川	李美娟
108	造成人参皂苷化合物间消除动力学特征差异的分子机理及该类化合物针对肝脏转运体的药物相互作用研究	李　川	姜蓉嵘
109	激动剂特异性调控 δ 阿片受体对表皮生长因子受体的转移激活作用的机制研究	刘景根	张乐莎
110	EGFRT790M/IGF1R 双重抑制剂的设计、合成及成药性研究	丁　克	陳成斌
111	铜催化三氟甲基化反应研究	朱　强	雷　健
112	选择性 RAF 小分子抑制剂和 RAF/HDAC 双靶抑制剂的设计合成及抗肿瘤活性研究	丁　克	李迎君
113	通过分子内 C(sp2)-H 键官能化反应构建含氮杂环的研究	朱　强	梁冬冬
114	过渡金属催化不对称芳基碳杂偶联研究	蔡　倩	杨文强

20. 中山大学

序号	毕业论文题目	导师	研究生
1	丝素蛋白作为眼部药物传递系统载体的研究	吴传斌	董怡萱
2	AGEs 通过 DCs 促进心肌梗死向心衰发展及机制研究	刘培庆	曹伟伟
3	五味子醇乙经由 PXR 通路对抗胆汁淤积的研究	黄　民	曾　行
4	基于加权高斯函数的分子形状比较算法及其应用	徐　峻	严　鑫
5	基于纳米材料与核酸探针的电化学生物传感器的研究	陈缵光	于艳艳
6	KLF10 在心肌肥大中的作用及机制研究	刘培庆	李　琴
7	脂肪酸结合蛋白 4(mFABP4)在小鼠缺血再灌注(I/R)引起的肝损伤中的作用和机	黄　民	胡冰芳
8	Bouchardatine 衍生物的设计、合成及降脂活性研究	黄志纾	刘　宏
9	共价标记类硫氧还蛋白还原酶特异性荧光探针及抑制剂研究	卜宪章	梁宝霞
10	靶向治疗与化疗对晚期非小细胞肺癌疗效评价及成本-效果研究	吴传斌	张田甜
11	Nodal 蛋白作为肿瘤疫苗的价值探讨	杜　军	宁　粉
12	ATGL 下调对心肌肥厚的影响及机制	刘培庆	高　辉
13	内皮细胞氧化应激及内皮素诱导心肌肥大的机制研究	刘培庆	李　红
14	基于天然产物修饰的新类药库的设计、合成与活性研究	徐　峻	方　晒
15	金属铱催化叔胺参与的 C-N 和 C-C 脱氢偶联反应研究	鄢　明	孙　翔
16	Rh(III)催化的 C-H 活化及其串联反应应用于重要骨架分子的合成	黄志纾	吴家强
17	新型 PI3K 抑制剂的设计、合成及生物活性评价与酰基肼衍生物参与的偶联反应研究	鲁　桂	张吉泉
18	小檗碱类和白叶藤碱类 G-四链体配体抗肿瘤作用机制研究	黄志纾	熊云霞
19	基于 ADAM10 翻译调控的抗阿尔兹海默症活性小分子筛选及评价	黄志纾	戴　洁
20	多靶点抗阿尔茨海默病先导化合物的设计、合成及活性研究	黎兴术	苏　涛

（续表）

序号	毕业论文题目	导师	研究生
21	非B-型DNA二级结构对基因转录调控机制研究	李　丁	邱　俊
22	高选择性磷酸二酯酶九型抑制剂的发现及作用机制研究	罗海彬	邵咏贤
23	基于分子模拟的药物作用机理研究	徐　峻	李婵娟
24	KOt-Bu/DMF促进胺与酮的脱水偶联反应研究	鄢　明	位文涛
25	基于超临界流体技术构建难溶药物介孔二氧化硅给药系统	吴传斌	章正赞
26	两种药用植物和两种南海珊瑚的二萜类化学成分及生物活性研究	尹　胜	孙章华
27	基于止咳化痰功效的柚皮苷复方药效学研究	苏薇薇	焦豪妍
28	基于微流控芯片技术的药物分析和秀丽隐杆线虫生物模型的药物筛选研究	陈缵光	张贝贝
29	微环境高表达因子（bFGF、EGF及TNFα）促肿瘤细胞转移的分子机制研究	杜　军	刘宗才
30	乙二醛酶I抑制剂的结构药理学研究：羧酸类和黄酮类化合物	王　忠	张　虹
31	Nodal在介导肿瘤上皮-间质转化及肿瘤耐药中的作用和分子机制研究	杜　军	郭　强
32	SIRT1和NFATc4相互作用对心肌肥大的影响及其机制研究	刘培庆	刘雪萍
33	五酯片抵抗APAP所致肝损伤的保护和治疗作用及相关分子机制	黄　民	范晓梅
34	癫痫患者丙戊酸血药浓度、不良反应及疗效个体差异影响因素研究	黄　民	李宏亮
35	线粒体凋亡通路在雷公藤甲素致心肌细胞毒性中的作用机制及干预的研究	黄芝瑛	周　婕
36	孤儿受体NOR1通过调节PARP-1的功能促进异丙肾上腺素诱导的心肌肥厚	刘培庆	冯晓俊
37	SNX10在类风湿关节炎骨质破坏中的作用及其机制研究	沈晓燕	周　春

21. 新疆医科大学

序号	毕业论文题目	导师	研究生
1	黄体酮热熔压敏胶透皮贴剂的设计及评价	高晓黎	陶　虹
2	鲜马奶粉制备工艺及其保健功能研究	高晓黎	古丽巴哈尔·卡吾力
3	基于亲缘关系的新疆准噶尔乌头炮制毒效活性及化学成分研究	吴桂荣	赵翡翠

22. 山东大学

序号	毕业论文题目	导师	研究生
1	胸腺免疫抑制五肽TIPP的抗哮喘气道炎症作用及其机制研究	王凤山	廉倩倩
2	双联苄类化合物Riccardin D的抗肿瘤作用及机制研究	张庆柱	孙翠翠
3	Riccardin D纳米晶被动靶向与多功能纳米胶束主动靶向释药系统的研究	赵忠熙	刘光璞
4	O-甘露聚糖和甘露戊糖的高效合成研究	王凤山	张　燕
5	关节腔注射黄原胶动物体内药代动力学研究	凌沛学	邵华荣
6	DNA拓扑异构酶Ⅱα拟天然产物抑制剂的设计合成与抗肿瘤活性研究	沈月毛	陈　旺
7	苔类植物联苄合成相关基因功能鉴定及催化机制研究	娄红祥	于海娜
8	基于原位凝胶为载体的白藜芦醇纳米混悬剂经鼻脑靶向递药系统研究	赵忠熙	郝吉福
9	不同分子量黄原胶的制备、分析及其预防大鼠术后腹腔粘连的研究	凌沛学	宋志刚
10	五株内生真菌的化学成分及其生物活性研究	娄红祥	李晓彬
11	产酶溶杆菌的次级代谢调控机制和三株链霉菌的化学成分研究	沈月毛	韩　勇
12	TLR9在维持肠道完整性和抵抗鼠伤寒沙门氏菌感染中的作用和机制研究	张　彩	李　燕
13	质子泵抑制剂产品的研制与产业化设计	徐文方	宋伟国
14	新型非核苷类HIV-1逆转录酶抑制剂和核糖核酸酶H/整合酶双靶点抑制剂的设计、合成与活性研究	刘新泳	张凌子
15	干扰素-γ及自噬相关基因ATG5缺陷对APC突变所致肠道肿瘤的影响	张庆柱	王　潞
16	基于C-H活化合成氮杂环功能小分子及天然产物的研究	娄红祥	谢智宇
17	抗肿瘤活性化合物AKBA结构改造设计与合成	娄红祥	李　涛
18	低分子量硫酸软骨素对Aβ引起神经毒性的防治作用及机制研究	王凤山	张　倩
19	五元内酰亚胺杂环类新型抗肿瘤化合物的设计、合成及初步活性研究	方　浩	付焕生
20	以流感病毒神经氨酸酶和丙型肝炎病毒NS3/4A蛋白酶为靶点的抗病毒先导化合物的发现	徐文方	时方圆
21	TLR9在维持肠道完整性和抵抗鼠伤寒沙门氏菌感染中的作用和机制研究	张　彩	李　燕
22	基于HDAC和NO双靶点抗癌先导化合物的设计、合成与活性研究	徐文方	段文文

23. 安徽医科大学

序号	毕业论文题目	导师	研究生
1	猪血清诱导肝纤维化大鼠Kupffer细胞表型变化及miR-29b与TRPV4对其调控作用	李　俊	周德喜
2	NLRC5通过NF-κB与TGF-β1/Smad通路调控肝星状细胞炎症因子分泌和纤维化的功能及其机制研究	李　俊	徐　涛
3	老鹰茶总黄酮中主要黄酮苷类及其苷元的肠道转运特性及与人肝癌细胞BEL-7402/5-FU耐药关系的机制研究	李　俊	陈昭琳
4	氯氮平对MK-801大鼠精神分裂症模型的免疫调节作用研究	李　俊	刘寰忠

24. 黑龙江中医药大学

序号	毕业论文题目	导师	研究生
1	基于方证代谢组学的生脉散对老年痴呆症的干预作用及其药效物质基础研究	王喜军	韩　莹
2	基于细胞代谢组学的茵陈蒿汤主要血中移行成分6,7-二甲氧基香豆素对酒精诱导原代肝细胞损伤的保护作用	王喜军	张爱华
3	基于代谢组学技术的钩藤散干预2型糖尿病诱导认知障碍的药效物质基础研究	王喜军	牛一民
4	天花粉多糖的结构解析及抗糖尿病作用研究	都晓伟	于　丹
5	刺五加叶的成分分析及其对移植性人白血病模型小鼠的干预作用的代谢组学评价	孙　晖	张颖智

（续表）

序号	毕业论文题目	导师	研究生
6	类叶牡丹三萜皂苷的质谱分析方法研究	匡海学	梁　军
7	知母的性味研究	匡海学	雷　霞
8	高良姜抗胃溃疡药理作用及其药效物质基础研究	匡海学	魏　娜
9	商陆的性味研究	匡海学	王鹏程
10	桔梗抗 MP 有效部位及其对 AEC-II 修复作用机制的研究	马英丽	姚　琳
11	RGD 肽修饰的纳米金属有机框架 IRMOF-3 的靶向性研究	李永吉	许　婷
12	透明质酸修饰载中药多成分纳米脂质载体的研究	李永吉	孙　爽
13	昼夜节律对大鼠的睡眠模式和能量代谢的影响及褪黑素的干预作用研究	李廷利	卞宏生
14	空瓶刺激诱导的慢性情绪应激的神经生物学机制与四逆散有效组分干预作用的研究	李廷利	许庆瑞

（续表）

序号	毕业论文题目	导师	研究生
15	基于中脑线粒体及 α-synuclein 的刺五加提取物干预帕金森病小鼠的机制研究	刘树民	李煦照
16	刺五加多糖的免疫调节及对免疫性肝损伤的保护作用研究	刘树民	张娜
17	基于肝腹水模型的黄芩古存今失逐水功效研究	刘树民	汪　娜
18	治疗口腔溃疡新剂型——蜂胶小分子纳米水凝胶的制备及药学研究	果德安	李瑞丽

2015 年药学硕士专业学位招生和毕业情况　2015 年，全国共有 67 所药学硕士专业学位授权点单位，其中 65 所高校药学院（系）共招收药学硕士 1549 人，毕业 870 人，具体情况见表 1。

表 1　药学硕士专业学位 2015 年招生和毕业情况

序号	学科名称	单位名称	所在省市	招生人数	毕业人数
1	药学硕士	安徽医科大学	安徽省	18	7
2	药学硕士	安徽中医药大学	安徽省	8	0
3	药学硕士	北京大学	北京市	45	30
4	药学硕士	北京协和医学院	北京市	57	25
5	药学硕士	首都医科大学	北京市	12	0
6	药学硕士	中国科学院大学	北京市	19	10
7	药学硕士	福建医科大学	福建省	3	2
8	药学硕士	福建中医药大学	福建省	2	0
9	药学硕士	兰州大学	甘肃省	23	16
10	药学硕士	中山大学	广东省	32	29
11	药学硕士	广州医科大学	广东省	0	0
12	药学硕士	广东药科大学	广东省	85	0
13	药学硕士	南方医科大学	广东省	30	0
14	药学硕士	广西医科大学	广西壮族自治区	0	0
15	药学硕士	桂林医学院	广西壮族自治区	29	0
16	药学硕士	河北大学	河北省	8	
17	药学硕士	河北科技大学	河北省	23	0
18	药学硕士	河北医科大学	河北省	0	8
19	药学硕士	郑州大学	河南省	41	0
20	药学硕士	黑龙江中医药大学	黑龙江省	2	11
21	药学硕士	武汉大学	湖北省	0	0
22	药学硕士	武汉理工大学	湖北省	17	11
23	药学硕士	湖北科技学院	湖北省	27	24
24	药学硕士	吉林大学	吉林省	20	9
25	药学硕士	延边大学	吉林省	19	12
26	药学硕士	长春中医药大学	吉林省	4	5
27	药学硕士	苏州大学	江苏省	16	17
28	药学硕士	南京医科大学	江苏省	16	5
29	药学硕士	徐州医科大学	江苏省	14	0
30	药学硕士	南京中医药大学	江苏省	7	0
31	药学硕士	中国药科大学	江苏省	225	150
32	药学硕士	江西中医药大学	江西省	8	0
33	药学硕士	宜春学院	江西省	24	26
34	药学硕士	中国医科大学	辽宁省	7	0
35	药学硕士	锦州医科大学	辽宁省	1	0

（续表）

序号	学科名称	单位名称	所在省市	招生人数	毕业人数
36	药学硕士	大连医科大学	辽宁省	2	0
37	药学硕士	沈阳药科大学	辽宁省	207	172
38	药学硕士	内蒙古医科大学	内蒙古自治区	7	0
39	药学硕士	宁夏医科大学	宁夏回族自治区	5	0
40	药学硕士	山东大学	山东省	50	26
41	药学硕士	滨州医学院	山东省	12	0
42	药学硕士	山东中医药大学	山东省	4	1
43	药学硕士	青岛大学	山东省	4	0
44	药学硕士	烟台大学	山东省	18	0
45	药学硕士	山西医科大学	山西省	20	23
46	药学硕士	西安交通大学	陕西省	20	0
47	药学硕士	第四军医大学	陕西省	27	16
48	药学硕士	复旦大学	上海市	33	27
49	药学硕士	上海交通大学	上海市	25	31
50	药学硕士	华东理工大学	上海市	18	11
51	药学硕士	四川大学	四川省	30	26
52	药学硕士	电子科技大学	四川省	15	0
53	药学硕士	成都医学院	四川省	10	0
54	药学硕士	天津大学	天津市	22	11
55	药学硕士	天津医科大学	天津市	6	6
56	药学硕士	武警后勤学院	天津市	3	0
57	药学硕士	新疆医科大学	新疆维吾尔自治区	25	29
58	药学硕士	昆明医科大学	云南省	4	0
59	药学硕士	大理大学	云南省	21	0
60	药学硕士	云南中医学院	云南省	15	16
61	药学硕士	浙江大学	浙江省	27	26
62	药学硕士	浙江工业大学	浙江省	51	28
63	药学硕士	温州医科大学	浙江省	5	0
64	药学硕士	重庆医科大学	重庆市	19	17
65	药学硕士	第三军医大学	重庆市	2	7
	合计			1549	870

2015年中药学专业学位硕士招生和毕业情况 2015年，全国共有48所中药学硕士专业学位授权点，其中21所高校中药学院（系）共招收中药学硕士294人，毕业335人，具体情况见表1。

表1 中药学硕士2015年招生和毕业情况

序号	学科名称	单位名称	所在省市	招生人数	毕业人数
1	中药学硕士	安徽医科大学	安徽省	2	4
2	中药学硕士	安徽中医药大学	安徽省	7	6
3	中药学硕士	首都医科大学	北京市	3	0
4	中药学硕士	福建中医药大学	福建省	5	7
5	中药学硕士	广东药科大学	广东省	72	158
6	中药学硕士	河南中医学院	河南省	12	2
7	中药学硕士	黑龙江中医药大学	黑龙江省	2	11
8	中药学硕士	武汉大学	湖北省	8	8
9	中药学硕士	湖北中医药大学	湖北省	7	0
10	中药学硕士	长春中医药大学	吉林省	1	8
11	中药学硕士	中国药科大学	江苏省	36	32
12	中药学硕士	江西中医药大学	江西省	2	0
13	中药学硕士	沈阳药科大学	辽宁省	31	12
14	中药学硕士	山东中医药大学	山东省	2	0
15	中药学硕士	陕西中医药大学	陕西省	10	7

（续表）

序号	学科名称	单位名称	所在省市	招生人数	毕业人数
16	中药学硕士	第四军医大学	陕西省	4	4
17	中药学硕士	华东理工大学	上海市	4	10
18	中药学硕士	上海中医药大学	上海市	14	0
19	中药学硕士	成都中医药大学	四川省	13	0
20	中药学硕士	天津中医药大学	天津市	10	0
21	中药学硕士	云南中医学院	云南省	49	66
	合计			294	335

2015 年药学硕士专业学位授权点评估情况 2015 年，全国开展药学硕士专业学位授权点专项评估工作，共有 38 家授权点单位参加了此次评估，37 家单位合格，1 家单位主动撤销学位点。

序号	学位授权单位	评估结果
1	北京大学	合格
2	北京协和医学院	合格
3	首都医科大学	合格
4	天津大学	合格
5	天津医科大学	合格
6	河北医科大学	合格
7	山西医科大学	合格
8	辽宁医学院	合格
9	沈阳药科大学	合格
10	吉林大学	合格
11	延边大学	合格
12	长春中医药大学	合格
13	黑龙江中医药大学	合格
14	复旦大学	合格
15	上海交通大学	合格
16	华东理工大学	合格
17	苏州大学	合格
18	南京医科大学	合格
19	中国药科大学	合格
20	浙江大学	合格
21	浙江工业大学	合格
22	安徽医科大学	合格
23	福建医科大学	合格
24	山东大学	合格
25	山东中医药大学	合格
26	郑州大学	合格
27	武汉理工大学	合格
28	中山大学	合格
29	四川大学	合格
30	重庆医科大学	合格
31	西安交通大学	合格
32	兰州大学	合格
33	新疆医科大学	合格
34	中国科学院大学	合格
35	第二军医大学	合格
36	第三军医大学	合格
37	第四军医大学	合格
38	哈尔滨医科大学	主动撤销学位点

国际交流

中国药科大学“中加临床药学人才联合培养项目”获批国家留学基金委立项资助 2015 年 3 月，经过激烈竞争、答辩评审，中国药科大学“中加临床药学人才联合培养项目”成功获批国家留学基金委 2015 年“创新型人才国际合作培养项目”立项资助。

国家留学基金委的“创新型人才国际合作培养项目”旨在落实《教育规划纲要》提出的“创新公派选派机制”要求，为国家培养更多创新型、紧缺型、复合型国际化人才。该校“中加临床药学人才联合培养项目”，自 2014 年筹备以来，已与加拿大药学类顶尖院校之一的阿尔伯塔大学进行了学分互认、培养方案设计和协议签署等前期工作。该项目实行“2 +3 +1”模式，旨在培养经过国外系统 Pharm. D 教育的优秀临床药师，每年将选派 2 名我校优秀学生(由国家留学基金委全额资助)赴阿尔伯塔大学进行为期四年的学习，攻读药学本科学位和 Pharm. D 学位，在学分互认的基础上，颁发两校学士学位和阿尔伯塔大学 Pharm. D 学位。

此外，中国药科大学已成功推进与美国密西根大学、明尼苏达大学的合作，已通过国家留学基金委下设项目先后输送 4 名同学分赴美国密西根大学、明尼苏达大学和内布拉斯加大学攻读 Pharm. D 学位，其中 3 人获基金委全额资助。学校将继续加强与国际知名药学院的交流合作，深入落实药学博士专业学位(Pharm. D)人才联合培养工作，改革临床药学课程体系及培养模式，探索我国 Pharm. D 学位设立的可行性，进一步推动我国临床药学学科与专业的改革。

美国药学院院长代表团访问华西药学院 2015 年 5 月 28 日，美国密西根大学、明尼苏达大学和俄亥俄州立大学药学院专家代表团访问四川大学华西药学院。张志荣院长向来宾介绍了华西药学院的发展历程与现状，教务处刘黎副处长就学校近年来本科生的对外交流情况进行了介绍。

美方专家与教师、研究生、本科生进行了交流讲座。临床药学系教授 Michael Kraft 做了密歇根大学医院药学工作的报告，密歇根大学药学院院长 James T. Dalton、俄亥俄州立大学 James McAuley 教授以及明尼苏达大学 Robert Straka 教授分别就各自学校的办学情况、培养模式、美国临床药学教育的发展现状、Pharm. D 项目等向与会人员进行了详细的介绍，与参会师生进行了热情友好的互动。

Pharm. D 师资培训项目是2014年由国家留学基金委（CSC）批准，主要资助包括中国药科大学、北京大学、复旦大学、沈阳药科大学以及四川大学华西药学院在内的国内五所知名药学院校与美国知名大学开展 Pharm. D 合作培养，旨在为我国临床药学教育培养高层次人才。目前，已与美国密西根大学、明尼苏达大学和俄亥俄州立大学签署了合作协议，并成立了中美药学院校联盟。该项目计划实施3年，每年资助6名中国学生赴美攻读 Pharm. D 学位。

蒙古药科大学校长率团访问中国药科大学 2015年12月3日至4日，蒙古药科大学校长 Luvsandorj Tserendulam 教授率团来中国药科大学访问。副校长孔令义会见来访客人。双方进行深入的会谈并签署合作备忘录。国际交流合作处处长徐晓媛、副处长史志祥等参加了会谈和签约仪式。

会谈中，孔令义副校长首先对来访客人表示热烈欢迎。他表示中蒙是友好邻邦，交流合作日益加深，且两校同属药科院校，有很多合作的领域；他希望此次访问能进一步加深彼此的了解，积极推进两校在科学研究、人才培养等方面的合作。史志祥副处长向蒙古客人详细介绍了学校情况。双方还就3+2合作办学、教师培训、短期学生交流等合作事宜交换了意见，并达成初步共识。

北京大学药学院组织赴康涅狄格大学访学 2015年2月，北京大学药学院在寒假期间选拔了11名药学专业本科生组成访学团，赴姊妹学院美国康涅狄格大学（UCONN）药学院开展访学活动。为期2周的访学考察，同学们亲身体验了美国药学专业人才培养过程、实验室环境、临床药师工作内容和高校课余文化生活。访学团的同学们高密度地旁听了 UCONN 药学院的十余门课程，包括胃肠病、糖尿病、肿瘤、免疫学、特殊人群治疗、病人评估、领导力培养、写作和药物配制实验等。这些课程的教学方法既有以讲授为主的传统方式，也有动画模拟、案例分析、角色扮演或情境再现等较为新颖的教学方式和手段，还有让同学们印象深刻的课堂讨论。同学们走进了哈特福德医院（HH）和耶鲁纽黑文医院（YNHH），与临床药师们交流，了解他们的工作职责和内容，体验不同医疗卫生体制下的医疗模式。同学们还参观了哈佛大学、麻省理工学院和耶鲁大学等美国著名的大学。

上海交通大学举办药学国际暑期学校 2015年7月6日，第三届药学国际暑期学校在上海交通大学药学院开营。此次夏令营共吸引了来自美国圣塔克拉拉大学、罗斯福大学、康涅狄格大学、韦恩州立大学、布朗大学、英国伦敦国王学院、加拿大麦克马斯特大学、复旦大学、山东大学、吉林大学和上海交通大学等十余所境内外知名高校共计32名学生参加，开展了为期10天的传统中医药文化探索。

武汉大学药学院学生首次参加 iGEM 国际大赛获铜奖 2015年9月24至28日，由武汉大学药学院选派组成的代表队“WHU-Pharm”赴美国波士顿参加2015年国际遗传工程机器大赛（International Genetic Engineered Machine Competetion, iGEM），并获得铜奖。

国际遗传工程机器大赛由美国麻省理工学院于2003年组织创办，是合成生物学领域具有重要影响的国际性赛事。2015年9月，来自世界各地的280支队伍约2700名队员参加了本次比赛。武汉大学药学院首次组队参加该项赛事，参赛主题为“*In Vitro* Construction of Glucose-sensitive Drug Synthesis System”（葡萄糖浓度敏感的体外药物合成系统构建），由刘天罡教授指导并在其实验室开展课题研究工作，刘毅博士后带队。2012级本科生戴云飞和底达通过合成生物学的方法将细菌中的能量代谢途径和乳糖操纵子的相关元件结合，设计出一种通过感受环境中葡萄糖浓度的变化来控制药物合成基因表达的体外系统，能够用于提高抗癌药物的靶向性，降低其副作用。经过5个多月紧张的实验和相关准备工作，队员们于9月24日赴波士顿展示其实验成果。在5天的比赛过程中，队员们做了 PPT 报告，准确回答了评委的提问，并在海报展示环节与世界各地的学生进行了积极交流。

职业与继续教育

概　况

教育部公布全国行业职业教育教学指导委员会（2015-2019年） 经过地方推荐、行业遴选、汇总确认等程序，教育部会同相关行业主管部门和行业组织已完成对原有53个行指委的换届工作，并同时批准增设报关职业教育教学指导委员会等3个行指委。2015年7月3日，教育部公布新一届行指委（2015-2019年）组成人员名单。各行指委主任委员由教育部聘任，副主任委员、委员由相关行业主管部门、行业组织聘任。本届行指委任期四年，至2019年12月31日止。

各行指委是受教育部委托，由行业主管部门或行业组织牵头组建和管理，对相关行业（专业）职业教育教学工作进行研究、咨询、指导和服务的专家组织，同时也是指导本行业职业教育与培训工作的专家组织。行指委的主要职能是：分析研究国家经济建设、科技进步和社会发展，特别是经济发展方式转变和产业结构调整升级对本行业职业岗位变化和人才需求的影响，提出本行业职业教育人才培养的职业道德、知识和技能要求；指导推进相关职业院校与企业校企合作、联合办学，校企一体化和行业职业教育集团建设；指导推进本行业相关专业职业院校教师到企业实践工作，提高教师专业技能水平和实践教学能力；推进职业院校相关专业实施

"双证书"制度;研究本行业职业教育的专业人才培养目标、教学基本要求和人才培养质量评价方法,对专业设置、教学计划制定、课程开发、教材建设提出建议;参与本行业职业教育教学基本文件、专业教学标准、实训教学仪器设备配备标准和教学评估标准及方案制定工作;参与职业教育国家级教学成果奖励实施工作;组织本行业相关专业教学经验交流活动等。

食品药品职业教育教学指导委员会(2015-2019 年)

主任委员:

江德元　国家食品药品监督管理总局高级研修学院院长、党委书记

副主任委员:

黄志禄　国家食品药品监督管理总局执业药师资格认证中心副主任
王　硕　天津科技大学校长
姚文兵　中国药科大学副校长
魏景赋　上海医疗器械高等专科学校副校长
王晓清　国家食品药品监督管理总局人事司处长

秘书长:

廖沈涵　国家食品药品监督管理总局高级研修学院副院长

委　员:

马　勇　中国食品工业协会副秘书长、党委书记
周　斌　中国医药集团总公司副总经理
于清明　中国科学器材公司总经理、中国医疗器械有限公司董事长
张　民　天津科技大学食品工程与生物技术学院院长
周东霞　海南省经济技术学校主任
薛自萍　北京商贸学校高级讲师
丁岚峰　黑龙江民族职业学院系主任
王建军　西安海棠职业学院院长
李丽萍　北京电子科技职业学院副校长
翟玮玮　江苏食品药品职业技术学院食品与营养工程学院副院长
孙勇民　天津现代职业技术学院副院长
黄　海　日照职业技术学院副教授
路红波　辽宁农业职业技术学院工程系副书记
张志强　新疆轻工职业技术学院副教授
陈小彬　重庆陶然居集团副总经理
江　红　华润万家有限公司、华润创业有限公司总经理
夏志春　北京三元食品股份有限公司总监
邬瑞斌　中国药科大学处长
温博栋　广东省食品药品职业技术学校校长
陆国民　上海市医药学校校长
阳　欢　江西省医药学校校长、书记
刘　勇　四川食品药品职业学校校长
缪立德　湖北省医药学校校长
张橡楠　河南医药技师学院院长
郭积燕　北京卫生职业学院副院长
柴锡庆　河北化工医药职业技术学院校长、党委书记
谭骁彧　湖南食品药品职业学院院长
沈其君　浙江医药高等专科学校校长
郑彦云　广东食品药品职业学院院长
朱照静　重庆医药高等专科学校副校长
李爱玲　山东药品食品职业学院院长
张震云　山西药科职业学院副院长
龙敏南　福建生物工程职业技术学院院长
刘　斌　天津医学高等专科学校校长
黄庶亮　漳州卫生职业学院院长
刘　伟　长春医学高等专科学校副校长
陈国忠　盐城卫生职业技术学院副院长
王潮临　广西卫生职业技术学院院长
罗晓清　苏州卫生职业技术学院副院长
李群力　金华职业技术学院副院长
倪　峰　福建卫生职业技术学院系主任
刘旭海　江西江中制药集团有限责任公司副总裁、总工
王　莉　老百姓大药房连锁股份有限公司副总经理
田瑞华　北京同仁堂集团有限责任公司总工程师
付　静　天津红日药业股份有限公司研究院副院长
胡　欣　北京医院药学部主任
徐小萍　上海医疗器械高等专科学校处长
徐世义　沈阳药科大学医疗器械学院副院长
刘晓松　天津生物工程职业技术学院院长、天津市医疗器械研究所所长
袁斌华　深圳市药监局医疗器械处处长
王克旭　山东新华医疗器械股份有限公司副总裁、党委副书记
严　振　广东省食品药品监督管理局副局长
邓　丽　浙江省食品药品监督管理局人事处副处长
樊　卫　重庆市食品药品监督管理局教育培训中心主任
赵良驷　安徽省食品药品监督管理局人事处副处长
张守文　黑龙江省食品药品监督管理局副局长
周　燕　中国化学制药工业协会秘书长
武　滨　中国医药商业协会常务副会长

中医药职业教育教学指导委员会(2015-2019 年)

主任委员:

卢国慧　国家中医药管理局人事教育司司长

副主任委员:

赵国胜　安徽中医药高等专科学校校长
张立祥　山东中医药高等专科学校校长

姜德民 甘肃中医学校校长
王国辰 中国中医药出版社社长
秘书长：
周景玉 国家中医药管理局人事教育司综合协调处副处长
委 员：
王义祁 安徽中医药高等专科学校党委副书记
王秀兰 上海中医药大学医学技术学院院长
卞 瑶 云南中医学院职业教育学院党委书记、院长
方家选 南阳医学高等专科学校校长
孔令俭 曲阜中医药学校校长
叶正良 天士力控股集团公司生产制造事业群 CEO
包武晓 呼伦贝尔职业技术学院蒙医蒙药系副主任
冯居秦 西安海棠职业学院院长
尼玛次仁 西藏藏医学院院长
吕文亮 湖北中医药高等专科学校校长
刘 勇 成都中医药大学峨眉学院党委书记、院长
李 刚 亳州中药科技学校校长
李 铭 保山中医药高等专科学校校长
李伏君 千金药业有限公司技术副总经理
李灿东 福建中医药大学副校长
李建民 黑龙江中医药大学佳木斯学院院长
李景儒 黑龙江中医药学校校长
杨佳琦 杭州市拱墅区米市巷街道社区卫生服务中心主任
吾布力吐尔地 新疆维吾尔医学专科学校药学系主任
吴 彬 广西中医学校校长
宋利华 连云港中医药高等职业技术学院党委书记
迟江波 烟台渤海制药集团有限公司总裁
张美林 成都中医药大学附属针灸学校党委书记
张登山 邢台医学高等专科学校教授
张震云 山西药科职业学院副院长
陈 燕 湖南中医药大学护理学院院长
陈玉奇 沈阳市中医药学校校长
陈令轩 国家中医药管理局人事教育司综合协调处副主任科员
周忠民 渭南职业技术学院院长
胡志方 江西中医药高等专科学校校长
徐家正 海口市中医药学校校长
凌 娅 江苏康缘药业股份有限公司副董事长
郭争鸣 湖南中医药高等专科学校校长
郭桂明 北京中医医院药学部主任
唐家奇 广东湛江中医学校校长
曹世奎 长春中医药大学职业技术学院院长
龚晋文 山西职工医学院(山西省中医学校)党委副书记
董维春 北京卫生职业学院党委书记
谭 工 重庆三峡医药高等专科学校副校长
潘年松 遵义医学高等专科学校副校长
赵 剑 芜湖绿叶制药有限公司总经理
梁小明 江西博雅生物制药股份有限公司常务副总经理
龙 岩 德生堂医药集团董事长

高 职

中国食品药品职教联盟 2015 年主席团会议召开 2015 年 8 月 2 日，中国食品药品职业教育联盟 2015 年主席团会议在包头轻工职业技术学院召开，上海市教科院原副院长、高职教育发展研究中心主任马树超，包头轻工职业技术学院党委书记敖旭鹏，江苏食品药品职业技术学院院长陶书中及其他来自职教联盟成员单位的 30 位成员参加了会议，会议由江苏食品药品职业技术学院院长陶书中主持。包头轻工职业技术学院党委书记敖旭鹏向大会致词，表示这次会议在包头轻工职业技术学院召开，是学校向各兄弟院校认真学习先进理念，办学经验的良好契机。上海市教科院原副院长、高职教育发展研究中心主任马树超教授作了题为《高职教育质量观和改革发展新策略》的专题报告。

中国食品药品职业教育联盟于 2012 年 12 月 15 日在江苏食品药品职业技术学院成立，是由中国大陆、台湾及新加坡等海内外 17 所高职院校联合发起成立的食品药品类高职教育非营利性、非法人的高等教育联合体。2013 年包头轻工职业技术学院新增为该联盟成员单位。

江苏食品药品职业技术学院第二批韩国留学生完成学业 2015 年 6 月 26 日上午，在江苏食品药品职业技术学院研修的第二批韩国留学生圆满完成学业，举行毕业典礼。院长陶书中出席典礼并致词，毕业典礼由人文与社会科学系副主任郑洪成主持。教师代表王尊亚老师发言，总结了同学们学习情况和取得的进步。学生代表吴知炫和夫胜民用流利的汉语说出了学习期间的体会。留学生们高兴地从陶书中院长手中接过研修证明书，成绩优异的同学获得了奖学金。

江苏食品药品职业技术学院入选首批现代学徒制试点单位 2015 年 8 月 5 日，教育部办公厅公布首批现代学徒制试点单位，165 家单位作为首批现代学徒制试点单位和行业试点牵头单位。江苏食品药品职业技术学院入选首批 100 所首批现代学徒制试点单位之一。

教育部办公厅要求各试点单位要加强科学研究工作，坚持边试点边研究，及时总结提炼，把试点工作中的好做法和好经验上升为理论，促进理论与实践同步发展。教育部办公厅在《关于公布首批现代学徒制试点单位的通知》中强调，将加大投入力度，通过财政资助、政府购买等措施，引导企业和职业院校积极开展现代学徒制试点。

近年来，江苏食品药品职业技术学院探索实施招生与招

工相结合制度，已经在食品加工技术、烹饪、幼儿保育等三个专业中率先开展了现代学徒制的尝试，并取得了初步成效。该学院将以此次获批首批试点单位为契机，进一步加强科学研究工作，坚持边试点边研究，及时总结提炼，把试点工作中的好做法和好经验上升为理论，促进理论与实践同步发展，为现代学徒制在全国高职院校中广泛推广起到示范引领作用。

江苏食品药品职业技术学院接受国家骨干校省级验收 2015年10月9日下午，国家骨干高职院校建设项目省级验收组的领导和专家来到江苏食品药品职业技术学院，对该学院骨干校建设项目进行验收，江苏省教育厅副厅长丁晓昌、上海教科院副院长马树超率队莅临指导，淮安市副市长王红红参加活动。王红红希望食品药品学院认真研究吸纳专家组的意见和建议，扎扎实实做好各项工作。她表示，市委、市政府将全力支持学院建设，努力在人才引进、产学研平台建设、设施配套、环境改善、实习与研究基地等方面予以扶持。

台湾辅英科技大学代表访问广东食品药品职业学院 2015年4月10日，台湾辅英科技大学张可立副校长一行4人莅临广东食品药品职业学院，探讨高校学术和文化交流事宜。学院院长郑彦云以及国际交流学院、护理学院、食品学院、中医保健学院等二级学院相关领导亲切会见了来访客人。郑院长介绍了广东食品药品职业学院的发展沿革及办学特色，殷切希望能与台湾辅英科技大学建立起良好的合作关系，通过项目合作整合两校教育教学资源，共同推动和促进高校教育国际化的发展进程。张可立副校长向广东食品药品职业学院详细介绍了该校的历史沿革和整体情况，期望通过此次访问交流，两校建立起学术和文化等项目的合作联系。

楚雄医药高等专科学校承办2015年云南省高职院校学生技能大赛药学综合技能赛项 根据云南省2015年高职院校学生技能大赛工作部署，楚雄医药高等专科学校承办药学综合技能赛项。2015年4月24日至26日，来自云南省10所高职高专院校组成10个参赛代表队，20名参赛选手参加药物分析、药物制剂、中药鉴定等三个子项目竞技。各代表队始终坚持“竞技、交流、尊重、提高”的原则，在整个竞赛活动中，精心组织，服从安排，积极配合，相互尊重，体现了良好的医学教育思想文化和医学职业品格，确保技能比赛安全有序，使竞赛取得圆满成功。每位选手在竞赛场上表现出来的拼搏精神，娴熟的技能，认真、精心的职业素养和技能水平，展现了各参赛单位重视学生技能素质提高，推进人才培养的成果。

山东药品食品职业学院与威海卫人民医院签订校企合作协议 2015年6月18日上午，山东药品食品职业学院与威海卫人民医院签署校企合作协议，并同时举行实训基地挂牌仪式。校企双方就开展人才培养、员工培训、人员互聘、课题研究等方面的深度合作，共同培养适应医药发展和医院所需的高素质药学服务人才达成了意向。签约仪式上，院方表示，希望能加深与学院药学专业的合作，为合理用药提供技术支持。

山东药品食品职业学院承办国家执业药师注册管理信息系统升级培训工作 2015年10月27日-28日，由山东药品食品职业学院承办的国家食品药品监督管理总局执业药师注册管理信息系统升级培训会顺利举行。近年来，执业药师资格人数和注册人数增长迅猛，随着执业药师人数的增长，注册业务量也急剧增长，原系统已无法适应注册管理发展的需求。通过此次执业药师注册系统升级可实现与总局基础数据库进行数据对接，方便及时了解情况及分析数据，执业药师注册将方便快捷，可加强对执业药师注册后监管，完善执业药师继续教育的衔接端口，打造执业药师诚信记录系统，增加执业药师申请人对自我行为的承诺，打造安全的系统环境，增加公众对执业药师的监督。

2所高职学校药学类作品在全国职业院校信息化教学大赛中获奖 2015年11月7日至9日，全国职业院校信息化教学大赛在南京举办，来自地方37个代表队和军事职业教育组的989件参赛作品参加了信息化教学设计、信息化课堂教学和信息化实训教学等3个项目的比赛。其中，黄冈职业技术学院石浪涛、范先超、陈继武的参赛作品“胃管投药法”获高职组信息化教学设计比赛三等奖，浙江医药高等专科学校许乐幸、刘福和的参赛作品“调血脂药”获高职组信息化课堂教学比赛三等奖。

第二批“十二五”职业教育国家规划教材书目（药学高职专业技能课教材）

书　名	第一主编	第一主编单位	申报单位
药用植物学(第2版)	彭学著	湖南中医药高等专科学校	第四军医大学出版社
药理学(第三版)	俞月萍	浙江医学高等专科学校	复旦大学出版社
天然药物提取分离技术	陈　斌	湖南中医药高等专科学校	河南科学技术出版社
天然药物学	罗国海	金华职业技术学院	河南科学技术出版社
中医药基础	杨雄志	浙江医药高等专科学校	河南科学技术出版社
宠物药理(第二版)	张红超	河南农业职业学院	化学工业出版社
动物药理(第二版)	邱深本	广东科贸职业技术学院	化学工业出版社

（续表）

书　名	第一主编	第一主编单位	申报单位
发酵制药技术	巩　健	淄博职业学院	化学工业出版社
生物化学（第三版）	李晓华	广西工业职业技术学院	化学工业出版社
实用药物商品知识（第三版）	杨群华	广东食品药品职业学院	化学工业出版社
药品质量管理（第二版）	王晓杰	北京电子科技职业学院	化学工业出版社
药事法规实用教程（第三版）	严　振	广东食品药品职业学院	化学工业出版社
药物分离与纯化技术（第三版）	张雪荣	河北化工医药职业技术学院	化学工业出版社
药物合成技术（第二版）	李丽娟	河北化工医药职业技术学院	化学工业出版社
药物化学（第二版）	郝艳霞	河北化工医药职业技术学院	化学工业出版社
药物检验技术（第二版）	梁　颖	广东食品药品职业学院	化学工业出版社
药物制剂技术与设备（第三版）	杨瑞虹	山西职工医学院	化学工业出版社
药物制剂知识与技能教程（第二版）	刘　一	江苏省徐州医药高等职业学校	化学工业出版社
药用植物识别技术（第二版）	莫小路	广东食品药品职业学院	化学工业出版社
中药制药生产技术（第三版）	张素萍	贵州工业职业技术学院	化学工业出版社
计算机基础与应用（医药卫生方向）	陈典全	重庆医药高等专科学校	科学出版社
中药制剂分析（第2版）	江　滨	广州中医药大学	科学出版社
方剂学（第3版）	王义祁	安徽中医药高等专科学校	人民卫生出版社
临床药物治疗学（第2版）	曹　红	山东医学高等专科学校	人民卫生出版社
药用植物学（第3版）	郑小吉	广东省江门中医药学校	人民卫生出版社
药用植物栽培技术（第3版）	宋丽艳	黑龙江中医药大学佳木斯学院	人民卫生出版社
动物药品检验	李继红	辽宁农业职业技术学院	中国农业大学出版社
兽药制剂工艺	崔耀明	河南牧业经济学院	中国农业大学出版社
方剂学	周永学	陕西中医学院	中国中医药出版社
医药广告实务	张　丽	山西药科职业学院	中国中医药出版社
医药商品学	甘友清	成都中医药大学峨眉学院	中国中医药出版社
中药方剂学	刘德军	江苏联合职业技术学院连云港中医药分院	中国中医药出版社
中药化学	何桂霞	湖南中医药大学	中国中医药出版社
中药炮制技术	蔡翠芳	山西药科职业学院	中国中医药出版社
中药制剂分析技术	张钦德	山东中医药高等专科学校	中国中医药出版社
生药学	李凤华	黑龙江粮食职业学院	中央广播电视大学出版社

中　职

↗ **2015年中职药学教育概况**　2015年由于初中起点的五年制高职的发展速度较快，对中职的招生形成了一定的影响，从主要的样本学校招生规模看，纯中职层次的专业数量和招生人数都在下降；同时部分中职学校也在升格和合并，中职学校的数量也在不断减少。在归属上，五年制高职的属于高等职业教育，因此招生使用的是高等职业教育的专业名称，为了吸引生源，各地各校纷纷增加五年制高职的招生教育计划，而中考升职校的人数又是一定的，所以造成了上中职的人数下降。但由于目前教育部组织制订的专业教学标准是面向三年中职和三年制高职教育的，所以对于规模越来越大的五年制药学类高职教育，应尽快根据其教育规律和教学要求启动专业教学标准研制工作。

一、教育部、人力资源社会保障部和财政部办联合发出通知开展国家中等职业教育改革发展示范学校建设计划第三批项目学校验收工作

参加本次验收的学校包括：2013年4月三部委批复启动建设的341所项目学校（名单见教职成厅函〔2013〕11号文）；2013年8月批复启动建设的12所补充立项的项目学校（名单见教职成厅函〔2013〕25号）；2011年7月、2012年6月批复启动建设，验收结论为“暂缓通过”，尚未接受再次验收，或申请延期验收的45所项目学校。共计398所学校参与验收。验收工作按照“学校总结、省级验收、部委复核”的程序进行，各地按照任务书约定事项，委托具有资质的第三方审计机构逐校对项目预算执行、资金（含中央财政专项资金、地方财政专项资金、行业企业支持资金以及学校自筹资金）使用与管理及绩效进行全面审计，发表审计意见，出具项目《审计报告》。于12月31日前完成学校总结和省级验收工作。

二、“国家中等职业教育改革发展示范学校建设计划”第三批项目学校建设推进工作培训班在上海举办

2015年2月9日～11日，“国家中等职业教育改革发展示范学校建设计划”第三批国家中等职业教育改革发展示范学校建设推进工作培训班在上海举办。培训班由全国中等职业学校校长联席会主办，由上海信息技术学校承办。培训主要目的：解读全国职教会精神，交流第一批示范校建设经验，推动第三批项目学校建设工作顺利进行。培训班的主要内容：1. 教育部领导：解读全国职教工作会议精神；2. 北京教科院职业教育与成人教育研究所吉利所长：示范校建设成果

提炼展示;3. 大连市轻工业学校孙文平校长:关于中等职业教育改革发展示范校建设项目管理机制的思考;4. 专家现场答疑;5.7 所第一批第二批示范校介绍建设经验。共有 342 所中职学校的领导和老师参加了培训。

三、教育部组织开展的 2015 年全国职业院校信息化教学大赛

2015 年教育部主办的“凤凰创壹杯”全国职业院校信息化教学大赛于 2015 年 11 月 7 日-9 日在南京举办,此项大赛以“促进现代信息技术与教育教学相融合,以信息技术带动职业教育现代化”为主题,是与全国职业院校学生技能大赛并重,全国职教系统展示风采、竞技交流的重要平台。大赛设立中职组、高职组和军事职业教育组,分别设置信息化教学设计比赛、信息化课堂教学比赛、信息化实训教学比赛三个项目,来自全国 37 个省自治区、直辖市和新疆建设兵团、计划单列市和解放军的 989 件作品,2277 名教师参加了比赛。共设一等奖 106 项,二等奖 148 项,三等奖 258 项。

四、中国职业技术教育学会信息化工作委员会组织开展关于开展 2015 年全国职业教育信息化优秀论文征集活动

2015 年 9 月 10 日中国职业技术教育学会信息化工作委员会为贯彻落实全国职业教育工作会议和《教育部关于加快推进职业教育信息化发展的意见》精神,充分发挥信息技术在推进现代职业教育体系构建中的作用,促进职业院校信息化内涵建设,加速信息技术与职业教育的深度融合,加强职业院校信息化建设、开发和应用方面的成果交流,配合做好中国职业技术教育学会 2015 年学术年会工作,经研究后,向各会员单位和职业学校发出了《关于开展 2015 年全国职业教育信息化优秀论文征集活动的通知》。征集对象:各级教育行政部门、科研机构、教育服务类企业、职业院校管理人员、教育科研和教育教学人员,信息技术企业管理和技术人员;征集内容及范围:以“互联网 + 与职业教育信息化发展”主题,征集以下内容:1. 基于信息技术在职业教育教学、科研、管理等领域应用的优秀论文;2. 教育行政部门职业教育信息化建设优秀论文;3. 全国职业院校数字校园建设优秀论文;4. 2015 年优秀数字校园建设综合解决方案。论文创作与优秀解决方案的时间段为:2013 年 11 月至 2015 年 11 月。尚未发表或已经发表的论文均可。设优秀论文奖、优秀组织奖、优秀解决方案奖,分别予以奖励。

五、中国职业技术教育学会信息化工作委员会举办全国职业院校教师微课大赛

中国职业技术教育学会信息化工作委员会于 2015 年 3 月至 12 月举办了“全国职业院校教师微课大赛”。大赛旨在提升职业院校教师信息技术应用能力、教学创新能力和专业发展能力,促进信息技术与课堂教学的深度融合,积极搭建职业院校教师教学经验交流和教学风采展示平台,推进优质教学资源共建共享。大赛得到了各省、自治区、直辖市教育行政部门和各中等、高等职业院校的大力支持,来自全国各地的 1200 余所职业院校的参赛选手,提交了 2600 余件微课作品。评审专家对符合要求的 2162 件参赛作品,按照大赛技术规范进行了严格评审。中职组、高职组共评出一等奖 148 个、二等奖 288 个、三等奖 420 个、优秀奖若干,同时,评选出优秀组织单位奖 40 个。

六、教育部和中医药管理局举办 2015 年全国职业院校技能大赛(中高职组)“康缘杯”中药传统技能大赛

2015 年 6 月 12 日至 14 日,由国家教育部、国家中医药管理局等单位联合主办的 2015 年全国职业院校技能大赛(中高职组)“康缘杯”中药传统技能大赛在江苏省连云港中医药高等职业学校举行。此次大赛分为高职组和中职组两个组别,设中药性状鉴别、中药真伪鉴别、中药调剂和中药炮制四个项目,大赛中职组产生一等奖 8 名、二等奖 16 名、三等奖 25 名,高职组产生一等奖 10 名,二等奖 19 名,三等奖 29 名,共有 24 个省(市、自治区)107 选手获得名次,18 名指导教师被确定为优秀指导老师。

七、第三届海峡两岸医药教育暨慢病防治论坛在沪举行

10 月 24-26 日,由中国医药教育协会、中国职业技术教育协会、台湾中华药学研究基金会主办,由上海市医药学校、中国医药教育协会慢病防治培训基地承办的第三届海峡两岸医药教育暨慢病防治论坛在沪隆重举行。来自海峡两岸从事医药科研、教育工作的专家学者;医疗、卫生、健康教育专业工作者;中国职业技术教育学会会员、中国医药教育协会会员,海峡两岸慢病防治方面的专家学者以及媒体界人士参与了会议。数百人欢聚在上海锦雪苑酒店,共同探讨了药学、医药教育和慢病防治的发展方向和趋势。参会的台湾代表们受邀参观了中国职业技术教育学会医药专业委员会主任单位上海市医药学校的实训基地,并就两岸医药人才教育模式与教育理念进行探讨交流,并对将来的合作进行初步洽谈。

八、教育部发布《职业学校教师企业实践规定(试行)》

2015 年 10 月教育部发布《职业学校教师企业实践规定(试行)》(以下简称“规定”)。规定指出,组织教师企业实践,是加强职业学校“双师型”教师队伍建设,实行工学结合、校企合作人才培养模式,提高职业教育质量的重要举措。规定明确,职业学校专业课教师要根据专业特点每 5 年必须累计不少于 6 个月到企业或生产服务一线实践,没有企业工作经历的新任教师应先实践再上岗。公共基础课教师也应定期到企业进行考察、调研和学习。在形式和内容方面,规定要求,教师企业实践的主要内容,包括了解企业的生产组织方式、工艺流程、产业发展趋势等基本情况,熟悉企业相关岗位职责、操作规范、技能要求、用人标准、管理制度、企业文化等,学习所教专业在生产实践中应用的新知识、新技术、新工艺、新材料、新设备、新标准等。教师企业实践的形式,包括到企业考察观摩、接受企业组织的技能培训、在企业的生产和管理岗位兼职或任职、参与企业产品研发和技术创新等。

鼓励探索教师企业实践的多种实现形式。

九、教育部发布全国职业教育工作专项督导报告

2015年3月，国务院教育督导委员会办公室印发了《关于开展职业教育专项督导检查工作的通知》（国教督办函〔2015〕3号），决定开展全国职业教育工作专项督导检查，要求各地围绕职业教育的战略摆位、体系建设、政策保障、行业企业参与以及质量提高等内容展开自查。2015年6月，在各地自查基础上，国务院教育督导委员会办公室组织由国家督学和专家组成的5个督导组对天津、黑龙江、山东、上海、浙江、安徽、江西、四川、贵州、陕西等10省市进行了专项督导检查。期间，听取了省、市、县（市、区）政府和有关部门关于当地职业教育发展情况的汇报；实地查看了105所职业院校，与部分校长、教师进行了交流；召开了38个行业、企业和职业院校参加的座谈会；实地走访了18家规模以上企业；查阅了相关文件资料和数据。2015年9月发布了《全国职业教育工作专项督导报告》。报告内容包括：工作成效、主要做法、存在问题和督导意见四个部分，对我国职业教育体系建设、质量提升具有很强的指导作用。

十、中国医药科技出版社15部中等职业教育药学类教材全部入选教育部"十二五"职业教育国家规划教材（中职部分第一批）

2015年3月，在教育部开展的"十二五"职业教育国家规划教材（中职部分第一批）审定工作中，中国医药科技出版社按照要求首批申报的药物制剂技术、医药市场营销技术、中医基础等15部中职教材全部入选教育部"十二五"职业教育国家规划教材。本轮申报教材应为首批《中等职业学校专业教学标准（试行）》目录（教职成厅函［2014］11号）涉及的14个专业类96个专业的专业技能课教材。该社此次申报的是符合首批颁布的药剂、制药技术、制药设备维修专业的15部专业技能课教材。

↗ 2015年部分中等职业学校药学类中职专业招生情况

序号	学校名称	招生专业	人数	主管部门	地 址	邮编
1	北京卫生职业学院普通中专部	药剂	50	北京市卫生和计划生育委员会	北京市西城区南横西街94号	100053
2	北京市实验职业学校	中药	50	北京市教委	昌平区沙河镇育荣教育园区	100053
3	华北制药中专学校（华北制药集团技工学校）	药剂	100	华北制药集团有限责任公司	石家庄市建华南大街126号	050000
		中药制药	50			
		药品食品检验	50			
4	秦皇岛药科中等职业学校	中药	100	秦皇岛市教育局	秦皇岛市北戴河区海宁路102号	66000
		制药技术	100			
		药剂	100			
5	内蒙古卫生职业技术学校	药剂	30	内蒙古自治区教育厅	呼和浩特市玉泉区昭君路164号	10000
6	黑龙江省医药卫生职业学校	药剂	150	黑龙江省教育厅	哈尔滨市南岗区哈平路166号	150000
		中药	50			
		药品食品检验	50			
		生物技术制药	50			
7	上海市卫生学校	中药	75	上海市教育局	上海市徐汇区天等路468号（西门）	200000
		制药技术	200			
		制药设备维修	25			
		药剂	225			
		生物技术制药	50			
		药品食品检验	125			
8	南京市医药中等专业学校	药剂	120	南京市食品药品监督管理局	南京市江宁区麒麟街道大泉水208号；南京市建邺区湖西街56号	211100
		制药技术	80			
		药品食品检验	80			
		中药	40			
		生物技术制药	40			
9	江苏省徐州医药高等职业学校	药剂	40	江苏省食品药品监督管理局	江苏省徐州市铜山区学府路	221116
		生物技术制药	40			
10	杭州第一技师学院	中药	100	杭州市人力资源和社会保障局	杭州市西溪路719号	310023
		药剂	150			
11	亳州市中药科技学校	中药	250	亳州市教育局	安徽省亳州市谯城区利辛路19号	236800
		中药制药	150			
		药剂	100			
		药品食品检验	100			

（续表）

序号	学校名称	招生专业	人数	主管部门	地　址	邮编
12	濮阳市卫生学校	药剂	60	河南省教育厅	濮阳市卫生学校文岩街路北	457000
13	河南省医药学校	制药技术	180	河南省教育厅	河南省开封市体育路14号	457000
		中药制药	100			
		中草药销售与管理	100			
		药剂	100			
		制药设备维修	40			
		药品食品检验	40			
		生物技术制药	40			
14	河南医药技师学院	药品食品检验	40	河南省人力资源和社会保障厅	开封新区第六大街北段	475000
		中药制药	50			
		生物技术制药	40			
		制药技术	280			
		中药	250			
		药剂	230			
15	湖北省医药学校	生物技术制药	40	湖北省食品药品监督管理局	湖北省武汉市洪山区南湖周家湾	430064
		中药制药	80			
		药剂	40			
16	长沙市医药中专学校	药剂	150	湖南省教育厅	观沙岭工业园观峰路26号	410033
		中药	150			
17	广州市医药职业学校	制药技术	300	广州市教育局	白云区石井凰岗凤凰路	510430
		中药制药	300			
		生物技术制药	50			
		药品食品检验	150			
		药剂	300			
		中药	100			
		制药设备维修	50			
18	广东省新兴中药学校	中药	200	广东省教育厅	广东省云浮市新兴县城区果园路	527400
		药剂	300			
19	广西南宁技师学校（广西南宁技师学院）	中药	40	南宁市人力资源和社会保障局	南宁市明秀东路78号	530000
		药品食品检验	40			
20	重庆市医药科技学校	制药技术	120	重庆市药品监督管理	重庆市南岸弹子石97号	400000
		药剂	60			
21	四川省食品药品学校	中药	300	四川省食品药品监督管理局	峨眉山市名山南路36号(马路桥	614200
		中药制药	200			
		药剂	200			
		制药技术	150			
		药品食品检验	150			
22	海南食品药品技工学校	药剂	46	海南省人力资源与社会保障厅	海口市港澳开发区科技大道兴海路5号	570311
		生物技术制药	46			
		药品食品检验	46			
23	甘肃省医药学校	药剂	350	甘肃省工业和信息化委员会	城关区嘉峪关东路647号	730030
		中药	100			
		生物技术制药	50			
24	甘肃省中医学校	中药	100	甘肃省教育厅	兰州市七里河区瓜州路306号	730050
		药剂	100			
25	四川乐山市医药科技学校	药剂	200	乐山市人力资源与社会保障局	四川省乐山市市中区长青路2518号	614000
		药品食品检验	50			
26	西安大明职业学校	药剂	35	陕西省人力资源和社会保障厅	西安西门里早慈巷	710000
		中药	15			
27	西安利君医药技工学校	药剂	280	陕西省人力资源和社会保障厅	西安市丰镐西路181号	710000
		制药技术	40			

（续表）

序号	学校名称	招生专业	人数	主管部门	地　址	邮编
28	江西省医药学校	药剂	900	江西省教育厅	青云谱区南莲路76-78号	330001
		中药	500			
		制药技术	300			
		药品食品检验	200			
		生物技术制药	200			
		中药制药	100			
29	上海市医药学校	药剂	240	上海医药有限公司	上海市浦东新区沈家弄路700号	200120
		药品食品检验	172			
		生物技术制药	108			
		制药技术	270			
		中药	124			
		制药设备维修	18			
30	南京市莫愁中等专业学校	药剂	35	南京市教育局	南京市建邺区南湖安国村58号	210017

说明：1. 表中只列出了相关学校医药卫生类（2010版中等职业教育专业目录）中涉药专业的计划招生情况，其它专业（包括高职教育专业）未列出。2. 由于表中部分学校的招生专业名称不够规范（有的招生专业名称是专业方向，不规范），在整理编撰时以2010版中等职业教育专业目录为标准对这些学校的招生专业名称进行了规范统一。

2015年全国职业院校技能大赛中职组中药传统技能获奖名单

一等奖

序号	代表队	学　校	姓　名	优秀指导教师
1	江苏省	江苏省连云港市中医药高等职业技术学校	卞珊珊	殷吉磊
2	广东省	广东省食品药品职业技术学校	吴裕红	张小红
3	江苏省	江苏省南通卫生高等职业技术学校	王　妍	施天慧
4	江苏省	南京市莫愁中等专业学校	卞显凤	沈爱琴
5	江西省	江西省医药学校	刘　佳	肖庆青
6	江苏省	南京市莫愁中等专业学校	王砚池	沈爱琴
7	浙江省	海宁卫生学校	蒋瑾怡	张　虹
8	广东省	广东省江门中医药学校	黄金婵	冯英苗

二等奖

序号	代表队	学　校	姓　名
1	江苏省	江苏省连云港市中医药高等职业技术学校	张文瑜
2	青岛市	山东省青岛卫生学校	邢志华
3	上海市	上海市卫生学校	姚　顺
4	浙江省	海宁卫生学校	金陈芳
5	上海市	上海市医药学校	叶霖芳
6	广东省	广东省食品药品职业技术学校	胡丽君
7	上海市	上海市医药学校	周迎香
8	浙江省	杭州轻工高级技工学校	邵　芬
9	山东省	曲阜中医药学校	周　静
10	河南省	河南省医药学校	杨开凤
11	湖南省	常德职业技术学院中职部	吴雨蓉
12	青岛市	山东省青岛卫生学校	邵　丽
13	宁波市	宁波经贸学校	裘亚娉
14	天津市	天津市红星职业中等专业学校	梁净净
15	浙江省	杭州市富阳区职业教育中心	万杏钰
16	河南省	河南省医药学校	肖雅莉

三等奖

序号	代表队	学　校	姓　名
1	北京市	北京卫生职业学院中专部	王　国
2	天津市	天津市红星职业中等专业学校	吴博文
3	安徽省	亳州中药科技学校	刘　影
4	山东省	曲阜中医药学校	丛璐颖
5	安徽省	亳州中药科技学校	李星晨
6	福建省	漳州卫生职业学院	李思婕
7	广东省	广东省潮州卫生学校	王媛媛
8	广东省	广东省江门中医药学校	杨珠琴
9	北京市	北京市实验职业学校	伊金凤
10	青岛市	青岛经济职业学校	刘梦瑶
11	吉林省	吉林工贸学校	胡文昕
12	上海市	上海市卫生学校	杨妍榕
13	湖南省	湖南食品药品职业学院中职部	陈雅丽
14	青岛市	青岛经济职业学校	董学荣
15	北京市	北京现代职业学校	杜春莹
16	北京市	北京卫生职业学院中专部	齐呈媛
17	福建省	漳州卫生职业学院	陈雷蕾
18	湖南省	常德职业技术学院中职部	杨　颖
19	海南省	海南省卫生学校	李海艳
20	辽宁省	沈阳市中医药学校	田　野
21	海南省	海南省卫生学校	岑杨惠
22	重庆市	重庆市医药卫生学校	翟晓慧
23	宁波市	宁波经贸学校	王超业
24	天津市	天津市中山志成职业中等专业学校	朱延平
25	重庆市	重庆市医药卫生学校	王滔滔

2所医药学校通过国家中职教育改革发展示范学校验收

在学校总结自查、省级验收检查的基础上，教育部、人力资源和社会保障部、财政部组织专家对“国家中等职业教育改革发展示范学校建设计划”第二批项目学校进行了综合评议和现场抽查，2015年9月公布名单，341所项目学校通过验收。其中，曲阜中医药学校、重庆市医药卫生学校2所医药学校通过验收。

上海市医药学校在全国职业院校信息化教学大赛中获奖 2015年11月7日至9日，全国职业院校信息化教学大赛在南京举办，来自地方37个代表队和军事职业教育组的989件参赛作品参加了信息化教学设计、信息化课堂教学和信息化实训教学等3个项目的比赛。其中，上海市医药学校金慧、师帆、范松华的参赛作品"头孢拉定含量测定"获中职组信息化课堂教学比赛三等奖。

2所医药中职学校入选首批现代学徒制试点单位 2015年8月5日，教育部办公厅公布首批现代学徒制试点单位，165家单位作为首批现代学徒制试点单位和行业试点牵头单位。首批现代学徒制试点单位共165家，除了100所试点高职院校以外，还有17个试点地区、8家试点企业、27所试点中职学校和13家行业试点牵头单位。亳州中药科技学校、江西省医药学校2所中职学校入选27所现代学徒制试点中职学校。

教育部办公厅要求各试点单位要加强科学研究工作，坚持边试点边研究，及时总结提炼，把试点工作中的好做法和好经验上升为理论，促进理论与实践同步发展。教育部办公厅在《关于公布首批现代学徒制试点单位的通知》中强调，将加大投入力度，通过财政资助、政府购买等措施，引导企业和职业院校积极开展现代学徒制试点。

现代学徒制是把传统的师傅带徒弟方式与现代职业教育理念结合起来的教学方式，它是校企深度合作的产物。现代学徒制有利于促进行业、企业参与职业教育人才培养全过程，实现专业设置与产业需求对接，课程内容与职业标准对接，教学过程与生产过程对接，毕业证书与职业资格证书对接，职业教育与终身学习对接，提高人才培养质量和针对性。教育部办公厅在《关于公布首批现代学徒制试点单位的通知》中强调，将加大投入力度，通过财政资助、政府购买等措施，引导企业和职业院校积极开展现代学徒制试点。

第二批"十二五"职业教育国家规划教材书目(药学中职专业技能课教材)

书　名	第一主编	第一主编单位	出版单位
药物学基础	沈云帼	北京卫生职业学院	北京出版社
药物制剂基础	林竹贞	广州医科大学卫生技术职业学院	高等教育出版社
药事法规	杨瑞虹	山西职工医学院	高等教育出版社
药店零售与服务技术	俞春飞	宁波经贸学校	高等教育出版社
中医药基础	朱忠华	湖北省医药学校	高等教育出版社
解剖学基础	王之一	吕梁市卫生学校	科学出版社
生理学基础	黄莉军	毕节医学高等专科学校	科学出版社
药物学基础	符秀华	淮南卫生学校	科学出版社
药事管理与法规	杨　林	湖北三峡职业技术学院	科学出版社
药物制剂技术(第二版)	栾淑华	沈阳市化工学校	科学出版社
药理学(第二版)	贾焕金	沈阳市中医药学校	科学出版社
医药市场营销技术	袁　静	本溪市化学工业学校	科学出版社
中医药基础(第二版)	何绪良	沈阳市中医药学校	科学出版社
医药商品基础	梁碧岩	广东省新兴中药学校	科学出版社
药物学基础(第3版)	姚　宏	辽宁省本溪市卫生学校	人民卫生出版社
药物学基础(第3版)	张　庆	山东省济南护理职业学院	人民卫生出版社
药理学基础	符秀华	安徽省淮南卫生学校	人民卫生出版社
药事法规	王　蕾	成都大学中职部	人民卫生出版社
药物分析技术	戴君武	四川省成都卫生学校	人民卫生出版社
药物制剂技术	解玉岭	山东省临沂卫生学校	人民卫生出版社
药物化学	谢癸亮	江西省赣州卫生学校	人民卫生出版社
中医基础	石　磊	江西省医药学校	中国医药科技出版社
中药学基础	王书林	四川省食品药品学校	中国医药科技出版社
药事法规概论	杨汉祥	湖北省医药学校	中国医药科技出版社
医药商品学	甘友清	四川省食品药品学校	中国医药科技出版社
医药市场营销技术	陆国民	上海市医药学校	中国医药科技出版社
药品储存与养护技术	夏鸿林	湖北省医药学校	中国医药科技出版社
应用药理基础	王建新	河南省医药学校	中国医药科技出版社
药用化学基础(一)——无机化学	张雪昀	湖南食品药品职业学院	中国医药科技出版社
药用化学基础(二)——有机化学	张雪昀	湖南食品药品职业学院	中国医药科技出版社
药物分析技术	李家庆	湖北省医药学校	中国医药科技出版社

（续表）

书　　名	第一主编	第一主编单位	出版单位
药物制剂技术	缪立德	湖北省医药学校	中国医药科技出版社
制药设备概论	姜爱霞	山东药品食品职业学院	中国医药科技出版社
药品检验技术	牛彦辉	甘肃省中医学校	中国中医药出版社
中医药学概要	封银曼	郑州市卫生学校	中国中医药出版社
药事法规与管理	王克荣	北京卫生职业学院	中国中医药出版社
药品市场营销	张　丽	山西药科职业学院	中国中医药出版社
实用医药商品基础知识	张　虹	山西药科职业学院	中国中医药出版社

继续教育

药学、中药学等专业成人教育高校概况　2015 年，据不完全统计，全国有 185 所高校举办药学、中药学及其相关涉药专业的成人教育（见表 1）。其中江苏 29 所、河北 21 所、辽宁 17 所、河南 16 所、浙江 16 所、江西 12 所、广东 12 所、安徽 8 所、福建 8 所、上海 7 所、山东 5 所、山西 5 所、天津 4 所、重庆 3 所、湖南 3 所、四川 3 所、云南 3 所、北京 2 所、湖北 2 所、宁夏 2 所、甘肃 2 所、内蒙 2 所、吉林 1 所、贵州 1 所、新疆 1 所。此统计仅限于成人教育招生形式的院校，不包含网络教育、远程教育、自学等形式。

表 1　2015 年举办药学（中药学）等专业成人教育的高校统计表

所在地	学　校	专业	学制（年）	学习形式	层次
安徽省	安徽理工大学	药学	3	业余	专升本
安徽省	安徽医科大学	药学	3	业余	高起专、专升本
安徽省	安徽医科大学	药学	3	业余	高起专、专升本
安徽省	安徽中医药大学	药学、中药学	3	业余	高起专、专升本
安徽省	安徽中医药高等专科学校	药学	3	业余	高起专
安徽省	安庆医药高等专科学校	药学	3	业余	高起专
安徽省	蚌埠医学院	药学	3	业余	高起专、专升本
辽宁省	北华大学	药学	2.5	函授	高起专、专升本
北京	北京大学	药学		专升本	
江苏省	常州工学院	药物制剂技术	2.5	业余	高起专
辽宁省	赤峰学院	药学	2.5	函授	高起专、专升本
辽宁省	大连大学	药学、中药	3	业余	高起专、专升本
辽宁省	大连医科大学	药学	3	业余	高起专
山东省	德州学院	药学	2.5	函授（业余）	高起专
上海	第二军医大学	药学	3	函授	专升本
福建省	福建生物工程职业技术学院	药学	3	函授	高起专
福建省	福建卫生职业技术学院	药学	3	函授	高起专
福建省	福建医科大学	药学	3	业余	专升本
福建省	福建中医药大学	药学、中药学	3	业余	专升本
辽宁省	阜新煤炭职工医学专科学校	药学	3	业余	高起专
辽宁省	阜新煤炭职工医学专科学校	药学	2	脱产	高起专
上海	复旦大学	药学	3	业余	专升本
甘肃	甘肃中医药大学	药学	3	业余	高起专
江西省	赣南医学院	药学	3	函授	专升本
江西省	赣南医学院	药学	5	函授	高起本
江西省	赣南医学院	药学	4	函授	高起专
广东省	广东岭南职业技术学院	药学、中药	3	业余	高起专
广东省	广东食品药品职业学院	药学、中药学（中药）	3	函授	高起专、专升本
广东省	广东药科大学	药学、中药学	3	业余/函授	高起专、专升本
广东省	广东医科大学	药学	3	业余	高起专、专升本
广东省	广州医科大学	药学	3	业余	高起专、专升本
广东省	广州中医药大学	药学、中药学	3	业余/函授	高起专、专升本
贵州省	贵州医科大学	药学	2.5	业余	专升本
山西	海军职工大学	药学	2	脱产	高起专
辽宁省	海军职工大学	药学	2	脱产	高起专

（续表）

所在地	学　校	专业	学制(年)	学习形式	层次
辽宁省	海军职工大学	药学	2.5	业余	高起专
浙江省	杭州师范大学	药学		业余	高起专、专升本
河北省	河北北方学院	药学	3	业余	高起专、专升本
河北省	河北大学	药学	2.5	业余(函授)	高起专、专升本
河北省	河北化工医药职业技术学院	药学	2.5	函授	高起专
河北省	河北科技大学	药学	2.5	业余(函授)	专升本
河北省	河北科技大学	药学	2.5	函授	高起专
河北省	河北医科大学	药学	2.5	业余(函授)	专升本
河北省	河北医科大学	药学	3	业余	高起专
河北省	河北中医学院	中药学	2.5	业余	专升本
河北省	河北中医学院	药学	3	业余	高起专
河北省	河北中医学院	中药	3	业余	高起专
河南省	河南大学	药学	3	业余	高起专、专升本
河南省	河南大学	药学	5	业余	高起本
河南省	河南科技大学	药学	3	业余	高起专、专升本
河南省	河南医学高等专科学校	药学	3	业余	高起专
河南省	河南中医学院	药学、中药	2.5	业余	高起专、专升本
河南省	河南中医学院	药学、中药学	5	业余	高起本
河南省	鹤壁职业技术学院	药学	2.5	业余	高起专
湖北	湖北中医药大学	中药学(中药)、药学	2.5	业余	高起专、专升本
湖北	湖北中医药大学	药学	5	业余	高起本
湖南省	湖南中医药大学	药学、中药学	2.5	业余/函授	高起专、专升本
湖南省	湖南中医药大学	药学、中药学	5	业余/函授	高起本
河北省	华北理工大学	药学	3	业余	专升本
河北省	华北理工大学	药学	3	业余	高起专
上海	华东理工大学	药学	4	业余	高起专
上海	华东理工大学	药学	5	业余	高起本
上海	华东理工大学	药学	3	业余	专升本
江苏省	淮海工学院	制药工程	2.5	函授	专升本
江苏省	淮阴工学院	制药工程	2.5	函授	专升本
河南省	黄河科技学院	药学	2.5	业余	专升本
河北省	吉林大学	药学	2.5	函授	专升本
吉林省	吉林大学	药学	2.5	函授	高起专、专升本
浙江省	嘉兴学院	药学、中药学		业余	高起专、专升本
广东省	嘉应学院	药学	3	业余	高起专、专升本
江苏省	江南大学	制药工程	2.5	业余/函授	专升本
江苏省	江南大学	药学、制药工程	2.5	业余/函授	高起专
江苏省	江苏大学	药学	2.5	函授	专升本
江苏省	江苏建康职业学院	药学	2.5	业余	高起专
江苏省	江苏农牧科技职业学院	药品质量检测技术	2.5	函授	高起专
江苏省	江苏食品药品职业技术学院	药学	2.5	函授	高起专
江西省	江西科技师范大学	药学	3	函授	专升本
江西省	江西中医药大学	药学、中药学	3	函授	高起专、专升本
江西省	江西中医药大学	药学	4	业余	高起专
江西省	江西中医药大学	药学、中药学	5	函授	高起本
广东省	揭阳职业技术学院	药学	2.5	业余	高起专
浙江省	金华职业技术学院	药学		业余	高起专
江西省	九江学院	药学	3	业余/函授	高起专、专升本
江西省	九江学院	药学	5	业余/函授	高起本
河南省	开封大学	药学	2.5	业余	高起专
云南省	昆明医科大学	药学	3	业余	高起专、专升本
甘肃	兰州大学	药学	3	业余	高起专、专升本
浙江省	丽水学院	药学		业余	高起专

（续表）

所在地	学　校	专业	学制（年）	学习形式	层次
辽宁省	辽宁大学	药学	2.5	函授	高起专
辽宁省	辽宁医学院	药学	3	业余	高起专、专升本
辽宁省	辽宁中医药大学	中药学（中药）	3	函授、业余	高起专、专升本
辽宁省	辽宁中医药大学	药学	2.5	业余	高起专、专升本
山东省	聊城大学	制药工程	2.5	函授	专升本
河南省	漯河医学高等专科学校	药学	3	业余	高起专
广东省	南方医科大学	药学	3	业余	高起专、专升本
江苏省	南京工业大学	药学	2.5	函授	专升本
江苏省	南京理工大学	制药工程	2.5	函授	专升本
江苏省	南京医科大学	药学	2.5	函授	专升本
江苏省	南京中医药大学	中药学、药学	2.5	函授	专升本
江苏省	南京中医药大学	药学、中药学	5	函授	高起本
江苏省	南京中医药大学	药学、中药	2.5	函授	高起专
江苏省	南通大学	药学	2.5	函授	专升本
河南省	南阳理工学院	药学、中药	3	业余	高起专
河南省	南阳医学高等专科学校	药学、中药	3	业余	高起专
内蒙	内蒙古医科大学	药学	3	函授	高起专
内蒙	内蒙古医科大学	中药学	3	函授	专升本
浙江省	宁波大学	药学		业余	高起专、专升本
宁夏	宁夏师范学院	药学	3	业余	高起专
宁夏	宁夏医科大学	药学	3	业余	高起专、专升本
福建省	莆田学院	药学	3	函授	高起专
福建省	泉州医学高等专科学校	药学	3	业余	高起专
福建省	厦门医学高等专科学校	药学	3	业余	高起专
山东省	山东大学	药学	2.5	函授	专升本
山东省	山东大学	药学	2.5	函授	高起专
山西	山西医科大学	药学	3	业余	高起专、专升本
山西	山西职工医学院	药学	2	脱产	专升本
广东省	汕头大学	药学	3	业余	高起专
上海	上海中医药大学	中药学	3	业余	专升本
上海	上海中医药大学	中药学	5	业余	高起本
广东省	韶关学院	药学	3	业余	高起专
浙江省	绍兴文理学院	药学		函授	高起专、专升本、高起本
河北省	沈阳药科大学	药学	2.5	函授	高起专、专升本
河北省	沈阳药科大学	中药	2.5	函授	高起专
辽宁省	沈阳药科大学	药学、中药学	2.5	函授	高起专、专升本
辽宁省	沈阳医学院	药学	3	业余	高起专、专升本
河北省	石家庄人民医学高等专科学校	药学	3	业余（函授）	高起专
河北省	石家庄医学高等专科学校	药学	3	业余	高起专
河北省	石家庄医学高等专科学校	中药	3	业余	高起专
江苏省	石家庄职工大学	药学	2	脱产	高起专
河北省	石家庄职工大学	药学	2	脱产	高起专
河北省	石家庄职工大学	药学	2.5	业余	高起专
北京	首都医科大学	药学			专升本
四川	四川大学	药学	2.5	业余/函授	高起专、专升本
四川	四川农业大学	药学	2.5	函授	高起专
江苏省	苏州大学	药学	2.5	函授	专升本
江苏省	苏州大学	药学	5	业余	高起本
浙江省	台州学院	药学		函授	高起专
江苏省	泰州职业技术学院	药物制剂技术、药物分析技术、药学	2.5	业余（函授）	高起专
天津	天津医科大学	药学	3	业余	高起专
天津	天津医科大学	药学	2.5	业余	专升本
天津	天津中医药大学	中药	3	业余	高起专

（续表）

所在地	学　校	专业	学制(年)	学习形式	层次
天津	天津中医药大学	中药学	2.5	业余	专升本
安徽省	皖南医学院	药学	3	业余	高起专、专升本
浙江省	温州医科大学	药学		函授	高起专、专升本
重庆	西南大学	药学	2.5	业余	高起专、专升本
四川	西南大学	药学	2.5	函授	高起专
新疆	新疆医科大学	药学	3	业余	高起专、专升本
河南省	新乡医学院	药学	3	业余	高起专、专升本
河南省	信阳职业技术学院	药学	2.5	业余	高起专
河北省	邢台医学高等专科学校	药学	3	业余	高起专
江苏省	徐州医学院	药学	2.5	业余	专升本
山东省	烟台大学	药学	2.5	业余	专升本
山西	延边大学	药学	2.5	函授	高起专、专升本
江苏省	盐城工学院	制药工程	2.5	函授	高起专
江苏省	盐城卫生职业技术学院	药学	2.5	函授	高起专
江苏省	扬州大学	制药工程、药学	2.5	函授	专升本
江苏省	扬州大学	药学	5	函授	高起本
江苏省	扬州市职业大学	药学	2.5	业余	高起专
江西省	宜春学院	药学	4	函授	高起专
江西省	宜春学院	药学	3	函授	专升本
江西省	宜春学院	药学	5	函授	高起本
云南省	云南中医学院	药学、中药学	3	业余	高起专、专升本
云南省	云南中医学院	药学	5	业余	高起本
福建省	漳州卫生职业学院	药学	3	业余	高起专
辽宁省	长春职工医科大学	药学	2	脱产	专升本
山西	长治医学院	药学	3	业余	专升本
广东省	肇庆医学高等专科学校	药学	3	业余	高起专
浙江省	浙江工业大学	药学		函授	专升本
浙江省	浙江海洋学院	药学		业余	专升本
浙江省	浙江海洋学院	药学		业余	高起专
浙江省	浙江理工大学	药学		业余(函授)	高起专
浙江省	浙江农林大学	中药学		业余	高起专、专升本
浙江省	浙江医药高等专科学校	药学		函授	高起专
浙江省	浙江中医药大学	药学		函授	高起专、专升本
浙江省	浙江中医药大学	中药学		函授	专升本
河南省	郑州大学	药学	3	业余	专升本
河南省	郑州工业应用技术学院	药学	2.5	业余	专升本
辽宁省	中国环境管理干部学院	药学	2.5	业余	高起专
江苏省	中国药科大学	药学、中药学(中药)	3	函授	高起专、专升本
江苏省	中国药科大学	药学、中药学	5	函授	高起本
辽宁省	中国医科大学	药学	3	业余	高起专
湖南省	中南大学	药学	2.5	函授	高起专、专升本
重庆	重庆三峡医药高等专科学校	药学	3	业余	高起专
重庆	重庆医科大学	药学	3	业余	专升本

执业药师注册概况　根据国家食品药品监督管理总局执业药师资格认证中心官方统计，2015 年执业药师注册人数较 2014 年大幅增长。截至 2015 年底，全国注册执业药师总数 257 633 人，比 2014 年增加 91 129 人；执业药师注册率为 62.3%，比 2014 年增加了 2.4%；全国每万人口注册执业药师数较 2014 年底增长了 58.3%，达到每万人口注册执业药师 1.9 人。2015 年全国注册执业药师学历分布情况：研究生 5699 人，本科 86 920 人，大专 91 147 人，中专 73 867 人；本科及以上学历占注册执业药师总数的 35.9%。药学类专业 113 531 人，中药学类专业 46 691 人，医学专业 41 712 人，中医学专业 15 724 人，其他专业 39 975 人。非药学(中药学)专业占比 39.4%，医学(中医学)类专业人员占比 23.9%。

第七版《国家执业药师资格考试大纲》生效　为适应我国经济社会发展新常态和国家药品安全工作对执业药师的迫切需求，更好地促进医药事业的健康发展，满足医药行业转型升级的需要，切实加强国家执业药师资格考试工作，提升执业药师开展药学服务技能，经国家人力资源和社会保障部审定批准，2015 年版《国家执业药师资格考试大纲》（第七版）于 2015 年 1 月 29 日正式实施。

新版考试大纲继续保持药学类和中药学类两类执业药师资格考试，每类考试四个考试科目名称不变。中药学类包括中药学专业知识（一）、中药学专业知识（二）、中药学综合知识与技能、药事管理与法规 4 个科目。药学类包括药学专业知识（一）、药学专业知识（二）、药学综合知识与技能、药事管理与法规 4 个科目。其中药事管理与法规为药学类、中药学类共同考试科目。

新版考试大纲对大纲结构、内容和具体能力要求方面都做了较大的修订。在大纲结构上，对专业知识（一）和专业知识（二），打破多年采用以高等药学教育相对应的教学学科名称划分和设立专业知识考试要求的形式，使各专业知识科目的考试大纲成为综合性专业知识要求的大纲；在具体考试内容和能力要求上，加大综合知识与技能的考试比重，降低专业基础知识的比重。

执业药师分级定标业务规范制订工作全面启动 2015 年 4 月 2 日，制订《执业药师业务规范》课题组第一次讨论会在京召开。中国医药商业协会常务副会长武滨、复旦大学教授叶桦、北京世纪坛医院药剂科主任孙路路、金象大药房医药连锁有限责任公司副总经理叶真等来自不同领域的执业药师工作专家及执业药师中心相关人员参加了会议。

执业药师中心黄志禄副主任首先介绍了当前执业药师队伍的发展状况，以及制订执业药师业务规范的必要性和重要意义。随着我国执业药师队伍的不断壮大，执业药师在各级各类药房中面向社会公众指导合理用药，开展药学服务的作用日益显现，制定国家层面的执业药师业务规范，对执业药师的业务行为、职责做出统一的、严格的规定，已经成为当前我国执业药师管理工作面临的一项重要任务。为确保药学服务的质量，提升执业药师的地位，建议尽快制定执业药师的业务规范。

会议围绕规范要解决的问题、规范的适用范围、规范的作用和地位等方面展开讨论，通过了解国内各行业规范以及参考国际上药师执业标准，讨论确定了执业药师业务规范的结构和内容框架。专家们认为制订国家层面的执业药师业务规范，应立足于时代发展，符合我国现行的实际情况，内容要简明，要求应明确，使之具有较强的可操作性和实用性。会上还对执业药师的技能分级、执业药师实训基地的建设以及执业药师多点执业的问题进行了沟通和交流。

"全国执业药师药学服务技能大赛"启动 2015 年 12 月 12 日上午，在第四届药店（国际）博览会暨第六届连锁药店（国际）论坛开幕式上，由中国医药物资协会、中国医药报社、国家食品药品监督管理总局执业药师资格认证中心三方共同发起的"全国执业药师药学服务技能大赛"正式启动。来自全国医药行业相关专家、企业家和新闻媒体共计 3000 余人参加并见证执业药师药学服务技能大赛的启动仪式。

联合推进执业药师能力与学历提升工作 为扎实有效推进"执业药师能力与学历提升计划"项目实施，提升项目管理水平，系统部署提高执业药师学历和素质目标，适应社会对执业药师专业技术与胜任能力的迫切需求，国家食品药品监督管理总局执业药师资格认证中心于 2015 年 5 月 28 日－29 日，在湖北省武汉市组织召开了 2015 年度执业药师能力与学历提升计划项目实施推进工作会议。来自天津、河北、内蒙、辽宁、黑龙江、浙江、安徽、山东、河南、湖北、湖南、广东、广西、海南、四川、贵州、云南、陕西、甘肃、宁夏等 20 个省（区、市）的执业药师管理部门、注册与培训机构、相关协会、学习中心的负责同志，北京中医药大学、中国药科大学、山东大学领导和有关人员，共计 66 名代表参加会议。

会议期间，国家执业药师资格认证中心主任周福成系统分析了"我国执业药师现状与发展趋势"，中国药科大学副校长姚文兵、北京中医药大学继续教育处处长李晨辉和山东大学网络学院院长赵炳新一一做了别开生面、各具特色和有针对性的专题报告，介绍了各自学校的基本情况、专业特色、办学优势及下一步的工作思路、目标与保障措施。经过一天半的共同探讨、交流和分享，为正在开展该项目的管理人员拓展了思路、提供了借鉴；为计划实施该项目的管理机构消除了顾虑，坚定了信心，指明了方向和做法。

"执业药师能力与学历提升计划"项目校际会商会在山东大学召开 为更好地推动"执业药师能力与学历提升计划"项目拓展，保证其在教学、管理等方面的协调统一，加强中药与药学专业院校间交流合作，共同发展。2015 年 1 月 4 日-5 日，国家食品药品监督管理总局执业药师资格认证中心、山东大学、北京中医药大学于济南共同召开"执业药师能力与学历提升计划"项目校际会商会。

会议以专题性发言、圆桌式讨论等形式，就"执业药师能力与学历提升计划"项目在中药学与药学教学管理模式、云资源建设、药学服务能力保障等方面的课程设置、课件制作、课程资源整合及师资水平进行了广泛深入的交流和探讨。山东大学与北京中医药大学为率先确定的承担国家"执业药师能力与学历提升计划"项目实施单位，将分别侧重药学类和中药学类的定向培养。

中国药科大学举办"首届执业药师能力与学历提升班" 2015 年 3 月 14 日上午，中国药科大学 2015 级"首届执业药师能力与学历提升班"开学典礼隆重举行。国家食品药品监督管理总局执业药师资格认证中心主任周福成、南京市食品药品监督管理局副局长蒋永兆、南京药学会秘书长刘义保、中国药科大学副校长姚文兵等参加开学典礼，继续教育学院院长章映欢主持。

国家执业药师资格认证中心周福成主任以《执业药师当自强》为主题为新生上了生动的第一课。“执业药师能力与学历提升班”是学校采用校企合作的方式为执业药师素质提升搭建的新平台。学校针对这些学生的工作特点，制定专门的教学计划，采取面授、自学、系列专题讲座、案例讨论、基地实践实训等多种方式相结合的教学手段，组建多元化教师队伍，从而提高培养的针对性和实效性。

药学教育研究

《药学教育》2015 年度刊载论文题录

理论研究

浅谈韩国药学高等教育教学模式改革及其借鉴	张晓丹，刘向前，金小花，等
独立学院中医学专业人才培养模式的改革与实践	闵　文，顾　垚
中医药类高等院校德育实效性探究	张　博
生物制药专业技能型人才培养的探究	徐丽萍
青年硕士研究生导师能力提升路径研究	高　慧，黄金宇
协作精神与创新人才培养	罗　蕾
青年教师师德养成的内化与外化	王傲珩
国外药师胜任力标准比较研究	邸云瑞，俞　越，徐晓媛
实验教辅角色的内涵及价值实现	陈　娟，林　生，刘晓东，等
以国际化带动医药类专业的现代化	常光萍，马增彩，崔　艳，等
我国教学学术理念的研究分析及其发展建议	雷英杰，龙　叶
药物化学创新性人才培养体系建设探究	孙铁民，赵临襄，郭　春
药物制剂专业人才培养质量评价体系构建	何　群，严建业，夏新华，等
以需求为导向的卓越制药人才培养实践研究	高新柱，冯　锋
地方本科院校应用型管理人才培养模式的改革	鲁汉玲
中高职教育与应用型本科教育有效衔接的探究	徐丽萍

学科与课程建设

临床中药学科知识框架与教育实践体系思考	张　冰，林志健，吴嘉瑞，等
我国临床药学专业建设文献计量分析	郝国祥
中药制药分离技术课程的建立与实践	郑云枫，彭国平，李存玉，等
高等农林院校生物制药本科专业建设的思考	王向军，钱永常，林海萍，等
海洋药学专业建设的思考	金海晓，何　山，朱　鹏，等
湖北药用植物腊叶标本数字化资源库的构建	孙扬波，张林碧，陈科力，等
中药资源的科学内涵与发展策略	王晶娟，张贵君
制药工程专业内涵建设的思路与探索	洪海龙，竺　宁，李利军，等
药物分析专业研究生课程体系建设	柳文媛，狄　斌，杭太俊
对我国现有药学课程改革与创新的思考	李晨阳，王晓冬，郝　悦，等
培育中医药铁杆人才助推中医药全球腾飞	方春平，陈思达，龙泳伶，等
中药药剂学多媒体素材资源库建设的实践与思考	翟永松，龚慕辛，王满元，等
中药资源与开发专业本科人才培养体系构建的思考	马新飞，宿树兰，申俊龙，等
论中药鉴定学的内涵与外延	代丽萍，陈随清

专　　题

以社会需求为目标的三导向药学应用型人才培养模式探索	刘吉成，张晓杰，李　莉，等
以职业情感为导向的药学专业人文课程群的创新与实践	黄海涛，张晓杰，韩翠艳，等
以执业能力为导向的药学专业实验课程体系	韩翠艳，李　莉，黄海涛，等
以社会适应为导向的课外实践环节的创新	李　莉，韩翠艳，黄海涛，等

教师队伍

高校非学历教育师资队伍建设的思考	王志刚，蒋宏民，朱国荣
基于信息技术与化学制药学科有效整合的教师三维能力结构模型思考	聂长明，廖力夫，林英武，等

学生管理

心理契约视域下高等医药院校学生就业竞争力提升对策探究	桂莉娜，杨　帆
大学生智能手机脱瘾新探	荆玉君，段丽君
试论 SOP 在大学生自我管理中的运用	陈　云
当前高校助学金评定面临的问题及对策分析	李浩野
书院制模式下学生组织架构及其功能探索	王笑媛，陈晓斌
论如何提高学生组织凝聚力	王　凡

教学园地

互动策略在药剂学大班授课中的应用	蒋昆谕，张懋璠，李文静，等
合理药物设计在药物化学教学中的应用	高炳森，陈年根，魏娜，等
药学类环境微生物学课程体验式教学模式的探索与实践	郭瑞昕，李文红，吴盛美，等
元认知策略在中高职新生英语口语课堂上的应用	刘　瑾
制药工程专业理论与实践教学体系构建与实施	张　珩，喻发全，张秀兰，等
精品课程药用植物学慕课（MOOC）建设与应用	李　涛
国内医学本科生物化学课程 PBL 教学效果的 Meta 分析	顾取良，李　荷，何震宇，等
国内语料库辅助外语词汇教学文献综述	赵连振，张桂军
以专业特色推进细胞生物学课程改革	章　良，曾　双，徐　荣，等

本科创新课程《药物安全与合理用药》互动性教学设计	宋沁馨，沈燚昀，李靖轩，等
新形势下天然药物化学专业英语教学改革	陈　莉，殷志琦
语域理论视角下的药学英语课堂话语评价	陈　玮
CBL与PBL在药理学教学改革中的实践与探索	张　勇，胡莹莹
西藏大学藏西药结合专业药物分析教学探索	张勇仓，刘　兰，李长山，等
参与式Seminar在研究生中药分析专论教学中的应用	管淑玉，梁生旺，王淑美，等
动物细胞培养技术理实一体项目化教学及其过程性评价	康燕燕
中药化学教学与本土实践相结合的探索	李红芳，李　莉，孙　赟，等
临床药物治疗学授课反馈与教学改革	阎　澜，吕权真，姜远英，等
应用布鲁纳认知结构理论进行中药鉴定学课程教学	童家赟，黄海波，林　颖
探索药学本科毕业论文新组织模式	武世奎，陈朝军
生药学课堂教学模式的改革	张来宾，吕洁丽，闫福林
基于云计算的计算机辅助药物设计学课程改革	欧阳勤，王　懿，刘天渝
基于医学立方模式的药理学教学探索	卢应梅，张　翀，吕燕萍，等
合作式教学、探究式教学和反思式教学的本质及其内在联系	刘颖新，刘利利，陈　斌，等
私人订制式双导师制在论文指导中的应用	陈求芳，王小燕
天然药物概论课程设计及教学方法初探	熊　娟，胡金锋
药物波谱解析课程的优化与融合探索	邹宏斌，莫建霞，朱卡林，等
在《生物技术制药》专业课程教学中加强医学人文教育	赵　卓，郭　刚，吴超，等
提升国际化水平的本科《药动学》教学模式	丁志英，丁亚春，周余来
多元化教学法在兽医药理学教学中的探索与实践	董永军，王丽荣，陈金山，等
以本科生导师制为依托提高学生综合素质	于新凤，曲显俊
“前概念”对教学的启示	杨怀瑾
药学研究生学术英语写作网络教学模式探讨	刘　露
天然药物化学教学中教师非语言策略探讨	张阿琴
生物化学教学中融入科研思维的重要性	康　宁，顾志敏，王　威，等
翻转课堂在药学专业有机化学双语教学中的应用	寇晓娣，尹　飞，琚　辉，等
非英语专业大学生学习者焦虑感的成因及对策	高　芳，杨丽华，孙虹瑞，等

实践训练

论综合实验中心对大学生科技创新能力培养的推动作用	齐　艳，彭金咏，姚继红，等
建设国家精品课程加强药理学实践教学	曹水娟，程能能，王　洋
制药工程专业多层次实践教学体系的初建	刘　慧，张　珩，祝　宏，等
独立学院护理学专业实践教学体系的探索	葛　冉，闵　文，王　蓓，等
可持续发展的药剂学虚拟仿真实验教学模式探讨	乔明曦，杨丽，方　亮，等
提高药学类本科实训教学质量的实践与探索	陈　文
基于“大型仪器设备共享平台”的开放式实验教学	贺丹霞，李会军，张朝凤
药学类专业实验教学成绩形成性评价体系的构建	谢自新，叶发青，郭　平
临床实习护士人文教育现状及其改进	王霞虹
科研成果在药物化学实验教学中的应用	郭嘉亮，颜海波，杨　凌，等
临床药学专业本科实验教学改革	王　杰，艾凤伟，任　瑾，等
药学专业实习模式及质量管理体系的构建与实践	王　鹏，赵　峡，方玉春，等
身体评估技能在临床药学教育中的应用	李嘉琪，杨长青，于　锋，等
以新药研发为主线的药学综合性实验的实践和总结	陈　琰，鲁　莹，钟延强，等
CDIO教学模式在药剂学实验教学中应用分析	宋晓玲，刘全礼，宋　淼，等
药理学实验与学生动手能力的培养	周文婷，白　杰，艾尼瓦尔·吾买尔
药剂学实验教学应当尝试综合型实验	杨文智，李海鹰，赵燕燕，等
浅谈医药院校化学虚拟实验教学平台建设	赵红梅，包保全，陈建平，等
双平台双导师模式下卓越工程师培养的研究	赵　宏，焦淑清，沈德凤，等
医药类高职高专与制药企业合作实践探讨	张荷兰，陆鸿奎，陆怡帆
基于技术革新能力培养的开放实验实训室探索	聂　阳，丁　立，许良葵，等
微视频在药剂学实验实训教学中的应用	刘利萍
药学专业本科毕业设计存在问题与对策	薛小燕，罗晓星
基于教育生态学的中药学人才实践创新能力培养研究	徐　伟，林津晶，褚克丹，等
基于药学服务人才培养的高职药学“六站式”实践教学研究与实践	陈　菲，李群力，王建美
中药学类虚拟仿真实验教学体系的构建与实践	姚卫峰，包贝华，张丽，等
中药炮制学课程开设综合设计性实验项目的探索	王满元，仇　峰，马莉，等
药学类本科生毕业实习精细化管理的改革与实践	韩　岚，彭代银，桂双英，等
基于创新能力提升的药代动力学实验教学平台	缪明星，刘晓东，刘　李，等
从校外短期科研训练谈药学本科生实践教学改革	高建青，韩　峰，朱卡林，等
双创导向人才培养的医药院校基础化学实验教学改革	唐静成，王玉记，吴建辉，等
经管类实验室开放的探索与实践	李　军，茅宁莹

基于大学生创新实验的药物制剂专业人才培养	高　峰,陈彦佐,楼开炎

教材建设

基于能力本位原则的《药用辅料学》教材修订思路	卢君蓉,傅超美,王世宇,等
浅析药学专业物理化学第七版)教材的调整及建议	谢湘云,陈春丽,古丽巴哈尔·卡吾力,等
《药理学》教材不良反应与临床适切性的调查	赵　敏,林莉莉
从药学专业教材透视我国药学教育的现状	阮广新,何淑妍

调研与评估

试论少数民族大学生在高等教育中的困惑及其对策	胡曙晨,李新霞,热娜·卡斯木,等
团体沙盘游戏疗法对药学生社交焦虑的干预研究	孟　杰,孙　巍,田兴荣
药学专业硕士研究生生源基本情况与择业的关系研究	黄晓珩
医科大学药学专业本科毕业论文存在问题与改进设想	冒小璟,徐群为,李　歆
辽宁省药学类大学生就业观的调查与思考	王海霞
临床药学毕业生就业现状及对策	冯雪雷,蒋君好,余　瑜

继续教育

新加坡药师继续专业教育模式	杨异卉,宋永彬,甘春丽
提升执业药师继续教育水平的途径研究	俞迪佳

(编写人员:姚文兵　冯　锋　樊陈琳　王欣然　孙小丽　邵　蓉　许凤国　张永泽　顾　洁　邬瑞斌　明广奇　章映欢　蒋宏民　柳　翠　徐云龙)

药物生产与流通

Drug Production, Supply and Distribution

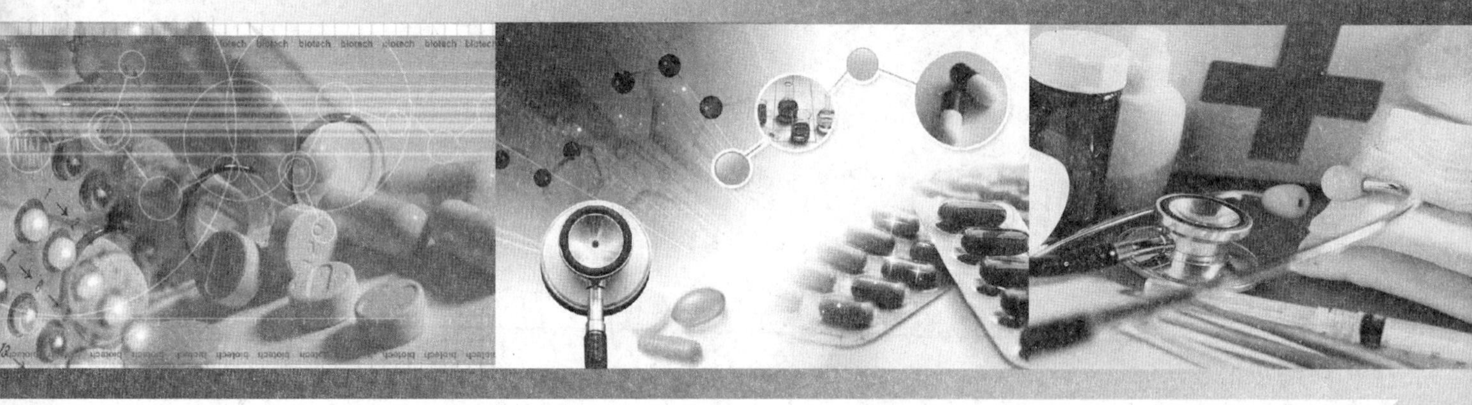

医药工业

概 况 “十二五”期间(2011-2015年)我国医药经济整体增速放缓,医药工业产值复合增长率16.4%,增长明显下滑。制药工业百强产品销售收入的集中度略有提升。终端市场方面,医院终端以及零售市场增幅同样回落;而医药出口同比保持增长,但比重仍在降低,我国医药外贸步入中低速增长期。

以下所分析的医药工业运行情况包括化学原料药、化学制剂、中成药、中药饮片、生物制剂、卫生材料和医疗器械七大子行业。

医药工业总产值及增长情况 2015年,医药工业累计实现总产值(现价,七大子行业,下同)28 713亿元,同比增长11.3%,比2014年同期增幅下降了4.4个百分点。其中,化学原料药工业累计实现总产值4981亿元,同比增长11.1%;化学药品制剂工业7341亿元,同比增长10.1%;中成药工业6737亿元,同比增长9.7%;生物制剂工业3339亿元,同比增长14.8%;医疗器械工业2536亿元,同比增长12.2%;卫生材料和中药饮片工业分别实现1972亿元和1808亿元,同比分别增长12.2%和14.3%。化学原料药、化学药品制剂和中成药的增长率均低于全国平均水平,见表1。

表1 2015年七大子行业工业总产值及增长情况

各子行业	金额(亿元)	同比增长率(%)
化学原料药	4981	11.1
化学药品制剂	7341	10.1
生物制剂	3339	14.8
医疗器械	2536	12.3
卫生材料	1972	12.2
中成药	6737	9.7
中药饮片	1808	14.3

从省份来看,2015年,医药工业总产值前三位分别是山东省、江苏省和河南省,共占全国医药工业总产值的38.5%,而前十位省份占全国医药总产值的70.8%。前十位省份医药工业总产值平均增长率为12.9%,山东、江苏、河南、广东、吉林以及江西五省的增幅均高于全国平均水平(11.3%),见表2。

医药工业销售收入及增长情况 2015年我国医药工业累计完成产品销售收入26 819亿元,同比增长9.9%,比2014年同期增幅减少3.2个百分点。从子行业来看,七子行业增幅均低于去年同期水平。化学原料药工业累计实现产品销售收入4670亿元,同比增长10.1%,较2014年同期减少1.3个百分点;化学药品制剂工业完成6941亿元,同比增幅10.1%,较2014年同期下降1.9个百分点;中成药和中药饮片分别完成6224亿元和1692亿元,同比增长7.2%和13.1%;生物制剂工业实现销售收入3037亿元,维持低位运行,仅增长10.4%,增速低于2014年同期3.6个百分点;医疗器械和卫生材料工业分别完成2407亿元和1848亿元,分别较去年同期降低1.9个百分点和4.3个百分点,见表3。

表2 2015年全国医药工业总产值(现价)排名前10位

排名	省份	工业总产值(亿元)	同比增长(%)	占比(%)
1	山东省	4599	15.3	16.0
2	江苏省	4342	14.6	15.1
3	河南省	2102	21.1	7.3
4	吉林省	1804	11.4	6.3
5	广东省	1779	12.3	6.2
6	浙江省	1304	5.7	4.5
7	江西省	1198	11.9	4.2
8	四川省	1172	6.6	4.1
9	湖北省	1133	14.5	3.9
10	湖南省	895	20.1	3.1

表3 2015年七大子行业产品销售收入及增长情况

各子行业	金额(亿元)	同比增长率(%)
化学原料药	4670	10.1
化学药品制剂	6941	10.1
生物制剂	3037	10.4
医疗器械	2407	12.7
卫生材料	1848	11.2
中成药	6224	7.2
中药饮片	1692	13.1

从省份来看,2015年,产品销售收入前三位的省份依次是山东省、江苏省和河南省,共占全国医药工业产品销售收入38.5%,而医药工业销售收入前十位省份的合并收入占全国医药工业销售收入的70.8%。产品销售收入前十位整体平均增速为10.9%,其中河南省医药工业销售收入增幅最高,达到18.0%;此外,山东、江苏、河南、吉林、广东以及湖南的增速也高于全国平均水平(9.9%),见表4。

表4 2015年全国医药工业产品销售收入排名前10位

位次	省份	产品销售收入(亿元)	同比增长(%)	占比(%)
1	山东省	4295	11.1	16.0
2	江苏省	4055	13.8	15.1
3	河南省	1964	18.0	7.3
4	吉林省	1685	10.8	6.3
5	广东省	1662	10.4	6.2
6	浙江省	1218	5.4	4.5
7	江西省	1119	9.5	4.2
8	四川省	1095	6.9	4.1
9	湖北省	1058	10.6	3.9
10	河北省	847	-1.4	3.2

医药工业利润总额及增长情况 2015年,我国医药工业累计完成利润总额2695亿元,同比增长10.3%,较2014年同期下降了2个百分点。从子行业来看,化学原料药工业、

化学药品制剂工业、医疗器械以及中成药增幅均有下降，比2014年同期分别下降1.2个百分点、6.7个百分点、6.1个百分点以及0.6个百分点，四子行业分别实现利润总额346亿元、803亿元、234亿元以及650亿元。生物制剂和中药饮片工业增幅则出现上升、分别增加3.5个百分点、8.1个百分点，分别实现利润总额371亿元、以及123亿元。卫生材料增幅相对持平，七子行业中4个行业的利润增幅全面回落，见表5。

表5　2015年七大子行业产品利润总额及增长情况

各子行业	金额(亿元)	同比增长率(%)
化学原料药	346	11.1
化学药品制剂	803	9.4
生物制剂	371	15.3
医疗器械	234	6.5
卫生材料	168	10.5
中成药	650	8.7
中药饮片	123	16.5

从省份来看，医药工业利润总额前三位分别是山东省、江苏省和广东省，共占全国医药工业利润总额的39.0%，而前十位省份占72.8%。前十位省份医药工业利润总额平均增长率为15.0%，山东、江苏、广东、河南、吉林、浙江和上海的增幅均高于全国平均水平(10.3%)，见表6。

从销售利润率来看，盈利水平持平。2015年利润率为10.0%。各子行业盈利能力小幅下降，其中除化学原料药、生物制剂、中成药和中药饮片外，化学药品制剂、医疗器械以及卫生材料的利润率与2014年同期比均略有下滑。销售利润率降幅最大为医疗器械工业，比2014年下降0.6个百分点，见表7。

表6　2015年全国利润总额排名前10位

位次	省份	利润总额(亿元)	同比增长(%)	占比(%)
1	山东省	436	11.4	16.2
2	江苏省	404	17.0	15.0
3	广东省	212	25.2	7.9
4	河南省	171	11.8	6.3
5	吉林省	158	32.8	5.9
6	浙江省	141	10.5	5.2
7	北京市	135	-1.0	5.0
8	上海市	111	50.8	4.1
9	四川省	105	7.0	3.9
10	辽宁省	90	-3.9	3.4

表7　2015年我国医药工业销售利润率情况

	销售利润率(%)	
	2014年	2015年
化学原料药	7.4	0.1
化学药品制剂	11.6	-0.1
生物制剂	12.2	0.5
医疗器械	9.7	-0.6
卫生材料	9.1	-0.1
中成药	10.4	0.1
中药饮片	7.2	0.2

2015年中国制药工业百强情况　按2015年度评选规则计算，中国制药工业百强企业合计销售规模(为企业工商合并数，以匹配全国制药工业统计口径)达10 458亿元，其占全国制药工业(化学原料药工业、化学药品制剂工业、生物制剂工业、中成药工业和中药饮片工业五子行业)产品销售收入的集中度则为46.3%。2015年度中国制药工业百强，见表8。

表8　2015年度中国制药工业百强榜

位次	企业名称	位次	企业名称
1	广州医药集团有限公司	51	贵州益佰制药股份有限公司
2	修正药业集团	52	天津红日药业股份有限公司
3	上海医药集团股份有限公司	53	石家庄以岭药业股份有限公司
4	石药控股集团有限公司	54	山东新华制药股份有限公司
5	天津市医药集团有限公司	55	葵花药业集团股份有限公司
6	步长制药	56	江苏亚邦药业集团股份有限公司
7	江西济民可信集团有限公司	57	浙江海正药业股份有限公司
8	哈药集团股份有限公司	58	四川好医生药业集团有限公司
9	天士力控股集团有限公司	59	石家庄四药有限公司
10	康美药业股份有限公司	60	宜昌东阳光药业股份有限公司
11	华北制药集团有限责任公司	61	北京嘉林药业股份有限公司
12	齐鲁制药有限公司	62	贵州信邦制药股份有限公司
13	正大天晴药业集团股份有限公司	63	上海现代制药股份有限公司
14	上海复星医药(集团)股份有限公司	64	哈尔滨誉衡药业股份有限公司
15	江苏恒瑞医药股份有限公司	65	山东齐都药业有限公司
16	云南白药集团股份有限公司	66	浙江新和成股份有限公司
17	太极集团有限公司	67	远大医药(中国)有限公司
18	江苏豪森药业集团有限公司	68	湖南景峰医药股份有限公司
19	陕西必康制药集团控股有限公司	69	昆药集团股份有限公司

（续表）

位次	企业名称	位次	企业名称
20	四川科伦药业股份有限公司	70	金陵药业股份有限公司
21	辅仁药业集团有限公司	71	仁和药业股份有限公司
22	华润三九医药股份有限公司	72	吉林敖东药业集团股份有限公司
23	瑞阳制药有限公司	73	亿帆鑫富药业股份有限公司
24	北京同仁堂股份有限公司	74	深圳市海普瑞药业股份有限公司
25	江苏济川控股集团有限公司	75	成都康弘药业集团股份有限公司
26	联邦制药(中国)有限公司	76	上海莱士血液制品股份有限公司
27	人福医药集团股份公司	77	山东福胶集团有限公司
28	山东罗欣药业集团股份有限公司	78	九芝堂股份有限公司
29	丽珠医药集团股份有限公司	79	长春高新技术产业(集团)股份有限公司
30	悦康药业集团有限公司	80	浙江仙琚制药股份有限公司
31	江苏康缘集团有限责任公司	81	贵州百灵企业集团制药股份有限公司
32	中国医药工业有限公司	82	山东鲁抗医药股份有限公司
33	绿叶制药集团有限公司	83	浙江医药股份有限公司
34	天圣制药集团股份有限公司	84	亚宝药业集团股份有限公司
35	先声药业有限公司	85	漳州片仔癀药业股份有限公司
36	华润双鹤药业股份有限公司	86	北京天坛生物制品股份有限公司
37	华东医药股份有限公司	87	上海神奇制药投资管理股份有限公司
38	东阿阿胶股份有限公司	88	广东众生药业股份有限公司
39	辰欣科技集团有限公司	89	安徽丰原药业股份有限公司
40	普洛药业股份有限公司	90	广州市香雪制药股份有限公司
41	马应龙药业集团股份有限公司	91	通化东宝药业股份有限公司
42	东北制药集团股份有限公司	92	江苏恩华药业股份有限公司
43	康恩贝集团有限公司	93	江中药业股份有限公司
44	健民药业集团股份有限公司	94	国药集团致君(深圳)制药有限公司
45	神威药业集团有限公司	95	山西振东制药股份有限公司
46	海口市制药厂有限公司	96	上海凯宝药业股份有限公司
47	深圳信立泰药业股份有限公司	97	广东天普生化医药股份有限公司
48	李时珍医药集团有限公司	98	浙江京新药业股份有限公司
49	浙江华海药业股份有限公司	99	桂林三金药业股份有限公司
50	江苏苏中药业集团股份有限公司	100	株洲千金药业股份有限公司

(来源:南方医药经济研究所)

备注:

1. 广州医药集团有限公司数据含王老吉凉茶(红罐);

2. 天津市医药集团有限公司数据合并了天津金耀集团有限公司;

3. 深圳海普瑞药业股份有限公司数据合并了成都海通药业有限公司;

4. 华润医药集团有限公司以下属子公司参与排名;

5. 扬子江、珍宝岛应企业要求不参与评选,不纳入评选范围。

评选规则:

1. 本次“2015 年度中国制药工业百强”评选时间跨度为 2015 年 1 月 1 日 ~12 月 31 日。

2. 评选的统计指标口径为企业年度制药工业的销售收入金额(按中国会计准则统计)。

3. 参与评选的对象为中国境内注册(不含跨国制药企业在华子公司)、且以医药制造业为主营业务的医药工业企业,即在企业工商登记中,药品制造业务放于企业主营业务范围最前面的企业。如果评选企业含有医药商业或其他非医药类成份的,将剔除后再进行统计。

4. 评选对象以企业集团为统计单位进行计算。排名时以集团公司或上市公司优先统计,如果集团公司含上市公司部分的,则以集团公司优先统计;集团公司统计的范围为集团公司下属的全资子公司、直接或间接股权比例超过 50% 的控股公司,参股公司不在集团公司统计范围内。

5. 参加评选的对象不含制药机械和兽用药品制造企业。

6. 本次排行榜结果对应本评选规则,《医药经济报》拥有榜单最终解释权。

医药商业

概 况

医药商业购销情况　据统计,2015 年全国七大类医药商品销售总值为 16 613 亿元,扣除不可比因素同比增长 10.2%,增速较上年同期下降 5 个百分点。按销售品类分类,药品类销售居主导地位,销售额占七大类医药商品销售总额的 74.2%;其次为中成药类,占 14.6%;中药材类占 3.6%,医疗器械类占 3.4%,化学试剂类占 1.2%,玻璃仪器类占 0.2%,其他类占 2.8%。

据商务部 2015 年全国医药批发企业排序数据显示,前 100 位药品批发企业主营业务收入同比增长 15.6%,其中前 10 位企业主营业务收入同比增长 18.0%,前 50 位企业主营业务收入同比增长 16.3%,增速与上年比分别回落 2.5、1.4 及 2.7 个百分点,但仍超过行业增长的平均水平。主营业务收入在 100 亿元以上的药品批发企业有 15 家,比上年持平;其中在 800 亿元以上的有 3 家。主营业务收入 100 亿元以上的批发企业占同期全国医药市场总规模的 51.7%,比上年提高 2.9 个百分点。数据显示,药品批发行业集中度进一步提高,企业规模化、集约化经营模式取得良好效益。

医药商业效益水平　2015 年,全国药品流通直报企业主营业务收入 12 625 亿元,扣除不可比因素同比增长 10.9%,增幅回落 4.5 个百分点;实现利润总额 283 亿元,同比增长 10.6%,增幅回落 4.2 个百分点;平均毛利率 6.9%,同比上升 0.1 个百分点;平均费用率 5.4%,同比上升 0.1 个百分点;平均利润率 1.7%,与上年基本持平,净利润率 1.4%。2015 年度全国医药商业企业销售 100 强,见表 9。

表 9　2015 年度全国医药商业企业销售 100 强

位次	企业名称	位次	企业名称
1	中国医药集团总公司	51	昆明制药集团医药商业有限公司
2	华润医药商业集团有限公司	52	青岛百洋医药科技有限公司
3	上海医药集团股份有限公司	53	浙江珍诚医药在线股份有限公司
4	九州通医药集团股份有限公司	54	康德乐(中国)医药有限公司
5	广州医药有限公司	55	陕西华远医药集团有限公司
6	南京医药股份有限公司	56	海尔施生物医药股份有限公司
7	重庆医药(集团)股份有限公司	57	河南省康信医药有限公司
8	华东医药股份有限公司	58	礼来贸易有限公司
9	中国医药健康产业股份有限公司	59	江苏省润天生化医药有限公司
10	安徽华源医药股份有限公司	60	上海康健进出口有限公司
11	四川科伦医药贸易有限公司	61	浙江来益医药有限公司
12	浙江英特药业有限责任公司	62	西安藻露堂药业集团有限责任公司
13	天津天士力医药营销集团有限公司	63	上海外高桥医药分销中心有限公司
14	云南省医药有限公司	64	浙江嘉信医药股份有限公司
15	康德乐(上海)医药有限公司	65	南京华东医药有限责任公司
16	山东瑞康医药股份有限公司	66	海南天祥药业有限公司
17	山东海王银河医药有限公司	67	山东康诺盛世医药有限公司
18	中国北京同仁堂(集团)有限责任公司	68	浙江恩泽医药有限公司
19	哈药集团医药有限公司	69	云南医药工业股份有限公司
20	石药集团河北中诚医药有限公司	70	山东康惠医药有限公司
21	嘉事堂药业股份有限公司	71	吉林省天和医药科技有限公司
22	天津中新药业集团股份有限公司医药公司	72	西藏神威药业有限公司
23	鹭燕(福建)药业股份有限公司	73	徐州医药股份有限公司
24	广西柳州医药股份有限公司	74	山西亚宝医药经销有限公司
25	同济堂医药有限公司	75	海南鲁海医药有限公司
26	天津医药集团太平医药有限公司	76	江苏恩华和润医药有限公司
27	重庆桐君阁股份有限公司	77	云南同丰医药有限公司
28	江西南华医药有限公司	78	河北金仑医药有限公司
29	江苏省医药公司	79	海南康宁药业有限公司
30	浙江省医药工业有限公司	80	浙江瑞海医药有限公司
31	陕西医药控股集团派昂医药有限责任公司	81	浙江华通医药股份有限公司
32	江西汇仁集团医药科研营销有限公司	82	山西康美徕医药有限公司
33	重庆长圣医药有限公司	83	浙江大生医药有限公司
34	修正药业集团营销有限公司	84	泰州医药集团有限公司

（续表）

位次	企业名称	位次	企业名称
35	云南东骏药业有限公司	85	东北制药集团供销有限公司
36	创美药业股份有限公司	86	湖南达嘉维康医药有限公司
37	广州采芝林药业有限公司	87	陕西怡康医药有限责任公司
38	人福医药湖北有限公司	88	上海市医药保健品进出口公司
39	辽宁省医药对外贸易有限公司	89	山东新华医药贸易有限公司
40	湖南博瑞新特药有限公司	90	河北东盛英华医药有限公司
41	河南省瑞安医药有限公司	91	江苏柯菲平医药股份有限公司
42	罗欣医药集团有限公司	92	兰州强生医药有限责任公司
43	重庆恒韵医药有限公司	93	贵州康心药业有限公司
44	安徽省医药(集团)股份有限公司	94	贵州科开医药有限公司
45	福建省医药集团有限责任公司	95	常熟建发医药有限公司
46	连云港康缘医药商业有限公司	96	四川本草堂药业有限公司
47	浙江震元股份有限公司	97	成都市蓉锦医药贸易有限公司
48	回音必集团有限公司	98	宁波市鄞州医药药材有限公司
49	安徽卓泓健康产业有限责任公司	99	兰州西城药业有限责任公司
50	江苏先声药业有限公司	100	重庆医药集团科渝药品有限公司

数据来源:商务部2015年药品流通行业运行统计分析报告

药品终端格局 终端市场增幅趋缓,2015年全国医院终端市场规模达9517亿元,同比增长10.7%;2015年药品零售市场销售规模达到3111亿元,同比增长10.0%。

此外,据商务部公布数据,2015年药品零售连锁企业百强销售合计956亿元,占零售市场的30.7%。2015年前十强企业占百强企业的集中度为55.4%,占同期零售市场规模的比重为17.0%。2015年药品零售连锁企业销售额100强,见表10。

表10 2015年药品零售连锁企业销售额100强

位次	企业名称	位次	企业名称
1	国药控股国大药房有限公司	51	湖南恒康药品零售连锁有限公司
2	中国北京同仁堂(集团)有限责任公司	52	广州健民医药连锁有限公司
3	大参林医药集团股份有限公司	53	上海余天成药业连锁有限公司
4	重庆桐君阁大药房连锁有限责任公司	54	陕西众信医药超市有限公司
5	云南鸿翔一心堂药业(集团)股份有限公司	55	怀化怀仁大药房连锁有限公司
6	老百姓大药房连锁股份有限公司	56	杭州全德堂药房有限公司
7	深圳市海王星辰医药有限公司	57	河北神威大药房连锁有限公司
8	辽宁成大方圆医药连锁有限公司	58	上海养和堂药业连锁经营有限公司
9	上海华氏大药房有限公司	59	浙江天天好大药房连锁有限公司
10	益丰大药房连锁股份有限公司	60	上海童涵春堂药业连锁经营有限公司
11	云南健之佳健康连锁店股份有限公司	61	四川德仁堂药业连锁有限公司
12	湖北同济堂药房有限公司	62	北京医保全新大药房有限责任公司
13	漱玉平民大药房连锁股份有限公司	63	贵州芝林大药房零售连锁有限公司
14	重庆和平药房连锁有限责任公司	64	福建惠好四海医药连锁有限责任公司
15	成都百信药业连锁有限责任公司	65	贵州一品药业连锁有限公司
16	甘肃德生堂大药房连锁经营有限公司	66	泸州圣杰药业有限公司
17	南京医药国药有限公司	67	上海医药嘉定大药房连锁有限公司
18	河南张仲景大药房股份有限公司	68	浙江华通医药连锁有限公司
19	四川太极大药房连锁有限公司	69	连云港康济大药房连锁有限公司
20	哈尔滨人民同泰医药连锁店	70	宁波彩虹大药房有限公司
21	吉林大药房药业股份有限公司	71	常州人寿天医药连锁有限公司
22	深圳中联大药房控股有限公司	72	北京京卫元华医药科技有限公司
23	上海第一医药股份有限公司	73	江西开心人大药房连锁有限公司
24	河北华佗药房医药连锁有限公司	74	黑龙江泰华医药连锁销售有限公司
25	江西黄庆仁栈华氏大药房有限公司	75	广西一心医药集团有限责任公司
26	襄阳天济大药房连锁有限责任公司	76	四川杏林医药连锁有限责任公司
27	贵州一树连锁药业有限公司	77	绵阳太极大药房连锁有限责任公司

（续表）

位次	企业名称	位次	企业名称
28	好药师大药房连锁有限公司	78	湖南同健大药房连锁有限公司
29	石家庄新兴药房连锁股份有限公司	79	江西萍乡市昌盛大药房连锁有限公司
30	杭州九洲大药房连锁有限公司	80	杭州华东大药房连锁有限公司
31	云南东骏药业有限公司	81	武汉东明药房连锁有限公司
32	山东燕喜堂医药连锁有限公司	82	济宁新华鲁抗大药房有限公司
33	重庆鑫斛大药房连锁有限责任公司	83	上海药房连锁有限公司
34	重庆市万和药房连锁有限公司	84	苏州雷允上国药连锁总店有限公司
35	柳州桂中大药房连锁有限责任公司	85	浙江华联医药连锁有限公司
36	湖南千金大药房连锁有限公司	86	上海南汇华泰药店连锁总店
37	云南白药大药房有限公司	87	常德市九芝堂医药有限公司
38	山东立健医药城连锁有限公司	88	杭州华东武林大药房有限公司
39	安徽丰原大药房连锁有限公司	89	山东利民大药店连锁股份有限公司
40	吉林省益和大药房有限公司	90	嵊州市易心堂大药房有限公司
41	浙江震元医药连锁有限公司	91	康泽药业连锁有限公司
42	苏州礼安医药连锁总店有限公司	92	上海一德大药房连锁经营有限公司
43	中山市中智大药房连锁有限公司	93	武汉马应龙大药房连锁有限公司
44	宁波四明大药房有限责任公司	94	北京嘉事堂连锁药店有限责任公司
45	杭州胡庆余堂国药号有限公司	95	赤峰雷蒙大药房连锁有限公司
46	赤峰人川大药房连锁有限公司	96	山西仁和大药房连锁有限公司
47	廊坊市一笑堂医药零售连锁有限公司	97	西双版纳迪升药业有限责任公司
48	浙江瑞人堂医药连锁有限公司	98	广西柳州百草堂药业有限公司
49	江苏大众医药连锁有限公司	99	上海得一大药房有限公司
50	山西荣华大药房连锁有限公司	100	嘉兴市万寿堂医药连锁有限公司

数据来源：商务部2015年药品流通行业运行统计分析报告

医药外贸情况 根据中国海关统计，2015年中国医药进出口总额1026亿美元，同比增长4.73%，增速放缓。中药、西药和医疗器械三大类商品进出口额同比分别增长3.56%、3.03%和7.46%，中西药增速均有回落，医疗器械则保持稳定增长。

单独从出口情况来看，我国医药产品出口总额564.4亿美元，同比增长2.70%，比2014年出口平均下跌近5个百分点。出口额占进出口总额的比重为55.0%，比2014年下降1.1个百分点。虽然出口增幅有所增加，但比重仍在下降，国内医药产业仍处于转型关键期。进口462亿美元，增长7.32%，对外贸易顺差102.4亿美元，同比下降近明显。中国医药外贸步入中低速增长期。2015年我国医药进出口情况，见表11。

表11 2015年我国医药进出口情况（亿美元，%）

分类	进出口			进口			出口		
	进出口额	同比增长(%)	占比(%)	进口额	同比增长(%)	占比(%)	出口额	同比增长(%)	占比(%)
中药类	**48.0**	**3.56**	**4.7**	**10.3**	**-1.26**	**2.2**	**37.7**	**4.95**	**6.7**
保健品	4.42	0.68	0.43	1.60	-5.15	0.35	2.82	6.34	0.50
提取物	25.72	23.42	2.51	4.09	33.65	0.89	21.63	21.71	3.83
中成药	5.53	-5.79	0.54	2.91	-13.78	0.63	2.62	4.65	0.46
中药饮片	12.24	-19.5	1.19	1.66	-26.86	0.36	10.58	-18.3	1.87
西药类	**593.5**	**3.03**	**57.8**	**278.5**	**6.2**	**60.3**	**315.0**	**0.4**	**55.8**
化学原料药	341.71	-0.66	33.31	85.48	0.08	18.50	256.23	0.91	45.40
西成药	164.15	4.43	16.00	132.17	3.42	28.61	31.98	8.84	5.67
生化药	87.67	17.02	8.54	60.88	23.81	13.18	26.79	4.07	4.75
医疗器械类	**384.9**	**7.46**	**37.5**	**173.2**	**9.8**	**37.5**	**211.7**	**5.7**	**37.5**
总计	**1 026**	**4.73**	**100**	**462**	**7.32**	**100**	**564.4**	**2.70**	**100**

（数据来源：中国医药保健品进出口商会）

统计资料

表12　2015年全部工业企业法人单位资产总额100强

位次	企业名称	位次	企业名称
※1	中国医药集团总公司	※51	华方医药科技有限公司
※2	中国通用技术(集团)控股有限责任公司	52	诺和诺德(中国)制药有限公司
※3	华润医药控股有限公司	※53	绿叶投资集团有限公司
※4	上海医药(集团)有限公司	※54	正中医药集团有限公司
※5	四川蓝光发展股份有限公司	※55	北京四环制药有限公司
※6	天津市医药集团有限公司	※56	江苏豪森医药集团有限公司
※7	上海复星医药(集团)股份有限公司	※57	东宝实业集团有限公司
※8	广州医药集团有限公司	58	瑞阳制药有限公司
※9	康美药业股份有限公司	※59	天津红日药业股份有限公司
※10	威高集团有限公司	※60	悦康药业集团有限公司
※11	中国远大集团有限责任公司	※61	黑龙江珍宝岛药业股份有限公司
※12	天士力控股集团有限公司	※62	深圳信立泰药业股份有限公司
※13	四川科伦药业股份有限公司	※63	成都地奥制药集团有限公司
※14	扬子江药业集团有限公司	※64	石家庄以岭药业股份有限公司
※15	修正药业集团股份有限公司	※65	贵州益佰制药股份有限公司
※16	辅仁药业集团有限公司	※66	神威药业集团有限公司
※17	吉林敖东药业集团股份有限公司	67	浙江华海药业股份有限公司
※18	华邦生命健康股份有限公司	※68	普洛药业股份有限公司
※19	华北制药集团有限责任公司	69	阿斯利康制药有限公司
※20	石药控股集团有限公司	70	北京同仁堂股份有限公司
※21	云南白药集团股份有限公司	※71	菏泽睿鹰制药集团有限公司
※22	浙江海正药业股份有限公司	※72	浙江海翔药业股份有限公司
※23	人福医药集团股份公司	※73	罗欣医药集团有限公司
※24	新和成控股集团有限公司	※74	广东广润集团有限公司
※25	哈药集团有限公司	※75	湖南尔康制药股份有限公司
※26	齐鲁制药有限公司	※76	广州市香雪制药股份有限公司
※27	山东步长制药股份有限公司	※77	山东新华医药集团有限责任公司
※28	珠海联邦制药股份有限公司	※78	上海创诺医药集团有限公司
※29	康恩贝集团有限公司	79	华兰生物工程股份有限公司
※30	太极集团有限公司	※80	江西济民可信集团有限公司
※31	江苏恒瑞医药股份有限公司	81	陕西必康制药集团控股有限公司
32	上海罗氏制药有限公司	※82	费森尤斯卡比(中国)投资有限公司
33	辉瑞制药有限公司	※83	山西振东健康产业集团有限公司
34	上海莱士血液制品股份有限公司	※84	江苏济川控股集团有限公司
※35	拜耳医药保健有限公司	85	西安杨森制药有限公司
36	山东新华医疗器械股份有限公司	※86	亚宝药业集团股份有限公司
※37	鲁南制药集团股份有限公司	※87	北京同仁堂科技发展股份有限公司
※38	杭州华东医药集团有限公司	88	吉林紫鑫药业股份有限公司
※39	东北制药集团有限责任公司	※89	先声药业有限公司
※40	深圳市海普瑞药业股份有限公司	※90	山东鲁抗医药股份有限公司
※41	沈阳三生制药有限责任公司	91	赛诺菲(杭州)制药有限公司
※42	江苏康缘集团有限责任公司	※92	江苏亚邦药业集团股份有限公司
※43	哈尔滨誉衡药业股份有限公司	93	礼来苏州制药有限公司
※44	浙江医药股份有限公司	94	北京同仁堂健康药业股份有限公司
※45	宜昌东阳光药业股份有限公司	※95	苏州天马医药集团有限公司
※46	丽珠医药集团股份有限公司	96	北京诺华制药有限公司
※47	乐普(北京)医疗器械股份有限公司	97	广西梧州制药(集团)股份有限公司
※48	正大天晴药业集团股份有限公司	※98	贵州百灵企业集团制药股份有限公司
※49	安徽丰原集团有限公司	※99	恒康医疗集团股份有限公司
50	仲景宛西制药股份有限公司	※100	葵花药业集团股份有限公司

※表示该集团采用合并形式排名

表13 2015年全部工业企业法人单位医药工业主营业务收入100强

位次	企业名称	位次	企业名称
※1	扬子江药业集团有限公司	※51	康恩贝集团有限公司
※2	广州医药集团有限公司	※52	青峰医药集团有限公司
※3	修正药业集团股份有限公司	※53	新和成控股集团有限公司
※4	中国医药集团总公司	※54	中国通用技术(集团)控股有限责任公司
※5	华润医药控股有限公司	※55	迪沙药业集团有限公司
※6	上海医药(集团)有限公司	56	浙江华海药业股份有限公司
※7	拜耳医药保健有限公司	※57	深圳信立泰药业股份有限公司
※8	威高集团有限公司	58	江苏苏中药业集团股份有限公司
※9	齐鲁制药有限公司	※59	天津红日药业股份有限公司
10	辉瑞制药有限公司	※60	上海创诺医药集团有限公司
※11	江西济民可信集团有限公司	※61	石家庄以岭药业股份有限公司
※12	山东步长制药股份有限公司	※62	北京四环制药有限公司
※13	中国远大集团有限责任公司	※63	华方医药科技有限公司
※14	上海复星医药(集团)股份有限公司	※64	成都倍特药业有限公司
※15	天津市医药集团有限公司	※65	绿叶投资集团有限公司
※16	石药控股集团有限公司	※66	江苏亚邦药业集团股份有限公司
※17	正大天晴药业集团股份有限公司	※67	贵州益佰制药股份有限公司
18	上海罗氏制药有限公司	※68	太极集团有限公司
※19	江苏恒瑞医药股份有限公司	※69	回音必集团有限公司
20	诺和诺德(中国)制药有限公司	70	江苏奥赛康药业股份有限公司
※21	杭州华东医药集团有限公司	※71	浙江海正药业股份有限公司
22	赛诺菲(杭州)制药有限公司	※72	四川好医生药业集团有限公司
※23	江苏豪森医药集团有限公司	73	北京泰德制药股份有限公司
※24	四川科伦药业股份有限公司	※74	辰欣科技集团有限公司
※25	云南白药集团股份有限公司	※75	北京同仁堂科技发展股份有限公司
※26	天士力控股集团有限公司	※76	双鸽集团有限公司
※27	哈药集团有限公司	※77	山东新华医药集团有限责任公司
※28	人福医药集团股份公司	※78	葵花药业集团股份有限公司
※29	丽珠医药集团股份有限公司	79	惠氏制药有限公司
※30	珠海联邦制药股份有限公司	※80	西安力邦制药有限公司
31	阿斯利康制药有限公司	※81	浙江医药股份有限公司
32	西安杨森制药有限公司	※82	哈尔滨誉衡药业股份有限公司
※33	华北制药集团有限责任公司	※83	百特(中国)投资有限公司
34	山德士(中国)制药有限公司	84	海口市制药厂有限公司
※35	罗欣医药集团有限公司	※85	沈阳三生制药有限责任公司
※36	鲁南制药集团股份有限公司	86	北京同仁堂股份有限公司
※37	荷泽睿鹰制药集团有限公司	※87	亚宝药业集团股份有限公司
※38	费森尤斯卡比(中国)投资有限公司	※88	山西振东健康产业集团有限公司
※39	先声药业有限公司	※89	仁和(集团)发展有限公司
※40	江苏康缘集团有限责任公司	90	山东齐都药业有限公司
※41	辅仁药业集团有限公司	※91	宜昌东阳光药业股份有限公司
※42	康美药业股份有限公司	※92	安徽丰原集团有限公司
※43	江苏济川控股集团有限公司	※93	浙江京新控股有限公司
※44	普洛药业股份有限公司	※94	上海景峰制药有限公司
※45	悦康药业集团有限公司	※95	神威药业集团有限公司
46	北京诺华制药有限公司	※96	山东鲁抗医药股份有限公司
47	中美上海施贵宝制药有限公司	97	卫材(中国)药业有限公司
48	瑞阳制药有限公司	※98	东北制药集团有限责任公司
49	寿光富康制药有限公司	99	浙江仙琚制药股份有限公司
50	赛诺菲(北京)制药有限公司	100	山东新华医疗器械股份有限公司

※表示该集团采用合并形式排名

表14　2015年全部工业企业法人单位利润总额100强

位次	企业名称	位次	企业名称
※1	中国医药集团总公司	※51	四川科伦药业股份有限公司
※2	华润医药控股有限公司	※52	珠海联邦制药股份有限公司
※3	中国通用技术(集团)控股有限责任公司	53	山东泰邦生物制品有限公司
※4	上海医药(集团)有限公司	54	北京嘉林药业股份有限公司
※5	山东步长制药股份有限公司	※55	湖南尔康制药股份有限公司
※6	修正药业集团股份有限公司	56	陕西必康制药集团控股有限公司
※7	威高集团有限公司	57	上海罗氏制药有限公司
※8	上海复星医药(集团)股份有限公司	※58	江西济民可信集团有限公司
※9	扬子江药业集团有限公司	※59	罗欣医药集团有限公司
※10	齐鲁制药有限公司	※60	菏泽睿鹰制药集团有限公司
※11	云南白药集团股份有限公司	61	北京双鹭药业股份有限公司
12	辉瑞制药有限公司	※62	天津红日药业股份有限公司
※13	康美药业股份有限公司	63	北京同仁堂股份有限公司
※14	吉林敖东药业集团股份有限公司	64	瑞阳制药有限公司
※15	江苏恒瑞医药股份有限公司	65	辽宁成大生物股份有限公司
※16	正大天晴药业集团股份有限公司	66	江苏奥赛康药业股份有限公司
※17	北京四环制药有限公司	※67	长春高新技术产业(集团)股份有限公司
※18	中国远大集团有限责任公司	68	诺和诺德(中国)制药有限公司
※19	广州医药集团有限公司	69	漳州片仔癀药业股份有限公司
※20	辅仁药业集团有限公司	70	牡丹江友搏药业股份有限公司
※21	杭州华东医药集团有限公司	71	西安杨森制药有限公司
※22	石药控股集团有限公司	※72	江苏康缘集团有限责任公司
※23	江苏豪森医药集团有限公司	73	浙江华海药业股份有限公司
※24	四川蓝光发展股份有限公司	※74	北京同仁堂科技发展股份有限公司
※25	深圳信立泰药业股份有限公司	※75	华方医药科技有限公司
※26	天士力控股集团有限公司	76	甘李药业股份有限公司
※27	新和成控股集团有限公司	※77	宜昌东阳光药业股份有限公司
28	赛诺菲(杭州)制药有限公司	※78	石家庄以岭药业股份有限公司
29	上海莱士血液制品股份有限公司	79	卫材(中国)药业有限公司
※30	天津市医药集团有限公司	※80	贵州百灵企业集团制药股份有限公司
※31	人福医药集团股份公司	※81	东宝实业集团有限公司
32	北京泰德制药股份有限公司	82	同路生物制药有限公司
※33	绿叶投资集团有限公司	83	山东新华医疗器械股份有限公司
※34	沈阳三生制药有限责任公司	※84	先声药业有限公司
※35	哈尔滨誉衡药业股份有限公司	※85	华北制药集团有限责任公司
※36	江苏济川控股集团有限公司	※86	成都康弘药业集团股份有限公司
※37	哈药集团有限公司	※87	辰欣科技集团有限公司
※38	丽珠医药集团股份有限公司	※88	上海景峰制药有限公司
※39	费森尤斯卡比(中国)投资有限公司	89	石家庄四药有限公司
※40	拜耳医药保健有限公司	※90	桂林三金药业股份有限公司
※41	鲁南制药集团股份有限公司	91	葛兰素史克制药(苏州)有限公司
※42	神威药业集团有限公司	※92	华仁世纪集团有限公司
※43	华邦生命健康股份有限公司	93	惠氏制药有限公司
44	中美上海施贵宝制药有限公司	94	江中药业股份有限公司
45	华兰生物工程股份有限公司	95	上海东富龙科技股份有限公司
※46	康恩贝集团有限公司	※96	海思科医药集团股份有限公司
※47	乐普(北京)医疗器械股份有限公司	※97	青峰医药集团有限公司
※48	广东广润集团有限公司	98	北京同仁堂健康药业股份有限公司
※49	深圳市海普瑞药业股份有限公司	99	苏州东瑞制药有限公司
※50	黑龙江珍宝岛药业股份有限公司	※100	葵花药业集团股份有限公司

※表示该集团采用合并形式排名

表 15　2015 年全部工业企业法人单位研究开发费用 100 强

位次	企业名称	位次	企业名称
※1	扬子江药业集团有限公司	※51	华北制药集团有限责任公司
※2	正大天晴药业集团股份有限公司	※52	深圳信立泰药业股份有限公司
※3	威高集团有限公司	※53	吉林敖东药业集团股份有限公司
※4	江苏恒瑞医药股份有限公司	54	沈阳东软医疗系统有限公司
※5	上海复星医药(集团)股份有限公司	※55	广东广润集团有限公司
※6	石药控股集团有限公司	56	上海绿谷制药有限公司
※7	齐鲁制药有限公司	※57	成都倍特药业有限公司
※8	江苏豪森医药集团有限公司	※58	海思科医药集团股份有限公司
※9	上海医药(集团)有限公司	59	贝达药业股份有限公司
※10	华润医药控股有限公司	※60	东北制药集团有限责任公司
※11	天士力控股集团有限公司	61	江苏苏中药业集团股份有限公司
※12	中国远大集团有限责任公司	※62	亚宝药业集团股份有限公司
※13	罗欣医药集团有限公司	※63	青峰医药集团有限公司
※14	修正药业集团股份有限公司	64	山东齐都药业有限公司
※15	浙江海正药业股份有限公司	65	中美上海施贵宝制药有限公司
※16	先声药业有限公司	※66	广州市香雪制药股份有限公司
※17	人福医药集团股份公司	※67	成都康弘药业集团股份有限公司
※18	广州医药集团有限公司	※68	云南白药集团股份有限公司
※19	丽珠医药集团股份有限公司	※69	黑龙江珍宝岛药业股份有限公司
※20	山东步长制药股份有限公司	※70	乐普(北京)医疗器械股份有限公司
※21	四川科伦药业股份有限公司	71	华兰生物工程股份有限公司
※22	鲁南制药集团股份有限公司	72	北京双鹭药业股份有限公司
※23	新和成控股集团有限公司	73	楚天科技股份有限公司
※24	江苏康缘集团有限责任公司	74	常州四药制药有限公司
※25	沈阳三生制药有限责任公司	75	山西康宝生物制品股份有限公司
※26	杭州华东医药集团有限公司	76	山东新华医疗器械股份有限公司
27	浙江华海药业股份有限公司	77	北京同仁堂股份有限公司
28	西安杨森制药有限公司	※78	四川好医生药业集团有限公司
29	瑞阳制药有限公司	79	海南卫康制药(潜山)有限公司
※30	绿叶投资集团有限公司	80	北京韩美药品有限公司
31	上海微创医疗器械(集团)有限公司	※81	华邦生命健康股份有限公司
※32	普洛药业股份有限公司	82	北京万泰生物药业股份有限公司
33	寿光富康制药有限公司	83	中国医学科学院医学生物学研究所
※34	菏泽睿鹰制药集团有限公司	※84	北京中关村四环医药开发有限责任公司
※35	迪沙药业集团有限公司	85	浙江仙琚制药股份有限公司
※36	北京四环制药有限公司	※86	上海景峰制药有限公司
37	仲景宛西制药股份有限公司	※87	拜耳医药保健有限公司
※38	浙江医药股份有限公司	※88	四川百利药业有限责任公司
39	江苏奥赛康药业股份有限公司	89	浙江九洲药业股份有限公司
※40	安徽丰原集团有限公司	90	昆山龙灯瑞迪制药有限公司
※41	珠海联邦制药股份有限公司	※91	湖南尔康制药股份有限公司
※42	康恩贝集团有限公司	※92	中国通用技术(集团)控股有限责任公司
43	吉林英联生物制药股份有限公司	※93	宜昌东阳光药业股份有限公司
※44	辰欣科技集团有限公司	※94	华方医药科技有限公司
45	礼来苏州制药有限公司	※95	深圳市海普瑞药业股份有限公司
※46	西安力邦制药有限公司	※96	浙江京新控股有限公司
47	北京泰德制药股份有限公司	※97	山东新华医药集团有限责任公司
※48	长春高新技术产业(集团)股份有限公司	※98	广东众生药业股份有限公司
49	北京世桥生物制药有限公司	※99	重庆莱美药业股份有限公司
※50	山东鲁抗医药股份有限公司	100	长白山制药股份有限公司

※表示该集团采用合并形式排名

表16　2015年化学药品工业企业法人单位资产总额100强

位次	企业名称	位次	企业名称
※1	中国医药集团总公司	※51	山东新华医药集团有限责任公司
※2	中国通用技术(集团)控股有限责任公司	※52	上海创诺医药集团有限公司
※3	华润医药控股有限公司	※53	费森尤斯卡比(中国)投资有限公司
※4	上海医药(集团)有限公司	54	西安杨森制药有限公司
※5	四川蓝光发展股份有限公司	※55	先声药业有限公司
※6	天津市医药集团有限公司	※56	山东鲁抗医药股份有限公司
※7	上海复星医药(集团)股份有限公司	57	赛诺菲(杭州)制药有限公司
※8	中国远大集团有限责任公司	※58	江苏亚邦药业集团股份有限公司
※9	四川科伦药业股份有限公司	59	礼来苏州制药有限公司
※10	扬子江药业集团有限公司	※60	苏州天马医药集团有限公司
※11	辅仁药业集团有限公司	61	北京诺华制药有限公司
※12	华邦生命健康股份有限公司	62	石家庄四药有限公司
※13	华北制药集团有限责任公司	※63	百特(中国)投资有限公司
※14	石药控股集团有限公司	64	浙江仙琚制药股份有限公司
※15	浙江海正药业股份有限公司	※65	华仁世纪集团有限公司
※16	人福医药集团股份公司	※66	上海景峰制药有限公司
※17	新和成控股集团有限公司	67	北京双鹭药业股份有限公司
※18	哈药集团有限公司	※68	辰欣科技集团有限公司
※19	齐鲁制药有限公司	69	吉林省吴太感康药业有限责任公司
※20	广州白云山医药集团股份有限公司	70	浙江九洲药业股份有限公司
※21	珠海联邦制药股份有限公司	※71	大冢(中国)投资有限公司
※22	江苏恒瑞医药股份有限公司	※72	浙江京新控股有限公司
23	上海罗氏制药有限公司	※73	海思科医药集团股份有限公司
24	辉瑞制药有限公司	74	北大医药股份有限公司
※25	拜耳医药保健有限公司	※75	重庆莱美药业股份有限公司
※26	鲁南制药集团股份有限公司	76	青州尧王制药有限公司
※27	杭州华东医药集团有限公司	77	浙江永太科技股份有限公司
※28	东北制药集团有限责任公司	78	惠氏制药有限公司
※29	深圳市海普瑞药业股份有限公司	79	寿光富康制药有限公司
※30	哈尔滨誉衡药业股份有限公司	80	北京泰德制药股份有限公司
※31	浙江医药股份有限公司	81	山东齐都药业有限公司
※32	宜昌东阳光药业股份有限公司	82	山东方明药业集团股份有限公司
※33	丽珠医药集团股份有限公司	83	山德士(中国)制药有限公司
※34	正大天晴药业集团股份有限公司	84	江苏恩华药业股份有限公司
※35	安徽丰原集团有限公司	※85	福安药业(集团)股份有限公司
36	诺和诺德(中国)制药有限公司	86	西南药业股份有限公司
※37	绿叶投资集团有限公司	※87	杭州民生医药控股集团有限公司
※38	北京四环制药有限公司	※88	双鸽集团有限公司
※39	江苏豪森医药集团有限公司	89	赛诺菲(北京)制药有限公司
40	瑞阳制药有限公司	※90	西安力邦制药有限公司
※41	悦康药业集团有限公司	91	江苏奥赛康药业股份有限公司
※42	深圳信立泰药业股份有限公司	92	海口市制药厂有限公司
43	浙江华海药业股份有限公司	93	青岛黄海制药有限责任公司
※44	普洛药业股份有限公司	94	成都地奥九泓制药厂
45	阿斯利康制药有限公司	95	常州四药制药有限公司
※46	菏泽睿鹰制药集团有限公司	96	中美上海施贵宝制药有限公司
※47	浙江海翔药业股份有限公司	※97	山东金城医药股份有限公司
※48	罗欣医药集团有限公司	98	葛兰素史克制药(苏州)有限公司
※49	广东广润集团有限公司	※99	江苏联环药业集团有限公司
※50	湖南尔康制药股份有限公司	100	北京赛升药业股份有限公司

※表示该集团采用合并形式排名

表 17　2015 年化学药品工业企业法人单位主营业务收入 100 强

位次	企业名称	位次	企业名称
※1	扬子江药业集团有限公司	※51	江苏亚邦药业集团股份有限公司
※2	中国医药集团总公司	52	江苏奥赛康药业股份有限公司
※3	广州白云山医药集团股份有限公司	※53	浙江海正药业股份有限公司
※4	华润医药控股有限公司	※54	四川好医生药业集团有限公司
※5	上海医药(集团)有限公司	55	北京泰德制药股份有限公司
※6	拜耳医药保健有限公司	※56	辰欣科技集团有限公司
※7	齐鲁制药有限公司	※57	双鸽集团有限公司
8	辉瑞制药有限公司	※58	山东新华医药集团有限责任公司
※9	中国远大集团有限责任公司	59	惠氏制药有限公司
※10	上海复星医药(集团)股份有限公司	※60	西安力邦制药有限公司
※11	天津市医药集团有限公司	※61	浙江医药股份有限公司
※12	石药控股集团有限公司	※62	哈尔滨誉衡药业股份有限公司
※13	正大天晴药业集团股份有限公司	※63	百特(中国)投资有限公司
14	上海罗氏制药有限公司	64	海口市制药厂有限公司
※15	江苏恒瑞医药股份有限公司	65	山东齐都药业有限公司
16	诺和诺德(中国)制药有限公司	※66	宜昌东阳光药业股份有限公司
※17	杭州华东医药集团有限公司	※67	安徽丰原集团有限公司
18	赛诺菲(杭州)制药有限公司	※68	浙江京新控股有限公司
※19	江苏豪森医药集团有限公司	※69	上海景峰制药有限公司
※20	四川科伦药业股份有限公司	※70	山东鲁抗医药股份有限公司
※21	哈药集团有限公司	71	卫材(中国)药业有限公司
※22	人福医药集团股份公司	※72	东北制药集团有限责任公司
※23	丽珠医药集团股份有限公司	73	浙江仙琚制药股份有限公司
※24	珠海联邦制药股份有限公司	※74	华仁世纪集团有限公司
25	阿斯利康制药有限公司	※75	江苏联环药业集团有限公司
26	西安杨森制药有限公司	76	礼来苏州制药有限公司
※27	华北制药集团有限责任公司	77	青州尧王制药有限公司
28	山德士(中国)制药有限公司	78	山东方明药业集团股份有限公司
※29	罗欣医药集团有限公司	79	安斯泰来制药(中国)有限公司
※30	鲁南制药集团股份有限公司	80	江苏恩华药业股份有限公司
※31	菏泽睿鹰制药集团有限公司	81	施维雅(天津)制药有限公司
※32	费森尤斯卡比(中国)投资有限公司	※82	大冢(中国)投资有限公司
※33	先声药业有限公司	83	海南卫康制药(潜山)有限公司
※34	辅仁药业集团有限公司	84	石家庄四药有限公司
※35	普洛药业股份有限公司	85	上海勃林格殷格翰药业有限公司
※36	悦康药业集团有限公司	86	常州四药制药有限公司
37	北京诺华制药有限公司	87	重庆华森制药股份有限公司
38	中美上海施贵宝制药有限公司	88	中美天津史克制药有限公司
39	瑞阳制药有限公司	※89	江苏吴中医药集团有限公司
40	寿光富康制药有限公司	90	施慧达药业集团(吉林)有限公司
41	赛诺菲(北京)制药有限公司	91	西南药业股份有限公司
※42	新和成控股集团有限公司	92	昆山龙灯瑞迪制药有限公司
※43	中国通用技术(集团)控股有限责任公司	※93	广东广润集团有限公司
※44	迪沙药业集团有限公司	※94	湖南尔康制药股份有限公司
45	浙江华海药业股份有限公司	※95	浙江海翔药业股份有限公司
※46	深圳信立泰药业股份有限公司	96	江西国药有限责任公司
※47	上海创诺医药集团有限公司	※97	华邦生命健康股份有限公司
※48	北京四环制药有限公司	98	浙江国邦药业有限公司
※49	成都倍特药业有限公司	99	安丘市鲁安药业有限责任公司
※50	绿叶投资集团有限公司	100	浙江九洲药业股份有限公司

※表示该集团采用合并形式排名

表18　2015年化学药品工业企业法人单位利润总额100强

位次	企业名称	位次	企业名称
※1	中国医药集团总公司	※51	先声药业有限公司
※2	华润医药控股有限公司	※52	华北制药集团有限责任公司
※3	中国通用技术(集团)控股有限责任公司	※53	辰欣科技集团有限公司
※4	上海医药(集团)有限公司	※54	上海景峰制药有限公司
※5	上海复星医药(集团)股份有限公司	55	石家庄四药有限公司
※6	扬子江药业集团有限公司	56	葛兰素史克制药(苏州)有限公司
※7	齐鲁制药有限公司	※57	华仁世纪集团有限公司
8	辉瑞制药有限公司	58	惠氏制药有限公司
※9	江苏恒瑞医药股份有限公司	※59	海思科医药集团股份有限公司
※10	正大天晴药业集团股份有限公司	60	苏州东瑞制药有限公司
※11	北京四环制药有限公司	61	贝达药业股份有限公司
※12	中国远大集团有限责任公司	62	赛诺菲(北京)制药有限公司
※13	辅仁药业集团有限公司	63	青岛黄海制药有限责任公司
※14	杭州华东医药集团有限公司	64	山东方明药业集团股份有限公司
※15	石药控股集团有限公司	65	寿光富康制药有限公司
※16	广州白云山医药集团股份有限公司	66	阿斯利康制药有限公司
※17	江苏豪森医药集团有限公司	67	广州康臣药业有限公司
※18	四川蓝光发展股份有限公司	※68	西安力邦制药有限公司
※19	深圳信立泰药业股份有限公司	69	常州四药制药有限公司
※20	新和成控股集团有限公司	70	江苏恩华药业股份有限公司
21	赛诺菲(杭州)制药有限公司	71	海南卫康制药(潜山)有限公司
※22	天津市医药集团有限公司	72	北京协和药厂
※23	人福医药集团股份公司	73	海南海灵化学制药有限公司
24	北京泰德制药股份有限公司	※74	大冢(中国)投资有限公司
※25	绿叶投资集团有限公司	75	华熙福瑞达生物医药有限公司
※26	哈尔滨誉衡药业股份有限公司	※76	安徽丰原集团有限公司
※27	哈药集团有限公司	77	江苏天士力帝益药业有限公司
※28	丽珠医药集团股份有限公司	※78	江苏亚邦药业集团股份有限公司
※29	费森尤斯卡比(中国)投资有限公司	79	山东达因海洋生物制药股份有限公司
※30	拜耳医药保健有限公司	80	海口市制药厂有限公司
※31	鲁南制药集团股份有限公司	81	山东齐都药业有限公司
※32	华邦生命健康股份有限公司	※82	普洛药业股份有限公司
33	中美上海施贵宝制药有限公司	83	北京赛升药业股份有限公司
※34	广东广润集团有限公司	※84	双鸽集团有限公司
※35	深圳市海普瑞药业股份有限公司	85	浙江莎普爱思药业股份有限公司
※36	四川科伦药业股份有限公司	86	安斯泰来制药(中国)有限公司
※37	珠海联邦制药股份有限公司	87	浙江九洲药业股份有限公司
38	北京嘉林药业股份有限公司	88	南京圣和药业股份有限公司
※39	湖南尔康制药股份有限公司	89	通化谷红制药有限公司
40	上海罗氏制药有限公司	※90	上海创诺医药集团有限公司
※41	罗欣医药集团有限公司	※91	浙江海正药业股份有限公司
※42	菏泽睿鹰制药集团有限公司	※92	浙江京新控股有限公司
43	北京双鹭药业股份有限公司	93	哈尔滨三联药业股份有限公司
44	瑞阳制药有限公司	94	通用电气药业(上海)有限公司
45	江苏奥赛康药业股份有限公司	95	湘北威尔曼制药股份有限公司
46	诺和诺德(中国)制药有限公司	96	上海强生制药有限公司
47	西安杨森制药有限公司	※97	浙江医药股份有限公司
48	浙江华海药业股份有限公司	98	吉林敖东洮南药业股份有限公司
※49	宜昌东阳光药业股份有限公司	※99	百特(中国)投资有限公司
50	卫材(中国)药业有限公司	100	哈尔滨圣泰生物制药有限公司

※表示该集团采用合并形式排名

表19　2015年中成药工业企业法人单位资产总额100强

位次	企业名称	位次	企业名称
※1	广州医药集团有限公司	※51	九芝堂股份有限公司
※2	天士力控股集团有限公司	※52	西藏奇正藏药股份有限公司
※3	修正药业集团股份有限公司	53	马应龙药业集团股份有限公司
※4	中国中药公司	54	牡丹江友搏药业股份有限公司
※5	吉林敖东药业集团股份有限公司	55	通化金马药业集团股份有限公司
※6	云南白药集团股份有限公司	※56	山东福胶集团有限公司
※7	山东步长制药股份有限公司	※57	浙江佐力药业股份有限公司
※8	康恩贝集团有限公司	58	甘肃扶正药业科技股份有限公司
※9	太极集团有限公司	59	广东罗浮山国药股份有限公司
※10	华润三九医药股份有限公司	※60	哈药集团中药有限公司
※11	江苏康缘集团有限责任公司	61	江苏苏中药业集团股份有限公司
12	东阿阿胶股份有限公司	※62	上海雷允上药业有限公司
13	仲景宛西制药股份有限公司	63	兰州佛慈制药股份有限公司
※14	华方医药科技有限公司	※64	云南植物药业有限公司
15	天津红日药业股份有限公司	65	上海和黄药业有限公司
※16	天津中新药业集团股份有限公司	66	广东台城制药股份有限公司
※17	黑龙江珍宝岛药业股份有限公司	※67	湖南汉森制药股份有限公司
※18	成都地奥制药集团有限公司	68	正大青春宝药业有限公司
※19	石家庄以岭药业股份有限公司	69	金花企业(集团)股份有限公司
※20	贵州益佰制药股份有限公司	70	山东宏济堂制药集团股份有限公司
※21	神威药业集团有限公司	71	颈复康药业集团有限公司
22	北京同仁堂股份有限公司	※72	河北平安健康集团股份有限公司
※23	广州市香雪制药股份有限公司	73	重庆希尔安药业有限公司
※24	江西济民可信集团有限公司	74	浙江天皇药业有限公司天台分公司
25	陕西必康制药集团控股有限公司	75	云南维和药业股份有限公司
※26	山西振东健康产业集团有限公司	76	河南辅仁堂制药有限公司
※27	江苏济川控股集团有限公司	77	上海绿谷制药有限公司
※28	亚宝药业集团股份有限公司	78	鲁南厚普制药有限公司
※29	北京同仁堂科技发展股份有限公司	79	通化玉圣药业有限公司
30	吉林紫鑫药业股份有限公司	80	黑龙江天宏药业股份有限公司
31	广西梧州制药(集团)股份有限公司	81	四川升和药业股份有限公司
※32	贵州百灵企业集团制药股份有限公司	82	北京协和制药二厂
※33	恒康医疗集团股份有限公司	83	百花医药集团股份有限公司
※34	葵花药业集团股份有限公司	84	吉林省辉南长龙生化药业股份有限公司
35	漳州片仔癀药业股份有限公司	85	成都华神集团股份有限公司
※36	仁和(集团)发展有限公司	86	河北君临药业有限公司
37	贵州信邦制药股份有限公司	87	浙江康莱特药业有限公司
38	广东众生药业股份有限公司	88	四川恩威制药有限公司
39	长白山制药股份有限公司	※89	万邦德制药集团股份有限公司
※40	成都康弘药业集团股份有限公司	90	烟台荣昌制药股份有限公司
※41	天圣制药集团股份有限公司	91	上海医药集团青岛国风药业股份有限公司
※42	青峰医药集团有限公司	※92	朗致集团有限公司
※43	桂林三金药业股份有限公司	※93	江西百神药业股份有限公司
※44	株洲千金药业股份有限公司	94	金陵药业股份公司南京金陵制药厂
45	江中药业股份有限公司	95	康臣药业(内蒙古)有限责任公司
※46	上海神奇制药投资管理股份有限公司	96	吉林华康药业股份有限公司
47	集安益盛药业股份有限公司	97	云南摩尔农庄生物科技开发有限公司
※48	回音必集团有限公司	98	云南盘龙云海药业有限公司
49	精华制药集团股份有限公司	99	宁波立华制药有限公司
50	上海凯宝药业股份有限公司	※100	雷允上药业有限公司

※表示该集团采用合并形式排名

表20 2015年中成药工业企业法人单位主营业务收入100强

位次	企业名称	位次	企业名称
※1	广州医药集团有限公司	※51	江西青春康源集团有限公司
※2	修正药业集团股份有限公司	※52	九芝堂股份有限公司
※3	江西济民可信集团有限公司	※53	朗致集团有限公司
※4	山东步长制药股份有限公司	54	块西盘龙药业集团股份有限公司
※5	云南白药集团股份有限公司	55	上海绿谷制药有限公司
※6	华润三九医药股份有限公司	56	山东仙河药业有限公司
※7	天士力控股集团有限公司	57	吉林市吴太感康药业有限公司
※8	天津中新药业集团股份有限公司	※58	西藏奇正藏药股份有限公司
※9	江苏康缘集团有限责任公司	59	颈复康药业集团有限公司
※10	中国中药公司	60	山东凤凰制药股份有限公司
※11	江苏济川控股集团有限公司	※61	山东福胶集团有限公司
12	东阿阿胶股份有限公司	※62	云南植物药业有限公司
※13	康恩贝集团有限公司	63	重庆希尔安药业有限公司
※14	青峰医药集团有限公司	64	漳州片仔癀药业股份有限公司
15	江苏苏中药业集团股份有限公司	65	重庆三峡云海药业股份有限公司
16	天津红日药业股份有限公司	66	河北君临药业有限公司
※17	石家庄以岭药业股份有限公司	67	牡丹江友搏药业股份有限公司
※18	华方医药科技有限公司	68	上海医药集团青岛国风药业股份有限公司
※19	贵州益佰制药股份有限公司	69	通化玉圣药业有限公司
※20	太极集团有限公司	70	贵州远程制药有限责任公司
※21	回音必集团有限公司	71	马应龙药业集团股份有限公司
※22	上海雷允上药业有限公司	72	清华德人西安幸福制药有限公司
※23	北京同仁堂科技发展股份有限公司	※73	湖南汉森制药股份有限公司
※24	葵花药业集团股份有限公司	74	珠海安生凤凰制药有限公司
25	北京同仁堂股份有限公司	75	仲景宛西制药股份有限公司
※26	亚宝药业集团股份有限公司	76	广西万寿堂药业有限公司
※27	山西振东健康产业集团有限公司	77	金花企业(集团)股份有限公司
※28	仁和(集团)发展有限公司	78	多多药业有限公司
※29	神威药业集团有限公司	79	四川好医生攀西药业有限责任公司
※30	吉林敖东药业集团股份有限公司	80	河北万岁药业有限公司
※31	成都康弘药业集团股份有限公司	81	精华制药集团股份有限公司
※32	哈药集团中药有限公司	82	广西金嗓子有限责任公司
33	广东罗浮山国药股份有限公司	83	集安益盛药业股份有限公司
※34	黑龙江珍宝岛药业股份有限公司	※84	江苏九旭药业集团
35	陕西必康制药集团控股有限公司	85	康普药业股份有限公司
※36	贵州百灵企业集团制药股份有限公司	86	吉林一正药业集团有限公司
37	江中药业股份有限公司	87	吉林吉尔吉药业有限公司
※38	成都地奥制药集团有限公司	88	康臣药业(内蒙古)有限责任公司
※39	上海神奇制药投资管理股份有限公司	89	江西南昌济生制药厂
40	广东众生药业股份有限公司	90	四川依科制药有限公司
41	吉林华康药业股份有限公司	91	贵州信邦制药股份有限公司
42	上海凯宝药业股份有限公司	92	江西银涛药业有限公司
※43	江西百神药业股份有限公司	93	江西博士达药业有限责任公司
※44	桂林三金药业股份有限公司	94	吉林龙鑫药业有限公司
※45	广州市香雪制药股份有限公司	95	丽珠集团利民制药厂
46	广西梧州制药(集团)股份有限公司	96	江西品信药业有限公司
47	正大青春宝药业有限公司	97	鲁南厚普制药有限公司
48	浙江康莱特药业有限公司	98	上海津村制药有限公司
※49	株洲千金药业股份有限公司	※99	天圣制药集团股份有限公司
50	上海和黄药业有限公司	100	金陵药业股份公司南京金陵制药厂

※表示该集团采用合并形式排名

表21　2015年中成药工业企业法人单位利润总额100强

位次	企业名称	位次	企业名称
※1	山东步长制药股份有限公司	※51	上海神奇制药投资管理股份有限公司
※2	修正药业集团股份有限公司	※52	广州市香雪制药股份有限公司
※3	云南白药集团股份有限公司	※53	回音必集团有限公司
※4	吉林敖东药业集团股份有限公司	54	广西金嗓子有限责任公司
※5	广州医药集团有限公司	55	广东罗浮山国药股份有限公司
6	东阿阿胶股份有限公司	※56	河北平安健康集团股份有限公司
※7	华润三九医药股份有限公司	57	浙江天皇药业有限公司天台分公司
※8	天士力控股集团有限公司	58	北京协和制药二厂
※9	江苏济川控股集团有限公司	59	黑龙江天宏药业股份有限公司
※10	神威药业集团有限公司	60	正大青春宝药业有限公司
※11	中国中药公司	61	四川恩威制药有限公司
※12	康恩贝集团有限公司	62	安徽九方制药有限公司
※13	黑龙江珍宝岛药业股份有限公司	※63	九芝堂股份有限公司
14	陕西必康制药集团控股有限公司	※64	恒康医疗集团股份有限公司
※15	江西济民可信集团有限公司	65	吉林省辉南长龙生化药业股份有限公司
16	天津红日药业股份有限公司	66	通化玉圣药业有限公司
17	北京同仁堂股份有限公司	67	重庆希尔安药业有限公司
18	漳州片仔癀药业股份有限公司	※68	湖南汉森制药股份有限公司
19	牡丹江友搏药业股份有限公司	69	云南云河药业股份有限公司
※20	天津中新药业集团股份有限公司	70	昆明圣火药业(集团)有限公司
※21	江苏康缘集团有限责任公司	71	湖南恒生制药股份有限公司
※22	北京同仁堂科技发展股份有限公司	72	上海上药杏灵科技药业股份有限公司
※23	华方医药科技有限公司	※73	株洲千金药业股份有限公司
※24	石家庄以岭药业股份有限公司	74	河北君临药业有限公司
※25	贵州百灵企业集团制药股份有限公司	※75	中山市中智药业集团有限公司
※26	成都康弘药业集团股份有限公司	※76	浙江佐力药业股份有限公司
※27	桂林三金药业股份有限公司	77	陕西汉王药业有限公司
28	江中药业股份有限公司	78	浙江新光药业股份有限公司
※29	青峰医药集团有限公司	79	珠海安生凤凰制药有限公司
※30	葵花药业集团股份有限公司	80	精华制药集团股份有限公司
31	仲景宛西制药股份有限公司	※81	山西振东健康产业集团有限公司
※32	仁和(集团)发展有限公司	82	西安天一秦昆制药有限责任公司
33	长白山制药股份有限公司	83	吉林市吴太感康药业有限公司
34	广西梧州制药(集团)股份有限公司	84	沈阳双鼎制药有限公司
35	浙江康莱特药业有限公司	85	四川光大制药有限公司
36	广东众生药业股份有限公司	86	山东凤凰制药股份有限公司
37	上海凯宝药业股份有限公司	87	云南摩尔农庄生物科技开发有限公司
38	康臣药业(内蒙古)有限责任公司	88	吉林吉春制药股份有限公司
※39	西藏奇正藏药股份有限公司	89	上海医药集团青岛国风药业股份有限公司
40	马应龙药业集团股份有限公司	90	四川好医生攀西药业有限责任公司
41	山东宏济堂制药集团股份有限公司	91	江西品信药业有限公司
※42	亚宝药业集团股份有限公司	※92	万邦德制药集团股份有限公司
※43	山东福胶集团有限公司	93	云南维和药业股份有限公司
※44	天圣制药集团股份有限公司	94	河北万岁药业有限公司
45	江苏苏中药业集团股份有限公司	95	昆明龙津药业股份有限公司
※46	太极集团有限公司	96	甘肃陇神戎发药业股份有限公司
※47	成都地奥制药集团有限公司	97	广东台城制药股份有限公司
48	上海和黄药业有限公司	98	漳州水仙药业股份有限公司
49	丽珠集团利民制药厂	99	浙江维康药业股份有限公司
※50	贵州益佰制药股份有限公司	※100	江西百神药业股份有限公司

※表示该集团采用合并形式排名

表22　2015年中药饮片工业企业法人单位资产总额100强

位次	企业名称	位次	企业名称
※1	康美药业股份有限公司	51	吉林省北药药材加工有限公司
※2	江阴天江药业有限公司	52	甘肃伊真堂药业有限责任公司
3	北京同仁堂健康药业股份有限公司	53	吉林敖东世航药业股份有限公司
4	北京康仁堂药业有限公司	54	衢州南孔中药有限公司
※5	上海华宇药业有限公司	55	杭州蜂之语蜂业股份有限公司
※6	天津盛实百草中药科技股份有限公司	56	吉林省宏久生物科技股份有限公司
7	吉林紫鑫初元药业有限公司	57	吉林华润和善堂人参有限公司
8	北京同仁堂健康药业(福州)有限公司	58	上海青浦中药饮片有限公司
9	龙宝参茸股份有限公司	59	四川千方中药饮片有限公司
10	浙江寿仙谷医药股份有限公司	60	浙江赐富医药有限公司
11	亳州市沪谯药业有限公司	61	江西青春康源中药饮片有限公司
12	辽宁贵今生物医药有限公司	62	厦门燕来福制药有限公司
13	北京华邈中药工程技术开发中心	63	浙江天冉中药饮片有限公司
14	云南鸿翔中药科技有限公司	64	江西华城门药业有限公司
15	安徽协和成药业饮片有限公司	65	桓仁满族自治县恒宝参药有限公司
16	湖南金沙药业有限责任公司	66	浙江华方生命科技有限公司
17	四川新荷花中药饮片股份有限公司	67	辽宁祥云药业有限公司
18	浙江惠松制药有限公司	68	上海养和堂中药饮片有限公司
19	四川佳能达攀西药业有限公司	69	湖北金贵中药饮片有限公司
20	湖南福泰中药饮片有限责任公司	70	南昌济顺制药有限公司
21	河北金木药业集团有限公司	71	云南滇中药业有限公司
22	上海虹桥中药饮片有限公司	72	四川江油中坝附子科技发展有限公司
23	文山市苗乡三七实业有限公司	73	福建天人药业有限公司
24	浙江中医药大学中药饮片有限公司	74	上海德大堂国药有限公司
25	北京东兴堂科技发展有限公司	75	上海童涵春堂中药饮片有限公司
26	云南金九地生物科技有限公司	76	辽宁美罗君元药业有限公司
27	上海康桥中药饮片有限公司	77	哈药集团世一堂中药饮片有限责任公司
28	云南新世纪中药饮片有限公司	78	贵州昌昊中药发展有限公司
29	重庆国光天然药业有限公司	79	浙江大德堂国药有限公司
30	上海同济堂药业有限公司	80	上海真仁堂药业有限公司
31	樟树市庆仁中药饮片有限公司	81	上海胡庆余堂中药饮片有限公司
32	通化昌源医药科技有限公司	82	北京祥威药业有限公司
33	广州市药材公司中药饮片厂	83	上海华济药业有限公司
34	云南海瑞迪生物药业有限公司	84	重庆市京海药业有限公司
35	北京同仁堂吉林人参有限责任公司	85	海南寿南山参业有限公司
36	甘肃亚兰药业有限公司	86	江西江中中药饮片有限公司
37	杭州华东中药饮片有限公司	87	渭源县鑫源药业科技有限公司
38	贵阳济仁堂药业有限公司	88	漳州市聚善堂药业有限公司
39	药圣堂(湖南)制药有限公司	89	宜宾仁和中药饮片有限责任公司
40	上海雷允上中药饮片厂	90	上海药房股份有限公司徐重道中药饮片厂
41	浙江景岳堂药业有限公司	91	江西顺福堂中药饮片有限公司
42	北京冠城药业有限公司	92	浙江英特中药饮片有限公司
43	国药集团冯了性(佛山)药材饮片有限公司	93	江西彭氏国药堂饮片有限公司
44	湖南省大豪药业有限责任公司	94	辽宁鹿源参茸饮片有限公司
45	北京金崇光药业有限公司	95	北京市双桥燕京中药饮片厂
46	桓仁巨户沟森涛山参基地	96	福建承天药业有限公司
47	浙江康恩贝集团医疗保健品有限公司	97	湖北聚瑞中药有限公司
48	重庆国中医药有限公司	98	延边开城医药有限公司
49	湖南省松龄堂中药饮片有限公司	99	吉林省华惠生物科技有限公司
50	湖北天圣清大中药材有限公司	100	定西市天信药业有限责任公司

※表示该集团采用合并形式排名

表23 2015年中药饮片工业企业法人单位主营业务收入100强

位次	企业名称	位次	企业名称
※1	康美药业股份有限公司	51	湖南福泰中药饮片有限责任公司
※2	江阴天江药业有限公司	52	云南新世纪中药饮片有限公司
3	北京同仁堂健康药业股份有限公司	53	浙江天冉中药饮片有限公司
4	北京康仁堂药业有限公司	54	福建承天药业有限公司
※5	上海华宇药业有限公司	55	辽宁美罗君元药业有限公司
6	抚松县大自然生物工程有限公司	56	江西青春康源中药饮片有限公司
7	安徽协和成药业饮片有限公司	57	云南海瑞迪生物药业有限公司
8	北京同仁堂健康药业(福州)有限公司	58	上海信德中药公司
9	延边开城医药有限公司	59	浙江景岳堂药业有限公司
10	北京华邈中药工程技术开发中心	60	上海养和堂中药饮片有限公司
11	桓仁满族自治县恒宝参药有限公司	61	贵州昌昊中药发展有限公司
12	龙宝参茸股份有限公司	62	上海青浦中药饮片有限公司
13	通化昌源医药科技有限公司	63	漳州市聚善堂药业有限公司
※14	天津盛实百草中药科技股份有限公司	64	国药集团冯了性(佛山)药材饮片有限公司
15	四川新荷花中药饮片股份有限公司	65	上海真仁堂药业有限公司
16	亳州市沪谯药业有限公司	66	江西华城门药业有限公司
17	重庆国光天然药业有限公司	67	贵阳济仁堂药业有限公司
18	上海虹桥中药饮片有限公司	68	吉林省北药药材加工有限公司
19	桓仁巨户沟森涛山参基地	69	吉林紫鑫初元药业有限公司
20	福建天人药业有限公司	70	江西彭氏国药堂饮片有限公司
21	北京祥威药业有限公司	71	重庆国中医药有限公司
22	湖南金沙药业有限责任公司	72	厦门燕来福制药有限公司
23	山东明欣中药饮片有限公司	73	辽宁祥云药业有限公司
24	浙江寿仙谷医药股份有限公司	74	江西顺福堂中药饮片有限公司
25	杭州华东中药饮片有限公司	75	上海德大堂国药有限公司
26	云南鸿翔中药科技有限公司	76	重庆市京海药业有限公司
27	河北金木药业集团有限公司	77	浙江钱王中药有限公司
28	上海康桥中药饮片有限公司	78	吉林敖东世航药业股份有限公司
29	广州市药材公司中药饮片厂	79	北京市双桥燕京中药饮片厂
30	樟树市庆仁中药饮片有限公司	80	浙江英特中药饮片有限公司
31	浙江惠松制药有限公司	81	江西江中中药饮片有限公司
32	云南金九地生物科技有限公司	82	北京卫仁中药饮片厂
33	药圣堂(湖南)制药有限公司	83	上海童涵春堂中药饮片有限公司
34	湖南省松龄堂中药饮片有限公司	84	嘉兴东方国药饮片有限公司
35	上海同济堂药业有限公司	85	贵州仙龙药业有限公司
36	衢州南孔中药有限公司	86	定西市天信药业有限责任公司
37	上海雷允上中药饮片厂	87	南昌济顺制药有限公司
38	北京东兴堂科技发展有限公司	88	哈药集团世一堂中药饮片有限责任公司
39	湖北金贵中药饮片有限公司	89	北京松兰饮片有限公司
40	甘肃亚兰药业有限公司	90	渭源县鑫源药业科技有限公司
41	吉林省华惠生物科技有限公司	91	平凉市铸康中药饮片有限责任公司
42	辽宁贵今生物医药有限公司	92	湖南省大豪药业有限责任公司
43	杭州蜂之语蜂业股份有限公司	93	吉林国安药业有限公司
44	文山市苗乡三七实业有限公司	94	四川江油中坝附子科技发展有限公司
45	浙江中医药大学中药饮片有限公司	95	南宁市景昌中药饮片有限公司
46	北京同仁堂吉林人参有限责任公司	96	吉林省宏久生物科技股份有限公司
47	宜宾仁和中药饮片有限责任公司	97	北京太洋树康中药饮片厂
48	四川千方中药饮片有限公司	98	上海药房股份有限公司徐重道中药饮片厂
49	湖北聚瑞中药有限公司	99	柳州市神农中药饮片厂
50	北京金崇光药业有限公司	100	上海华济药业有限公司

※表示该集团采用合并形式排名

表24 2015年中药饮片工业企业法人单位利润总额100强

位次	企业名称	位次	企业名称
※1	康美药业股份有限公司	51	上海真仁堂药业有限公司
※2	江阴天江药业有限公司	52	北京金崇光药业有限公司
3	北京同仁堂健康药业股份有限公司	53	渭源县鑫源药业科技有限公司
4	北京康仁堂药业有限公司	54	定西市天信药业有限责任公司
5	北京同仁堂健康药业(福州)有限公司	55	重庆国中医药有限公司
6	云南鸿翔中药科技有限公司	56	福建承天药业有限公司
7	湖南金沙药业有限责任公司	57	吉林省宏久生物科技股份有限公司
8	龙宝参茸股份有限公司	58	广州市药材公司中药饮片厂
9	亳州市沪谯药业有限公司	59	延边开城医药有限公司
10	安徽协和成药业饮片有限公司	60	辽宁祥云药业有限公司
11	浙江大德堂国药有限公司	61	通渭县通广药材有限责任公司
12	浙江寿仙谷医药股份有限公司	62	湖北思安药业有限公司
※13	天津盛实百草中药科技股份有限公司	63	上海养和堂中药饮片有限公司
14	通化昌源医药科技技有限公司	64	哈药集团世一堂中药饮片有限责任公司
15	云南金九地生物科技有限公司	65	长春金荷药业有限公司
16	四川新荷花中药饮片股份有限公司	66	重庆市京海药业有限公司
17	药圣堂(湖南)制药有限公司	67	上海青浦中药饮片有限公司
18	上海同济堂药业有限公司	68	北京市双桥燕京中药饮片厂
19	河北金木药业集团有限公司	69	上海雷允上中药饮片厂
20	桓仁巨户沟森涛山参基地	70	湖南省大豪药业有限责任公司
21	上海康桥中药饮片有限公司	71	上海华济药业有限公司
22	湖南福泰中药饮片有限责任公司	72	绵阳好医生中药饮片有限公司
※23	上海华宇药业有限公司	73	辽宁三达药材有限公司
24	抚松县大自然生物工程有限公司	74	甘肃蓉宝生物科技有限公司
25	甘肃亚兰药业有限公司	75	北京祥威药业有限公司
26	辽宁贵今生物医药有限公司	76	上海德大堂国药有限公司
27	上海虹桥中药饮片有限公司	77	江西江中中药饮片有限公司
28	浙江惠松制药有限公司	78	国药集团冯了性(佛山)药材饮片有限公司
29	北京华邈中药工程技术开发中心	79	辽宁鹿源参茸饮片有限公司
30	杭州华东中药饮片有限公司	80	厦门燕来福制药有限公司
31	四川千方中药饮片有限公司	81	重庆大广药业有限公司
32	衢州南孔中药有限公司	82	四川江油中坝附子科技发展有限公司
33	浙江中医药大学中药饮片有限公司	83	贵阳济仁堂药业有限公司
34	云南海瑞迪生物药业有限公司	84	吉林省华惠生物科技有限公司
35	湖北金贵中药饮片有限公司	85	吉林省元力药业有限公司
36	北京同仁堂吉林人参有限责任公司	86	北京卫仁中药饮片厂
37	浙江景岳堂药业有限公司	87	吉林华润和善堂人参有限公司
38	漳州市聚善堂药业有限公司	88	江西华城门药业有限公司
39	杭州蜂之语蜂业股份有限公司	89	江西宏洁中药饮片有限公司
40	南昌济顺制药有限公司	90	贵州仙龙药业有限公司
41	吉林紫鑫初元药业有限公司	91	平凉市铸康中药饮片有限责任公司
42	江西顺福堂中药饮片有限公司	92	贵州昌昊中药发展有限公司
43	吉林国安药业有限公司	93	浙江英特中药饮片有限公司
44	桓仁满族自治县恒宝参药有限公司	94	北京太洋树康中药饮片厂
45	江西彭氏国药堂饮片有限公司	95	北京人卫中药饮片厂
46	吉林省北药药材加工有限公司	96	柳州市神农中药饮片厂
47	福建天人药业有限公司	97	北京四方中药饮片有限公司
48	宜宾仁和中药饮片有限责任公司	98	上海药房股份有限公司徐重道中药饮片厂
49	湖南省松龄堂中药饮片有限公司	99	北京东兴堂科技发展有限公司
50	樟树市庆仁中药饮片有限公司	100	浙江钱王中药有限公司

※表示该集团采用合并形式排名

表25　2015年生物药品工业企业法人单位资产总额100强

位次	企业名称	位次	企业名称
※1	中国生物技术股份有限公司	51	河北大安制药有限公司
2	上海莱士血液制品股份有限公司	52	辽宁依生生物制药有限公司
※3	沈阳三生制药有限责任公司	53	艾康生物技术(杭州)有限公司
※4	正中医药集团有限公司	54	上海天士力药业有限公司
※5	东宝实业集团有限公司	55	协和发酵麒麟(中国)制药有限公司
6	华兰生物工程股份有限公司	56	同药集团有限公司
7	深圳翰宇药业股份有限公司	57	珠海润都制药股份有限公司
※8	上海昊海生物科技股份有限公司	58	深圳市天道医药有限公司
9	常州千红生化制药股份有限公司	59	上海联合赛尔生物工程有限公司
10	烟台东诚药业集团股份有限公司	60	山东先声麦得津生物制药有限公司
※11	长春高新技术产业(集团)股份有限公司	61	浙江普康生物技术股份有限公司
※12	山东未名生物医药股份有限公司	62	晋城海斯制药有限公司
13	山东泰邦生物制品有限公司	63	珠海亿胜生物制药有限公司
※14	河北常山生化药业股份有限公司	64	北京四环生物制药有限公司
15	江西博雅生物制药股份有限公司	65	成都康弘生物科技有限公司
16	舒泰神(北京)生物制药股份有限公司	66	罗益(无锡)生物制药有限公司
17	辽宁成大生物股份有限公司	67	浙江普洛康裕生物制药有限公司
18	玉溪沃森生物技术有限公司	68	云南天宏香精香料有限公司
19	帝斯曼维生素(上海)有限公司	69	吉林海资生物工程技术有限公司
20	甘李药业股份有限公司	70	长春海伯尔生物技术有限责任公司
21	长春长生生物科技有限责任公司	71	中科生物制药股份有限公司
22	珍奥集团股份有限公司	72	浙江天元生物药业有限公司
23	同路生物制药有限公司	73	湖州展望药业有限公司
24	四川远大蜀阳药业股份有限公司	74	吉林英联生物制药股份有限公司
25	上海科华生物工程股份有限公司	75	杭州澳医保灵药业有限公司
26	中国医学科学院医学生物学研究所	76	湖南圣湘生物科技有限公司
27	山西康宝生物制品股份有限公司	77	成都利尔药业有限公司
28	安徽安科生物工程(集团)股份有限公司	78	吉林亚泰生物药业股份有限公司
29	广东天普生化医药股份有限公司	79	安徽环球药业股份有限公司
30	黑龙江江世药业有限公司	80	浙江卫信生物药业有限公司
31	贵州泰邦生物制品有限公司	81	广州诺诚生物制品股份有限公司
32	北京世桥生物制药有限公司	82	浙江伊利康生物技术有限公司
33	北京科兴生物制品有限公司	83	江西生物制品研究所
34	上海复旦张江生物医药股份有限公司	84	海南日中天制药有限公司
35	武汉海特生物制药股份有限公司	85	上海新兴医药股份有限公司
36	郑州安图生物工程股份有限公司	86	上海荣盛生物药业有限公司
37	浙江普洛得邦制药有限公司	87	康哲(湖南)制药有限公司
38	南岳生物制药有限公司	88	江苏吴中医药集团有限公司苏州中凯生物制药厂
39	深圳市卫光生物制品股份有限公司	89	曲靖博浩神给科技股份有限公司
40	北京万泰生物药业股份有限公司	90	黑龙江迪龙制药有限公司
41	吉林敖东药业集团延吉股份有限公司	91	安徽宏业药业有限公司
42	北京凯因科技股份有限公司	92	北京三元基因药业股份有限公司
43	哈尔滨派斯菲科生物制药股份有限公司	93	杭州澳亚生物技术有限公司
44	百泰生物药业有限公司	94	湖州展望天明药业有限公司
45	辽宁科泰生物基因制药股份有限公司	95	宁波瑞源生物科技有限公司
46	厦门特宝生物工程股份有限公司	96	潍坊三维生物工程集团有限公司
47	武汉中原瑞德生物制品有限责任公司	97	福州迈新生物技术开发有限公司
48	浙江我武生物科技股份有限公司	98	广州白云山拜迪生物医药有限公司
49	大连汉信生物制药有限公司	99	长春博迅生物技术有限责任公司
50	云南瑞宝生物科技股份有限公司	100	成都康华生物制品有限公司

※表示该集团采用合并形式排名

表 26　2015 年生物药品工业企业法人单位主营业务收入 100 强

位次	企业名称	位次	企业名称
※1	中国生物技术股份有限公司	51	北京世桥生物制药有限公司
※2	沈阳三生制药有限责任公司	52	晋城海斯制药有限公司
※3	长春高新技术产业(集团)股份有限公司	53	成都康弘生物科技有限公司
※4	东宝实业集团有限公司	54	浙江我武生物科技股份有限公司
5	华兰生物工程股份有限公司	55	山西振东家庭健康护理用品有限公司
6	广东天普生化医药股份有限公司	56	云南瑞宝生物科技股份有限公司
7	舒泰神(北京)生物制药股份有限公司	57	协和发酵麒麟(中国)制药有限公司
8	山东泰邦生物制品有限公司	58	上海联合赛尔生物工程有限公司
9	甘李药业股份有限公司	59	中国医学科学院医学生物学研究所
10	四川远大蜀阳药业股份有限公司	60	厦门特宝生物工程股份有限公司
11	山西康宝生物制品股份有限公司	61	湖州展望药业有限公司
12	辽宁成大生物股份有限公司	62	广州诺诚生物制品股份有限公司
※13	河北常山生化药业股份有限公司	63	曲靖博浩神给科技股份有限公司
14	上海莱士血液制品股份有限公司	64	深圳市天道医药有限公司
※15	山东未名生物医药股份有限公司	65	成都利尔药业有限公司
16	江西生物制品研究所	66	武汉中原瑞德生物制品有限责任公司
17	同路生物制药有限公司	67	山东先声麦得津生物制药有限公司
18	烟台东诚药业集团股份有限公司	68	长春博迅生物技术有限责任公司
19	长春长生生物科技有限责任公司	69	湖北华龙生物制药有限公司
20	吉林敖东药业集团延吉股份有限公司	70	宁波瑞源生物科技有限公司
21	深圳翰宇药业股份有限公司	71	哈尔滨松鹤制药有限公司
22	常州千红生化制药股份有限公司	72	杭州澳医保灵药业有限公司
23	浙江普洛得邦制药有限公司	73	玉溪沃森生物技术有限公司
24	武汉海特生物制药股份有限公司	74	福州迈新生物技术开发有限公司
※25	上海昊海生物科技股份有限公司	75	北京四环生物制药有限公司
26	郑州安图生物工程股份有限公司	76	山东阿华生物药业有限公司
27	安徽安科生物工程(集团)股份有限公司	77	杭州澳亚生物技术有限公司
28	贵州泰邦生物制品有限公司	78	康哲(湖南)制药有限公司
29	吉林英联生物制药股份有限公司	79	上海新兴医药股份有限公司
30	上海复旦张江生物医药股份有限公司	80	黑龙江迪龙制药有限公司
31	艾康生物技术(杭州)有限公司	81	上海欣科医药有限公司
32	江西博雅生物制药股份有限公司	82	珍奥集团股份有限公司
33	北京万泰生物药业股份有限公司	83	安徽宏业药业有限公司
34	上海科华生物工程股份有限公司	84	潍坊市康华生物技术有限公司
35	深圳市卫光生物制品股份有限公司	85	海南日中天制药有限公司
※36	同药集团有限公司	86	河北大安制药有限公司
37	辽宁科泰生物基因制药股份有限公司	87	北京三元基因药业股份有限公司
38	珠海亿胜生物制药有限公司	88	罗益(无锡)生物制药有限公司
39	安徽环球药业股份有限公司	89	杭州远大生物制药有限公司
40	北京科兴生物制品有限公司	90	湖南圣湘生物科技有限公司
41	黑龙江江世药业有限公司	91	浙江伊利康生物技术有限公司
42	百泰生物药业有限公司	92	浙江普康生物技术股份有限公司
※43	正中医药集团有限公司	93	通化康元生物科技有限公司
44	珠海润都制药股份有限公司	94	吉林海资生物工程技术有限公司
45	浙江丰安生物制药有限公司	95	楚雄和创药业有限责任公司
46	哈尔滨派斯菲科生物制药股份有限公司	96	北京华大吉比爱生物技术有限公司
47	北京凯因科技股份有限公司	97	辽宁科硕营养科技有限公司
48	帝斯曼维生素(上海)有限公司	98	上海荣盛生物药业有限公司
49	重庆申高生化制药股份有限公司	99	上海赛伦生物技术股份有限公司
50	浙江普洛康裕生物制药有限公司	100	湖南斯奇生物制药有限公司

※表示该集团采用合并形式排名

表 27　2015 年生物药品工业企业法人单位利润总额 100 强

位次	企业名称	位次	企业名称
1	上海莱士血液制品股份有限公司	51	辽宁科泰生物基因制药股份有限公司
※2	沈阳三生制药有限责任公司	52	北京四环生物制药有限公司
※3	中国生物技术股份有限公司	53	杭州澳医保灵药业有限公司
4	华兰生物工程股份有限公司	54	协和发酵麒麟(中国)制药有限公司
5	山东泰邦生物制品有限公司	55	浙江普洛得邦制药有限公司
6	辽宁成大生物股份有限公司	56	福州迈新生物技术开发有限公司
※7	长春高新技术产业(集团)股份有限公司	57	深圳市天道医药有限公司
8	甘李药业股份有限公司	58	安徽环球药业股份有限公司
※9	东宝实业集团有限公司	59	上海新兴医药股份有限公司
10	同路生物制药有限公司	60	江西生物制品研究所
11	深圳翰宇药业股份有限公司	61	杭州远大生物制药有限公司
12	四川远大蜀阳药业股份有限公司	62	重庆申高生化制药股份有限公司
13	长春长生生物科技有限责任公司	63	上海欣科医药有限公司
14	常州千红生化制药股份有限公司	64	晋城海斯制药有限公司
15	山西康宝生物制品股份有限公司	65	厦门特宝生物工程股份有限公司
※16	上海昊海生物科技股份有限公司	66	广州诺诚生物制品股份有限公司
17	郑州安图生物工程股份有限公司	67	湖州展望药业有限公司
18	广东天普生化医药股份有限公司	68	黑龙江迪龙制药有限公司
19	贵州泰邦生物制品有限公司	69	浙江普康生物技术股份有限公司
20	舒泰神(北京)生物制药股份有限公司	70	上海联合赛尔生物工程有限公司
※21	山东未名生物医药股份有限公司	71	艾康生物技术(杭州)有限公司
22	百泰生物药业有限公司	72	浙江丰安生物制药有限公司
23	吉林敖东药业集团延吉股份有限公司	73	福建新大陆生物技术股份有限公司
24	北京智飞绿竹生物制药有限公司	74	成都康华生物制品有限公司
25	江西博雅生物制药股份有限公司	75	云南天宏香精香料有限公司
※26	河北常山生化药业股份有限公司	76	成都利尔药业有限公司
27	黑龙江江世药业有限公司	77	北京华大吉比爱生物技术有限公司
28	吉林英联生物制药股份有限公司	78	上海赛伦生物技术股份有限公司
29	武汉海特生物制药股份有限公司	79	郑州伊美诺生物技术有限公司
30	北京万泰生物药业股份有限公司	80	康哲(湖南)制药有限公司
31	上海科华生物工程股份有限公司	81	通化康元生物科技有限公司
32	安徽安科生物工程(集团)股份有限公司	82	罗益(无锡)生物制药有限公司
33	上海复旦张江生物医药股份有限公司	83	潍坊市康华生物技术有限公司
34	深圳市卫光生物制品股份有限公司	84	北京世桥生物制药有限公司
35	浙江我武生物科技股份有限公司	85	湖南斯奇生物制药有限公司
36	烟台东诚药业集团股份有限公司	86	杭州华津药业股份有限公司
37	山东先声麦得津生物制药有限公司	87	同药集团有限公司
38	哈尔滨派斯菲科生物制药股份有限公司	88	北京三元基因药业股份有限公司
39	珍奥集团股份有限公司	89	浙江伊利康生物技术有限公司
40	长春博迅生物技术有限责任公司	90	河北大安制药有限公司
41	珠海润都制药股份有限公司	91	湖南福来格生物技术有限公司
42	宁波瑞源生物科技有限公司	92	浙江普洛康裕生物制药有限公司
43	杭州澳亚生物技术有限公司	93	山东阿华生物药业有限公司
44	北京科兴生物制品有限公司	94	湖南康润药业有限公司
45	武汉中原瑞德生物制品有限责任公司	95	辽宁迈迪生物科技有限公司
46	曲靖博浩神给科技股份有限公司	96	湖州展望天明药业有限公司
47	珠海亿胜生物制药有限公司	97	成都金星健康药业有限公司
48	安徽宏业药业有限公司	98	山西振东家庭健康护理用品有限公司
49	北京凯因科技股份有限公司	99	湖北华龙生物制药有限公司
50	帝斯曼维生素(上海)有限公司	100	杭州国光药业有限公司

※表示该集团采用合并形式排名

表 28　2015 年医疗仪器设备及器械工业企业法人单位资产总额 100 强

位次	企业名称	位次	企业名称
※1	威高集团有限公司	51	厦门艾德生物医药科技股份有限公司
2	山东新华医疗器械股份有限公司	52	常州奥斯迈医疗器械有限公司
3	乐普(北京)医疗器械股份有限公司	53	浙江科惠医疗器械股份有限公司
4	上海微创医疗器械(集团)有限公司	54	首钢水钢(集团)有限责任公司水电(氧气)厂
5	沈阳东软医疗系统有限公司	55	福建梅生医疗科技股份有限公司
※6	上海凯利泰医疗科技股份有限公司	56	浙江拱东医疗科技有限公司
7	宁波美康生物科技股份有限公司	57	桂林紫竹乳胶制品有限公司
8	长春迪瑞医疗科技股份有限公司	58	武汉德骼拜尔外科植入物有限公司
9	上海康德莱企业发展集团股份有限公司	59	河南华南医电科技有限公司
10	江西洪达医疗器械集团有限公司	60	天津哈娜好医材有限公司
11	创生医疗器械(中国)有限公司	61	江西丰临医用器械有跟公司
12	北京九强生物技术股份有限公司	62	上海浦东金环医疗用品股份有限公司
13	华润万东医疗装备股份有限公司	63	东芝大连有限公司
14	云南山灞图像传输科技有限公司	64	四川南格尔生物医学股份有限公司
15	江西益康医疗器械集团有限公司	65	上海力申科学仪器有限公司
16	常州市康辉医疗器械有限公司	66	徕卡显微系统(上海)有限公司
17	天津九安医疗电子股份有限公司	67	鹰潭荣嘉集团医疗器械实业有限公司
18	先健科技(深圳)有限公司	68	南昌百特生物高新技术股份有限公司
19	泰尔茂医疗产品(杭州)有限公司	69	浙江史密斯医学仪器有限公司
20	宁波戴维医疗器械股份有限公司	70	深圳市翔通光电技术有限公司
21	北京博士伦眼睛护理产品有限公司	71	湖南平安医械科技有限公司
22	天津正天医疗器械有限公司	72	湖南康都制药有限公司
23	大博医疗科技股份有限公司	73	肖特新康药品包装有限公司
24	江西三鑫医疗科技股份有限公司	74	大连 JMS 医疗器具有限公司
25	东软医疗系统设备有限公司	75	上海科邦医用乳胶器材有限公司
26	江西科伦医疗器械制造有限公司	76	浙江苏嘉医疗器械股份有限公司
27	桂林优利特电子集团有限公司	77	辽宁爱母医疗科技有限公司
28	松下电气机器(北京)有限公司	78	辽宁开普医疗系统有限公司
29	鑫高益医疗设备股份有限公司	79	浙江天松医疗器械股份有限公司
30	湖州数康生物科技有限公司	80	宁波奉天海供氧净化成套设备有限公司
31	旭化成医疗器械(杭州)有限公司	81	浙江龙飞实业股份有限公司
32	浙江千喜车业有限公司	82	温州市维日康生物科技有限公司
33	康泰医学系统(秦皇岛)股份有限公司	83	贝普医疗科技有限公司
34	南京微创医学科技股份有限公司	84	江苏硕世生物科技有限公司
35	四川西南医用设备有限公司	85	北京市富乐科技开发有限公司
36	尼普洛(上海)有限公司	86	上海太阳生物技术有服公司
37	四川迈克生物医疗电子有限公司	87	天津喜来健医疗器械有限公司
38	瑞声达听力技术(中国)有限公司	88	大连库利艾特医疗制品有限公司
39	瓦里安医疗设备(中国)有限公司	89	淄博恒舟铝塑包装材料有限公司
40	宁波永新光学股份有限公司	90	烟台澳斯邦生物工程有限公司
41	桂林市啄木鸟医疗器械有限公司	91	宁波天益医疗器械有限公司
42	山东中保康医疗器具有限公司	92	上海奕瑞光电子科技有限公司
43	浙江好络维医疗技术有限公司	93	宁波禾采医疗器械有限公司
44	山东新华安得医疗用品有限公司	94	浙江玉升医疗器械股份有限公司
45	浙江巴奥米特医药产品有限公司	95	浙江康康医疗器械有限公司
46	北京理贝尔生物工程研究所有限公司	96	上海金香乳胶制品有限公司
47	奥泰医疗系统有限责任公司	97	杭州市协合医疗用品有限公司
48	常州华森医疗器械有限公司	98	杭州华冲科技有限公司
49	美艾利尔(上海)诊断产品有限公司	99	重庆山外山血液净化技术股份有限公司
50	上海卫康光学眼镜有限公司	100	上海输血技术有限公司

※表示该集团采用合并形式排名

表 29　2015 年医疗仪器设备及器械工业企业法人单位主营业务收入 100 强

位次	企业名称	位次	企业名称
※1	威高集团有限公司	51	湖南平安医械科技有限公司
2	山东新华医疗器械股份有限公司	52	上海科邦医用乳胶器材有限公司
3	乐普(北京)医疗器械股份有限公司	53	上海奕瑞光电子科技有限公司
4	江西洪达医疗器械集团有限公司	54	北京市富乐科技开发有限公司
5	江西益康医疗器械集团有限公司	55	上海卫康光学眼镜有限公司
6	沈阳东软医疗系统有限公司	56	常州奥斯迈医疗器械有限公司
7	上海康德莱企业发展集团股份有限公司	57	鑫高益医疗设备股份有限公司
8	上海微创医疗器械(集团)有限公司	58	上海浦东金环医疗用品股份有限公司
9	瑞声达听力技术(中国)有限公司	59	厦门艾德生物医药科技股份有限公司
10	泰尔茂医疗产品(杭州)有限公司	60	宁波天益医疗器械有限公司
11	北京博士伦眼睛护理产品有限公司	61	常州华森医疗器械有限公司
12	东芝大连有限公司	62	江西升升药业股份有限公司
13	桂林优利特电子集团有限公司	63	肖特新康药品包装有限公司
14	华润万东医疗装备股份有限公司	64	四川南格尔生物医学股份有限公司
15	北京九强生物技术股份有限公司	65	三贵康复器材(上海)有限公司
16	东软医疗系统设备有限公司	66	浙江强盛医用工程有限公司
17	宁波美康生物科技股份有限公司	67	北京康达五洲医疗器械中心
18	山东新华安得医疗用品有限公司	68	安图实验仪器(郑州)有限公司
19	长春迪瑞医疗科技股份有限公司	69	奥泰医疗系统有限责任公司
20	山东中保康医疗器具有限公司	70	松下电气机器(北京)有限公司
※21	上海凯利泰医疗科技股份有限公司	71	浙江灵洋医疗器械有限公司
22	天津九安医疗电子股份有限公司	72	北京理贝尔生物工程研究所有限公司
23	美艾利尔(上海)诊断产品有限公司	73	天津舒好医用器材技术有限公司
24	天津正天医疗器械有限公司	74	武汉德骼拜尔外科植入物有限公司
25	大博医疗科技股份有限公司	75	浙江苏嘉医疗器械股份有限公司
26	浙江科惠医疗器械股份有限公司	76	天津世纪金辉医用设备有限公司
27	瓦里安医疗设备(中国)有限公司	77	北京万生人和科技有限公司
28	常州市康辉医疗器械有限公司	78	宁波蓝野医疗器械有限公司
29	徕卡显微系统(上海)有限公司	79	浙江拱东医疗科技有限公司
30	天津哈娜好医材有限公司	80	杭州康基医疗器械有限公司
31	江西三鑫医疗科技股份有限公司	81	江西丰临医用器械有限公司
32	云南山灞图像传输科技有限公司	82	上海输血技术有限公司
33	康泰医学系统(秦皇岛)股份有限公司	83	上海澳华光电内窥镜有限公司
34	先健科技(深圳)有限公司	84	福建省洪诚生物药业有限公司
35	创生医疗器械(中国)有限公司	85	上海泰雷兹电子管有限公司
36	尼普洛(上海)有限公司	86	天津医药集团众健康达医疗器械有限
37	旭化成医疗器械(杭州)有限公司	87	江西科伦医疗器械制造有限公司
38	宁波永新光学股份有限公司	88	大连库利艾特医疗制品有限公司
39	桂林紫竹乳胶制品有限公司	89	四川迈克生物医疗电子有限公司
40	浙江巴奥米特医药产品有限公司	90	浙江玉升医疗器械股份有限公司
41	天津喜来健医疗器械有限公司	91	浙江康康医疗器械有限公司
42	南京微创医学科技股份有限公司	92	贝普医疗科技有限公司
43	温州市维日康生物科技有限公司	93	杭州华冲科技有限公司
44	湖州数康生物科技有限公司	94	温州市康莱方医用塑料有限公司
45	上海太阳生物技术有限公司	95	鹰潭荣嘉集团医疗器械实业有限公司
46	宁波戴维医疗器械股份有限公司	96	宁波圣宇瑞医疗器械有限公司
47	福建梅生医疗科技股份有限公司	97	湖南康利来医疗器械有限公司
48	大连 JMS 医疗器具有限公司	98	河南华南医电科技有限公司
49	桂林市啄木鸟医疗器械有限公司	99	爱科来医疗电子(上海)有限公司
50	北京天新福医疗器材有限公司	100	浙江优特格尔医疗用品有限公司

※表示该集团采用合并形式排名

表 30　2015 年医疗仪器设备及器械工业企业法人单位利润总额 100 强

位次	企业名称	位次	企业名称
※1	威高集团有限公司	51	桂林市啄木鸟医疗器械有限公司
2	乐普(北京)医疗器械股份有限公司	52	湖南平安医械科技有限公司
3	山东新华医疗器械股份有限公司	53	深圳市翔通光电技术有限公司
4	北京九强生物技术股份有限公司	54	武汉德骼拜尔外科植入物有限公司
5	大博医疗科技股份有限公司	55	浙江天松医疗器械股份有限公司
6	沈阳东软医疗系统有限公司	56	上海太阳生物技术有限公司
7	宁波美康生物科技股份有限公司	57	浙江舒友仪器设备有限公司
8	江西益康医疗器械集团有限公司	58	安图实验仪器(郑州)有限公司
※9	上海凯利泰医疗科技股份有限公司	59	杭州艾力康医药科技有限公司
10	北京天新福医疗器材有限公司	60	美艾利尔(上海)诊断产品有限公司
11	上海康德莱企业发展集团股份有限公司	61	上海卫康光学眼镜有限公司
12	长春迪瑞医疗科技股份有限公司	62	天津正天医疗器械有限公司
13	先健科技(深圳)有限公司	63	福建梅生医疗科技股份有限公司
14	北京博士伦眼睛护理产品有限公司	64	天津世纪金辉医用设备有限公司
15	湖州数康生物科技有限公司	65	天津喜来健医疗器械有限公司
16	泰尔茂医疗产品(杭州)有限公司	66	北京思达医用装置有限公司
17	山东中保康医疗器具有限公司	67	东芝大连有限公司
18	常州市康辉医疗器械有限公司	68	成都迪康中科生物医学材料有限公司
19	杭州康基医疗器械有限公司	69	北京市富乐科技开发有限公司
20	康泰医学系统(秦皇岛)股份有限公司	70	江西洪达医疗器械集团有限公司
21	云南山灞图像传输科技有限公司	71	大连库利艾特医疗制品有限公司
※22	创生医疗器械(中国)有限公司	72	上海澳华光电内窥镜有限公司
23	山东新华安得医疗用品有限公司	73	宁波明星科技发展有限公司
24	宁波永新光学股份有限公司	74	天津舒好医用器材技术有限公司
25	浙江好络维医疗技术有限公司	75	浙江史密斯医学仪器有限公司
26	常州奥斯迈医疗器械有限公司	76	宁波蓝野医疗器械有限公司
27	江西三鑫医疗科技股份有限公司	77	瓦里安医疗设备(中国)有限公司
28	东软医疗系统设备有限公司	78	杭州协合医疗用品有限公司
29	常州华森医疗器械有限公司	79	浙江优亿医疗器械有限公司
30	瑞声达听力技术(中国)有限公司	80	杭州京泠医疗器械有限公司
31	旭化成医疗器械(杭州)有限公司	81	浙江优特格尔医疗用品有限公司
32	宁波戴维医疗器械股份有限公司	82	上海奕瑞光电子科技有限公司
33	上海浦东金环医疗用品股份有限公司	83	上海输血技术有限公司
34	徕卡显微系统(上海)有限公司	84	杭州华冲科技有限公司
35	温州市维日康生物科技有限公司	85	杭州博拓生物科技股份有限公司
36	厦门艾德生物医药科技股份有限公司	86	江西升升药业股份有限公司
37	宁波天益医疗器械有限公司	87	杭州美诺瓦医疗科技股份有限公司
38	浙江拱东医疗科技有限公司	88	宁波慈北医疗器械有限公司
39	南京微创医学科技股份有限公司	89	鹰潭荣嘉集团医疗器械实业有限公司
40	江苏硕世生物科技有限公司	90	杭州好克光电仪器有限公司
41	浙江科惠医疗器械股份有限公司	91	嘉兴凯实生物科技有限公司
42	浙江千喜车业有限公司	92	天津美迪斯医疗用品有限公司
43	上海科邦医用乳胶器材有限公司	93	湖南康利来医疗器械有限公司
44	肖特新康药品包装有限公司	94	北京理贝尔生物工程研究所有限公司
45	浙江苏嘉医疗器械股份有限公司	95	北京康达五洲医疗器械中心
46	浙江巴奥米特医药产品有限公司	96	杭州光典医疗器械有限公司
47	上海微创医疗器械(集团)有限公司	97	上海淞行实业有限公司
48	鑫高益医疗设备股份有限公司	98	上海诺诚电气股份有限公司
49	华润万东医疗装备股份有限公司	99	浙江灵洋医疗器械有限公司
50	桂林紫竹乳胶制品有限公司	100	福建省洪诚生物药业有限公司

※表示该集团采用合并形式排名

表 31　2015 年卫生材料及医药用品工业企业法人单位资产总额 100 强

位次	企业名称	位次	企业名称
1	山东威高集团医用高分子制品股份有限公司	51	辽宁爱尔创生物材料有限公司
2	威海洁瑞医用制品有限公司	52	费森尤斯卡比(广州)医疗用品有限公司
3	枝江奥美医疗用品有限公司	53	浙江华光胶囊股份有限公司
4	绍兴振德医用敷料有限公司	54	浙江周庆盖业有限公司
5	苏州百特医疗用品有限公司	55	绍兴易邦医用品有限公司
6	江西3L医用制品集团股份有限公司	56	浙江衢州康保医疗器材有限公司
7	浙江康德莱医疗器械股份有限公司	57	北京天地和协科技有限公司
8	山西广生医药包装股份有限公司	58	安吉县阳光医药用品有限责任公司
9	贵州天使医疗器材有限公司	59	湖北人福药用辅料股份有限公司
10	重庆正川医药包装材料股份有限公司	60	黄石卫生材料药业有限公司
11	山东侨牌集团有限公司	61	湖南省绿洲惠康发展有限公司
12	青岛华仁医疗用品有限公司	62	上海曹杨医药用品厂
※13	贝朗(中国)投资有限公司	63	贵州苗仁堂生物医药科技有限责任公司
14	湖州金洁实业有限公司	64	金华市景迪医疗用品有限公司
15	九江昂泰胶囊有限公司	65	浙江天成医药包装有限公司
16	江苏省健尔康医用敷料有限公司	66	浙江红雨医药用品有限公司
17	江西科美医疗器械集团有限公司	67	浙江华福医用器材有限公司
18	黑龙江省葵花包装材料有限公司	68	黑龙江科伦药品包装有限公司
19	上海强生有限公司	69	上海卫生材料厂有限公司
20	四川汇利实业有限公司	70	上海医疗器械股份有限公司齿科材料厂
21	石家庄亿生堂医用品有限公司	71	绍兴市永得利胶囊有限公司
22	上海创始实业(集团)有限公司	72	修正环球施普乐医药(潍坊)有限公司
23	福建省百仕韦医用高分子股份有限公司	73	贵州金玖生物技术有限公司
24	浙江海圣医疗器械有限公司	74	绍兴港峰医用品有限公司
25	武汉国灸科技开发有限公司	75	石河子市洁曼卫生材料科技有限公司
26	青岛益青药用胶囊有限公司	76	德清县杭翔玻璃制品有限公司
27	江西侨明医疗器械有限公司	77	浙江省浦江县恩尔康胶囊有限公司
28	江西富尔康实业集团有限公司	78	江西海福特卫生用品有限公司
29	武汉智迅创源科技发展股份有限公司	79	浙江硕华医用塑料有限公司
30	浙江伏尔特医疗器械股份有限公司	80	浙江安吉华埠实业有限公司
31	浙江金石包装有限公司	81	浙江相伴乳胶制品有限公司
32	宁波兴亚橡塑有限公司	82	安吉县慧峰医用敷料有限责任公司
33	上海银京医用卫生材料有限公司	83	上海久正医用包装材料有限公司
34	江西蓝天玻璃制品有限公司	84	上海白云三和感光材料有限公司
35	上海广得利胶囊有限公司	85	山东博达医疗用品有限公司
36	浙江益立胶囊股份有限公司	86	北京科卫临床诊断试剂有限公司
37	沈阳沈大内窥镜有限公司	87	江西江中医药包装厂
38	上海亚澳医用保健品有限公司	88	浙江昂利康胶囊有限公司
39	九江华达医用材料有限公司	89	义乌市捷康医疗用品有限公司
40	浙江华健医用工程有限公司	90	江西林全胶囊有限公司
41	山东大正医疗器械股份有限公司	91	浙江药联胶丸有限公司
42	绍兴福清卫生用品有限公司	92	杭州市江南世家药业有限公司
43	乐清市金泰实业有限公司	93	安吉宏德医疗用品有限公司
44	武义卫生用品有限公司	94	江西益普生药业有限公司
45	金宝医疗器材(上海)有限公司	95	广州从化信和气体有限公司
46	杭州华威医疗用品有限公司	96	岳阳市金寿制药有限公司
47	江西美宝利医用敷料有限公司	97	绍兴县富源气体有限公司
48	浙江润强医疗器械股份有限公司	98	浙江迈兹袜业科技有限公司
49	贵州千叶药品包装股份有限公司	99	浙江邦立医药用品有限公司
50	淄博兴华医用器材有限公司	100	浙江项氏盖业有限公司

※表示该集团采用合并形式排名

表 32　2015 年卫生材料及医药用品工业企业法人单位主营业务收入 100 强

位次	企业名称	位次	企业名称
1	山东威高集团医用高分子制品股份有限公司	51	江西益普生药业有限公司
2	枝江奥美医疗用品有限公司	52	北京天地和协科技有限公司
3	绍兴振德医用敷料有限公司	53	沈阳沈大内窥镜有限公司
4	威海洁瑞医用制品有限公司	54	费森尤斯卡比(广州)医疗用品有限公司
5	苏州百特医疗用品有限公司	55	南昌益民医用卫生材料有限公司
6	山东侨牌集团有限公司	56	山东大正医疗器械股份有限公司
7	江苏省健尔康医用敷料有限公司	57	金宝医疗器材(上海)有限公司
8	重庆正川医药包装材料股份有限公司	58	上海卫生材料厂有限公司
※9	贝朗(中国)投资有限公司	59	上海白云三和感光材料有限公司
10	江西3L医用制品集团股份有限公司	60	上海广得利胶囊有限公司
11	上海强生有限公司	61	浙江华健医用工程有限公司
12	山西广生医药包装股份有限公司	62	黑龙江科伦药品包装有限公司
13	浙江康德莱医疗器械股份有限公司	63	上海医疗器械股份有限公司齿科材料厂
14	江西富尔康实业集团有限公司	64	浙江邦立医药用品有限公司
15	江西侨明医疗器械有限公司	65	浙江伏尔特医疗器械股份有限公司
16	贵州天使医疗器材有限公司	66	湖南省绿洲惠康发展有限公司
17	四川汇利实业有限公司	67	江西江中医药包装厂
18	九江华达医用材料有限公司	68	子波兴亚橡塑有限公司
19	上海创始实业(集团)有限公司	69	金华市景迪医疗用品有限公司
20	黑龙江省葵花包装材料有限公司	70	浙江红雨医药用品有限公司
21	青岛益青药用胶囊有限公司	71	岳阳市金寿制药有限公司
22	江西科美医疗器械集团有限公司	72	浙江润强医疗器械股份有限公司
23	石家庄亿生堂医用品有限公司	73	上海曹杨医药用品厂
24	上海亚澳医用保健品有限公司	74	安吉县慧峰医用敷料有限责任公司
25	九江昂泰胶囊有限公司	75	上海久正医用包装材料有限公司
26	武汉国灸科技开发有限公司	76	湖北人福药用辅料股份有限公司
27	绍兴福清卫生用品有限公司	77	安吉县阳光医药用品有限责任公司
28	武汉智迅创源科技发展股份有限公司	78	浙江硕华医用塑料有限公司
29	浙江金石包装有限公司	79	浙江药联胶丸有限公司
30	贵州金玖生物技术有限公司	80	浙江天成医药包装有限公司
31	江西美宝利医用敷料有限公司	81	浙江项氏盖业有限公司
32	上海银京医用卫生材料有限公司	82	安吉宏德医疗用品有限公司
33	浙江华光胶囊股份有限公司	83	杭州华威医疗用品有限公司
34	青岛华仁医疗用品有限公司	84	浙江省浦江县恩尔康胶囊有限公司
35	绍兴港峰医用品有限公司	85	绍兴市永得利胶囊有限公司
36	贵州千叶药品包装股份有限公司	86	修正环球施普乐医药(潍坊)有限公司
37	辽宁爱尔创生物材料有限公司	87	浙江相伴乳胶制品有限公司
38	石河子市洁曼卫生材料科技有限公司	88	江西海福特卫生用品有限公司
39	福建省百仕韦医用高分子股份有限公司	89	杭州市江南世家药业有限公司
40	浙江周庆盖业有限公司	90	广州从化信和气体有限公司
41	通化市东方医用氧气有限公司	91	上海天圆药品包装材料厂
42	绍兴易邦医用品有限公司	92	安吉吉祥医疗用品有限公司
43	德清县杭翔玻璃制品有限公司	93	汕头医用塑料制品厂
44	浙江益立胶囊股份有限公司	94	浙江昂利康胶囊有限公司
45	浙江海圣医疗器械有限公司	95	义乌市捷康医疗用品有限公司
46	乐清市金泰实业有限公司	96	上海久融塑料制品有限公司
47	淄博兴华医用器材有限公司	97	江西林全胶囊有限公司
48	浙江衢州康保医疗器材有限公司	98	浙江华福医用器材有限公司
49	江西蓝天玻璃制品有限公司	99	北京科卫临床诊断试剂有限公司
50	黄石卫生材料药业有限公司	100	武义卫生用品有限公司

※表示该集团采用合并形式排名

表33　2015年卫生材料及医药用品工业企业法人单位利润总额100强

位次	企业名称	位次	企业名称
1	山东威高集团医用高分子制品股份有限公司	51	山东侨牌集团有限公司
2	威海洁瑞医用制品有限公司	52	上海广得利胶囊有限公司
3	枝江奥美医疗用品有限公司	53	乐清市金泰实业有限公司
4	重庆正川医药包装材料股份有限公司	54	江西海福特卫生用品有限公司
5	绍兴振德医用敷料有限公司	55	浙江邦立医药用品有限公司
6	武汉智迅创源科技发展股份有限公司	56	青岛华仁医疗用品有限公司
7	山西广生医药包装股份有限公司	57	南昌益民医用卫生材料有限公司
8	上海创始实业(集团)有限公司	58	上海天圆药品包装材料厂
9	苏州百特医疗用品有限公司	59	浙江海圣医疗器械有限公司
10	上海强生有限公司	60	浙江药联胶丸有限公司
11	湖州金洁实业有限公司	61	浙江伏尔特医疗器械股份有限公司
12	武汉国灸科技开发有限公司	62	浙江省浦江县恩尔康胶囊有限公司
13	江西3L医用制品集团股份有限公司	63	通化市东方医用氧气有限公司
14	福建省百仕韦医用高分子股份有限公司	64	绍兴易邦医用品有限公司
15	江西侨明医疗器械有限公司	65	义乌市捷康医疗用品有限公司
16	石家庄亿生堂医用品有限公司	66	江西江中医药包装厂
17	九江昂泰胶囊有限公司	67	浙江昂利康胶囊有限公司
18	浙江康德莱医疗器械股份有限公司	68	江西林全胶囊有限公司
19	江西富尔康实业集团有限公司	69	杭州华威医疗用品有限公司
20	青岛益青药用胶囊有限公司	70	浙江润强医疗器械股份有限公司
21	山东大正医疗器械股份有限公司	71	绍兴港峰医用品有限公司
22	贵州千叶药品包装股份有限公司	72	绍兴市永得利胶囊有限公司
23	黑龙江省葵花包装材料有限公司	73	浙江红雨医药用品有限公司
24	沈阳沈大内窥镜有限公司	74	浙江安吉华埠实业有限公司
25	辽宁爱尔创生物材料有限公司	75	金华科源医药包装材料有限公司
26	北京天地和协科技有限公司	76	德清县杭翔玻璃制品有限公司
27	浙江益立胶囊股份有限公司	77	上海医疗器械股份有限公司齿科材料厂
28	江苏省健尔康医用敷料有限公司	78	岳阳市金寿制药有限公司
29	浙江华光胶囊股份有限公司	79	浙江天成医药包装有限公司
30	湖南省绿洲惠康发展有限公司	80	安吉县慧峰医用敷料有限责任公司
31	绍兴福清卫生用品有限公司	81	广州从化信和气体有限公司
32	上海曹杨医药用品厂	82	上海久正医用包装材料有限公司
33	金宝医疗器材(上海)有限公司	83	安吉宏德医疗用品有限公司
34	江西科美医疗器械集团有限公司	84	石河子市洁曼卫生材料科技有限公司
35	淄博兴华医用器材有限公司	85	上海协民医用敷料厂
36	浙江周庆盖业有限公司	86	金华市景迪医疗用品有限公司
37	四川汇利实业有限公司	87	广州市番禺万福卫生用品有限公司
38	上海亚澳医用保健品有限公司	88	安吉县阳光医药用品有限责任公司
39	黑龙江科伦药品包装有限公司	89	南昌市恩惠医用卫生材料有限公司
40	江西益普生药业有限公司	90	上海卫生材料厂有限公司
41	浙江硕华医用塑料有限公司	91	浙江华健医用工程有限公司
42	浙江金石包装有限公司	92	上海美达义齿制作有限公司
43	浙江相伴乳胶制品有限公司	93	浙江华福医用器材有限公司
44	浙江衢州康保医疗器材有限公司	94	安吉吉祥医疗用品有限公司
45	贵州天使医疗器材有限公司	95	杭州浦健医疗器械有限公司
46	上海白云三和感光材料有限公司	96	上海久融塑料制品有限公司
47	贵州金玖生物技术有限公司	97	江西美宝利医用敷料有限公司
48	九江华达医用材料有限公司	98	贵州苗通生物医药开发有限公司
49	上海银京医用卫生材料有限公司	99	绍兴县富源气体有限公司
50	黄石卫生材料药业有限公司	100	汕头医用塑料制品厂

医院药学

Hospital Pharmacy

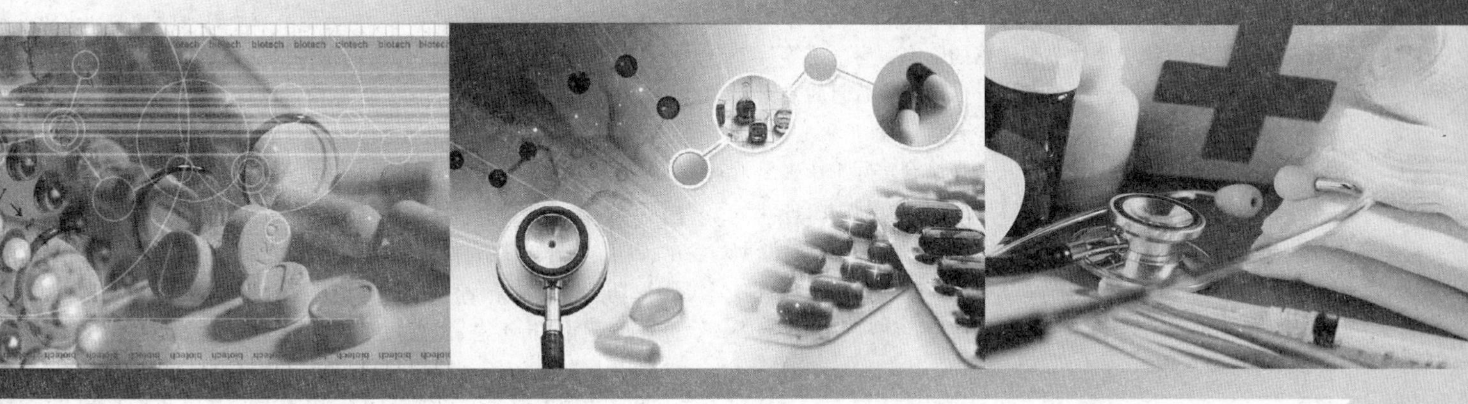

医院药剂

静脉用药调配中心(PIVAS)对易混淆药品及高危药品的管理 邱季等采取建立制度并组织培训与考核,加强药品管理,包括药品的领入、贮存,尤其是标识、高危药品日盘点等,注重流程管理,包括医嘱的提前干预、输液标签做特殊标识、成品输液的包装提醒等方法,统计发现加强风险药品管理后,易混淆药品及高危药品调配差错发生率由0.19‰下降到0.087‰,其中出门差错发生率由0.13‰下降到0.039‰,提高了PIVAS静脉输液调配安全。[中国药房,2015,26(4):500-502] (张　斌　葛卫红)

药品调剂差错中个体心理因素的影响 唐慧芝等从个体药学人员的心理因素的角度分析了导致药品调剂差错发生的原因,包括侥幸心理、惰性心理、逞强心理、麻痹心理、紧张心理和冷漠心理,并从心理分析角度结合实际工作提出了一些解决方法和对策,包括严格执行药品管理制度、合理摆放药品、树立高度的责任心、利用信息技术手段创造良好的工作环境、消除员工不安全心理因素和引进自动发药系统,从而达到降低差错发生,保证患者用药安全的目标。[上海医药,2015,36(19):67-66] (张　斌　葛卫红)

病区基数药品配备管理模式的优化 丁怡等通过改进病区配送服务流程,分别统计流程优化前后某医院病区的基数药品品种、配备数量等,改进前病区领用药品采用护士到药房领药的模式,即药品使用流程为医师下达医嘱后,护士先行取用备用基数药品用于床旁给药,再去药房领回药品补充基数,改进后病区领用药品的模式改为药品配送至病区,结果在药品配送流程优化后,护士从药房获得的时间从90min下降至20min;病区配备的基数药品从优化前的16个大类、237个品种,下降到了优化后的13个大类、209个品种,减少了病区药品存储,既增加护士为患者服务的时间,又降低病区基数药品管理面临的风险。[药学实践杂志,2015,33(6):547-551] (张　斌　葛卫红)

中药饮片调剂差错 方瑞华等将其医院药房中收集到的185份调剂差错进行分类、统计,并用帕累托图分析,找出调剂差错的主要问题和次要问题。结果发现品种错误和数量错误是调剂差错的主要问题,质量错误是次要问题,数量错误有:①药师在调配时注意力不集中,数包数时数错,或者在相邻药斗取药时取错;②同种药品不同规格位置相近,包装相同,容易串位;③部分剂量小的饮片容易粘在一起,发生两包当成一包调配的情况。品种错误有:①药品外观相似,极易发生取错;②审方不仔细,有些药名字形相似;③加药工人加错药,药师调配时没有核对药名。质量错误有:①小包装破损或封口不严,导致包装内饮片重量不达标;②药品保存不当,导致产生虫蛀和发霉现象;③包装内泥沙等杂质含量超标。需要采取有效的干预措施减少这些差错的发生。数量和品种错误的干预措施有:①加强业务培训,提高专业技术水平和服务意识;②建立处方调配差错奖惩制度,用经济惩罚的方式处理差错事故,以培养药师的责任感;③严格执行"四查十对"制度,药师核对时发现差错,及时纠正;④在外观相近的药品边上粘贴警示标志,时刻提醒药师防止差错;⑤要求饮片厂家对同一药品不同规格采用小包装中药饮片的色标管理,不同包装规格使用不同颜色的标签。质量错误的干预措施有:①加强对饮片厂家管理,入库前严格验收,不合格饮片不得上架,并及时将记录反馈给厂家,督促其进行质量改进;②药师在调配时要密切关注包装和内部饮片的外观和性状是否符合质量要求,发现问题及时处理。[中医药管理杂志,2015,23(11):165-166] (张　斌　葛卫红)

住院药房调剂差错 邵庆平按照PDCA循环的计划、实施、查核、处置程序,对医院住院药房2013年1月至2014年6月《药品调剂差错、事故登记本》记载的调剂差错,按季度进行回顾性分析汇总,发现每季度的药品调剂差错逐渐减少,实际降幅达73%;调剂差错原因由开始时的客观因素占11.8%、主观因素占23.7%、易混淆因素占54.6%和其他因素占9.9%,到最后一个季度分别为48.8%、14.6%、22.0%和14.6%。采用PDCA循环管理方法,调剂人员的整体业务水平明显提高,药品摆放更科学,逐步完善了调配工作各个环节的操作规程,住院药房的药品调剂差错例数显著减少,由主要是主观因素和易混淆因素引起的调剂差错,转变成主要由客观因素和其他原因引起的调剂差错。[中国药事,2015,29(9):979-983] (张　斌　葛卫红)

门诊自动发药系统对药品调剂效率及工作强度的影响 杨延东等介绍其医院自动化发药系统及其工作流程,以不同时间段患者取药等候时间和药师步行数为指标,评价自动化发药系统对调剂效率和调剂工作强度的影响,其中自动发药机参与了约60%处方调配,自动发药系统引进后患者在高峰时段和非高峰时段的等候时间较引进前减少约20%,调配药师步行工作强度降低65%,自动发药机使药师从繁重的调配工作中解放出来,药师的工作重心将逐渐向规范化的患者用药交待和用药教育方向转移,自动化药房的建设也是药剂科由药品供应型向药学服务型转化的必然趋势。[中国医院药学杂志,2015,35(19):1772-1774] (张　斌　葛卫红)

急诊药房采用智能存取系统调剂处方 邓宏英等介绍了智能存取系统及其工作流程,对比分析了智能存取系统的应用对其医院急诊调剂工作的影响，结果是该系统的应用使调剂时间缩短约26.1%，步行工作强度减小约1倍，药品存储空间减小约30%，运行后的半年时间里无1例调剂差错发生。同时，智能存取系统应用中应该注意的问题，包括合理的药品存储布局，机器出现故障的应急预案、智能存取系统应用中的差错防范、硬件上需要完善的地方和药师适应新形势等。[中国药师，2015，18(11)：2103-2104]

（张　斌　葛卫红）

↗ 智能药品管控系统用于麻醉手术室　崔保丽等介绍了医院在麻醉手术室使用智能药品管控系统情况，引进移动智能药柜，药柜内安装智能药品管控系统，通过无线终端与医院信息系统相连。手术前，医生通过指纹登录系统，在操作界面选择需手术的病人，点击所需药品，存储药品的单元依次自动打开，取出药品后，系统自动打印药品标签条码，将条码贴于注射器上。手术中，用药时进行扫描，系统自动核对，并将本次手术用药上传到医院信息系统，自动生成医嘱和计费信息。手术后，系统自动打印毒、麻药的红处方。对于毒麻药，系统许可在取药时进行第二人登录验证。整个用药过程简便、流畅、实时，省去了医生与护士所有手工程序。[中国卫生信息管理杂志，2015，12(2)：173-174]

（张　斌　葛卫红）

↗ 门诊计费发药自动一体化系统的应用　王卫东对应用门诊计费发药自动一体化系统与传统方式做了比较，计费至取药平均时间及发药等待时间缩短、药师现场讲解服务时间延长、患者满意度提高、人力成本支出度及日均差错率下降，差异均具有显著性；处方调配效率大大提高，优化了药品调配流程，无调配差错事故发生；实现了药品库存和有效期药品的自动化管理，降低了药师的工作强度。[医疗装备，2015，28(6)：79-80]

（张　斌　葛卫红）

药物不良反应

↗ 概　述　2015年药品不良反应/事件报告总体情况与2014年相比未出现显著差异。在患者年龄分布中，老年患者不良反应报告比例依然出现增高态势，提示应继续关注老年人群用药安全。在剂型和给药途径分布中，化学药品注射制剂比例仍有小幅增加，提示应建立注射剂风险管理的长效机制，并应加强相关宣传、教育和研究工作。在化学药总体排名中，心血管系统用药所占比例有所增加，提示应继续加强心血管系统用药不良反应监测，及时发现风险并采取有效控制措施，保证患者的用药安全。

（张　斌　葛卫红）

↗ 药品不良反应事件报告情况　2015年全国药品不良反应监测网络收到《药品不良反应/事件报告表》139.8万份，较2014年增长5.3%。1999年至2015年，全国药品不良反应监测网络累计收到《药品不良反应/事件报告表》近930万份。收到新的和严重药品不良反应/事件报告393 734份，与2014年相比增长15.3%；新的和严重报告数量占同期报告总数的28.2%，与2014年相比增加2.5个百分点。新的和严重药品不良反应/事件报告比例持续增加，显示我国药品不良反应总体报告质量和可利用性持续提高。每百万人口平均病例报告数量是衡量一个国家药品不良反应监测工作水平的重要指标之一。2015年我国每百万人口平均病例报告数为1044份，与2014年相比增长5.4%。药品不良反应/事件县级报告比例是衡量我国药品不良反应监测工作均衡发展及覆盖程度的重要指标之一。2015年全国药品不良反应/事件县级报告比例为96.6%，与2014年相比增加2.2个百分点。按报告来源统计，医疗机构的报告占82.2%、药品经营企业的报告占16%、药品生产企业的报告占1.4%、个人及其他来源的报告占0.4%。2015年医疗机构依然是报告的主要来源；生产企业的报告数量仍然偏低，但在报告数量排名前30位的生产企业中，国内企业数量增幅明显。按照报告人职业统计，医生报告占53.0%，药师报告占27.6%，护士报告占14.6%，其他报告占4.8%。与2014年的报告人职业构成情况基本相同。按报告涉及患者年龄统计，14岁以下儿童患者的报告占9.9%，与2014年相比略有下降。65岁以上老年人的报告占21.5%，较2014年增长1.6个百分点。按报告涉及患者性别统计，男性和女性患者比例接近0.92∶1，女性略多于男性，性别分布趋势和2014年基本一致。按怀疑药品类别统计，化学药占81.2%、中药占17.3%、生物制品（不含疫苗）占1.5%。抗感染药报告数量仍居首位，占化学药的44.9%，较2014年降低1.3个百分点，报告比例已连续6年呈下降趋势。心血管系统用药占化学药报告总数的10.3%，较2014年增长0.1个百分点，且连续6年呈上升趋势。电解质、酸碱平衡及营养药连续6年均呈上升趋势，且占比与2014年相比略有升高。按药品剂型统计，2015年药品不良反应/事件报告涉及的药品剂型分布中，注射剂占61.3%、口服制剂占34.7%、其他制剂占4.0%。注射剂所占比例较2014年增加3.5%，口服制剂比例降低1.5%。按照药品给药途径统计，2015年药品不良反应/事件报告涉及的药品给药途径分布中，静脉注射给药占57.9%、其他注射给药占3.2%、口服给药占35.8%、其他给药途径占3.1%，与2014年相比，总体给药途径分布无明显变化。

2015年报告的药品不良反应/事件中，累及系统排名前三位的为皮肤及其附件损害（占27.3%）、胃肠系统损害（占26.2%）和全身性损害（占10.8%），前三位之和占64.3%。化学药、中成药累及系统前三位排序与总体一致，但生物制品累及系统前三位与总体有所不同，依次是皮肤及其附件损害、全身性损害、免疫功能紊乱。注射剂报告中累及系统排名前三位与总体报告一致，分别是皮肤及其附件损害（占32.5%）、胃肠系统损害（占19.1%）、全身性损害（占13.5%），与2014年相比，全身性损害下降1.1个百分点。口服制剂累及系统前三位为胃肠系统损害（占41.6%）、皮肤及其附件损害（占16.7%）、神经系统损害（12.9%），与2014年基本持平。（张 斌 葛卫红）

药品不良反应监测工作进展 2015年，根据《药品不良反应报告和监测管理办法》有关要求，为督促药品生产企业建立健全药品不良反应报告和监测体系，切实履行报告和监测责任，国家食品药品监管总局发布了《药品不良反应报告和监测检查指南（试行）》，明确开展药品不良反应报告和监测工作检查的相关程序，促进药品不良反应报告和监测工作深入开展。2015年，国家药品不良反应监测网络建设进一步深入，基层网络用户数量快速增长，全国已有28万余个医疗机构、药品生产经营企业注册为药品不良反应监测网络用户，并通过该网络报送药品不良反应报告。全国县级报告比例达到96.6%，每百万人口平均报告数量达到1044份，较2014年均有所增长，表明我国发现和收集药品不良反应信息的能力进一步增强。2015年，继续加强与世界卫生组织的合作及数据共享，得到世界卫生组织的高度赞扬和肯定。2015年，药品不良反应报告和监测工作有序开展。通过日监测、周汇总、季度分析等方法加强对国家药品不良反应监测数据的分析评价，深入挖掘药品风险信号，对醒脑静注射液、酒石酸唑吡坦口服制剂、地塞米松注射剂等45个（类）品种进行了安全性评价，并采取了风险管理和沟通措施。编发《药物警戒快讯》12期，共计62条信息，涉及76个品种。继续推进药品不良事件聚集性信号处置工作，加强预警平台建设，提高预警工作效能，对重点关注的150多条药品不良事件聚集性信号及时进行处置，进一步保障公众用药安全。

（张 斌 葛卫红）

基本药物监测情况 （1）国家基本药物监测总体情况 2015年国家基本药物监测总体情况基本保持平稳。2015年全国药品不良反应监测网络共收到国家基本药物的不良反应/事件报告57.5万例（占2015年总体报告的41.1%），较2014年增长1.9%。其中严重报告3.7万例，占6.4%，较2014年增加0.8个百分点。报告涉及化学药品和生物制品病例报告占83.1%，中成药病例报告占16.9%。（2）国家基本药物化学药品和生物制品情况分析。《国家基本药物目录（基层医疗机构配备使用部分）》（2012版）化学药品（含生物制品）部分，共分25个类别，317个品种。2015年全国药品不良反应监测网络共收到其中359个具体品种不良反应/事件报告482 740例次，其中严重报告35 358例次，占7.3%。2015年国家基本药物化学药品和生物制品报告按类别统计，报告数量排名前5位的分别是抗微生物药、心血管系统用药、抗肿瘤药、消化系统用药、镇痛/解热/抗炎/抗风湿/抗痛风药，占基本药物化学报告的73.1%。抗微生物的报告比例最高。化学药品（含生物制品）报告数量排名前五位的品种均为抗微生物药，分别是左氧氟沙星、头孢曲松、头孢呋辛、头孢他啶和青霉素。2015年国家基本药物化学药品和生物制品不良反应/事件报告中，药品不良反应/事件累及系统排名前5位的是胃肠系统损害（占27.9%）、皮肤及其附件损害（占26.9%）、全身性损害（占9.5%）、中枢及外周神经系统损害（占9.1%）以及免疫功能紊乱和感染（占4.5%）；前5位不良反应例次之和占77.9%。（3）国家基本药物中成药情况分析。《国家基本药物目录（基层医疗卫生机构配备使用部分）》（2012版）中成药部分涉及内科用药、外科用药、妇科用药、眼科用药、耳鼻喉科用药、骨伤科用药6大类共203个品种。2015年全国药品不良反应监测网络收到该部分共203个相关品种的报告98 176例次，其中严重报告5480例次，占5.6%。2015年国家基本药物中成药部分六大类中，药品不良反应/事件报告总数由多到少依次为内科用药、骨伤科用药、妇科用药、耳鼻喉科用药、外科用药、眼科用药。其中内科用药报告总数占到总体报告数量的84.9%，内科用药构成比较大可能与内科用药临床使用量大，且基本药物目录中中药注射剂都属于内科用药有关。内科用药中排名前五位的分别是祛瘀剂、温理剂、开窍剂、清热剂、扶正剂，此五类药品报告占到内科用药报告数的88.9%。2015年国家基本药物目录中成药部分药品不良反应/事件报告中，累及系统排名前三位的是皮肤及其附件损害（占29.0%）、胃肠系统损害（占23.8%）和全身性损害（占14.4%）。不同剂型报告累及系统中，注射剂不良反应/事件累及系统排名前三位的是皮肤及其附件损害（占21.1%）、全身性损害（占12.8%）、胃肠系统损害（占6.2%），口服制剂累及系统排名前三位的是胃肠系统损害（占16.9%）、皮肤及其附件损害（占5.5%）、中枢及外周神经系统损害（占2.7%）。2015年，根据药品不良反应监测风险信号，组织对可待因单方制剂、血栓通、血塞通注射制剂、缩宫素注射剂等基本药物品种开展了安全性评价，并采取了相应风险控制措施。（张 斌 葛卫红）

抗感染药监测情况 （1）抗感染药不良反应/事件报告总体情况。2015年全国药品不良反应监测网络共收到抗感染药的药品不良反应/事件报告51.3万例，其中严重报告2.84万例，占5.5%。抗感染药的药品不良反应/事件报告占2015年总体报告的36.7%。与2014年相比，2015年抗感染药报告数量同期增长1.2%，严重报告同期增加16.6%。严重报告构成比与2014年（4.8%）相比增加0.7个百分点。（2）报告涉及患者情况及不良反应情况。2015年抗感染药药品不良反应/事件的总报告与总体报告年龄分布相比,1～4岁年龄段上升4.8%,45～64岁年龄段下降6%,65岁以上年龄段下降4.2%,其余各年龄段患者的比例浮动范围在4个百分点以内;与2014年抗感染药物的年龄分布相比基本一致。按报告涉及患者年龄统计,14岁以下儿童患者的报告占16.4%,高于整体数据儿童患者所占比例;65岁以上老年人的报告占17.3%。2015年抗感染药的药品不良反应/事件报告中,药品不良反应/事件累及系统排名前3位的是皮肤及其附件损害(39.5%)、胃肠系统损害(25.5%)、全身性损害(7.4%)。抗感染药口服制剂累及系统的前3位是胃肠系统损害(44.6%)、皮肤及其附件损害(26.6%)、中枢及外周神经系统损害(6.9%);注射制剂累及系统前3位是皮肤及其附件损害(43.0%)、胃肠系统损害(20.7%)、全身性损害(8.5%)。(3)报告涉及药品情况。2015年抗感染药药品不良反应/事件报告涉及9大类,321个品种,其中抗生素报告占65.8%,其排名前5位的是头孢菌素类(31.9%)、大环内酯类(10.1%)、青霉素类(9.6%)、β-内酰胺酶抑制药(5.8%)和林可霉素类(3.7%);合成抗菌药报告占24.7%,其中主要是喹诺酮类(18.4%)和硝基咪唑类(5.5%)。药品构成比与2014年抗感染药物报告的构成情况无明显差异。2015年抗感染药药品严重不良反应/事件报告中,抗生素报告占65.4%,合成抗菌药报告占14.5%,与2014年抗感染药报告的构成情况无明显差异。严重报告中排名前5位的是头孢菌素类(32.4%)、喹诺酮类(11.5%)、青霉素类(11.3%)、抗结核病药(10.4%)、β-内酰胺酶抑制药(7.6%),与2014年相比,喹诺酮类排名上升至第2名,青霉素类排名下降至第3名。从药品剂型分析,2015年抗感染药物不良反应/事件报告中,注射剂占76.6%、口服制剂占16.8%、其他剂型占0.5%,与药品总体报告相比,注射剂比例(76.6%)偏高,与2014年的剂型分布基本一致。(4)抗感染药安全性趋势分析。2015年抗感染药的不良反应/事件报告总数较2014年有所上升,严重报告数增长16.6%,增长水平高于2015年总体病例报告增长水平。与2014年相比,2015年抗感染药药品不良反应/事件报告占总体报告比例下降1.5%,严重报告比例增加0.2%,严重报告构成比增加0.7%。

(张　斌　葛卫红)

中药注射剂监测情况　(1)中药注射剂不良反应/事件报告总体情况。2015年中药注射剂安全状况与全国整体情况基本一致。2015年全国药品不良反应监测网络共收到中药注射剂报告12.7万例次,其中严重报告9798例次(7.7%)。2015年中药不良反应/事件报告中,注射剂占比例为51.3%,与2014年相比降低2.1%。2015年中药注射剂报告数量排名居前的类别是理血剂、补益剂、开窍剂、清热剂、解表剂、祛痰剂,共占中药注射剂总体报告的97.0%。报告数量排名前五名的药品分别是:清开灵注射剂、参麦注射剂、血塞通注射剂、双黄连注射剂、舒血宁注射剂。2015年,中药注射剂严重报告主要涉及全身性损害、呼吸系统损害、皮肤及其附件损害等,包括过敏样反应、过敏性休克、寒战、发热、呼吸困难、胸闷、心悸、瘙痒、皮疹、恶心、呕吐等表现,与往年监测情况基本一致。(2)中药注射剂不良反应/事件报告合并用药情况。对2015年中药注射剂总体报告排名前20位药品(占全年中药注射剂报告87.6%)合并用药情况进行分析,其总体报告涉及合并用药占43.4%,严重报告涉及合并用药占56.5%,以上数据提示单独或联合其他药品使用中药注射剂均可出现不良事件,合并用药可能加大中药注射剂的安全风险。

(张　斌　葛卫红)

相关风险控制措施　根据2015年药品不良反应监测数据和评估结果,国家食品药品监管总局对发现存在安全隐患的药品及时采取相应风险控制措施,以保障公众用药安全。(1)发布《药品不良反应信息通报》4期,通报了甲氧氯普胺、非典型抗精神病药、中西药复方制剂、注射用头孢硫脒等严重不良反应,及时提示用药安全风险。(2)发布《药物警戒快讯》12期,报道了普瑞巴林的自杀风险、齐拉西酮的严重皮肤反应等国外药品安全信息62条。(3)根据监测评价结果,组织对血塞通、脑络通胶囊、曲克芦丁注射剂等40个(类)药品的说明书进行修改。　(张　斌　葛卫红)

临床药学

概　述　临床药学已经成为我国医院药学的热点领域与发展方向,专科临床药师服务在各自领域进行了日益深入的实践和总结,为建立规范化的服务模式进行了更好的探索。临床药师参与临床药学服务的专业科室已近50多个,主要有呼吸科、心血管科、感染科、肿瘤科、内分泌科、肾科、儿科、ICU、血液科、神经内科、消化内科、风湿免疫科、老年医学科等。药师与医护人员均认为在大内科及ICU应广泛开展临床药师工作并加强相互合作。临床药师与临床医师、护理人员合作及药师之间的合作方式主要为参与医师查房、经验交流、举办药学知识讲座等;合作的切入点主要是临床相关研究。临床药师职业化已见雏形。北京市医院管理局与各市属医院共同制定了用药咨询中心建设标准和评估考核体系内容,并进行考核评估与持续改进工作,为百姓提供优质药学服务。北京安贞医院用药咨询中心贴上了北京市医管局配发的统一标识,成为北京首家运行的用药咨询中心。门诊药学咨询服务研究进一步细化,药学咨询服务方法及成效研究得到关注,移动互联网技术助力药学咨询服务。临床药师开展的药物重整服务能够在减少用药差错中发挥有效作用。一种充分利用信息技术进行临床合理用药监测、临床药学服务与参与质量综合目标管理一体化的工作模式被总结。天津市临床药师着力探讨了临床药师工作规范化及其标准的建立,借鉴分级护理标准建立的思路和方法,结合临床药学监护的重点内容,提出了分级药学监护的理念和标准。治疗药物监测服务开始由单一化合物监测转为系统治疗药物监测;多种方法进行药物浓度定性、定量以及药物相关基因、功能蛋白等多种指标检测成为临床药师提供个体化药物治疗服务的有效工具;检测方法探索、质量控制标准及操作规范建设、临床干预方法研究三者结合是 TDM 真正达到临床治疗个体化应用目标的主要趋势。由中国药理学会治疗药物监测研究专业委员会牵头,陈耀龙等首次使用 WHO 的指南建立颁布了我国第一部基于循证研究证据支持的"中国万古霉素治疗药物监测指南"。目前我国专业学术期刊上发表的药物经济学评价文献非常多,但质量整体不够高,采用成本-效用分析及多种分析方法的文献质量显著高于总体文献。何旭等检索中国期刊全文数据库 2012 年 1 月 ~2014 年 9 月的经济学评价文献,发现研究方法大多数集中在成本-效果分析法上;多数文献只进行直接成本研究,模型法使用较少。赵可新等对近 5 年来国内外发表的药物经济学方法学研究文献进行分析、整理和归纳,应用决策树模型的研究比较常见,多数涉及到临床学科治疗学方案的决策,用药方案的确定等方向,也有利用该模型对比多种药物疗效、对中药的配伍禁忌进行对比分析;利用马尔可夫模型进行药物经济学研究的文献有 100 余篇,应用蒙特卡洛模型的研究主要偏向于抗菌药,仅有几篇外文文献利用离散事件模拟,国内相关研究很少;系统动力模型目前在药物经济学研究中的普及程度远远低于其他模型。经过多年的努力,我国临床药学工作模式已逐渐成熟,临床药师队伍逐步稳定并快速成长,临床药师围绕临床所开展的药学服务工作也逐步融入临床治疗中。

(胡晋红)

↗ 临床药学学科分析及职业认知情况调研 杨志海等利用国家卫生和计划生育委员会临床药学重点专科建设项目(2013 ~2014 年)申报资料数据,分析了我国临床药学人才队伍建设现状、临床药学工作实践、临床药学研究方向与成果产出等。结果认为我国临床药学事业发展逐渐成为医院药学的热点与发展方向,临床药学学科发展机遇与挑战并存。黄文杰等采用分类随机抽样法对上海市 30 家二、三级医疗卫生机构的临床药师进行实地问卷调查,共发放问卷 130 份,有效回收率为 78.46%。94.11% 的被调查者对成为一名临床药师是愿意的,但同时 17.65% 的被调查者认为自己还不能完全胜任现在的工作;29.41% 的被调查者认为目前临床药学工作开展得并不太顺利;所有被调查者均认为医疗卫生机构应该实施临床药师制;三级医疗卫生机构的被调查者对临床药学工作及自身职业的认知和评价总体上要高于二级医疗卫生机构($P<0.05$)。调查认为,临床药师应不断加强专业知识学习,提高专业技能和职业素质;医疗卫生机构应加强临床药学工作开展,深入贯彻实施临床药师制;卫生行政部门应加强临床药学相关法规制度建设;高等学校应加强临床药学学科建设和人才培养。金锐等探讨了中药临床药学学科的特色内容,认为中药临床药学在药品质量的评价与管控方面、在临床用药合理性评价方面、在药品处方及非处方使用主体方面、在临床药学科研的思路方法方面,均存在不同于现代临床药学的特殊内容。因此中医药独特的治疗特点决定了中药临床药学不同于现代临床药学的诸多特殊性,创新而非照搬是必经的发展之路。[中国药学杂志,2015,50(17):1553-1557;中国药房,2015,26(36):5048-5051;中国药学杂志,2015,50(21):1927-1930]

(王 卓 胡晋红)

↗ 专科临床药师实践采用个性化的服务模式 专科临床药师服务在各自领域进行了日益深入的实践和总结,为建立规范化的服务模式进行了更好的探索。临床药师在癫痫治疗中发挥作用已经有多年的经验积累,杨琴琴等将癫痫患者随机分为试验组和对照组,试验组接受临床药学服务干预,对照组不予以干预,随访 8 个月。以临床疗效、癫痫知识知晓率、依从性、用药合理性等为指标,评价临床药学服务的作用。结果试验组的临床疗效(癫痫发作控制总有效率)、癫痫知识知晓率、依从性(无漏药、良好生活习惯、定期复查肝功能血常规)及用药合理性(定时服药、等间隔用药)均优于对照组($P<0.05$)。说明临床药学服务对提高癫痫治疗的临床疗效、癫痫知识知晓率、依从性及用药合理性具有重要意义。蒋捷等则调研了药师干预对 216 例(药师干预组 112 例,对照组 104 例)华法林抗凝患者治疗认知度的影响。结果显示,干预组患者对于华法林抗凝治疗的认知度显著高于对照组,证明药师进行药学干预的综合管理模式可提高华法林抗凝患者治疗的认知度。王梓凝等借鉴国内外先进管理模式总结了本院抗凝专业临床药师的工作模式,包括以下相关工作:①院内抗凝患者的教育管理;②药物基因组学方法指导下进行的药物剂量建议;③医护药师联合的随访门诊;为药师参与的抗凝一体化门诊的建立提供工作模式参考。闫盈盈等利用循证研究方法,对药师在老年科开展临床药学实践的特征、内容和效果进行了基于 15 篇国内外文献的系统评价,研究结果表明,药师在老年科进行临床实践实施地点、团队合作、实践时间、使用工具、实践目的均较为多样化,实践内容以医嘱审核(9/15)、药物重整(5/15)为主。在药师实践的效果方面,药师提出了药物重整、药物相关问题等多方面建议,药师建议被接受比例的范围为 45.0% ~90.0%;进行单臂的 meta 分析后,整体而言,药师建议被接受的比例为 63.7%。尽管对死亡率、再入院率等终点指标效果并不明确,但药师的药学实践能够提高患者的用药合理性,降低患

者的用药复杂程度，提高患者的依从性，降低患者的额外就诊率。还有人对临床药师在内、外科工作的实践模式和工作类型进行了比较，认为内科工作主要为用药咨询、患者用药教育；外科主要工作为不合理用药干预、调整用药等。临床药师需要加强专科药学知识，根据不同类型科室明显不同的工作内容，把握好专科服务方向。[中国临床药理学杂志，2015，31(16)：1668-1670；中国临床药理学杂志，2015，31(13)：1315-1317；临床药物治疗杂志，2015，2：84-87；中国医院药学杂志，2015，35(16)：1496-1502；药学实践杂志，2015，33(1)：91-93]

（王 卓 胡晋红）

基层医院临床药学服务工作日益得到重视和规范 艾力江阿木提等通过临床调研了解医师对个体化药学服务的需求，设计具体可行的个体化给药服务模式。结果肾功不全患者个体化给药设计的药学服务平台形成，药师借此平台有效参与临床药物治疗方案的制订与优化，提高了药物治疗水平，保证了特殊患者用药合理。实践证实该工作模式实用，适宜在西部地区、少数民族地区的基层医院推广，实现个体化给药的同时，也是深入推进临床药学监护的有效载体。金跃等通过药学咨询、参与治疗、合理用药三个方面，在小型医院进行临床药学服务工作实践。结果证实临床药师在促进小型医院合理用药、减少药物不良反应、降低不合理费用支出等方面发挥了很好的作用。[中国药学杂志，2015，50(7)：650-652；中国医院药学杂志，2015，35(15)：1425-1427]

（王 卓 胡晋红）

信息化技术促进临床药学实践工作 随着物联网技术不断发展，信息互联程度的不断提高，药学信息服务将不仅局限于向医师提供用药指导、向护士传递用药方法、向患者介绍药品信息等传统药学服务模式，而将开拓出基于移动设备平台的药学信息服务新模式。其信息服务内容将包含以下方面：(1)建立便捷式临床移动医疗决策系统，提高药学信息服务的利用率。(2)建立能够与"区域集成化药师培训与再教育平台"相连接的药师个人掌上终端系统，以点带面全面提升药学信息服务人员的整体专业技能，及时更新药学信息储备。(3)建立应对突发公共事件的应急药学信息服务模式，及时保障药品供应与用药安全。(4)建立居民个人移动终端与社区卫生服务中心信息互联系统，提供必要的健康咨询与应急指导。在多院区分散环境下，如何更好地提高临床药师工作效率？一种充分利用信息技术进行临床合理用药监测、临床药学服务与参与质量综合目标管理一体化的工作模式被总结，这种模式在药师培养专科化、临床实践专业化、日常工作量化管理的基础上，提高了药师参与临床合理用药的水平。利用信息化技术建立基于医院内网的药学信息服务系统，并制定药学信息服务标准流程，为药师开展药学信息服务提供智能交互式的信息支持和管理系统，促进了药师对临床的信息化服务。[科技创新导报，2015，11：40-40；中国药房，2015，26(13)：1746-1749；临床药物治疗杂志，2015，2：81-83]。

（王 卓 胡晋红）

药学监护工作的标准化及质量建设 天津市临床药师近年来着力探讨临床药师工作规范化及其标准的建立。借鉴分级护理标准建立的思路和方法，结合临床药学监护的重点内容，提出了分级药学监护的理念和标准，并在全市实施。为临床药学监护工作的规范化、标准化做出了深入的探索和实践。邢园等对五城市7家三甲综合性医院的临床药师参与临床治疗工作所完成的病例信息进行分析，发现药师提出的97.34%的医疗建议能被医师接受并在临床药物治疗过程中实施，而药师干预主要针对用药品种、用药剂量、给药过程和临床检查进行，干预原因以改善药物疗效为主；但干预在保证药物治疗的安全性方面尚需加强，而在药物使用的经济性方面尚未发挥作用。提出应逐步扩大药师服务科室的范围，授予临床药师必要的医疗决策权，加强临床药师对药物临床使用安全性与经济性的干预。[中国医院药学杂志，2015，35(24)：2163-216；中国卫生事业管理，2015，32(8)：613-616]

（王 卓 胡晋红）

中国第一部基于循证研究的治疗药物监测指南颁布 近年来，美国、日本相继颁布万古霉素TDM指南，但其证据系统不是依据目前更规范的GRADE证据系统建立的。由中国药理学会治疗药物监测研究专业委员会牵头，陈耀龙等首次使用WHO的指南建立方法建立颁布了我国第一部基于循证研究证据支持的"中国万古霉素治疗药物监测指南"。该指南建立过程中，首先用DELPHE方法优选了指南推荐意见的16个PICO，针对16个PICO制作了16个系统评价或meta分析，采用GRADE方法评定证据质量和推荐意见强度，并针对167名患者进行了患者偏好和价值观的调查。指南工作组由8名权威专家组成的指南指导委员会、30名多学科专家组成的指南共识组，以及10名秘书组成员。期间制定小组共完成15个系统评价制作，用以支撑推荐意见。指南完成后，提交40名临床医生、药师和护士进行了外审。这是我国第一部关于治疗药物监测工作的指南，也是我国第一部申请美国国立临床实践指南文库(National Guideline Clearinghouse，NGC)注册的指南。[中国循证医学杂志，2015，15(2)：236-239]

（王 卓 胡晋红）

治疗药物监测的研究与应用发展

概 述 张相林对我国治疗药物监测(TDM)事业的发展过程进行了回顾，对中国药理学会治疗药物监测研究专业委员会成立以来，国内TDM工作的新进展和未来展望进行了总结和展望，认为未来TDM将由单一化合物监测转为系统治疗药物监测；多种方法进行药物浓度定性、定量以及药物相关基因、功能蛋白等多种指标检测成为技术发展趋势，检测方法、质量控制标准及操作规范建设、临床干预方法三者结合是 TDM 真正达到临床治疗个体化应用目标的主要趋势。陈娜等选取 2013 年重点专科评审的 89 家医院作为研究对象，收集其 2010-2012 年期间个体化药学服务开展的品种、服务次数等指标的比较分析与评。结果表明近 3 年来，我国的个体化药学服务中 TDM 项目平稳增长，基因检测项目发展迅速。虽然已有医院提供了根据基因型预处方，再结合 TDM 或其他监测指标进行调整的个体化医疗服务，但对其可能造成药物代谢个体化差异的内外环境等因素还未给予足够的考虑，致使最终治疗效果仍不满意。焦蕊等利用循证研究方法对 6 篇文献中的 651 例进行万古霉素个体化给药干预患者资料进行了 Meta 分析，结果表明：与传统方法组相比，按与实际人群相符的群体药代动力学组的万古霉素初始给药患者死亡率、临床治愈率、肾毒性发生率差异无统计学意义，但可提高患者血药浓度达标率及细菌清除率。根据 TDM 结果调整给药剂量可提高患者血药浓度达标率。[中国药理学与毒理学杂志，2015，29(5)：741-743；中国医院药学杂志，2015，35(15)：1343-1346；中国临床药理学杂志，2015，31(13)：1353-1357]　（王　卓　胡晋红）

2015 年全国药理学会治疗药物监测工作　中国药理学会治疗药物监测研究专业委员会是中国药理学会下属的全国性二级专业学会。2010 年开始筹备，2011 年 11 月在北京正式选举产生第一届专业委员会，2012 年 8 月在北京召开专业委员会第一届委员会全体委员会议。该专业委员会针对临床药物治疗个体化这一核心，进行治疗药物监测理论、教育、科研及临床应用等多方面的专业学术交流、科研合作、技术推广、专业咨询工作等。2015 年，委员会开展了三项工作：分别为临床药师学组学术和工作会议(5 月 11-15 日，上海)，TDM 继续教育培训班(7 月 28-8 月 1 日，上海)和第五届全国治疗药物监测学术年会(9 月 17-19 日，北京)。

其中学组委员工作讨论会上张相林主任委员对学组工作给予了肯定，通报了专委会近期工作计划和年会的准备情况，勉励学组成员紧密协作，脚踏实地干实事，并逐步规范 TDM 临床实践工作模式。学组组长王卓副主任药师主持了讨论会，对学组筹建和相关工作进行了汇报，并对 2015 年度拟开展的工作征求了现场代表的意见，初步考虑着手编写 TDM 实践工作手册，并配合专委会参与相关指南的调研和编写。7 月份的主题为“循证药学-系统评价与 Meta 分析”继续教育培训班，主要工作分为基础篇与提高篇。基础篇着重 Meta 分析基本理论与方法，提高篇侧重分析和讨论系统评价与 Meta 分析制作过程的常见问题，并介绍二次研究的前沿方法——网状 Meta 分析方法。

9 月份的年会上，本届主题为“聚势再发、开创未来”，众多药学、医学知名专家出席了本次大会。中国药理学会理事长杜冠华教授、中日友好医院丁晶宏副院长、TDM 专委会主任委员张相林教授与会致辞，中日友好医院崔勇教授、吉林大学生命科学院顾景凯教授亲临会议并进行了大会报告。此外，会上还邀请了众多国内外治疗药物监测、临床药学和医学领域专家到会共同探讨学科建设、就学科热点等问题进行了学术交流，参会代表 500 余人。大会除主会场报告外，设立了 TDM 技术与应用、基层医院合理用药、医院药品风险管理、循证药学方法与实践、TDM 中的 PK/PD 与数学药理等 7 个分论坛，同期举办了 TDM 专委会换届会议和首届亚太治疗药物监测学术交流研讨会。本次大会进一步加强了医药交流与合作，多国临床和药学专家就如何加强国际交流、建立学术平台达成初步共识，并且明确了创新是治疗药物研究专业委员会工作永恒的主题，保障患者用药安全是我们的最终目的。本次会议形式新颖、内容丰富，受到与会者的高度评价与广泛赞许。　（罗雪梅　葛卫红）

不同碳青霉烯类抗生素对丙戊酸血浆药物浓度的影响

丙戊酸是临床常见的广谱抗癫痫药，其血浆药物浓度与疗效、安全性相关。药物间相互作用可能会导致抗癫痫治疗失败。近年来，碳青霉烯类抗生素对丙戊酸血药浓度的影响屡见报道。李爽等通过文献搜索 158 起关于碳青霉烯类抗生素与丙戊酸相互作用的报道，探讨不同碳青霉烯类抗生素的影响。结果显示：碳青霉烯类抗生素对丙戊酸血药浓度在吸收、分布、代谢、排泄各个方面均有不同程度的影响。合并使用碳青霉烯类抗生素后，丙戊酸血药浓度明显降低，半衰期缩短，清除率增加。不同种类的碳青霉烯类抗生素对丙戊酸血药浓度具有不同程度的影响，其中美罗培南降低 80% ~90%、帕尼培南降低 70%、多立培南降低 66% ~67%、厄他培南降低 60%、亚胺培南降低 30% ~40%。合并用药期间增加丙戊酸的剂量并不能增加丙戊酸血药浓度，即二者间不存在剂量依赖性。停用碳青霉烯类抗生素后，其血药浓度在 8 ~14 天缓慢回升。因此临床应用中应避免二者联合使用，必要时需定时监测丙戊酸的血药浓度。[中国感染与化疗杂志，2015，15(4)：387-390]　（罗雪梅　葛卫红）

奥卡西平活性代谢物血药浓度在癫痫患者中的应用

奥卡西平(OXC)是一种新型抗癫痫药，为卡马西平的酮基衍化物，疗效与卡马西平、丙戊酸钠等相当，但对肝药酶影响较少，与其他药物相互作用少。OXC 为前体药物，口服后，主要转化为活性代谢产物利卡西平(MHD)。虽然肝药酶在 OXC 的代谢中所起的作用很小，普通患者无须进行 TDM，但对于老人、儿童、孕妇、肾损等特殊患者，安全、有效的 MHD 血药浓度对于给药方案及时调整仍具有重要意义。张全英等收集神经内科 78 例癫痫患者(男/女比例为 54∶24)，共 108 份血浆样本(稳态谷浓度 43 份)进行分析测定。患者主要服用 OXC 300mg/bid，部分联用丙戊酸、苯巴比妥、卡马西平、左乙拉西坦、拉莫三嗪等抗癫痫药物。单药治疗癫痫的疗效评价时，参照疗效评定标准：2个月的用药次数与用药前相比，发作次数减少<50%无效，减少50%~74%为有效，减少75%~99%为显效，临床完全无发作为控制。对单药服用OXC癫痫患者的32个MHD稳态谷浓度数据进行评价，结果显示：不同患者间血药浓度存在较大的差异；单药服用OXC的癫痫患者，MHD谷浓度大于8.5μg/ml时对癫痫发作控制较好。[中国生化药物杂志，2015，1(35)：106-109]

（罗雪梅　葛卫红）

抗结核药物的血药浓度监测　抗结核药物的血药浓度与疗效具有直接相关性，血药浓度不足是疗效不佳的原因之一。因痰培养所需时间较长，造成了对疗效的判断相对滞后，因此通过临床检测患者抗结核药物血药浓度，及时了解治疗效果，调整用药方案已成为结核治疗中的一个新的发展方向。魏香兰等对该院2014年全年790例肺结核患者（男/女比例为496∶294）的抗结核药物血药浓度进行测定，其中异烟肼741次，利福平503次。异烟肼与利福平的一般治疗剂量分别为300mg及600mg。根据文献参考的有效峰浓度分别为3~6μg/ml和8~24μg/ml。因此，监测服药后2h浓度。根据血药浓度监测结果显示，异烟肼给药后低于有效峰浓度、正常、高于有效峰浓度的比例为：48.9∶48.4∶2.7，利福平给药后低于有效峰浓度、正常、高于有效峰浓度的比例为：41.6∶55.4∶3.0。对低于有效峰浓度患者（异烟肼16名，利福平10名）进行了剂量调整后（300mg增加至450mg，600mg增加至900mg）后，75%的患者异烟肼浓度达到了正常血药浓度，100%的患者利福平达到了正常血药浓度。因此，抗结核药物血药浓度的监测对于结合患者抗结核药物剂量的选择具有重要的指导意义。[中国医药药学杂志，2015，35(21)：1918-1921]

（罗雪梅　葛卫红）

紫杉醇血药浓度监测在肿瘤患者中的临床意义　食管癌是我国常见恶性肿瘤之一，多数患者就诊时已处于中晚期，失去手术机会，化疗是其治疗主要方法。紫杉醇联合奈达铂对食管鳞癌和腺癌均有较好疗效，并可为进一步的综合治疗赢得机会。但紫杉醇代谢存在较大个体差异，依据体表面积给药时患者间药物清除差异达10倍以上，从而使疗效受到影响。顾海娟等纳入该院晚期食管癌患者75例，随机分为观察组38例，对照组37例。对照组给予紫杉醇135mg/m² +质量分数5%葡萄糖溶液500ml，静脉滴注3h，第1天；奈达铂80mg/m² +生理盐水500ml，静脉滴注1h，第1天，21天为1个周期；观察组第1化疗周期化疗药物用法及用量同对照组，并于各化疗周期静脉滴注紫杉醇后18~30h分别采集静脉血2ml，采用胶乳免疫比浊法检测血药浓度，根据血药浓度调整下次化疗紫杉醇剂量。比较2组近期疗效，并观察不良反应发生情况。结果显示观察组化疗2~6(4.72±1.68)个周期，对照组化疗2~6(4.45±1.73)个周期，2组在临床获益率及有效率比较差异无统计学意义；但对于总白细胞减少，及Ⅲ~Ⅳ级白细胞减少发生率方面，观察组要低于对照组($P<0.05$)。因此，进行紫杉醇血药浓度监测，根据血药浓度调整紫杉醇剂量具有重要意义。[中华实用诊断与治疗杂志，2015，29(12)：1242-1244]

（罗雪梅　葛卫红）

HPLC-MS/MS法同时测定人血浆中曲美布汀及代谢产物N-去甲基曲美布汀浓度及其药动学研究　曲美布汀口服吸收后会有明显的首过效应，并产生高浓度的活性代谢物N-去甲基曲美布汀。建立一种快速、灵敏并同时测定人血浆中曲美布汀及其代谢产物N-去甲基曲美布汀浓度的高效液相色谱-质谱联用（HPLC-MS/MS）检测方法。以莫沙必利为内标，血浆样品经甲醇沉淀后，经HPLC-MS/MS分离分析。采用Diamonsil C_{18}柱（2.1mm×150mm，5μm），流动相为乙腈-5mmol/L乙酸铵（含0.02%甲酸）（60∶40，*v/v*）；流速0.3ml/ml，采用电喷雾离子源（ESI），以多离子反应监测方式（MRM）进行正离子监测，曲美布汀、N-去甲基曲美布汀和内标莫沙必利的定量分析离子对分别为*m/z*388.2/343.1、374.4/195.1和422.3/198.2。曲美布汀在1.05~658.00ng/ml($r=0.9992$)与峰面积线性关系良好，定量限为1.05ng/ml，低（2.63ng/ml）、中（65.80ng/ml）、高（562.40ng/ml）3个浓度的平均方法回收率RSD均小于15%。N-去甲基曲美布汀在7.57~4730.00ng/ml($r=0.9975$)内与峰面积线性关系良好，定量限为7.57ng/ml，低（18.92ng/ml）、中（473.00ng/ml）、高（3784.00ng/ml）3个浓度的平均方法回收率RSD均小于15%。本方法灵敏、准确、可靠，适用于曲美布汀及其代谢产物N-去甲基曲美布汀的人体药动学研究及其血药浓度监测。[中南药学，2015(12)：1251-1255]

（黄　瑾　胡晋红）

UPLC-MS/MS法检测大鼠血浆中伊马替尼的浓度及其药代动力学研究　用乙腈沉淀血浆蛋白的方法处理，运用三重四级杆液质联用仪，色谱柱为Cortecs™ UPLC(R)C_{18}柱（100mm×2.1mm，1.6μm）；流动相为乙腈-水（含0.1%甲酸），梯度洗脱，流速为0.4ml/min，柱温40℃，内标为阿帕替尼；质谱条件：电喷雾离子化源（ESI），正离子检测模式。伊马替尼的保留时间为0.94min，线性范围为10~1600ng/ml($r=0.9991$)，最低定量限为2ng/ml，回收率为73.91%~77.88%，日内、日间RSD均小于10%。该法准确可靠，操作简便，重复性好，适于检测大鼠血浆中伊马替尼的浓度。[解放军药学学报，2015(6)：473-476]

（黄　瑾　胡晋红）

反相高压液相色谱法检测血清索拉非尼浓度及其临床应用　建立一种快速准确的血清索拉非尼测定方法并实施临床血药浓度监测。采用反相高压液相色谱法（RP-HPLC），以厄洛替尼为内标。索拉非尼经乙醚-石油醚(9:1)提取后60℃水浴挥发干燥,用流动相溶解后40μL进样;色谱柱:Symmetry RPl8(5μm,4.6mm×250mm,waters);流动相:28mmol/L乙酸钠-乙酸缓冲液(pH值5.8);乙腈(37:63);流速:1ml/min;检测波长:索拉非尼249nm,厄洛替尼335nm。柱温:室温。结果:索拉非尼测定的浓度范围为0.50~20.00μg/ml($r=0.9999$),日内和日间精密度低于4.77%和8.79%,平均回收率为98.48%。索拉非尼在血清中及提取后均稳定。用此方法测定了2例口服索拉非尼肝癌患者的血清药物浓度。测定方法简单准确,满足索拉非尼血药浓度的测定要求。对口服索拉非尼的患者进行血药监测具有临床意义。[肿瘤研究与临床,2015(11):721-724]

(黄　瑾　胡晋红)

HPLC-MS/MS法同时测定人血浆中舒尼替尼及其活性代谢产物SU12662的浓度　以氘代舒尼替尼为内标,用一步沉淀蛋白法对血浆中舒尼替尼及其活性代谢产物SU12662进行提取。色谱柱Agilent ZORBAX Extend C_{18}(2.1mm×75mm×3.5μm),水相0.1%甲酸,有机相95%乙腈进行梯度洗脱,通过电喷雾离子源以正离子多反应监测模式进行检测。考察该方法的专属性、标准曲线和定量下限、精密度和回收率、稳定性、基质效应。舒尼替尼在0.5~200ng/ml内呈良好的线性关系($r=0.9987$),定量下限为0.5ng/ml,准确度为0.57%~2.87%,回收率在92.75%~98.62%,日内、日间精密度分别为0.91%~1.92%和5.40%~7.87%。SU12662在0.25~100ng/ml内呈良好的线性关系($r=0.9999$),定量下限为0.25ng/ml,准确度为-2.08%~2.80%,回收率在96.23%~101.12%,日内、日间精密度分别为0.46%~2.46%和5.84%~9.75%。[中国临床药理学杂志,2015(23):2348-2351]

(黄　瑾　胡晋红)

健康受试者连续口服莫西沙星后其血药浓度与心脏QT间期延长的量变关系评价　在中国健康受试者中评价连续4d口服给药莫西沙星对健康受试者QT间期的影响。筛选48名健康受试者(男女各24名)连续4d口服400mg莫西沙星。在给药前、后按预设时间点各描记心电图,使用仪器测量与人工测量方法测定QT间期;同时采集对应时间点的血样,用HPLC-MS/MS进行血药浓度测定;每周期结束时按方案要求进行安全性检查。结果48名受试者入选本试验,其中45名(男22,女23)完成试验;连续4d给予莫西沙星口服后可引发QT间期延长,且给药后血药浓度与QT间期延长的量变关系为正相关,莫西沙星给药后对心脏安全性的危险程度判定为可能危险。莫西沙星连续4d给药可引发有意义与血药浓度正相关的QT间期延长,故建议临床在连续使用莫西沙星时,应结合莫西沙星药代动力学以及QT间期变化的特点,慎重考虑患者尤其是心脏QT间期较长患者的用药。[中国药学杂志,2015(22):1983-1986]　(黄　瑾　胡晋红)

HPLC-MS/MS法测定人血浆中喹那普利及代谢产物喹那普利拉的浓度　喹那普利是一种长效非巯基血管紧张转换酶抑制剂,用于治疗高血压和充血性心衰。喹那普利口服经胃肠道吸收后转化为活性形式二氢型化合物喹那普利拉。血浆标本经甲醇蛋白沉淀,使用Agilent C_{18}色谱柱(4.6mm×150mm,5μm),以甲醇-0.3%甲酸水(60:40)为流动相,流速1ml/min,依那普利拉为内标;通过电喷雾离子化四极杆串联质谱,正离子多反应检测方式(MRM)检测,用于定量分析的离子反应分别为m/z 439.2→234.1(喹那普利)、m/z 411.1→206.1(喹那普利拉)、m/z 349.1→206.1(依那普利拉)。喹那普利与喹那普利拉质量浓度分别为4.096~10 000μg/L和8.192~2000μg/L时线性关系良好($r^2=0.9966$和0.9959),日内精密度≤6.5%,日间精密度RSD≤8.1%,回收率≥94.9%。喹那普利与喹那普利拉的t_{max}分别为(0.6±0.2)h和(1.5±0.4)h,c_{max}分别为(243.3±90.1)μg/L和(1008.8±298.4)μg/L,$t_{1/2}$分别为(0.7±0.2)h和(2.3±0.3)h,AUC_{0-t}分别为(220.9±85.6)h·μg/L和(3312.4±967.7)h·μg/L。该法样本处理方法简单(甲醇蛋白沉淀法)、灵敏度高(喹那普利和喹那普利拉的最低定量限分别为8.192μg/L和4.096μg/L),且所需分析时间大大缩短(样本分析时间为4.5min),能够实现快速分析批量样本,用于测定药物喹那普利的血药浓度并进行药代动力学研究。[药物分析杂志,2015(12):2089-2094]　(黄　瑾　胡晋红)

人血浆中拉莫三嗪浓度测定的HPLC-MS/MS方法建立及临床应用　色谱柱使用Kromasil C_8(50mm×2.1mm,5μm)柱,用含0.1%甲酸的水和甲醇进行梯度洗脱,流速0.6ml/min,柱温40℃。拉莫三嗪(LTG)和内标噻氯匹定(IS)在ESI正离子模式下的监测离子对分别为:m/z 256.0>211.0和m/z 264.1>154.0。LTG浓度在0.02~2μg/ml范围内线性很好,日内和日间的准确度RE和精密度RSD均小于15%。LTG在低、中和高浓度的回收率在91.94%~100.28%之间,样品在所有考察的条件下均稳定并且10倍稀释不影响测定结果。本研究建立的使用HPLC-ms/ms测定LTG血浆浓度的方法准确、稳定,简便,并可应用于LTG的临床血药浓度监测。[中国药师.2015(10):1701-1705]

(黄　瑾　胡晋红)

HPLC方法测定人血清拉莫三嗪浓度及其在临床治疗药物监测中的应用　以吡非尼内标,甲醇作为蛋白沉淀剂处理血清样本,色谱柱Eclipse plus C_{18}柱,流动相为甲醇与5mmol/L甲酸铵水(52:48,v/v),流速为0.8ml/min,柱温40.0℃,检测波长:310nm。临床收集未服用拉莫三嗪(LTG)患者血样,并比较LTG给药后在抗癫痫和治疗双向情感障碍有效浓度的范围。结果 LTG 在 0.5～20μg/ml 范围内线性关系良好，低中高 3 个浓度质控样本的日内精密度均小于 6.8%，日间精密度小于 13.64%，提取回收率大于 91.24%。LTG 治疗双相情感障碍血药浓度为(2.16±0.97)μg/ml，剂量校正血药浓度为(18.88±11.86)ng/(ml·mg)；抗癫痫血药浓度为(3.63±2.59)μg/ml，剂量校正血药浓度为(25.80±14.97)ng/(ml·mg)。使用该方法可准确、灵敏地测定拉莫三嗪血药浓度，可应用于 LTG 临床血药浓度测定。[今日药学，2015(7)：473-475]

（黄　瑾　胡晋红）

LC-MS/MS 法测定人血浆中吡啡尼酮的浓度及其方法不确定度评定　采用液相色谱-串联质谱(LC-MS/MS)法测定人血浆中吡啡尼酮的浓度，色谱柱为 Agilent Extend C_{18}，流动相为水(4mmol/L 乙酸铵，0.1% 甲酸)-乙腈(67∶33，*V/V*)，流速为 0.3ml/min，柱温为 30℃，进样量为 1μL；以多反应离子监测(MRM)，用于定量分析的离子分别为 *m/z* 186.0→92.0(吡啡尼酮)、272.4→171.4(内标，溴酸右美沙芬)。计算各变量的不确定度、合成不确定度和扩展不确定度。低、高质量浓度(0.05、12μg/ml)吡啡尼酮含药血浆质控样品的扩展不确定度分别为 0.009 57、0.614μg/ml。低浓度的不确定度主要由标准曲线拟合引入，高浓度的不确定度主要由仪器允差、溶液配制和提取回收率引入。尽管基质效应不是不确定度的主要因素，但是在 LC-MS/MS 法测定的不确定度中，基质效应是必不可少的因素。[中国药房，2015(8)：1056-1059]

（黄　瑾　胡晋红）

LC-MS/MS 法测定人血浆中伪人参皂苷 GQ 浓度　建立液相色谱串联质谱法测定人血浆中伪人参皂苷 GQ 浓度。血浆样品中加入适量内标，以乙酸乙酯萃取后采用 Waters Xevo TQS LC-MS/MS 进行分析。采用 Poroshell 120 EC C_8 色谱柱(2.1mm×50mm，2.7μm)，柱温 40℃，以甲醇-10mmol/L 醋酸铵水溶液(80∶20)为流动相，流速 0.3ml/min；采用多反应离子监测(MRM)的扫描模式，以电喷雾离子源(ESI)在负离子电离模式下进行测定。线性范围为 2.500～5000ng/ml，最低定量限为 2.500ng/ml，日内、日间精密度均小于 15%，准确度在 85%～115%之间，萃取回收率约 9%～11%，基质效应约 66%～73%，稳定性考察结果良好。药动学试验结果表明，静注伪人参皂苷 GQ 120mg/次，每日 1 次，连续用药 5d 后，达峰时间为 2h，半衰期约 10h。试验第 1d 和第 5d 主要药代动力学参数基本一致，计算蓄积系数分别是 RC_{max} = 0.964±0.099，和 R_{AUC} = 0.965±0.181，两者均接近 1。本方法适用于伪人参皂苷 GQ 的人体药代动力学研究。在本文给药方案下，伪人参皂苷 GQ 在人体内没有明显蓄积现象，连续给药不影响伪人参皂苷 GQ 的人体药代动力学过程。[药物分析杂志，2015(3)：479-485]

（黄　瑾　胡晋红）

FPIA 法和 HPLC-MS/MS 法测定甲氨蝶呤血药浓度的相关性研究　分别用 FPIA 法和 HPLC-MS/MS 法测定人血浆中 MTX 的浓度，并比较两者的相关性。当 MTX 浓度在 0.05～1μmol/L 时，Wilcoxon 检验结果表明 FPIA 法和 HPLC-MS/MS 法的测定结果差异有统计学意义，回归方程为：CFPIA = 1.0923·CHPLC-MS/MS + 0.001 084，*r* = 0.975。当 MTX 浓度在 1～100μmol/L 时，配对 t 检验结果表明 FPIA 法和 HPLC-MS/MS 法的测定结果差异无统计学意义，回归方程为：CFPIA = 0.9811·CHPLC-MS/MS-0.4405，*r* = 0.939。FPIA 法和 HPLC-MS/MS 法是否存在显著性差异取决于 MTX 浓度，MTX 浓度可通过公式换算后供临床医师参考。[中南药学，2015(11)：1146-1150]

（黄　瑾　胡晋红）

高效液相色谱质谱联用法同时测定人血浆中 5 种核苷类抗病毒药物浓度　血浆样品用乙腈沉淀蛋白后，以喷昔洛韦为内标，用 Poreshell C_{18} 色谱柱(3.0mm×50mm，2.7μm)，以甲醇-10mmol/L 醋酸铵溶液(均含 0.2% 甲酸)为流动相进行梯度洗脱，流速为 0.3ml/min，柱温为 30℃，进样量为 10μL，总分析时间为 5min，用电喷雾离子化源，正离子方式，多反应监测(MRM)扫描方式进行监测，检测专属性、标准曲线与定量下限、精密度与回收率、基质效应和稳定性。血浆中阿昔洛韦、更昔洛韦、拉米夫定的线性范围为 10.0～5000.0μg/L(*r*>0.99)，定量下限为 10.0μg/L；阿德福韦线性范围为 0.50～100.00μg/L(*r*>0.9968)，定量下限为 0.50μg/L；恩替卡韦的线性范围为 0.02～20.00μg/L，定量下限为 0.02μg/L(*r*>0.9980)。低、中、高 3 个质量浓度样本的平均回收率在 93.3%～109.8%，日内、日间 RSD 均小于 15%，提取回收率在 85.6%～92.9%。该方法快速、灵敏、准确，且专属性强、重复性好，适用于同时测定人血浆中阿昔洛韦、更昔洛韦、拉米夫定、阿德福韦和恩替卡韦的浓度。[中国临床药理学杂志，2015(9)：747-750]

（黄　瑾　胡晋红）

高效液相色谱法测定人血浆中霉酚酸及其代谢产物的浓度　采用高效液相色谱法建立测定人血浆中霉酚酸(MPA)、霉酚酸葡萄糖苷(MPAG)、霉酚酸酰基葡萄糖苷(Ac MPAG)的浓度。血浆处理采用乙腈蛋白沉淀法。色谱柱为 Gemini C_{18}(250mm×4.6mm，5μm)，柱温为 40℃。Ac MPAG、MPA 采用荧光检测，流动相：甲醇-10mmol/L KH_2PO_4(43∶57，pH = 8.0)，荧光激发波长 343nm，发射波长 425nm。MPAG 采用紫外检测，流动相：甲醇-10mmol/L KH_2PO_4(45∶55，pH = 3.0)，检测波长 254nm。结果 MPA、MPAG、Ac MPAG 血药浓度分别在 0.2～20、4.75～475、0.02～2μg/ml 内与峰面积线性关系良好。MPA、MPAG、Ac MPAG 的相对回收率分别为 88.1%～104.3%、95.7%～99.6%、94.2%～96.0%。日内及日间 RSD 均小于 10%。该方法测定人血浆中 MPA、MPAG、Ac MPAG 的浓度，操作简便，方法灵敏度高，适合用于 MPA 及其代谢产物的药动学研究及血药浓度监测。[中南药学,2015(4):354-357]　(黄　瑾　胡晋红)

重症肌无力患者他克莫司血药浓度监测　探讨对重症肌无力患者应用他克莫司进行治疗药物监测的临床必要性。采取 LC-MS/MS 法测定血浆中他克莫司的浓度,对 2012 年 9 月 ~2014 年 3 月期间 21 例重症肌无力患者血浆他克莫司浓度进行分析。患者他克莫司谷浓度分布在 0.62 ~ 4.69ng/ml。在同样给药剂量下,他克莫司血药浓度的个体差异较大。对他克莫司进行治疗药物监测具有重要的临床价值。[中南药学,2015(2):144-146]　(黄　瑾　胡晋红)

超高效液相色谱质谱联用法测定儿童血浆中利福平、利福喷汀和利福布汀的浓度研究　以扎来普隆为内标,血浆样品经乙腈沉淀蛋白处理后检测。ACQUITY UPLC HSS T3 色谱柱(2.1mm × 100mm,1.8μm)为分析柱,以乙腈-水(15mmol/L 甲酸铵-0.05% 甲酸)为流动相,梯度洗脱,用电喷雾离子化源(ESI),以正离子多反应监测(MRM),检测专属性、标准曲线与定量下限、精密度与回收率、基质效应和稳定性。结果:利福平、利福喷汀和利福布汀的线性范围分别为 100 ~5000,20 ~2000,20 ~ 2000ng/ml。日内、日间精密度相对标准偏差(RSD)均小于 15%。该法灵敏、简便、准确,可同时对利福平、利福喷汀及利福布汀进行治疗药物监测。[中国临床药理学杂志,2015(21):2134-2136]

(黄　瑾　胡晋红)

癫痫患儿血药浓度监测依从性对丙戊酸有效性和安全性的影响　收集应用丙戊酸钠单用药或联合其他抗癫痫药治疗,并进行丙戊酸血药浓度监测的患儿病例,对资料进行回顾性分析。结果共有 1507 例患儿纳入研究。49.44% 患儿只测定了 1 次丙戊酸血药浓度,测定 4 次以上血药浓度的患儿仅占 5.24%;首次进行丙戊酸血药浓度监测患儿的达治疗窗率仅为 51.63%,超治疗窗者占 3.58%;不同监测次数之间患儿年龄、日给药剂量、血药浓度、控制率差异均有统计学意义($P<0.05$);不同年龄组之间丙戊酸血药浓度差异有统计学意义($P<0.001$);丙戊酸钠单用组与合并用药组之间日给药剂量($P<0.001$)、血药浓度($P=0.001$)、达治疗窗率($P=0.004$)有统计学差异;而不同监测次数之间,肝功能异常发生率无差异。丙戊酸血药浓度个体间差异大,需定期监测血药浓度,进行个体化给药,降低不良反应的发生,提高药物疗效。[中国药学杂志,2015(20):1829-1832]

(黄　瑾　胡晋红)

高效液相色谱法测定人血浆中拉莫三嗪、奥卡西平及其代谢物浓度　以非那西汀为内标,血浆样品用乙醚萃取,用 C_{18} 柱分析,流动相为乙腈-0.05mol/L 磷酸二氢钠水溶液(25:75,pH 4.5),流速为 1.0ml/ml,柱温为 25℃,检测波长为 220nm。同时考察该方法的专属性、标准曲线和定量下限、精密度与回收率、稳定性。结果拉莫三嗪、10-羟基卡马西平、奥卡西平分别在 0.1 ~20.0μg/ml($y=20.11\times10^{-2}c+1.31\times10^{-2}$,$r=0.9990$),0.5 ~50.0μg/ml($y=9.77\times10^{-2}c+0.35\times10^{-2}$,$r=0.9998$),0.25 ~25.0μg/ml($y=131.69\times10^{-2}c-0.59\times10^{-2}$,$r=0.9991$)线性关系良好。拉莫三嗪、10-羟基卡马西平、奥卡西平的方法回收率均在 88.65% ~ 100.38%,日内、日间精密度均小于 15%。该方法操作简便、准确、灵敏度高,可用于拉莫三嗪、奥卡西平及其代谢物 10-羟基卡马西平血药浓度监测。[中国临床药理学杂志,2015(12):1176-1179]　(黄　瑾　胡晋红)

HPLC 同时测定慢性阻塞性肺病患者血浆中的茶碱和 1,3-二甲基尿酸　色谱柱为 Hypersil BDS C_{18} 柱(250mm × 4.6mm,5μm),流动相为乙腈-水(7:93),流速 1ml/ml,检测波长 280nm。43 名 COPD 患者连续服用茶碱(100mg,bid)两周后,测定茶碱及其代谢物 1,3-二甲基尿酸(1,3-DMU)的血药浓度。茶碱、1,3-DMU 的线性范围分别为 0.20 ~ 10.00μg/ml($r=0.9998$)、0.05 ~ 2.00μg/ml($r=0.9996$);日内、日间 RSD 均≤12.91%,提取回收率分别为 77.52% ~79.22%、71.69% ~74.02%;患者的平均茶碱血药浓度为 3.57 ±1.59μg/ml,茶碱和 1,3-DMU 的浓度呈强相关($r=0.672$),1,3-DMU/茶碱为 0.064 ±0.024。结论所用方法简便、快速、准确,可用于 COPD 患者茶碱血药浓度的监测,1,3-DMU 与茶碱浓度的比值可评估不同个体对茶碱清除率的差异。[华西药学杂志,2015(3):328-330]

(黄　瑾　胡晋红)

大剂量甲氨蝶呤治疗成人急性淋巴细胞白血病的药物代谢研究　回顾性分析 2003 年至 2010 年收治的 124 例成人患者(共 190 例次大剂量甲氨蝶呤(HD-MTX)治疗)的临床和实验室资料。结果 190 例次患者的甲氨蝶呤血药浓度降至 0.1μmol/L 以下的中位时间是 72h(48 ~342h),76 例次(40%)发生延迟排泄;延迟排泄组患者的不良反应显著增高($P<0.05$),其体质指数和甲氨蝶呤治疗第 7 日的血清肌酐水平均显著高于正常排泄组(分别为 $P=0.046$ 和 $P<0.001$)。甲酰四氢叶酸钙联合左旋门冬酰胺酶解救不优于单用亚叶酸钙($P=0.849$)。缩短甲氨蝶呤输注时间并提前亚叶酸钙的解救时机不能改善甲氨蝶呤的延迟排泄,但可减轻血液学不良反应。体质指数、血清肌酐水平影响甲氨蝶呤的代谢。适度缩短甲氨蝶呤输注时间和提前亚叶酸钙的解救时机或能改善甲氨蝶呤的排泄和不良反应。[癌症进展,2015(1):100-104]　(黄　瑾　胡晋红)

丙戊酸钠治疗小儿癫痫的中毒反应及其血药浓度的关

系　选取244例癫痫患儿给予丙戊酸钠治疗，应用化学免疫分析法检测患儿血清中药物浓度，记录每例患儿血药浓度、治疗有效率和中毒反应发生率。给予丙戊酸钠治疗后，>100 mg/L组患者中毒反应发生率(16.7%)明显高于50～100mg/L组(2.4%)和≤50mg/L组(1.0%)，差异有统计学意义($P<0.05$)；≤6岁组患者中毒反应发生率(9.4%)明显高于6～9岁组(3.8%)和>9岁组(2.7%)，差异无统计学意义($P>0.05$)。中毒反应发生率变化与血药浓度密切相关，监测丙戊酸钠血药浓度对防止中毒反应的发生具有重要意义。[空军医学杂志，2015(4)：233-234]

（黄　瑾　胡晋红）

聚乙二醇安替安吉肽单抗制备及血药浓度检测方法的建立　聚乙二醇安替安吉肽是抗肿瘤多肽安替安吉肽的聚乙二醇修饰产物，为了检测血液中聚乙二醇安替安吉肽含量，利用有限稀释法对分泌安替安吉肽的杂交瘤细胞克隆化并进行筛选，将筛选得到的细胞株制备的单克隆抗体用于建立间接竞争ELISA检测血浆中聚乙二醇安替安吉肽含量。经克隆化筛选出的杂交瘤细胞生长迅速，细胞形态圆润，小鼠腹腔注射细胞数量为5×10^5时，第9天能收集腹水，收集腹水体积(7.06±0.56)ml，腹水效价1∶5.0×10^5。利用方阵法确定理想的包被抗原浓度为1∶4000，一抗工作浓度为1∶32 000，该方法可检测线性范围为(25～3200)ng/ml，回归方程为$y=0.273x-0.277$($R^2=0.9987$)，并且具有较好的回收率、准确度、精确度，回收率为(96.75～97.23)%，准确度为(94.9～95.89)%；日内相对标准偏差、日间相对标准偏差分别为(1.23～2.7)%和(2.94～5.82)%。利用ELISA方法测得聚乙二醇安替安吉肽大鼠体内消除半衰期为(23.585±2.214)h，达峰时间(24±0.629)h。由此表明，利用制备的单克隆抗体建立的间接竞争ELISA方法能够特异、可靠的检测聚乙二醇安替安吉肽血药浓度。[药物生物技术，2015，22(4)：324-327]

（黄　瑾　胡晋红）

肾移植术后患者他克莫司血药浓度的影响因素　CYP3A5基因多态性分析器官移植与透析中心于2012年11月至2013年11月行同种异体肾移植术符合条件的63例患者的资料，采用随机数字表法分为实验组和对照组，比较两组患者的CYP3A5　3基因型，住院期间服用他克莫司剂量、血药浓度、调整剂量的次数、急性排斥反应及不良反应等情况。两组术后第7天达到目标浓度的比例及需要调整剂量受者比例，实验组急性排斥反应和他克莫司不良反应发生率均低于对照组，差异有统计学意义($P<0.05$)。根据CYP3A5基因型的不同，建立他克莫司个性化给药方案，他克莫司的血药浓度稳定，能降低移植肾的急性排斥反应及不良反应。[器官移植内科学杂志，2015(2)：48-55]

（黄　瑾　胡晋红）

脓毒症患者连续性血液滤过治疗对首剂利奈唑胺血药浓度的监测分析　调查肾替代治疗中的连续性静-静脉血液滤过(CVVH)对脓毒症患者首剂利奈唑胺血药浓度的影响。调查2011年7月～2012年1月严重脓毒症使用利奈唑胺治疗的18例患者临床资料，根据随机原则分为CVVH组8例、非CVVH组10例，两组均给予首剂利奈唑胺600mg，给药时间为1h；CVVH治疗采用统一规格滤器滤过，血流速度设定为150ml/h，置换液速度设定为2000ml/h；于给药后0、30min、1、2、3、5、7、9、11h时测定外周血利奈唑胺血药浓度及滤过前后静脉血利奈唑胺血药浓度，同时监测CVVH治疗超滤后废液中利奈唑胺的血药浓度。结果两组患者外周静脉血利奈唑胺血药浓度比较差异无统计学意义，CVVH组平均血药浓度3.35～6.23mg/L，非CVVH组为4.34～9.81mg/L；CVVH组滤器前后各时点利奈唑胺的血药浓度的比较差异无统计学意义，滤过前平均血药浓度在4.03～5.93mg/L，滤过后平均血药浓度在3.89～5.76mg/L；CVVH治疗超滤后废液中利奈唑胺剂量为26.80～316.96mg。CVVH治疗会降低利奈唑胺血药浓度，但无需调整治疗剂量。[中华医院感染学杂志，2015(6)：1285-1287]

（黄　瑾　胡晋红）

药学咨询服务

门诊药学咨询服务规范化建设取得进展　北京市医院管理局与各市属医院共同制定的用药咨询中心建设标准和评估考核体系内容，并进行考核评估与持续改进工作，药师通过规范的用药咨询是为百姓提供优质药学服务，提升医院药学服务能力。北京安贞医院用药咨询中心贴上了北京市医管局配发的统一标识，成为北京首家运行的用药咨询中心，标志着北京市医管局规范建设用药咨询中心的工程正式拉开帷幕，但用药咨询中心运行情况尚需提高。[中华医院管理杂志，2015，(7)：528-530；中国医院院长，2015，(2)：28-28]

（孙华君　胡晋红）

药学咨询服务细化人群降低用药风险尝试　有研究对某医院门诊患者发生药品不良反应数据整理分析，通过风险矩阵与Borda序值法相结合，分辨特征人群风险概率和风险程度。根据特征人群风险程度分析结果，0～1岁男性，4～14岁男性，74岁以上男性；0～1岁女性，1～4岁女性，24～34岁女性，64～74岁女性，除具有高风险外，同时合并了较多的其他用药风险。正确识别临床用药高风险人群，根据患者情况主动给予适当用药咨询，可减少药品不良反应发生，并改善患者预后。[临床药物治疗杂志，2015，(2)：33-37]

（孙华君　胡晋红）

门诊药学咨询服务研究进一步细化　有研究对某医院2013年1至6月门诊药房取药患者返回162人次目标明确

的咨询问题分析表明，药品服用时间等服用方法问题占38%，患者已不满足“一日几次，一次几片”的简单回答，而希望进一步了解服药的最佳时间以达最好疗效，中西医是否可以合用等药物相互作用问题占19%，反映出病人素体的提高，对药师提出更高要求，其他综合医院的研究也提示门诊咨询以患者及家属最多(90%)；咨询内容以10岁以下儿童用药为主(30%)，主要有药品使用方法、用量及服用时间，用药注意事项等。通过对病人需求的研究，能够促进药师自身素质的提高及职能的转换，对推动临床药学发展进步具有重要意义。[承德医学院学报，2015，(1)：87-88；中国药事，2015，29(11)：1212-1215；中国医药指南，2015，(4)：66-67；中国医院用药评价与分析，2015，(10)：1406-1408]

(孙华君　胡晋红)

药学咨询服务成效研究得到关注　通过对门诊老年高血压患者100例分组研究，其中有50例患者接受药师药物咨询指导服务，另50例患者药师不干预，观察其治疗30d、90d后用药依从性的变化。结果显示药师咨询服务组依从性从研究前的21.3%上升至41.7%(30d后)和58.6%(90d后)；对照组依从性从研究前的23.5%上升至24.9%(30d后)和28.6%(90d后)，提示经药师药物咨询干预，可对改善老年高血压患者的用药依从性起到重要的作用。对糖尿病老年门诊患者开展药学咨询干预研究显示，临床药师在做好用药指导的基础上，列出复查时间、漏服的处理、可能的不良反应的处理等治疗计划，同时采取电话调查、回访等慢病管理措施，该组服务病人，相比传统不进行指导或者仅每周一次提醒的病人组，空腹血糖、餐后2小时血糖、糖化血红蛋白值明显降低，用药依从性显著提高，减少了隐性用药失误的发生，改善药物疗效。临床药师通过用药咨询服务，及时解答患者用药疑惑从而建立对药学服务人员的信任，缓解了药房调剂人员精力不足，也提高了门诊药学服务水平，药患纠纷问题得到有效控制，投诉情况大幅减少。[中国社区医师，2015，(2)：7-7，9；中国医药导报，2015，(20)：129-132；临床研究，2015，(11)：8-8，9]　(孙华君　胡晋红)

药学咨询服务方法研究得到关注　有研究应用PDCA循环研究方法对，对某院肿瘤科病房用药咨询情况进行现状调查，查找问题，分析原因，制定对策并实施干预。结果显示住院病房医师咨询人次提升了5倍，咨询采纳率由14%升至77%；护士咨询人次提升了2倍，咨询采纳率由67%升至80%；患者咨询人次提升了1.4倍，咨询采纳率由50%升至86%。有对出院的心血管内科病人研究采用28格药盒和个体化的用药信息卡的方法，药师指导病人根据用药信息卡，将口服药提前1周放入药盒以备规律服药。2周后进行电话随访，发现该组老年病人居家用药失误率低于未采用该措施组的病人，有效降低了老年病人的居家用药失误发生率，改善其用药失误状况。[海峡药学，2015，(3)：239-241；护理研究，2015，(23)：2926-2927]

(孙华君　胡晋红)

药学咨询服务奉献得到关注　药师在进行药物咨询服务，本质上都属于医疗行为，咨询提供方都应遵守相关诊疗规范，尽到合理指导义务，避免过错的发生。药师作为咨询提供方在转型期需要在提高自身专业素质的同时强化服务意识和法律意识，也希望国家能够尽快出台《药师法》为药学服务提供保障和依据。[医学信息，2015，(31)：71-71]

(孙华君　胡晋红)

移动互联网技术助力药学咨询服务　随着物联网技术不断发展，信息互联程度的不断提高，药学信息服务将不仅局限于向医师提供用药指导、向护士传递用药方法、向患者介绍药品信息等传统药学服务模式，而将开拓出基于移动设备平台的药学信息服务新模式。其信息服务内容将包含以下方面：(1)建立便捷式临床移动医疗决策系统，提高药学信息服务的利用率。(2)建立能够与“区域集成化药师培训与再教育平台”相连接的药师个人掌上终端系统，以点带面，全面提升药学信息服务人员的整体专业技能，及时更新药学信息储备。(3)建立应对突发公共事件的应急药学信息服务模式，及时保障药品供应与用药安全。(4)建立居民个人移动终端与社区卫生服务中心信息互联系统，提供必要的健康咨询与应急指导。[科技创新导报，2015，12(11)：40，43]

(孙华君　胡晋红)

成本效果分析法研究

药物经济学成本效果分析法在2型糖尿病治疗中的应用　杨熙等选取150例型糖尿病伴原发性轻度高血压患者随机分为A、B、C三组，每组50例，分别给予瑞格列奈+替米沙坦(A方案)、瑞格列奈+福辛普利(B方案)、瑞格列奈+氨氯地平(C方案)治疗，以糖尿病的有效率为效果指标时，三组总有效率分别为94.0%、86.0%、82.0%，成本-效果比分别为16.72、18.26、17.15；以高血压的有效率为效果指标时，成本-效果比分别为18.71、19.15、16.35。提示当主要考虑2型糖尿病的疗效时，以A方案的效果及经济性最佳。孙克苏选取75例2型糖尿病患者，将其分为A、B、C三组，A组单用二甲双胍药物，B组采用二甲双胍联合门冬胰岛素与吡格列酮药物治疗，C组采用二甲双胍联合罗格列酮与诺和灵药物治疗。结果A组治疗总有效率为96%，B组总有效率为96%，C组总有效率为88%。组间治疗效果对比差异无统计学意义($P>0.05$)。提示2型糖尿病采用3组用药方案治疗均具有较为满意的疗效，但以药物经济学方面分析，A组的用药方案最为经济实用。罗蓓等选取了86例2型糖尿病患者分成A、B组，分别给予格列美脲片、格列齐特缓释片治疗2型糖尿病，结果A、B组的总成本分别为825.00元和

1348.44元;疗效分别为83.72%和79.07%;成本-效果比分别为9.85和17.05。显示格列美脲片对2型糖尿病血糖控制的成本-效果优于格列齐特缓释片。何纯生等将口服二甲双胍片最大剂量(2g/d)而血糖仍未达标的2型糖尿病患者96例随机分为对照组和治疗组,各48例。两组患者均给予二甲双胍治疗,对照组加用盐酸吡格列酮胶囊,治疗组加用沙格列汀片,4周为1个疗程,均治疗3个疗程。结果显示,对照组和治疗组成本效果比分别为:空腹血糖(FPG;16.07、15.21),2h餐后血糖(2h PG;16.63、15.57),糖化血红蛋白(HbA1C;17.22、15.57)。增量成本效果比分别为:13.36、13.37、12.47。显示与治疗组比较,对照组多降低1%的FPG,2h PG及HbA1C,均需追加成本。提示沙格列汀能明显降低二甲双胍继发失效的2型糖尿病患者FPG,2h PG和HbA1C水平,是一种费用低、效果佳的治疗方案。李希国等选择社区门诊已确诊的2型糖尿病患者96例,分为A组、B组和C组。A组给予二甲双胍+格列齐特,B组给予二甲双胍+预混胰岛素,C组给予单纯预混胰岛素,三种给药方案进行成本-效果分析。结果A组、B组和C组药物治疗成本分别为204.48、464.88、668.16元;总有效率分别为81.25%,93.75%,90.63%;成本-效果比分别为251.67,495.87,737.24;B,C组相对于A组的增量成本-效果比分别为2083.2,493.3,说明B组方案可以作为临床参考合理治疗方案。罗蓓等对60例2型糖尿病肥胖患者在服用二甲双胍片的前提下,随机分为西格列汀组($n=30$)和吡格列酮组($n=30$),分别给以西格列汀片与吡格列酮片口服,结果两组成本效果比分别为28.43、36.77,发现西格列片汀联用二甲双胍片治疗肥胖型2型糖尿病的成本-效果优于吡格列酮片联用二甲双胍片。韩本高采用Meta分析方法系统评价格列齐特和格列吡嗪治疗2型糖尿病的疗效和安全性,并对格列齐特和格列吡嗪治疗2型糖尿病的成本—效果进行分析,结果表明:格列齐特和格列吡嗪治疗2型糖尿病总有效率、显效率、不良反应发生率、空腹血糖平均降低程度、餐后2小时治疗结果等方面差异无统计学意义;治疗2型糖尿病的成本效果比分别为2.07、1.62,从药物经济学方面看,格列吡嗪较为最佳治疗方案。郑映红选取了102例2型糖尿病患者,随机分为A组(国产阿卡波糖)和B组(进口阿卡波糖),结果两组成本效果比分别为(3.46±0.12)%、(4.89±0.59)%,发现治疗2型糖尿病患者应用国产阿卡波糖,疗效显著,成本更低。杨燕等选取了90例住院患者,随机分成甲、乙、丙三组,各30例。甲组采用门冬胰岛素30(诺和锐30)联合二甲双胍治疗,乙组采用重组人胰岛素30/70(甘舒霖30R)治疗,丙组单用生物合成人胰岛素(诺和灵R)治疗,比较三组总住院天数、血糖达标时间、胰岛素用量及成本-效果比。结果甲乙丙三组C/E值分别为(FBG:11.18±3.31,PBG 2h:10.12±3.17)、(FBG:10.31±2.85,PBG 2h:9.45±2.35)、(FBG:15.21±4.61,PBG 2h:18.02±5.24),得出胰岛素强化治疗适用于新诊断的2型糖尿病患者。杜绣琳等选择确诊为2型糖尿病患者并经盐酸二甲双胍单药治疗后糖化血红蛋白未达标者372例,按给药方案,A组为瑞格列奈+盐酸二甲双胍,B组为精蛋白生物合成人胰岛素注射剂(预混30R)+盐酸二甲双胍,C组为门冬胰岛素30注射剂+盐酸二甲双胍治疗,治疗12周后观察疗效。结果发现A、B、C组成本分别为(758.24±69.49)元,(715.75±140.11)元和(942.62±248.70)元,空腹血糖的下降率分别为50.70%、58.94%、69.97%,餐后2h血糖下降率分别为49.02%、46.73%和68.96%,糖化血红蛋白的下降率分别为63.51%、51.07%和57.91%。A、B、C组的成本效果比(C/E)在降低空腹血糖时分别为14.96、12.14和13.47,在降低餐后2h血糖时分别为15.47、15.32和13.67,在降低糖化血红蛋白时分别为11.94、14.02和16.28。就经济学效果而言,降低空腹血糖和糖化血红蛋白以精蛋白生物合成人胰岛素注射剂(预混30R)联用盐酸二甲双胍为优,降低餐后2h血糖则是门冬胰岛素30注射剂联用盐酸二甲双胍效果较好。邢俊芳等选取了236例T2DM患者,随机分为A、B两组,分别用国产和进口瑞格列奈片治疗,结果国产瑞格列奈控制血糖和Hb A1c的成本/效果比分别是17.63、32.61,进口瑞格列奈分别是24.13和43.98。以B组为参照,A组控制PG和Hb A1c的增量成本-效果比($\Delta C/\Delta E$)分别是258.90和308.78。结论国产瑞格列奈与进口瑞格列奈对T2DM患者的血糖和糖化血红蛋白控制等效。但国产药品价廉易得,可作为治疗T2DM的较好选择。张晓凤选取120例2型糖尿病患者,分为A、B、C三组,A组给予格列美脲口服,B组瑞各列奈口服,C组二甲双胍口服,结果显示,3种药物治疗总有效率(83%、85%、85%)及药物成本-效果比(4.861、4.192、1.998),比较差异也无统计计学意义($P>0.05$),然而从血糖控制的长期疗效看,二甲双胍的疗效及成本最佳。[广东医学院学报,2015,33(5):584-586;糖尿病新世界,2015,25(1):26;中国医药科学,2015,5(3):60-69;中国药业,2015,24(14):104-105;江西医药,2015,50(2):165-166;现代医院,2015,15(7):43-45;郑州大学硕士论文,2015;中国现代药物应用,2015,9(17):139-140;中国现代药物应用,2015,9(23):94-95;中国临床药学杂志,2015,24(4):240-243;中国处方药,2015,13(8):28-30;实用医技杂志,2015,22(6):638-639]

(杨志英　吴新荣　胡晋红)

↗ 药物经济学成本效果分析法在糖尿病周围神经病变治疗中的应用　师苹等将110例糖尿病周围神经病变患者在控制血糖基础上随机分为A组(甲钴胺+维生素B_1),B组(α-硫辛酸+甲钴胺+维生素B_1),C组(依帕司他+甲钴胺+维生素B_1)。结果显示总有效率A、B、C三组分别为77.77%、94.59%、91.89%;正中神经、腓总神经传导速度(MNCV和SNCV)3组间进行比较,A组与B组、A组与C组差异均有统计学意义($P<0.05$),B组与C组差异无统计学意义($P>0.05$)。认为依帕司他联合甲钴胺、维生素B_1与硫辛酸联合甲钴胺、维生素B_1治疗糖尿病周围神经病变均能显著改善患者症状体征和神经传导功能,且明显优于甲钴胺加维生素B_1治疗。但从经济学考虑,依帕司他为片剂方便使用且平均花费明显低于a-硫辛酸,可考虑作为首选用药。[临床合理用药杂志,2015,8(1B):51-52]

(杨志英　吴新荣　胡晋红)

↗ 药物经济学成本效果分析法在2型糖尿病并冠心病不稳定心绞痛治疗中的应用　胡景鲁选取冠心病不稳定型心绞痛合并2型糖尿病患者共129例,随机分为对照组(阿司匹林、单硝酸异山梨酯、卡维地洛及甘精胰岛素),观察组在常规治疗的基础上,加服曲美他嗪。结果显示对照组总有效率占73.8%;观察组总有效率占95.3%,明显优于对照组($P<0.05$)。观察组和对照组成本-效果比分别为37.5、42.4。因此,同单纯常规治疗方案相比,在常规治疗的基础上加用曲美他嗪,在治疗2型糖尿病并冠心病不稳定心绞痛患者方面更符合药物经济学原则,是一种优选方案。[糖尿病新世界,2015:97-98]　(杨志英　吴新荣　胡晋红)

↗ 药物经济学成本效果分析法在非胰岛素依赖型糖尿病治疗中的应用　杜亚玲等通过成本-效果比、敏感度分析比较胰岛素泵持续胰岛素皮下注射(CSII)和多次皮下注射胰岛素(MDI)两种强化治疗方案的成本-效果,探讨两种方案的有效性和经济性,发现CSII组和MDI组的单位成本分别为6215.59元和5809.14元。对于治疗有效病例而言,CSII组和MDI组使血糖达标时间减少1d所需费用分别为2972.67元和4224.83元,使治疗的有效率增加一个百分点所需费用分别为227.36元和929.46元,使达标日的平均血糖下降1mmol/L所需费用分别为1246.40元和2643.53元。从治疗有效率看,成本效果比分别为CSII:186.02,MDI:760.47,敏感度分析的结果与成本-效果比分析的结果一致。因此,CSII治疗方案相对于MDI治疗方案,具有更好的效果。[上海交通大学学报,2015,35(3):437-440]

(杨志英　吴新荣　胡晋红)

↗ 药物经济学成本效果分析法在人胰岛素和动物胰岛素治疗糖尿病中的应用　王华运用CORE糖尿病模型,模拟动物胰岛素控制不佳的糖尿病患者转用人胰岛素和继续使用动物胰岛素相比的预期寿命、质量调整生命年和长期直接医疗成本,并进行成本-效用分析,结果由动物胰岛素转用人胰岛素治疗,糖尿病患者的预期寿命增加了0.707年,质量调整生命年增加了0.795QALY,长期的直接医疗成本降低34 437元。敏感度分析支持研究结果的稳健性。显示,动物胰岛素控制不佳的糖尿病患者转用人胰岛素是成本节约的方案。[首都食品与医药,2015,(10):14-15]

(杨志英　吴新荣　胡晋红)

↗ 药物经济学成本效果分析法在胃肠道癌治疗中的应用　陈燕选取了48例结直肠癌患者,按治疗方案分为奥沙利铂+亚叶酸钙+5-氟尿嘧啶(mFOLFOX6)、奥沙利铂+卡培他滨(CapeOX)、伊立替康+亚叶酸钙+5-氟尿嘧啶(FOLFIRI)三组。结果显示:mFOLFOX6组、CapeOX组和FOLFIRI组患者的临床有效率分别为96.67%、87.50%、80.00%,mFOLFOX6组明显高于其他两组,差异有统计学意义($P<0.05$)。mFOLFOX6、CapeOX和FOLFIRI方案的成本-效果比分别为11 950、15 674、18 397,敏感度分析结果与其一致。结论:mFOLFOX6方案治疗转移性结直肠癌的成本-效果优于CapeOX和FOLFIRI方案,但其胃肠道不良反应发生率较高。冯立宁等采取回顾性研究方法,将86例食管癌根治术患者分为三组,应用不同治疗方案,Ⅰ组(28例)顺铂+多西他赛方案、Ⅱ组(29例)卡铂+紫杉醇方案、Ⅲ组(29例)奥沙利铂+左亚叶酸钙+5-氟尿嘧啶。结果:Ⅰ、Ⅱ、Ⅲ组的成本-效果比分别为117.63、135.43、147.16,Ⅰ组每增加1个单位效果,比Ⅱ、Ⅲ组分别节省384.55、715.45元。提示Ⅰ组方案具有相对较高的药物经济学意义,值得临床进一步研究。卢介珍等选取胃癌住院患者64例,按照化疗方案不同分成3组,FAM组采用5-氟尿嘧啶(5-Fu)+阿霉素(ADM)+丝裂霉素(MMC)治疗,EAP组采用表鬼臼毒甙(VP-16)+ADM+顺铂(PDD)治疗,ELF组VP-16+甲酰四氢叶酸(LV)+5-Fu治疗,发现FAM、EAP、ELF三组化疗总有效率分别为45.8%、54.5%、50.0%,成本效果比为167.88、117.21、205.00,由低到高依次为EAP、FAM、ELF,因此认为临床上EAP即表鬼臼毒甙联合阿奇霉素、顺铂为最适合治疗胃癌的化疗方案。[中国药房,2015,26(32):4465-4467;中国药房,2015,26(14):1887-1889;中国药房,2015,23(20):3289-3293]　(杨志英　吴新荣　胡晋红)

↗ 药物经济学成本效果分析法在反流性食管炎治疗中的应用　霍结容将100例反流性食管炎患者随机分为艾普拉唑组与埃索美拉唑组。结果,治疗后两组患者的治疗有效率相比,$P>0.05$,比较差异不具有显著性。观察组无不良反应发生,对照组1例腹泻,1例头晕,不良反应发生率为4%(2/50),两组相比,$P>0.05$,比较差异不具有显著性。观察组的治疗费用为2228.88元(艾普拉唑费用+3次临床检查费用),对照组则为2241.48元,两组相比,$P>0.05$,比较差异不具有显著性。对照组患者的治疗费用中包括不良反应的治疗成本,而观察组则无不良反应成本,因此观察组的治疗方法的安全性较好,药物经济学临床略显优势。梁建翁将100例反流性食管炎患者随机分为泮托拉唑和奥美拉唑组,发现奥美拉唑和泮托拉唑治疗反流性食管炎均疗效显著。

但观察组成本效果为6.34，对照组成本效果为187.1，前者治疗成本低。季泽俊将90例反流性食管炎患者随机分为奥美拉唑组、泮托拉唑组和埃索美拉唑组，发现三组治疗效果相似，奥美拉唑组成本效果比为62.2；泮托拉唑组成本效果比为454.4；埃索美拉唑组成本效果比为670.1，显示奥美拉唑治疗反流性食管炎值得临床借鉴。[广东微量元素科学，2015，22(6)：56-59；中国现代药物应用，2015，9(14)：21-22；中国现代药物应用，2015，9(21)：160-161]

（杨志英　吴新荣　胡晋红）

药物经济学成本效果分析法在联合用药治疗幽门螺杆菌中的应用　潘姝等将128例消化性溃疡或慢性胃炎患者随机分为A组（泮托拉唑+阿莫西林+克拉霉素）；B组（泮托拉唑+阿莫西林+左氧氟沙星）；C组（前5日给予泮托拉唑+阿莫西林，后5日改为泮托拉唑+左氧氟沙星+克拉霉素）。结果：采用意向治疗分析，ABC三组成本效果比分别为545.64、87.96、240.12，采用方案治疗分析，ABC三组成本效果比分别为519.04、83.98、223.24，显示B方案为最经济、有效的治疗幽门螺杆菌方案。杨晶等将120例慢性胃炎患者随机分为三组：A组（埃索美拉唑20mg+阿莫西林1.0g+克拉霉素0.5g+胶体果胶铋200mg，2次/d）；B组（埃索美拉唑20mg+阿莫西林1.0g+呋喃唑酮0.1g+胶体果胶铋200mg，2次/d）；C组给予序贯疗法（前5d：埃索美拉唑20mg+阿莫西林1.0g，后5d：埃索美拉唑20mg+克拉霉素0.5g+替硝唑0.5g，2次/d）。根除率按意向性（Intention To Treat，ITT）分析和符合方案（Per Protocol，PP）分析，计算各方案所需成本并进行成本-效果分析。结果①按ITT分析，A、B、C三组根除率分别为82.5%、87.5%、92.5%；按PP分析，根除率分别为84.6%、89.7%、92.5%，不同方案根除率比较差异无统计学意义（$P>0.05$）。②3种方案药物成本分别为409.8元、336.2元、322.6元，成本-效果比（C/E）分别为4.84、3.75、3.49。提示序贯疗法根除率最高、成本最低、C/E最小，经济、安全、有效，可作为首选一线根除方案；其次为含呋喃唑酮的铋剂四联方案。发现序贯疗法根除率最高、成本最低、C/E最小，经济、安全、有效，可作为首选一线根除方案；其次为含呋喃唑酮的铋剂四联方案。杨雪等将180例Hp阳性慢性胃炎伴消化不良患者随机分为A组：雷贝拉唑+果胶铋+四环素+呋喃唑酮；B组：雷贝拉唑+果胶铋+阿莫西林，联合左氧氟沙星；C组：雷贝拉唑+果胶铋+阿莫西林+呋喃唑酮。结果A、B、C组Hp根除率分别为：ITT 83.33%（50/60）、PP 89.29%（50/56），ITT 85.0%（51/60）、PP 87.93%（51/58），ITT 80.0%（48/60）、PP 87.27%（48/55）；3组的不良反应发生率分别为7.14%（4/56）、5.17%（3/58）、7.27%（4/55）；组间差异均无统计学意义（$P>0.05$）。成本及成本-效果比值显示A组（238.64）<C组（308.97）<B组（533.22）。显示四环素或阿莫西林联合呋喃唑酮以及左氧氟沙星联合阿莫西林的含铋剂四联疗法可以作为标准方案初治Hp失败的有效安全的补救方案。其中四环素+呋喃唑酮的四联方案更具经济学优势。杨麒臻等将300例Hp感染患者随机分成5组，每组均用兰索拉唑、胶体果胶铋混悬剂，在此基础上A组加用阿莫西林、克拉霉素，B组加用阿莫西林、左氧氟沙星，C组加用阿莫西林、庆大霉素，D组加用阿莫西林、呋喃唑酮，E组加用阿莫西林、克拉霉素。结果：A、B、C、D、E组Hp根除率分别为65.38%（34/52）、79.66%（47/59）、78.18%（43/55）及86.00%（43/50）、74.62%（50/67），各组不良反应差异无统计学意义（$P>0.05$），C/E依次为5.254、4.334、4.292、3.329及5.593。结论：含阿莫西林、呋喃唑酮的铋剂四联方案治疗，对Hp感染的根除率高于含阿莫西林、克拉霉素的铋剂四联方案，兰索拉唑、铋剂、阿莫西林、呋喃唑酮方案最经济有效。李生等纳入129例Hp感染患者，随机分为治疗组（雷贝拉唑、多西环素、呋喃唑酮、枸橼酸铋钾治疗）和对照组（雷贝拉唑、阿莫西林、左氧氟沙星、枸橼酸铋钾治疗）。结果：与对照组相比，治疗组方案集分析（per-protoc，PP）和意向性分析（intent-to-treat，ITT）Hp根除率均显著升高（PP：91.7% *vs* 76.7%，$P<0.05$；ITT：85.9% *vs* 70.8%，$P<0.05$），而不良反应发生率无明显差异（14.5% *vs* 17.5%，$P>0.05$）．对成本-效果分析显示C/E值治疗组（292.0）<对照组（436.0）。提示含多西环素和呋喃唑酮的四联疗法根除Hp疗效肯定，不良反应小，降低了四联方案的成本，但该方案广泛应用于临床还需进一步大样本的临床研究，其安全性还有待于进一步观察和研究。兰天选取108例Hp阳性消化性溃疡患者，分为奥美拉唑组（奥美拉唑+克拉霉素+阿莫西林）和雷贝拉唑组（雷贝拉唑+克拉霉素+阿莫西林），结果奥美拉唑组患者溃疡愈合和Hp清除的成本/效果比分别为8.92和8.17，雷贝拉唑组患者溃疡愈合和Hp清除的成本/效果比分别为8.38和8.22，提示雷贝拉唑组治疗方案的成本-效果优于奥美拉唑组。卢雪晖等选取87例Hp患者分为奥美拉唑和兰索拉唑组，结果：奥美拉唑组总有效率84.09%；兰索拉唑组总有效率88.37%，差异无统计学意义（$\chi^2=0.335$，$P=0.563$）。奥美拉唑组C/E为0.46，低于兰索拉唑组的1.99，△C/△E为89.65，差异具有统计学意义（$P<0.05$）。敏感度分析示奥美拉唑组C//E为0.41，低于兰索拉唑组的1.79，ΔC//ΔE为89.45，差异具有统计学意义（$P<0.05$）。奥美拉唑组不良反应发生率4.55%，与兰索拉唑组6.98%相似，差异无统计学意义（$P>0.05$）。提示奥美拉唑治疗Hp阴性胃溃疡具有更高的药物经济学价值，可减少医疗资源浪费。徐娴等将480例Hp患者随机分为三联疗法（潘妥洛克+阿莫西林+呋喃唑酮）7d组（A组）、10d组（B组）；四联疗法（潘妥洛克+阿莫西林+呋喃唑酮+果胶铋）7d组（C组）、10d组（D组）。结果：ABCD四组总有效率分别为71.2%、80.9%、83.1%及85.3%，相应的C/E为2.76、3.87、2.90及4.22。提示潘妥洛克联合呋喃唑酮可有效提高 Hp 的根除率，在发展中国家 A 方案可作为一线方案推荐使用。姜萌将 125 例慢性胃炎合并 Hp 阳性者随机分为 A 组（含铋剂四联疗法组）：雷贝拉唑钠肠溶胶囊 + 胶体果胶铋颗粒 + 阿莫西林克拉维酸钾分散片 + 克拉霉素缓释片；B 组（10d 序贯疗法组）：前 5d，雷贝拉唑钠肠溶胶囊 + 阿莫西林克拉维酸钾分散片；后 5d，雷贝拉唑钠肠溶胶囊 + 替硝唑片 + 克拉霉素缓释片；C 组（14d 序贯疗法组）：前 7d，雷贝拉唑钠肠溶胶囊 + 阿莫西林克拉维酸钾分散片；后 7d，雷贝拉唑钠肠溶胶囊 + 替硝唑片 + 克拉霉素缓释片；D 组（左氧氟沙星疗法组）：雷贝拉唑钠肠溶胶囊 + 左氧氟沙星胶囊 + 阿莫西林克拉维酸钾分散片 + 胶体果胶铋颗粒。成本-效果分 A 组、B 组、C 组及 D 组的成本分别为：509.63 元、272.88 元、382.03 元、393.96 元；其效果为：59.26%、65.52%、70.83%、96.88%。C/E 值分别为 8.60、4.16、4.39、4.07。认为四种方案中左氧氟沙星疗法是根除 Hp 最好的方案。田珺琪通过比较四种含铋剂的四联方案（左氧氟沙星组 A1：雷贝拉唑 20mg bid + 复方铝酸铋颗粒 2600mg bid + 克拉霉素 500mg bid + 左氧氟沙星 500mg qd，疗程 10d；替硝唑组 A2：雷贝拉唑 20mg bid + 复方铝酸铋颗粒 2600mg bid + 克拉霉素 500mg bid + 替硝唑 500mg bid，疗程 10d；左氧氟沙星组 B1：泮托拉唑 40mg bid + 复方铝酸铋颗粒 2600mg bid + 克拉霉素 500mg bid + 左氧氟沙星 500mg qd，疗程 10d；替硝唑组 B2：泮托拉唑 40mg bid + 复方铝酸铋颗粒 2600mg bid + 克拉霉素 500mg bid + 替硝唑 500mg bid，疗程 10d）根除幽门螺杆菌。结果显示：A1、A2、B1、B2 四组的成本分别为 434.2 元、408.2 元、505.4 元和 479.4 元。C/E 值为 5.213、7.29、5.898、8.153，A1 组的成本-效果比值最小，B2 组的最大。以 A2 组为对照组计算 $\Delta c/\Delta e$ 值，A1 组、B1 组和 b2 组的增量成本-效果比值分别为 0.95，3.27 和 25.43。发现含左氧氟沙星及雷贝拉唑的四联方案的 Hp 根除率相对较高而成本相对较低，患者的依从性好，是一种高效、廉价、安全的治疗 Hp 感染的四联铋剂方案。朱胜通过比较序贯疗法（1～5d，给予 20mg 奥美拉唑联合 1.0g 阿莫西林口服治疗，2 次/日。6～10d，20mg 奥美拉唑、0.5g 左氧氟沙星联合 0.5g 克拉霉素治疗，2 次/日）与标准三联疗法（20mg 奥美拉唑、1.0g 阿莫西林联合 0.5g 克拉霉素）根除幽门螺杆菌的临床疗效，发现两者 Hp 清除率分别为 96.56%、75.86%，C/E 值分别为 5.97、6.33，提示序贯疗法较于标准三联疗法根除效果更为显著，且可为患者节省医疗费用。邵光辉通过比较四联疗法（予埃索美拉唑 + 果胶铋胶囊 + 克拉霉素 + 阿莫西林治疗 10d）与序贯疗法（前 5d 予埃索美拉唑 + 阿莫西林，后 5d 予埃索美拉唑 + 克拉霉素 + 甲硝唑治疗）根除 Hp 在老年患者中的疗效，发现 Hp 清除率分别为（ITT：84.8%，PP：88.3%）、（ITT：84.0%，PP：88.7%），成本-效果分析显示在根除 Hp 的整个治疗过程中，序贯疗法成本效果比（574.3 ± 24.3）均明显低于四联疗法（778.2 ± 46.5），提示序贯疗法费用更低。郭义茹等通过比较益生菌、铋剂分别联合标准三联疗法（埃索美拉唑片 20mg 克拉霉素片 0.5g 阿莫西林胶囊 1.0g 每日 2 次）与标准三联疗法根除幽门螺杆菌（Hp）的效果，结果益生菌组、铋剂组、三联组对 Hp 根除率分别为 83.87%、90.32%、72.58%，铋剂组 Hp 根除率高于益生菌组、三联组（$P<0.05$），成本效果分析显示，铋剂组单位效果成本（2.0503）低于益生菌组（3.0180）和三联组（2.344）。提示铋剂联合标准三联疗法对 Hp 根除率高，单位效果成本低，可作为根治 Hp 的一线方案。沈洪璞将 142 例消化性溃疡患者随机分为对照组（奥美拉唑、枸橼酸铋钾、克拉霉素、呋喃唑酮）和观察组（雷贝拉唑、克拉霉素、阿莫西林），结果观察组幽门螺杆菌清除率 94.4% 与对照组 95.8% 比较，差异无统计学意义（$P>0.05$）；对应药物成本为 313.46、272.72 元，提示用后者进行消化性溃疡幽门螺杆菌感染治疗具有较高的经济性，效果也比较好。［中国药房，2015，26（11）：1448-1449；中国现代医生，2015，53（28）：80-83；中国实用内科杂志，2015，35（5）：424-426；贵阳医学院学报，2015，40（10）：1073-1076；世界华人消化杂志，2015，23（26）：4279-4283；抗感染药学，2015，12（1）：96-97；河北医学，2015，21（8）：1400-1402；世界华人消化杂志，2015，23（5）：866-870；延安大学，2015；天津医科大学，2015；健康之路，2015，14（10）：123；现代诊断与治疗，2015，26（8）：1800-1801；临床消化病杂志，2015，27（2）：90-93；中国现代药物应用，2015，9（3）：145-146］

（杨志英　吴新荣　胡晋红）

药物经济学最小成本分析法在治疗急性胰腺炎中的应用　陆钊罡比较 5 种抗菌药物治疗方案（拉氧头孢、头孢哌酮他唑巴坦、奥硝唑 + 头孢他啶、奥硝唑 + 拉氧头孢、奥硝唑 + 头孢哌酮他唑巴坦）在治疗急性胰腺炎中的疗效，结果各组间疗效差异无统计学意义（$P>0.05$）。奥硝唑 + 头孢他啶组治疗方案日均抗菌药物成本为（148.84 ± 19.382）元（$P<0.05$），日均总成本（1393.5 ± 409.41）元，均较其它各治疗组低（$P<0.05$）。各组人均住院费用差异无统计学意义（$P>0.05$）。提示 5 组抗菌药物治疗方案疗效相同，奥硝唑 + 头孢他啶治疗方案成本最低，在药物经济学评价方面具有明显优势。［宁夏医学杂志，2015，37（7）：619-622］

（杨志英　吴新荣　胡晋红）

药物经济学成本效果分析法在治疗消化性溃疡中的应用　黄健虹等通过比较埃索美拉唑与雷贝拉唑治疗消化性溃疡药物经济学效果，发现埃索美拉唑组和雷贝拉唑组治疗的溃疡总愈合率分别为 81.82% 和 80.43%；HP 清除率分别为 92.68% 和 90.70%；不良反应发生率分别为 6.8% 和 8.7%；2 组成本-效果比分别为 8.50 和 2.06。结论以药物经济学的观点分析，雷贝拉唑治疗方案是一种有效、经济的选择。张毅丰通过比较兰索拉唑与奥美拉唑治疗消化性溃疡药物经济学效果，结果对照组和观察组总有效率为92.7%、94.3%，两组比较差异无统计学意义（$P>0.05$）；对照组成本-效果比为3.36，观察组为1.89，对照组成本-效果比高于对照组（$P<0.05$）。提示在胃溃疡的治疗中，奥美拉唑与兰索拉唑具有相同的治疗效果，但是应用奥美拉唑治疗成本远低于应用兰索拉唑治疗，奥美拉唑具有更高的药物经济学价值，具有更为广泛的临床应用前景。张家兴等通过评价泮托拉唑对比奥美拉唑治疗胃溃疡的疗效和安全性，采用 Rev Man 5.2 统计软件进行 Meta 分析，Tree Age Pro 2011 软件绘制决策树模型进行成本-效果分析。结果：Meta 分析结果显示，试验组总有效率［RR = 1.01，95% CI（0.96，1.06），P = 0.77］与对照组比较，差异均无统计学意义；奥美拉唑的成本-效果比为72.09，泮托拉唑为83.85，增量成本-效果比为438.67。结论：泮托拉唑与奥美拉唑治疗胃溃疡疗效与安全性相当，而奥美拉唑的经济性较好。陈承飘通过探讨泮托拉唑与兰索拉唑治疗幽门螺旋杆菌感染活动性胃溃疡的成本-效果，结果：泮托拉唑组和兰索拉唑组的临床总治愈率为82.22%和81.82%，（$P>0.05$）；成本-效果比为4.74和5.62，（$P<0.05$）。认为较之兰索拉唑，泮托拉唑治疗 Hp 感染活动性胃溃疡患者进行治疗可以获得更好的成本-效果，具有更高的药物经济学价值。张家兴等通过评价泮托拉唑与雷尼替丁比较治疗十二指肠溃疡的有效性和安全性，并分析其药物经济性，发现2周和4周溃疡治愈率，泮托拉唑均优于雷尼替丁［2周，RR = 1.61，95% CI（1.44，1.80），$P<0.00001$；4周，RR = 1.18，95% CI（1.12，1.23），$P<0.00001$］；2周疼痛症状缓解率，泮托拉唑优于雷尼替丁［RR = 1.31，95% CI（1.15，1.39），$P<0.00001$］；2周胃肠道症状缓解率，泮托拉唑优于雷尼替丁［RR = 1.18，95% CI（1.08，1.28），$P=0.0003$］；不良反应发生率，泮托拉唑与雷尼替丁相当［RR = 1.35，95% CI（0.87，2.10），P = 0.19］；成本-效果比，雷尼替丁优于泮托拉唑（29.33 *vs* 53.90）。现有证据表明，泮托拉唑为治疗十二指肠溃疡较为有效的方案，雷尼替丁为较为经济的方案，而两者安全性相当且耐受性较好，可根据患者实际情况进行个体化选择。江学良等将129例复发型溃疡性结肠炎患者随机分为A组和B组，其中A组患者给予酪酸梭菌活菌胶囊联合美沙拉嗪进行治疗，B组患者只给予美沙拉嗪，结果A组的临床缓解率及应答率分别为76.56%、95.31%，均明显高于B组的40.00%、69.23%，差异有统计学意义（$P<0.05$）；A组的成本效果比为2842.69，明显低于对照组的3139.50，达到单位效果时，A组可以节约成本296.81元。随访12个月后，A组复发率为9.37%，B组的复发率为40.00%，复发率降低了4.27倍，A组比B组人均节约复发治疗费用386.40元。提示酪酸梭菌活菌胶囊联合美沙拉嗪治疗可以明显提高溃疡性结肠炎的疗效，且具有很好的成本效果比，是一种有效、经济的治疗方法。刘腾等采用注射用奥美拉唑钠作为对照药品，对注射用兰索拉唑治疗消化性溃疡出血的成本-效果进行分析，结果显示，两组总有效率分别为94.18、96.25，C/E值分别为22.01、19.98。以总有效率数据作为效果指标进行分析时，与奥美拉唑组相比，兰索拉唑组效果较好，成本较低，具有很好的经济性。［淮海医药，2015，33（1）：81-82；中国现代药物应用，2015，9（18）：178-179；中国药房，2015，26（12）：1662-1665；川北医学院学报，2015，30（4）：530-533；中国药学杂志，2015，50（13）：1161-1164；中国微生态学杂志，2015，27（11）：1291-1299；药品评价，2015，12（24）：6-14］

（杨志英　吴新荣　胡晋红）

↗ 药物经济学成本效果分析法在防治小儿肺炎继发性腹泻中的应用　刘军等将571例小儿肺炎患者，随机分为预防组与对照组，两组患儿均给予抗生素及对症治疗，预防组在治疗同时加服酪酸梭菌活菌散，出现腹泻后继续服用；对照组待出现腹泻后服用酪酸梭菌活菌散，至腹泻痊愈为止。结果显示：未发生腹泻预防组88.5%，对照组为62.2%。预防组在预防肺炎继发性腹泻的成本效果比为1945.55，明显低于对照组的3227.97，说明达到1个单位预防腹泻效果时，预防组的成本低；而预防组在预防肺炎继发性腹泻时的增量成本效果比 -1041.15，即每多预防1例抗生素相关性腹泻可以节省1041.15元的治疗总费用，表明预防性给予酪酸梭菌活菌散是防治结果发现酪酸梭菌活菌散防治小儿肺炎继发性腹泻有很好的成本效果。［中国微生态学杂志，2015，27（3）：313-321］

（杨志英　吴新荣　胡晋红）

↗ 药物经济学成本效果分析法在预防危重症患者并发应激性溃疡中的应用　袁田伟等通过对奥美拉唑与兰索拉唑预防危重病并发应激性溃疡的成本-效果进行分析，发现两组患者应激性溃疡的发生率分别为11.1%、12.1%，成本-效果比分别为2.33、6.28。提示使用奥美拉唑预防危重病并发应激性溃疡的用药方案优于兰索拉唑预防危重病并发应激性溃疡的用药方案。吕小娟等共收集使用质子泵抑制剂的危重症患者文献病例1225例，分为A组（注射用奥美拉唑40mg，bid，静滴）、B组（注射用奥美拉唑40mg，qd，静滴）、C组（奥美拉唑片20mg，bid，口服）、D组（注射用泮托拉唑40mg，bid，静滴）、E组（注射用泮托拉唑40mg，qd，静滴）、F组（注射用埃索美拉唑40mg，bid，静滴）、G组（注射用兰索拉唑30mg，qd，静滴）和H组（兰索拉唑片30mg，qd，口服），发现预防应激性溃疡总有效率分别为86.6%，83.3%，90.7%，94.8%，85.0%，94.4%，89.8%，82.9%（$P<0.01$），成本-效果比分别为15.2，7.9，1.8，17.1，9.5，19.0，7.5，0.9。认为兰索拉唑片30mg，qd，口服，成本-效果比最低，可作为预防危重症患者并发应激性溃疡的较佳选择方案，对不能口服患者，注射用兰索拉唑30mg，qd，静滴为最佳方案。［长沙医学院学报，2015，13（1）：7-9；中国医院药学杂志，2015，35

(24):2237-2240]　(杨志英　吴新荣　胡晋红)

药物经济学成本效果分析法在治疗上消化道出血中的应用　王莉红通过回顾2013.06-2014.12期间某院急性非静脉曲张性上消化道出血患者,从中抽取符合方案患者,使用注射用奥美拉唑钠的患者为A组,使用注射用埃索美拉唑钠的患者为B组,分析比较2组的成本、效果。结果A组与B组的显效率分别为81.18%,91.21%($P<0.05$),有效率都为100%;显效成本/显效率分别为3851.44,3684.46,总有效成本/总有效率分别为4521.00,4911.00。在显效方面注射用埃索美拉唑钠具有成本-效果优势,在总有效方面注射用奥美拉唑钠具有成本-效果优势。[山西大同大学学报,2015,31(2):51-53]　(杨志英　吴新荣　胡晋红)

药物经济学最小成本分析法在治疗上消化道出血中的应用　陈丽玲通过选取以质子泵抑制剂为首选治疗上消化道出血的病例380例,根据给药方案的不同分为A(注射用兰索拉唑30mg+0.9%氯化钠注射用100ml,2次/日,静脉滴注,疗程7天)、B(注射用奥美拉唑40mg+0.9%氯化钠注射用100ml,2次/日,静脉滴注,疗程7天)、C(注射用埃索美拉唑镁40mg+0.9%氯化钠注射用100ml,2次/日,静脉滴注,疗程7天)、D(前5天给予注射用埃索美拉唑40mg+0.9%氯化钠注射液100ml,2次/日,静脉滴注,后2天给予埃索美拉唑镁肠溶片,40mg/次,1次/日,饭前1h服用)四组,比较四种方案最小成本效果比。结果:A、B、C、D四组总有效率两两比较,差异无统计学意义($P>0.05$);最小成本分析显示B组成本最低(A组1498元,B组1400元,C组1946元,D组1426元),认为先静脉滴注埃索美拉唑,再口服埃索美拉唑镁肠溶片的贯序治疗方案具有最小的成本效果比,更具有经济学价值。王明霞通过评价两种质子泵抑制剂预防冠脉支架术后消化道出血的经济学效果,按所选质子泵抑制剂不同分为泮托拉唑组和雷贝拉唑组。两组在常规治疗基础上分别使用泮托拉唑(40mg/d,po,qd)和雷贝拉唑(20mg/d,po,qd),疗程为4~5d。观察两种治疗方案开始用药后2周内预防患者消化道出血的疗效,以及用药后6个月的心血管不良事件,并进行最小成本分析。结果:泮托拉唑组和雷贝拉唑组的有效率分别为94.37%、92.86%,组间比较差异无统计学意义($P>0.05$);两组成本分别为1537.1、1859.3元,泮托拉唑组的成本较低。提示泮托拉唑与雷贝拉唑均可有效预防冠脉支架术后患者的消化道出血事件,但使用泮托拉唑的经济性更好　[大家健康,2015,9(22):70-71;中国药房,2015,26(14):1890-1892]　(杨志英　吴新荣　胡晋红)

药物经济学成本效果分析法在门脉高压性胃病治疗中的应用　李霞通过观察不同西药方案(奥曲肽、注射用生长抑素、特利加压素、垂体后叶素)治疗门脉高压性胃病(PHG)的临床疗效,发现奥曲肽、思他宁、特利加压素、垂体后叶素治疗组的成本-效果比依次为18.91、29.71、55.20、0.93,垂体后叶素治疗组的成本最低,成本-效果比也最低。[临床合理用药杂志,2015,8(6A):20-21]　(杨志英　吴新荣　胡晋红)

药物经济学成本效果分析法在消化不良治疗中的应用　范长生等通过对达立通颗粒与莫沙必利治疗功能性消化不良的成本-效果进行分析,显示两者总有效率分别为92.73、90.85,C/E值分别为362.34、240.95。发现与莫沙必利相比,达立通颗粒治疗功能性消化不良具有较好的效果优势,但成本略高。吴咏冬选取203例消化不良患者随机分为两组,试验组为复方消化酶片,对照组为复方消化酶胶囊治疗,结果试验组与对照组的主要疗效指标和次要疗效指标相似,总有效率分别为80.2%和79.4%($P>0.05$)。试验组平均日治疗费用和每例患者直接医疗成本分别比对照组低1.59元和22.26元。提示复方消化酶片治疗消化不良有良好的临床疗效及安全性,与对照组比较具有一定的成本优势。[药品评价,2015,12(6):24-34;中国医刊,2015,50(11):58-61]　(杨志英　吴新荣　胡晋红)

药物经济学成本效益分析法在儿童消化性溃疡治疗中的应用　单淑琴选取消化性溃疡患儿156例,随机试验(法莫替丁)和对照组(奥美拉唑钠肠溶胶囊),观察两组患儿治疗后的临床疗效;记录两组患儿治疗两个疗程后总费用及药物成本费用,并对两组患儿治疗成本-效益进行比较分析。结果:两组患儿经治疗3周后,试验组和对照组总有效率分别为79.5%和71.8%,差异无统计学意义($P>0.05$);成本-效益比分别为4.74、392.91,差异有统计学意义($P<0.05$)。两组不良反应发生情况比较差异无统计学意义($P>0.05$)。提示法莫替丁治疗儿童消化性溃疡,疗效显著,且成本低,适合在基层医院长期推广应用。[儿科药学杂志,2015,21(12):25-27]　(杨志英　吴新荣　胡晋红)

药物经济学成本效果分析法在消化性溃疡及上消化道出血治疗中的应用　李少玉等随机查询某医院使用过国产和进口泮托拉唑针钠治疗消化性溃疡及上消化道出血的患者病历记录,分为国产(A)、进口(B)、混合用药(C)3个组,结果显示三组总有效率分别为91.18%、90.91%96.67%;C/E值分别为7.05、14.58、22.08,提示国产泮托拉唑针钠药费较低,效价比高,是合理的用药方案。[实用临床医药杂志,2015,19(5):110-111]　(杨志英　吴新荣　胡晋红)

药物经济学成本效果分析法在功能性子宫出血药物治疗中的应用　张伟把114例功能性子宫出血患者随机分为观察组(黄体酮阴道凝胶)、实验组(黄体酮胶囊)和对照组(黄体酮栓)各38例。观察组和对照组总有效率均高于实验组，观察组与对照组两者间的总有效率差异无统计学意义；观察组、实验组与对照组的C/E值分别为76.69，322.04，1547.71，实验组与对照组相对于观察组的ICER值分别为-1015.5，19 748.61。提示黄体酮栓临床效果明显，具成本效果价值。[中国当代医药，2015，22(2)：121-122，125]

（刘艳艳　吴新荣　胡晋红）

药物经济学成本效果分析法在预防产后出血药物治疗中的应用　周琼林等把126例正常足月妊娠阴道分娩患者随机分为观察1组（卡前列甲酯栓）、观察2组（米索前列醇）和对照组（静脉滴注缩宫素）。观察组的第三产程耗时及产后2h、产后1d的出血量均明显少于对照组，差异有统计学意义；其中观察1组效果略优于2组，但差异无统计学意义（第三产程耗时的差异有统计学意义）；观察1组、2组的C/E值分别为1.040、0.020，观察1组相对于观察2组的ICER值为36.30元。提示卡前列甲酯栓效果较优，经济条件较差的患者可用米索前列醇代替。[中国药物经济学，2015，(4)：10-12]

（刘艳艳　吴新荣　胡晋红）

药物经济学成本效果分析法在子宫肌瘤药物治疗中的应用　邓农将180例子宫肌瘤患者随机分为A组（米非司酮），B组（甲基睾丸酮），C组（醋酸亮丙瑞林）。三组的有效率分别为88.33%、61.67%、93.33%，C/E值分别为333.52、246.15、4786.89。从药物经济学角度而言，甲基睾丸酮为最佳方案。[卫生职业教育，2015，33(3)：143-144]

（刘艳艳　吴新荣　胡晋红）

药物经济学成本效果分析法在药物流产治疗中的应用　欧定宏等对两组早孕妇女进行比较：观察组（延长米非司酮及米索前列醇使用时间3d）279例与对照组（正常使用药物流产）281例。两组效果分别为82.5%、94.6%；C/E值分别为7.369、8.136；观察组相对于对照组的ICER值为13.37。提示从药物经济学角度考虑，延长米非司酮及米索前列醇3d的用药方案更合理。[中国药物经济学，2015(7)：10-12]

（刘艳艳　吴新荣　胡晋红）

药物经济学成本效果分析法在预防剖宫术后感染药物治疗中的应用　王燕等把200例剖宫产患者分为A组（头孢呋辛）和B组（头孢西丁）。两组感染控制的效果分别为97%，98%；C/E值分别为1.01，2.65；B组相对于A组的ICER值为1163.76。提示头孢呋辛更具有经济性。[基层医学论坛，2015，19(12)：1677-1678]

（刘艳艳　吴新荣　胡晋红）

药物经济学成本效果分析法在子宫内膜异位症术后药物治疗中的应用　李邀俤等把131例子宫内膜异位症术后患者分为3组，A组42例（达菲林）；B组46例（孕三烯酮）；C组43例（丹那唑）。三组总有效率分别为95.24%，93.48%，88.37%；C/E值分别为133.43，25.00，22.03；与C组相比，A、B两组的ICER值分别为1574.82，86.23。提示丹那唑最经济，而达菲林的不良反应发生率最低。[海峡药学，2015，27(8)：230-232]

（刘艳艳　吴新荣　胡晋红）

药物经济学成本效果分析法在肝硬化药物治疗中的应用　孙滢等将失代偿期肝硬化患者分为A组（复方二氯醋酸二异丙胺注射液）、B组（多烯磷脂酰胆碱注射液）和C组（复方二氯醋酸二异丙胺注射液联合多烯磷脂酰胆碱注射液），A组因患者构成存在统计学差异故剔除。B、C组总有效率分别为50%，60%，差异无统计学意义；C/E值分别为1.15，2.59；C组对于B组的ICER值为982。提示多烯磷脂酰胆碱注射液更经济。王琼等把125例肝硬化食管胃底静脉曲张破裂出血患者随机分为生长抑素组、特利加压素组和生长抑素+特利加压素组，24h止血率分别为47.6%、46.3%、66.7%，差异有统计学意义，总止血率分别为85.7%、87.5%、88.1%，差异无统计学意义；C/E值分别为79.2、181.7、257.5，以生长抑素组为基准，ICER值分别为5359.2、22 682.2。提示生长抑素能以最低成本获得最佳效果，联用方案短期效果增加但长期效果未增加且成本上升，仅适用于单用效果不理想的患者。[药学实践杂志，2015，33(1)：80-82；中国现代医生，2015，53(28)：49-52]

（刘艳艳　吴新荣　胡晋红）

药物经济学成本效果分析法在药源性肝病药物治疗中的应用　李雪靖把59例药源性肝病患者分为A组（硫普罗宁）27例和B组（还原型谷胱甘肽）32例，两组的总有效率分别为81.2%、90.6%，差异无统计学意义；C/E值分别为18.40、21.23；以B组为基准，A组的ICER值为65.85。提示硫普罗宁更经济。王爱华等采用决策树分析模型，对甘草酸二铵肠溶胶、双环醇片、多烯磷脂酰胆碱胶囊、水飞蓟宾胶囊和硫普罗宁肠溶片5种药物的文献资料进行Meta分析。显效率分别为51.11%、73.10%、54.25%、37.50%、53.10%，C/E值分别为6.1632、5.3245、7.2258、15.3216、5.5923；以硫普罗宁肠溶片为基准，ICER值分别为-9.0685、4.6132、-0.1476、-5.2062。提示双环醇可安全、有效地治疗DILI，具有成本效果优势。[临床合理用药，2015，8(2)：64-65；胃肠病学和肝病学杂志，2015，24(10)：1232-1237]

（刘艳艳　吴新荣　胡晋红）

药物经济学成本效果分析法在慢性乙型肝炎药物治疗中的应用　江宏回顾性分析70例慢性乙肝患者，分为ETV组（恩替卡韦）35例和α-2b组（重组人干扰素α-2b）35例。HBV DNA转阴率分别为70.24%、61.18，差异有统计学意义,C/E 值分别为 140.88、112.32;HbeAg 转阴率分别为 21.59%、29.64%,差异无统计学意义,C/E 值分别为 457.21、232.66。提示重组人干扰素 α-2b 较为经济,但使用不便,停药后易复发,可根据病情与经济承受能力选择。叶晓光等构建 Markov 模型,以替比夫定单药治疗作基准,比较恩替卡韦单药和替比夫定优化 2 年治疗方案对 HBeAg 阳性慢性乙型肝炎的长期效果与医疗费用,三者的 ELYs 分别为 35.43、35.95、36.11,QALYs 分别为 22.43、22.94、23.08;以替比夫定单药方案为基准,QALYs 的 ICER 值分别为 22 922.55 元、17 345.92 元。提示替比夫定优化方案相比恩替卡韦方案具略优的成本效果。王沛陵等把 112 例慢性乙型肝炎患者分为 A 组(恩替卡韦+复方鳖甲软肝片)和 B 组(恩替卡韦+安络化纤丸),总有效率分别为 74.11%、69.28%,C/E值分别为 12 451、11 840,A 组对于 B 组的 ICER 值为 21 205。提示安络化纤丸联合恩替卡韦治疗慢性乙型肝炎肝纤维化的成本-效果较优。[当代医药论丛,2015,13(5):128-129;实用医学杂志,2015,31(7):1053-1057;中国药房,2015,26(35):4899-4901]

(刘艳艳　吴新荣　胡晋红)

药物经济学成本效益分析法在乙型肝炎肝硬化药物治疗中的应用　裘强等观察比较对照组(保守治疗,即常规护肝与对症治疗)50 例和 3 个观察组:A 亚组(拉米夫定)40 例、B 亚组(阿德福韦酯)30 例和 C 亚组(恩替卡韦)30 例,肝功能指标(ALT,AST,TBIL,ALB)和肝纤维化指标(HA,LN,PC-III,IV-C)均明显改善,3 亚组改善较对照组明显,差异有统计学意义,亚组间差异无统计学意义;3 亚组的 HBV-DNA 转阴率和 HBeAg 血清转换率改善明显高于对照组,差异有统计学意义,亚组间差异无统计学意义;3 亚组的成本效益比分别为 606.4,2548.0,206.3。提示恩替卡韦可作为经济治疗的首选。[中国医院用药评价与分析,2015,15(4):506-509]

(刘艳艳　吴新荣　胡晋红)

药物经济学成本效果分析法在白血病药物治疗中的应用　李鹤等构建 Markov 循环树模型,比较伊马替尼耐药的慢性粒细胞白血病患者改用达沙替尼,加大伊马替尼剂量两方案:采用队列分析法计算 30 年的 QALMs 分别为 29.18、26.24,C/U 值分别为 38 881.74、53 844.15;Monte Carlo 模拟计算 30 年的 QALMs 分别为 28.42、25.56,C/U 值分别为 40 096.06、55 500.70,伊马替尼均为劣势方案。提示伊马替尼耐药的 CML 慢性患者改用达沙替尼治疗更具经济性。[中国药房,2015,26(2):145-149]

(刘艳艳　吴新荣　胡晋红)

成本效果分析法在脑外伤并发上消化道出血治疗中的应用　于林忠等回顾性分析 110 例脑外伤和脑出血并发上消化道出血患者的资料,按用药的不同分为奥美拉唑组(56 例)和埃索美拉唑组(54 例)。在常规治疗的基础上,奥美拉唑组患者给予注射用奥美拉唑钠 40mg,ivgtt,bid;埃索美拉唑组患者给予埃索美拉唑注射液 40mg,ivgtt,bid,疗程 5d。比较两组患者的疗效和经济性。埃索美拉唑组患者总有效率显著高于奥美拉唑组,埃索美拉唑组患者成本-效果比(1397.71)显著低于奥美拉唑组(1512.09),$P<0.05$,增量成本-效果比为 91.52。提示埃索美拉唑治疗脑外伤和脑出血并发上消化道出血的疗效、安全性、经济性均较好。[中国药房,2015,26(24):336-3367]　(刘　潇　吴新荣　胡晋红)

成本效果分析法在颅内压增高治疗中的应用　陶丽君等收集 2013 年 4 月至 2014 年 3 月收治的颅内压增高患者(颅脑损伤、高血压脑出血所致)病历,分成治疗组和对照组,治疗方案分别以 20% 吡拉西坦氯化钠注射液联合甘露醇与单纯应用甘露醇降颅压治疗。发现两组患者在治疗过程中均未发生脑疝;治疗组患者治疗有效率(82.14%7)和对照组(6.67%)差异无统计学意义($P>0.05$);两组 GOS 评分差异无统计学意义($P>0.05$);治疗组治疗过程中发生电解质异常的病例数 2 例,对照组 9 例,不良反应发生率治疗组(7.14%)低于对照组(30.00%)($P<0.05$);治疗组成本、成本-效果比(4044.64、49.24)均低于对照组(5848.70、27.64)($P<0.01$)。可见吡拉西坦联合甘露醇与单纯应用甘露醇降低患者颅内压的临床疗效相同,但前者安全性与治疗成本明显优于后者。[宁夏医科大学学报,2015,37(4):439-442]

(刘　潇　吴新荣　胡晋红)

成本效果分析法在急性酒精中毒治疗中的应用　罗骞等评价醒脑静和纳洛酮联用及单用纳洛酮治疗急性酒精中毒的成本效果,发现醒脑静和纳洛酮联用及单用纳洛酮的总有效率分别为 92.99% 和 78.10%,期望总成本分别为 1036.46 和 880.01 元,成本、效果值分别为 11.27 和 11.14;成本效果增量比较显示,纳洛酮联合醒脑静组每提高一个疗效百分点需花费约 10.51 元。敏感性分析结果显示,纳洛酮治疗急性酒精中毒的成本、效果比为 11.37,而纳洛酮联合醒脑静治疗急性酒精中毒的成本、效果比为 10.98,其比值低于纳洛酮组。故从临床经济学和社会效益角度出发,建议在针对急性酒精中毒患者的急救治疗时采用纳洛酮联合醒脑静方案。[宁夏医科大学学报,2015,30(6):747-750]

(刘　潇　吴新荣　胡晋红)

成本效果分析法在脑梗死及缺血性脑卒中治疗中的应用　闫佳兰选择 132 例脑梗死患者,随机分为观察组和对照组,各 48 例。两组均给予常规治疗,在此基础上,对照组给予尼莫地平注射液治疗,观察组给予血塞通注射液治疗。发现观察组和对照组各 66 例,观察组总有效率为 81.82%,对照组为 83.33%,两者无明显差异($P>0.05$)。观察组和对照组平均每个患者花费3003元和3219元；观察组成本-效果的比值为36.70，对照组为38.63，观察组优于对照组。可见脑梗死患者治疗中，采用血塞通注射液有更好的经济价值。卜振亚采用成本效果分析法，探讨血塞通和尼莫地平注射液治疗脑梗死的经济可行性，发现脑梗死患者治疗中，采用血塞通注射液有更好的经济价值。林丽红选择80例脑梗死患者临床资料作为研究对象，随机将其分为实验组和对照组，各40例。对其治疗成本以及疗效进行分析。1个疗程治疗之后，实验组总有效率为82.5%；对照组为87.5%，患者的疗效差异无统计学意义($P>0.05$)，但是采用尼莫地平注射液进行治疗的成本要高于实验组，两组患者的成本费用比较差异具有统计学意义($P<0.05$)。而血塞通注射液属于中药范畴，具有较为显著的价格优势，在脑梗死临床治疗过程中能够产生良好的疗效，值得在今后的脑梗死临床治疗过程中进行推广。[大家健康，2015，9(15)：154-155；临床医药文献电子杂志，2015，2(15)：3105；中国药物经济学，2015，(7)：8-9]

（刘　潇　吴新荣　胡晋红）

成本效果分析法在癫痫治疗中的应用　姜国云等检索Pro Quest、Pub Med、Springer、中国期刊全文数据库、中文科技期刊全文数据库、万方数字化期刊全文数据库，收集关于丙戊酸钠、托吡酯和苯妥英钠治疗癫痫的经济性研究，运用Tree Age Pro 2011.1.0.12.1软件构建马尔可夫(Markov)模型，通过计算成本-效果比(CER)对3种药物的经济性做出评价。苯妥英钠的CER值为29.99，丙戊酸钠的CER值为2664.52，托吡酯的CER值为6657.25，即苯妥英钠<丙戊酸钠<托吡酯。故单从经济学方面考虑，苯妥英钠是治疗癫痫最经济、有效的药物。[中国药房，2015，26(18)：2506-2508]

（刘　潇　吴新荣　胡晋红）

成本效果分析法在精神分裂症治疗中的应用　蒋立新等采用回顾性研究方法，选出以利培酮(A组)、喹硫平(B组)、奥氮平(C组)和阿立哌唑(D组)单一治疗的住院精神分裂症急性期患者病历共194份，运用药物经济学方法进行评价。A、B、C、D组的有效率、住院天数和不良反应发生率比较差异均无统计学意义($P>0.05$)，急性期治疗总成本分别为7648.11、8996.51、9228.02、9419.93元。故在精神分裂症急性期，利培酮治疗最具经济性。郝尚雄等采用回顾性研究方法，选出精神分裂症患88例分成两组，分别实施了齐拉西酮和利培酮治疗，研究其临床疗效，进行成本-效果分析。2组疗效比较差异无统计学意义，2组均未出现严重不良反应，齐拉西酮组和利培酮组的总有效率为91%、89%；成本为504、402元；成本效果比为5.54、4.41。从研究结果看成本-效果比值最低，所用费用最少的是利培酮组方案，简单地从成本-效果比和实用性来说，此次研究最好的治疗方案是利培酮组。但齐拉西酮组的不良反应发生率却明显低于利培酮组，因此，如不满意利培酮的药物不良反应而想提高有效率、改善生存质量，齐拉西酮方案又不失为一种合理的方案。吴宇杰等比较单用利培酮或阿立哌唑治疗门诊精神分裂症患者的经济效果及安全性。发现使用利培酮及阿立哌唑总有效率(59.52%、62.50%)及成本-效果比(62.41、64.40)相当，而利培酮引起的高泌乳素副作用发生率较高，对于门诊青年女性患者可优先选择使用阿立哌唑。何汝帮等采用药物经济学决策树模型分析方法，选择期望成本最小治疗方案评价非典型抗精神病药物利培酮、阿立哌唑的治疗效果，进行成本-效果分析。结果在1年稳定期内，使患者病情持续稳定，棕榈酸帕利哌酮注射液治疗方案与利培酮长效注射液治疗方案的费用分别为19 539.2元和17 187.6元；而对应的期望治疗成本分别为36 183.7元和35 807.4元。发现利培酮长效注射液治疗方案对精神分裂症稳定期的治疗效果更好，且花费少。陈云峰等比较国产与进口奥氮平治疗精神分裂症的药物经济学价值，发现国产奥氮平片治疗精神分裂症的疗效和安全性与进口产品相当，但治疗成本相对较低，具有更好的药物经济学价值。刘怀斌等方法将精神分裂症患者分为2组，阿立哌唑组，奥氮平组，治疗后观察临床疗效、糖脂代谢指标及不良反应，计算药物的成本-效果比。结果发现2组临床总有效率比较差异无统计学意义($P=0.187$，$P>0.05$)。阿立哌唑组除了低密度脂蛋白水平显著上升($P<0.01$)以外，其他糖脂指标上与干预前比较差异无统计学意义(P均>0.05)；奥氮平组治疗后诸项指标则均有显著升高(P均<0.05)。阿立哌唑组的高密度脂蛋白水平高于奥氮平组，其余指标均低于奥氮平组，2组比较差异均有统计学意义(P均<0.05)。药物经济学方面，达到单位治疗效果，阿立哌唑需要78.21元，奥氮平需要92.29元。阿立哌唑组主要不良反应主要为失眠和头痛，奥氮平组主要为体质量增加，2组均无严重不良反应。故阿立哌唑与奥氮平干预首发精神分裂症疗效确切，不良反应在可耐受范围；阿立哌唑对糖脂代谢的影响较小，而奥氮平更易导致体质量增加和糖脂代谢的异常。阿立哌唑在单位效果的经济成本上低于奥氮平。[中国药房，2015，26(11)：1445-1447；山西医药杂志，2015，44(24)2944-2945；中国医药导报，2015，12(3)100-102；中国药师，2015，18(6)978-980；现代中西医结合杂志，2015，24(27)2999-3001]

（刘　潇　吴新荣　胡晋红）

成本效果分析法在抑郁症治疗中的应用　杜彪等为评价安非他酮与氟西汀治疗抑郁症的成本-效果，采用循证医学方法收集安非他酮与氟西汀治疗抑郁症的文献资料，应用药物经济学的成本一效果分析法进行分析。结果显示安非他酮与氟西汀治疗抑郁症的治愈率分别为36.5%和50.5%($P<0.05$)，成本一效果比分别为1612.68、301.10。氟西汀治疗抑郁症的成果一效果优于安非他酮。欧灿纯等将120例首次就诊的抑郁症患者随机分为3组：度洛西汀组口服度

洛西汀 40mg/d,bid;草酸艾司西酞普兰组口服草酸艾司西酞普兰,初始剂量 10mg/d,2 周内渐加至 20mg/d;米氮平组口服米氮平 30mg/d,qd。均连续服用 8 周。治疗后的第 1、2、3、4、8 周末,进行汉密尔顿抑郁量表(HAMD)评定,计算总有效率;并采用副反应量表(TESS)评定药物不良反应。结果显示度洛西汀组、草酸艾司西酞普兰组和米氮平组的总有效率分别是 87.5%、90.0%、92.5%,成本分别是 23 822.22 元、33 866.02 元和 19 586.62 元,成本-效果比分别为 27 225、37 629、21 175,不良反应发生率分别是 30%、30%、17.5%。提示米氮平组为最佳治疗方案。蒋文玉用药物经济学方法评价市场上常见的抗抑郁症药物氟西汀、文拉法辛、舍曲林、帕罗西汀的治疗效果及不良反应。方法从到就诊的抑郁症患者中按标准选取 120 例患者,随机分为 4 组,对每组患者均给予 56d 的一种抗抑郁药物治疗,采用汉密尔顿抑郁量表(17 项)得分的下降情况来评价治疗效果及不良反应,并进行成本-效果分析。发现氟西汀组、文拉法辛组、舍曲林组、帕罗西汀组人均治疗费用分别为 784.16 元、840.16 元、663.76 元、898.40 元。成本-效果比(CER)分别为 11.20、10.09、11.06 和 12.26。增量成本-效果比(ICER)为 12.04、7.57、0.00 和 12.64。故使用文拉法辛治疗方案较佳。[中国会议,2015,(8):96;中国药师,2015,18(3):449-451;中国药物经济学,2015,(6):30-31] (刘 潇 吴新荣 胡晋红)

↗ 成本效果分析法在脑外伤后睡眠障碍治疗中的应用 颜陶等比较佐匹克隆和右佐匹克隆治疗脑外伤后睡眠障碍的成本和效果,对该院近 2 年适合研究的病例进行回顾性经济学分析,发现右佐匹克隆组的成本-效果比为 0.75 元/百分点,佐匹克隆组的成本-效果比为 0.83 元/百分点。故推荐使用右佐匹克隆治疗轻中度脑外伤后睡眠障碍。[中国药房,2015,44(8):1105-1107] (刘 潇 吴新荣 胡晋红)

↗ 成本效果分析法在皮肤过敏、湿疹治疗中的应用 周红将门诊 54 例皮肤过敏患者随机分为 A、B、C 组各 18 例,分别给予钙片 + 维生素 C(Vc)片 + 马来酸氯苯那敏片(扑尔敏)、钙片 + Vc 片 + 氯雷他定片(开瑞坦)、钙片 + Vc 片 + 盐酸西替利嗪片(西可韦)治疗,观察各组近期疗效,并进行最小成本分析。结果发现 A、B、C 组的有效率分别为 94.44%、88.89%、94.44%,差异无统计学意义($P > 0.05$);痊愈率分别为 55.56%、38.89%、83.33%,差异有统计学意义($P < 0.05$)。3 组成本分别为 169.70、195.70、180.40 元,A 组成本最低。虽然 A 组方案较经济,但综合比较推荐临床使用 C 组方案。王栓等比较丁酸氢化可的松乳膏、糠酸莫米松乳膏、莫匹罗星软膏联用丁酸氢化可的松乳膏、莫匹罗星软膏联用糠酸莫米松乳膏 4 种方案对湿疹治疗的成本效果。从已发表文献中提取数据,进行 Meta 分析,获得 4 种方案对湿疹治疗的有效概率;用基于文献的决策树模型进行成本效果分析。用蒙特卡洛模拟法分析结果敏感性。结果得出:以上 4 种方案的成本分别是 26、36.9、42.8 和 53.7 元;回乘分析显示,莫匹罗星软膏联用糠酸莫米松乳膏组是最优方案。蒙特卡洛模拟分析:抽样结果的误差较小;概率敏感性分析显示:糠酸莫米松乳膏联用莫匹罗星软膏的可接受概率大约 60%。故在 4 种治疗湿疹的方案中,糠酸莫米松乳膏联用莫匹罗星软膏是最优选择。[中国药房,2015,26(20):2737-2739;中国抗生素杂志,2015,40(8):635-639]

(刘 潇 吴新荣 胡晋红)

↗ 成本效果分析法在其他皮肤病治疗中的应用 黄钟等探讨酮康唑乳膏(研究组)和派瑞松(对照组)治疗股癣的临床疗效和经济效益,比较两组的治疗效果、不良反应,并用药物经济学原理进行最小成本效果分析。结果显示研究组总有效率为 86.96%,对照组总有效率为 89.13%($P > 0.05$);研究组不良反应发生率为 19.57%,对照组不良反应发生率为 21.74%($P > 0.05$);研究组治疗成本比对照组低($P < 0.05$)。酮康唑乳膏和派瑞松在股癣治疗中均有效,但是酮康唑乳膏治疗股癣的成本更低,推荐首选酮康唑乳膏治疗股癣。刘永军等对钙泊三醇倍他米松复方制剂治疗寻常型银屑病的药物经济学研究进行系统综述。检索中英文数据库,按照标准筛选出 2000 至 2014 年发表的文献进行系统综述。研究显示:采取该复方制剂治疗方案,英国需花费£ 5000 ~ £ 179 439/QALY,德国每获得一个疾病控制天需花费 2.62 ~3.47 欧元。故钙泊三醇倍他米松复方制剂的治疗方案是具有成本效果的,推荐临床使用。梁月晖等探讨不同药物治疗方案对神经性皮炎的效果与经济学评价。A、B、C 组,分别给予外用糖皮质激素长疗程间歇疗法、降阶梯疗法、常规疗法,观察 3 组患者临床疗效及安全性。运用成本-效果分析法对 3 种治疗方案进行药物经济学评价。3 种治疗方案的总成本依次为 147.0、212.1、198.4 元,总有效率分别为 98.33%、94.83%、87.10%,3 种方案的成本-效果比分别是 1.49、2.24、2.28。故推荐临床使用外用糖皮质激素长疗程间歇疗法治疗神经性皮炎。[北方药学,2015,12(4):33;中国市场,2015,(14):181-182;中国医院用药评价与分析,2015,15(7):895-897] (刘 潇 吴新荣 胡晋红)

↗ 成本效果分析法在骨质疏松治疗中的应用 李军等将 200 例老年性骨质疏松症患者随机分为两组:伊班膦酸钠组和阿仑膦酸钠组,各 100 例。治疗 1 个疗程后,伊班膦酸钠组患者腰椎骨密度较治疗前增加 7.57%,阿仑膦酸钠组患者较治疗前增加 5.39%,伊班膦酸钠注射液产生单位骨密度增高效果的成本为 630.85 元,阿仑膦酸钠片的成本为 734.17 元。根据药物经济学分析,阿仑膦酸钠片更适于治疗老年性骨质疏松症。白瑶等比较鲑鱼降钙素和唑来膦酸治疗绝经后骨质疏松症(PMOP)的成本与效果。将 126 例 PMOP 患者分为鲑鱼降钙素组(A组)和唑来膦酸组(B组)。A组和B组的治疗成本分别为2279.43元和3316.79元;总有效率分别为57.14%和79.37%,B组明显高于A组($P<0.05$);经济学方面A组和B组的成本-效果比分别是39.89和41.79。范洪春等对鲑鱼降钙素鼻喷剂与唑来膦酸注射液治疗老年骨质疏松症患者进行成本-效果分析。亦发现唑来膦酸注射液治疗老年骨质疏松症疗。杨晨等对补肾壮骨冲剂与阿仑膦酸钠片治疗老年男性骨质疏松症的有效性、安全性和经济学进行分析。发现阿仑膦酸钠片期望效益较大。在成本增长5%或降低15%时,阿仑膦酸钠片组期望效益值均较大。两种药物的药物经济学评价基本相同,临床可根据药物疗效和经济性上进行合理选择。[北方药学,2015,12(7):166-167;黑龙江医学,2015,39(3):301-302;中国药物经济学,2015,(06):25-26;中国药房,2015,26(8):1009-1012]

(刘 潇 吴新荣 胡晋红)

成本效果分析法在骨关节炎、强直性脊柱炎治疗中的应用 王俊静等探讨了两种治疗膝关节骨性关节炎方法的疗效及经济学分析。将90例膝关节骨性关节炎患者依据治疗方案不同分为A组和B组,A组进行激光照射治疗+中药导入治疗,B组玻璃酸钠注射液关节腔内穿刺注射,进行两组疗效及成本-效果分析。发现两组疗效比较差异不具有显著性($P>0.05$),两组患者总成本有显著差异($P<0.05$),B组与A组比较C/E较低。B组总有效率95.74,成本效果比11.72;A组总有效率93.02,成本效果比18.40。故玻璃酸钠关节腔穿刺注射可作为膝关节骨性关节炎安全有效经济的治疗方法。何江江通过对英夫利西单抗治疗强直性脊柱炎的药物经济学评价文献综述,发现强直性脊柱炎患者使用英夫利西单抗可以降低疾病负担,并改善生活质量,具有较好的经济学意义。[海峡药学,2015,27(7):225-226;中国药物经济学,2015,(04):13-15] (刘 潇 吴新荣 胡晋红)

成本效果分析法在腰肌劳损治疗中的应用 李小文将184例腰肌劳损患者随机分为对照组和观察组,各92例。对照组患者予以万通筋骨片治疗,观察组患者予以内服骨痹回春汤联合外敷骨痹散治疗。发现观察组患者的总有效率为73.91%,明显高于对照组的66.30%($P<0.05$);观察组患者人均医疗开支为(575.46±98.53)元,人均日费用为(25.36±5.34)元,均明显低于对照组的(1336.28±213.41)元和(63.23±10.47)元($P<0.05$);观察组患者疗效/费用比为(0.129±0.037),明显高于对照组的(0.049±0.008)($P<0.05$);观察组患者的不良反应发生率为3.26%,明显低于对照组的8.70%($P<0.05$)。说明内服骨痹回春汤联合外敷骨痹散治疗腰肌劳损安全、有效,且能显著降低患者的医疗支出。[中国药业,2015,24(14):118-119]

(刘 潇 吴新荣 胡晋红)

成本效果分析法在静脉血栓栓塞治疗中的应用 刘伟静等对利伐沙班、达比加群和依诺肝素用于预防全膝关节置换术后静脉血栓栓塞症进行成本-效果分析。发现利伐沙班方案组成本-效果比为16 157元/QALY,达比加群方案组成本-效果比为16 609元/QALY,增量成本效果比为124 698元/QALY,依诺肝素方案组成本-效果比19 785元/QALY,增量成本效果比为686 979元/QALY,在140 000元的阈值下,38.59%患者选择利伐沙班方案,38.76%患者选择达比加群方案,22.65%患者选择依诺肝素方案。在预防全膝关节置换后静脉血栓栓塞中达比加群的成本-效果略优于利伐沙班,利伐沙班、达比加群成本-效果均优于依诺肝素。[现代商贸工业,2015,(5):89-91] (刘 潇 吴新荣 胡晋红)

成本效果分析法在慢性阻塞性肺疾病治疗中的应用 石蕊等开展对噻托溴铵与异丙托溴铵在临床治疗慢性阻塞性肺疾病(COPD)患者的药物经济学研究,采用回顾性研究筛选某院COPD患者,建立马尔可夫(Markov)模型对接受噻托溴铵与异丙托溴铵的患者进行模拟,溴铵组的效果值质量调整生命年(QALYs)分别为3.90和3.87,噻托溴铵组成本为5792.55元,比对照组减少1262.9元,增量成本—效果比为119 977.67元/QALY。可见在治疗COPD过程中,5年内噻托溴铵组和异丙托溴铵组治疗方案疗效相当,但噻托溴铵组的成本更低,治疗更具有成本-效果性。[中国医院药学杂志,2015,35(11):981-985] (刘 潇 吴新荣 胡晋红)

马尔可夫模型法在高磷血症治疗中的应用 王世家等对碳酸钙、碳酸镧和盐酸司维拉姆三者在治疗高磷血症的经济性进行评价。通过构建马尔可夫模型进行成本效果评价。对于累积成本而言,碳酸钙方案最低,年费用为5.6万元,盐酸司维拉姆次之,年费用为9.2万元,碳酸镧的费用最高,每年需要花费11.3万元。对于累积效果而言,碳酸镧方案和盐酸司维拉姆方案所获得的QALYs相同,都是2.782个,碳酸镧方案的效用略好,为3.132个QALYs,增量效益为0.35。碳酸镧降磷效果最好,盐酸司维拉姆次之,碳酸钙最差,但考虑成本之后碳酸钙为最优方案。在3倍人均GDP为支付阈值的条件下碳酸钙是最具有成本效果优势的方案。[中国药物评价,2015,32(3):162-166] (刘 潇 吴新荣 胡晋红)

成本效果分析法在脑外伤并发上消化道出血治疗中的应用 董恒进等对盐酸坦洛新缓释胶囊治疗良性前列腺增生的成本-效果进行探讨。收集38例良性前列腺增生患者资料,随机将患者分为试验组和对照组,各119例,对照组患者服用盐酸坦索罗辛缓释胶囊,试验组患者服用盐酸坦洛新缓释胶囊。比较两组患者药物治疗的成本-效果。治疗后,两组患者的IPSS评分均明显低于治疗前、Qmax均明显高于治疗前,差异均有统计学意义(均$P<0.05$);对照组及实验

组治疗成本(190.4 元∶12.0 元)、总有效率(87.4%∶86.6%)、成本-效果比(2.2∶1.3)。从增量成本-效果比来看,若多获得一个效果单位,对照组要比试验组多花费 98.0 元。结论盐酸坦洛新缓释胶囊与盐酸坦索罗辛缓释胶囊在治疗良性前列腺增生方面的综合疗效相同,但前者成本低。[中国药物经济学,2015,(9):15-16]

(刘 潇 吴新荣 胡晋红)

成本效果分析法在哮喘治疗中的应用 王海银等对布地奈德/福莫特罗对比氟替卡松/沙美特罗治疗哮喘的经济性进行系统评价:检索 Medline、EMBase、EBM Reviews(HTA、NHSEED)、中国生物医学文献数据库、中国期刊全文数据库、万方数据库,收集布地奈德/福莫特罗(试验组)对比氟替卡松/沙美特罗(对照组)治疗哮喘的药物经济学研究,采用定性的系统评价方法进行分析。共纳入 7 项研究 13 项数据,合计 6682 例患者。结果表明,试验组患者哮喘严重急性发作率显著低于对照组,两组比较差异有统计学意义($P<0.05$)。成本方面,试验组患者的总成本较对照组低,直接成本不高于对照组。试验组以较低成本取得了较高的效果。故在未能有效控制的青少年及成人哮喘患者中采用布地奈德/福莫特罗治疗较氟替卡松/沙美特罗更具有成本-效果优势。[中国药房,2015,26(18):2527-2529]

(刘 潇 吴新荣 胡晋红)

成本效果分析法在过敏性鼻炎合并哮喘治疗中的应用 雷国强等从药物经济学的角度探讨了过敏性鼻炎-哮喘综合征(CARAS)治疗方法的成本-效果:将 280 例 CARAS 患者根据药物应用的不同随机分成糖皮质激素组(A 组)、抗组胺组(B 组)、白三烯受体拮抗剂(C 组)、抗-Ig E 单克隆抗体组(D 组)、转移因子组(E 组)、糖皮质激素+转移因子组(F 组)、糖皮质激素+抗-Ig E 单克隆抗体组(G 组),分别应用相应的药物治疗。研究显示经过核算,平均成本 A 组为 965.84 元,B 组 806.24 元,C 组 1488.98 元,D 组 8844.20 元,E 组 1098.50 元,F 组 2064.34 元,G 组 9810.04 元;总有效率:A 组 82.50,B 组 77.50,C 组 80.00,D 组 95,E 组 97.5,F 组 100.00,G 组 100.00;成本-效果比:A 组 11.71±1.85,B 组 10.40±1.74,C 组 19.21±3.32,D 组 93.10±4.77,E 组 11.26±2.19,F 组 20.64±1.87,G 组 98.1±1.38。D、E、F 组与 G 组的有效率均高于 A、B、C 组($P<0.05$);C、D、F 组与 G 组的成本明显高于 A、B、E 组($P<0.05$);A、B 组与 E 组的 C/E 值明显少于其他组($P<0.05$)。可见糖皮质激素法、抗组胺法与转移因子法是治疗 CARAS 的最佳治疗方法,值得临床推广。[中国药业,2015,24(17):67-68]

(刘 潇 吴新荣 胡晋红)

成本效果分析法在呕吐治疗中的应用 王怡鑫等对两种方案治疗恶心呕吐的成本效果进行评价:将 181 例患者,分为两组,其中使用昂丹司琼静脉注射方案(A 组)98 例,使用托烷司琼静脉滴注(B 组)83 例。比较用药 5d 后的疗效、不良反应和治疗成本,对两种方案进行药物经济学成本-效果分析。两组治疗方案的成本分别为 1065.5 元和 861.0 元;未呕吐率分别为 47.96% 和 51.81%,未严重呕吐发生率分别为 77.55% 和 77.11%,两组差异无统计学意义($P>0.05$)。考虑到药物的有效性、安全性,B 组方案是治疗恶心呕吐的最佳治疗方案,更有经济学价值。

(刘 潇 吴新荣 胡晋红)

成本效果分析法在低蛋白血症治疗中的应用 陈猛等收集嘉兴市第一医院确诊为低蛋白血症患者 60 例,其中等渗白蛋白(5% 人血白蛋白)与高渗白蛋白(20% 人血白蛋白)各 30 例,进行药物经济学分析。5% 人血白蛋白和 20% 人血白蛋白治疗低蛋白血症的成本分别为 16 314.2 元和 15 362.1 元,临床有效率分别为 63% 和 70%($P<0.05$),其成本-效果比分别为 257.7 和 219.5;进行敏感度分析,其成本-效果比分别为 254.5 和 216.5 元;20% 人血白蛋白治疗低蛋白血症期间出现 1 起不良反应,5% 人血白蛋白未有发生。结果显示高渗白蛋白(20% 人血白蛋白)治疗低蛋白血症的成本-效果优于等白蛋白(5% 人血白蛋白)。[中华全科医学,2015,13(9):1440-1441] (刘 潇 吴新荣 胡晋红)

药物经济学在脑外伤并发上消化道出血治疗中的应用 范学锋探讨特布他林联合溴化异丙托品治疗慢性阻塞性肺疾病急性加重(AECOPD)患者的药物经济学效果。分为观察组和对照组:对照组患者采取控制性氧疗、支持治疗等,观察组患者在对照组基础上加用特布他林联合溴化异丙托品治疗。比较两组药物的经济学效果:观察组患者总有效率为 89.3%,明显高于对照组的 67.9%($P<0.05$);观察组患者的住院时间、抗生素使用时间均明显短于对照组(均 $P<0.05$);观察组患者 C/E 值(18.3)明显低于对照组(42.6)($P<0.05$)。特布他林联合溴化异丙托品治疗 AECPD 临床效果明显,可有效改善患者临床症状,缩短住院时间,降低费用,具有较高的药物经济学价值。[中国药物经济学,2015,(10):17-18] (刘 潇 吴新荣 胡晋红)

最小成本分析法在青光眼治疗中的应用 胡月等对前列腺素类药物在青光眼治疗中的疗效与经济性进行探讨:按所用药物方案不同分为拉坦前列素组 62 例、曲伏前列素组 356 例、贝美前列素组 372 例,分别采用对应药物进行治疗,计算 3 组方案的临床总有效率,并运用最小成本法进行药物经济学评价。拉坦前列素组、曲伏前列素组、贝美前列素组患者的总有效率分别为 87.10%、84.27%、76.08%($P>0.05$);成本分别为 208.00、225.00、173.00 元,贝美前列素组的成本最低。敏感度分析结果与最小成本分析结果一致。故针对青光眼的治疗，贝美前列素较拉坦前列素和曲伏前列素更经济。［中国药房，2015，44（8）：4897-4898］

（刘　潇　吴新荣　胡晋红）

↗ 药物经济学成本效果分析法在脑卒中（中风）药物治疗中的应用 王慧等回顾性分析115例使用中药注射液治疗的中风病例：A组（血塞通）、B组（红花黄色素）、C组（血栓通），总有效率分别为85.37%、88.57%、90.04%，C组总有效率与A、B组的差异有统计学意义；C/E值分别为12.07、21.18、17.17，B组和C组对于A组的ICER值分别为264.25、110.32。提示注射用血栓通较具药物经济学优势。韦邦把87例急性脑梗死患者分为银杏达莫组，复方丹参组，丹参川芎嗪组，总有效率分别为90.32%、74.07%、86.21%，差异无统计学意义；C/E值分别为53.72、58.31、63.99，相对于复方丹参组的ICER值分别为32.76、98.61。提示银杏达莫注射液治疗急性脑梗死更具成本-效果。刘海艳等把120例出血性中风患者随机分为对照组（常规治疗）和试验组（常规治疗＋破血化瘀、填精补髓中医汤剂），NIHSS评分改善的C/E值分别为3077.69、2569.23，对照组相对于试验组的ICER值为811.43；3个月随访时BI评分≥85的C/E值为237.39、199.43，ICER值为64.40，6个月随访时BI评分≥85的C/E值为245.08、194.68，ICER值为52.67。提示破血化瘀、填精补髓法治疗出血性中风具较高的成本效果优势。［中国中医药信息杂志，2015，22（3）：115-116；中外医学研究，2015，13（20）：61-62；北京中医药，2015，34（7）：513-516］

（刘艳艳　吴新荣　胡晋红）

↗ 药物经济学最小成本分析法在脑卒中药物治疗中的应用 高琲等回顾性分析404例缺血性脑卒中患者，分为血栓通组（271例）和银杏达莫组（133例），总有效率分别为90.77%、88.72%，差异无统计学意义；治疗成本分别为12 860.21元、13 155.40元。根据最小成本分析，血栓通的经济性更佳。焦小晶等把82例脑梗死患者随机分为观察组（注射用灯盏花素）41例和对照组（丹红注射液）41例，显效率、总有效率的差异无统计学意义；治疗成本分别为2648.8±34.7、2988.9±32.6，有显著差异。根据最小成本分析，注射用灯盏花素具更高药物经济学价值。［中国药房，2015，26（36）：5105-5107；世界最新医学信息文摘，2015，15（38）：174，178］

（刘艳艳　吴新荣　胡晋红）

↗ 药物经济学成本效果分析法在冠心病药物治疗中的应用 王文林等把103例冠心病心衰患者随机分为A组（常规治疗＋参麦注射液）55例、B组（常规治疗＋注射用丹参多酚酸盐）48例，2周后总有效率分别89.09%、72.92%，差异有统计学意义；不良反应发生率分别为9.09%、12.50%，差异无统计学意义；C/E值分别为22.89、48.14，B组相对于A组的ICER值为－91.00。提示参麦注射液辅助治疗冠心病心衰更经济。车龙飞等把112例冠心病心绞痛患者随机分为观察组（人参汤加减）和对照组（复方丹参滴丸），血脂控制有效率分别为94.64%、96.43%，心电图改善有效率分别为73.21%、76.78%，差异均无统计学意义；C/E值分别为9.16、12.45。提示人参汤加减治疗冠心病心绞痛具更好的经济性。［中国药房，2015，26（26）：3614-3616；齐齐哈尔医学院学报，2015，36（12）：1797-1798］

（刘艳艳　吴新荣　胡晋红）

↗ 药物经济学成本效果分析法在心绞痛药物治疗中的应用 贾兴泽等把192例不稳定心绞痛患者分为试验组（中药方联合常规西药治疗）和对照组（单纯西药治疗），患者心绞痛发作时间、频率及硝酸甘油使用量显著降低，总ST段、总T波显著下降，且两组间差异有统计学意义；C/E值分别为31.5、40.4，试验组对于对照组的ICER值为14.00。提示中西医结合治疗心绞能疗效显著，成本-效果分析在合理范围内，值得临床推广。［中国药业，2015，24（24）：179-180］

（刘艳艳　吴新荣　胡晋红）

↗ 药物经济学成本效果分析法在高血压药物治疗中的应用 刘新灿把100例原发性高血压患者随机分为对照组（贝那普利）50例，观察组（心脉通胶囊）50例，总有效率分别为78.00%、96.00%，总有效率、SBP、DBP水平的差异均有统计学意义；C/E值分别为5.54、4.16，对照组相对于观察组的ICER值为1.83。提示心脉通胶囊用于原发性高血压可提高疗效且成本较低。［中国医药导刊，2015，17（12）：1222-1224］

（刘艳艳　吴新荣　胡晋红）

↗ 药物经济学成本效果分析法在心脑血管疾病药物治疗中的应用 何敬成等把78例心脑血管疾病患者分为灯盏细辛组（38例）和灯盏花素组（40例），总有效率分别为97.4%、92.5%，差异无统计学意义；总治愈时间分别为4.53±2.72、4.32±2.51，差异有统计学意义；C/E值分别为5.52、7.63。提示两者疗效和经济性相当。［海峡药学，2015，27（5）：94-96］

（刘艳艳　吴新荣　胡晋红）

↗ 药物经济学成本效果分析法在心肌炎药物治疗中的应用 周可荷等把45例病毒性心肌炎患者随机平分为3组，给予喜炎平注射液、炎琥宁注射液、苦碟子注射液辅助治疗，总有效率分别为80.0%、86.7%、86.7%，差异无统计学意义；C/E值分别为174.30、146.06、286.65，ICER值分别为191.73、174.08、341.73。提示炎琥宁注射液辅助治疗的成本-效果最佳。［新中医，2015，47（1）：55-57］

（刘艳艳　吴新荣　胡晋红）

药物经济学成本效果分析法在儿科疾病药物治疗中的应用 邹小雅等把270例外感发热患儿随机分为穿琥宁注射液组、双黄连注射液组、清开灵注射液组，总有效率分别为90.0%、90.0%、86.67%，差异无统计学意义；C/E值分别为55.80、54.67、33.92，穿琥宁注射液和双黄连注射液对于清开灵注射液的ICER值分别为981.93、596.39。提示清开灵注射液药物经济价值最高。李红星等把90例小儿病毒性肺炎患儿随机分为A组（静滴利巴韦林+麻杏甘石汤+经皮治疗）、B组（静滴利巴韦林+经皮治疗）、C组（静滴利巴韦林+麻杏甘石汤），总有效率分别为93.33%、80.00%、63.33%，差异有统计学意义；C/E值分别为18.09±0.70、21.05±0.53、31.34±1.61，A、B组对于C组的ICER值分别为9.89、18.06。提示经皮中药外治辅助疗效理想，能有效节省成本。［哈尔滨医药，2015，35（6）：488-489；中医外治杂志，2015，24（6）：6-8］

（刘艳艳　吴新荣　胡晋红）

药物经济学成本效果分析法在消化道疾病药物治疗中的应用 谢光兴把50例慢性胃炎患者随机分为对照组（胃乃安胶囊）和研究组（香砂养胃丸（浓缩丸））治疗2个疗程，总有效率分别为80%、96%，差异有统计学意义；C/E值分别为11.723、8.006。提示香砂养胃丸（浓缩丸）为最佳治疗方案。彭少林等把120例IBS-D病例分为中药组（抑肝扶脾清热利湿法）和西药组（马来酸曲美布丁+枯草杆菌二联活菌肠溶胶囊），总有效率分别为91.37%、77.19%，差异有统计学意义；3个月后随访复发率分别为44.83%、64.91%，差异有统计学意义；直接C/E值分别为6.86、8.90，总C/E值分别为9.60、11.67。提示中药治疗IBS-D疗效肯定且有较好的成本-效果比。［中国实用医药，2015，10（41）：207-208；湖南中医杂志，2015，31（2）：11-13］

（刘艳艳　吴新荣　胡晋红）

药物经济学成本效果分析法在呼吸道疾病药物治疗中的应用 吴锗珊等采用Meta分析文献筛选出中药注射剂辅助NP方案的1118例老年非小细胞肺癌患者：艾迪联合NP，康莱特联合NP，参芪扶正联合NP。基于马尔科夫模型计，康莱特联合NP的近期疗效最优（71%），参芪扶正联合NP的生活质量最好（56%）；C/E值分别为425.88、385.23、389.77，相对于NP的ICER值分别为425.88、213.05、118.97。提示参芪扶正联合NP方案具相对经济性，但需今后进一步大样本随机对照研究验证。［中国实验方剂学杂志，2015，21（14）：199-202］（刘艳艳　吴新荣　胡晋红）

药物经济学成本效果分析法在生殖系统疾病药物治疗中的应用 胡海翔把68例勃起功能障碍患者随机分为对照组（他达拉非）34例和观察组（疏肝益阳胶囊）34例，总有效率分别为70.6%、91.2%，差异有统计学意义；C/E值分别为91.78、21.38，对照组相对于观察组的ICER值为64.35。提示疏肝益阳胶囊显著改善临床症状且经济效益更好。［中国医药导刊，2015，17（12）：1258-1260］

（刘艳艳　吴新荣　胡晋红）

药物经济学方法应用研究

药物经济学方法学研究 赵可新等对近5年来国内外发表的文献进行分析、整理和归纳，应用决策树模型的研究比较常见，多数涉及临床学科治疗学方案的决策，用药方案的确定等方向，也有利用该模型对比多种药物疗效、对中药的配伍禁忌进行对比分析；利用马尔可夫模型进行药物经济学研究的文献有100余篇，国外研究者对此模型的使用及掌握程度较之国内明显水平较高；应用蒙特卡洛模型的研究主要偏向于抗菌药，涉及四环素类、碳青霉烯类、糖肽类以及青霉素类，外文文献中进行了细胞免疫学、抗菌药治疗、恶性肿瘤的治疗方案研究。仅有几篇外文文献利用离散事件模拟，国内相关研究很少，该方法在药物经济学方面的应用在我国仅处在起步阶段；系统动力模型目前在药物经济学研究中的普及程度远远低于其他模型。谭重庆等对已建立的中国胃癌治疗方案的药物经济学研究Markov模型进行解析，胃癌治疗后的自然转归符合Markov基本原理，可划分为三种互不相容的生存状态，合理假设可简化Markov模型，转移概率是Markov模型是否正确的关键。结论为对中国胃癌患者两种治疗方案进行药物经济学评价，可采用划分3种互不相容健康状态，使用TreeAge软件创建Markov模型，利用公开发表的大型Ⅲ期临床试验结果，结合WHO生命表数据确定转移概率，以此创建切实可行的Markov模型。［中国药师，2015，18（9）：1561-1564；中国医院药学杂志，2015，35（18）：1690-1693］（杨　晨　吴新荣　胡晋红）

药物经济学在各领域中的综合研究 胡光等对药物经济学中质量调整生命年（QALY）这一重要指标的价值进行探讨与分析，结论质量调整生命年能有效评价临床治疗方案、疾病预防与控制措施优劣、可作为中医治疗恶性肿瘤疗效评价指标。伍红艳等通过构建新药Ⅰ～Ⅲ期临床试验阶段是否平行开展药物经济学研究决策模型，计算不同决策所产生的净收益，推导出在新药研发过程中开展药物经济学研究的约束条件。结论为药物经济学研究也是一项经济行为，研发主体应根据其产生的经济结果进行决策。静态决策简单方便，但未考虑资金的时间价值，只能提供粗略的决策信息，可在决策初期进行简单测算，研发主体应尽量采用动态决策的方法。为了减少决策的风险，还应对分析结果进行不确定性分析。李卓然等运用战略规划分析方法（SWOT）就运用药物经济学研究成果控制民营医院药品费用内部环境具有的优势与劣势和外部环境所面临的机会与威胁进行分析。结论优势为民营医院制定医院用药目录、规范医师用药、确定药物的适用范围、帮助患者正确选择药物；劣势为对药物经济学认识不清、缺乏药物经济学应用指南；机会分析是具有良好的政治和实施环境、是医药成熟国家发展的必然趋势、切实减轻老百姓负担；威胁分析是传统观念制约、缺少制度的制约、人力资源的制约。帕依扎·哈继木汗等认为药物经济学是近几年出现的一门交叉学科，其主要价值是将经济学原理运用于研究医药领域的经济规律以及经济问题，能够促进医院药事管理更加经济化，有效提高医院的管理水平，为医院的药事管理工作提供决策依据。胡善联从中国宏观药品费用、遴选国家基本医疗保险药品目录、优化医保基金的投入、规范药品价格谈判方法、推动药品支付价格的确定等五个方面探讨如何在医保实践中运用药物经济学研究成果。[生物技术世界，2015，10：243；中国卫生经济，2015，34（3）：29-32；中国医药指南，2015，13（11）：298；中国药物经济学，2015，6：191-192；中国医疗保险，2015，56-59]

（杨　晨　吴新荣　胡晋红）

药物经济学评价指南研究　何旭等选取达沃斯发布的《2014～2015年全球竞争力报告》中亚洲地区竞争力排名前5的国家（或地区）的药物经济学评价指南，中国台湾地区、马来西亚及韩国为正式指南，强制用于药品报销目录遴选；日本、泰国的药物经济学评价指南为非正式指南，推荐用于药品定价、报销、临床用药，认为亚洲指南近年来发展迅速，韩国、日本等已对指南进行了适应本国实际应用的调整，中国的药物经济学评价指南目前仅作为研究性指南，应紧跟亚洲发展领先的国家，完善并明确指南相关内容、探索我国的测量量表及增量分析阈值、提高各界对指南标准的共识方面逐步完善。[中国新药杂志，2015，24（19）：2183-2187]

（杨　晨　吴新荣　胡晋红）

药物经济学文献质量评价　伍红艳等采用一个包含5项一级指标、24项二级指标的评价框架对2009-2013年国内专业学术期刊上发表的1127篇药物经济学评价文献进行质量分析，分析内容包括所有文献的总体质量以及根据研究者类型、是否表明获得资助以及评价方法类型进行的亚组分析。结论为国内药物经济学评价文献质量整体偏低，仅为0.347分（SD＝0.476）；明确表明经费来源（$P = 0.006$）、采用成本-效用分析（$P = 0.003$）及多种分析方法（$P = 0.061$）的文献质量显著高于总体文献，我国的药物经济学研究需要进一步规范和完善，以获得可靠的评价结果并用于指导实践。孙茂等采用QHES量表对进行2013年国内期刊发表的药物经济学研究文献质量评估，评价2013年我国药物经济学研究质量，归纳研究中存在的主要问题，并与2010年相关数据进行比较。结果显示纳入该研究的132篇文献QHES总得分为（62.90±8.50）分。药物经济学研究中存在的问题主要集中在研究角度、分析技术、贴现、敏感性分析等方面。结论为2013年药物经济学研究整体质量一般。冯莎等对在2009～2013年国内学术期刊上发表的411篇药物经济学评价文献进行系统分析与评估，研究从评价角度、评价设计及方法、成本测算、外推性等几个方面展开。分析发现，我国药物经济学评价在上述几个方面都存在不少的问题，提示当前药物经济学评价者的水平亟待提高。伍红艳等从基本概况、研究设计、研究对象、研究角度、成本测算、评价方法及结果阐释等方面分析2009-2013年国内专业学术期刊上发表的1127篇药物经济学评价文献。结果显示我国的药物经济学评价文献数量稳步增加，但大多数文献仍为成本-效果分析，存在的主要问题包括研究单位类型单一、未能明确表明作者利益冲突、样本代表性不强、对照方案的选择标准不明晰、成本测算不尽合理、结果表达不准确、不确定性分析缺失等。建议由多个部门及组织共同参与药物经济学评价指南的修订与发布，从各个层面对药物经济学研究进行规范和完善。（中国药房，2015（11）：1441-1445；中国药房，2015（17）：2308-2311；上海医药，2015（1）：14-17；中国药房，2015（17）：2305-2307）

（王　皓　李　俐　葛卫红）

Meta分析在药物经济学中的应用　何志高等依据Meta分析法对氨曲南、头孢他啶2种抗菌药物治疗下呼吸道感染建立决策树模型，评价其药物经济学效果。结果显示2种治疗方案的总成本分别为5022.14元和4578.29元，有效率为87.94%和79.46%。每治愈1例下呼吸道感染患者所期望的成本分别为8851.30元和7671.39元。结论：氨曲南治疗下呼吸道感染的有效率高于头孢他啶，但头孢他定的经济学成本优于氨曲南。杨璐等依据Meta分析法阿卡波糖、二甲双胍治疗2型糖尿病建立决策树模型，进行成本-效果分析，共纳入8项RCT，合计418例患者。Meta分析结果显示，试验组患者餐后2h血糖水平显著低于对照组[MD＝－2.21，95% CI（－2.92，－1.51），$P < 0.001$]，而两组患者糖化血红蛋白水平[MD＝0.02，95% CI（－0.38，0.34），$P = 0.91$]、空腹血糖水平[MD＝0.05，95% CI（0.91，1.01），$P = 0.92$]和不良反应发生率[$OR = 1.84$，95% CI（0.80，4.24），$P = 0.92$]比较，差异无统计学意义。决策树分析结果显示，试验组与对照组的成本-效果比分别为847.15和272.53，两组的增量成本-效果比为13 776。结论：阿卡波糖降低2型糖尿病患者餐后2h血糖疗效优于二甲双胍，但二甲双胍具有较高的经济学优势。贾立华等采用系统评价的方法，检索并筛选阿奇霉素对比阿莫西林/克拉维酸治疗下呼吸道感染的随机对照试验，提取资料并进行Meta分析。并基于短期决策树模型进行经济学评价。研究纳入18项RCT，合计3365例患者。两组患者治疗有效率[$RR = 0.93$，95% CI（0.55，1.55），$P = 0.77$]和不良反应发生率[$RR = 0.79$，95% CI（0.62，1.0），$P = 0.05$]比较差异均无统计学意义。试验组的平均治疗费用为790.4元，成本-效果比为216.0；对照组的平均治疗费

用为 884.4 元，成本-效果比为 245.7；增量成本-效果比为 -1392.59。结论表明阿奇霉素治疗下呼吸道感染的疗效和安全性与阿莫西林/克拉维酸相当，但阿奇霉素具有较好的成本-效果比。王海银等检索 Medline、EMBase、EBM Reviews、中国生物医学文献数据库、中国期刊全文数据库、万方数据库，收集布地奈德/福莫特罗（试验组）对比氟替卡松/沙美特罗（对照组）治疗哮喘的药物经济学研究，对 7 项研究进行 Meta 分析。结果表明，试验组患者哮喘严重急性发作率显著低于对照组，两组比较差异有统计学意义（$P<0.05$）。试验组患者的总成本较对照组低，直接成本不高于对照组。试验组以较低成本取得了较高的效果。在未能有效控制的青少年及成人哮喘患者中采用布地奈德/福莫特罗治疗较氟替卡松/沙美特罗更具有成本-效果优势。王栓等从已发表文献中提取数据，对丁酸氢化可的松乳膏、糠酸莫米松乳膏、莫匹罗星软膏联用丁酸氢化可的松乳膏、莫匹罗星软膏联用糠酸莫米松乳膏 4 种方案对湿疹治疗的临床效果进行 Meta 分析，用基于文献的决策树模型进行成本效果分析。蒙特卡洛模拟法分析结果敏感性。结果在基础数据分析中，以上 4 种方案的成本分别是：26、36.9、42.8 和 53.7 元，回归分析显示：莫匹罗星软膏联用糠酸莫米松乳膏组是最优方案。蒙特卡洛模拟分析：抽样结果的误差较小；概率敏感性分析显示：糠酸莫米松乳膏联用莫匹罗星软膏的可接受概率大约 60%。结论为 4 种治疗湿疹的方案中，糠酸莫米松乳膏联用莫匹罗星软膏是最优选择。（中国医院药学杂志，2015，35（4）：318-321；中国药房，2015（24）：3371-3374；中国药房，2015（21）：2959-2962；中国药房，2015（18）：2527-2529，中国抗生素杂志，2015，40（8）：635-640）（王 皓 李 俐 葛卫红）

药物经济学决策树模型在低度子宫颈上皮内瘤变中的应用 张心科等从中国医疗体系角度出发，通过建立决策树模型，对保妇康栓组、干扰素栓组以及空白对照组患者在治疗后 6、12 和 24 个月的成本-效果进行经济学评价。主要临床终点指标为逆转率和人乳头瘤病毒（HPV）转阴率。研究设定每逆转 1 例患者或使 1 例患者 HPV 转阴的意愿支付（WTP）阈值为 3105 元。模型结果不确定性通过单因素敏感性分析检验。结果基线 12 个月和 24 个月结果显示，保妇康栓组对比空白对照组，每多逆转 1 例患者（ICER 分别为1962 元和 1318 元）或多使 1 例患者 HPV 转阴（ICER 分别为 1291 元和 1358 元）的成本均远低于 WTP 阈值，因此具备经济性。而保妇康栓组对比干扰素栓组，其逆转率和 HPV 转阴率更高，而成本更低，因此保妇康栓在长期疗效来看是优势方案。结论保妇康栓对比空白对照，在治疗 CIN1 和 HPV 感染的长期疗效上都具有经济性，但保妇康栓对比干扰素栓为优势方案。（中国药物经济学，2015（12）：8-14）

（王 皓 李 俐 葛卫红）

药物经济学决策树模型在老年男性骨质疏松症治疗中的应用 杨晨等采用随机对照临床试验设计、单盲法，收集 2011 年 6～11 月符合骨质疏松症诊断标准的老年男性患者 99 例作为研究对象，对补肾壮骨冲剂与阿仑膦酸钠片治疗老年男性骨质疏松症的有效性、安全性和经济学进行分析，连续临床观察 6 个月。选取有效率、成本、不良反应等指标构建决策树模型，并通过该模型计算出各组的用药期望成本与成本-效果比。结果表明总显效率阿仑膦酸钠片组高于补肾壮骨冲剂组，而补肾壮骨冲剂组的期望成本要略高于阿仑膦酸钠片组，差值为 55.361 元。两组同以最低成本碳酸钙 D3 片组为参考，每增加 1 个单位效果所要增加的成本，补肾壮骨冲剂组需多花费 68.620 元。决策树成本-效果分析结果显示，期望效益值最大的方案组为阿仑膦酸钠片组。（中国药房，2015（8）：1009-1012）（王 皓 李 俐 葛卫红）

药物经济学决策树模型在老年高血压治疗中的应用 桑海强等采用药物经济学决策树模型，构建 3 种苯磺酸氨氯地平治疗老年高血压的决策树模型，计算每种药物治疗效果的期望值，并进行敏感性分析。结果表明有效治疗 1 例老年高血压患者的期望成本，安内复组为 574.97 元，其次为络活喜组（635.00 元），兰迪组为非优势方案。结论苯磺酸氨氯地平国产制剂短期治疗老年高血压具有较优的成本-效果，决策树模型可较好地模拟高血压短期治疗的药物经济学评价。（中国药物经济学，2015，10（5）：13-15）

（王 皓 李 俐 葛卫红）

药物经济学马尔可夫模型在耐药慢性粒细胞白血病治疗中的应用 李鹤等通过文献研究法、专家咨询法获得相关药物临床试验及不良反应信息，结合国内相关药物及不良反应治疗成本，利用 Treeage 软件构建 Markov 模型并通过队列分析法和 Monte Carlo 模拟分别计算两种方案靶向治疗 CML5、10、20、30 年的疾病转归、健康产出及成本消耗，通过成本-效用分析对伊马替尼产生耐药的 CML 患者的两种用药方案进行药物经济学评价。结果表明贴现率设定为 3% 且假定患者连续用药 30 年时，队列分析法与 Monte Carlo 模拟计算出达沙替尼组的成本-效用比分别为 38 881.74 元/质量调整生存月（QALM）、40 096.06 元/QALM；大剂量伊马替尼组成本-效用比分别为 53 844.15 元/QALM、55 500.70 元/QALM，且无论模拟时间和贴现率如何变化，达沙替尼均为优势药物。敏感度分析结果显示，达沙替尼更具经济性优势。（中国药房，2015（2）：145-149）（王 皓 李 俐 葛卫红）

药物经济学马尔可夫模型在慢性阻塞性肺疾病治疗中的应用 石蕊等采用回顾性研究筛选某院 COPD 患者，建立马尔可夫（Markov）模型对接受噻托溴铵与异丙托溴铵的患者进行模拟，并参考相关随机对照试验研究成果以及中外公开发表的文献。结果表明5年噻托溴铵组和异丙托溴铵组的效果值质量调整生命年(QALYs)分别为3.90和3.87,噻托溴铵组成本为5792.55元,比对照组减少1262.9元,增量成本-效果比为119 977.67元/QALY。结论为在治疗COPD过程中,5年内噻托溴铵组和异丙托溴铵组治疗方案疗效相当,但噻托溴铵组的成本更低,治疗更具有成本-效果性。(中国医院药学杂志,2015,35(11):981-985)

(王　皓　李　俐　葛卫红)

药物经济学方法在成人肺炎药物治疗中的应用　栗彩虹对阿奇霉素与左氧氟沙星治疗300例社区获得性肺炎的临床疗效及成本效果进行评价,结果左氧氟沙星组成本-效果比最低(C/E,23.70±3.23),可为选择治疗方案参考。刘思婧等对分别使用左氧氟沙星和头孢西丁两种抗感染方案治疗成人非重症社区获得性肺炎患者,左氧氟沙星治疗成本效果比值最低(C/E,76.80),差异具有统计学意义,提示左氧氟沙星用于治疗更为经济合理。王晓晖将该院160例社区获得性肺炎患者分为4组,分别给予A组(左氧氟沙星)、B组(洛美沙星)、C组(加替沙星)和D组(莫西沙星)抗感染治疗,结果发现左氧氟沙星成本效果比值最低(C/E,4.68),具有更高的药物经济学价值,而加替沙星的增量成本最低(△C/△E,9.68),是最佳的替代选择。方万芬等评价3种给药方案(A组:美洛西林钠、B组:美洛西林钠/舒巴坦钠、C组:头孢美唑钠)静脉滴注治疗93例社区获得性肺炎患者,结果三组总有效率相近,但B组成本效果比明显优于A、C组(C/E,51.83),差异具有统计学意义,提示美洛西林钠/舒巴坦钠治疗社区获得性肺炎均有良好的临床疗效和安全性,且经济学优势明显。徐诗源回顾性分析比较试验组(头孢噻肟钠头)和对照组(孢他啶)治疗74例感染性肺炎的成本效果,结论认为试验组(头孢噻肟钠)方案临床效果显著且成本较小(C/E,4.69)。林琦等收集191例支气管扩张合并感染,按照有、无铜绿假单胞菌感染高危因素将受试者分为A、B两大组,A组患者随机给予头孢哌酮舒巴坦和美洛西林舒巴坦治疗,B组患者随机给予头孢哌酮舒巴坦+阿米卡星、头孢哌酮舒巴坦、美洛西林舒巴坦+阿米卡星及美洛西林舒巴坦治疗,经最小成本分析法及敏感性分析结果认为无铜绿假单胞菌感染高危因素的支气管扩张合并感染患者,美洛西林舒巴坦治疗方案较头孢哌酮舒巴坦治疗方案更为经济;伴有铜绿假单胞菌感染高危因素的支气管扩张合并感染患者,美洛西林舒巴坦+阿米卡星治疗方案最为经济。吴元秀回顾性分析比较试验组(盐酸氨溴索联合头孢哌酮钠舒巴坦钠)和对照组(盐酸溴己新片联合头孢哌酮钠舒巴坦钠)治疗180例老年糖尿病合并肺炎患者的成本效果,结果试验组方案临床效果显著、且成本-效果较小(C/E,29.61)。罗群英等通过纳入9篇文献,对莫西沙星、左氧氟沙星静脉口服序贯方法治疗社区获得性肺炎患者经济学进行系统评价,以临床治疗有效率、细菌清除率作为疗效指标,结论认为从临床治疗有效率和细菌清除率的疗效治疗评价,左氧氟沙星的经济价值均高于莫西沙星。单毅将70例老年社区获得性肺炎分成2组:对照组给予莫西沙星静脉滴注,观察组给予莫西沙星静脉滴注联合口服序贯治疗,结果观察组不良反应发生率和成本-效果比均低于对照组(C/E,1930.22),提示莫西沙星静脉滴注联合口服序贯治疗老年社区获得性肺炎不良反应发生率低,具有更高的经济效应。[中国医药科学,2015,5(21):107-109;中国药房,2015,26(29):4033-4034;中国药业,2015,24(14):95-96;中华医院感染学杂志,2015,25(16):3711-3713;中国医学工程,2015,23(1):42;中国医院药学杂志,2015,35(8):1-4;临床合理用药;2015,8(8C):26-27;今日药学,2015,25(3):205-209;解放军医药杂志,2015,27(10):88-90]

(彭玲玲　吴新荣　胡晋红)

药物经济学方法在儿科感染药物治疗中的应用　吴少伟评价阿奇霉素2种给药方案(静滴组:阿奇霉素注射液;序贯组:阿奇霉素注射液与阿奇霉素颗粒序贯治疗)治疗522例支原体肺炎患儿的临床疗效及药物经济学效果,结果序贯组总有效率与静滴组相近,但成本效果比明显优于对照组(C/E,1.96±0.46),且不良反应发生率也显著低于静滴组,提示阿奇霉素先静脉后口服的序贯给药方案治疗小儿支原体肺炎疗效确切,经济学优势明显。谢振伟等回顾性分析4种药物方案治疗203例小儿支原体肺炎:A组(头孢孟多+阿奇霉素)、B组(拉氧头孢+阿奇霉素)、C组(头孢美唑+阿奇霉素)、D组(头孢呋辛+阿奇霉素),运用最小成本分析法进行4种方案的药物经济学评价,结果D组在达到相同治疗效果的同时成本最低,提示D组为治疗小儿支原体肺炎合并细菌感染优先选择的方案。林萍回顾性分析评价6种方案(A组为头孢噻肟钠,B组为头孢孟多酯钠,C组为头孢美唑,D组为头孢硫脒,E组为头孢呋辛钠,F组为头孢曲松钠)治疗283例小儿支气管肺炎的疗效及经济学效果。成本-效果及敏感度分析结果显示,D组(头孢硫脒)更具成本-效果优势(C/E,2450.80),为较佳方案。岳红等通过对90例小儿支气管肺炎患者随机应用A组(头孢曲松钠)和B组(头孢他啶)治疗方案进行回顾性成本-效果分析,结果发现B组C/E比值最小(C/E,3636.44),且并发症的发生率较少,提示头孢他啶治疗方案为最佳选择。赵瑜等将82例支气管肺炎患儿随机分为2组,观察组给予注射用阿奇霉素联合清开灵口服液治疗,对照组单纯给予注射用阿奇霉素治疗,结果观察组总有效率高于对照组,且成本-效果比较低(C/E,5.97±0.41),提示阿奇霉素联合清开灵口服液治疗小儿支气管肺炎临床疗效确切,药物经济性较好。覃寿学将158例儿童肺炎支原体肺炎随机分为2组,序贯组先给予乳酸红霉素静脉滴注4d,第5天开始改为克拉霉素连续口服10d,对照组仅以红霉素连续静脉滴注14d,结果序贯组在有效率、细菌清除率和成本-效益比方面均优于对照组(C/E,6.51),提示儿童肺炎支原体肺炎采用克拉霉素序贯疗法治疗,疗效确切、安全、经济、方便,符合药物经济学原则。李永洁通过分析比较头孢地尼与头孢呋辛治疗110例急性扁桃体炎患儿临床疗效及药物经济学,发现头孢地尼虽成本效果比值较高(C/E,1.095),但其总有效率及细菌清除率均明显高于头孢呋辛,提示虽然头孢地尼治疗成本较高,但其临床疗效显著且细菌清除率高,可作为首选治疗方案。丁翔宇等将572例儿童化脓性脑膜炎患者根据给药方案分成5组:A组(头孢曲松钠+头孢他啶)、B组(头孢曲松钠+美罗培南)、C组(头孢他啶+美罗培南)、D组(头孢曲松钠+青霉素G钠)、E组(美罗培南),运用决策树模型进行5种方案的药物经济学评价,结果发现A组(头孢曲松钠+头孢他啶)治疗成本最小,成本效果比值最低(C/E,101.25),且敏感度分析也证实结果的可靠性,提示无论从抗菌谱、有效率或治疗成本进行选择,方案A是治疗儿童化脓性脑膜炎的最佳治疗方案。[广州医药,2015,46(1):23-26;中国医院药学杂志,2015,35(23):2139-2142;海峡药学,2015,27(8):232-233;海峡药学,2015,27(8):124-125;新中医,2015,47(1):167-168;解放军药学学报,2015,31(4):353-355;中国药物经济学,2015,12:14-16;医药导报,2015,34(1):47-50] (彭玲玲 吴新荣 胡晋红)

↗ 药物经济学方法在呼吸道感染药物治疗中的应用 周鹏等将300例中、重度下呼吸道感染住院患者按随机数字表法分为三组:A组(头孢曲松)、B组(莫西沙星)和C组(头孢曲松+阿奇霉素),结果发现B、C组的总体有效率显著高于A组,而C组的成本效果比显著低于B组(C/E,7.34),提示头孢曲松联合阿奇霉素是在药物经济学综合成本和效果考量下治疗成人中、重度下呼吸道感染的最优化选择。杨明华选择该院下呼吸道感染患者100例,随机分为2组:观察组给予加替沙星静脉滴注,对照组给予莫西沙星静脉滴注,结论认为两组分别治疗下呼吸道感染均可获得较好临床治疗效果,但加替沙星的成本效果比最低(C/E,446.8),有助于减轻患者治疗负担。宋艳丽对比左氧氟沙星、莫西沙星与加替沙星治疗该院120例门诊下呼吸道感染患者的成本效果,认为左氧氟沙星用于治疗下呼吸道感染疾病成本效果比较莫西沙星与加替沙星小(C/E,2.87),且不良反应发生率最低,用于治疗下呼吸道感染更为经济合理。郭萍等通过对146例分别应用氧氟沙星(A组)、左氧氟沙星(B组)、莫西沙星(C组)治疗呼吸道感染患者的疗效和成本进行评价,发现左氧氟沙星的临床有效率高(90.38%)、成本-效果比最低(C/E,4.96),提示左氧氟沙星治疗呼吸道感染较为经济合理。何志高等运用药物经济学决策树分析原理对氨曲南与头孢他啶治疗下呼吸道感染的2种方案的成本-效果进行分析,结果发现氨曲南治疗下呼吸道感染的有效率高于头孢他啶,但头孢他啶的经济学成本优于氨曲南(C/E,5185),建议临床选择时应结合细菌学结果及患者经济能力,选择合理抗菌药物。王奕菲等构建决策树模型,对莫西沙星和阿莫西林克拉维酸钾治疗慢性支气管炎急性发作进行成本-效果分析,结果发现莫西沙星组的治疗效果优于阿莫西林克拉维酸钾组,且总成本较低(C/E,321.80),为优势方案。[中国医院用药评价与分析,2015,15(7):901-903;中国实用医药,2015,3(10):183-184;中国医院用药评价与分析,2015,15(6):742-744;中华医院感染学杂志,2015,25(19):4427-4429;中国医院药学杂志,2015,35(4):318-321;中国药物经济学,2015(1):8-11] (彭玲玲 吴新荣 胡晋红)

↗ 药物经济学方法在泌尿系统、生殖系统感染药物治疗中的应用 乔春英将117例泌尿系统感染患者随机分为三组:A组为左氧氟沙星治疗组,B组为环丙沙星治疗组,C组为加替沙星治疗组,结果A组治疗泌尿系统感染成本-效果比最低(C/E,2.98)。郭华等通过对比左氧氟沙星的不同用法(1日1次给药和1日2次给药)治疗女性生殖道支原体感染患者的临床疗效和经济成本,结果发现左氧氟沙星1日1次给药方案的成本-效果优于1日2次给药方案(C/E,6.28)。苗佩宏等选择280例Ⅲa型前列腺炎患者,随机分为序贯组(静脉滴注左氧氟沙星7d后改为口服左氧氟沙星片)和对照组(静脉滴注左氧氟沙星),两组治疗有效率并无差异,但序贯组的成本效果比显著低于对照组(C/E,5.94),提示左氧氟沙星序贯治疗Ⅲa型前列腺炎具显著的成本效果优势和安全性。陶婉君等将264例滴虫性阴道炎患者随机分为试验组(硝呋太尔制霉素阴道软胶囊联合苯酰甲硝唑分散片顿服)和对照组(苯酰甲硝唑分散片单药顿服)治疗,发现试验组总有效率(98.48%)高于对照组,成本效果比(C/E,0.72)低于对照组,认为联合硝呋太尔制霉素阴道软胶囊联合甲硝唑口服方案对于滴虫性阴道炎有显著的疗效,并且成本可控。[海峡药学,2015,27(5):262-263;抗感染药学,2015,12(4):571,622;中国临床药理学杂志,2015,31(11):1056-1059;中国药业,2014,24(24):170-171]

(彭玲玲 吴新荣 胡晋红)

↗ 药物经济学方法在腹腔感染药物治疗中的应用 静艳等对180例急性胆道细菌性感染患者分别使用国产头孢哌酮舒巴坦钠与进口头孢哌酮舒巴坦钠治疗,结果国产头孢哌酮舒巴坦钠在保证临床效果的同时成本-效果比值较低(C/E,1.61),值得临床借鉴。王海飞等通过380例慢性胆囊炎患者进行分为4组进行治疗:A组(未使用抗菌药物)、B组(头孢呋辛)、C组(头孢替安)、D组(头孢西丁),结果4种方案取得的疗效相同,但其中A组及B组患者的成本-效果比低于C、D组(C/E,76.41;C/E,77.31),提示慢性胆囊炎单病种临床路径不预防性使用抗菌药物或预防性使用头孢呋辛是较佳方案。陶福正等对96例重症急性胰腺炎并发腹腔感染患者分为3组:在应用甲硝唑注射液基础上,Ⅰ组给予左氧氟沙星联合头孢哌酮舒巴坦静脉滴注,Ⅱ组给予左氧氟沙星注射液静脉滴注,Ⅲ组给予去甲万古霉素静脉滴注。成本-效果分析显示Ⅱ组的成本效果比最低(C/E,1086.6),提示左氧氟沙星联合甲硝唑是治疗重症急性胰腺炎并发腹腔感染的最优方案。邹冬娜等通过比较观察组(左奥硝唑)及对照组(奥硝唑)对118例腹部厌氧菌感染患者抗感染治疗的成本效果,发现2组有效率、不良反应发生率相当,但观察组的住院成本及成本-效果与对照组比较更低(C/E,510.3),提示左奥硝唑用于腹部厌氧菌感染有效、安全,具有临床应用价值。[海峡药学,2015,27(4):254-256;中国医院用药评价与分析,2015,15(1):34-36;中华医院感染学杂志,2015,5(9):2004-2006;中国医院用药评价与分析,2015,15(4):460-462]

(彭玲玲　吴新荣　胡晋红)

药物经济学方法在其他感染药物治疗中的应用　张静等将126例手外伤细菌性感染患者随机分为对照组(哌拉西林/他唑巴坦2.5g,bid)和观察组(哌拉西林/舒巴坦1.25g,bid),运用最小成本分析法对2种方案进行药物经济学评价,结果观察组的总有效率及细菌清除率均高于对照组,且观察组的成本效果明显低于对照组,因此认为哌拉西林/舒巴坦具有较好经济效益,值得推广应用。罗春荣通过分析比较100例乳腺纤维瘤切除术患者的围术期预防性抗菌药物头孢唑林钠(A组)与头孢替安(B组)的成本效果,发现A组患者使用药物价格及成本-效果比显著低于B组(C/E,0.05),且A组用药小于24h的患者其成本最低,因此认为乳腺纤维瘤切除术后24h便可停止预防性使用抗菌药物,且头孢唑林钠成本更为低廉。李金成等将240例行Ⅰ类切口手术乳腺手术、甲状腺手术、疝修补术后需要预防性使用抗菌药物患者分成2组:A组予五水头孢唑林、B组予头孢唑林,运用最小成本分析法比较两组患者预防感染的疗效和经济性,结果2组患者预防有效率无差异,B组所用治疗方案成本最小,提示在保证预防效果的前提下B组方案(头孢唑林)的经济性更佳。夏永江分别采用阿昔洛韦(A组)、伐昔洛韦(B组)和利巴韦林(C组)3种药物对120例带状疱疹患者进行治疗,结果A、B组的总有效率高于C组,A、B组的成本-效果分析显示A组的成本效果比及增量成本效果比均低于B组(C/E,878.6),提示在治疗带状疱疹中同时注重药物的成本和效果时,阿昔洛韦是最佳选择,利巴韦林虽然治疗成本较低,但疗效较差,临床上不作为首选。[中国药师,2015,18(3):462-463;中国药物经济学,2015(2):10-11;中国药房,2015,26(15):2052-2053;临床合理用药,2015,8(11):70-71]

(彭玲玲　吴新荣　胡晋红)

药物经济学系统评价在高血压药物治疗中的应用　王艳春等在CNKI上检索与筛选使用药物经济学方法评价原发性高血压药物治疗方案的有效文献,纳入从2011年至2015年国内研究降压药药物经济学的随机临床干预研究文献,进行综合评估分析。共获得有效文献18篇,采用回顾性分析,结果显示我国研究者在进行药物经济学研究时存在研究方法单一,各个研究不具有可比性,模型技术运用不足等问题。赵瑛通过Cochrane系统评价方法对厄贝沙坦与依那普利治疗原发性高血压的有效性、安全性和经济性进行评价,其中纳入2篇成本-效果分析文献,对其进行综述发现厄贝沙坦的经济性优于依那普利。[中国药师,2015,8(7):1154-1159;2015年中国药学会药事管理专业委员会年会暨"推进法制建设,依法管理药品"学术研讨会论文摘要集,2015:25-26]

(黄琳琅　吴新荣　胡晋红)

药物经济学成本效果分析法在高血压药物治疗中的应用　冯芮华等选择16个省250个社区卫生服务中心(站)和卫生院,利用基层高血压规范化管理方案对社区医务人员进行培训,由经过培训的基层医务人员对高血压患者实施规范化管理1年。高血压患者的基线和随访资料采用统一设计的调查问卷收集。调查结果显示:使用复方罗布麻片(29.2元)和复方降压片(32.9元)的年人均成本较低;使用复方地巴唑氢氯噻嗪[(9.6±8.1)%,(8.6±8.0)%]和复方罗布麻片[(9.5±7.3)%,(8.5±8.8)%]的平均收缩压和舒张压下降率较大;使用复方地巴唑氢氯噻嗪(75.3%)和复方利血平(58.5%)的血压控制率较高。在社区使用单片复方制剂降压,复方罗布麻片和复方地巴唑氢氯噻嗪具有较好的成本-效果。罗晓芳等从本院随机抽取86例于2014年3月至2015年3月门诊接诊的高血压患者作为研究对象,并随机分成两组,对照组43例采用国产缬沙坦治疗,观察组43例采用合资缬沙坦治疗,对比两组患者的成本-效果。对照组的成本-效果比(4.1947)低于观察组(7.0044)。采用国产缬沙坦和合资缬沙坦治疗高血压的临床效果相差不大,但是使用国产缬沙坦治疗的经济成本更低,所以更适宜临床推广应用。吴声应等选择180例原发性高血压患者,随机分为3组(每组60例),分别使用富马酸比索洛尔胶囊(A组)、马来酸依那普利片(B组)、吲达帕胺片(C组)进行治疗(非降压辅助药品可以有差异),疗程为100d。3种药物的成本-效果比分别为4.43、0.62、0.78。B组为最佳治疗方案,C组成本-效果比与B组差别不大,可作为B组的备选方案。钟仲鸿等选取2013年3月至2014年1月广东省河源市中医院高血压患者105例,将其随机分为A组(马来酸依那普利片治疗组)和B组(硝苯地平缓释片治疗组)。两组患者均接受6周治疗,A组患者治疗总有效率为96.2%(50/52),B组为94.3%(50/53),两组患者总有效率比较,差异无统计学意义($P>0.05$)。A组患者治疗不良反应发生率为7.7%(4/52),B组为9.4%(3/53),两组不良反应率比较,差异无统计学意义($P>0.05$)。A组成本-效果比(C/E)为112.8,明显低于

B组的303.5($P<0.05$)。提示在高血压治疗中,马来酸依那普利片具有成本-效果优势。黄晓晖等将124例门诊原发性高血压患者随机分为3组,A组40例给予氨氯地平5mg,1次/日治疗;B组42例给予依那普利10mg,1次/日治疗;C组42例给予依那普利5mg联合氢氯噻嗪25mg,1次/日治疗。成本-效果分析结果显示C组治疗的总有效率明显高于A组和B组,C组的成本-效果比(△C/△E21.6)为三组中最低,三组在不良反发生率间比较,差异无统计学意义($P>0.05$)。C组方案是治疗原发性高血压的最佳方案。雷南凤等将100例原发性高血压患者,随机分为观察组和对照组,各50例。观察组给予缬沙坦联合氨氯地平,对照组给予缬沙坦,对照组成本194元;观察组成本346.4元。观察组成本效果(353.5)低于对照组(388)。缬沙坦联合氨氯地平治疗原发性高血压成本效果低,值得借鉴。黄海亮将40例硝苯地平控释片治疗患者为试验组,40例氨氯地平治疗患者为对照组,40例美托洛尔治疗患者为观察组。试验组、对照组、观察组的成本效果比分别为1.163、1.327、1.003,因此高血压患者使用美托洛尔以及硝苯地平控释片优于氨氯地平,治疗的总体效果更好。吴宝刚等选择2014年9 ~11月中国医科大学附属盛京医院确诊的原发性高血压患者200例,随机分为2组,缬沙坦组(缬沙坦80mg,氨氯地平5mg,1次/日)和替米沙坦组(替米沙坦40mg,氨氯地平5mg,1次/日)。缬沙坦组效价比0.140、替米沙坦组效价比0.195,缬沙坦或替米沙坦联合氨氯地平在高血压治疗中的降压效果满意,患者耐受性好,不良反应发生率低。替米沙坦联合氨氯地平治疗更能节约用药成本。王晶晶等选择2011年6月-2013年12月医院收治的80例高血压患者为研究对象,随机平均分成试验组与对照组各40例。对照组患者给予氨氯地平片治疗,试验组患者给予氯沙坦治疗。氯沙坦治疗高血压较氨氯地平降压效果好,而且氯沙坦的成本效果比(482.16)显著低于氨氯地平(567.74),易于在患者中推广使用。桑海强采用药物经济学决策树模型,构建3种苯磺酸氨氯地平治疗老年高血压的决策树,计算每种药物治疗效果的期望值,并进行敏感性分析。有效治疗1例老年高血压患者的期望成本,C组为574.97元,其次为A组(635.00元),B组为非优势方案。苯磺酸氨氯地平国产制剂短期治疗老年高血压具有较优的成本-效果,决策树模型可较好地模拟高血压短期治疗的药物经济学评价。周永淑收集2012年10月至2014年10月云南省昭通市第一人民医院接收治疗的原发性高血压150例患者资料,将患者随机分为A、B、C 3组,各50例,分别给予患者苯磺酸左旋氨氯地平、苯磺酸氨氯地平以及马来酸氨氯地平进行治疗,比较其疗效与不良反应,并进行成本-效果比分析。A、B、C三组患者的治疗总有效率分别为84.0%、80.0%、78.0%,组间比较,差异均无统计学意义(均$P>0.05$);三组患者的不良反应分别为4.0%、10.0%、20.0%,A组患者的不良反应发生率明显低于B、C两组;三组药品成本-效果比分别为1.9、3.7、1.4,C组明显低于A、B两组,差异均有统计学意义(均$P<0.05$)。原发性高血压的3种氨氯地平治疗的疗效相当;但苯磺酸左旋氨氯地平不良反应少、成本-效果比适中,且最安全。梁建翁选取2014年3月至12月惠州市第六人民医院门诊收治的确诊为原发性高血压患者160例,将其随机分为两组,各80例,国产药组患者服用国产苯磺酸氨氯地平治疗,进口药组患者服用进口苯磺酸氨氯地平治疗,国产药组患者总有效率为72.5%,进口药组患者总有效率为76.2%,两组比较差异无统计学意义($P>0.05$);进口药组、国产药组的药物成本-效果比分别为2.125、0.070。提示国产苯磺酸氨氯地平用于治疗原发性高血压经济效果明显。刘辉霞将120例原发性高血压病患者以抽签法随机分为A、B、C组,每组各40例。A组(硝苯地平控释片治疗组),B组(非洛地平缓释片治疗组),C组(苯磺酸氨氯地平治疗组),疗程1个月。A、B、C组平均药费分别为278.0、341.0、367.5元,成本-效果比分别为3.0、4.0、4.5。硝苯地平控释片治疗原发性高血压病,其疗效及控压效果显著,且药物经济性较佳,可作为治疗原发性高血压病的优选方案。[中华高血压杂志,2015,23(3):252-255;中国药物经济学,2:99;北方药学,2015,12(4):102,177;中国药物经济学,2015,5:15-18;北方药学,2015,12(2):22-23;中国现代药物应用,2015,9(13):49-50;中国实用医药,2015,10(31):156-157;实用药物与临床,2015,18(5):574-577;临床合理用药杂志,2015,1(8):82-83;中国药物经济学,2015,05:13-15;中国药物经济学,2015,03:15-16;中国药物经济学,07:12-13;中国医院用药评价与分析,2015,15(07):917-918]

(黄琳琅　吴新荣　胡晋红)

药物经济学成本效益分析法在高血压药物治疗中的应用　樊新星选取2013年2月至2014年5月收治的原发性高血压患者60例,随机分为对照组(苯磺酸氨氯地平治疗组)和治疗组(苯磺酸左旋氨氯地平治疗组),各30例。比较两组治疗效果,以及两组的成本效益。成本-效益分析显示,苯磺酸左旋氨氯地平每月所需费用为79.8元,而苯磺酸氨氯地平每月所需费用为161.4元。苯磺酸左旋氨氯地平与苯磺酸氨氯地平治疗原发性高血压1、2级效果相当,但苯磺酸氨氯地平所需费用远高于苯磺酸左旋氨氯地平。[现代医药卫生,2015,31(01):107-109]　(黄琳琅　吴新荣　胡晋红)

药物经济学最小成本分析法在高血压药物治疗中的应用　潘开瑞将148例轻中度原发性高血压患者随机分成两组,治疗组(A组,$n=74$例)给予替米沙坦40mg/d,对照组(B组,$n=74$例)给予缬沙坦80mg/d,早餐后顿服,疗程为8周。A组治疗总费用为1076.04元,B组治疗总费用为1324.24元,A组每位患者可节省247.6元。两组药物治疗原发性高血压具有相似临床的效果,从经济学角度来看替米

沙坦更具优势。[中国当代医药,2015,22(07):124-126]

（黄琳琅　吴新荣　胡晋红）

药物经济学在心律失常药物治疗中的应用　朱敬玲等通过文献检索,汇总了10种口服抗室性心律失常药有效性、安全性的信息;以各种药物每月平均药费范围上限为成本,有效率为效果,进行成本-效果分析,结果显示普罗帕酮、胺碘酮、索他洛尔、美西律、阿替洛尔费用较低,要鼓励使用基本药物和高效安全及低成本的药物。钟仲鸿选取河源市中医院心内科心律失常患者60例,分为A组口服国产基本药物盐酸胺碘酮片和B组口服盐酸索他洛尔片(伟特),两周后比较两组患者的疗效并进行成本-效益分析。A组患者的总有效率为93.3%,B组患者的总有效率为90.0%,两组比较差异不明显($P>0.05$);A组的成本效益比(0.29)明显低于B组(0.86),差异显著($P<0.05$)。从成本-效益分析角度来看,盐酸胺碘酮片在改善心律失常方面更佳。[药学研究,2015,34(02):106-108;广东微量元素科学,2015,22(03):55-57]

（黄琳琅　吴新荣　胡晋红）

药物经济学成本效果分析法在冠心病心绞痛药物治疗中的应用　樊孝娟将100例急性冠脉综合征患者,随机分为观察组和对照组,各50例。观察组给予国产氯吡格雷治疗,对照组给予进口氯吡格雷治疗。观察组成本为1145.8元;对照组成本为1701.4元。观察组成本效果为1218.9;对照组成本效果为1772.3。国产氯吡格雷治疗急性冠脉综合征取得的临床效果和进口氯吡格雷近似,但前者的成本效果低于后者,应用国产氯吡格雷有助于降低治疗成本。黎美丽将100例急性冠脉综合征患者,随机分为观察组和对照组,每组50例。观察组给予国产氯吡格雷治疗,对照组给予进口氯吡格雷治疗。观察组的成本为695.2元;对照组的成本为1480.0元。观察组成本效果为739.6;对照组成本效果为1541.7。国产氯吡格雷治疗急性冠脉综合征疗效显著,治疗成本低。孙杰等采用回顾性研究设计,搜集国内外已发表的关于速效救心丸和复方丹参滴丸治疗冠心病心绞痛的安全性、有效性的相关文献,并进行汇总、筛选,利用Revman 5.2软件对所提取的有效性和安全性数据进行Meta分析,在此基础上,对速效救心丸和复方丹参滴丸治疗冠心病心绞痛进行成本-效果分析,并进行敏感性分析。使用速效救心丸和复方丹参滴丸治疗冠心病心绞痛的总有效率分别为88.57%和83.71%,总成本分别为384.96元和432.95元。同复方丹参滴丸相比,速效救心丸的治疗有效率较高、成本较低,经济性较优。陈斌斌等通过文献综述和meta分析计算速效救心丸和麝香保心丸治疗冠心病心绞痛的有效率;根据发改委、省物价局、卫生系统公布的药品价格和检查价格,计算成本数据;在此基础上基于全社会的角度进行成本-效果分析。在确定性分析中,速效救心丸组的总成本低于麝香保心丸组(分别为384.96元和396.70元)、速效救心丸治疗冠心病心绞痛的经济性总体上优于麝香保心丸。赵春军选取2013年3月~2014年5月期间收治的冠心病患者80例,随机分为波氢氯吡格雷片(波立维组)及氢氯吡格雷片(泰嘉组)。在随访1年内,临床应用波立维或泰嘉治疗冠心病在临床疗效、不良反应方面基本无区别,但泰嘉的治疗费用明显低于波立维。所以可以用泰嘉代替波立维治疗冠心病。杨秋芳选取2011年2月至2015年1月新疆阿克苏地区新和县人民医院接收的患有冠心病的病人一共有108例,随机分为对照组对病人采取波利维进行治疗,研究组对病人采取泰嘉进行治疗,对研究组与对照组治疗效果和治疗成本给予分析研究。冠心病采取波利维和泰嘉治疗,都可以取得显著的治疗效果,并且不良反应较低,但是泰嘉的治疗成本要比波利维低,具有良好的经济性。黄聪选取于2012年11月至2014年11月期间济南军区青岛第一疗养院所收治的120例心绞痛患者,将患者分成对照组和观察组,对照组患者每天采用20ml舒血宁注射液联合250ml浓度为5%的葡萄糖注射液治疗,观察组患者在对照组的基础上加用20ml血塞通注射液联合250ml生理盐水治疗。在心绞痛患者的治疗过程中,舒血宁、血塞通联合用药的经济成本略高于单一用药,但从长远考虑,联合用药能够大大提高治疗效果,改善患者的各临床症状,减轻患者的痛苦。徐庚许按照入院顺序随机将2014年2月~2015年2月江西省萍乡市湘雅萍矿合作医院收治的80例冠心病心绞痛患者分为速效救心丸组40例和复方丹参滴丸组40例,分别给予速效救心丸组和复方丹参滴丸治疗,速效救心丸与复方丹参滴丸治疗冠心病心绞痛的经济性无明显差异,但复方丹参滴丸的效果更佳,可作为治疗冠心病心绞痛的优选药物。[中外医疗,2015,09:133-135;中西医结合心血管病电子杂志,2015,3(7):77-78;世界最新医学信息文摘,2015,15(18):79-80;世界最新医学信息文摘,2015,15(46):97;中外医学研究,2015,13(30):18-20;中国当代医药,2015,22(33):106-108;中国现代药物应用,2015,9923:173-174;中国现代药物应用,2015,9(9),31-33;中国执业药师,2015,12(1):34-38;中国现代应用药学,2015,32(5):599-602;中外医疗,2015,25(09):133-134;世界最新医学信息文摘,2015,25(18):79-80;世界最新医学信息文摘,2015,15(46):117;中国当代医药,2015,22(33):106-108]

（黄琳琅　吴新荣　胡晋红）

药物经济学成本效益分析法在冠心病心绞痛药物治疗中的应用　刘成纳入168例入院后行PCI冠心病患者资料,随机分为两组,均在相应的溶栓、抗血小板、抗心肌缺血药物治疗后给予PCI血运重建治疗。治疗组84例患者采用国产氯吡格雷治疗,对照组84例患者采用进口氯吡格雷治疗。治疗组与对照组患者成本-效益比分别为29.6、80.8,增量成本-效益比分别为1.0、2.7。国产氯吡格雷急性期降低PCI

术后心血管事件风险，远期预防心血管事件再发与进口氯吡格雷相似，但成本-效益比，国产氯吡格雷具有更好的经济性。潘月河等选取2010年6月~2014年6月在山东省五莲县人民医院就诊的冠心病患者150例作为研究对象，随机分为观察组（波利维）与对照组（泰嘉），各75例。波利维每片（75mg）的价格为19.57元，泰嘉为每片（25mg）4.25元，因此，根据患者服药1年加上其他治疗，观察组患者的花费为（7661.35±1150.14）元；对照组为（4839.20±655.14）元，对比差异有统计学意义（$P<0.05$）。波利维和泰嘉在治疗冠心病中的疗效极为相似，其中泰嘉的治疗价格较低，在选择药物使用的过程中，可以考虑使用泰嘉来取代波利维。[中国药物经济学，2015，3：12-14；中西医结合心血管病电子杂志，2015，3（07）：77-78]　　（黄琳琅　吴新荣　胡晋红）

药物经济学系统评价在高血脂药物治疗中的应用　张春燕等采用循证医学的文献分析评价方法，计算机检索Cochrane图书馆、Pubmed、EMbase、中国生物医学文献光盘数据库、中国期刊全文数据库、维普中文科技期刊、万方数字化期刊群等数据库，全面收集氟伐他汀与辛伐他汀调脂作用的有效性和安全性的随机对照试验。评价纳入研究的方法学质量，提取有效数据，采用Rev Man 5.1软件对数据进行Meta分析。认为辛伐他汀调脂疗效优于氟伐他汀，安全性与氟伐他汀相当，经济学方面具有明显优势。但由于纳入的研究数量有限，该系统评价的结果需谨慎对待，尚需更多的设计合理、多中心、大样本的RCT以进一步证实。[药品评价，2015，12（10）：13-24]　　（黄琳琅　吴新荣　胡晋红）

药物经济学成本效果分析法在高血脂药物治疗中的应用　王宇对国产和进口品种的降脂药物疗效进行了总结，通过分析药物的成本-效果，制定选药方案。与其他他汀类药物相比，瑞舒伐他汀降脂疗效明确，价格相对较低，不良反应少，建议首选瑞舒伐他汀钙降脂。潘东颖收集DYSIS-CHINA研究人群中，采用中大剂量他汀类药物治疗至少3个月后血脂水平仍不达标的患者，运用Markov模型模拟预测其未来一定时间内发生心血管事件情况及医疗费用。依折麦布与他汀类联合用药比他汀单药剂量加倍具有更好的成本-效果。梁宇锋等将98例动脉粥样硬化性脑梗死伴高脂血症患者随机分为瑞舒伐他汀组（A组，10mg/d）和阿托伐他汀组（B组，20mg/d），每组各49例治疗4周。瑞舒伐他汀和阿托伐他汀均为治疗动脉粥样硬化性脑梗死高脂血症安全有效的药物，但A组瑞舒伐他汀钙片成本效果比（C/E）为261.39；B组阿托伐他汀钙片成本效果比（C/E）为322.80。瑞舒伐他汀成本效果比更优。柏蓉将180例高脂血症患者随机分为3组，各60例。A组患者服用阿托伐他汀钙片每次20mg，1次/日；B组患者服用辛伐他汀片每次20mg，1次/日；C组患者服用瑞舒伐他汀钙片每次10mg，1次/日。疗程均为8周。A、B、C组治疗总费用分别为610.40、193.60元、408.00元；B组的成本-效果比为2.32，显著低于A组的7.18与C组的4.99，组间比较差异具有统计学意义（$P<0.05$）。辛伐他汀为治疗高脂血症较为有效、经济的药物。李莉将介入治疗-冠脉支架置入术后的冠心病患者60例随机分为两组：瑞舒伐他汀组30例，服用瑞舒伐他汀钙10mg，1次/日。阿托伐他汀组30例，服用阿托伐他汀钙20mg，1次/日。再同时给予氯吡格雷75mg，拜阿斯匹林100mg，倍他乐克25mg，络活喜5mg，均治疗4周。瑞舒伐他汀总费用为（1197.14±586.96）元，有效率为96.70%，成本效果比为12.38；阿托伐他汀总费用为（1220.39±655.7）元，有效率为86.7%，成本效果比为14.08。在冠心病调脂治疗中瑞舒伐他汀与阿托伐他汀相比更安全、经济、有效。[中国现代应用药学，2015，32（9）：1134-1138；中国药物经济学，2015，3：8-111；吉林医学，2015，36（18）：4053-4054；中国药房，2015，26（26）：3620-3622；海峡药学，2015，27（10）：271-273]

（黄琳琅　吴新荣　胡晋红）

药物经济学在房颤药物治疗中的应用　钟黛云等运用计算机检索Pub Med、The Cochrane Library、CNKI和CBM数据库，搜集国内外公开发表的射频消融与胺碘酮治疗房颤的药物经济学研究，检索时限均从2000年至2014年。由2位评价者独立筛选文献、提取资料，并评价纳入研究的方法学质量。根据临床效果、成本、增量成本效果比（ICER），评价射频消融与胺碘酮比较治疗房颤的成本-效果。射频消融术与胺碘酮相比治疗房颤是具有成本-效果的方案。[中国循证医学杂志，2015，15（9）：1018-1023]

（黄琳琅　吴新荣　胡晋红）

药物经济学在心衰药物治疗中的应用　李彬将慢性心衰患者99例随机分为试验组和治疗组，治疗组接受西医常规治疗，试验组在此基础上依据证候要素组合予中药辨证治疗，计算患者28天心衰治疗中发生的直接医疗成本，观察慢性心衰中西医结合生存质量量表评分及质量调整生命（QALY）。两组在药费、总费用无统计学差异（$P>0.05$），对照组的检查费较试验组高，差异有统计学意义（$P<0.05$）；试验组和对照组有效率分别为62.96%、43.10%，有显著差异（$P<0.05$），试验组有效率高于对照组，试验组的成本效果比低于对照组。依据证候要素辨证治疗慢性心衰可以改善生存质量，节省医疗资源，属较优方案。[西部中医药，2015，28（9）：56-59]　　（黄琳琅　吴新荣　胡晋红）

药物经济学方法在肺癌治疗中的应用　张春香以培美曲塞为对照，荟萃分析试验组（厄洛替尼）与对照组（培美曲塞）治疗NSCLC的疗效和不良反应，成本数据来自医院、专业文献。厄洛替尼和原研的培美曲塞一个治疗周期的成本分别是 12 750.10 元和 24 011.63 元，使用仿制的培美曲塞，一个治疗周期的成本是 10 559.63 元，两组中厄洛替尼和培美曲塞的客观有效率分别是 25.32% 和 18.79%，疾病控制率分别为 44.25% 和 46.90%。厄洛替尼对比原研培美曲塞非一线治疗 NSCLC 效果略有优势，安全性较高，经济性方面显著优于对照组(培美曲塞)。占明将 80 例晚期非小细胞肺癌患者，分为治疗组与对照组，各 40 例。治疗组以 GP 化疗方案加用艾迪注射液治疗；对照组以 GP 化疗加用复方苦参注射液治疗。治疗组与对照组的成本效果比分别为 358.4、384.1，非小细胞肺癌以 GP 化疗方案联合艾迪注射液或复方苦参注射液能均有治疗效果，但 GP 化疗联合艾迪注液成本-效果更加有优势。欧阳丽辉根据晚期肺癌患者疾病发展的自然史建立 Markov 模型，用 TreeAge Pro Suite 2009 软件计算增量成本效果比(incremental cost effectiveness ratio，ICER)，并对结果进行敏感度分析。研究证明，晚期非小细胞肺癌非鳞癌患者维持治疗 + BSC 与 BSC 比较不具有成本效果，敏感度分析证明模型基本稳定。肖凌等采用前瞻性、随机、对照研究方法，将Ⅲ-Ⅳ期 NSCLC 首治带瘤患者随机分为化疗组和中医综合方案组，并同期入组中医治疗患者。以有效率、疾病控制率、生存期及毒副反应作为衡量指标观察三种方案治疗 1 个疗程后的经济成本效益。中医组、化疗组、中医综合组经济成本分别为 17 448.38 元、19 424.96 元、23 008.24 元；有效率的成本效果比分别为 4 856.24、1438.02；疾病控制率的成本效果比分别为 1246.31、693.74、719.00；生存期的成本效果比分别为 28.84、33.21、24.61。增量分析法提示以中医治疗作为参照，化疗组及中医综合组的增量成本-效果比(△C/△E)有效分别为 494.15、347.49、增量成本-效果比(△C/△E)疾病控制分别为 141.18、308.88；以化疗组作为参照，中医组及中医综合组的增量成本-效果比(△C/△E)生存期分别为 -1744.84、10.24。中医药治疗Ⅲ、Ⅳ期 NSCLC 是一种经济、有效的治疗方案。张秀亮等将 60 例晚期非小细胞肺癌患者按化疗方案不同分为 PC 组(紫杉醇 + 卡铂)、NP 组(长春瑞滨 + 顺铂)、GP 组(吉西他滨 + 顺铂)和 TP 组(多西他赛 + 顺铂)。PC、NP、GP 和 TP 组的总成本分别为(5829.9 ± 2184.7)元、(5101.5 ± 1694.0)元、(9310.8 ± 3057.4)元和(6798.7 ± 2409.9)元，四组总成本由高至低为 GP 组 > TP 组 > PC 组 > NP 组，GP 组与其他三组比较差异均具有统计学意义($P < 0.05$)。最小成本分析显示采用 TP、PC、NP 方案治疗晚期非小细胞肺癌疗效相当，可最大限度提高药物资源在临床的利用和配置的效率。[中国新药杂志，2015，24(14)：1616-1623；新中医，2015，47(3)：195-196；中国医院药学杂志，2015，35(17)：1575-1580；辽宁中医杂志，2015，42(7)：1153-1156；肿瘤学杂志 2015，21(8)：645-650]

(黄琳琅　吴新荣　胡晋红)

药物经济学方法在胃癌治疗中的应用　王雯娟等纳入在兰州大学第一医院接受 FLO 方案(亚叶酸钙 + 替加氟 + 奥沙利铂)或 SOX 方案(替吉奥 + 奥沙利铂)一线治疗的晚期胃癌患者共 98 例，按化疗方案分组，分析并比较两组患者的近期疗效、毒性反应，以及药物经济学效果。FLO 方案的总成本为 9136.98 元，SOX 方案的总成本为 12 345.97 元。运用最小成本法进行分析，FLO 方案在经济上更优。两种方案一线治疗晚期胃癌的疗效和毒性反应未见明显差异，但 FLO 方案比 SOX 方案更经济。王文娜分析中国医学科学院肿瘤医院 2013 年 1 月至 2013 年 7 月期间 101 例门诊化疗胃癌患者的临床资料，以同期接受住院化疗的 311 例胃癌患者作为对照，比较两种化疗模式的胃癌患者的临床病理特征、化疗方案、住院时间、不良反应发生率及医疗费用等。门诊化疗与住院化疗平均单次化疗总医疗费分别为 9887.84 元和 12 299.14 元($P < 0.05$)，门诊化疗费用降低了 19.6%。门诊化疗和病房化疗的药费(8955.13 元 *vs* 10 413.52 元)，非药物费用比例分别 9.4% 和 15.3%($P < 0.001$)，差异有统计学意义。门诊化疗缩短了入院时间、降低了医疗费用。戎佩佩等根据 To GA 临床试验数据，结合我国医疗费用及消费水平，进行成本-效果分析，并对结果进行敏感度分析。曲妥珠单抗联合化疗方案相较于单纯化疗方案，每例患者总生存期增加 1 个月，需多花费 55 822.4 元。曲妥珠单抗联合化疗方案用于 Her-2 阳性晚期胃癌不具有成本-效果优势。[中国药房，2015，26(26)：3617-3619；北京协和医学院硕士论文；中国药房，2015，26(5)：577-579]

(黄琳琅　吴新荣　胡晋红)

药物经济学方法在多发性骨髓瘤治疗中的应用　吴鹏强等回顾性分析泸州医学院附属医院 63 例无干细胞移植条件的初治 MM 患者，按不同化疗方案分为两组，其中 MPT 组(采用马法兰 + 强的松 + 沙利度胺方案)患者 41 例，VDT 组(采用硼替佐米 + 地塞米松 + 沙利度胺方案)患者 22 例。MPT 组成本-效果比为 247.48，VDT 组为 2922.77，两者增量成本-效果比为 15 125.18，VDT 方案的临床疗效及生存时间较 MPT 方案好，但 MPT 方案的成本-效果及不良反应发生率优于 VDT 方案，更适合无干细胞移植条件、经济条件差的 MM 患者。陈文东通过检索 2003-2014 年期间的相关研究，采用 2013 人均国民生产总值系统总结硼替佐米方案治疗 MM 的基线增量成本效益比。经分析，硼替佐米作为干细胞移植前诱导治疗，在不适合干细胞移植的 MM 患者中的一线治疗，以及复发/难治性 MM 治疗中均具有较强的成本效益优势。但由于缺乏直接比较的证据，含有硼替佐米的联合治疗在治疗不适用干细胞移植 MM 患者和复发/难治性 MM 患者中的成本效益中存在明显差异，仍需要未来研究进一步澄清。朱水清等通过检索国内数据库，对现有已公开发表的相关文献和出版物，从治疗现状和药物经济学研究方面进行汇总、梳理、分析。但由于目前诊断及预后评估体系缺乏广泛应用，MM 流行病学、疾病负担、新药以及自体移植应用之后生存获益的具体数据和相应的药物经济学研究数据缺乏，中国 MM 治疗仍面临较大挑战。[中国药房，2015，26(23)：3169-3172；中国医疗保险，2015，06：55-59；中国医疗保险，2015，09：57-59]

（黄琳琅　吴新荣　胡晋红）

药物经济学方法在乳腺癌治疗中的应用　罗群英等通过回顾性分析，对 2009 年 1 月～2014 年 12 月南方医科大学附属海南医院女性乳腺癌最常用的 3 种化疗方案(111 例)的成本和疗效数据进行成本-效果分析及敏感度分析。乳腺癌常用的 3 种化疗方案以 FEC 方案为最优方案，其次为 EC、TEC 组。高靓等基于两方案治疗转移性乳腺癌疗效评价的 Meta 分析结果，以直接医疗成本进行成本计算，用 Tree Age Pro 2009 软件构建决策树，进行成本效果分析及敏感性分析，两方案的疗效相当，而成本效果分析表明，在完成相应治疗周期后，多西他赛联合表柔比星更具有经济学优势。[中国执业药师，2015，12(4)：37-42；中国现代应用药学，2015，32(4)：493-497]

（黄琳琅　吴新荣　胡晋红）

药物经济学方法在膀胱癌治疗中的应用　吕嘉等选择择期行经尿道电切术的浅表性膀胱癌患者 132 例，随机分为 A，B，C 组，各 44 例，A 组采用表柔比星单次灌注，B 组采用表柔比星多次灌注，C 组采用丝裂霉素多次灌注。成本-效果比值 A 组为 2524.62，B 组为 3465.64，C 组为 7136.71，B 组和 C 组均高于 A 组($P<0.05$)；对浅表性膀胱癌术后患者采用表柔比星灌注，能降低复发率，提高患者抗肿瘤免疫水平，安全性佳，对于经济条件允许的患者，可作为首选灌注药物。[中国药业，2015，24(20)：48-49]

（黄琳琅　吴新荣　胡晋红）

药物经济学方法在卵巢癌治疗中的应用　陈辉选择 2007 年 11 月 ～2012 年 11 月收治的卵巢癌患者 120 例，随机分为治疗组、对照组，各 60 例。治疗组患者采用艾愈胶囊辅助治疗，对照组患者使用安慰剂辅助化疗。治疗组的成本-效果比为 40.57，对照组为 46.73，2 差异有统计学意义($P<0.05$)。艾愈胶囊辅助化疗治疗卵巢癌安全、有效、经济，是相对合理的治疗药物。[肿瘤药学，2015，5(5)：357-361]

（黄琳琅　吴新荣　胡晋红）

药物经济学方法在食管癌治疗中的应用　冯立宁采取回顾性研究方法针对石家庄市第一医院 2011-2013 年姑息治疗的住院晚期食管癌患者进行筛选，共选出 91 例病例分为 3 组方案，分别为Ⅰ组(32 例)奈达铂＋替吉奥方案，Ⅱ组(30 例)奈达铂＋卡培他滨方案以及Ⅲ组(29 例)奥沙利铂＋左亚叶酸钙＋5-氟尿嘧啶方案。3 组有效率分别为 53.1%、53.3%、51.7%，成本效果比分别为 452.13、442.55、455.45(452.13 元/1%、442.55 元/1%、455.45 元/1%)。Ⅱ组方案具有相对较高的药物经济学意义，值得临床进一步研究。[中国医院药学杂志，2015，35(15)：1409-1412]

（黄琳琅　吴新荣　胡晋红）

药物经济学方法在低度子宫颈上皮内瘤变治疗中的应用　张心科研究从中国医疗体系角度出发，通过建立决策树模型，对保妇康栓组、干扰素栓组以及空白对照组患者在治疗后 6、12 和 24 个月的成本-效果进行经济学评价。基线 12 个月和 24 个月结果显示，保妇康栓组对比空白对照组，每多逆转 1 例患者(ICER 分别为 1962 元和 1318 元)或多使 1 例患者 HPV 转阴(ICER 分别为 1291 元和 1358 元)的成本均远低于 WTP 阈值，因此具备经济性。而保妇康栓组对比干扰素栓组，其逆转率和 HPV 转阴率更高，而成本更低，因此保妇康栓对比干扰素栓为优势方案。[中国药物经济学，2015，12：8-14]

（黄琳琅　吴新荣　胡晋红）

药物经济学方法在肠癌治疗中的应用　李莉霞收集 2011 年 1 ～12 月 62 例结直肠癌住院患者病历资料进行回顾性分析。根据不同治疗方案将结直肠癌化疗患者分为卡培他滨组(34 例)和 5-氟尿嘧啶组(28 例)。平均每个疗程医疗总费用有差异，卡培他滨组[1212.1(5729.3，6941.4)元]较 5-FU 组[3471.7(6083.6，9555.3)元]费用低；平均每个疗程医疗总费(不包括辅助用药费用)，卡培他滨组[795.3、3510.7、4306.0)元]明显低于 5-FU 组[975.2(4008.4、4983.5)元，从药物经济学角度看，卡培他滨在结直肠癌的治疗中优于 5-FU。边申微等通过查阅国外相关文献，对治疗转移性结直肠癌化疗方案的药物经济学评价研究进行综述，以期为临床实际合理用药提供依据，为卫生政策制定者提供药品遴选和定价的决策参考。杨杰等将 78 例结肠癌患者随机分为 A 组和 B 组($n=39$)，A 组患者经 FOLFOX 方案辅助化疗，B 组经 XELOX 方案辅助化疗。A 组总成本 97 150.59 元，B 组总成本 92 806.15。XELOX 方案辅助化疗结肠癌安全性优于 FOLFOX 方案，FOLFOX 方案辅助化疗药物成本较对 XELOX 方案低，但两种方案花费总成本无显著差异。田泾等基于社会视角，采用二次文献研究和模型研究方法，根据接受化疗的转移性大肠癌患者健康状态发展规律，构建 Markov 模型，对比西妥昔单抗联合氟尿嘧啶为基础的方案(C＋FBC)与单独使用氟尿嘧啶为基础的方案(FBC)，C＋FBC 组费用为 3 430 757.5 元，FBC 组费用为 617 064.5 元。C＋FBC 组成本效果比为 1 883 996.4，FBC 组成本效果比为 655 057.9，增量成本效果比为 3 201 012.5。单独使用氟尿嘧啶为基础的方案对于转移性大肠癌患者更具有成本效果。[中国临床药学杂志，2015，24(1)：23-26；中国药物评价，2015，32(2)：106-113；当代医学，2015，21(36)：48-49；药物流行病学杂志，2015，24(7)：421-424]

（黄琳琅　吴新荣　胡晋红）

药物经济学方法在治疗母细胞瘤治疗中的应用 戎佩佩等根据临床试验(EORTC26981/22981-NCIC CE3)数据,结合我国医疗费用及消费水平,进行成本-效果分析,并对结果进行敏感度分析。替莫唑胺联合放疗方案相对于单纯放疗方案,每例患者总生存期增加1个月,需多花费人民币58 959.7元。替莫唑胺联合放疗方案相对于单纯放疗方案不具有成本-效果优势。[中国药师,2015,18(8):1338-1340]

(黄琳琅　吴新荣　胡晋红)

药物经济学方法在治疗头颈部鳞癌治疗母细胞瘤治疗中的应用 戎佩佩等根据EXTREM E临床试验数据,结合我国医疗费用及消费水平,进行成本-效果分析,并对结果进行敏感度分析。西妥昔单抗联合化疗方案相较于单纯化疗方案,每例患者总生存期增加1个月,需多花费50 327.0元人民币。西妥昔单抗联合化疗方案相对于单纯化疗方案不具有成本效果优势。[实用药物与临床,2015,18(10):1174-1176]

(黄琳琅　吴新荣　胡晋红)

药物经济学方法在治疗癌痛中的应用 朱婷等对162例重度癌痛患者进行随机分组,53例采用盐酸吗啡片(A组)治疗,109例采用硫酸吗啡缓释片治疗(B组),两组成本—效果比分别为247.30、252.60,差异无显著性,从疗效及不良反应发生率方面综合分析,硫酸吗啡缓释片为优选方案。古恒等遵循临床流行病学与卫生经济学的原理和方法,选择63例重度坐骨神经痛患者给予盐酸羟考酮缓释片结合非甾体抗炎药及营养神经药治疗(治疗组),并与康复理疗结合非甾体抗炎药及营养神经药(对照组)进行对比,2组的成本效果比(C/E)分别为1048.32和2548.96,在获得相同的疗效时,治疗组比对照组节省1500.64元,所需医疗费用仅为对照组的41.13%;以对照组为基准,增量成本效果比(△C/△E)为-2470.95,治疗组每增加1%的疗效还比对照组少支出24.7元。盐酸羟考酮缓释片治疗重度坐骨神经痛在临床疗效、治疗成本等方面均令人满意。饶欣回顾性分析福建医科大学附属第一医院2012~2014年采用硫酸吗啡缓释片及盐酸羟考酮缓释片治疗癌痛的患者707例,按照不同的治疗方案进行分组,其中硫酸吗啡缓释片110例,盐酸羟考酮缓释片597例。硫酸吗啡缓释片组治疗药物总成本为513.05±170.24,盐酸羟考酮缓释片组治疗药物总成本为1142.60±130.66,两组比较差异有统计学意义($P<0.05$)。两种治疗方案治疗癌痛的疗效均较好,从经济学角度看,硫酸吗啡缓释片治疗成本较小,为较佳治疗方案。刘思等以"阿片类药物"和"癌痛"等为关键词,在中国期刊全文数据库和万方数据知识服务平台上检索相关文献,并进行筛选、整理和分析。国内在此领域的经济学评价存在研究方法不规范、研究范围较窄等不足之处,建议在研究方法上以效用作为产出指标,丰富评价的药物种类,并尝试根据癌痛的分类分别进行经济学评价。官海静等基于医保角度,利用山东省和山西省的医保住院数据库,通过描述性分析和计量经济模型,对癌症化疗辅助药品斑蝥酸钠维生素B6注射液的治疗方案进行经济成本分析。描述性分析显示,使用和不使用斑蝥酸钠维生素B6注射液的治疗方案的次均住院总费用分别为29 550元和28 070元,次均住院医保支付费用分别为18 186元和18 584元,均无统计学显著差异。计量模型分析显示,在其他因素相同的条件下,与不使用斑蝥酸钠维生素B6注射液的治疗方案相比,使用斑蝥酸钠维生素B6注射液的治疗方案的次均住院总费用和医保支付费用分别低12.2%和11.0%,差异分别在5%和10%显著性水平。在其他因素相同的条件下,使用斑蝥酸钠维生素B6注射液的治疗方案的次均住院总费用和医保支付费用低于不使用的治疗方案。在肺癌、肝癌样本人群中,使用斑蝥酸钠维生素B6注射液的治疗方案也具有一定的成本优势。[卫生职业教育,2015,33(13):120-122;山西医药杂志,2015,44(7):749-752;海峡药学,2015,27(9):233-235;中国执业药师,2015,12(3):36-40;中国新药杂志,2015,24(3):255-259]

(黄琳琅　吴新荣　胡晋红)

药物经济学在儿童癫痫治疗中的应用 李瑞杰等收集新乡医学院数据库中2002年1月至2013年1月新诊断的儿童癫痫患者数据,共492例入选,包括男288例,女204例,发病年龄1.1~14岁,随访时间2~5年,患者分别接受了拉莫三嗪(LTG)、奥卡西平(OXC)、卡马西平(CBZ)、巧化醋(TPM)、丙戊酸(VPA)单药治疗,随访患者发作情况、不良反应及停药原因,比较其6个月、12个月及24个月的单药保留率。Kaplan-Meier法分析结果显示,6个月单药保留率分别为CBZ 62.7%、VPA)68.0%、TPM73.6%、OXC77.3%、LTG 78.3%,12个月单药保留率分别为CBZ 52.7%、VPA 59.2%、TPM 65.3%、OXC 70.5%、LTG 73.3%,24个月单药保留率分为CBZ 45.5%、VPA 55.3%、TPM 59.7%、OXC 65.9%、LTG68.3%。6个月、12个月及24个月保留率均为LTG最高;6个月时保留率LTG优于CBZ,差异具有统计学意义($P<0.05$);与VPA、TPM及OXC之间没有明显统计学差异($P>0.05$);12个月、24个月保留率LTG明显优于CBZ、VPA,与OXC、TPM之间没有明显统计学差异($P>0.05$),但OXC与CBZ之间相比,均有明显统计学差异。CBZ组因依从性差而停药的占55.6%,明显高于其他组。可见LTG、OXC、TPM比较适合作为儿童癫痫治疗的首选药物;导致患儿停药的主要原因是依从性差和药物不良反应。张颖等通过查阅近年来国内外儿童癫痫的药物治疗情况发现:新型抗癫痫药物新型ADEs包括奥卡西平(OXC)、左乙拉西坦(LEV)、托吡酯(TP)、拉莫三嗪(LTG)、唑尼沙胺(Zonisamide)、加巴喷丁(gabapentin)、氨己烯酸(Vigabatrin)、非氨酯(Felbamate)等对常规AEDs控制不良的癫痫患者的疗效是肯定的。那些对常规 AEDs 有严重副作用的癫痫患者，新型 AEDs 也为他们带来了希望。随着人们对新型 AEDs 的认识，将来会越来越受医生和患者欢迎，药物使用频度有望增加，市场潜力巨大。[新乡医学院，2015：1-44；世界最新医学信息文摘，2015，15(18)：44-45]

（刘　潇　吴新荣　胡晋红）

药物经济学最小成本分析法在血小板减少药物治疗中的应用　陈芳君等回顾性分析 58 例接受 GP、GC 或其他以吉西他滨为基础的化疗导致血小板减少的肺癌患者，使用重组人白介素-11(Ⅰ)或 rhTPO 治疗后血小板达标比例分别为 78.6%、83.3%，差异无统计学意义；平均成本分别为 4307.3 ± 750.1、6957.9 ± 2522.1。用最小成本分析，重组人白介素-11(Ⅰ)具有成本优势。[中国药师，2015，(2)：250-252]　（刘艳艳　吴新荣　胡晋红）

药物经济学最小成本分析法在 2 型糖尿病治疗中的应用　朱蕾随机抽取某院 2 型糖尿病患者 90 例，随机分为治疗组（国产阿卡波糖胶囊）和对照组（进口阿卡波糖片剂），比较两组患者的不良反应，并对比两组患者的药物成本。结果显示，治疗组 FBG 和 2h PBG 的总有效率分别为 88.89% 和 93.33%，对照组 FBG 和 2h PBG 的总有效率分别为 84.44% 和 91.11%，两组的治疗效果相当。治疗组的不良反应率为 6.67%，对照组为 22.22%，差异有统计学意义。治疗组 1 个疗程的药物成本为 325.8 元，对照组 1 个疗程的药物成本为 479.34 元。说明国产阿卡波糖胶囊治疗 2 型糖尿病疗效与进口阿卡波糖片剂相似，安全性高，经济成本低。[糖尿病新世界，2015：53-55]　（杨志英　吴新荣　胡晋红）

临床药师

临床药师培训　目前，我国已建立临床药师培训基地 221 家，设置了 14 个专科和 1 个通科临床药师培训专业，至今已培训临床药师 5676 名，培训能力已达到每年 3000～3500 名；为确保临床药师培训质量，还从临床药师培训基地中遴选出 17 家师资培训基地，截止到 2016 年初已培养带教师资 1149 名，培训能力已达每年 450～500 名。标志着我国临床药师岗位培训体系建设已取得基本成功。中国医院协会药事管理专业委员会组织专家为临床药师编写了系列教材，《临床药物治疗学》丛书 16 个分册、《临床药学监护》丛书 12 个分册、翻译了美国《临床药物治疗学》第十版 19 个分册。

伴随着我国临床药师制体系的建立与发展，目前，我国高等院校临床药学教育、住院药师规范化培训、临床药师培训正在积极探索并轨与统一的模式。截至 2016 年 6 月，我国经教育部批准的高等医药院校中设置临床药学专业的已达 35 所，年培养规模可达 3000 余名毕业生。2015 年国家卫生计生委科教司拟参考临床医学规范化培训模式，试点将高等医药院校药学专业毕业的学员纳入“住院药师规范化培训”模式，并将“临床药师培训基地”与“住院药师规范化培训基地”逐步合并，培训合格后同时获得规范化培训证书和临床药师培训证书，这样，医院药师的毕业后规范化培训将与临床医师完全一致。

医院药师规范化培训　医院药师规范化培训的目的是培养具有岗位胜任力的药师。北京市医院药师规范化培训项目已经开展 10 余年，目前已有 17 家医院为培训基地，完成培训的药师已成为各医院临床药学相关工作的骨干力量。自 2006 年，北京地区“医院药师规范化培训基地”认证和《北京地区专科医师培训细则-医院药师培训细则》、《登记手册》以及 2007 年《考核手册》相继出版发行和使用，北京地区医院药师规范化培训体系初步建立。

目前，医院药师规范化培训已经开始与学校的临床药学专业的硕士研究生培养逐步衔接，临床药学专业学位研究生教育与医院药师规范化培训二者在培养对象、培训方法、培训时间、培训目标等多方面基本一致。2014 年开始，首都医科大学临床药学专业要求学生同时完成《硕士专业学位培养方案》和住院药师规范化培训的要求，在毕业时同时获得硕士毕业证、学位证和医院药师规范化培训合格证书。

中华医学会临床药学分会拟开展临床药师培训　为了加强医疗机构药师队伍建设，规范临床药师执业行为，提升临床药师服务质量，保障公众用药安全有效，经国家卫生计生委医管中心批准，中华医学会临床药学分会将在全国开展临床药师规范化培训工作。中华医学会下发了《中华医学会临床药学分会关于在全国开展临床药师规范化培训的通知》和《中华医学会临床药学分会关于进一步开展临床药师规范化培训的通知》。通知中包含五个附件，对培训基地相关规定做了详细的释义。各省临床药学分会将按照通知要求，组织符合要求的相关医院申报临床药师培训基地和师资培训基地。中华医学会开展临床药师培训，将缓解目前中国医院协会临床药师培训基地数量有限、培训结业的临床药师数量不能满足临床药学发展需要这一现状，并且通过加强对培训基地的督导与管理，提高培训质量，对促进临床药师队伍建设，将起到积极的作用。　（张晋萍　葛卫红）

中国医院协会对临床药师培训发布补充规定　在中华医学会发布在全国开展临床药师规范化培训的通知之际，中国医院协会结合目前全国临床药师制与临床药师培训基地建设工作的需要，经中国医院协会临床药师工作专家委员会和药事管理专业委员会审议，发布了《关于进一步加强临床药师制体系建设的通知》及其附件。除了对十年培训工作进行总结，也提出了新的管理要求，出台了《国家临床药师培训基地管理细则》。在基地管理方面，拟逐步将临床药师培训基地的日常运行管理工作委托各省(区、市)医院协会药事管理专业委员会负责。2016年，已委托北京、上海、江苏、山东、福建和湖北等6个省(市)进行试点委托管理工作。今后，将分期分批对条件成熟的省(区、市)进行委托管理。此外，针对目前困扰各基地的招生问题、通科与专科药师培训衔接等问题，做出了几点补充规定，详见《关于通科和专科临床药师招生与培训计划衔接的说明》、《关于临床药师培训基地招生学员条件的补充规定》。上述规定的出台，对各省市大力开展临床药师培训，提高临床药师的数量和质量，将发挥积极的导向作用。

（张晋萍　葛卫红）

↗ 武警部队三级医院临床药学发展现状　梅昕等采用电话咨询、问卷调查及实地到访的形式对全国33所武警部队三级医院临床药学工作开展情况进行调查。结果发现，各医院在机构设置、人员配备、不良反应监测和药物信息咨询等方面开展比例分别为69.7%、84.8%、90.9%和84.8%，但在全职临床药师配备、专科会诊、药学查房、合理用药培训开展比例分别为28.1%、18.2%、9.1%和12.1%。调查显示，在此次抽查的武警部队三级医院中，仅有39.4%的医院配备了专职临床药师，平均每所医院仅有2名，每百张床位临床药师人数最高为0.57，最低仅0.17，而获得卫计委临床药师资格证书的药师数量，平均每所医院不足1名，与地方医院标准差距巨大。以上数据表明，药学人才的培养和配备不足是限制武警部队临床药学发展的重要原因，而目前严峻的医疗环境和较低的收入又使得优秀药学人才不断流失。

为保障临床药师在医院药事管理与合理用药工作中的参与力度，近年来国家卫生主管部门颁布了一系列相关规章，但这些部门规章的效应多局限于地方医院，武警医院的传达及贯彻力度大打折扣。调查显示，在各武警三级医院所开展的临床药学项目中，比例较高的均为被动式的服务方式，如药物信息咨询服务及药品不良反应监测，或者为当前国内医院整治的重点方向如抗菌药物管理，而需要临床药师主动性及专业性较强的项目如书写药历、药学查房及对医务人员开展合理用药培训等工作开展较少。对各医院临床药学项目开展频率进行分析，结果显示，全部15项工作，在33所医院平均得分仅为1.3，证明各项工作基本处于偶尔开展状态，在少数科室常规开展或开展更少的医院占全部调查医院的93.9%，没有医院能做到在全部科室常规开展。

要解决以上问题，必须改变临床药师当前的模糊定位，尤其是在部分医院临床药师同时需承担处方点评、信息上报、文件整理、科室管理等扮演“万金油”的现象。武警部队三级医院依托现有政策和药师队伍，形成了相对具有独有特色的临床药学模式，但相比于国内三级医院临床药学发展水平仍有差距。这与其编制体制及综合医疗水平有关。但临床药学发展所面临的困难和限制在全国范围内具有一定的相似性，因此，不断加强药学人才队伍建设，完善现有药事管理制度，并取消以药养医才是促进临床药学发展的关键。[武警医学,2016,27(10):997-999,1002)]

（张晋萍　葛卫红）

↗ 探索军地合作培养临床药学人才　近年来，各高校的临床药学专业均处于摸索阶段，未有统一、成熟的教学模式，在临床药师的培养数量、质量上都无法满足需求。因此，积极探索成熟可行的临床药学人才的培养模式已成为临床药学教学亟需解决的问题。在面临军民融合创新这一时代赋予的使命时，应充分结合军地合作办学多元化开放性的特点，与部队教学基地特别是临床教学基地协同培育临床药学人才。常规的4年在医药高校完成基础课程学习、1年教学医院完成临床课学习及实习的模式(“4+1”模式)已无法适应现今临床药师培养的需求。为解决这个问题，2012年，广东药学院采取院校与医院合作实现临床药学“3+2”模式培养人才，安排临床药学学生到广州军区广州总医院进行两年的理论课及临床实践学习。军地合作培养临床药师是一种创新型的临床药学教学模式，凭借部队医院特色的医疗技术以及，广泛开展岗位练兵活动，能提高了各类人员的临床技能，是优秀的临床教学基地。通过高校与部队医院合作，让部队医院参与到临床药学教学中，充分发挥部队医院在实践教学中的优势，与高等医药院校理论教学形成优势互补，以培养出更优秀的临床药学人才。经过几年的实践，发现该模式也存在问题，主要表现在：①较难结合临床案例学习与思考；②课酬分配无具体化标准；③学生能力参差，集中教学难于保证质量；④院内带教老师欠缺授教经验。军地合作培养临床药师的模式相比传统教学模式有一定优势，但在教师、教材及课程安排上还存在一定的问题，尚需进一步改进。为规范该培训模式，亟待规范课程教材，改良传统教学模式，建立军地协同创新联盟。[课程教育研究,2016,7,223-224]

（张晋萍　葛卫红）

↗ 药师在基层医院开展临床药学服务中的作用　从国内外的经验来看，药师通过参与临床，发挥了非常重要的作用。虽然临床药学在基层医院发展缓慢，我国目前对基层医院配备临床药师没有规定要求，但其重要性已不言而喻，临床药师的参与为临床合理用药提供了进一步的保障。基层医院的临床药学工作仍处于起步阶段，临床用药存在诸多问题，但它所带来的积极作用却是毋庸置疑的，对指导临床合理用药方面起到很大的促进作用。因此，基层医院建立临床药师制度，保障患者安全合理的用药同样不可或缺。[中国实用

医药,2016,11(25):291-292]（张晋萍　葛卫红）

临床药学在县级医院开展的必要性与可行性　药师参与临床病例分析、ADR监测、临床各项诊疗实践以及对药品的评价和信息的管理,在部分医院已获得好评。但是,在我国的基层医院,临床药学服务还处在萌芽状态。在县级医院,开展临床药学服务具有高度必要性,目前仍需不断地提高以及完善。但在县级医院实施临床药学,存在一些困难,主要表现在:认识观念相对落后,药师专业知识技能有待提高,我国的相关政策不全面。开展县级医院临床药学的建议以及对策:①加强药学人才的培养。要通过多渠道对临床药师进行培养,加强临床药师的理论知识以及临床操作技能。三级医院的临床药师不能少于5名,二级医院的药师不能少于3名,并且要制定一套统一的考核标准对药师的水平进行考核,提高药师的工作能力,让药师能够肩负起临床药学此项重任;②健全有关临床药师的法律规定。细化临床药师的具体工作内容以及需要承担的风险责任,在法律的支撑下能够避免临床药师的尴尬局面,并且有利于发展临床药学学科发展;③加强自我宣传。首先药师要扎实地学好专业知识,为能够站在药学的角度提供治疗建议打下基础。药师还要加强对工作的积极性以及热情度,在思想上要有主动性,多走进临床,了解医生所选择的药物的理由,遇到用药不合理的情况要立刻指出,强化临床药师的重要性。[中国处方药,2016,14(5):28-29]

（张晋萍　葛卫红）

临床药师在降低药占比中的药学服务模式及效果评价　药占比是公立医院医疗质量安全控制评价体系的重要考核指标之一。原卫生部《医院管理评价指南》中明确规定,三级医院药品收入占医疗总收入的比例应小于45%。《医疗机构药事管理规定》中明确指出:医疗机构药事管理,以患者为中心,以临床药学为基础,对临床用药全过程进行有效地组织实施与管理。所以作为临床药师,有责任和义务帮助临床将药占比控制在目标值范围之内。侯继秋等探讨了临床药师在降低药占比中的工作模式,即,通过对宏观数据的分析,制定绩效考核方案,建立微监管体系,实时动态监测,制定医嘱点评标准,干预临床不合理用药,深入临床实践,切实解决临床中实际问题。通过这些干预措施,将药占比从2014年的35.11%降至2015年的30.44%,人均药费从6281元降至5666元。临床药师在此工作模式中发挥了重要作用,有效降低了药占比,促进了合理用药。[中国医院药学杂志,2016,36(23):2119-2122]（张晋萍　葛卫红）

关于药师的处方权　临床药师在保障用药合理、维护患者生命安全和健康利益等方面具有不可替代的作用。然而,在现有法律法规框架体系内,临床药师的作用仅体现在调剂、审核处方上,参与临床药物治疗和用药决策等药学实践活动不足。倪新兴等介绍了国外临床药师处方模式、我国临床药师处方现状等情况,论证了在我国,临床药师处方权的实现具有必要性和可行性。我国临床药师处方权的实现方式,可参照加拿大限定处方模式、英国处方集模式、美国协议处方模式。通过临床药师处方培训,制订慢性病、常见病、轻微病等疾病的处方集,逐步修订"处方"以及"处方权"的概念,并推动药师和临床药师处方权的立法,来促进我国临床药师处方权的实现,促使临床药师在患者的药物治疗中发挥作用。[中国药房,2016,27(17):2422-2424]

（张晋萍　葛卫红）

临床药师培训教学方法的创新应用　在各类临床药学人才培养带教的过程中,临床药师日益注重应用和创新各类实践性带教方法。尤海生等在进修学员带教中充分利用问题学习(PBL)教学法,在各个临床实践阶段激发了学员的内在学习动力,提高了教学质量。夏宗玲等则提出了层次递进-解决问题结合(SPL-PBL)的教学方法,在理论教学和实践教学中各有侧重地应用两种教学手段的结合,提高了临床药师培训的教学效果。黄其春等则提出开展情感体验式教学,使临床药学专业学生和临床药师建立积极个性体验,并运用积极心理学干预去帮助患者,达到改善治疗效果的目的。因此建议在临床药学教育中引入积极心理学。[中国药房,2015,26(36):5167-5169;中国药房,2015,26(36):5176-5178;中国药房,2015,26(6):856-858]。

（王　卓　胡晋红）

临床药师注重特色工作模块的总结与探索　徐姗姗等总结了临床药师在开展药物重整服务中的作用,认为药物重整可以减少药物遗漏、重复给药的发生、并减少用法用量不适宜、药物选择不适宜、停药不及时、血药浓度监测不连贯、药物相互作用等现象。因此,药物重整服务能够在减少用药差错中发挥有效作用,是临床药师参与临床的一种新方式。熊建华等介绍了开展妊娠期用药风险评估与沟通专科门诊的实践经验,通过近2年的实践探索,认为开设"妊娠期用药风险评估与沟通专科门诊"符合目前临床及社会需要,不仅为医师及患者解决妊娠期用药风险评估问题,同时也促进临床药学专业的发展。[实用药物与临床,2015,18(6):709-711;中国现代应用药学2015,32(3):375-380]

（王　卓　胡晋红）

临床药师继续教育与学术交流　临床药师需要进行继续药学教育学习,不断提高自身素质,加强用药合理性,减少药害事件的发生。近年来,国内临床药师的学术交流和培训不断增加,中国药学会医院药学专业委员会每年召开学术年会、FIP中国卫星会、全国青年药师成才之路论坛等,除此外,针对不同主题的各种论坛、研讨会、培训班上百个，极大地活跃学术交流。如“全国临床药学实践案例分析与合理用药学术研讨会”、“中国临床药师论坛”“药源性疾病与安全用药北京论坛”、“全国医院药学学术年会”等。

同时，国际交流也在不断增加，各项重大的国际药学会议中均有中国药师参加，如世界药学联合会（FIP）每年举办世界药学大会、美国 ASHP 年会、日本医疗药学年会、亚洲临床药学教育大会（ACCP）等，参加国际学术会议分享我国药学工作经验，开阔了眼界、及时了解国际发展动态、锻炼了队伍，展示了中国药师的进步和成就。

中国药学会 2016 年学术会议

序号	项目名称	对　象	时间	人数	地点
1	2016 年中国药学大会暨第十六届中国药师周	医药学科技人员	2000		
2	中国药学会第十三届青年药学科研成果交流会	青年药学科技人员	5 月	150	南昌
3	中国药学会第三届药物检测质量管理学术研讨会	药物检测质量管理人员	7 月 1 ~ 3 日	200	宁波
4	第四届生物技术药物理化特性分析与质量研究技术研讨会	生物药研发、分析和质量负责人	7 月	200	北京
5	2016 年中国药物制剂大会——药剂学发展与制剂创新	高等院校、科研院所、药品监管部门、制药企业等人员	9 ~ 10 月	1000	南京
6	创新药物成药性评价高层学术论坛	科研院所、高校、医院和医药企业药学及相关学科的科技人员	10 月 20 ~ 22 日	300	昆明
7	生物类似药相似性评价研讨会	生物药品研发、质量监管、临床研究和企业相关科技人员	11 月	200	珠海
8	第三届全国药学科技知识传播创新发展研讨会	药学期刊相关人员	11 月 19 ~ 21 日	150	
9	全国 21 世纪迈向精准医学高峰论坛	从事生物医药领域研发及转化的相关领域人员	3 月 24 ~ 26 日	500	常州
10	2016 年第五届肿瘤药学大会	全国肿瘤医院和部分综合性医院的药剂科主任及相关药学人员等	4 月 15 ~ 17 日	100	北京
11	2016 年全国眼科药学学术会议	药师、临床医师及医院药学管理人员	5 月 28 ~ 29 日	150	温州
12	第十六届全国中药和天然药物学术研讨会	中药和天然药物领域研究人员；医药领域企业科技人员	5 月	500	上海
13	药物非临床安全性评价第二届高级 SD 研讨会	药物非临床安全性评价一线专题负责人	5 月	80	济南
14	海洋药物产业化关键技术高峰论坛	海洋药物专委会成员	5 月或 7 月	50	青岛
15	药品研发质量研究与数据完整性学术研讨会	制药企业、研究机构、药品法规部门人员等	5 月	100	上海
16	纳米药物及纳米生物技术学术大会	科研院所、高校的相关科研人员以及研究生等	5 月中旬	350	武汉
17	中国药学会药物临床评价研究专业委员会 2016 年学术年会	药物临床研究管理、药物临床研究、药物开发的相关人员	7 月 7 日	500	上海
18	全国医院药学（药物治疗管理）学术会议	医院药学专业人员；临床药师和医师	7 月	800	沈阳
19	第十六届抗感染药学学术年会	医院药学专业人员；临床药师和医师	7 月	150	北京
20	中国药学会药事管理专业委员会 2016 年学术年会暨“十三五医药发展与管理”学术研讨会	医药院校、医院药房、药品监督管理部门、医药企业、科研等单位管理人员	8 月	150	南京
21	第六届全国妇产科药学学术会议	医院药剂科主任、高年资药师、录取论文作者、知识竞赛选手等	8 月	200	赤峰
22	第七届临床药学实践与个体化治疗用药研讨会	医院药师	8 月	500	苏州
23	第六届全国药物分析年会	高校、研究院所、药检及制药企业科技人员	9 月	600	北京
24	第 26 届全国医院药学学术年会暨第 76 届 FIP 卫星会	医院药师	9 月	1000	杭州
25	第六届全国医院药剂科建设与管理学术会议	医院药剂科主任、主管药师以上人员	9 月	400	南京
26	第一届中国抗肿瘤药物研发大会	抗肿瘤药物临床研究的医师、科研机构、制药企业相关人员	9 月 18 ~ 20 日	800	北京
27	中国药学会制药工程专业委员会 2016 年学术年会	制药工程及其相关领域的研究开发人员	9 月或 10 月	200	成都
28	2016 年生物制品年会	生物药品研发、生产、质量监管及临床应用人员	9 月底	800	西安
29	中国药学会药物流行病学专业委员会 2016 年学术年会	药师、医师及相关人员	第三季度	400	北京

（续表）

序号	项目名称	对象	时间	人数	地点
30	第27届全国儿科药学学术年会暨第8届全国儿科中青年药师论文报告会	医院药师	10月13～16日	400	深圳
31	新药技术转移和验证研讨会	制药企业及大学、科研院所专业技术人员等	10～11月	50	广州
32	中国药学会中药资源专业委员会2016年学术年会	中药资源相关领域代表	10月12～14日	150	林芝
33	第四届海洋药物博士论坛	海洋药物及相关领域青年学者	11月	100	
34	2016年医院药事管理质量持续改进与发展研讨会	医院药师、医院药事管理人员	11月	150	成都
35	第十五届全国青年药师成才之路论坛	医院中青年药师	11月3～7日	300	西安
36	2016年高等药学教育研讨会暨药学院校骨干师资培训班	药学教育工作者及参加全球药学教育大会的部分嘉宾	11月8～9日	300	南京
37	中国药学会药物经济学专业委员会2016年学术年会	研究机构、政府、大学、医院、企业管理人员	第四季度	100	北京
38	药物经济学青年学者论坛	药物经济学专家学者		30	北京
39	毒性病理地区阅片研讨会	上海、北京地区政府企事业单位毒性病理研究人员		100	上海 北京
40	药学品管圈研讨会	医疗机构、药品连锁企业药学技术人员		150	长沙 南宁
41	国产抗生素质量状况及发展趋势学术研讨会	高校、研究所科研骨干		200	常州
42	老年慢病药物研发战略研讨会	老年药学科技人员		80	
43	中国药学会医药知识产权研究专业委员会2016年学术年会	医药知识产权管理及相关法律工作者		80	

临床药学研究

↗ 药物基因组学在抗肿瘤药物中的应用 抗肿瘤药物基因组学的研究数量呈现明显的下降趋势，研究热点逐渐转向癌症易感基因的研究，相关的药物基因组学研究有：吴小春等探讨宫颈癌患者RAD51基因多态性在肿瘤预后中的作用及其与顺铂化疗疗效的关系。研究选择193例宫颈癌患者，通过Taqman TM等位基因分型法进行基因分型，观察患者经过顺铂化疗联合放疗治疗后的效果及生存期。发现RAD51基因型与患者的平均生存率与疗效显著相关。携带T基因型的患者对药物的反应明显好于GG基因型患者（$P<0.05$），同时平均生存率明显升高（$P<0.05$）。该研究认为研究RAD51 G172T基因变异同宫颈癌患者预后和化疗有关，该SNP位点或许可以作为预测宫颈癌患者对铂类辅助化疗临床结果的预测因子。由于RAD51蛋白的过表达与肿瘤对化疗药物的耐受性有关，因此针对RAD51的靶向药物有可能成为新一代抗肿瘤药物的研制方向。许春伟等对63例恶性肿瘤外周血标本采用PCR扩增和基因测序的方法检测UGT1A1　28的基因型TA(6)/TA(6)纯合子、TA(6)/TA(7)杂合子、TA(7)/TA(7)纯合子。结果发现迟发性腹泻的发生上一般临床特征如患者的年龄、性别、ECOG评分、复发转移灶、合并疾病史、剂量强度差异均无统计学意义（$P>0.05$）；而在中性粒细胞减少的发生上，剂量强度是危险因素（$P<0.05$），余各项特征差异无统计学意义（$P>0.05$）；TA(6)/TA(6)正常野生型48例（76.19%），TA(6)/TA(7)杂合基因型15例（23.81%），TA(7)/TA(7)纯合突变型0例；基因TA(6)/TA(6)野生型与TA(6)/TA(7)杂合型在患者的性别、年龄、ECOG评分、合并疾病、原发灶的部位与复发转移灶临床特征之间差异均无统计学意义（$P>0.05$）。因而得出结论UGT1A1 28基因TA(6)/TA(6)野生型最为常见，TA(6)/TA(7)杂合型次之；迟发性腹泻的发生与剂量强度无明显相关性，UGT1A1 *28基因多态性是腹泻危险因素，TA(6)/TA(7)型基因患者迟发性腹泻的发生率增加；中性粒细胞减少的发生与剂量强度呈正相关，剂量强度越大的患者可能越易发生中性粒细胞的减少。李佰君等也得到了相同的研究结论。他们的研究观察了52例胃肠肿瘤患者应用伊立替康情况，观察并记录化疗中出现的不良反应。结果52例胃肠肿瘤患者中，UGT1A1基因启动子区28位点，TA序列6次重复的纯合野生型TA6/6 40例（76.9%）。基因型为TA序列6次和7次重复的杂合型TA6/7有8例（15.4%）。基因型为TA序列7次重复的纯合突变型TA7/7有4例（7.7%）。在52例采用含伊立替康方案化疗的胃肠肿瘤中，TA6/6、TA6/7＋TA7/7突变型发生Ⅲ级以上腹泻、白细胞减少、中性粒细胞减少者分别为15%和25%、10%和25%、10%和25%，差异具有统计学意义。在采用含伊立替康方案化疗的胃肠肿瘤患者中，UGT1A1 *28位点突变型增加发生Ⅲ级以上腹泻、Ⅲ级以上白细胞减少、Ⅲ级以上中性粒细胞减少的风险。[中国药房,2015,26(23):3220-3222;贵州医药,2015,39(7):586-588;现代肿瘤医学,2015,23(15):2175-2177] (李丹滢 葛卫红)

药物基因组学在免疫抑制药物方面的应用 免疫抑制剂药物基因组学研究的热度急速下降,且缺少新的研究成果,值得关注的研究有:刘晓曼等考察小泛素相关修饰蛋白4(SUMO4)的单核苷酸多态性(SNP)与肾移植患者术后早期他克莫司浓度之间的相关性。研究共纳入132例中国肾移植术后患者,对SUMO4(rs 237024、rs 237025)进行基因分型,同时对CYP3A5 3进行基因分型,并考察上述基因型对他克莫司浓度的影响。结果显示,SUMO4基因rs237024与rs237025位点间存在完全连锁不平衡。SUMO4 rs237024A-rs237025A型组(GA-GA + AA-AA型)他克莫司剂量校正浓度显著高于GG-GG型组($P<0.05$)。以CYP3A5 3基因型进行分层后,在表达型组中SUMO4 rs237024A-rs237025A型组(GA-GA + AA-AA型)他克莫司剂量校正浓度显著高于GG-GG型组($P<0.05$)。肾移植术后患者SUMO4 rs237024、rs237025基因多态性与他克莫司浓度相关,该基因型检测将有助于指导他克莫司的临床个体化用药。徐雯等探讨肺移植术后白介素(IL)-10基因多态性与他克莫司血药浓度/给药剂量(C/D)的关系。结果发现术后第1周和第2周受体IL-10 rs1800896 AA基因型患者他克莫司C/D明显高于AG基因型患者,差异有统计学意义($P<0.05$)。其他研究仍集中在CYP3A4、CYP3A5以及ABCB1三个基因上,此类研究包括:何霞等"多重耐药基因多态性对肾移植患者他克莫司血药浓度/校正剂量比值的影响",席兰艳等的"CYP3A4 1G、CYP3A5 3基因多态性对肾移植后高血压患者他克莫司血药浓度/剂量比的影响"、朱立勤等的"肝移植患者CYP3A5和MDR1基因多态性与他克莫司浓度/剂量比的关系"以及谭喜莹等的"MDR1和CYP3A5基因多态性对环孢素血药浓度的影响"。[药学学报,2015,50(2):180-184;中国药房,2015,26(35):4931-4934;中国临床药学杂志,2015,31(9):718-721;中国临床药理学与治疗学,2015,20(12):1382-1387;中国新药杂志,2015,24(5):545-549;中国现代应用药学,2015,32(12):1484-1488] (李丹滢 葛卫红)

药物基因组学与抗癫痫药物的精准用药 抗癫痫药物的药物基因组学研究相对较少。孙银香等检测尿苷二磷酸葡糖醛酰转移酶UGT2B7 C802T和G211T等位基因在癫痫患者中的分布和突变频率,探讨UGT2B7 C802T和G211T基因型对癫痫患者丙戊酸代谢的影响。102例癫痫患者中UGT2B7 C802T位点野生型CC14例,杂合突变型和纯合突变型CT、TT分别为46例和42例;UGT2B7 G211T位点的野生型GG78例,突变型GT、TT分别为23例和1例;位点802CC野生基因型患者服用单位剂量(mg/kg)后的血药浓度为$(3.02 \pm 1.32)\mu g \cdot kg \cdot ml^{-1} \cdot mg^{-1}$,CT基因型患者为$(2.11 \pm 1.26)\mu g \cdot kg \cdot ml^{-1} \cdot mg^{-1}$,TT基因型患者为$(2.31 \pm 1.25)\mu g \cdot kg \cdot ml^{-1} \cdot mg^{-1}$,CT、TT患者血药浓度较CC患者明显偏低,差异有统计学意义。位点211GG基因型患者服用单位剂量($mg \cdot kg^{-1}$)引起的血药浓度为$(2.28 \pm 1.32)\mu g \cdot kg \cdot ml^{-1} \cdot mg^{-1}$,GT基因型患者为$(2.30 \pm 1.38)\mu g \cdot kg \cdot ml^{-1} \cdot mg^{-1}$,GG型与GT型患者间无统计学差异。UGT2B7 C802T基因多态性与丙戊酸的血药浓度有显著相关性,UGT2B7 G211T位点基因多态性与丙戊酸的血药浓度无显著相关性。临床上个体血药浓度的差异可能与UGT2B7 C802T基因多态性有关。相关研究还有:韩瑞玲等的"癫痫患者CYP2C19基因多态性对丙戊酸钠血药浓度的影响"和方芳等的"癫痫患者CYP2D6 *10基因多态性对丙戊酸钠血药浓度的影响"。姜德华等将200例癫痫患者按照患者临床资料分为控制组和耐药组,采用高效液相色谱法测定苯妥英钠血药浓度,PCR-RFLR法分析ABCB1 C1236T、C3435T和G2677T/A三个单碱基突变位点。结果在ABCB1 C1236T中CC基因型在耐药组的百分率为17.5%,显著高于控制组(2.1%),TT基因型在控制组百分率为55.4%,高于耐药组的百分率41.6%($P<0.05$);在G2677T/A中GG基因型在耐药组分布达29.6%,高于控制组的9.7%,TT基因型在控制组的百分率为30.4%,高于耐药组(4.6%)($P<0.05$);在C3435T位点,徐州地区癫痫患者耐药组和控制组的分布频率没有统计学差异($P=0.349$)。单倍体检测发现TTC单体型在控制组中的分布频率较高为24.1%($P<0.05$);没有观察到ABCB1基因多态性与苯巴比妥稳定血浆药物浓度存在相关影响。得出结论ABCB1基因遗传多态性对苯妥英钠的血药浓度没有影响,但是影响苯妥英钠对癫痫患者的治疗效果。周亚芳等则发现119例中国南方癫痫患者中,拉莫三嗪稳定剂量、血药浓度以及校正的血药浓度在UGT1A 4142T>G TT组与GT + GG组中比较差异均无统计学意义($P>0.05$)。在中国南方癫痫患者中UGT1A4 142T>G对拉莫三嗪血药浓度无显著影响。[中国医院药学杂志,2015,35(3):216-219;神经损伤与功能重建,2015,10(4):295-297;中国药房,2015,26(8):1066-1068;中华临床医师杂志:电子版,2015,9(13):2482-2486;中国临床药理学杂志,2015,31(6):439-442] (李丹滢 葛卫红)

表观遗传学、药物代谢组学在精准药学中的应用 "精准医疗"可谓本年度出现率最高的词汇之一,并成为全球生命科学及临床医学领域最热门的话题。表观遗传学及代谢组学作为系统生物学中最接近于表型的组学技术,可通过对疾病的精准判断、精准治疗及精准防治三个方面,助力精准医疗计划的研究及实施。目前将两种组学应用于药学领域的研究尚处于起步阶段。在肺腺癌靶向治疗中的吉非替尼继发性耐药是临床遇到的重要问题。王起龙等探讨吉非替尼是否可诱导肺腺癌PC9细胞发生继发性耐药,以及表皮生长因子受体(epidermal growth factor receptor,,EGFR)启动子甲基化在耐药过程中的作用,拟为肺腺癌耐药提供新的治疗靶点。研究通过体外培养肺腺癌吉非替尼敏感细胞株 PC9,应用不同浓度吉非替尼进行干预。MTT 法检测 PC9 细胞株对吉非替尼的敏感性。亚硫酸氢盐处理后测序法(bisulfite sequencing polymerase chain reaction,BSP)检测肺腺癌 PC9 细胞株 EGFR 启动子甲基化水平。使用5-氮杂-2′-脱氧胞苷(5-Aza-dc)对吉非替尼耐药细胞株 PC9/GR 细胞株进行干预。MTT 法检测耐药株 PC9/GR 对吉非替尼敏感性的变化。结果经过从 0.01μmol/L 逐渐提升吉非替尼诱导浓度至 3μmol/L 之后,MTT 显示耐药细胞株 PC9/GR 细胞株半抑制浓度(half maximal inhibitory concentration, IC_{50})[(3.95 ± 0.23)μmol/L]较之前敏感株 PC9[(0.01 ± 0.002)μmol/L]明显升高($P<0.05$),BSP 显示发生异常甲基化的位点结果比较:PC9/GR 甲基化水平明显升高(74% *vs* 59%,$P<0.05$)。RT-PCR 显示 PC9/GR 细胞株较 PC9 细胞株 EGFR m RNA 表达量升高($P<0.05$)。使用5-Aza-dc 处理 PC9/GR 细胞后,PC9/GR 细胞株 IC50 较对照组降低[(2.55 ± 0.14)μmol/L *vs* (3.87 ± 0.034)μmol/L,$P<0.05$]]。由此可知吉非替尼体外浓度递增诱导法可诱导 PC9 细胞株产生吉非替尼继发性耐药,成功构建 PC9/GR 耐药细胞株。PC9 细胞 EGFR 启动子甲基化异常可能参与了吉非替尼继发性耐药机制。药物代谢组学研究方面,赵小梅等采用液相色谱-质谱方法测定空白组大鼠与口服雷公藤多苷片高剂量模型组大鼠代谢指纹谱,利用多元统计分析方法比较 2 组的代谢谱差异,筛选出可能的潜在生物标志物。实验共筛选出 20 个在模型组中与正常组中差异性较大的代谢物(VI $P>1.0$),分析鉴定了 7 个代谢物,分别为 6-磷酸葡萄糖胺、溶血磷脂、色氨酸、胍基乙酸、3-吲哚丙酸、可的松和泛醌,其代谢水平的变化表明氨基酸代谢、糖代谢、磷脂代谢和激素代谢等途径发生紊乱。由此推测雷公藤多苷片致肝损伤可能与三羧酸循环中能量代谢和尿素循环中氨基酸代谢,以及糖代谢异常有关,初步探讨其可能的作用机制可为雷公藤多苷片肝毒性提供可能的辅助检测指标和筛查诊断的方法。纪松岗等利用血清代谢组学探究顺铂诱导小鼠急性肾损伤的特异性变量,同时评价左卡尼汀的干预作用。研究将 19 只小鼠分为正常对照组、模型组和干预组,适应 3d 后,对干预组给予左卡尼汀(400mg/kg, ip)干预,2d 后给予模型组和干预组顺铂(20mg/kg,ip)造模,每天称量各组小鼠的体质量,2d 后取小鼠血清进行 LC-MS 分析,结合模式识别分析各组间代谢组差异,并评价左卡尼汀的干预作用。结果代谢组学分析共鉴别 28 个差异代谢物,顺铂诱导的急性肾损伤主要涉及磷脂类、氨基酸类和脂肪酸类代谢途径的改变,而左卡尼汀有改善作用。由此得出结论左卡尼汀可改善顺铂诱导的急性肾损伤,其机制可能是通过调控色氨酸代谢、谷氨酸代谢和能量代谢,从而减缓急性肾损伤的疾病进程。[中国肺癌杂志,2015,18(4):193-198;中国中药杂志,2015,40(19):3851-3858;药学实践杂志,2015,33(5):429-433]

(李丹滢 葛卫红)

群体药物动力学在精准药学中的应用 很多药物的药动学特征在不同个体中具有较大差异,给用药安全带来隐患。标准的房室模型分析方法需要大量血标本来获得药动学参数,且结果很大程度上依赖于采样时间和间隔。由于个体间吸收差异大,对一些个体而言,可能错过峰浓度时间的采样,导致对总浓度的低估。非线性混合效应(NONMEM)模型结合贝叶斯反馈算法,在每位受试者只有少量数据点的情况下,即可较为准确地估算出该受试者的药动学参数,为稀疏采样下的药动学研究提供了便利。张弨等应用 NONMEM 软件对所确定的哌拉西林/他唑巴坦群体药动学模型进行模型仿真,计算不同给药方案下的药动学和药效学数据结果,并根据结果确定最佳给药方案:当 MIC = 8mg/L 时,只有4g/q 8h 持续输注可以达到药效 100%,而输注 3h 和 4h 只能达到 87.5%。当 MIC≤32mg/L 时,4g/q 8h 持续输注均可以达到药效 100%,而输注时间 3h 和 4h 只能达到 43.7%和 50%。3g/q 6h 输注 30min 与输注 3h 疗效相当,持续输注的疗效仍然远远高于输注 3h 的给药方式。因此得出结论:如果 MIC < 8mg/L,推荐 4g/q 8h 静脉输注 3h 的给药方案;如果 MIC≥ 8mg/L,推荐 4g/q 8h 持续静脉输注的给药方案。林荣芳等收集接受华法林治疗的 73 例患者 190 个血样,PCR-RFLP 法检测患者 CYP2C9 及 VKORC1 基因分型,RP-HPLC-UV 法测定华法林血药浓度。结合临床资料及 263 个国际标准化比值(INR)监测值,应用 NONMEM 软件考察患者遗传、生理、病理因素及合并用药等对华法林清除率及抗凝指标的影响,建立了华法林群体药动/药效学最终模型。其中体重、CYP2C9 及 VKORC1 基因分型是影响华法林药动学/药效学参数的主要因素。经拟合优度诊断、Bootstrap 法、NPDE 验证显示,模型稳定、有效,具有良好的拟合优度与预测能力。林玮玮等建立了卡马西平及丙戊酸的群体药动学模型,经建模中心外数据验证,所建模型预测能力较强。建立的定时定量药学服务应用于临床后,取得了较好的临床疗效(案例略)。可见新临床药学服务有助于医疗团队提高抗癫痫治疗质量。类似研究还有:孙梦茹等的"哌拉西林他唑巴坦在肾内科患者中的群体药动学和蒙特卡罗模拟"及邵峰的"吗替麦考酚酯在原发性肾病综合征患者中的群体药动学研究"。然而,利用 NONMEM 法进行群体药动学模型拟合最好能够收集多中心、大样本的数据,这是一家医院或一个中心所做不到的。一些研究便采取直接利用已公开发表的临床研究数据建立模型,可谓另辟蹊径。刘家宝等检索中国期刊全文数据库(CNKI)、中文科技期刊全文数据库维普(VIP)和万方数字化期刊全文库、PubMed 电子检索系统和美国医学文摘数据库(Medline),提取阿托伐他汀的血药浓度数据,运用 NONMEM

法构建阿托伐他汀的群体药动学模型，考察其在健康受试者体内的群体典型值特征，并以 Bootstrap 法进行模型验证。结果筛选出11篇文献，共纳入394例受试群体。最终得到的群体药动学参数中表观清除率（Cl/F）和表观分布容积（V/F）的群体典型值分别为255L/h、3180L。经 Bootstrap 验证，阿托伐他汀在健康受试者中的群体药动学模型稳定、可靠，所得参数稳定、可信度较好。此外，随着群体药动学方法优势的认可度越来越高，相关研究也不单单停留在模型拟合层面上。王嵘等就将万古霉素群体药动学模型实际应用在神经外科重症患者的治疗中。他们利用前期建立的模型，计算特定给药剂量下万古霉素的稳态血药谷浓度预测值，并与实际测量值比较，进而统计学分析验证。该群体药动学模型的预测值与实际测量值有显著相关性（$r=0.857, P<0.001$），可以用于神经外科重症患者给予万古霉素前的预测和药物剂量的指导。［中国临床药理学与治疗学，2015，20（9）：1037-1041；药学学报，2015，50（10）：1280-1284；中国医院药学杂志，2015，35（12）：1108-1113；中国医院药学杂志，2015，35（2）：136-141；中国当代医药，2015，22（21）：4-6；现代药物与临床，2015，30（7）：885-889；中国感染与化疗杂志，2015，15（5）：411-414］ （李丹滢 葛卫红）

CYP3A4、CYP3A5 和 CYP2D6 基因单核苷酸多态性对肾移植术后稳定期患者他克莫司代谢的影响 收集随访的138例肾移植稳定期患者，均采用含 FK506、吗替麦考酚酯、糖皮质激素的三联治疗方案。记录单位体重用药剂量数据、FK506 谷浓度和 CYP3A4、CYP3A5、CYP2D6 基因单核苷酸多态性测序法检测结果。分析单核苷酸多态性与浓度调整的单位体重用药剂量的相关性。结果在138例患者中，CYP3A4 野生型 TT 等位基因频率为0.993、杂合子 TC 等位基因频率为0.007；CYP3A5 野生型 AA 等位基因频率为0.529、杂合子 AG 等位基因频率为0.399、纯合子 GG 等位基因频率为0.072；CYP2D6 野生型（76例）CC 等位基因频率为0.550、杂合子 CT 等位基因频率为0.449。为了达到相应的稳态浓度，CYP3A5 野生型（AA）患者与突变型（AG、GG）相比需要更高剂量的 FK506（$P<0.001$）；而 CYP2D6 野生型（CC）和突变型（CT）之间 FK506 剂量差异无统计学意义（$P>0.05$）。CYP3A4 的基因多态性以野生型常见，对 FK506 代谢的影响较少。CYP3A5 的基因多态性与 FK506 的代谢密切相关，野生型患者需要较高剂量的 FK506 才能达到相应的稳态浓度。CYP2D6 的基因多态性与 FK506 代谢无明显相关性。［检验医学，2015（11）：1091-1095］ （黄 瑾 胡晋红）

CYP3A4＊1G、CYP3A5＊3 基因多态性对肾移植后高血压患者他克莫司血药浓度/剂量比的影响 以70例肾移植后高血压患者为研究对象，使用 PCRRFLP 法和测序法检测患者 CYP3A4＊1G、CYP3A5＊3 基因型，患者连续服用他克莫司至少达3d后，采用微粒子酶免疫分析法（MEIA）测定患者的他克莫司血药谷浓度（C0），比较 CYP3A4＊1G 和 CYP3A5＊3 基因多态性对患者他克莫司血药浓度/剂量比（C/D）的影响。结果：肾移植后高血压患者中，携带 CYP3A4＊1G 野生型（＊1＊1）患者的他克莫司 C/D 明显高于 CYP3A4 突变杂合子（＊1＊1G）和 CYP3A4 突变纯合子（＊1G＊1G）携带者（$P<0.05$）；CYP3A5＊3 突变纯合子（＊3＊3）患者的他克莫司 C/D 明显高于 CYP3A5 野生型（＊1＊1）和 CYP3A5 突变杂合子（＊1＊3）基因型患者（$P<0.05$）。要达到相同的目标血药浓度，CYP3A4＊1G 的＊1＊1G 和＊1G＊1G 患者比＊1＊1 患者需要更高剂量的他克莫司，CYP3A5＊3 的＊1＊1 和＊1＊3 患者比＊3＊3 患者需要更高剂量的他克莫司。CYP3A4＊1G、CYP3A5＊3 基因多态性与肾移植后高血压患者的他克莫司 C/D 显著相关。［中国临床药理学与治疗学，2015（12）：1382-1387］ （黄 瑾 胡晋红）

肾移植术后 CYP3A5 基因多态性对他克莫司血药浓度的影响 选择器官移植与透析治疗中心2012年11月～2013年11月符合条件的行同种异体肾移植术患者63例，采用随机数字表法分为观察组（$n=32$）和对照组（$n=31$），比较两组 CYP3A5 基因型，住院期间服用他克莫司剂量、血药浓度、调整剂量的次数，急性排斥反应及不良反应发生情况。结果观察组术后第7天达到他克莫司目标浓度患者比例高于对照组、需要调整他克莫司剂量患者比例低于对照组，差异有统计学意义（$P<0.05$）；术后1个月内观察组急性排斥反应和他克莫司不良反应发生率均低于对照组，差异有统计学意义（$P<0.05$）。与 CYP3A5＊3/＊3 基因型肾移植患者比较，CYP3A5＊1/＊1&＊1/＊3 基因型肾移植患者术后1个月内急性排斥反应发生率高、不良反应发生率低，差异均有统计学意义（$P<0.05$）。肾移植术后根据患者 CYP 3A5 基因型的不同建立他克莫司个性化给药方案，可使其血药浓度保持稳定，从而减少移植肾的急性排斥反应及不良反应。［解放军医药杂志，2015（8）：9-13］ （黄 瑾 胡晋红）

ALL 患儿 MTHFD1 基因多态性与大剂量甲氨蝶呤血药浓度及不良反应的关系 收集70例急性淋巴细胞白血病（ALL）患儿外周血，提取 DNA，采用 PCR 技术和直接测序的方法分析 MTHFD1 基因的基因型；采用酶放大免疫法（EMIT）测定 MTX 给药后48h 的血药浓度；收集患者使用大剂量甲氨蝶呤（HD-MTX）化疗期间的临床资料，统计不良反应相关信息，对化疗不良反应进行分级。分析亚甲基四氢叶酸脱氢酶1（MTHFD1）基因多态性与 MTX 血药浓度及不良反应的关系。MTHFD1 G1958A 基因位点存在多态性，70例 ALL 患儿中 GG、AG 和 AA 基因型的分布频率分别为41.43%，52.86%，5.71%；G 和 A 等位基因的分布频率分别为67.86%和32.14%。携带野生基因型（GG）ALL 患儿的

48hC/D 值高于突变型基因型(GA + AA)携带者;携带野生基因型(GG)ALL 患儿的骨髓抑制和肝脏损害不良反应发生率高于携带突变基因型(GA + AA)ALL 患儿。由于个体间差异大,上述差异均无统计学意义($P > 0.05$)。影响 MTX 的体内代谢和不良反应的因素复杂,MTHFD1 G1958A 多态性尚不能作为 ALL 患儿 HDMTX 化疗所致骨髓移植和肝脏损害不良反应和预测 MTX 体内排泄的有效预测指标。[中国医院药学杂志,2015(20):1869-1873] (黄 瑾 胡晋红)

CYP2C19 基因多态性对艾司西酞普兰血药浓度的影响研究 细胞色素 P4502C19(CYP2C19)基因多态性对艾司西酞普兰(Es)血药浓度的影响。采用 HPLC 法建立 Es 血药浓度检测方法并计算标准血药浓度。随机选择 70 例抑郁症患者为研究对象,单独使用 Es 对 70 例抑郁症患者治疗两周后,检测其血药浓度并计算标准血药浓度、采集汉密尔顿抑郁量表(HAMD)和药物副反应量表(TESS)分析携带不同基因类型的抑郁症患者对 Es 的代谢类型。成功建立了 Es 的 HPLC 检测方法,最低检测浓度为 10ng/ml,最低检测限量为3.6ng。依据基因类型的不同,将 70 例抑郁症患者分成 A、B、C 三组,组间标准血药浓度差异有统计学意义($P < 0.01$)。野生型、杂合突变体及纯合突变体的代谢类型分别是 EM、IM 和 PM,各组间标准血药浓度,汉密尔顿抑郁量表(HAMD)和药物副反应量表(TESS)分析结果差异均有统计学意义($P < 0.05$)。CYP2C19 基因型不同的抑郁症患者对 Es 的代谢水平、治疗效果及不良反应情况不相同,临床应根据患者的基因类型,制定个体化的给药方案。[中国药师,2015(9):1429-1433]

(黄 瑾 胡晋红)

癫痫患者 CYP2C19 基因多态性对丙戊酸钠血药浓度的影响 选取服用 VPA 单药治疗的癫痫患者 177 例,采用酶放大免疫分析法检测患者体内 VPA 药物浓度;采用基因芯片法检测 CYP2C19 基因(∗1,∗2,∗3),并将患者按 CYP2C19 基因型别分为不同代谢类型:强代谢型(∗1/∗1),中间代谢型(∗1/∗2,∗1/∗3),弱代谢型(∗2/∗2,∗3/∗3,∗2/∗3);比较 CYP2C19 代谢型对血药浓度的影响。根据 CYP2C19 基因多态性功能代谢分型,携带 CYP2C19∗1 的强代谢型(∗1/∗1)占 40.7%,携带 CYP2C19∗2 或∗3 的中间代谢型(∗1/∗2 和∗1/∗3)及弱代谢型(∗2/∗2,∗2/∗3 和∗3/∗3)分别占 43.5%,15.8%。不同性别在 CYP2C19 基因分型上差异无统计学意义。3 种代谢型服用单位剂量 VPA 后的标准化血药浓度分别为(2.69 ± 0.48)μg/ml,(2.71 ± 0.33)μg/ml 和(3.78 ± 1.08)μg/ml,其中弱代谢型标准化血药浓度高于强代谢型和中间代谢型($P < 0.05$)。癫痫患者中分布有较多的 CYP2C19 代谢功能缺失基因,临床医生在使用 VPA 进行抗癫痫治疗时可参考相关基因检测结果,减少弱代谢型患者用药剂量。[神经损伤与功能重建,2015(4):295-297] (黄 瑾 胡晋红)

UGT2B7 C802T 和 G211T 基因多态性对癫痫患者丙戊酸代谢的影响 检测尿苷二磷酸葡糖醛酰转移酶 UGT2B7 C802T 和 G211T 等位基因在癫痫患者中的分布和突变频率,探讨 UGT2B7 C802T 和 G211T 基因型对癫痫患者丙戊酸代谢的影响。直接化学发光法测定丙戊酸血药浓度,PCR-RFLP 技术检测 UGT2B7 C802T 和 G211T 基因多态性,PCR 扩增产物直接测序验证基因型检测方法的可靠性。结果:102 例癫痫患者中 UGT2B7 C802T 位点野生型 CC14 例,杂合突变型和纯合突变型 CT、TT 分别为 46 例和 42 例;UGT2B7 G211T 位点的野生型 GG78 例,突变型 GT、TT 分别为 23 例和 1 例;位点 802CC 野生基因型患者服用单位剂量(mg/kg)后的血药浓度为(3.02 ± 1.32)μg·kg·ml^{-1}/mg,CT 基因型患者为(2.11 ± 1.26)μg·kg·ml^{-1}·mg^{-1},TT 基因型患者为(2.31 ± 1.25)μg·kg·ml^{1}·mg^{-1},CT、TT 患者血药浓度较 CC 患者明显偏低,差异有统计学意义。位点 211GG 基因型患者服用单位剂量(mg·kg^{-1})引起的血药浓度为(2.28 ± 1.32)μg·kg·ml^{-1}·mg^{-1},GT 基因型患者为(2.30 ± 1.38)μg·kg·ml^{-1}·mg^{-1},GG 型与 GT 型患者间无统计学差异。UGT2B7 C802T 基因多态性与丙戊酸的血药浓度有显著相关性,UGT2B7 G211T 位点基因多态性与丙戊酸的血药浓度无显著相关性。临床上个体血药浓度的差异可能与 UGT2B7 C802T 基因多态性有关。[中国医院药学杂志,2015(3):216-219]

(黄 瑾 胡晋红)

多重耐药基因多态性对肾移植患者他克莫司血药浓度/校正剂量比值的影响 用基因芯片法对 101 名健康志愿者和 56 例肾移植患者的多重耐药基因(MDR1)C1236T、G2677T/A 和 C3435T 这 3 个位点进行基因多态性分型检测,随机选取 50 个位点进行 DNA 测序来验证基因芯片法。测定 56 例患者在术后 7,14d、1,3,6 个月空腹服用他克莫司的血药浓度,比较不同基因型在该时段内的他克莫司血药浓度/校正剂量(C/D)比值之间的差异。在健康志愿者样本人群中 MDR1C1236T、G2677T/A、C3435T 的突变频率分别为 43.05%,14.90%,40.10%,与本研究中的 56 例肾移植患者的突变频率基本一致,符合 Hardy-Weinberg 平衡。MDR1C1236T、G2677T/A 和 C3435T 的基因多态性在肾移植术后 6 个月内不同时间点他克莫司血药浓度/校正剂量比值比较差异均无统计学意义($P > 0.05$)。MDR1C1236T、G2677T/A 和 C3435T 的基因多态性与肾移植患者服用他克莫司 C/D 比值无显著相关性。[中国临床药理学杂志,2015(9):718-721] (黄 瑾 胡晋红)

UGT1A4 基因多态性的种族差异及对拉莫三嗪血药浓度的影响 考察 UGT1A4 70C > A、UGT1A4 142T > G 在中国南方人群分布，并与其他种族比较，明确其对拉莫三嗪稳态谷浓度的影响。纳入119例中国南方地区单用拉莫三嗪的癫痫患者，用高效液相色谱法测定拉莫三嗪稳态谷浓度，直接测序法对UGT1A4 70C>A、UGT1A4 142T>G进行基因分型，比较不同种族间等位基因频率差异，分析不同基因型对拉莫三嗪浓度的影响。UGT1A4 70C>A在中国南方人群中均未发现A等位基因突变，而欧美人群中突变频率为6%~9%。UGT1A4 142T>G在中国南方人群中突变的G基因频率(26%)显著高于欧美人群(3%~11%)、土耳其人群(13%)及日本人群(13%)(均$P<0.01$)。拉莫三嗪稳定剂量，血药浓度以及校正的血药浓度在UGT1A4142T>G TT组与GT+GG组中比较差异均无统计学意义($P>0.05$)。UGT1A4的种族多态性差异有统计学意义，在中国南方癫痫患者中UGT1A4 142T>G对拉莫三嗪血药浓度无显著影响。[中国临床药理学杂志，2015(6):439-442]

（黄　瑾　胡晋红）

↗ **氯沙坦钾片的生物等效性及CYP2C9＊3基因多态性对氯沙坦药代动力学的影响**　采用PCR测序法对健康中国汉族受试者CYP2C9＊3(rs1057910A>C)位点进行基因分型，筛选36名受试者入组本试验，其中CYP2C9＊1/＊1(AA)基因型个体32例，CYP2C9＊1/＊3(AC)基因型个体4例。本研究为两制剂、两周期交叉设计，单次、开放口服给药的单中心试验，给药剂量为氯沙坦钾片(50mg/片)1片。通过液相色谱-串联质谱法同时测定人血浆中氯沙坦钾及其代谢产物E-3174的浓度，采用DAS3.2.2非房室模型药动学参数计算的方法求算药动学参数。受试试剂（杭州民生药业）对参比制剂（杭州默沙东制药）的相对生物利用度分别为氯沙坦(101.5±20.2)%、E-3174(100.0±13.8)%；同CYP2C9＊3为AA基因型受试者相比，AC基因型受试者中氯沙坦的药代动力学参数$AUC_{0\text{-}12\ h}$、AUC_{inf}以及c_{max}升高，其中$AUC_{0\text{-}12\ h}$、AUC_{inf}差异有统计学意义；E-3174的药代动力学参数$AUC_{0\text{-}48\ h}$和AUC_{inf}降低，不同基因型间差异无统计学意义。两种制剂生物等效；CYP2C9基因1075A>C突变可导致氯沙坦代谢减慢，但氯沙坦临床剂量可能不需要根据CYP2C9基因型进行调整。[中国临床药理学与治疗学，2015(2):175-181]

（黄　瑾　胡晋红）

药品监督管理

Drug Supervision and Administration

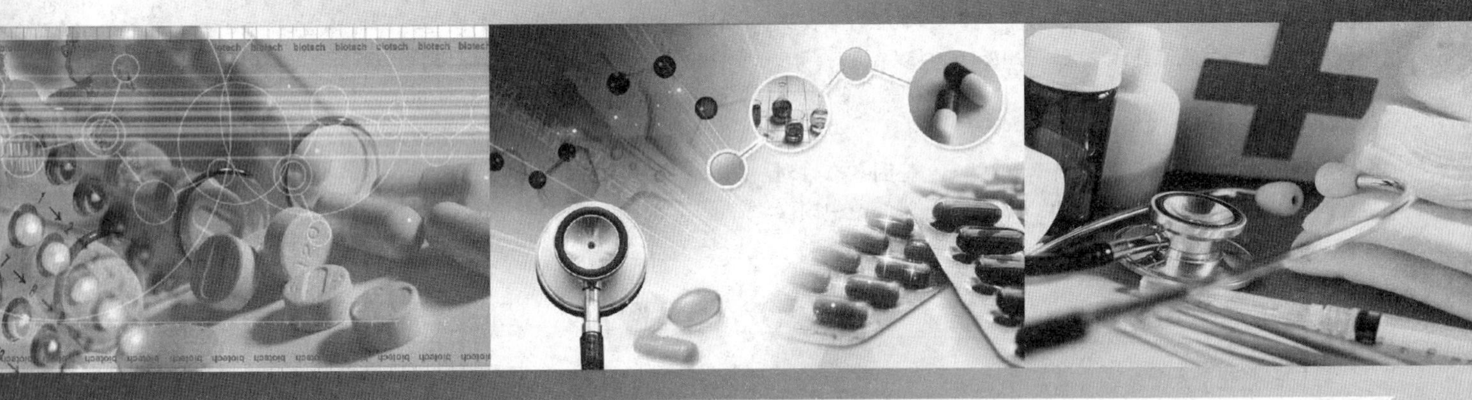

药品监督管理

概　况　2015年食品药品监管工作认真贯彻落实党中央、国务院的决策部署，按照“四个最严”的要求，加大监管执法力度，深化改革创新，推进药品医疗器械审评审批制度改革，加强食品药品监管系统党风廉政建设和反腐败工作，服务了经济社会发展大局，各方面工作取得新成效，迈出新步伐。

药品生产和经营许可情况　截至2015年11月底，共有原料药和制剂生产企业5065家；全国共有《药品经营许可证》持证企业466 546家，其中法人批发企业11959家、非法人批发企业1549家；零售连锁企业4981家，零售连锁企业门店204 895家；零售单体药店243 162家。

药品注册情况　2015年，国务院印发了《国务院关于改革药品医疗器械审评审批制度的意见》，建立了部门联席会议制度，国家食品药品监督管理总局印发了《关于药品审评审批若干政策的公告》。全年完成审评9394件，比上年增加90%，解决注册积压初见成效。制定了实行优先审评审批的意见，提出了10种优先审评的情形、程序和工作要求，药审改革初显成效。2015年共批准新药临床606件，新药证书2件，新药证书及批准文号37件，批准文号48件；共批准按新药申请程序申报临床申请14件，新药证书及生产申请24件，生产申请37件。其中：按照《药品注册管理办法》规定，化学药品注册分类中的1.1至1.5类批准生产1个品种，批准临床88个品种；生物制品注册分类中的1类批准生产1个品种，批准临床19个品种。2015年共批准仿制药临床申请404件，生产申请143件；共批准进口药品申请临床348件，上市36件；共批准药品补充申请1623件，备案871件。全国各省（区、市）局共批准药品补充申请7495件，备案21 659件。总局共批准直接接触药品的包装材料和容器生产申请341件，再注册申请349件，进口补充申请5件；省局批准国产补充申请201件。临床试验数据自查核查的1622个品种中，扣除免临床试验193个，需要自查核查的总数为1429个。截至12月底，企业主动撤回1103个、未提交自查报告不予批准10个、意见不一致按撤回处理6个、核查不通过24个、评审不通过8个，撤回和不通过合计1151个，占自查核查总数的80%，其中企业主动撤回占到77%，净化了药品研发生态环境。

广告审批和查处情况　2015年，全国共审批药品广告29 261件，其中，异地备案20 444件。向工商行政管理部门移送违法药品广告110 690件。撤销药品广告批准文号164件。

药品不良反应监测报告　2015年全国药品不良反应监测网络收到《药品不良反应/事件报告表》139.8万份，较2014年增长5.3%。其中，新的和严重药品不良反应/事件报告393 734份，与2014年相比增长15.3%；新的和严重报告数量占同期报告总数的28.2%，与2014年相比增加2.5个百分点。全国每百万人口平均病例报告数为1044份，与2014年相比增长5.4%。药品不良反应/事件县级报告比例为96.6%，与2014年相比增加2.2个百分点。按报告来源统计，医疗机构的报告占82.2%、药品经营企业的报告占16%、药品生产企业的报告占1.4%、个人及其他来源的报告占0.4%。按照报告人职业统计，医生报告占53.0%，药师报告占27.6%，护士报告占14.6%，其他报告占4.8%。按报告涉及患者年龄统计，14岁以下儿童患者的报告占9.9%，与2014年相比略有下降；65岁以上老年人的报告占21.5%，较2014年增长1.6个百分点。按报告涉及患者性别统计，男性和女性患者比例接近0.92：1，女性略多于男性。按怀疑药品类别统计，化学药占81.2%、中药占17.3%、生物制品（不含疫苗）占1.5%。抗感染药报告数量仍居首位，占化学药的44.9%，较2014年降低1.3个百分点，报告比例已连续6年呈下降趋势；心血管系统用药占化学药报告总数的10.3%，较2014年增长0.1个百分点。按药品剂型统计，2015年药品不良反应/事件报告涉及的药品剂型分布中，注射剂占61.3%、口服制剂占34.7%、其他制剂占4.0%。注射剂所占比例较2014年增加3.5%，口服制剂比例降低1.5%。按照药品给药途径统计，2015年药品不良反应/事件报告涉及的药品给药途径分布中，静脉注射给药占57.9%、其他注射给药占3.2%、口服给药占35.8%、其他给药途径占3.1%，与2014年相比，总体给药途径分布无明显变化。根据2015年药品不良反应监测数据和评估结果，国家食品药品监督管理总局对发现存在安全隐患的药品及时采取相应风险控制措施，发布《药品不良反应信息通报》4期，通报了甲氧氯普胺、非典型抗精神病药、中西药复方制剂、注射用头孢硫脒等严重不良反应，及时提示用药安全风险；发布《药物警戒快讯》12期，报道了普瑞巴林的自杀风险、齐拉西酮的严重皮肤反应等国外药品安全信息62条；根据监测评价结果，组织对血塞通、脑络通胶囊、曲克芦丁注射剂等40个（类）药品的说明书进行修改

中药品种保护情况　截至2015年11月底，共有中药保护品种证书317个，其中初次申报品种114个，同品种17个，延长保护期186个。

投诉举报及案件查处情况　2015年各级食品药品监管部门共受理药品投诉举报39 023件，立案3839件，结案4555件。2015年食品药品监管部门共查处药品案件89 226件，涉及物品总值54 020.9万元，罚款32 426.4万元，没收9108.6万元，取缔无证经营1221户，捣毁制假售假窝点165个，停业整顿2959户，吊销许可证77件，收回药品GMP证书143件，移交司法机关1529件。2015年食品药品监管部门共查处药品包装材料案件211件，涉及物品总值210.3万元。

执业药师资格考试　2015年全国执业药师资格考试报

考人数为112.14万人,实际参考人数为93.77万人,参考率为83.62%。执业药师(药学、中药学)资格考试各科目合格标准均为72分(各科目试卷满分均为120分),考试合格人数为23.5万人,合格率为25.16%。到2015年底,全国通过执业药师资格考试的总人数已达65万。截至2015年12月31日,全国注册执业药师总数比2014年增加91 129人;执业药师注册率比2014年增加了2.4%;全国每万人口注册执业药师数较2014年底增长了58.3%,达到每万人口注册执业药师1.9人。截至2015年12月31日,注册于药品生产、药品批发、药品零售企业及医疗机构的执业药师人数分别为2982人、33 350人、218 497人、2804人。 (杨世民)

《中华人民共和国药品管理法》修订实施 2015年4月24日,第十二届全国人民代表大会常务委员会第十四次会议决定对《中华人民共和国药品管理法》作如下修改:①删去第七条第一款中的"凭《药品生产许可证》到工商行政管理部门办理登记注册";②删去第十四条第一款中的"凭《药品经营许可证》到工商行政管理部门办理登记注册";③删去第五十五条;④将第八十九条改为第八十八条,并删去其中的"第五十七条";⑤删去第一百条。修订内容主要是减少《药品生产许可证》和《药品经营许可证》在工商行政管理部门注册、变更和注销环节,取消不必要的审批手续,减少了对企业的限制;去消绝大部分药品政府定价,药品实际交易价格主要由市场竞争形成。2015年4月24日,习近平主席签署第二十七号中华人民共和国主席令,公布了修改后的《中华人民共和国药品管理法》(简称《药品管理法》)。修改后的《药品管理法》自公布之日起施行。 (杨世民)

《中华人民共和国广告法》修订实施 2015年4月24日,《中华人民共和国广告法》由中华人民共和国第十二届全国人民代表大会常务委员会第十四次会议修订通过,当日,习近平主席签署第二十二号中华人民共和国主席令,公布了修改后的《中华人民共和国广告法》(简称《广告法》)。《广告法》涉及药品广告的内容有:①不得发布广告的药品种类增加,《广告法》规定:麻醉药品、精神药品、医疗用毒性药品、放射性药品等特殊药品,药品类易制毒化学品,以及戒毒治疗的药品、医疗器械和治疗方法,不得做广告;②医疗、药品、医疗器械广告不得利用广告代言人作推荐、证明;③药品广告的内容不得与国务院药品监督管理部门批准的说明书不一致,并应当显著标明禁忌、不良反应;④加大对违法广告的处罚力度,违反本法规定,发布虚假广告的,由工商行政管理部门责令停止发布广告,责令广告主在相应范围内消除影响,处广告费用三倍以上五倍以下的罚款,广告费用无法计算或者明显偏低的,处二十万元以上一百万元以下的罚款;两年内有三次以上违法行为或者有其他严重情节的,处广告费用五倍以上十倍以下的罚款,广告费用无法计算或者明显偏低的,处一百万元以上二百万元以下的罚款,可以吊销营业执照,并由广告审查机关撤销广告审查批准文件、一年内不受理其广告审查申请。修改后的《广告法》自2015年9月1日起施行。 (杨世民)

全国人大常委会授权国务院在部分地方开展药品上市许可持有人制度试点 为了推进药品审评审批制度改革,鼓励药品创新,提升药品质量,为进一步改革完善药品管理制度提供实践经验,2015年11月4日,第十二届全国人民代表大会常务委员会第十七次会议决定授权国务院在北京、天津、河北、上海、江苏、浙江、福建、山东、广东、四川十个省、直辖市开展药品上市许可持有人制度试点,允许药品研发机构和科研人员取得药品批准文号,对药品质量承担相应责任;同意国务院组织开展药品注册分类改革,提升药品质量,推进我国药品产业转型升级。批准生产已有国家药品标准的药品,应当符合国家药品标准,并达到原研药品的质量和疗效;批准生产在境外已经上市在境内尚未上市的药品,尚无国家药品标准的,应当达到原研药品的质量和疗效。国家食品药品监督管理总局应当按照上述要求及时制定、修订相关国家药品标准。全国人大常委会要求国家食品药品监督管理总局制定具体试点方案,经国务院批准后报全国人民代表大会常务委员会备案。试点期间,国务院要加强对试点工作的组织指导和监督检查,保证药品质量和安全。试点期满后,对实践证明可行的,修改完善《中华人民共和国药品管理法》;对实践证明不宜调整的,恢复实施《中华人民共和国药品管理法》的规定。试点期间取得的药品批准文号,在试点期满后继续有效。本决定授权的试点期限为三年,自2015年11月5日起施行。 (杨世民)

习近平总书记对加强食品药品安全监管工作发表重要讲话 2015年5月29日,中共中央政治局就健全公共安全体系进行第23次集体学习。中共中央总书记习近平在主持学习时强调,公共安全连着千家万户,确保公共安全事关人民群众生命财产安全,事关改革发展稳定大局。习近平强调,要切实加强食品药品安全监管,用最严谨的标准、最严格的监管、最严厉的处罚、最严肃的问责,加快建立科学完善的食品药品安全治理体系,坚持产管并重,严把从农田到餐桌、从实验室到医院的每一道防线。 (杨世民)

国务院印发《关于改革药品医疗器械审评审批制度的意见》 2015年8月8日,国务院印发了《关于改革药品医疗器械审评审批制度的意见》(国发〔2015〕44号)(以下简称《意见》),明确药品医疗器械审评审批改革的目标、任务和具体措施。《意见》的核心是提高药品质量,主要目标是建立科学、高效的审评审批体系;2016年底前消化完注册申请积压存量,2018年实现按规定时限审批;力争2018年底前完成国家基本药物口服制剂与参比制剂质量和疗效一致性评价；开展药品上市许可持有人制度试点；提高审评审批透明度。通过改革，推动医药行业结构调整和转型升级，实现上市产品有效性、安全性、质量可控性达到或接近国际水平，更好地满足公众用药需求。《意见》明确了改革的12项任务，包括提高药品审批标准，推进仿制药质量一致性评价，加快创新药的审评审批，开展药品上市许可持有人制度试点，落实申请人申报主体责任，及时发布药品供求和申报信息，改进药品临床试验审批，严肃查处注册申报弄虚作假行为，简化药品审批程序、完善药品再注册制度，改革医疗器械审批方式，健全审评质量控制体系，全面公开药品医疗器械审评审批信息。《意见》将药品分为新药和仿制药。将新药由现行的"未曾在中国境内上市销售的药品"调整为"未在中国境内外上市销售的药品"。根据物质基础的原创性和新颖性，将新药分为创新药和改良型新药。将仿制药由现行的"仿已有国家标准的药品"调整为"仿与原研药品质量和疗效一致的药品"。（杨　悦）

国务院办公厅印发深化医药卫生体制改革2015年重点工作任务　2015年4月26日，国务院办公厅印发《深化医药卫生体制改革2014年工作总结和2015年重点工作任务》（以下简称《工作总结和任务》），提出了2015年健全药品供应保障机制的重点工作任务。(1)落实公立医院药品集中采购办法。抓紧制订本省（区、市）公立医院药品集中采购实施方案，全面启动新一轮药品采购。允许公立医院改革试点城市以市为单位在省级药品采购平台上自行采购。加强药品供应保障信息系统建设，全面启动药品集中采购平台规范化建设，实现互联互通。(2)深化药品生产流通领域改革。推动医药企业提高自主创新能力和医药产业结构优化升级。鼓励药品零售企业连锁经营。采取多种方式推动医药分开。制订出台推进药品流通领域改革的指导性文件，推动形成全国统一市场，进一步提升服务水平和流通效率，努力构建经营规范、竞争有序、服务高效的药品流通新秩序。(3)积极推进药品价格改革。制订推进药品价格改革的指导性文件。药品实际交易价格主要由市场竞争形成，并与药品集中采购、医保支付方式等改革政策衔接。对部分药品建立价格谈判机制，参考香港、澳门、台湾等地药品价格，通过谈判降低部分专利药品、独家生产药品价格。(4)保障药品供应配送。提高基层特别是农村和边远地区药品配送能力，鼓励各地结合实际推进县乡村一体化配送，提高采购配送集中度。对配送不及时、影响临床用药和拒绝提供偏远地区配送服务的企业限期整改，逾期不改的取消其中标资格。组织做好定点生产药品的使用工作。进一步完善短缺药品供应保障和预警机制。加快制订儿童用药的鼓励扶持政策，探索部分罕见病用药供应保障措施。推进医疗信息系统与国家药品电子监管系统对接。(5)完善创新药和医疗器械评审制度。完善优先评审技术要求，实施有利于创新的药品、医疗器械特殊审批程序。加强技术审评能力建设，提高审评审批透明度。控制供大于求药品审批。推进仿制药质量一致性评价，提高仿制药质量。推动实施药品上市许可持有人制度试点。鼓励创新药和临床急需品种的上市。（杨　悦）

国务院办公厅印发《关于完善公立医院药品集中采购工作的指导意见》　2015年2月9日，国务院办公厅印发了《关于完善公立医院药品集中采购工作的指导意见》（国办发〔2015〕7号）（以下简称《指导意见》）。《指导意见》实行药品分类采购：(1)对临床用量大、采购金额高、多家企业生产的基本药物和非专利药品，发挥省级集中批量采购优势，由省级药品采购机构采取双信封制公开招标采购，医院作为采购主体，按中标价格采购药品。落实带量采购。医院按照不低于上年度药品实际使用量的80%制定采购计划和预算，每种药品采购的剂型原则上不超过3种，每种剂型对应的规格原则上不超过2种，兼顾成人和儿童用药需要。省级药品采购机构应根据医院用药需求汇总情况，编制公开招标采购的药品清单，合理确定每个竞价分组的药品采购数量，并向社会公布。在公立医院改革试点城市，允许以市为单位在省级药品集中采购平台上自行采购。试点城市成交价格不得高于省级中标价格。试点城市成交价格明显低于省级中标价格的，省级中标价格应按试点城市成交价格进行调整，具体办法由各省（区、市）制定。(2)对部分专利药品、独家生产药品，建立公开透明、多方参与的价格谈判机制。谈判结果在国家药品供应保障综合管理信息平台上公布，医院按谈判结果采购药品。(3)对妇儿专科非专利药品、急（抢）救药品、基础输液、临床用量小的药品（上述药品的具体范围由各省区市确定）和常用低价药品，实行集中挂网，由医院直接采购。(4)对临床必需、用量小、市场供应短缺的药品，由国家招标定点生产、议价采购。(5)对麻醉药品、精神药品、防治传染病和寄生虫病的免费用药、国家免疫规划疫苗、计划生育药品及中药饮片，按国家现行规定采购，确保公开透明。《指导意见》要求加强药品配送管理：药品生产企业是保障药品质量和供应的第一责任人。药品可由中标生产企业直接配送或委托有配送能力的药品经营企业配送到指定医院。药品生产企业委托的药品经营企业应在省级药品集中采购平台上备案，备案情况向社会公开。省级药品采购机构应及时公布每家医院的配送企业名单，接受社会监督。对偏远、交通不便地区的药品配送，各级卫生计生部门要加强组织协调，按照远近结合、城乡联动的原则，提高采购、配送集中度，统筹做好医院与基层医疗卫生机构的药品供应配送管理工作。鼓励各地结合实际探索县乡村一体化配送。发挥邮政等物流行业服务网络优势，支持其在符合规定的条件下参与药品配送。对因配送不及时影响临床用药或拒绝提供偏远地区配送服务的企业，省级药品采购机构应及时纠正，并督促其限期整改。（杨　悦）

国务院办公厅转发《中药材保护和发展规划(2015-2020年)》 2015年4月14日,国务院办公厅转发工业和信息化部、国家中医药管理局等部门《中药材保护和发展规划(2015-2020年)》,对当前和今后一个时期,我国中药材资源保护和中药材产业发展进行了全面部署。规划提出,以发展促保护、以保护谋发展,坚持市场主导与政府引导相结合、资源保护与产业发展相结合、提高产量与提升质量相结合的基本原则,到2020年,中药材资源保护与监测体系基本完善,濒危中药材供需矛盾有效缓解,常用中药材生产稳步发展;中药材科技水平大幅提升,质量持续提高;中药材现代生产流通体系初步建成,产品供应充足,市场价格稳定,中药材保护和发展水平显著提高。具体指标为:中药材资源监测站点和技术信息服务网络覆盖80%以上的县级中药材产区;100种《中华人民共和国药典》收载的野生中药材实现种植养殖;种植养殖中药材产量年均增长10%;中药生产企业使用产地确定的中药材原料比例达到50%,百强中药生产企业主要中药材原料基地化率达到60%;流通环节中药材规范化集中仓储率达到70%;100种中药材质量标准显著提高;全国中药材质量监督抽检覆盖率达到100%。规划明确了七项主要任务:一是实施野生中药材资源保护工程,开展第四次全国中药资源普查,建立全国中药资源动态监测网络,建立中药种质资源保护体系;二是实施优质中药材生产工程,建设濒危稀缺中药材种植养殖基地、大宗优质中药材生产基地、中药材良种繁育基地,发展中药材产区经济;三是实施中药材技术创新行动,强化中药材基础研究,继承创新传统中药材生产技术,突破濒危稀缺中药材繁育技术,发展中药材现代化生产技术,加强中药材综合开发利用;四是实施中药材生产组织创新工程,培育现代中药材生产企业,推进中药材基地共建共享,提高中药材生产组织化水平;五是构建中药材质量保障体系,提高和完善中药材标准,完善中药材生产、经营质量管理规范和中药材质量检验检测体系,建立覆盖主要中药材品种的全过程追溯体系;六是构建中药材生产服务体系,建设生产技术服务网络和生产信息服务平台,加强中药材供应保障;七是构建中药材现代流通体系,完善中药材流通行业规范,建设中药材现代物流体系。 (杨 悦)

全国食品药品监督管理暨党风廉政建设工作会议 2015年1月5日至6日,全国食品药品监督管理暨党风廉政建设工作会议在京召开。会议认真贯彻党的十八届三中、四中全会和中央经济工作会议精神,传达学习国务院领导同志重要批示,总结2014年工作,深入分析当前形势,部署2015年重点任务。2015年是食品药品监管系统抓改革、促发展、打基础、谋长远,深入推进治理体系和治理能力建设的关键一年。总的要求是,以问题导向为统领,切实强化监管措施和手段,坚决防控各类风险隐患;以深化改革为动力,深入推进体制机制和制度建设,加快构建食品药品安全治理体系;以强化法治建设为保障,探索创新监管模式,加强监管基础建设,不断提高食品药品安全治理能力;以改进作风为抓手,加强党风廉政建设,严格落实监管责任,构建为民务实清廉的监管队伍。国家食品药品监督管理总局局长、党组书记张勇和中央纪委驻总局纪检组组长、党组成员李五四,分别作了工作报告。总局副局长、党组副书记尹力主持会议,并作总结讲话。 (杨世民)

全国药品审评审批制度改革工作会议 2015年8月24~25日,全国药品审评审批制度改革工作会议在上海召开。会议贯彻落实国务院关于改革药品审评审批制度的意见,统一思想认识,动员全系统力量,对打好审评审批改革"攻坚战"进行了全面部署。国家食品药品监督管理总局局长毕井泉出席会议并讲话,上海市常务副市长屠光绍到会致辞,总局副局长吴浈、孙咸泽出席会议。会议强调,要提高新上市药品审批标准,促进产业结构调整和转型升级,提高中国制造药品竞争力;要积极推进仿制药质量一致性评价工作,对已上市的仿制药要与原研药进行质量与疗效一致性评价。对在规定期限内未通过一致性评价的,不予再注册;要鼓励创制新药,在制度上创新、审评上优先、程序上简化、技术上沟通,真正形成有利于激发创新活力的审评审批机制,积极探索上市许可人制度试点,实行药品上市许可与生产许可分开管理;要明确解决审评积压的政策,将"全球新"的创新药归入"无灯"区,临床急需、有助于产业转型的药品归入"绿灯"区,重复申报的仿制药归入"黄灯"区,将限制审批品种归入"红灯"区,及时公布限制类审批目录;要加强药品技术审评能力建设,充实审评力量,科学设置专业技术岗位,建立职业化的审评员和检查员队伍;要提高审批透明度,药品技术审评、行政审批要做到标准、程序、结果三公开。会议特别强调,临床数据是审评审批的依据,其真实性决定药品的安全性、有效性,各地组织好辖区内申请人自查工作,对已经完成现场核查的进行复核,为后续审评审批、日常监管工作扫除隐患。会议要求,各地要切实抓好当前药品安全监管工作。要坚持问题导向和底线思维,时刻聚焦风险,研究防范措施和消除隐患的具体办法;要端正态度和正视问题,以发现问题、防范风险作为主要的工作评价指标,形成敢于揭露问题的风气和氛围;要扎实做好每一项工作,确保尺度不放松,标准不降低,确保工作质量。各省(区市)食品药品监管局主要负责人、分管药品注册负责人和药品注册、认证审评部门有关负责人,总后勤部卫生部有关负责人,总局部分司局、直属单位有关负责人参加了会议。 (杨 悦)

中国药品质量安全年会 2015年11月19日,以"保障药品安全,维护公众健康"为主题的2015年中国药品质量安全年会在广州召开,国家食品药品监督管理总局副局长、药品安全总监孙咸泽出席会议并讲话。本届中国药品质量安全年会由中国食品药品检定研究院主办，广东省药品检验所、广东省医疗器械质量监督检验所和广州市药品检验所共同承办。会议发布了《2014 年度国家药品医疗器械抽验结果和质量状况报告》，对国家药品医疗器械监管战略、仿制药质量一致性评价技术要求进行了解读，并围绕发现的药品医疗器械质量问题和检验检测新技术、新方法进行了交流探讨。来自各级药品、医疗器械、药包材与辅料检验检测机构、药品生产企业、药品研发单位及大专院校和科研院所专业技术人员等近 1500 人参加会议。（杨　悦）

全国食品药品稽查与投诉举报工作会议　2015 年 4 月 14 ~ 15 日，全国食品药品稽查与投诉举报工作会议在京召开。会议传达学习国务院领导对食品药品稽查工作的重要批示，认真贯彻落实全国食品药品监督管理暨党风廉政建设工作会议精神，总结 2014 年工作，深入分析形势，部署 2015 年重点工作。国家食品药品监管总局党组成员、食品安全总监郭文奇出席会议并讲话。郭文奇要求，2015 年，要重点抓好以下八项工作：①突出重点，严惩重处违法违规行为。要针对群众关心、社会关注的突出问题，主动查找违法线索，深入开展立案调查，强化区域协查和督查督办，严厉查处违法行为。②加强案件信息公开，促进依法行政。健全公开机制，规范公开内容，丰富公开形式，加强监督指导，促进案件信息公开常态化。③加强与公安、质检、工商等部门协作配合，形成惩治违法行为合力。④加强投诉举报工作，充分发挥案源主渠道作用。⑤加强案件统计分析，不断提升稽查工作水平。⑥推进信用体系建设，对失信行为实施联合惩戒。⑦要扎实推进稽查工作考核，建立重大案件查办奖励制度。⑧加强基础建设，着力提升稽查执法能力。各省（区、市）、新疆生产建设兵团、计划单列市、副省级省会城市食品药品监督管理局、总后卫生部药品监督管理局负责食品药品稽查和投诉举报工作的分管领导和处室负责人，总局相关司局、直属单位负责同志参加了会议。（杨　悦）

《关于印发推进药品价格改革意见的通知》　2015 年 5 月 4 日，国家发展改革委会同国家卫生计生委、人力资源社会保障部等部门以发改价格[2015]904 号联合发出《关于印发推进药品价格改革意见的通知》（以下简称《通知》），决定从 2015 年 6 月 1 日起取消绝大部分药品政府定价，完善药品采购机制，发挥医保控费作用，药品实际交易价格主要由市场竞争形成。《通知》规定，除麻醉药品和第一类精神药品仍暂时由国家发展改革委实行最高出厂价格和最高零售价格管理外，对其他药品政府定价均予以取消，不再实行最高零售限价管理，按照分类管理原则，通过不同的方式由市场形成价格。其中：①医保基金支付的药品，通过制定医保支付标准探索引导药品价格合理形成的机制；②专利药品、独家生产药品，通过建立公开透明、多方参与的谈判机制形成价格；③医保目录外的血液制品、国家统一采购的预防免疫药品、国家免费艾滋病抗病毒治疗药品和避孕药具，通过招标采购或谈判形成价格。其他原来实行市场调节价的药品，继续由生产经营者依据生产经营成本和市场供求情况，自主制定价格。《通知》要求：卫生计生部门要根据药品特性和市场竞争情况，实行分类采购，并调动多方参与积极性，促进市场竞争，合理确定药品采购价格；同时加强医疗机构诊疗行为监管，控制不合理使用药品医疗器械以及过度检查和治疗。医保部门要会同有关部门制定医保药品支付标准，做好医保、招标采购政策的衔接配合，促进医疗机构和零售药店主动降低采购价格。价格主管部门要健全价格监测体系，强化药品价格行为监管，对价格欺诈、价格串通和垄断行为，要依法严肃查处。（杨　悦）

《关于完善基本医疗保险定点医药机构协议管理的指导意见》　2015 年 12 月 2 日，人力资源社会保障部以人社部发〔2015〕98 号发布了《关于完善基本医疗保险定点医药机构协议管理的指导意见》，明确 2015 年底前，各地要按照《国务院关于第一批取消 62 项中央指定地方实施行政审批事项的决定》（国发〔2015〕57 号）文件要求，全面取消社会保险行政部门实施的“基本医疗保险定点医疗机构资格审查”和“基本医疗保险定点零售药店资格审查”两定资格审查项目。各统筹地区要在认真总结经验的基础上，完善经办机构与医药机构的协议管理，提高管理服务水平和基金使用效率，更好地满足参保人员的基本医疗需求。该指导意见规范了协议管理的程序：依法设立的各类医药机构均可根据医疗保险医药服务的需要和条件，根据自身服务能力，自愿向统筹地区经办机构提出申请，并如实提供服务范围、服务规模、服务质量、服务特色、价格收费等方面的材料，配合做好经办机构评估工作。统筹地区人力资源社会保障部门要及时公开医药机构应具备的条件。有关条件要体现基本医疗保险制度与管理的要求，包括医药机构规划布局、服务能力、内部管理、财务管理、信息系统等方面的内容。统筹地区人力资源社会保障部门要制定医药机构评估规则和程序。经办机构开展评估要注重听取参保人员、专家、行业协会等各方面意见，探索通过第三方评价的方式开展评估，保证程序公开透明，结果公正合理。经办机构根据评估结果，统筹考虑医药服务资源配置、服务能力和特色、医疗保险基金的支撑能力和信息系统建设以及参保人员就医意向等因素，与医药机构平等沟通、协商谈判。要根据“公平、公正、公开”的原则，鼓励医药机构在质量、价格、费用等方面进行竞争，选择服务质量好、价格合理、管理规范的医药机构签订服务协议。双方签订的服务协议，应报同级社会保险行政部门备案。（杨　悦）

做好急（抢）救药品采购供应工作　2015 年 1 月 6 日，国家卫生计生委办公厅和国家中医药管理局办公室以国卫办药政发〔2015〕3号印发了《关于做好急(抢)救药品采购供应工作的通知》,要求加强和完善急救抢救药品采购供应管理,实行直接挂网采购,保障患者临床用药需求。通知要求,各省(区、市)卫生计生行政部门、中医药管理部门要加强调查研究,根据本地区临床急救抢救用药需求现状,按照急救抢救必需、安全有效、中西药并重、个人和医保可承受等原则,组织专家合理确定本级医疗机构的急救抢救药品遴选标准和范围,相关药品具体到通用名称、剂型、规格,并实行动态管理。为提高采购效率,通知要求将急救抢救药品直接挂网采购。省级药品采购机构将具备相应资质条件的企业集中挂网,公立医院通过省级药品集中采购平台直接与企业议价采购。基层医疗卫生机构需要的药品委托省级药品采购机构集中议价采购。通知提出,各地要进一步完善省级药品集中采购平台功能,建立短缺药品信息及时报告制度,通过设立短缺药品监测点,及时发布短缺药品预警信息,做好供需衔接。对用量小、市场供应短缺的急救抢救药品,可打包定点、定向采购,并探索以省(区、市)为单位招标定点生产。

(杨　悦)

2015年"全国安全用药月"　2015年9月1日至10月31日,国家食品药品监督管理总局在全国范围内开展全国安全用药月活动。本次活动宣传重点是宣传贯彻《国务院关于改革药品医疗器械审评审批制度的意见》(国发〔2015〕44号),围绕改革的主要目标、具体任务和各项措施,进行深入解读和推广;宣传安全用药科学理念和实用知识,对不适当的自我用药、过度使用抗生素和注射剂、盲目轻信进口药和高价药等常见误区进行梳理、解读;宣传医药健康领域最新技术成果,增进社会公众对现代医药科技的了解,引导行业企业加强自主创新,推动科技成果转化惠及公众健康;宣传贯彻执业药师有关法规条文和政策导向,树立和维护执业药师队伍形象,切实发挥执业药师药学服务作用。安全用药月活动期间,各地举办网络知识竞赛、公益宣传、校园行等系列活动,其中网络知识竞赛参与人次突破300万,进一步向公众普及药品安全知识,提高公众安全用药、合理用药的意识和水平。　(杨　悦)

建立药品医疗器械审评审批制度改革部际联席会议制度　为贯彻落实《国务院关于改革药品医疗器械审评审批制度的意见》(国发〔2015〕44号),加强协调指导,共同推进药品医疗器械审评审批制度改革工作,2015年12月17日,经国务院同意,建立药品医疗器械审评审批制度改革部际联席会议制度(以下简称联席会议),联席会议的主要职能是在国务院领导下,统筹协调药品医疗器械审评审批制度改革工作,加强对改革的指导、监督和评估,及时研究解决遇到的重大问题;促进地方、部门和企业间的信息沟通和协作,及时向国务院报告有关情况。联席会议由食品药品监督管理总局、中央编办、发展改革委、科技部、工业和信息化部、财政部、人力资源社会保障部、卫生计生委、中医药局、总后勤部卫生部等10个部门和单位组成。联席会议由食品药品监督管理总局毕井泉局长担任召集人,其他成员单位有关负责同志为联席会议成员,联席会议办公室设在食品药品监督管理总局,承担联席会议日常工作。联席会议设联络员,由各成员单位有关司局负责同志担任。联席会议原则上每年召开一次全体会议,也可根据工作需要临时召开,由召集人主持。成员单位可以提出召开联席会议的建议。各成员单位要按照职责分工,主动研究药品医疗器械审评审批制度改革有关问题,及时制定推进改革的政策措施或提出政策措施建议;按要求参加联席会议和联络员会议,认真落实联席会议确定的工作任务和议定事项;互通信息,密切配合,相互支持,形成工作合力。联席会议办公室要加强对联席会议议定事项的跟踪督促落实,及时向各成员单位通报有关情况。(杨　悦)

印发食品药品行政执法与刑事司法衔接工作办法　为进一步健全食品药品行政执法与刑事司法衔接工作机制,加大对食品药品领域违法犯罪行为打击力度,切实维护人民群众生命安全和身体健康,按照中央深化改革相关工作部署,2015年12月22日,国家食品药品监督管理总局、公安部、最高人民法院、最高人民检察院、国务院食品安全办联合研究制定了《食品药品行政执法与刑事司法衔接工作办法》(食药监稽〔2015〕271号),共同推进食品药品行政执法与刑事司法衔接工作。食品药品监管部门在查办食品药品违法案件过程中,发现涉嫌犯罪,依法需要追究刑事责任的,应当及时将案件移送公安机关,并抄送同级人民检察院。食品药品监管部门向公安机关移送的案件,应当符合下列条件:(1)实施行政执法的主体与程序合法。(2)有证据证明涉嫌犯罪事实发生。食品药品监管部门向公安机关移送涉嫌犯罪案件,应当自做出移送决定之日起24小时内移交案件材料,并将案件移送书抄送同级人民检察院。食品药品监管部门向公安机关移送涉嫌犯罪案件,应当附有下列材料:①涉嫌犯罪案件的移送书;②涉嫌犯罪案件情况的调查报告;③涉案物品清单;④有关检验报告或者鉴定意见;⑤其他有关涉嫌犯罪的材料。本办法适用于各级食品药品监管部门、公安机关、人民检察院、人民法院办理的食品(含食品添加剂)、药品、医疗器械、化妆品等领域涉嫌违法犯罪案件。　(杨　悦)

《药品医疗器械飞行检查办法》发布实施　《药品医疗器械飞行检查办法》(以下简称《办法》)于2015年5月18日经国家食品药品监督管理总局局务会审议通过,2015年6月29日公布,自2015年9月1日起施行。《办法》共5章35条,包括总则、启动、检查、处理及附则。《办法》将药品和医疗器械研制、生产、经营和使用全过程纳入飞行检查的范围,突出飞行检查的依法、独立、客观、公正,以问题为导向,以风险管控为核心,按照"启得快、办得实、查得严、处得准"的要求,详细规定了启动、检查、处理等相关工作程序,严格各方责任和义务,提升飞行检查的科学性、有效性和权威性。《办法》药品医疗器械飞行检查应当遵循依法独立、客观公正、科学处置的原则,围绕安全风险防控开展。《办法》明确了有下列情形之一的,食品药品监督管理部门可以开展药品医疗器械飞行检查:①投诉举报或者其他来源的线索表明可能存在质量安全风险的;②检验发现存在质量安全风险的;③药品不良反应或者医疗器械不良事件监测提示可能存在质量安全风险的;④对申报资料真实性有疑问的;⑤涉嫌严重违反质量管理规范要求的;⑥企业有严重不守信记录的;⑦其他需要开展飞行检查的情形。确定现场检查实行组长负责制,对检查组人员构成、进入现场、亮证执法、实施检查并做好记录和证据采集、检查过程中的报告事项和申请结束检查、撰写检查报告等提出要求。为保证检查的依法独立和客观公正,《办法》明确提出飞行检查的"两不两直"原则,即:不得事先告知被检查单位检查行程和检查内容,第一时间直接进入检查现场,直接针对可能存在的问题开展检查,不得透露检查进展情况和发现的违法线索等信息。为保障被检查单位的合法权益,《办法》还规定,检查组到达检查现场后应当通报检查要求及被检查单位的权利和义务,被检查单位对检查结束通报情况享有陈述和申辩权的权利等。（杨　悦）

国家食品药品监督管理总局发布《药品经营质量管理规范》 经2015年5月18日国家食品药品监督管理总局局务会议审议通过,2015年6月25日国家食品药品监督管理总局令第13号公布。该《规范》分总则、药品批发的质量管理、药品零售的质量管理、附则4章187条,自发布之日起施行。卫生部2013年6月1日施行的《药品经营质量管理规范》(中华人民共和国卫生部令第90号)予以废止。2015年版《药品经营质量管理规范》改变最大的变化是此GSP规范的发布方由卫生部变成了国家食药监总局。正文只有个别语句有所变化,例如,第六十二条对首营企业的审核中,2013版要求企业提供营业执照及其年检证明复印件;2015版则为营业执照复印件及其上一年度企业年度报告公示情况。

（杨　悦）

简政放权推进行政审批事项改革 2015年6月9日,国家食品药品监督管理总局以食药监法〔2015〕65号印发《关于对取消和下放行政审批事项加强事中事后监管的意见》,明确了取消和下放的行政审批事项,科学依法简政放权。根据国务院决定,食品药品监管总局(以下简称总局)取消、下放和调整的行政审批事项共有8大项和5小项。减少的行政审批事项大项。包括:(1)逐步下放药品生产质量管理规范(GMP)认证至省级食品药品监管局(以下简称省级局);(2)下放药品委托生产行政许可至省级局;(3)下放经营第一类中的药品类易制毒化学品审批至省级局;(4)下放生产第一类中的药品类易制毒化学品审批至省级局;(5)下放蛋白同化制剂、肽类激素进口准许证核发至省级局;(6)下放麻醉药品、第一类精神药品和第二类精神药品原料药定点生产审批至省级局;(7)取消部分国产第三类医疗器械强制性安全认证;(8)调整医疗器械检测机构资格认可事项为质检总局会同总局实施。减少的行政审批事项小项。包括:(1)逐步下放首次进口非特殊用途化妆品行政许可至省级局;(2)逐步下放药品再注册行政许可至省级局;(3)逐步下放不改变药品内在质量的补充申请行政许可至省级局;(4)取消国产第三类医疗器械不改变产品内在质量的变更申请行政许可,改为备案管理;(5)下放区域性批发企业需就近向其他省、自治区、直辖市行政区域内的取得麻醉药品和第一类精神药品使用资格的医疗机构销售麻醉药品和第一类精神药品的审批至省级局。（杨世民）

国家食品药品监督管理总局召开发布严重违法广告企业行政告诫 2015年4月29日,国家食品药品监督管理总局稽查局在京召开违法广告发布企业行政告诫会,对全国10家发布严重违法广告产品的药品企业进行了行政告诫,详见表1。责令所涉企业立即停止发布违法广告,依法撤销被告诫企业所持有广告批准文号;要求企业在今后产品广告宣传中要严格遵守相关规定,加强对发布产品广告的管理,落实企业第一责任人的责任,确保发布广告符合规定;要求地方监管部门加大对被行政告诫企业广告发布的监督检查,对整改不到位或拒不整改的企业,会同工商等部门联合查处,列入违法广告失信者名单,联合多部门依法实施联合惩戒措施;要求加大对其生产场所的飞行检查和产品抽查力度,对发现违法违规问题依法从严从重查处;总局稽查局也加大对上述药品违法广告的跟踪监测,一经发现发布广告仍存在严重违法行为,依法在全国范围内对该产品采取暂停销售限期整改措施;对涉及刑事犯罪的,依法移交公安机关立案查处。被告诫企业均表示会认真整改,加强企业产品广告发布管理,提高诚信守法自律意识,认真履行社会责任,保证发布的产品广告符合规定;同时现场提交书面整改报告和不再发布违法广告的承诺书。

表1　药品严重违法广告产品及企业名单

序号	产品名称	生产企业或证件持有人
1	参花消渴茶	鞍山德善药业有限公司
2	退障眼膏	丹东医创中药有限责任公司
3	强力脑心康胶囊	通化吉通药业有限公司
4	三宝胶囊	伊春金北药制药有限公司
5	龟蛇酒	湖南乐邦制药有限公司
6	养心定悸膏	湖南马王堆制药有限公司
7	活络止痛丸	广州白云山陈李济药厂有限公司
8	雪莲虫草合剂	成都天银制药有限公司
9	枫荷除痹酊	贵州安平民族制药有限公司
10	天麻头风灵胶囊	陕西白云制药有限公司

（黄瀚博）

做好《药品生产许可证》和《医疗机构制剂许可证》的换证工作 由于2015年集中换发到期的《药品生产许可证》和《医疗机构制剂许可证》，国家食品药品监督管理总局于2015年9月9日发布了关于做好《药品生产许可证》和《医疗机构制剂许可证》换发工作的通知。通知明确，(1)总局统一印制新版《药品生产许可证》和《医疗机构制剂许可证》;(2)各省(区、市)食品药品监督管理局应严格按规定开展《药品生产许可证》换发工作;(3)未按规定通过认证的药品生产企业，不予换发新版《药品生产许可证》;对于未按期完成新版许可证换发的药品生产企业加强监督检查，实地确认，确保2016年1月1日起停止生产;(4)中药提取物生产企业和不具备相应中药提取能力的中成药生产企业，不予换发新版许可证;(5)各省(区、市)食品药品监督管理局应严格按照要求填写、上报许可证信息;(6)根据相关规定结合实际制定《医疗机构制剂许可证》换证标准并严格审查把关，确保医疗机构制剂配制质量;(7)各省(区、市)食品药品监督管理局建立日常监督检查的管理制度和运行机制，明确日常监管机构和日常监管人员，并在许可证的正、副本上注明;(8)各省(区、市)食品药品监督管理局要按照工作程序和时限要求，严格审查把关，通知本行政区所有药品生产企业和医疗机构制剂配制单位，并通过药品生产和监管信息直报系统上传《药品生产许可证》换证信息。 (黄瀚博)

穿心莲内酯软胶囊等13种药品转换为非处方药 2015年5月6日，国家食品药品监督管理总局发布了《关于穿心莲内酯软胶囊等13种药品转换为非处方药的公告》(2015年第14号)，并公布了药品名单，详见表2。公告规定了说明书应按照总局发布的非处方药说明书范本及其执行规定印制;相关企业应依据有关规定提出修订说明书的补充申请并报食品药品监管部门备案。同年5月8日，总局办公厅发布了《关于穿心莲内酯软胶囊等13种药品转换为非处方药的通知》，将转换的13种药品名单及其非处方药说明书范本予以发布．并要求相关药品生产企业做好有关工作:(1)在2015年6月30日前，依据有关规定提出修订说明书的补充申请报备案。非处方药说明书范本之外的说明书其他内容按原批准证明文件执行。补充申请备案之日起生产的药品，不得继续使用原药品说明书。双跨品种的处方药说明书可继续使用;(2)将说明书修订的内容及时通知相关医疗机构、药品经营企业等单位;(3)药品标签涉及相关内容的，一并修订。

表2 13种转换为非处方药的药品名单

序号	药品名称	规格(成分)	类别	备注
1	穿心莲内酯软胶囊	每粒含穿心莲内酯50毫克	甲类	双跨
2	大黄通便片	每片重0.5克(薄膜衣片)	甲类	
3	妇康宝颗粒	每袋装15克	甲类	双跨
4	复方苦参肠炎康片	每片重0.42克	甲类	
5	咳克平胶囊	每粒装0.32克	甲类	
6	清眩软胶囊	每粒装0.45克	甲类	
7	痰咳净滴丸	每丸重33毫克(含咖啡因1.99毫克)	甲类	双跨
8	夏桑菊胶囊	每粒装0.42克	乙类	双跨
9	小儿解表口服液	(1)每支装10毫升;(2)每瓶装100毫升	甲类	
10	一清片	每片重0.4克	甲类	双跨
11	众生片	每片重0.41克	甲类	双跨
12	布洛芬分散片	0.2克	甲类	双跨
13	炔诺孕酮片	1.5毫克	甲类	

(黄瀚博)

开展含银杏叶药品的专项治理 由于在对低价销售银杏叶药品企业的飞行检查中发现，个别银杏叶药品生产企业存在严重违法行为。2015年5月20日，国家食品药品监督管理总局发布了《关于开展银杏叶药品专项治理的通知》和《关于桂林兴达药业有限公司等企业违法生产销售银杏叶药品的通告》。5月21日，总局召开了银杏叶药品专项治理工作的电视电话会议，进一步部署银杏叶药品专项治理工作。总局副局长吴浈要求各地按照总局统一部署，结合各地实际，切实做好银杏叶药品专项治理工作。会议指出，桂林兴达药业有限公司、万邦德(湖南)天然药物有限公司主观故意弄虚作假，使用假劣原料生产药品。会议强调，要严厉查处已发现的违法行为，按照《通告》和《通知》要求，完成案件查办和药品召回工作，根据药品流向做好下架停用监督工作;对从桂林兴达药业有限公司购买非法银杏叶提取物的24家药品生产企业，逐一核查，发现问题立即采取停售停用、查清流向、召回产品、暂停生产等措施，依法严肃处罚企业违法行为。详见表3。

表3 开展含银杏叶药品专项治理工作汇总表

时间	工作主题	工作内容
2015.05	各地区食品药品监督管理部门开展银杏叶药品专项治理工作	湖南、广西、四川、陕西、福建等地区
2015.05.31	食品药品监管总局关于进一步做好银杏叶药品专项治理的通知 食药监电〔2015〕10号	1. 落实召回责任;2. 督促企业继续自查自纠;3. 强化银杏叶提取物的生产监管。
2015.06.08	食品药品监管总局关于做好银杏叶提取物和银杏叶药品检验的通知 食药监药化监〔2015〕66号	1. 督促企业开展自检工作;2. 督促企业报告银杏叶药品生产和销售流向;3. 对企业自检情况进行抽查复核;4. 及时上报结果;5. 开展专项监督抽验。
2015.06.08	食品药品监管总局发布银杏叶药品补充检验方法	此次公布的补充检验方法,是国家药品检验机构专门针对盐酸提取工艺和非法添加其他物质研究的新方法,只要是使用盐酸提取工艺和非法添加其他物质的,即可直接检验出来。
2015.06.22	国家食品药品监督管理总局关于90家银杏叶提取物和银杏叶药品生产企业自检情况的通告(2015年第24号)	1. 90家对本企业自2014年1月1日以来生产的所有批次银杏叶提取物、银杏叶片(含分散片)和银杏叶胶囊产品共5161批次进行了检验,不合格产品批次2335批,占全部批次的45%;2. 经企业自检报告检出不合格产品的生产企业55家:其中,全部批次产品均不合格的企业30家,部分批次产品不合格的企业25家;3. 经企业自检报告产品全部合格的企业35家;4. 各省(区、市)食品药品监管局对相关生产企业自检结果进行了抽查复核;5. 上述检出不合格产品的企业均已主动采取了停止销售、召回产品等措施。

(黄瀚博)

切实做好银杏叶药品召回工作 2015年5月28日,国家食品药品监督管理管理总局发布了《食品药品监管总局关于切实做好银杏叶药品召回工作的通知》,为进一步加快银杏叶药品召回进度,要求各省、自治区、直辖市食品药品监督管理局:(1)及时公开召回信息,内容包括药品的名称、批号、流向和召回情况,实时进行更新,接受社会监督。(2)强化召回措施,要根据销售数量和产品流向,对每一批产品制定召回计划,并做好就地控制、登记造册、有序召回和统计上报工作。(3)加强监督力度,把产品流向等信息通知药品流入地食品药品监管部门,协助做好产品控制、召回工作。(4)落实工作责任,要求召回产品的企业和主动报告、召回产品的企业,落实召回责任,对召回工作中发现的问题,各部门要及时上报食品药品监管总局。 (黄瀚博)

进一步加强中药饮片生产经营监管 2015年3月25日,总局发布了《食品药品监管总局关于进一步加强中药饮片生产经营监管的通知》,要求各省、自治区、直辖市食品药品监督管理局:(1)严厉查处违法违规行为,立即停止销售和使用涉事企业产品;(2)进一步加强中药饮片监督管理,对中药饮片生产经营企业外购非法饮片出售的,药品生产经营企业出租出借证照或虚开票据为非法生产经营提供便利的,坚决吊销其《药品生产许可证》或《药品经营许可证》,并予以公开曝光;(3)切实落实监管责任,严格执行中药饮片生产企业、药品经营企业的准入标准,不得以任何理由降低中药饮片生产企业、药品经营企业开办条件。对中药饮片生产经营企业集中且反复出现问题的地区,要切实加大监管力度,防止发生区域性风险。 (黄瀚博)

加强中药材专业市场质量监管 2015年于2月9日,国家食品药品监督管理总局发布了《食品药品监管总局关于进一步加强中药材专业市场质量监管的通知》,要求河北、黑龙江、安徽、江西、山东、河南、湖北、湖南、广东、广西、重庆、四川、云南、陕西、甘肃省(区、市)食品药品监督管理局:(1)立即开展整治行动,重点整治中药材以次充好、染色增重、掺杂使假等质量问题和违法加工、违法经营等行为;(2)严厉惩处违法犯罪行为,对违法违规行为立案查处,对已经构成制假售假犯罪行为的,要立即移送公安机关追究刑事责任;(3)切实加强中药材监督管理,统筹利用监督检查、检验监测、投诉举报等多种手段强化监管,针对容易发生以次充好、染色增重、掺杂使假的中药材品种加大抽验频次,提高抽验的针对性;(4)加大信息公开和曝光力度,检查的结果、检验的结论、查处的意见及时主动向社会公开;(5)严格落实地方政府责任,加强中药材市场管理,建立完善市场交易和质量管理规范等各项制度,建立健全监督检查、责任追究和社会监督机制,加大对市场的日常管理和巡查排查力度,确保市场净化和交易规范。 (黄瀚博)

开展药物临床试验数据自查核查 2015年7月22日,国家食品药品监督管理总局发布第117号公告,开展了药物临床试验数据自查核查工作。自查核查涉及已申报生产或者进口的1622个待审药品注册申请。在申请人自查阶段,申请人要求撤回的注册申请317个。在国家总局核查阶段,发现有22家企业申报的24个注册申请的临床试验数据存在不真实、不完整等问题,国家总局作出不予批准的处理。截至2015年12月31日,国家食品药品监督管理总局先后发布了14个公告,申请人主动撤回药品注册申请合计1009个。 (黄瀚博)

未通过药品生产质量管理规范认证的企业停止生产

2015年12月30日，国家食品药品监督管理总局颁发了关于未通过药品生产质量管理规范（2010年修订）认证企业停止生产和下放无菌药品认证有关事宜的公告（2015年第285号）。（1）根据《药品生产质量管理规范（2010年修订）》（以下简称药品GMP）实施规划有关规定，未通过药品GMP认证的无菌药品生产企业，已于2014年1月1日起停止生产；未通过药品GMP认证的其他类别药品生产企业，自2016年1月1日起全部停止生产。（2）根据《国务院关于取消和下放50项行政审批项目等事项的决定》（国发〔2013〕27号），自2016年1月1日起，各省、自治区、直辖市食品药品监督管理局负责药品生产企业的药品GMP认证工作，国家食品药品监督管理总局不再受理药品GMP认证申请。对于已经受理的认证申请，继续组织完成现场检查、审核发证。 （黄瀚博）

药品不良反应报告和检测检查指南（试行）印发 为推动药品生产企业实施药品不良反应报告和监测制度，指导各级食品药品监管部门对企业开展药品不良反应报告和监测工作的检查，根据《药品不良反应报告和监测管理办法》相关要求，2015年7月2日，国家食品药品监督管理总局组织制定了《药品不良反应报告和监测检查指南（试行）》。本指南适用于食品药品监督管理部门开展对药品生产企业不良反应报告和监测工作的检查。主要包括：（1）检查目的；（2）检查类型（常规检查、有因检查）；（3）检查计划；（4）检查地点；（5）检查实施（准备阶段、现场检查、总结会议、检查报告、整改及复查）；（6）监管措施（约谈企业、警告信、行政处罚）；（7）检查管理（职责、检查员资质和培训、信息共享、信息公布）。 （黄瀚博）

"中国食药监管"移动客户端全新升级上线 2015年6月1日，国家食品药品监管总局政府网站升级版的移动客户端"中国食药监管"全新上线。升级后的"中国食药监管"App为用户提供四类服务：信息公开、公众服务、数据查询和进度查询。新版App的信息公开板块，优化调整了原有功能，用户可以继续在最新发布、新闻动态、法规文件、征求意见、质量公告等栏目里查询总局网站发布的信息。App的首页上方，可自动更新总局近期的重点工作动态，使得信息公开更及时、快捷。在新版App公众服务板块，不仅能查询食品、药品、医疗器械安全方面知识，还增加了"监管码扫一扫"功能，用户只需点击"扫一扫"标识，将手机对准药品包装上的电子监管条形码，就能抓取和展示药品基本信息及流向信息，帮助公众识别药品真伪。在新版App数据查询板块，可获得食品、药品、医疗器械、保健食品、化妆品等基础数据。在新版App进度查询板块，新增了数据查询历史纪录和进度查询数据推送服务等功能，进度查询上保留了查询历史，无需每次输入受理号。另外，新版App还新添了一些便捷的使用功能：能收藏关注内容，分享到QQ、朋友圈、人人网；还可以调节字体大小，在App里搜索关键字；通过查看原文了解网站上发布的信息等。 （黄瀚博）

2015年违法及质量问题药品通告 为保障公众用药安全，国家食品药品监督管理总局于2015年共发布18份涉及药品质量和相关生产经营违法行为通告，公布了山东齐都药业有限公司产品质量问题等违法及质量问题，见表4。

表4 2015年涉及违法及质量问题国家食品药品监督管理总局通告

文号	名称	通告概述	监管部门采取措施	其他
2015年第4号	关于山东齐都药业有限公司产品质量问题的通告	长春市一诊所发现山东齐都药业有限公司生产的盐酸左氧氟沙星氯化钠注射液有类似毛发状异物，事发后涉事产品被该公司业务员销毁	要求企业开展自查，找出质量管理体系问题，及时提出整改报告；对违法GSP诚实守信基本要求行为，依法处理	涉事产品批号：C13042201；生产日期：2013年4月22日；有效期：2015年3月底；涉事产品总量：21 700瓶；销售范围：吉林、河北、黑龙江、辽宁
2015年第6号	关于安徽联谊药业股份有限公司；胞磷胆碱钠注射液召回不力导致再次出现；药品不良反应的通告	安徽联谊药业股份有限公司生产的胞磷胆碱钠注射液在内蒙古自治区发生2例寒战，发热等药品不良反应；2014年11月，其生产的胞磷胆碱钠注射液在广西和河南出现多起药品不良反应	责令企业对涉事产品的流向彻底排查，确保问题产品全部召回，并监督销毁；监督企业整改到位；对企业违法违规行为立案调查，依法严厉查处，并公开查处结果	涉事产品批号：131229
2015年第8号	关于广西玉林市祥生中药饮片有限责任公司等企业违法生产销售中药饮片的通告	食品药品监管总局组织开展了对中药饮片生产经营环节的飞行检查，发现广西、安徽两地6家中药饮片生产企业违法生产中药饮片，其中部分企业还串通广东4家药品批发企业合伙生产假冒饮片	涉事生产企业的全部中药饮片必须立即停止销售和使用；督促企业彻底召回其生产销售的全部中药饮片，并公开召回信息；根据违法事实依法严肃处理；对涉嫌生产假药犯罪的人员，移送公安机关依法追究其刑事责任	
2015年第12号	关于江苏苏中药业集团股份有限公司生脉注射液质量问题的通告	江苏苏中药业集团股份有限公司生产的生脉注射液在广东省发生不良事件，个别患者用药后出现寒战、发热症状	对企业进行现场检查、监督企业暂停该品种生产和销售、召回问题批次药品、彻查药品质量问题原因；组织对该企业同一生产周期相关批次药品进行检验，扩大风险评估范围	涉事产品批号：14081413；不符合项：热源生产日期：2014年8月14日；有效期：2016年8月13日；涉事产品总量：37 638支；销售范围：江苏、浙江、安徽、福建、山东、广东、海南、四川、新疆

（续表）

文号	名称	通告概述	监管部门采取措施	其他
2015 年第 13 号	关于河南省林州市亚神制药有限公司葡萄糖酸钙注射液质量问题的通告	河南省林州市亚神制药有限公司生产的葡萄糖酸钙注射液在云南省发生不良事件，个别患者用药后出现寒战、发热症状	监督企业暂停该品种生产和销售，并对问题批次药品采取召回措施	涉事产品批号：14102421；不符合项：可见异物；生产日期：2014 年 10 月 24 日；有效期：2016 年 9 月；涉事产品总量：17.9 万支；销售范围：云南 28 家药品经营企业和医疗机构
2015 年第 15 号	关于桂林兴达药业有限公司等企业违法生产销售银杏叶药品的通告	桂林兴达药业有限公司擅自改变银杏叶提取生产工艺，从不具备资质的企业购进盐酸，并将外购的提取物销售给其他的药品生产企业，伪造原料购进台账和生产检验记录；万邦德（湖南）天然药物有限公司用购进的银杏叶提取物生产银杏叶片和银杏叶胶囊等制剂，伪造原料购进台账和生产检验记录	立案调查；所有经营和使用单位立即停止销售和使用其银杏叶药品；所有银杏叶提取物和银杏叶制剂生产企业开展自查；对市场销售的银杏叶制剂进行全面抽验，并对部分企业进行飞行检查	
2015 年第 17 号	波立华制药有限公司从不具备资质的企业购进部分批次银杏叶提取物，并以本企业名义销售给其他药品生产企业，其行为涉嫌违反《中华人民共和国药品管理法》有关规定	立案调查；核实无锡健特药业有限公司主动召回情况，并采取必要措施控制其危害；对有关企业生产银杏叶提取物及制剂情况进行全面核查、产品召回和信息公开等工作		
2015 年第 21 号	关于武汉华龙生物制药有限公司违法生产小牛血去蛋白提取物注射液的通告	汉华龙公司未按药品标准，违反相关法律规定外购中间产品生产小牛血去蛋白提取物注射液，相关生产记录全部为伪造	立案调查，依法严肃处理；所有药品经营和使用单位立即停止销售和使用武汉华龙公司生产的小牛血去蛋白提取物注射液；所有小牛血或小牛血清制剂生产企业立即开展自查；加强对本行政区域内生化药品生产企业的监督检查	
2015 年第 34 号	关于长春市长恒药业有限公司等 6 家药品批发企业违法经营问题的通告	长春市长恒药业有限公司在经核定的仓库外设立库房，在仓库中储存来历不明的药品，储存药品的环境温度超过限定标准，温度记录仪不能显示实际温度；吉林亚泰万联医药有限公司将药品经营场所和仓库对外出租，出租企业不具备药品经营基本条件，存在严重的药品质量风险；公主岭市中天药业有限责任公司篡改销售记录中疫苗名称，将疫苗销售给不具有疫苗经营使用资格的个人和零售药店，篡改仓库温湿度监测数据；陕西省汉城医药公司虚构的质量负责人、质量管理部门负责人，分别为渭南市蒲白矿务局医院和陕西延长县人民医院工作人员，部分冷链药品运输无温湿度监测系统；西安市新龙药业有限公司夜间切断冷库电源，管控药品的电子监管码核销数据造假；陕西秦卫生物医药有限公司存放疫苗和生物制品仓储设施的温湿度自动监测系统不符合要求，计算机管理混乱，对收货环节的质量管理不能进行有效控制	撤销 6 家企业的《药品经营质量管理规范认证证书》；吊销了长春市长恒药业有限公司和吉林亚泰万联医药有限公司《药品经营许可证》，吊销了公主岭市中天药业有限责任公司疫苗经营资格，其他 4 家企业均已被责令停止经营；组织对已通过新修订《药品经营质量管理规范》认证的药品批发企业进行全面检查；定期进行现场检查，检查结果及时向社会公告	
2015 年第 48 号	关于长春长庆药业集团有限公司和兆科药业（合肥）有限公司小牛血去蛋白提取物注射液等产品检查情况的通告	长春长庆药业集团有限公司使用生产原料小牛血的动物检疫合格证明不齐全，其生产的个别批次小牛血去蛋白提取物注射液生产记录、检验记录中涉嫌造假；安徽省食品药品监督管理局对兆科药业（合肥）有限公司违反注册申报的生产工艺，擅自从内蒙古奇特生物科技有限公司购买小牛血去蛋白提取物中间体，用于小牛血去蛋白提取物眼凝胶生产	责令停止生产相关品种，召回在售产品；相关药品生产企业必须加强供应商审计，确保原料生产、储运过程符合要求；组织对部分多组分生化药品生产企业进行飞行检查	

（续表）

文号	名称	通告概述	监管部门采取措施	其他
2015年第53号	关于停止进口爱活胆通等3个品种的通告	德国爱活大药厂的爱活胆通实际生产工艺与注册申报工艺不一致，同时未对提取工艺及相关变更情况开展对比研究及工艺验证；德国保时佳大药厂的标准桃金娘油肠溶胶囊（儿童型）的实际处方与注册申报处方不一致，工厂留存的生产记录未能说明原料"标准桃金娘油"的原料来源；美国库比斯特制药有限公司在接到检查通知后，企业提出生产场地变更，不能实现对原生产场地的检查，对新生产场地注射用达托霉素生产过程进行现场检查，发现其培养基模拟灌装试验方案、灌装操作区和洁净区的控制存在缺陷	停止对上述企业相关产品进口，要求各口岸食品药品监督管理局停止上述3个产品的进口通关备案	
2015年第78号	关于9批中药材及中药饮片检出金胺O的通告	食品药品监管总局在全国范围内组织对黄柏、延胡索等中药材及中药饮片进行了专项监督抽验，分别从药品生产、经营和使用环节进行了抽样，检出9批不合格	依法采取查封扣押、暂停生产、要求企业召回产品；立案调查，严肃处理，涉嫌犯罪的，要及时移送公安机关追究刑事责任；查清不合格产品来源，及时向社会公布	安国市万联中药饮片有限公司、安徽易元堂中药饮片科技有限公司、安徽沪昆中药饮片有限公司、亳州市长生中药饮片有限公司、亳州市贡药饮片厂、国药控股广西中药饮片有限公司6家药品生产企业生产的7批黄柏检出金胺O；安国市辉发中药饮片加工有限公司生产的1批延胡索、运城市风陵渡开发区华昌药业有限公司售出的1批延胡索检出金胺O
2015年第81号	关于吊销4家药品企业生产许可证的通告	广西壮族自治区食品药品监督管理部门立案查处了广西玉林市祥生中药饮片有限责任公司、玉林市华济中药饮片有限公司、广西圣康新药特药销售有限责任公司中药饮片分公司、广西健一药业有限责任公司中药饮片加工厂4家企业违法生产假药案，依法吊销了上述4家企业的《药品生产许可证》	罚款；吊销《药品生产许可证》的行政处罚；企业直接负责的主管人员和其他直接责任人员做出十年内不得从事药品生产经营活动的资格处罚决定	广西玉林市祥生中药饮片有限责任公司生产销售假药柴胡、山萸肉等9批次；生产销售劣药海金沙、白芍等22批次；玉林市华济中药饮片有限公司生产销售假药僵蚕、谷草精等26批次；生产销售劣药牡丹皮、苍耳子等16批次；广西圣康新药特药销售有限责任公司中药饮片分公司生产销售假药白茅根、车前草等81批次，生产销售劣药胖大海、细辛等11批次；广西健一药业有限责任公司中药饮片生产销售假药苍耳子、瓜蒌子等26批次，生产销售劣药盐牛膝、骨碎补等9批次
2015年第96号	关于6家药品生产企业违规生产新复方大青叶片情况的通告	山东、吉林和黑龙江省食品药品监管局根据山东省食品药品检验研究院提供的线索，对相关企业进行了飞行检查，查实山东健民药业有限公司等6家药品生产企业存在违规生产行为	收回上述企业药品GMP证书；召回问题产品；依法对6家企业进行立案调查	山东健民药业有限公司、莱阳永康制药有限公司、山东润华药业有限公司、山东泰宜制药有限公司、吉林省华侨药业有限公司和黑龙江乌苏里江制药有限公司哈尔滨分公司6家企业生产的新复方大青叶片均存在未按处方规定投料，减量投料咖啡因、异戊巴比妥两种有效成分，未按规定工艺组织生产，伪造批生产记录等严重违反药品管理法律法规问题
2015年第104号	关于广西荣仁药业有限公司和通化利民药业有限责任公司多批次产品不符合规定的通告	广西荣仁药业有限公司生产的小儿退热口服液和通化利民药业有限责任公司生产的胃康灵胶囊多批次产品经检验不符合规定	要求相关企业立即采取召回措施；监督企业停产整顿，查找药品质量问题原因，制定整改措施；	广西荣仁药业有限公司生产的10批次小儿退热口服液不符合含量测定项目；通化利民药业有限责任公司生产的3批次胃康灵胶囊不符合微生物限度
2015年第106号	关于长治市三宝生化药业有限公司等4家企业复方肝浸膏片（胶囊）检出高含量铬的通告	长治市三宝生化药业有限公司生产的复方肝浸膏片（8批）、山东中泰药业有限公司生产的复方肝浸膏片（3批）、陕西博森生物制药股份集团有限公司生产的复方肝浸膏胶囊（2批）、重庆申高生化制药股份有限公司生产的复方肝浸膏胶囊（1批）检出含有铬成分（胶囊壳铬含量符合规定），存在安全风险	上述4家企业立即停止生产，召回市场全部批次产品，并报告产生问题的原因；及时报告药品不良反应	

（续表）

文号	名称	通告概述	监管部门采取措施	其他
2015 年第 109 号	关于吉林省辉南三和制药有限公司等企业违法生产精制冠心片的通告	吉林省辉南三和制药有限公司、吉林省辉南天宇药业股份有限公司、吉林吉春制药股份有限公司、西安阿斯兰制药有限责任公司四家企业精制冠心片留样产品中检出植物组织，表明上述企业使用丹参、川芎、赤芍、红花等药材粉末直接投料，减少药材提取等关键生产步骤，违反注册申报工艺生产药品	依法收回其药品 GMP 证书；要求所有经营、使用单位立即停止销售、使用上述四家企业的精制冠心片；要求所有精制冠心片生产企业立即开展自查	
2015 年第 111 号	关于重庆市全新祥盛生物制药有限公司枸橼酸铁铵产品风险的通告	长治市三宝生化药业有限公司等 4 家企业生产的复方肝浸膏片（胶囊）中检出的高含量铬来自于制剂生产所用原料药枸橼酸铁铵，所用枸橼酸铁铵为重庆市全新祥盛生物制药有限公司生产	有关药品生产企业应立即停止使用重庆市全新祥盛生物制药有限公司生产的枸橼酸铁铵生产药品；查清所有有效期内药品的品种、批次、销售流向，召回市场销售的产品；收回重庆市全新祥盛生物制药有限公司枸橼酸铁铵的药品 GMP 证书	重庆市全新祥盛生物制药有限公司生产的枸橼酸铁铵中检出高含量铬，其生产所用起始物料 45 号钢棒加工的铁屑中亦检出高含量铬，存在较高风险

（黄瀚博）

2015 年典型违法药品广告 为加强药品广告监督管理，整治违法发布广告行为，进一步规范广告发布秩序，根据《药品广告审查办法》的有关规定，各省（区、市）食品药品监督管理部门加强了对行政区域内广告发布情况的检测，并及时发布了违法广告公告。2015 年，国家食品药品监督管理总局共发布了 32 条典型药品违法广告，见表 5。

表 5 2015 年典型药品违法广告汇总

序号	药品名称	广告表示名称	药品生产企业	违法广告宣称
1	枫荷除痹酊	火麒麟	贵州安平民族制药有限公司	风湿骨病吃药多年，不如苗药喷骨几十天，颈椎病快速见效、腰突一喷一揉疼痛消、骨质增生一喷一揉就见效
2	哈敦海鲁木勒十三味丸	九九肠胃康	乌兰浩特中蒙制药有限公司	胃肠病保证治一个好一个，胃肠同治第一方，病除只需三剂药，根治胃肠有奇效
3	天麻头风灵胶囊	金沐方	陕西白云制药有限公司	治好麻木只需三盒药，一盒祛风邪，周身关节不酸痛，二盒强筋骨，手脚腰腿不麻木，三盒通神精，治好麻木有金方
4	养心定悸膏		湖南马王堆制药有限公司	90 天即可将心脏内所有血栓化成水样血液，血液循环速度恢复至 25 岁左右，三个月血脂、心率都正常，心脏内连头发丝大的血栓都没有了
5	洋参雪哈口服液		通化爱心药业有限责任公司	服用一个周期，可使血压平稳，3 个月脑血栓基本恢复正常，阳痿早泄一周就好，3-5 天胃肠炎可好转，风湿骨病当天止疼、骨股头坏死等效果显著
6	蚕蛹补肾胶囊		吉林延边朝药药业有限公司	40 年顽固肾虚一吃就好；当天精神回升，第二天晨勃明显，7 天即可收发自如，一月威猛无比，并开始二次发育增大变强；一生只需 5 盒变强大，永远不用再补肾
7	灵仙跌打片	灵仙片	陕西白云制药有限公司	连续服用 1 大盒，风湿病彻底痊愈不复发；清理 99% 的骨痹毒素；1 盒治好骨病，2 盒巩固治疗，3 盒杜绝复发
8	咳喘宁	金方金咳喘	辽宁海洲药业有限公司	当天服用，当即止咳定喘，一大盒就能将肺内的死痰清除干净；老肺病老咳喘，二盒见效，三盒全好
9	补肾养血丸	老君养血丸	洛阳君山制药有限公司	吃了 10 盒，手麻的现象没有了，各方面都改善了；1 至 2 个月，保证低压 80、高压 120；这个世界上没有治不好的病，要是早吃老君养血丸，病早就好了
10	冠心保软胶囊		天年药业（哈尔滨）有限公司	5 分钟，心不慌、胸不闷、浑身有劲；6 天胸口不疼了，一个月扔掉药罐子；一百天换一个全新的心脏
11	醒脾开胃颗粒	大唐奥舒	西安大唐制药集团有限公司	大唐奥舒用了效果就是不一样，一天两小袋，胃肠病患者重新过上正常人的生活
12	固本延龄丸		沈阳东新药业有限公司	久服还可返老还童；服用3 天，症状减轻；长期服用，白发转黑
13	回春如意胶囊		山西省吕梁中药厂	使用三周，前列消炎、急慢性肾炎得到康复
14	消朦片		广西南珠制药有限公司	角膜炎、结膜炎、老花等，受外伤看不见，用了都能好，都看不见也无所谓，也能好
15	舒筋定痛片		郑州福瑞堂制药有限公司	为数以万计的风湿骨病患者带去了健康，是彻底治疗风湿骨病的首选良药，一个疗程病就去根了

（续表）

序号	药品名称	广告表示名称	药品生产企业	违法广告宣称
16	参鹿茶		黑龙江省济仁药业有限公司	每天只需一袋茶，对细菌、毒素的正常代谢能力完全恢复，并随着尿液排出体外，前列腺病不再复发
17	妙济丸		包头中药有限责任公司	生骨浆、接断骨，根除腰突再不犯。被国家列为治腰突的专用药
18	全鹿丸		吉林省力胜制药有限公司	绝对安全无毒副作用，心脏病、糖尿病、高血压的高危人群都能放心大胆的服用，都能药到病除
19	参茸蛤蚧保肾丸		盘锦恒昌隆药业有限公司	体内外双排毒，尿路功能全恢复，修复纤体平滑肌，还原正常收缩力；三个疗程，前列腺增生、肥大就好了
20	回生再造丸		东芝堂药业（安徽）有限公司	吃200—300丸后脑部功能完全恢复，愈后不再复发；一丸见效、一药治十症
21	清血八味胶囊		内蒙古蒙利中蒙制药有限责任公司	使断裂的神经快速自我修复再生，药效持久稳定康复后不易复发；安全健康无耐药性
22	舒筋活络丸		云南省腾冲县东方红制药有限责任公司	不管是颈椎间盘突出，还是腰椎间盘突出，引起的麻木、酸痛、僵硬等症状，只需1服药即可缓解症状，连用3服明显好转
23	麝香壮骨膏		焦作联盟医用材料股份有限公司	3副药准保腰腿灵活；十分钟起效，当天止疼，三个疗程肯定能治好风湿骨病
24	健胃十味丸		内蒙古库伦蒙药厂	当天服用，第二天就能见好，只需一盒药，就能胃粘膜修复，胃肠功能完全恢复，目前为止是治疗胃肠病最好的药物，一次治好不复发
25	抗骨质增生丸		乌兰浩特中蒙制药有限公司	根除腰突不遭罪，代替手术，疗效立竿见影；一丸腰不疼，十丸腰板硬，一副治好腰突病
26	健腰丸		红桃开药业股份有限公司	快速止痛止麻，修复破裂的纤维环，快治腰突不复发，九天治腰有奇效，一盒腰突去根好
27	石斛夜光丸		吉林市双士药业有限公司	不手术，不住院，只需三天治七天养，轻松康复白内障，青光眼；30天让您的眼睛清爽明亮；使用一个月，眼压恢复正常，视神经全面激活
28	锁阳固精丸		陕西紫光辰济药业有限公司	补肾快速、持久、全面，一丸就给补回来，终身只需一副药，肾动力充足强劲，保证10年不用再吃药
29	苦丁降压胶囊		贵州特色制药有限责任公司	一次性告别高血压，改变高血压体质，杜绝并发症危害，让我国近4亿高血压患者彻底杜绝疾病困扰；绿色安全无依赖
30	仙骨参芪口服液		广西百琪药业有限公司	失眠好了，大便正常了，腰和腿都好了，心脏血压血糖都比较稳定；对腰膝酸痛特别对症，还可治疗夜尿频多、尿频尿急、小便无力
31	沉香十七味丸		阜新蒙药有限责任公司	全面清理血液中甘油三酯，胆固醇等垃圾毒素，源头恢复血液清澈本质；3天止疼痛，50天治好疼痛病
32	脑立清胶囊		长春银诺克药业有限公司	独门秘方，冠心病、脑中风从根上治好，防止复发，良心承诺，保命促长寿

（黄瀚博）

国家食品药品监督管理总局曝光违法发布虚假信息网站 2015年，国家食品药品监督管理总局在监督检查中发现，部分互联网站违法发布虚假信息，内容含有不科学地宣称治疗疾病功效的断言，以及利用学术机构、专家、医生、患者等名义形象作证明等问题，欺骗误导消费者，危害公众饮食用药安全，共计曝光26家违法网站的28个产品，见表6。

表6　2015 年违法发布虚假药品信息网站名单

序号	具体网址	网站标识名称	涉及产品名称	违法情况				
				①	②	③	④	⑤
1	http://www.fzrxw.com/2015/0103/213558.html	福州热线	早泄汤	√	√			
2	http://www.0356hs.cn/ymlp/?ppc&utm_source=baidu&utm_medium=cpc&utm_campaign=%E9%87%8E%E7%87%95%E9%BA%A6%E5%93%81%E7%89%8C%E8%AF%8D&utm_content=%E5%93%81%E7%89%8C%E8%AF%8D&utm_term=%E8%A1%80%E9%92%BB%E9%87%8E%E7%87%95%E9%BA%A6%E7%89%87	血钻野燕麦官网	血钻野燕麦	√	√			
3	http://wap.tianhui777.com/jiangbao/	降糖宝胶囊官网	降糖宝胶囊	√	√			
4	http://www.230la.net/sell/show-3682410.html	230 啦信息网	生命唐安六仁胶囊	√				
	http://www.230la.net/quote/show-1839750.html	药王降压宝	√	√				
	http://www.230la.net/sell/show-4254658.html	美国卡图胶囊	√	√				
5	http://www.shenjingbaike.com/kcydsx/	昆虫胰岛素官网	昆虫胰岛素	√	√			
6	http://www.086opera.com/dln/	达力那官网	达力那	√	√			
7	http://www.shinan.org/	泄油瘦身汤官网	陈老师泄油瘦身汤	√				
8	http://www.adcjw.com/	和妙堂官网	和妙堂中药足浴	√				
9	http://china.da390.com/	卵力活官方网站	卵力活	√	√			
10	http://www.yaoxie.net/yiyao/com/a1125040730/sell/itemid-21060.html	帕朱丸官网	帕朱丸	√				
11	http://shop.da390.com/	龙布峰针官网	龙布峰针	√				
12	http://www.zyxzch.cn/ZZ03/?id=ZZ3-1-3	金虫草三参官方网站	长白山鹿胎膏	√	√	√		
13	http://www.qzzly.com/	益盛软胶囊官方网站	添益牌益盛软胶囊	√	√			
14	http://webp.ammybags.com/?cz	淫羊藿黄精胶囊官网	郭百年牌淫羊藿黄精胶囊	√	√	√		
15	http://www.bsltg.org/	长白山龙华厂家授权直销网店	长白山鹿胎膏	√	√			
16	http://www.qianyaso.net.cn/jkss.html?utm_source=360&utm_medium=xy07k143658&utm_term=JianFeiJiaoNang&utm_content=ChanPinCi_JianFeiJiaoNang&utm_campaign=DiYuFeiGuangDong	纤雅减肥胶囊官网	养春堂牌韵美姿减肥胶囊	√	√			
17	http://www.51shenmo.net/fengjiao/	江中蜂胶软胶囊官网	江中牌蜂胶软胶囊	√				
18	http://vip.fztongche.cn/dccfsjn/	冬虫草蝮蛇胶囊官方网站	冬虫草蝮蛇胶囊	√	√			
19	http://vip.nchzby.com/heijin/	美国黑金官方网站	美国黑金	√	√			
20	http://www.noxa20.net/taiguonasha/show-62.html	莎 noxa20 官方网站	娜莎 noxa20	√				
21	http://www.qiuzhenling.cn/	丘疹灵官方网站	丘疹灵	√				
22	http://wwv.hongsedb.cn/ling/	痛骨灵丹乌蛇枸杞丸官方网站	痛骨灵丹乌蛇枸杞丸	√	√			
23	http://3.eagene.org/	回春态官方网站	牡蛎锌片	√	√			
24	http://www.velebooro.info/cp/	昆虫胰岛素官网	昆虫胰岛素	√	√			
25	http://www.hcooll.com/smyyd/	生命源口服胰岛素官网	生命源口服胰岛素	√	√			
26	http://www.somw.net/luyi/	瑞士路易 16 官网	瑞士路易 16	√	√	√		

说明：表中违法情况标号代表：①含有不科学地宣称产品功效的断言、保证；②淫秽低俗等虚假内容；③含有违法宣称治愈率或有效率等虚假内容；④含有与药品等功效相混淆的用语等虚假内容；⑤利用患者、专家名义形象作证明。

（黄瀚博）

2015 年撤销药品违法广告批准文号汇总　2015 年，国家食品药品监督管理总局要求各省（区、市）食品药品监管部门要认真履行属地监管责任，加大对严重违法广告跟踪监测，加强对企业的日常监督检查和产品抽验。对发布违法广告的，要依法采取责令其产品暂停销售等措施，并联合有关部门依法查处；涉嫌犯罪的，及时移送公安机关，因此通过国家食品药品监督管理总局通告发布了 2015 年撤销的药品违法广告批准文号，共涉及 12 家生产企业（或证件持有者）的 12 个产品的 29 个广告批准文号，详见表 7。

2015 年不良反应信息通报（66-69 期）　2015 年，国家药品不良反应监测中心发布了 4 期（第 66-69 期）药品不良反应信息通报，公布了甲氧氯普胺等药品的不良反应，见表 8。

表7　2015年撤销药品违法广告批准文号汇总

序号	药品名称	生产企业	撤销批准文号
1	滴耳油	江西德成制药有限公司	赣药广审(视)第2015020001号
2	风湿痛药酒	江西金顶药业有限公司	赣药广审(文)第2014080077号;赣药广审(视)第2014080051号;赣药广审(声)第2014080010号
3	养心定悸膏	湖南马王堆制药有限公司	湘药广审(文)第2014080082号
4	活络止痛丸	广州白云山陈李济药厂有限公司	粤药广审(文)第2014050276号;粤药广审(视)第2014110167号;粤药广审(声)第2014050034号
5	十味乳香丸	西藏金哈达药业有限公司	藏药广审(文)第2014090050号;藏药广审(视)第2014090006号;藏药广审(声)第2014090003号
6	天麻头风灵胶囊	陕西白云制药有限公司	陕药广审(文)第2014060180号;陕药广审(视)第2014060028号;陕药广审(声)第2014060016号
7	益康胶囊	陕西君碧莎制药有限公司	陕药广审(文)第2014090293号
8	五加参归芪精	通化白山药业股份有限公司	吉药广审(声)第2015010004号
9	消炎镇痛膏	四平三帆科技制药有限公司	吉药广审(视)第2015030022号;吉药广审(视)第2014080129号;吉药广审(视)第2014080130号
10	九味健肾胶囊	吉林金麦通制药有限公司	吉药广审(文)第2014100215号;吉药广审(视)第2014100150号
11	复方桔梗止咳片	通化仁民药业股份有限公司	吉药广审(文)第2014090199号;吉药广审(视)第2014110175号;吉药广审(视)第2014100148号;吉药广审(声)第2014100032号;吉药广审(声)第2014110040号
12	肤痒颗粒	陕西兴邦药业有限公司	陕药广审(文)第2015030072号;陕药广审(视)第2015030025号;陕药广审(声)第2015030004号

(黄瀚博)

表8　2015年药品不良反应信息通报汇总表

通报期数	药品名称或类型	主要或严重不良反应
第66期	甲氧氯普胺	一种不可逆的锥体外系反应——迟发性运动障碍;局部僵硬、肌肉不随意收缩、抽搐、震颤等
第67期	感冒清片(胶囊)	血尿不良反应;组方成分超剂量使用或引起毒性协同作用
	脑络通胶囊	主要累及消化系统、精神/神经系统、皮肤及附件等,以头晕、头痛、恶心、呕吐、腹痛、腹泻、皮疹、乏力为最多见;过敏反应
第68期	非典型抗精神病药	中枢神经系统反应,如头晕、嗜睡、失眠、癫痫、锥体外系反应、激越、狂躁、谵妄等;白细胞减少/粒细胞缺乏症;糖脂代谢异常;伴有老年痴呆症的精神行为患者死亡率增高风险
第69期	注射用头孢硫脒	主要累及皮肤及其附件损害、全身性损害、胃肠系统损害等,主要表现为过敏性休克、过敏样反应、呼吸困难、寒战、高热、心悸、胸闷、皮疹、瘙痒等

(黄瀚博)

2015年药品审评报告　2015年,国家食品药品监督管理总局药品审评中心批准了342件药品生产(上市)注册申请(中药76件、化学药品241件、生物制品25件),批准了1673件药物临床试验注册申请(中药22件、化学药品1565件、生物制品86件)。通过改革审评管理制度、改进用人机制和强化审评质量管理推进评审制度改革;通过开展"专项"审评工作和整合审评人力资源,药审中心2015年全年完成审评任务9601件,比2014年全年完成量增加了近90%;通过,鼓励创新药研发、完善仿制药审评和推进中药审评改革,促进行业良性发展。2015年,药审中心全年接收新注册申请8211个,其中化药和中药接收量有所下降,生物制品接收量有所增加。国产IND申报数量较多的治疗领域有:抗肿瘤药物、消化系统疾病药物、内分泌系统药物、风湿性疾病及免疫药物。国际多中心(含进口IND)申报数量较多的治疗领域主要集中在抗肿瘤药物。截至2015年底,(1)待审的化药ANDA申请共7411个,其中相同活性成分待审任务超过50个的有沃替西汀、阿普斯特、阿考替胺、曲格列汀、阿伐那非、阿法替尼、阿齐沙坦、卡格列净。(2)完成化药审评8514个,有明确审评结论的注册申请中,批准结论5740个,不批准结论1977个,总体不批准率为25.6%。(3)新接收中药注册申请共374个,完成中药审评544个。(4)新接收生物制品注册申请共566个,完成生物制品审评543个。另外,2015年国家食药监总局根据药品审评建议,首次批准了醋酸阿比特龙片、肠道病毒71型灭活疫苗(EV71)、注射用阿糖苷酶α(罕见病治疗药)、门冬氨酸帕瑞肽注射液(罕见病治疗药)、蒺藜皂苷胶囊等重要治疗领域的新药,同时批准了聚乙二醇修饰干扰素等国产仿制药。(黄瀚博)

国家食品药品监督管理总局发布《2015年版国家执业药师资格考试大纲》　2015年2月5日,国家食品药品监督管理总局发布了《2015年版国家执业药师资格考试大纲》(以下简称"2015版考纲")。该考纲于2015年1月29日起正式实施,2015年全国执业药师资格考试将全面启用该版考纲。2015年版考纲是自我国执业药师资格制度建立以来第七版。

2015 版考纲对大纲结构、内容和具体能力要求方面都做了较大的修订。在大纲结构上，对专业知识(一)和专业知识(二)，打破多年采用以高等药学教育相对应的教学学科名称划分和设立专业知识考试要求的形式，使各专业知识科目的考试大纲成为综合性专业知识要求的大纲；在具体考试内容和能力要求上，加大综合知识与技能的考试比重，降低专业基础知识的比重。通过大纲结构、内容和具体能力要求的调整和整合，希望准入人员能够比较系统地掌握“药”、“用药”以及“用药治病”三方面的综合知识和综合技能，同时具备良好的法制意识、责任意识、自律意识、服务意识。2015 版考纲采用表格形式列出大单元-小单元-细目-要点 4 个层次的考试范围，其中所列要点反映主要的考试内容。考试大纲所列内容均属于执业药师必备的知识与技能要求，统一纳入考试命题范围，作为执业药师资格考试命题和考生备考的依据。为了适应该版考试大纲内容结构和能力层次调整的需要，执业药师资格考试的试卷结构和题型也进行调整。各个考试科目的试卷题量调整为 120 题，较上版规定减少 20 题。题型包括 A 型题(最佳选择题)、B 型题(配伍选择题)、C 型题(综合分析选择题)和 X 型题(多项选择题)。各个考试科目单独考试，单独计分，计分方式较以往有变化，每题均为 1 分，满分为 120 分。 (杨世民)

实施从业药师过渡政策 2015 年 11 月 20 日，国家食品药品监督管理总局办公厅以食药监办人〔2015〕165 号发布了《关于现有从业药师使用管理问题的通知》(以下简称《通知》)，决定实施从业药师过渡政策。该《通知》的主要内容为：(1)延长具备条件的从业药师资格有效期。有条件地延长现有从业药师资格期限至 2020 年。自 2015 年 12 月 1 日起至 2015 年 12 月 31 日止，由省级食品药品监管部门组织对本行政区域符合条件的从业药师开展确认工作；2016 年 1 月 1 日至 2020 年 12 月 31 日期间，经确认在册的从业药师可有条件地继续在岗执业；从 2021 年 1 月 1 日起，药品经营企业必须按照要求配备执业药师。(2)确认具备条件的从业药师。确认从业药师继续从业资格，须同时符合以下条件：①持有原国家药品监督管理局统一印制的《从业药师资格证书》，且未获得执业药师资格；②近三年一直在药品经营企业药学服务岗位从业，并连续参加执业药师继续教育；③身体条件能够胜任岗位工作。《通知》明确了确认和复核工作程序，由各省级食品药品监管部门负责本行政区域内从业药师确认工作，结合实际，制定具体工作方案，并组织实施；各省级食品药品监管部门将经确认并登记造册的从业药师名单，按照附件格式填写并报总局执业药师资格认证中心；总局执业药师资格认证中心负责对各省级食品药品监管部门报送的名单进行复核，结果及时反馈；各省级食品药品监管部门应在政务网站将本行政区域通过确认和复核的人员名单及其从业企业等信息予以公开，接受社会监督。《通知》规定：2020 年 12 月 31 日前，由经过确认的从业药师承担执业药师职责的药品经营企业，视为符合执业药师配备要求。从业药师过渡性政策仅限于已有的药品经营企业，新开办药品经营企业必须配备执业药师。 (杨世民)

中美食品药品监管工作系列交流活动 2015 年 11 月 21～23 日，第 26 届中美商贸联委会在广州举办，中美双方同意就食品安全、联合打击网络售卖假药、药品和医疗器械审批执行评估和临床试验、开展化妆品监管对话等领域加强合作，就切实保障人民健康达成共识，并强调打击网络售卖假药是中美两国药品监管机构义不容辞的责任。2015 年，中美双方为进一步加强食品药品监管合作，进行了多次会议交流活动，具体情况见表 9。

表 9 2015 年中美食品药品监管合作系列会议汇总表

时间	事项	结果
2015 年 3 月 11 日	国家食品药品监督管理总局副局长吴浈会见美国贸易代表办公室副贸易代表何礼曼一行	双方就中国药品化妆品法律法规修订、药品审评审批制度改革情况，以及双方在 2015 年的合作等有关事宜交换意见
2015 年 3 月 24 日	国家食品药品监督管理总局副局长尹力会见美国前国防部长科恩一行	双方就中国食品药品监管体制改革、药品审评审批制度改革、中国药品管理法修订进展情况，以及加强中美食品药品监管领域合作等议题交换意见
2015 年 6 月 4 日	国家食品药品监督管理总局副局长吴浈会见美国食品药品管理局(FDA)副局长霍华德·斯克兰博格一行	双方就总局机构改革最新进展、中国食品药品法律法规修订进展以及美国 FDA 在药品监管方面的近期工作进展等内容进行交流
2015 年 6 月 4 日	国家食品药品监督管理总局国际合作司与美国食品药品管理局(FDA)共同组织系列交流活动——“检查体系”和“审评审批”监管交流讲座	美国 FDA 副局长霍华德·斯克兰博格(Howard Sklamberg)等就“美国 FDA 检查体系介绍”和“美国 FDA 快速审评和突破性疗法资格认定”进行了演讲，与会人员就演讲内容进行互动交流
2015 年 8 月 27 日	国家食品药品监督管理总局副局长吴浈会见美国食品药品管理局驻华办公室主任古丽一行	双方就药品临床试验数据完整性、我国药品审评审批制度改革以及中美药品监管制度交流合作等问题交换意见

(黄瀚博)

中捷药品监管研讨会召开 2015年11月25日，国家食品药品监督管理总局和捷克国家药品监督管理局联合举办的中捷药品监管研讨会在京召开。捷克共和国总理斯博特卡到会并致辞，国家食品药品监督管理总局副局长吴浈、捷克共和国卫生部部长涅麦切克出席并讲话。双方围绕药品生产质量管理规范、保障用药安全、加强监管机构合作等议题进行了交流讨论。此次研讨会上，中方和捷方在药品监管政策法规、药品GMP检查认证方面的资深专家与京津冀及周边省份药品GMP检察员进行了研讨交流，加深了双方监管者和企业了解对方的政策法规和技术规范。（黄瀚博）

省市药监动态

湖北省襄阳市食品药品行政审批"多证合一" 2015年，襄阳市食品药品监督管理局率先在全国实行"多证合一"改革。按照一家企业在同一行政许可机关只办一张证"三个一"便民原则，将市本级审批权限范围内的药品经营许可、药品经营质量管理规范(认证)、食品生产许可、食品流通许可、保健食品生产企业卫生许可、化妆品生产企业卫生许可、医疗器械经营许可等14项许可(备案)进行合并，统一核发食品药品生产经营许可证。实行食品药品行政审批"六个统一"，即统一办事指南、统一验收标准，统一验收队伍，统一证照样式，统一许可编号，统一许可效期。2015年4月16日，国务院食安办调研襄阳市国家食品安全试点城市创建工作时肯定了食品药品行政审批"多证合一"的执行效果。（贾夏怡）

广东省中山市在全省率先实行食品药品经营许可"九证合一" 2015年12月1日，广东省中山市食品药品监督管理局在全省率先实行将食品流通许可、餐饮服务许可、药品经营许可(零售)、药品零售企业《药品经营质量管理规范》认证、第二类精神药品零售审批、药品零售企业申请经营医疗用毒性药品审批、第三类医疗器械经营许可、保健食品经营许可、第二类医疗器械经营备案"九证合一"为《食品药品经营许可证》。"九证合一"后，办理手续简化为"1套材料、1次申请、1次资料审查、1次现场核查、1个流程、1张证"。此外，实施"九证合一"后，以经营单位的主体性质来划分市、镇权限，企业办理多个食品药品经营类项目时，不再需要市、镇多头办理，而是按照主体类型在一个部门办理，方便快捷。（贾夏怡）

天津"五措并举"实现最严格食品药品安全监管 2015年10月14日，天津市通过"晒"责任、"织"网底、"溯"源头、"明"差别、"推"典型五措并举，实现对食品安全最严格监管。(1)"晒"责任。在全市食品生产经营、餐饮服务、保健食品企业实施食品安全责任信息公示上墙，向社会公示食品企业主体责任信息、食品安全日常监管责任信息和许可责任信息。(2)"织"网底。在全市各街乡镇和五大农贸批发市场组建224个市场监管所，加强街乡镇监管力量的配备，提升村居协管员待遇，聘用食品安全志愿者，实现"区县有食安办、街镇有监管站、村居有监控点"的食品安全三级工作责任网，通过村居食品安全监控点、协管员的"千里眼、顺风耳"作用，对村镇、街居食品安全情况进行巡查，一旦发现辖区有食品安全违法经营行为，可在第一时间向辖区市场监管部门报告。(3)"溯"源头。建立天津市食品安全抽验检测和风险监测数据库，将对天津市前期建设的电子综合监管可追溯系统、食品安全指数分析系统和食品安全"5210"工程中建设的食品安全信息平台进行有效整合，建设天津市食品安全可追溯系统综合监督信息系统。(4)"明"差别。对取得各类许可证的食品生产经营企业，根据日常检查的情况实行年度记分量化。(5)"推"典型。在农村小学推行放心营养餐工程，制定适合不同年龄段小学生的营养餐配膳食谱和指导手册，科学调整膳食结构，配置专兼职营养配膳管理员，定期进行学生营养餐效果评价。在涉农区县开展放心农家院工程建设，推行餐饮许可证、健康合格证、管理制度、农家乐食品安全等级、监督举报电话、食品安全承诺书6项食品安全公示制度，逐步增强和提升农村食品安全。（贾夏怡）

四川省成立第一届药品专家委员会 2015年11月10日，四川省药品科研院所、生产企业、医疗机构和检验检测等部门的49名学术专家当选为四川省第一届药品安全专家委员会专家。专家委员会设主任委员1名、副主任委员2名，专家委员会下设立"决策咨询、风险评估、科普宣教、应急处置"4个分委员会。专家的主要职责有参与药品和医疗器械安全发展规划和政策法规制定、重大药品安全事故处置、风险评估和预警预测开展、教育培训和宣传咨询服务，尤其是做好药品医疗器械审评审批制度改革的重大课题研究，并积极推动创新成果转化为现实生产力。（贾夏怡）

江苏省召开首届食药打假战略联盟峰会 2015年12月29日，江苏省食品药品监管局联合省公安厅举办了第七届规范市场秩序保护知名品牌工作联席会议暨首届食药打假战略联盟峰会。会议强调：(1)坚持打假工作准确定位不跑偏。全省稽查打假工作坚持"定位准确"——坚持"以案件领衔，靠案件支撑，用案件说话"的理念，保持打假治劣高压态势，实现对食品药品安全最严格的监管、最严厉的处罚；"方向明确"——明确稽查工作的核心和主业是查办案件，在对稽查工作进行考核评比时，将打假案件查办成效作为重要考核内容和指标；"方法正确"——坚持将一批综合素质高、业务能力强的人员充实到稽查执法岗位，并通过提拔使用、立功受奖等给予政策倾斜，同时列支专项经费用于执法办案和重大案件奖励。(2)坚持打假治劣高压态势不动摇。始终坚持全省稽查工作"一盘棋"的格局不改变，把查处假冒知名品牌案件摆在突出位置，加大指挥协调和督查督办力度。针对公众反映强烈的热点、难点问题，每年有侧重地强化对重点地区、重点环节和重点品种的监督检查，通过开展食品药品安全打假系列专项整治行动，进一步规范全省食品药品市场秩序。(3)坚持创新制度机制不停步。除了建设"打假保名牌"机制外，还建立健全了四方联席会议机制，重点推进行刑衔接，着力解决假冒知名品牌涉嫌犯罪案件的移送、联合查办、检验鉴定等难点问题；同时，建立健全了由江苏省首倡、华东6省市和河南省积极响应的"7+1"区域联防协作机制，着力加大对跨区域违法案件的查处力度。(4)坚持深挖大案要案不手软。始终将大案要案查办作为稽查工作的重中之重，发现线索不放过，通过小案挖大案，坚持做到追根溯源、不惜代价、一查到底。实践证明，通过严厉查办一批危害大、性质恶劣、涉及面广的假冒知名品牌食品药品案件，既维护了公众饮食用药安全合法权益，又有效保护了合法企业的正当利益。 （贾夏怡）

↗ 北京市药物临床试验机构日常监管实现全覆盖 北京市食品药品监督管理局组织区县局对全市药物临床试验机构(GCP)开展全面、系统的监督检查，首次实现全市GCP机构监督检查全覆盖。北京市食品药品监督管理局出台《药物临床试验机构日常监督检查标准》，依据该标准组织开展监督检查。检查工作围绕事前计划、事中督促、事后分析三个环节；通过统一工作部署，明确检查要求、促进队伍建设，强化学习培训、突出社会共治，整合监管资源、突出风险管理，注重问题分析四项措施；以期实现日常监管规范化、检查流程标准化、风险管理常态化三个效果。 （贾夏怡）

↗ 黑龙江省全面推进网上行政审批 黑龙江省级26个行政审批事项网审率达100%，实现了便捷高效办公。具体内容为：(1)坚持"一把手"工程抓网上审批工作。该局把网上行政审批工作作为"一把手"工程重点推进，多次召开专题会议研究相关事项。在推进过程中，建立严格的工作制度和工作机制，有效调动有关部门的主动性和积极性。(2)通过政务门户网站公开许可流程。公布全部事项通过网上审批的通知，公开审批事项名称、需申报的材料、审批时限等信息，并在审批大厅告知网上审批时限等信息。(3)提供整体打包服务。对企业申报事项涉及多个处室的，建立会商协调机制。审批完成后，进行延伸服务。在食品环节，为企业提供跟踪服务。 （贾夏怡）

↗ 江西省"三个翻番"强力保障食品药品安全监管 江西省强力保障食品药品安全监管行动可概括为"三个翻番"。具体内容为：(1)人员翻番。新一轮体制改革启动以来，江西省重新组建新的省食品药品监督管理局，加挂省食品安全委员会办公室牌子，行政编制由原来的61个增至90个，增幅47.5%。同时，坚持"行政不够事业补"，加强配套监管资源整合建设，划转组建省食品检验检测研究院，重新组建省药品检验检测研究院，整建制划转省卫计委下属省药物研究所，新成立行政受理和投诉举报中心。(2)是经费翻番。不断加大对食品药品监管的经费保障力度。(3)考核指标分数翻番。省委、省政府连续两年将食品药品安全纳入市县政府科学发展综合考评体系，分值由2013年的2分提高至2014年的5分，占民生工程部分比重超过10%。省政府还与各设区市政府签订了食品安全责任书，推动了各级政府"负总责"责任的落实。 （贾夏怡）

↗ 陕西省启动"飓风行动"严打食药违法犯罪行为 2015年3月27日，陕西省召开严打食品药品违法犯罪行为专项行动部署会，于3月27日至12月31日，在全省集中开展以"严管、严查、严打"为重点的"飓风行动"，强化食品药品安全监管。本次行动针对5大领域重点打击：(1)食品领域，重点打击乳制品、肉制品、食用油、白酒等生产、经营餐饮环节违法添加非食用物质，超范围、超限量使用食品添加剂，使用不符合食品安全标准的原材料等违法犯罪行为，以及未经检验检疫的进口肉及食品等。(2)药品领域，重点打击以违法使用植物提取物、化工原料替代药用原料、不合格原料生产药品，以增重、染色、掺杂掺假、以假充真生产中药饮片，以从非法渠道购销药品、挂靠经营、走票、销售假药、利用互联网制售假药等违法犯罪行为等。(3)保健食品领域，重点打击减肥、辅助降血糖、抗疲劳、增强免疫力、改善睡眠、辅助降血压(调节血脂)等6类保健食品中违法添加药物成份和以中老年人为对象采取会议营销的方式销售保健食品等违法犯罪行为。(4)化妆品领域，重点打击违法添加和含有禁限用物质和超量物质生产化妆品；美容机构及会所销售、使用未经批准(含美白、除皱、注射类药品)和假冒化妆品等违法犯罪行为。(5)医疗器械领域，重点打击经营和使用未经注册、未经生产许可的医疗器械，违法购、销、使用植入性医疗器械等违法犯罪行为。陕西省药监局、公安、检察等部门联合建立行刑衔接机制，对大案要案拖案实施挂牌督办，依法从重从严从快惩处。同时曝光一批典型案件，深挖一批制假售假黑窝点、黑作坊，铲除根源，切实净化、规范和提升食品药品生产经营行为。 （贾夏怡）

↗ 江苏省通报食品药品十大违法案件 2015年4月9日，江苏省食品药品监管局召开新闻发布会，通报全省食品药品市场秩序总体状况及2014年食品药品打假治劣工作情况，重点发布了2014年度食品药品十大违法案件。2014年，江苏省食品药品监管系统累计查处食品药品行政违法案件5247件，移送司法机关查办涉嫌犯罪案件333件，公安机关立案239件，捣毁制假售假窝点和销售网络249个，取缔无证经营户656个，追究刑事责任402人，停业整顿62家。

（贾夏怡）

北京市食品药品监管局与首都4所高校签署战略合作框架协议 2015年4月20日，北京市食品药品监督管理局与北京大学医学部、北京航空航天大学、中国农业大学、北京中医药大学4所高校签署战略合作框架协议。战略合作的内容为：(1)在北京市局技术支撑机构设立博士后科研工作站，开展在职研究生联合培养。(2)在北京市局技术支撑机构建立学生教学实习基地，开展学术交流及培训，组织毕业生实习与就业。(3)整合政府监管部门和高校资源，建立“联合实验室”，实现实验室资源共享。(4)双方在科研项目上相互支持、加强合作，共同推动食品药品科研工作。根据协议，北京市食品药品监管局充分利用技术支撑机构资源优势，4所高校充分利用高校院所科研技术、师资、实验室等资源，双方通过多种形式开展全方位合作交流，各自发挥资源优势，从机制建设和资源协调利用上提供优先保障。

（贾夏怡）

海南省食品药品监管推行法人承诺制行政审批新模式 2015年5月26日，海南省食品药品监督管理局在食品药品监管行政审批领域施行“法人承诺制”审批模式。该审批模式已在海南省药品(经营)批发、生产环节实施。推行“法人承诺制”审批模式后，审批部门提供给企业一份“一书三清单”，“一书”是告知企业如材料虚假应受到的惩罚和承担的责任承诺书样本；“三清单”是指告知企业申报事项应具备的条件清单、应提供的材料和材料应阐述清楚的事项清单、责任清单，申请人按告知清单的要求提供申报材料报批并签署对材料真实性负责和如有虚假愿承担责任的承诺书，签署后审批部门可当场发证。审批后行政部门结合日常市场监管工作再进行现场审核，事前检查和日常检查合二为一。若企业承诺的材料真实，企业就继续正常经营，若虚假，监管部门责令停业整改或收回许可证，并按企业承诺给予处罚。这种审批新模式有4个优点：(1)缩短了审批时间，可使原来10~20个工作日的办件缩短为当天办结。(2)把基层监管人员从繁杂的审批事务中解放出来，集中精力投入到日常监管工作中。(3)把企业第一责任人的责任落实到企业肩膀上。(4)可以促进企业法治意识的建立。（贾夏怡）

河北省建立“四项机制”提升食品药品安全风险防控水平 2015年6月2日，河北省食品药品监管局在风险防控方面，建立实施了四项机制，变被动隐患为主动防控，着力提升应急防控水平。具体内容为：(1)建立实施问题发现机制。出台了加强食品安全隐患排查治理工作的指导意见、食品安全风险会商联席会议制度、食品风险隐患防控会商制度和有奖举报办法，全省定期开展隐患集中排查、食安委成员单位之间定期开展风险会商，定期发布抽验质量、案件查处和食品安全形势公告等信息。(2)建立实施风险防控机制。统筹日常监督、认证、换证、审批检查，推动信息共享互用；强化检验监测，控制潜在风险；开展专项整治，及时解决问题；开展生产聚集区治理和示范创建，实施综合治理。(3)建立实施违法惩处机制。建立华北东北八省(区、市)食品药品稽查执法联防协作机制，强化区域协作。多部门建立案情会商研判、信息交流共享、联合执法办案、线索移送移交、案件成果联合发布等机制，强化行刑衔接，确保对违法违规行为查处到位、追责到位。(4)建立实施应急管理机制。修订完善食品安全突发事件应急预案和防范应对处置规程，定期开展应急演练；开发网络舆情监测系统，建立新闻发布制度，及时分析舆情动态、发布权威信息，稳妥处置突发事件。（贾夏怡）

海南省食品药品监管行政审批推行“多合一”改革 海南省食品药品监管局对“法人承诺制”审批新模式及其检查事项、多部门分别现场检查现象，推出三个“多合一”的行政审批改革措施，即“多方检查合一”、“多环节合一”、“多证合一”。(1)“多方检查合一”审批模式：将可以同步开展审批和同时进行现场检查的审批事项进行合并，实行“同步申报、同步检查、同步审批”的并联审批管理模式，简化申报手续，减少申请材料，一次性现场检查或组织关联性审查，同时做出审批意见，实现从单项申报审批到集中申报并联审批的转变。该模式目前已在药品生产、批发环节实施。(2)“多环节合一”审批模式：把申请事项和所涉及需前置审批的事项进行分类组合，按照以主事项申报，前置事项实行承诺制认可方式提交材料，将一些前置审批集中到主事项审批时同步进行。(3)“多证合一”审批模式：将分别核发的《药品经营许可证》、《医疗器械经营许可证》、《医疗器械经营备案凭证》、《保健食品经营资格审查意见通知书》、《食品流通许可证》、《酒类流通备案登记证》，改为只按要求最高的经营项目核发一个许可证。（贾夏怡）

天津市深化行政许可制度改革实施药品零售企业“五证合一”许可制度 2015年6月5日起，天津市实行药品零售(连锁)企业“五证合一”行政许可制度改革。“五证合一”是指将药品零售(连锁)企业分别向原食品药品监管、工商部门申领的《药品经营许可证》、《药品经营质量管理规范认证证书》、《医疗器械经营许可证》、《食品卫生许可证》、《食品流通许可证》五证合并为《药品经营许可证》一证。（贾夏怡）

淄博市食品药品检验检测中心获得CNAS认可证书 2015年3月12日，山东省淄博市食品药品检验检测中心正式通过中国合格评定国家认证委员会(CNAS)认可,获得实验室认可证书。本次认可范围涵盖了药品检测项目109项,表明其硬件设施、管理水平和检测能力均达到国际认可准则要求,实验室具备开展相应检测项目、出具权威检测报告的技术能力。

淄博市食品药品检验检测中心从2013年5月开始着手申报国家实验室认可工作。中心全员通过质量体系文件编制、宣贯培训、仪器设备检定校准、环境条件建设、能力验证、质量体系内部审核、管理评审等工作,建立完善了符合CNAS认可要求的质量保证体系。2014年12月20~21日CNAS专家评审组对该中心的质量管理体系、检测能力,从管理、技术、设备等入手,通过现场试验、记录审核、人员考核等进行全方位的审查和考核后同意推荐认可。（贾夏怡）

山东省积极推进药品零售企业药学服务试点工作 2015年10月12日,山东省四大城市的食品药品监督管理局积极推进药品零售企业药学服务试点工作,全面提升药品零售企业整体服务能力和发展水平。(1)青岛市局强制推行了执业药师指纹考勤制度,全市40家连锁企业参加远程电子审方;该局还建立了"执业药师在岗执业监管系统",与免费安装到各企业的考勤系统无缝对接,通过该系统监管部门不仅可以查看执业药师在岗考勤情况,还可监控到各执业药师审方和开展药学服务的具体情况。(2)烟台市局在全市推行使用"问药"APP免费药学服务软件,已在1000家连锁门店推广安装问药APP商户端,其驻店药师可随时为用户提供用药咨询服务。(3)济南市局开展了审方药师培训,以保证所有药品零售企业除应配备的执业药师外,还至少有一名审方药师,解决处方审核和指导群众合理用药问题。(4)济宁市局在两家零售连锁企业开展用药咨询机试点工作,实现了药学信息查询系统、智能导购系统、处方审核系统、远程药学支持系统、患者用药指导系统、用药咨询系统、药物安全管理系统和客户管理系统等8大模块的综合信息化解决方案。

（贾夏怡）

陕西省建立食品药品执法检验检测绿色通道 2015年10月22日,陕西省食品药品监管局下发《关于建立食品药品执法检验检测绿色通道的通知》,在全省建立起省、市两级执法检验绿色通道。《通知》从六个方面对绿色通道做出明确规定,依次为:内涵定义、工作原则、组织协调、工作流程、责任追究和经费保障。绿色通道要体现优先受理、优先分发检验科室、优先检验、优先出具检验报告书、优先通知检验结果的"五优先"原则。该原则的核心是在最短时间内对涉案食品药品进行检验检测,并依法出具检验检测报告。（贾夏怡）

昆明市药品零售企业新版GSP认证检查覆盖率达到100% 截至2015年12月12日,昆明辖区内全部2669家药品零售企业完成新版GSP认证检查,覆盖率达到100%。昆明市局辖区内除73家药品零售企业放弃申报以外,需要认证检查企业2669家。市局安排现场检查共计2670家次(其中单体药店1167家次,零售(连锁)门店1503家次,含1家单体药店二次认证);派出认证检查组260组,出动检查员520人次,观察员260人次;发布认证公示30期,未通过认证检查的企业4家,核发《药品经营质量管理规范认证证书》1871份(单体药店724份,零售连锁门店1147份)。

（贾夏怡）

湖北省食品药品监管局运用微信提供行政审批进度查询服务 2015年12月31日,湖北省食品药品监管局搭建了行政审批事项微信公众查询平台,实现行政审批系统、证书管理系统与微信公众号之间的审批数据实时同步,企业申请办证可通过微信查询办理进度。公众通过手机微信,搜索、添加并关注公众号"湖北省食品药品行政审批",即可随时随地获取各类审批事项的办事服务指南,实时掌握事项办理进度,准确查询食品、药品、保健食品、化妆品和医疗器械的注册、认证、生产、经营等许可证书信息。（贾夏怡）

福建省试运行"药品电子监管APP" 2015年12月28日,福建省食品药品监管局基于中国药品电子监管码的数据与渠道管控开发了"福建药品电子监管APP",该APP在各设区市零售药品经营企业GSP认证及日常监管中使用。执法人员只需在移动终端下载和安装APP后,通过扫描药品外包装上的"中国药品电子监管码"条形码,即可自动连线到数据库查询药品电子监管码,药品相关信息就会自动弹出,快速准确实现药品溯源及药品定位等相关数据信息,使假劣药稽查、非法经营查处、问题药品召回、区域协同办案方便快捷。（贾夏怡）

青海省食品药品检验所两个项目成果评价达国内领先水平 2015年4月8日,青海省食品药品检验所完成的"藏药安神丸质量标准研究"和"萨热十三味鹏鸟丸质量标准研究"两大课题,均通过青海省科技成果管理办公室组织的成果评价,项目达到国内领先水平。"藏药安神丸质量标准研究"课题增加多项质控检测指标:(1)对处方中多种药味进行定性定量分析。(2)首次将双酯型生物碱、重金属、砷盐的检查项全面引入藏成药安神丸的质量控制中并进行了限量研究。(3)使处方中药味的控制率由原来的零控制变为53.3%。(4)并进行动物毒性试验,客观地评价了其安全性。"萨热十三味鹏鸟丸质量标准研究"项目对萨热十三味鹏鸟丸质量标准进行深入研究:(1)对处方中多味药材进行鉴别分析。(2)对其特征性成分进行定性定量研究。(3)建立多个成分的含量控制项目。(4)采用液质联用法对处方中乌头碱类成分进行限量研究。(5)进行动物急性毒性试验,考察

其安全性。（贾夏怡）

浙江省食品药品监督管理局行政胜诉案件列入最高人民法院2015年度十大经济行政典型案例 2015年10月22日，浙江省食品药品监管局与莫干山蛇类实业有限公司的行政胜诉案件入选最高人民法院2015年度十大经济行政典型案例。浙江省湖州市食品药品监管局于2013年10月抽检莫干山公司生产的某批号三蛇粉胶囊时，经省食品药品检验研究院和省疾病预防控制中心检验认定被检样品汞超标，属不合格产品，于2014年8月予以通报，并在该局网站上予以公布。莫干山公司认为，检测报告在认定标准上存在错误，并诉至法院，要求撤销浙食药监稽(2014)15号文中对其上述产品监督抽检不合格的通报。杭州市西湖区人民法院经一审认为，诉争产品首次检测结果汞含量为0.5mg/kg，经复检后汞含量为0.45mg/kg，不符合国家强制性标准(GB16740-1997，应≤0.3mg/kg)，属不合格产品。原告莫干山公司提出其制订了诉争产品的企业标准并备案，但企业标准中关于汞含量的限量指标要求不符合国家标准，不能对抗国家强制性标准的效力。遂判决驳回原告诉讼请求，被告浙江省食品药品监督管理局胜诉。（贾夏怡）

山东省食品药品监督管理局与山东省公安厅联合部署加强含特殊药品复方制剂案件查处工作 2015年11月24日，山东省食品药品监督管理局与山东省公安厅联合下发通知，部署加强含特殊药品复方制剂案件查处工作。通知要求：(1)各市食品药品监管部门、公安机关要密切配合，协同办案，不断创新联合工作机制。(2)要对辖区内药品批发企业开展专项检查，对弄虚作假、蓄意造成大量可待因复方口服液流失的违法企业，依法吊销其《药品经营许可证》。(3)强化对含特殊药品复方制剂经营企业的日常监督检查和不定期巡查，对检查中发现的有关案件，及时移送公安机关。（贾夏怡）

特殊药品管理

食品药品监管总局办公厅关于做好特殊药品定点生产审批和监管工作的通知 2015年7月15日，食品药品监管总局以食药监办药化监[2015]99号文印发了关于做好特殊药品定点生产审批和监管工作的通知。旨在将麻醉药品、第一类精神药品和第二类精神药品原料药定点生产审批，第一类中的药品类易制毒化学品生产许可审批的实施机关由食品药品监管总局下放至省级食品药品监督管理部门。该通知的内容主要包括：(1)自本通知发布之日起，总局不再办理麻醉药品、第一类精神药品以及第二类精神药品原料药和第一类中的药品类易制毒化学品定点生产审批工作。上述2个行政审批项目的受理和审批工作由省级食品药品监督管理部门组织实施。(2)省级食品药品监督管理部门应当按照《麻醉药品和精神药品生产管理办法(试行)》和《药品类易制毒化学品管理办法》的规定，组织对企业申报材料进行审查，对生产现场进行检查。对符合规定予以批准的，在《药品生产许可证》正本上标注类别，副本上在类别后括弧内标注药品名称；不予批准的，应当书面说明理由。审批结果应当在审批工作完成后5日内报总局备案。(3)省级食品药品监督管理部门应当对麻醉药品、第一类精神药品和第二类精神药品原料药定点生产审批，第一类中的药品类易制毒化学品生产许可审批下放后的受理和审批工作做出具体安排，做好工作衔接，保障审批工作顺利进行。要制定相应的工作制度，完善工作标准和工作程序，保证审批工作依法依规进行。要配备有相关资质的专业人员承担审批工作。要加强对特殊药品定点审批工作的管理，严格把握审批原则和标准，按照规定的程序和时限进行审批。要加强对审批工作的监督，强化责任，不符合要求的，坚决不予审批；对于降低标准和要求进行审批的，要依法依纪严肃问责。(4)省级食品药品监督管理部门要加强对麻醉药品、精神药品和药品类易制毒化学品定点生产企业的监管，建立巡查制度，完善非法流失追溯机制，严肃查处违法生产经营行为，确保麻醉药品、精神药品和药品类易制毒化学品质量和管理安全，防止流入非法渠道。（贾夏怡）

食品药品监管总局提示关注非典型抗精神病药的严重不良反应 2015年10月22日，食品药品监督管理总局发布第六十八期《药品不良反应信息通报》，提示关注非典型抗精神病药的严重不良反应。据国家药品不良反应报告数据库分析情况，总局建议：(1)对于非典型抗精神病药存在的严重不良反应及其风险因素，医护人员应充分认识并予以关注。医生在处方药品时，应仔细询问患者的既往病史，使用期间应加强用药监护，进行必要的监测。应与患者及其家属或监护人员充分沟通药品存在的风险，指导患者正确、合理用药。(2)患者应遵循处方医生的建议，按要求使用非典型抗精神病药。应详细阅读药品说明书，了解药品的不良反应及预防措施。对于医生提出的定期监测血糖、血脂、血细胞计数等要求应充分理解并积极配合，服药后出现不适症状应及时就诊。(3)药品生产企业对于非典型抗精神病药潜在的严重风险应予以高度重视，采取积极、有效的风险控制措施，保障患者的用药安全。应加强药品不良反应监测及分析评价工作，对于说明书中风险提示不足的，应及时修订和完善，并应采取有效途径，加大与医务人员和患者的沟通与交流，及时传递最新药品安全信息。（贾夏怡）

食品药品监管总局关于兴奋剂目录调整后有关药品管理的通告 2015年8月20日，食品药品监管总局发布了关于兴奋剂目录调整后有关药品管理的通告(2015年第54号)，要求做好新列入兴奋剂目录的药品管理工作。通告内容如下：(1)兴奋剂目录发布执行之日起，不具备蛋白同化制剂和肽类激素经营资格的药品经营企业不得购进目录所列蛋白同化制剂和肽类激素，之前购进的新列入兴奋剂目录的蛋白同化制剂和肽类激素，应当按照《反兴奋剂条例》规定销售至医疗机构，蛋白同化制剂、肽类激素的生产企业或批发企业。药品零售企业已购进的新列入兴奋剂目录的蛋白同化制剂和肽类激素可以继续销售，但应当严格按照处方药管理，处方保存2年。(2)兴奋剂目录发布执行后的第9个月首日起，药品生产企业所生产的含兴奋剂目录新列入物质的药品，必须在包装标识或产品说明书上标注“运动员慎用”字样。之前生产的，在有效期内可继续流通使用。药品标签、说明书的修改按照《药品注册管理办法》有关规定办理。(3)药品生产、经营企业要关注兴奋剂目录调整工作，按照《反兴奋剂条例》的规定，做好含兴奋剂目录所列物质药品的生产、经营和进出口等管理工作。(4)各省级食品药品监管部门要高度重视反兴奋剂工作，加强含兴奋剂目录所列物质药品的标签和说明书的管理，强化兴奋剂目录所列蛋白同化制剂、肽类激素生产经营企业的监管，严格进出口审批，依法严惩违规生产经营行为，防止出现药源性兴奋剂管理问题。

(贾夏怡)

含可待因复方口服液体制剂被列入第二类精神药品管理 据《麻醉药品和精神药品管理条例》相关规定，国家食品药品监管总局、公安部、国家卫生计生委于2015年4月3日联合发布了2015年第10号文件：自2015年5月1日起，将含可待因复方口服液体制(包括口服溶液剂、糖浆剂)列入第二类精神药品管理。(贾夏怡)

加强含可待因复方口服液体制剂的管理通告 2015年4月29日，总局联合卫计委以食药监药化监[2015]46号文印发了加强含可待因复方口服液体制剂的管理通告，对各省、自治区、直辖市食品药品监督管理局、卫生计生委(卫生局)，新疆生产建设兵团食品药品监督管理局、卫生局就含可待因复方口服液体制剂(包括口服溶液剂和糖浆剂，下同)的生产、经营和使用有关事宜进行通知：(1)生产含可待因复方口服液体制剂的药品生产企业，应当按照《麻醉药品和精神药品生产管理办法(试行)》(国食药监安[2005]528号)的要求，配备符合规定的储存条件和安全管理设施，制定相应的管理制度，于2015年9月1日前向所在地省级食品药品监督管理部门申请办理定点生产手续。(2)据《麻醉药品和精神药品管理条例》规定，总局印发了《关于下达2015年度麻醉药品和精神药品生产需用计划的通知》(食药监办药化监[2015]27号)，明确了2015年生产含可待因复方口服液体制剂用磷酸可待因原料药的需用计划以及含可待因复方口服液体制剂的进口计划。相关企业应当严格按照计划组织生产和进口。(3)自2016年1月1日起，生产和进口的含可待因复方口服液体制剂必须在其包装和说明书上印有规定的标识。之前生产和进口的，在有效期内可继续流通使用。药品标签、说明书的修改按照《药品注册管理办法》有关规定办理。(4)自2015年5月1日起，不具备第二类精神药品经营资质的企业不得再购进含可待因复方口服液体制剂，原有库存产品登记造册报所在地设区的市级食品药品监管部门备案后，按规定售完为止。(5)自2015年5月1日起，医疗机构应当按照《麻醉药品和精神药品管理条例》等相关规定，加强对含可待因复方口服液体制剂的管理，使用精神药品专用处方开具含可待因复方口服液体制剂，单方处方量不得超过7日常用量。

(贾夏怡)

印发《非药用类麻醉药品和精神药品列管办法》 公安部、卫计委、总局及国家禁毒办于2015年9月24日以公通字[2015]27号文联合发布了《非药用类麻醉药品和精神药品列管办法》，并确定该办法于2015年10月1日起施行。本办法所称的非药用类麻醉药品和精神药品，是指未作为药品生产和使用，具有成瘾性或者成瘾潜力且易被滥用的物质。麻醉药品和精神药品按照药用类和非药用类分类列管。除麻醉药品和精神药品管理品种目录已有列管品种外，新增非药用类麻醉药品和精神药品管制品种由本办法附表列示。非药用类麻醉药品和精神药品管制品种目录的调整由国务院公安部门会同国务院食品药品监督管理部门和国务院卫生计生行政部门负责。非药用类麻醉药品和精神药品发现医药用途，调整列入药品目录的，不再列入非药用类麻醉药品和精神药品管制品种目录。对列管的非药用类麻醉药品和精神药品，禁止任何单位和个人生产、买卖、运输、使用、储存和进出口。因科研、实验需要使用非药用类麻醉药品和精神药品，在药品、医疗器械生产、检测中需要使用非药用类麻醉药品和精神药品标准品、对照品，以及药品生产过程中非药用类麻醉药品和精神药品中间体的管理，按照有关规定执行。各级公安机关和有关部门依法加强对非药用类麻醉药品和精神药品违法犯罪行为的打击处理。(贾夏怡)

生物制品管理

全球首个Sabin株脊髓灰质炎灭活疫苗获批上市 2015年1月14日，国家食品药品监管总局批准了全球首个Sabin株脊髓灰质炎灭活疫苗(单苗)的生产注册申请。该疫苗是由中国医学科学院医学生物学研究所研发,通过采用现行脊髓灰质炎减毒活疫苗的生产毒株(Sabin 株),该产品避开野毒株的限制瓶颈,通过采用现行脊髓灰质炎减毒活疫苗的生产毒株,经在 Vero 细胞生物反应器培养收获病毒,结合灭活疫苗生产工艺制备而成。该疫苗主要通过注射途径用于儿童预防脊髓灰质炎病毒的感染,利用脊髓灰质炎灭活疫苗替代减毒活疫苗可消除潜在的致病危险,它的上市对我国彻底消灭脊髓灰质炎发挥至关重要的作用。 (赵 超)

肠道病毒 71 型灭活疫苗获批上市 2015 年 12 月 3 日,国家食品药品监督管理总局批准中国医学科学院医学生物学研究所自主研发的预防用生物制品 1 类新药——肠道病毒 71 型灭活疫苗(人二倍体细胞)生产注册申请。中国医学科学院医学生物学研究所自 2008 年开始 EV71 灭活疫苗的研发工作,卫生计生委将其纳入国家重大新药创制科技重大专项予以支持。在对 EV71 病原生物学特性及其感染机制的研究基础上,从病毒分离着手,全面研究了 EV71 在人二倍体细胞上的适应传代以及免疫原性、安全性及遗传学特性。在国内外尚无同类疫苗研发上市的情况下,该产品突破了疫苗二倍体细胞规模化生产和质量控制关键技术瓶颈,建立了可规模化生产的工艺体系以及质量控制和质量标准体系。通过上万例受试者的临床试验结果显示,该疫苗安全性较好,对 EV71 引起的手足口病的保护率可达 97.3%。该疫苗用于降低我国儿童手足口病的发病率,尤其是减少该病的重症及死亡病例。 (赵 超)

发布抗菌药物研发立题和临床试验 2 项技术指导原则 2015 年 4 月 3 日,国家食品药品监督管理总局发布《关于发布抗菌药物研发立题和临床试验 2 项技术指导原则的通告》(2015 年第 9 号)。其中,《抗菌药物研发立题技术指导原则》的立题原则包括创新药物、仿制国外已上市药物、改变酸根或碱基药物、改剂型药物、仿制国内已上市药物五部分;立题依据包括 1 类、2 类、3 类、4 类、5 类新药及 6 类仿制药六部分。《抗菌药物临床试验技术指导原则》的临床试验前提包括药学研究及非临床研究、与药效学有关的微生物学研究、其他相关要求三部分;临床试验基本要求包括耐受性试验、药代动力学试验、药代动力学/药效学(PK/PD)研究、探索和确证性临床试验、药物相互作用、临床试验与说明书六部分。 (赵 超)

生物类似药研发与评价技术指导原则发布 2015 年 3 月 3 日,国家食品药品监督管理总局发布《生物类似药研发与评价技术指导原则(试行)》(以下简称《指导原则》),对生物类似药的申报程序、注册类别和申报资料等相关注册要求进行了规范。《指导原则》明确了生物类似药的定义,提出了生物类似药研发和评价的基本原则,对生物类似药的药学、非临床和临床研究和评价等内容提出了具体的要求,为其评价管理工作提供了可供遵循的基本原则。 (赵 超)

生物制品稳定性研究技术指导原则(试行) 2015 年 4 月 15 日,国家食品药品监督管理总局发布《关于发布生物制品稳定性研究技术指导原则的通告》(2015 年第 10 号)。通告附件包含《生物制品稳定性研究技术指导原则(试行)》,主要内容包括:前言、研究内容(样品、条件、项目、时间、运输稳定性研究、结果的分析)、标示、名词解释四个部分。

(赵 超)

修订地衣芽孢杆菌活菌制剂说明书范本 2015 年 11 月 10 日,国家食品药品监督管理总局发布《关于修订地衣芽孢杆菌活菌制剂说明书范本的公告》(2015 年第 226 号),对地衣芽孢杆菌活菌制剂非处方药说明书范本进行了修订。主要内容有:(1)所有地衣芽孢杆菌活菌制剂非处方药生产企业均应依据《药品注册管理办法》等有关规定,按照地衣芽孢杆菌活菌制剂非处方药说明书范本,提出修订说明书的补充申请,报省级食品药品监管部门备案。修订内容涉及药品标签的,应当一并进行修订;说明书及标签其他内容应当与原批准内容一致。在补充申请备案之日起生产的药品,不得继续使用原药品说明书。各地衣芽孢杆菌活菌制剂非处方药生产企业应当采取有效措施做好地衣芽孢杆菌活菌制剂使用和安全性问题的宣传和培训,指导医师和患者合理用药。(2)临床医师应当仔细阅读地衣芽孢杆菌活菌制剂说明书的修订内容,在选择用药时,应当根据新修订说明书进行充分的效益/风险分析。(3)地衣芽孢杆菌活菌制剂为非处方药,患者用药前应当仔细阅读地衣芽孢杆菌活菌制剂说明书的新修订内容。 (赵 超)

进出口药品管理

国家食品药品监督管理总局举办欧盟药品上市许可持有人制度研讨会 2015 年 4 月 27 日至 28 日,国家食品药品监督管理总局举办了欧盟药品上市许可持有人制度研讨会。会上,与会代表交流了经验:中方介绍了我国国家食品药品监管总局的职能及药品管理法修订进程;丹麦健康和药品管理局的专家分别就丹麦健康和药品管理局的职能、欧盟药品上市许可持有人制度立法情况、药品上市许可的转让及与专利权转让的相似性、药品上市许可持有人与实际生产企业的责任关系等 5 个专题内容进行了介绍。总局参考本次研讨会成果,不断推进药品管理法律制度创新,努力提高药品管理法的修订质量和水平。全国人大有关部门、总局机关有关

司局、多省市食品药品监管总局及部分高校学者共80与人参加会议。 （贾夏怡）

国家食品药品监管总局和海关总署联合印发增设允许药品进口口岸的原则和标准 2015年1月13日，总局海关总署以食药监药化管[2015]6号文印发了增设允许药品进口口岸的原则和标准。增设药品进口口岸遵循“按需设置、标准控制、严格监管、有进有出”的原则。增设药品进口口岸的标准：(1)增设的药品进口口岸，应是已设立海关机构且具备进口药品海关监管能力的地级及以上市的口岸。(2)增设药品进口口岸，须与本省(区、市)医药经济规模和药品进口需求量相适应。药品进口需求连续3年达到每年10个品种及总量200批次以上(不包括中药材，下同)的，可设立1个药品进口口岸；达到每年20个品种及总量400批次以上的，可设立2个药品进口口岸；设立3个以上的，按此标准类推。(3)增设的药品进口口岸所在地的食品药品监督管理部门负责药品进口备案工作，药品检验机构负责药品进口检验工作。相关要求如下：(1)增设的药品进口口岸所在地食品药品监督管理部门应具备相应条件，配备必要管理人员，具备完善的质量保证体系和管理制度。(2)增设的药品进口口岸所在地药品检验机构应具备相应条件，建立有效的质量保证体系，配备与进口药品检验检测工作相匹配的设施、设备、人员和技术能力。增设药品进口口岸由省级人民政府向国务院提出申请，食品药品监管总局、海关总署按上述原则和标准进行评估考核，符合标准的，报国务院批准。 （贾夏怡）

药品标准化工作

《中华人民共和国药典》2015年版颁布实施 2015年6月5日，国家食品药品监督管理总局发布2015年第67号公告，发布《中华人民共和国药典》(2015年版)，自2015年12月1日起实施。新版药典进一步扩大药品品种的收载和修订，共收载品种5608种。一部收载品种2598种，其中新增品种440种。二部收载品种2603种，其中新增品种492种。三部收载品种137种，其中新增品种13种、修订品种105种。首次将上版药典附录整合为通则，并与药用辅料单独成卷作为新版药典四部。四部收载通则总数317个，其中制剂通则38个、检测方法240个、指导原则30个、标准物质和对照品相关通则9个；药用辅料收载270种，其中新增137种、修订97种。 （赵 超）

总局药化注册司专项“民族药质量标准现状调研与分析”结题会 2015年1月27日至28日，由中国食品药品检定研究院主办、四川省食品药品检验检测院承办的国家食品药品监督管理总局药化注册司专项课题“九省区民族药质量标准现状调研与分析”结题会在成都召开。总局药化注册司中药民族药处王海南处长、中检院中药民族药检定所马双成所长、国家药典委员会中药标准处于江泳副处长等领导到会并讲话。中检院作为项目牵头单位组织编写了《民族药质量标准现状调研报告与品种汇编》，并首先作了民族药调研项目综合报告。西藏自治区所、青海省所、甘肃省院、新疆维吾尔自治区所、内蒙古自治区所、云南省所、贵州省所、广西壮族自治区所、四川省院等九个药检所(院)的分管领导及课题负责人参加会议并汇报本省区“民族药质量标准现状调研”工作情况。 （赵 超）

中检院召开药品检验机构仿制药质量一致性评价工作会议 2015年10月16日，中检院在北京组织召开了全国药品检验机构仿制药质量一致性评价工作会议。院党委书记、副院长李波和副院长张志军出席会议。来自各省、自治区、直辖市，部分副省级城市和中检院等39家药品检验机构的主要负责人及相关技术人员等90余人参加了会议。会议由李波书记主持。会议回顾了“十二五”期间工作，并对做好仿制药质量一致性评价各项工作进行了全面安排。张志军副院长做了有关仿制药质量一致性评价的工作报告，对各单位工作进展进行了通报，对国发44号文件精神进行了解读，对一致性评价工作总体思路进行了介绍，并提出了具体的工作要求。会议还就有关工作中的评价方法研究、工作流程建立、技术指导原则制定和具体品种研究情况等内容进行了分享。大会报告后，召开了分组会议，参会代表就仿制药质量一致性评价工作进行了经验交流，对存在的问题提出了意见与建议。 （赵 超）

130项药包材国家标准发布 2015年8月18日，国家食品药品监管总局2015年第164号公告发布了YBB 00032005-2015《钠钙玻璃输液瓶》等130项直接接触药品的包装材料和容器(以下简称“药包材”)国家标准。新标准由中国医药科技出版社出版发行，于2015年12月1日起实施。按照《中华人民共和国药品管理法》及其实施条例规定和《国家药品安全“十二五”规划》中关于“提高139个直接接触药品的包装材料的标准”要求，食品药品监管总局对现行的139项药包材标准进行了修订完善，对部分标准进行了合并和提高，最终形成130项药包材国家标准。新标准在术语规范以及检验方法、检测限度等质量控制方面都有了较大提升。标准内容可在国家食品药品监督管理总局网站(www.cfda.gov.cn)或中国食品药品检定研究院网站(www.nicpbp.org.cn)进行查询。 （赵 超）

加强地方药材标准管理 2015年1月16日，国家食品药品监管总局办公厅发布《食品药品监管总局办公厅关于加强地方药材标准管理有关事宜的通知》(食药监办药化管〔2015〕9号),内容主要如下:(1)禁止七类情形收载入地方药材标准。(2)中药材国家标准包括中国药典、部颁或局颁标准、进口药材标准,对与国家标准中的基原及药用部位相同的药材,地方药材标准不得通过另起他名(包括原地区习用名称)而收载;对与国家标准中的基原或药用部位不相同的药材,地方药材标准不得采用国家标准中已有的名称予以收载。(3)各省(区、市)食品药品监督管理局应开展三项工作。(4)各省(区、市)食品药品监督管理局应根据行政区域内药品监管的需要适时对地方药材标准开展修订、提高工作。修订标准发布后30日内,将已发布的标准及起草说明连同发布文件各一份报送总局药品化妆品注册管理司备案。(5)总局将组织国家药典委员会对地方药材标准的实施进行监督检查,对发现错误的,予以纠正;对发现违规和存在安全隐患的,予以通报,并责令纠正或撤销相关标准。(赵 超)

2015年全国食品药品科技标准工作会议 2015年2月3~4日,2015年全国食品药品科技标准工作会议在南京召开。会议认真学习贯彻党的十八届三中、四中全会、中央经济工作会议、中央农村工作会议和全国食品药品监督管理暨党风廉政建设工作会议精神,总结过去一年工作,分析研判当前形势,研究部署2015年重点任务。总局党组成员、药品安全总监孙咸泽出席会议并讲话。河北、江苏、山东、广西、海南、四川、甘肃等省级局作了交流发言。各省(区、市)和新疆生产建设兵团食品药品监管局负责科技标准工作的分管领导和处室负责人,总局相关司局、直属单位的负责同志参加了会议。(赵 超)

药品检验工作

药品快检技术进入"互联网+"时代 2015年9月25日,中国食品药品检定研究院组织实施的"国家药品快检数据库网络平台项目"通过结题验收。该项目充分展现了"互联网+"思维在药检领域的应用,在大数据时代实现了数据为监管服务的目的。2012年,国家食品药品监管局印发《加快推进药品快速检验技术研究与应用工作的指导意见》指出,要构建国家药品快检数据库网络平台。中检院随即展开大量调研和试点工作,经过两年时间,最终建设完成了以近红外图谱快速比对分析模型为基础,结合外观鉴别、化学、生物、物理、光谱和色谱等多种快速检验技术于一体的国家药品快速检验数据库网络平台。该平台包括网络管理系统、车载管理系统、手机APP三大子系统。平台重点针对国家基本药物、进口药品和基层常用药品,建立了适宜基层监管的药品快速检验方法,特别是针对掺杂、掺假等非法添加问题,建立了规范化的全国药品快检研发与应用管理体系。同时,平台实现了对现有全国400余辆药品快检车的实时联网及定位监控,改变了以往药品快检车及快检工作人员"单兵作战"的工作模式,促进了全国药品快检信息的资源共享。(赵 超)

关于加强食品药品检验检测体系建设的指导意见 2015年1月23日,国家食品药品监管总局印发了《关于加强食品药品检验检测体系建设的指导意见》(以下简称《指导意见》)。《指导意见》充分考虑了食品药品检验检测的专业性和技术性,按照优化配置资源、提升能力水平、保持检验检测体系的系统性的指导思想,确定了"到2020年,建立完善以国家级检验检测机构为龙头,省级检验检测机构为骨干,市、县级检验检测机构为基础,科学、公正、权威、高效的食品药品检验检测体系,充分发挥第三方检验检测机构的作用,使检验检测能力基本满足食品药品监管和产业发展需要"的总体目标。《指导意见》提出了食品药品检验检测体系"四三二"的层级架构模式,即食品(含保健食品)检验检测体系重点支持建设国家、省、市、县四级检验检测机构;药品化妆品(统称药品)检验检测体系重点支持国家、省、市三级检验检测机构;医疗器械检验检测体系重点支持建设国家、省两级检验检测机构。(赵 超)

关于开展银杏叶提取物和银杏叶药品检验的通告 2015年6月4日,中国食品药品检定研究院研究制定的《银杏叶提取物、银杏叶片、银杏叶胶囊中游离槲皮素、山柰素、异鼠李素检查项补充检验方法》,经国家食品药品监督管理总局批准发布,对游离槲皮素、山柰素、异鼠李素的检查方法,包括色谱条件与系统适用性试验、对照品溶液的制备、供试品溶液的制备、测定法,以及银杏叶提取物、银杏叶片、银杏叶胶囊相应的结果判断分别进行了的规定。2015年6月8日,总局发布《关于开展银杏叶提取物和银杏叶药品检验的通告》(2015年第20号),并要求各省(区、市)食品药品监管部门认真组织落实:(1)督促企业开展自检工作;(2)督促企业报告银杏叶药品生产和销售流向;(3)对企业自检情况进行抽查复核;(4)及时上报结果;(5)开展专项监督抽验。(赵 超)

全国食品药品检验机构信息化工作研讨会 2015年5月25~26日,由中检院主办、山东院承办的2015年全国食品药品检验机构信息化工作研讨会在济南召开,中检院副院长王佑春主持,山东省局副局长桂敦山到会致词,李波书记做讲话,来自国家总局、中检院及全国42家省级(包括自治区、直辖市)食品药品检验机构100余人参加。大会着重研讨信息化建设在食品药品检验机构中的运用,中检院信息中心陈为主任讲解了《全国食品药品检验检测机构信息化建设与发展指导意见》、李健汇报了食品药品安全检验信息化网络建设项目情况。大会还邀请外国首席技术专家 Michael Doyle 博士和药明康德专家印勇分别做了题为《生物医药研发信息化最新趋势——科技创新生命周期管理》、《GMP 实验室信息化应用和展望》讲座。会议分三个小组围绕《全国食品药品检验检测机构信息化建设与发展指导意见》、食品药品安全检验信息化网络建设项目、各单位信息化建设经验及问题展开讨论。

(赵　超)

WHO 国际药典和药品质量保证工作规范培训会(华南区)　2015 年 7 月 24 日,WHO 国际药典和药品质量保证工作规范培训会(华南区)在深圳市药品检验所举行,来自 WHO 药品质量保证行动计划负责人 Dr. Sabine KOPP、Dr. Herbert SCHMIDT、国际药典专家委员会专家金少鸿研究员、深圳市市场和质量监督管理委员会王夏娜巡视员以及湖北省院、广东省所、四川省院、广西壮族自治区食品药品检验所、广州市所、厦门市所、成都市所、深圳所等八个单位共 100 余代表参加了会议。会上,WHO 两位专家就"WHO 主要工作任务"、"WHO 预认证工作"、"良好药典书写规范相关工作进展"、"国际药典起草的要点和规范"、"WHO 外部质量保证计划"、"国际药典抗生素量效统一工作"等方面做了专题技术报告。

(赵　超)

国家药品快检数据库网络平台培训会　2015 年 10 月 28 ~ 29 日,中国食品药品检定研究院在宁夏银川召开"国家药品快检数据库网络平台培训"。中检院标准物质与标准化研究所和宁夏区药监局相关领导出席了会议,各省级药品检验所相关技术人员和项目管理人员 70 余人参加了培训。中检院的相关人员介绍国家药品快检数据库网络平台整体情况,布置了上报中央补助地方项目《药品快检技术应用》相关近红外数据的任务,并要求在平台上传 2015 年及 2013 和 2014 年的近红外数据。期间,还对网络平台中手机 APP、近红外功能、外观模块及应用终端使用等进行了演示与讲解,并指导学员上机操作和练习。参会人员结合工作需求,交流讨论了上机过程中遇到的问题,对平台改进提出了意见和建议。

(赵　超)

新药审批

2015 年批准的新药(化学药品)

药品名称	剂　型	规　格	批准文号	申请单位
枸橼酸西地那非	原料药	—	国药准字 H20150001	常州亚邦制药有限公司
枸橼酸西地那非片	片剂	50mg(以西地那非计)	国药准字 H20150002	江苏亚邦爱普森药业有限公司
枸橼酸西地那非片	片剂	0.1g(以西地那非计)	国药准字 H20150003	江苏亚邦爱普森药业有限公司
盐酸氟哌噻吨	原料药	—	国药准字 H20150004	四川海思科制药有限公司
盐酸美利曲辛	原料药	—	国药准字 H20150005	四川海思科制药有限公司
马来酸氟吡汀	原料药	—	国药准字 H20150006	四川青木制药有限公司
对乙酰氨基酚维生素 C 泡腾片	片剂	每片含对乙酰氨基酚 0.33g,维生素 C 0.2g	国药准字 H20150007	天津汉瑞药业有限公司
达肝素钠	原料药	—	国药准字 H20150008	南京健友生化制药股份有限公司
依诺肝素钠	原料药	—	国药准字 H20150009	成都百裕制药股份有限公司
注射用依诺肝素钠	注射剂	4000 AxaIU	国药准字 H20150010	成都百裕制药股份有限公司
盐酸奥洛他定	原料药	—	国药准字 H20150011	常州亚邦制药有限公司
阿卡波糖咀嚼片	片剂	50mg	国药准字 H20150012	杭州中美华东制药有限公司
曲匹地尔胶囊	胶囊剂	50mg	国药准字 H20150013	河北长天药业有限公司
氨酚曲马多片	片剂	每片含盐酸曲马多 37.5mg,对乙酰氨基酚 325mg	国药准字 H20150014	哈尔滨三联药业股份有限公司
他扎罗汀倍他米松乳膏	乳膏剂	15g:他扎罗汀 7.5mg,二丙酸倍他米松(以倍他米松计)7.5mg	国药准字 H20150015	重庆华邦制药有限公司
奥美沙坦酯片	片剂	20mg	国药准字 H20150016	福建天泉药业股份有限公司
奥美沙坦酯胶囊	胶囊剂	20mg	国药准字 H20150017	福建天泉药业股份有限公司
罗红霉素氨溴索片	片剂	罗红霉素 150mg,盐酸氨溴索 30mg	国药准字 H20150018	山东罗欣药业集团股份有限公司
硝酸舍他康唑栓	栓剂	0.3g	国药准字 H20150019	海南海神同洲制药有限公司
平衡盐冲洗液	冲洗剂	1000ml	国药准字 H20150020	四川太平洋药业有限责任公司
溴芬酸钠	原料药	—	国药准字 H20150021	辰欣药业股份有限公司
溴芬酸钠滴眼液	滴眼剂	5ml:5mg(0.1%)	国药准字 H20150022	辰欣药业股份有限公司
奥美拉唑碳酸氢钠胶囊	胶囊剂	奥美拉唑 20mg:碳酸氢钠 1100mg	国药准字 H20150023	厦门恩成制药有限公司

（续表）

药品名称	剂 型	规 格	批准文号	申请单位
门冬氨酸钾注射液	注射剂	10ml:门冬氨酸钾1.712g(K+:10mEq)	国药准字H20150024	内蒙古白医制药股份有限公司
甘草酸二铵肠溶片	片剂	50mg	国药准字H20150025	福建省力菲克药业有限公司
醋酸钾	原料药	—	国药准字H20150026	四川海思科制药有限公司
盐酸奥普力农	原料药	—	国药准字H20150027	河北一品制药有限公司
盐酸奥普力农注射液	注射剂	5ml:5mg	国药准字H20150028	河北爱尔海泰制药有限公司
盐酸帕洛诺司琼胶囊	胶囊剂	0.5mg(以帕洛诺司琼计)	国药准字H20150029	正大天晴药业集团股份有限公司
注射用兰索拉唑	注射剂	30mg	国药准字H20150030	湖北荷普药业股份有限公司
精氨酸谷氨酸	原料药	—	国药准字H20150031	辽宁海思科制药有限公司
精氨酸谷氨酸注射液	注射剂	200ml:20g	国药准字H20150032	辽宁海思科制药有限公司
盐酸帕洛诺司琼	原料药	—	国药准字H20150033	昆明积大制药股份有限公司
盐酸帕洛诺司琼注射液	注射剂	5ml:0.25mg(以帕洛诺司琼计)	国药准字H20150034	昆明积大制药股份有限公司
利奈唑胺	原料药	—	国药准字H20150035	江苏豪森药业集团有限公司
卤米松	原料药	—	国药准字H20150036	重庆华邦胜凯制药有限公司
盐酸替利定片	片剂	100mg	国药准字H20150037	河北奥星集团药业有限公司
盐酸替利定片	片剂	50mg	国药准字H20150038	河北奥星集团药业有限公司
盐酸氟哌噻吨	原料药	—	国药准字H20150039	成都倍特药业有限公司
盐酸美利曲辛	原料药	—	国药准字H20150040	成都倍特药业有限公司
左乙拉西坦	原料药	—	国药准字H20150041	珠海联邦制药股份有限公司
盐酸左西替利嗪颗粒	颗粒剂	2.5mg	国药准字H20150042	海南康芝药业股份有限公司
氟哌噻吨美利曲辛胶囊	胶囊剂	每粒含氟哌噻吨0.5mg,美利曲辛10mg	国药准字H20150043	成都倍特药业有限公司
注射用雷贝拉唑钠	注射剂	20mg	国药准字H20150044	山东罗欣药业集团股份有限公司
盐酸头孢卡品酯	原料药	—	国药准字H20150045	石药信汇(天津)医药科技有限公司
盐酸头孢卡品酯片	片剂	100mg/片(以 $C_{17}H_{19}N_5O_6S_2$ 计)	国药准字H20150046	石药集团中诺药业(石家庄)有限公司
盐酸帕洛诺司琼	原料药	—	国药准字H20150047	重庆华邦胜凯制药有限公司
盐酸帕洛诺司琼注射液	注射剂	5ml:0.25mg(以 $C_{19}H_{24}N_2O$ 计)	国药准字H20150048	重庆华邦制药有限公司
复方醋酸钠林格注射液	注射剂	250ml	国药准字H20150049	四川科伦药业股份有限公司
复方醋酸钠林格注射液	注射剂	500ml	国药准字H20150050	四川科伦药业股份有限公司
阿德福韦酯分散片	片剂	10mg	国药准字H20150051	湖南方盛制药股份有限公司
盐酸氟哌噻吨	原料药	—	国药准字H20150052	重庆圣华曦药业股份有限公司
盐酸美利曲辛	原料药	—	国药准字H20150053	重庆圣华曦药业股份有限公司
米格列奈钙	原料药	—	国药准字H20150054	德州博诚制药有限公司
钆特酸葡胺	原料药	—	国药准字H20150055	江苏盛迪医药有限公司
盐酸丙卡特罗粉雾剂	粉雾剂	10μg/吸,200吸/支	国药准字H20150056	四川大冢制药有限公司
盐酸多奈哌齐口腔崩解片	片剂	5mg	国药准字H20150057	四川升和药业股份有限公司
平衡盐冲洗液	冲洗剂	1000ml	国药准字H20150058	万邦德制药集团股份有限公司
达托霉素	原料药	—	国药准字H20150059	华东医药股份有限公司制造分公司
达托霉素	原料药	—	国药准字H20150060	海正药业(杭州)有限公司

（徐云龙）

2015年批准的新药(中药)

药品名称	剂 型	规 格	批准文号	申请单位
四味通络胶囊	胶囊剂	每粒装0.38g	国药准字B20150001	烟台万润药业有限公司
补肾润肺口服液	合剂	每瓶装30ml	国药准字B20150002	扬子江药业集团四川海蓉药业有限公司
清平颗粒	颗粒剂	每袋装12g	国药准字B20150003	扬子江药业集团有限公司
姜黄通络胶囊	胶囊剂	每粒装0.4g	国药准字Z20150001	河北医科大学制药厂
五味苦参肠溶胶囊	胶囊剂	每粒装0.4g	国药准字Z20150002	北京中惠药业有限公司
冬凌草滴丸	滴丸剂	每丸重40mg	国药准字Z20150003	河南百年康鑫药业有限公司
丹鹿胶囊	胶囊剂	每粒装0.5g	国药准字Z20150004	江苏苏中药业集团股份有限公司
地榆升白胶囊	胶囊剂	每粒装0.2g	国药准字Z20150005	四川奇力制药有限公司
骨松宝片	片剂	每片重0.5g	国药准字Z20150006	扬州中惠制药有限公司
骨松宝片	片剂	每片重0.6g	国药准字Z20150007	哈尔滨天木药业股份有限公司
骨松宝丸	丸剂	每10丸重1.9g	国药准字Z20150008	吉林吉春制药股份有限公司
宫炎平胶囊	胶囊剂	每粒装0.25g	国药准字Z20150009	国药集团精方(安徽)药业股份有限公司
宫炎平胶囊	胶囊剂	每粒装0.25g	国药准字Z20150010	江苏晨牌药业集团股份有限公司
地榆升白胶囊	胶囊剂	每粒装0.1g	国药准字Z20150011	成都地奥集团天府药业股份有限公司
地榆升白胶囊	胶囊剂	每粒装0.1g	国药准字Z20150012	迪沙药业集团有限公司
骨松宝片	片剂	每片重0.66g	国药准字Z20150013	西安德天药业股份有限公司
骨松宝丸	丸剂	每袋装4g	国药准字Z20150014	北京勃然制药有限公司

（续表）

药品名称	剂 型	规 格	批准文号	申请单位
宫炎平胶囊	胶囊剂	每粒装0.25g	国药准字Z20150015	汕头市橄榄枝制药有限公司
宫炎平分散片	片剂(分散片)	每片重0.26g	国药准字Z20150016	湖南华纳大药厂股份有限公司
宫炎平分散片	片剂	每片重0.4g	国药准字Z20150017	广东雷允上药业有限公司
地榆升白胶囊	胶囊剂	每粒装0.2g	国药准字Z20150018	四川科瑞德制药有限公司
地榆升白胶囊	胶囊剂	每粒装0.1g	国药准字Z20150019	四川泰乐制药有限公司
骨松宝片	片剂	每片重0.45g	国药准字Z20150020	陕西盘龙药业集团股份有限公司
地榆升白胶囊	胶囊剂	每粒装0.1g	国药准字Z20150021	贵州益佰制药股份有限公司
地榆升白胶囊	胶囊剂	每粒装0.1g,每粒装0.2g	国药准字Z20150022	天津君安生物制药有限公司
地榆升白胶囊	胶囊剂	每粒装0.2g	国药准字Z20150023	甘肃河西制药有限责任公司
宫炎平胶囊	胶囊剂	每粒装0.2g	国药准字Z20150024	辽宁千里明药业(集团)有限公司
骨松宝丸	丸剂	每10丸重2.0g	国药准字Z20150025	陕西摩美得制药有限公司
地榆升白胶囊	胶囊剂	每粒装0.255g	国药准字Z20150026	河南辅仁堂制药有限公司
地榆升白胶囊	胶囊剂	每粒装0.18g	国药准字Z20150027	西安仁仁药业有限公司
冠心宁片	片剂	每片重0.38g	国药准字Z20150028	正大青春宝药业有限公司
强龙益肾片	片剂	每片重0.4g	国药准字Z20150029	郑州福瑞堂制药有限公司
热淋清软胶囊	胶囊剂(软胶囊)	每粒装0.8g(相当于饮片6g)	国药准字Z20150030	贵州金宇药业有限公司
乳块消浓缩丸	丸剂	每10丸重1.3g	国药准字Z20150031	山东华洋制药有限公司
金刚藤分散片	片剂(分散片)	每片重0.5g	国药准字Z20150032	湖南方盛制药股份有限公司
脑康泰片	片剂	每片重0.32g	国药准字Z20150033	江西药都仁和制药有限公司
复方青黛片	片剂	每片重0.54g	国药准字Z20150034	天津和治药业有限公司
四季草片	片剂	每片重0.42g	国药准字Z20150035	江西普正制药有限公司
复方青黛片	片剂	每片重0.5g	国药准字Z20150036	长春新安药业有限公司
四季草片	片剂	每片重0.4g	国药准字Z20150037	吉林省康福药业有限公司
金刚藤咀嚼片	片剂(咀嚼片)	每片重0.5g	国药准字Z20150038	湖南方盛制药股份有限公司
强龙益肾片	片剂	每基片重0.45g	国药准字Z20150039	秦皇岛润青制药有限公司
脑康泰片	片剂	每片重0.4g	国药准字Z20150040	贵阳新天药业股份有限公司
首荟通便胶囊	胶囊剂	每粒装0.35g(相当于饮片0.79g)	国药准字Z20150041	鲁南厚普制药有限公司
金钱草胶囊	胶囊剂	每粒装0.3g(相当于饮片2g)	国药准字Z20150042	江西博士达药业有限责任公司
金钱草胶囊	胶囊剂	每粒装0.5g	国药准字Z20150043	四川省通园制药有限公司
调经祛斑丸	丸剂	每30丸重1.5g	国药准字Z20150044	广东国医堂制药股份有限公司
调经祛斑片	片剂	每片重0.4g	国药准字Z20150045	吉林敖东集团力源制药股份有限公司
调经祛斑片	片剂	每片重0.31g	国药准字Z20150046	佐今明制药股份有限公司
调经祛斑片	片剂	每片重0.45g	国药准字Z20150047	安徽省百春制药有限公司
调经祛斑片	片剂	每基片重0.3g	国药准字Z20150048	吉林百姓堂药业有限公司
骨质宁搽剂	搽剂	每瓶装50ml,每瓶装100ml	国药准字Z20150049	江苏晨牌邦德药业有限公司
调经祛斑片	片剂	每片重0.42g	国药准字Z20150051	广西宝瑞坦制药有限公司
调经祛斑片	片剂	每片重0.35g	国药准字Z20150052	黑龙江省济仁药业有限公司
养胃舒片	片剂	每片重0.45g	国药准字Z20150054	上海玉安药业有限公司
养胃舒片	片剂	每片重0.45g	国药准字Z20150055	陕西方舟制药有限公司
强龙益肾片	片剂	每片重0.45g	国药准字Z20150056	哈尔滨乐泰药业有限公司
调经祛斑片	片剂	每片重0.3g	国药准字Z20150058	厦门金日制药有限公司
乳癖舒片	片剂	每片重0.52g	国药准字Z20150059	江西康洋药业有限公司
乳癖舒片	片剂	每片重0.42g	国药准字Z20150060	江西药都仁和制药有限公司
乳癖舒片	片剂	每片重0.46g	国药准字Z20150061	天津和治药业有限公司
乳癖舒片	片剂	每片重0.41g	国药准字Z20150062	北京四环科宝制药有限公司
乳癖舒片	片剂	每片重0.49g	国药准字Z20150063	长春长红制药有限公司
乳癖舒片	片剂	每片重0.41g	国药准字Z20150064	深圳市泰康制药有限公司
乳癖舒片	片剂	每片重0.45g	国药准字Z20150065	瑞阳制药有限公司
乳癖舒片	片剂	每片重0.4g	国药准字Z20150066	惠州市九惠制药股份有限公司
乳癖舒片	片剂	每片重0.4g	国药准字Z20150067	陕西开元制药有限公司
乳癖舒片	片剂	每片重0.42g	国药准字Z20150068	华润三九(枣庄)药业有限公司
乳癖舒片	片剂	每片重0.45g	国药准字Z20150069	贵州益佰制药股份有限公司
乳癖舒片	片剂	每片重0.46g	国药准字Z20150070	武汉联合药业有限责任公司
乳癖舒片	片剂	每片重0.46g	国药准字Z20150071	武汉海纳药业有限公司
蒺藜皂苷提取物	有效部位	每袋装1kg	国药准字Z20150072	长白山制药股份有限公司
蒺藜皂苷胶囊	胶囊剂	每粒装65mg(含蒺藜皂苷提取物56.7mg)	国药准字Z20150073	长白山制药股份有限公司
槐芩软膏	软膏剂	每支装1.6g	国药准字Z20150074	山东中大千方制药有限公司
九味熄风颗粒	颗粒剂	每袋装6g	国药准字Z20150075	江苏康缘药业股份有限公司
六味地黄咀嚼片	片剂(咀嚼片)	每片重1.0g(每3片相当于原生药材5g)	国药准字Z20150076	安康北医大制药股份有限公司

（徐云龙）

2015年批准的新药(生物制品)

药品名称	剂 型	规 格	批准文号	申请单位
注射用重组人TNK组织型纤溶酶原激活剂	注射剂	1.0×10^7IU/16mg/支	国药准字S20150001	广州铭康生物工程有限公司
Sabin株脊髓灰质炎灭活疫苗	注射剂	每瓶0.5ml,每剂量0.5ml,每剂量含病毒抗原量应不低于:Ⅰ型30DU、Ⅱ型32DU、Ⅲ型45DU	国药准字S20150002	中国医学科学院医学生物学研究所
狂犬病人免疫球蛋白	注射剂	200IU(2ml)/瓶	国药准字S20150003	上海生物制品研究所有限责任公司
乙型肝炎病毒,丙型肝炎病毒,人类免疫缺陷病毒1型核酸检测试剂盒(PCR-荧光法)	诊断试剂盒	96人份/盒	国药准字S20150004	北京万泰生物药业股份有限公司
注射用重组人Ⅱ型肿瘤坏死因子受体-抗体融合蛋白	注射剂	12.5mg/瓶,生物学活性为1.25×10^6AU/瓶	国药准字S20150005	浙江海正药业股份有限公司
注射用重组人Ⅱ型肿瘤坏死因子受体-抗体融合蛋白	注射剂	25mg/瓶,生物学活性为2.50×10^6AU/瓶	国药准字S20150006	浙江海正药业股份有限公司
注射用重组人促卵泡激素	注射剂	5.5μg(75IU)/瓶	国药准字S20150007	长春金赛药业有限责任公司
乙型肝炎人免疫球蛋白	注射剂	100IU/1ml/瓶:每瓶含抗-HBs 100IU,抗-HBs效价不低于100IU/ml	国药准字S20150008	广东丹霞生物制药有限公司
乙型肝炎人免疫球蛋白	注射剂	200IU/2ml/瓶:每瓶含抗-HBs 200IU,抗-HBs效价不低于100IU/ml	国药准字S20150009	广东丹霞生物制药有限公司
吸附无细胞百白破联合疫苗	注射剂	0.5ml/瓶,每次人用剂量0.5ml,含无细胞百日咳疫苗效价不低于4.0IU,白喉疫苗效价不低于30IU,破伤风疫苗效价不低于40IU	国药准字S20150010	玉溪沃森生物技术有限公司
猪源纤维蛋白黏合剂	外用冻干制剂	2.0ml/套	国药准字S20150012	哈尔滨瀚邦医疗科技有限公司
聚乙二醇化重组人粒细胞刺激因子注射液	注射剂	1.35×10^8IU(3.0mg):1.0ml	国药准字S20150013	齐鲁制药有限公司
口服Ⅰ型Ⅲ型脊髓灰质炎减毒活疫苗(人二倍体细胞)	口服溶液剂	每瓶1.0ml(10人份)。每次人用剂量为2滴(相当于0.1ml),含脊髓灰质炎活病毒总量应不低于6.12lg CCID50,其中Ⅰ型应不低于6.0lg CCID50,Ⅲ型应不低于5.5lg CCID50	国药准字S20150014	北京天坛生物制品股份有限公司
口服Ⅰ型Ⅲ型脊髓灰质炎减毒活疫苗(人二倍体细胞)	口服溶液剂	每瓶2.0ml(20人份)。每次人用剂量为2滴(相当于0.1ml),含脊髓灰质炎活病毒总量应不低于6.12lg CCID50,其中Ⅰ型应不低于6.0lg CCID50,Ⅲ型应不低于5.5lg CCID50	国药准字S20150015	北京天坛生物制品股份有限公司
肠道病毒71型灭活疫苗(人二倍体细胞)	注射剂	每瓶(支)0.5ml,每1人次剂量为0.5ml,含肠道病毒71型灭活疫苗中和抗体效价不低于3.0EU(EU代表中和抗体效价单位)	国药准字S20150016	中国医学科学院医学生物学研究所
肠道病毒71型灭活疫苗(Vero细胞)	注射剂	每瓶(支)0.5ml,每1人次剂量为0.5ml,含肠道病毒71型灭活疫苗中和抗体效价不低于3.0EU(EU代表中和抗体效价单位)	国药准字S20150017	北京科兴生物制品有限公司

(徐云龙)

药学人物

Prominent Figures

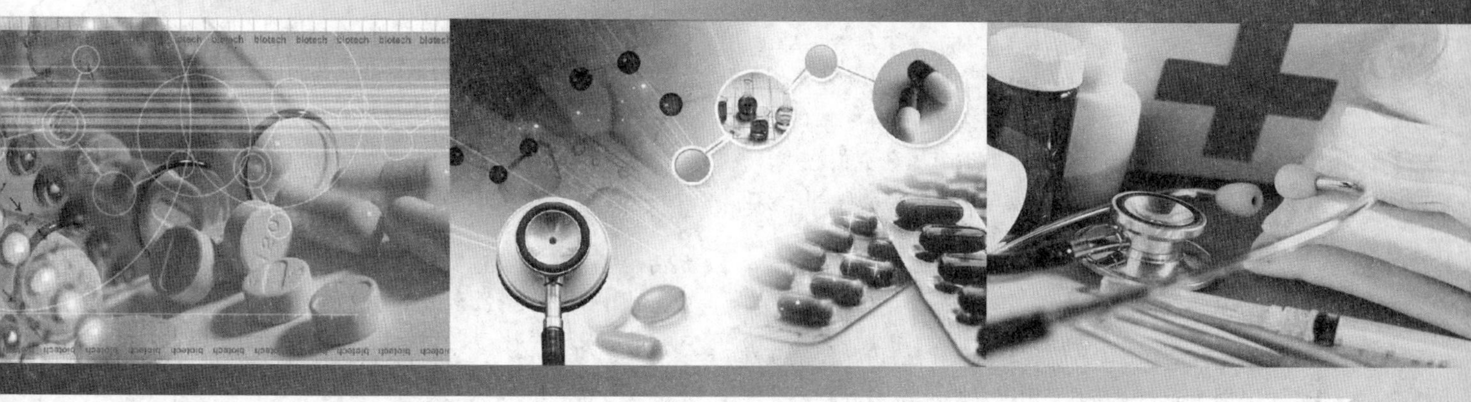

人物简介

屠呦呦

——2015 年度诺贝尔医学奖

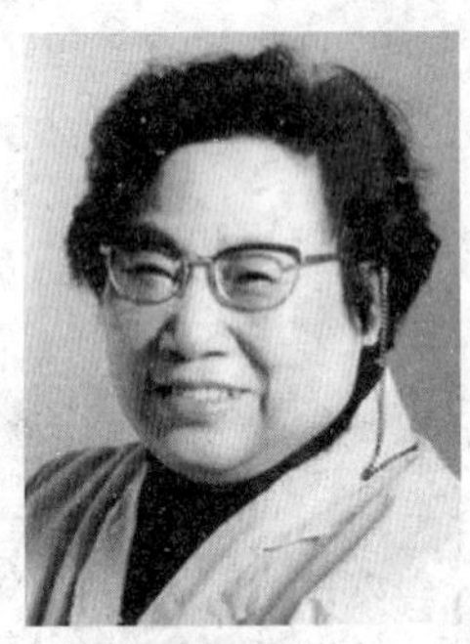

屠呦呦

屠呦呦,女,1930 年生,浙江省宁波市人,1955 年毕业于北京医学院(现北京大学医学部)药学系。1955 年分配到卫生部中医研究院(现中国中医科学院)中药研究所工作至今,中国中医科学院终身研究员、首席研究员、博士研究生导师。1959～1962 年参加卫生部全国第三期西医离职学习中医班。现任中国中医科学院青蒿素研究中心主任,曾任中药所化学室主任,中国妇女联合会执委及联合国第四次世界妇女大会中国政府代表团代表。

屠呦呦 60 年来以其"西学中"知识结构优势,从事中药化学、生药学、炮制等领域的研究,是国家首批授予有突出贡献的中青年专家,享受国务院政府特殊津贴;1979 年荣获发明奖章,1985 年应邀参与筹建中国发明协会,并任理事会理事,1979 年、2012 年分别获得全国三八红旗手、红旗手标兵荣誉称号,1992 年被中国中医科学院聘为终身研究员,1994 年被中央国家机关授予十杰妇女称号,1995 年当选全国先进工作者,2002 年被全国妇女联合会、国家知识产权局、中国发明协会共同授予首届新世纪巾帼发明家称号,2003 年获泰国玛希顿皇家医学贡献奖,2009 年获唐氏中药发展奖,2011 年获美国拉斯克-狄贝基临床医学研究奖,以表彰她在青蒿素的发现及其应用于治疗疟疾方面所做出的杰出贡献,2012 年被评为"北京大学杰出校友",2015 年荣获哈佛大学医学院华伦-阿尔波特奖和诺贝尔生理学或医学奖;目前获 6 个《新药证书》,1 个临床批件和 2 个中国发明专利。

屠呦呦教授的伟大成就是发现新型抗疟药——青蒿素和双氢青蒿素。疟疾是全球古今的三大传染病之一,迄今为止受威胁人口达 30 余亿人,年发病人 3 亿～6 亿。17 世纪欧洲使用金鸡纳树皮治疗疟疾,19 世纪推广奎宁,1945 年氯喹成为抗疟首选药物。20 世纪 60 年代开始出现抗氯喹的恶性疟原虫,并迅速在全球蔓延,氯喹逐渐失效。1964 年美国侵越战争,双方抗性疟感染成军队减员主因。应越南之请,1967 年我国领导人决定将(代号 523)防治疟疾药物研究作为国家的紧急战备任务,发动全国相关部门共同攻关。期间虽从上万种中草药中进行筛选,未获满意结果。

1969 年 1 月,523 办公室商请中医研究院参与抗疟药物研究,屠呦呦被院所领导确定负责组建课题组,从系统收集整理历代医籍、本草、民间方药入手进行研究。在收集 2000 余方药基础上,课题组编写了 640 种药物为主的《抗疟方药集》。经课题组开展实验研究对 200 多种中药的 380 余种提取物进行鼠疟筛选未获满意结果。后集重点于中药青蒿上,特别从《肘后备急方》"青蒿一握,以水二升渍,绞取汁,尽服之"得到启迪,通过对确定其正品、药用部位、采收季节,尤其是提取方法的反复研究,终于 1971 年发现中药青蒿叶子的乙醚提取中性部分(简称"醚中干")对疟原虫有 100% 抑制率;1972 年夏,经批准试用于 30 例临床,全部有效。与此同时,屠呦呦及其课题组继续对"醚中干"进行分离优化,1972 年 11 月得到抗疟有效单体,命名为青蒿素。以后的化学和临床研究表明,青蒿素不同于氯喹,是不含氮、而有双氧桥的新型抗疟化合物,具有"高效、速效、低毒"的优点。1986 年"青蒿素"获得了中国新药审批办法实施以来的第一个一类新药证书(86 卫药证字 X-01 号)。

1973 年为确证青蒿素结构中的羰基,屠呦呦及其课题组又创制了在青蒿素结构中引入羟基的还原衍生物,即双氢青蒿素。经构效关系研究,明确在青蒿素结构中过氧是主要抗疟活性基团,在保留过氧的前提下,羰基还原为羟基可以增效,为国内外开展青蒿素衍生物研究打开局面。1992 年"双氢青蒿素及其片剂"获一类新药证书和当年"全国十大科技成就"。

"醚中干"、青蒿素、双氢青蒿素的发现,受到国内同行的高度关注,相关研究人员在工艺、衍生物等进行了改进和发展;1979 年向国际公开后,也受到国外学术界的重视。2001 年世界卫生组织将青蒿素类为主的复合疗法(ACT 疗法)向所有疟区国家推荐作为治疗疟疾的首选方案,2010 年全球采用 ACT 治疗的病人约 1.8 亿人,治愈率达 97%。

屠呦呦已到耄耋之年,仍在关注青蒿素的研究进展,仍活跃在科研岗位上,可谓是老骥伏枥。她的有关事迹先后被编入《当代中国发明》《中国卫生科技成果荟萃》《365 个第一次——共和国 50 年珍贵图录》《中国科学技术专家传略》《中国当代发明家大辞典》《中国当代医学名家荟萃》《中西医结合事业》及《20 世纪中国学术大典——生物学卷》、《20 世纪中国知名科学家学术成就概览——医学卷药学分册》等。她主编的《青蒿素及青蒿素类药物》于 2009 年出版。

丁列明

——2015 年度国家科技进步奖一等奖

丁列明,男,1963 年 12 月生,浙江省绍兴嵊州市石璜镇石璜村人。1984 年毕业于浙江医科大学,1991 年获浙江医科大学传染病学硕士,1992 年作为访问学者进入美国西弗吉尼亚大学医学院学习,2000 年获美国阿肯色大学医学院病理

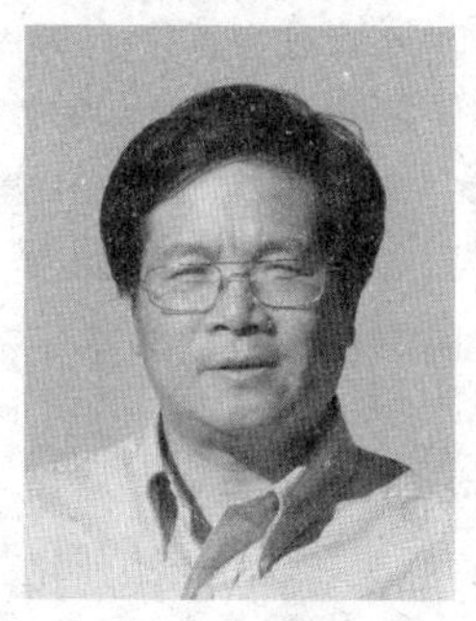
丁列明

科医学博士。2002 年 8 月，在杭州创立浙江贝达药业有限公司，任董事长。第十二届全国人大代表、省青年协会会员、美国医学会会员、美国临床病理学家协会会员、美国临床肿瘤协会会员、《中国新药杂志》第四届编委会委员、中国侨联特聘专家、世界华商联合会理事、浙江省海归创业导师团成员、浙江大学实践导师、杭州市特聘专家。

浙江贝达药业有限公司，主要从事创新药物的研究和开发。目前，在研项目有 9 个国家一类新药，11 个国家三类新药，研发项目获国内和国际专利授权 5 项，申报专利 9 项，获国家科技部"科技型中小企业创新基金"2 项、"863 计划"1 项、"火炬计划"1 项、"重大新药创制"3 项。特别是国家一类新药盐酸埃克替尼，经丁列明带领的研发团队长达 10 年的研发，于 2011 年 6 月 7 日获新药证书，并成功上市。该新药的成功开发填补国内小分子靶向抗癌药的空白，改变中国长期依赖进口药的局面。临床研究证明，盐酸埃克替尼的疗效和安全性均优于同类进口药，被卫生部陈竺部长誉为民生领域的"两弹一星"。其成果已被列入"十一五"重大科技成果展，并获 Bay-Helix 生物医药峰会年度成就奖。丁列明 2009 年入选国家"千人计划"；2010 年获中国侨界"创新人才"奖；2011 年，获国家科技部"十一五"国家科技计划执行突出贡献奖等，并被誉为"2011 年中国健康行业创新领袖"。2015 年度国家科学技术奖励大会上，丁列明作为贝达药业"小分子靶向抗癌药盐酸埃克替尼开发研究、产业化和推广应用"项目的第一完成人，获得了 2015 年度国家科技进步奖一等奖。这是浙江省企业界荣获的第一个国家科技进步一等奖，也是中国化学制药行业首家获此殊荣的企业。

于德泉

——2015 年度国家科技进步奖一等奖

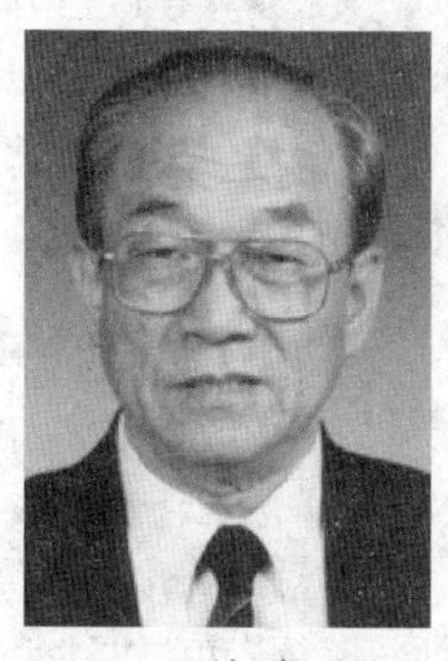
于德泉

于德泉，男，1932 年 10 月出生，山东省蓬莱市人，教授。中国医学科学院药物研究所天然产物化学研究室研究员，博士生导师。1999 年入选中国工程院院士。

1956 年于德泉毕业于北京医学院药学系药物化学专业，同年分配至中国医学科学院药物研究所天然产物化学研究室工作，历任实习研究员、助理研究员、副研究员、研究员，是国家教委药物化学重点学科学术带头人；先后兼任中国药学会《药学学报》编委，中国化学会理事，天然有机专业委员会副主任等职，现任中国工程院卫生工程学部常委，中草药物质基础与资源利用教育部重点实验室主任，中国医学科学院北京协和医学院学术委员，第八届国家药典委员会委员，《亚洲天然产物化学研究》（英文版）副主编，《Planta Medica》（药用植物）顾问编委。

于德泉教授从事天然药物化学和新药创制研究，完成近百种中草药化学成分研究，发现数百种新化合物并确定其化学结构；首次发现过氧键为抗疟有效基团；在国内率先用近代 2DNMR 技术研究天然产物化学结构，并加以推广；参与主持并完成国家攻关项目"人工麝香"研究，提出"人工麝香"配方原则，设计配方组成方案，创制"人工麝香"中主要有效成分芳活素，解决人工麝香化学、配方设计，生产工艺和质量控制以及生产过程中的有关技术问题。"人工麝香"已投产多年，基本替代"天然麝香"，取得巨大社会效益和经济效益，获 1997 年国家中药局科技进步一等奖。于德泉教授完成了中药藁本化学基础和番荔枝科植物抗癌有效成分研究，发现一种高活性免疫抑制成分藁本酚，完成了该物的结构修饰和全合成研究，并从新疆藁本中发现三种保肝成分，其活性相当于联苯双酯；研究 10 多种番荔枝科植物中抗癌有效成分，发现 60 多种结构新颖抗癌有效化合物，其中哥纳香醇甲活性显著，完成了该物的结构优化和全合成及抗癌机制研究，藁本和番荔枝科植物抗癌活性成分两项研究分别获 1998 年和 1999 年卫生部科技进步二等奖；发表论文 360 多篇，申请专利 12 项；出版科技参考书 6 册，培养博士生 60 多名，博士后 5 名；主编《核磁共振谱分析》获化工部优秀图书一等奖，2001 年获国家图书提名奖，参与主编的《化学进展丛书》获 2007 年第九届石化工业优秀科技图书一等奖；2000 年被评为全国先进工作者，2001 年荣获香港求是科技成就奖，2009 年获中国药学发展奖特别贡献奖，2013 年获得中国中医科学院唐氏中医药发展奖，2014 年被授予"全国杰出专业技术人才"荣誉称号，2015 年"人工麝香研制及其产业化"项目获得国家科技进步奖一等奖。

程卯生

——2015 年度国家科技进步奖二等奖

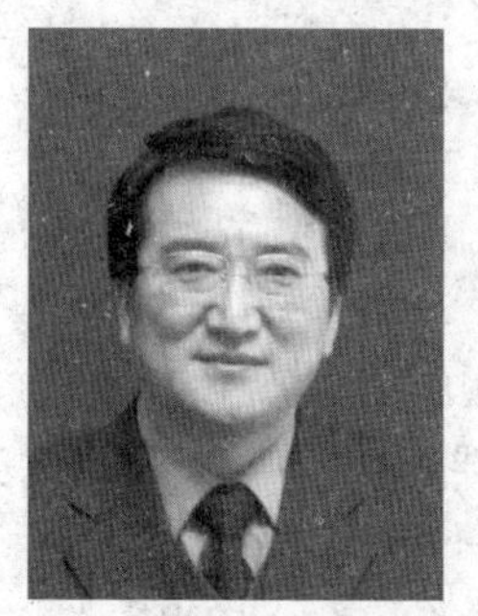
程卯生

程卯生，男，汉族，1964 年 10 月出生，内蒙古固阳人，1985 年 7 月毕业于沈阳药学院制药系，获理学学士学位。1988 年 7 月毕业于沈阳药学院药学系，获药物化学专业理学硕士学位，2001 年 7 月获沈阳药科大学理学博士学位。1988 年 7 月留校任教，1993 年破格晋升副研究员，1995 年在美国加利福尼亚大学任访问学者两年，1998 年晋升研究员，

2002年任沈阳药科大学制药工程学院院长，教授，博士研究生导师，2005年任校长助理兼国际交流处处长，2010年11月任副校长。

程卯生教授兼任学术职务：亚洲药物化学联盟理事，亚洲药学院联盟理事，中国药学会理事，中国药学会药物化学专业委员会副主任委员，国家自然科学基金第十三届专家评审组评审专家；国家药品食品监督管理局化学药评审专家库成员，教育部"基于靶点的药物设计与研究"重点实验室主任，日本京都药科大学客座教授，《中国药物化学杂志》执行主编，《中国药学杂志》《药学学报》等八种专业期刊杂志的编委。

程卯生教授主要研究方向为：天然产物的全合成及结构改造，计算机辅助药物设计以及抗消化性溃疡和抗哮喘药物的研究。主持或参与国家高科技研究发展计划（863）项目、创新药物重大专项、国家自然科学基金、科技部新药基金、教育部优秀青年教师教学科研奖励基金、霍英东青年教师基金和高等学校骨干教师基金以及辽宁省科技厅、沈阳市科委资助项目30余项；共发表学术论文180余篇，其中SCI收录论文70余篇；获得国家二类新药证书6个、四类新药证书2个、获国际国内发明专利授权10项，另有5项专利提交了申请；获国家省部级科技奖励7项；主编或参编学术著作14部，曾讲授硕士研究生课程《药物化学专论》和《组合化学》，本科生课程《药学概论》《药物化学》《现代药物设计》和《组合化学》，已培养博士后1人，博士18人，硕士45人；先后获得国家教育部首届青年教师奖、辽宁省优秀专家、辽宁省产学研联合工作先进工作者、沈阳市教育系统岗位标兵、沈阳市优秀教师等荣誉称号，2004年获国务院政府特殊津贴，2006年入选国家级"新世纪百千万人才工程"，并获沈阳市"十大科技英才"称号。

孔令义

——2015年度国家科技进步奖二等奖

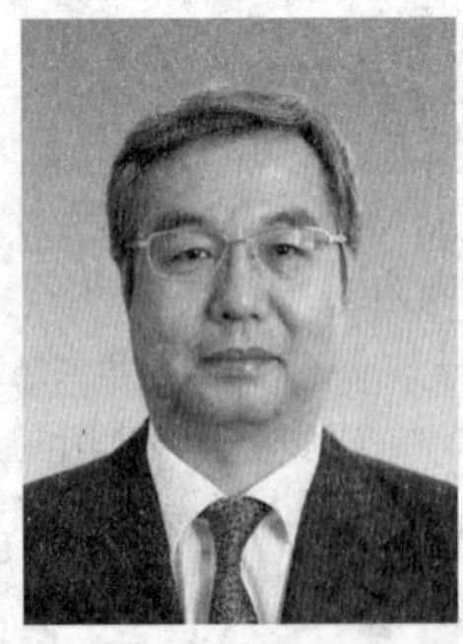

孔令义

孔令义，男，1964年生，博士，教授，博士生导师，中国药科大学副校长，教育部长江学者特聘教授、国家杰出青年科学基金获得者，新世纪百千万人才工程国家级人选，教育部创新团队带头人，中国药科大学中药学一级学科博士点的首席学科带头人，全国优秀教师。

1984年毕业于沈阳药学院，获理学学士学位；1987年毕业于白求恩医科大学，获药物化学专业医学硕士学位；1992年毕业于沈阳药学院，获药物化学专业博士学位；1994年于中国药科大学博士后流动站出站，留校任教；1997年晋升为教授；1998年至1999年在日本名城大学药学部任高级访问学者，2009年在日本九州大学药学部任客座教授；1997年9月至2012年7月任中国药科大学中药学院院长，2012年7月至2013年9月任中国药科大学药物科学研究院常务副院长，2013年7月起任中国药科大学副校长。

孔令义教授是国家药典委员会委员、中国药学会中药和天然药物专业委员会副主任委员、世界中医药联合会中药化学分会副会长兼秘书长、中华中医药学会中药化学分会副主任委员、教育部高等学校中药学类专业指导委员会委员、全国中医药高等教育学会中药教育研究会副理事长、国家自然科学基金委员会医学科学部专家评审组成员。SCI源刊物《Chinese Journal of Natural Medicines》执行副主编，《Journal of Asian Natural Product Research》、《药学学报》、《中国药学杂志》和《中国中药杂志》等学术期刊编委。

孔令义教授研究领域为天然药物化学和中药化学，研究方向包括中药和天然药物活性成分的提取分离、结构测定、结构修饰、生物转化、全合成、构效关系和生物活性研究，以及在此基础上开展的新药开发研究工作。主持承担国家杰出青年科学基金项目、国家自然科学基金重点项目、国家自然科学基金面上项目、"重大新药创制"国家科技重大专项、教育部重大项目培育计划项目等多项国家和部省级科研项目。以通讯作者或第一作者在《Organic Letters》《Tetrahedron》《Tetrahedron Letters》《Journal of Natural Products》《Phytochemistry》《Planta Medica》《Journal of Agriculture and Food Chemistry》《Journal of Chromatography A》和《药学学报》等国内外重要刊物发表学术论文330余篇，其中SCI源刊收录265篇；出版著作7部，申请专利12项，获专利授权10项。

孔令义教授是国家级本科生特色专业中国药科大学中药学专业的负责人，主持的本科生《天然药物化学》课程为国家级精品课程，硕士生《高等波谱解析》课程为江苏省优秀研究生课程；同时任中国医药科技出版社出版的全国医药院校本科生规划教材《天然药物化学》的主编、人民卫生出版社出版的全国医药院校本科生规划教材《波谱解析》的主编；至今已培养博士生40余名，硕士生110余名，指导的研究生获得全国百篇优博提名奖1人次、江苏省优秀博士论文1人次，优秀硕士论文1人次。

屠鹏飞

——2015年度国家科技进步奖二等奖

屠鹏飞，男，汉族，1963年出生于浙江省黄岩市，1985年毕业于中国药科大学，1988年至1989年在日本富山医科药科大学学习，1990年在中国药科大学获得博士学位，同年进入北京医科大学从事博士后研究，1992年博士后出站后留校

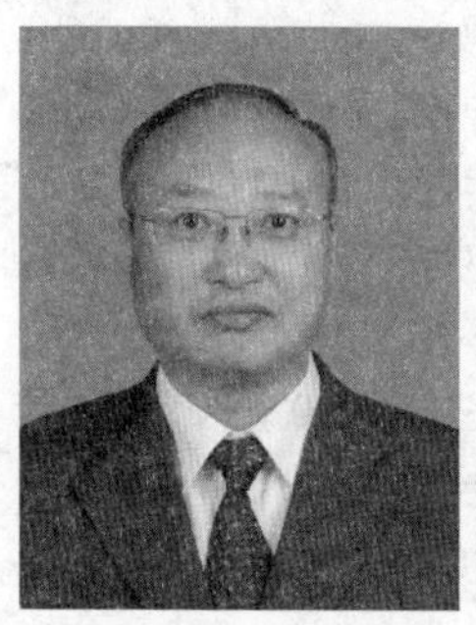
屠鹏飞

工作至今，现为北京大学药学院天然药物学系教授、博士生导师、北京大学中医药现代研究中心副主任。

屠鹏飞教授兼任第九届国家药典委员会中药材饮片专业委员会主任委员，国家食品药品监督管理局药品审评委员，中国高科技产业化研究会理事，中国中医药研究促进会药品管理与中药知识产权专业委员会副主任委员，中国药学会中药与天然药物专业委员会委员，北京市生物技术和新医药产业促进中心核心专家，国家标准样品技术委员会天然产物标准样品专业工作组专家，《中国药学》（英文版）《中药新药与临床药理》杂志副主编，《药学学报》《中草药》《中国中药杂志》《中国天然药物》《中国药科大学学报》《实验方剂学》《中国现代中药》《医药经济报》《中国医药工业杂志》《中国药学杂志》等编委，中国药科大学、沈阳药科大学、北京中医药大学、黑龙江中医药大学、三峡大学、大连理工大学、内蒙古医学院、西北大学、中国医学科学院药用植物研究所等客座教授。

屠鹏飞教授主要研究方向为：天然药物活性成分与新药研究、天然活性成分的结构改造与构效关系研究、中药活性成分的体内药物学研究、中药质量评价。

屠鹏飞教授对肉苁蓉属、远志属、铁线莲属、大风子科药用植物及中药黄芪、红花等40多种中药及中药复方"补阳还五汤"等进行了系统的活性成分研究，分离鉴定了1600多个化合物，其中新化合物400多个；发现肉苁蓉中所含的部分苯乙醇苷类成分具有明显的抑制神经细胞凋亡、促进神经细胞生长作用，阐明其作用机制，并将其研制成为治疗老年痴呆症的二类新药；发现远志皂苷具有明显的抑制基因转染的神经细胞 Aβ 的分泌，并阐明其作用机制；发现广西血竭中所含的黄酮类成分具有明显的抑制血小板聚集、抗血栓等作用；部分黄烷类成分具有明显的抗真菌作用；对大黄、黄芪、红花等20多种中药及黄芪注射液等5种中药注射剂进行了系统的质量标准包括指纹图谱检测标准的研究，建立了有效的质量控制方法；已研制一类新药1项，五类新药10多项，在研新药多项；研究成果获得国家科技进步奖一等奖、三等奖各1项、教育部自然科学奖一等奖和科技进步奖一等奖各1项、国家中医药管理局科技进步奖一等奖2项、中华中医药学会李时珍医药创新奖1项、湖北省科技进步奖三等奖1项、新疆和田地区科技特等奖1项，并获得2001年度中国药学发展奖-地奥药学科学技术奖（中药奖）三等奖、2002年度茅以升科技教育奖-北京青年科技奖等荣誉奖；发表科研论文300余篇，其中SCI收载100多篇，著作9部，申请和授权专利30多项。

王静康

——2015年度国家科技进步奖二等奖

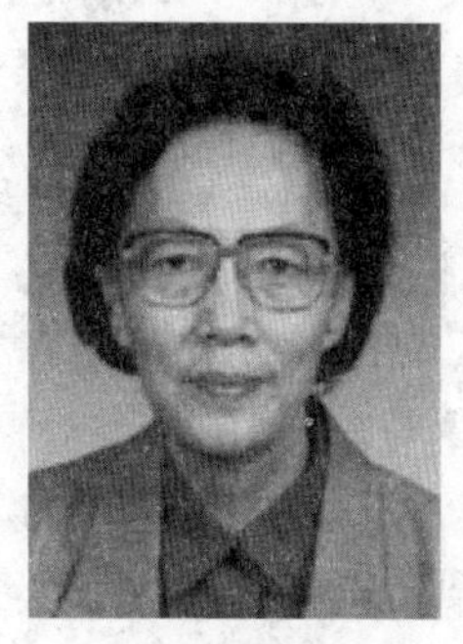
王静康

王静康，女，1938年出生于河北省秦皇岛市，1955年考入天津大学化工系，1965年研究生毕业于天津大学。曾先后在贵州工学院、天津纺织工学院、天津大学任教。自1980年调入天津大学工作至今。现任天津大学化工系教授、博士生导师、国务院学位委员会委员，是天津市授衔专家、国家"八五"立功先进个人、五一劳动奖章获得者、全国三八红旗手、天津市优秀教师。

王静康教授兼任国家工业结晶工程技术研究中心名誉主任、天津市科协主席、教育部化学化工教学指导委员会副主任、教育部化学化工教学指导委员会化工教学指导分委会主任、教育部科技委委员、Frontiers of Chemical Science and Engineering 主编、Chinese Journal of Chemical Engineering 编委、中国抗生素杂志等学术期刊编委、中国系统工程学会过程系统工程专业委员会副主任、中国化工学会常务理事、化学工程专业认证组组长、中国工程院咨询委员会成员、中国工业生态经济与技术专业委员会副理事长、英国化学工程师学会（IChemE）会士（Fellow）、美国化学学会（ACS）会员。

王静康教授长期致力于现代工业结晶机制与技术的研发及创新成果的产业转化。她率先建立工业结晶系统工程集成理论与多目标优化方法，提出结晶过程计算机辅助过程多变参数优化控制新策略，建立了不同结晶过程模型模拟方法学及结晶过程放大专家系统；针对医药、化工等高端产品精制的需求，构筑了大量物质的结晶形态学、热力学与动力学实测的基础数据库；首次提出耦合结晶新技术，开拓了晶体工程中的"分子组装与晶形优化"与绿色集成产业化共性技术；实现了分子有序组装与智能化调控过程，达到由分子层次研究直至产业化多尺度研发目标；创立了我国第一个工业结晶及医药结晶技术研发基地；连续主持、带领团队出色完成"七五""八五""九五""十五""十一五"国家重大科技攻关、支撑计划项目及其自主创新研发成果的产业转化，为大型化工医药企业建成了百余条新型工业结晶生线，率先将信息化优化调控技术应用于所承担的全部工业化项目，成果产业转化均一次成功，皆被国家鉴定和验收为"达到国际先进水平"。据近年来不完全统计，为国家年平均新增产值12.5亿元/年，年平均新增利税2.6亿元/年，直接经济效益和社会效益显著，为我国不同领域的工业企业结晶技术现代化做出了突出贡献。

作为研究型大学的教师，王静康教授主讲本科生及研究生化工前沿课；主编了国家"九五"及"十五"教育部统编教材《化工设计》及《化工过程设计》，该书获得了第八届中国石油和化学工业优秀教材一等奖，所负责的该《化工设计》本科生课程被评为2010年度国家级精品课程；与美国Iowa大学、美国MIT麻省理工学院、美国Michigan大学、美国Pennsylvania州立大学著名教授进行合作研究，并建立了中、外联合培养博士生的模式；已培养出硕、博士、博士后80余名；主持的"化工类多元化和国际化研究生教育创新体系的构建"研究生教改项目荣获第六届高等教育国家级教学成果一等奖；在国内外重要刊物上已发表文章300篇，撰写了《化学工程手册》中的结晶篇等专著6部。

作为第一完成人，王静康教授曾获国家技术发明二等奖1项、国家技术发明三等奖1项、国家科技进步二等奖2项、教育部科技进步一等奖2项，以及国家教委科技进步一等奖、天津市技术发明一等奖、第十一届中国专利优秀奖、第十三届中国专利优秀奖、中国侨界（创新成果）贡献奖、第六届高等教育国家级教学成果一等奖、第八届中国石油和化学工业协会优秀教材一等奖各1项，所负责的《化工设计》本科生课程被评为国家级精品课程，作为唯一完成人荣获何梁何利科学技术奖、天津市科技重大成就奖。此外，王静康教授还获全国先进工作者、全国优秀科技工作者、十佳全国优秀科技工作者提名奖；中国侨联科技进步带头人、巾帼发明家；1998年全国"三八"红旗手；全国"五一"劳动奖章；天津市特等劳动模范、国家"八五"科技攻关先进个人；天津市三八红旗手；天津市优秀教师等荣誉称号，还是中国共产党第十六次及第十七次全国代表大会代表。王静康教授作为项目第一完成人的"高端医药产品精制结晶技术的研发与产业化"项目荣获2015年度国家科技进步二等奖。

萧　伟

——2015年度国家科技进步奖二等奖

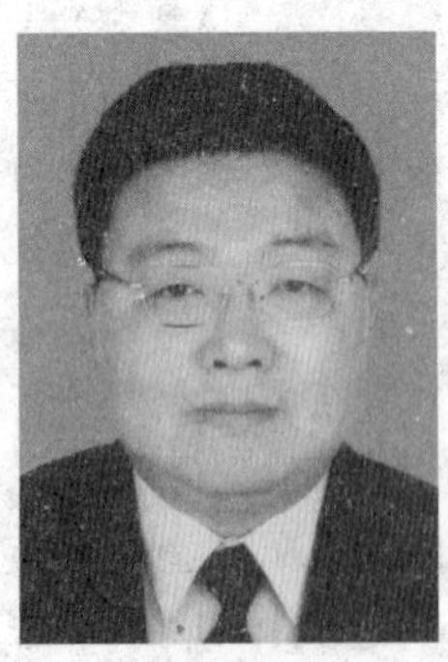

萧　伟

萧伟，男，1959年10月出生，连云港市人，教授，中药学博士，研究员级高级工程师，博士生导师，享受国务院特殊津贴。现任江苏康缘药业股份有限公司董事长，国家药典会委员，全国人大代表，《世界科学技术-中医药现代化》《中草药》《中国中药杂志》《中国天然药物》《亚洲传统医药》编委。

萧伟教授是江苏省首批中青年科技领军人才，曾获江苏省劳动模范、江苏省优秀创业企业家、江苏省首届十大优秀专利发明人、江苏省创新创业人才等荣誉称号。同时是"中药制药过程新技术国家重点实验室"主任、第十一届全国人大代表、连云港市人大常委、中共连云港市委候补委员、国家药典委员会委员、国家中医药管理局中医药标准化专家技术委员会委员。

萧伟教授长期从事现代中药研究开发工作，不断运用现代药物研究的新工艺、新剂型、新辅料提升丰富传统中药的技术内涵。他带领研发团队开展新药研究70余项，累计获得新药证书47项；申请国内外发明专利180项，获得国内发明专利授权89项，国外发明专利授权10项；先后承担省级以上各类科研项目24项，其中国家"九五"、"十五"科技攻关项目、"十一五"科技支撑计划、科技部重大新药创制专项、"973"计划等重点项目13项；累计发表论文36篇，专著3部；其主持完成的中药新药研发项目多次获得国家和省级奖项，其中"金振口服液"被国家经贸委评为2000年度科技进步二等奖；"桂枝茯苓胶囊"、"天舒胶囊"、"热毒宁注射液"、"痛安注射液"等五个项目获得省科技进步奖；元胡止痛软胶囊等5个产品被评为国家级新产品；其主持研发的国家级新药"桂枝茯苓胶囊"，经过多年的市场培育，已发展成为国内中医治疗妇科血瘀症首选用药，目前该通过美国FDA IND审查，正在美国进行Ⅱ期临床研究；2011年由萧伟主持研究的"中药注射剂控制体系的建立及其应用"项目获江苏省科技进步一等奖；2015年，康缘药业"以桂枝茯苓胶囊为示范的现代中药功效相关质量控制体系创立及应用"项目获得2015年度国家科技进步二等奖。

王拥军

——2015年度国家科技进步奖二等奖

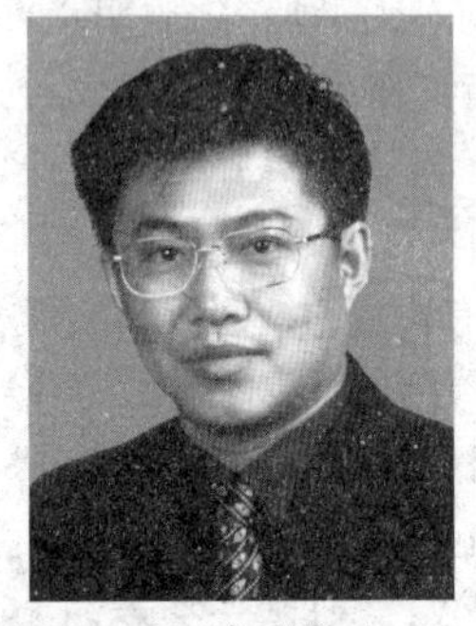

王拥军

王拥军，男，1965年9月生，博士，中共党员，上海中医药大学教授，研究员，博士生导师，博士后指导老师。上海中医药大学中医骨伤科学博士，第二军医大学骨外科学博士后，美国罗切思特大学医学中心博士后。

现任上海中医药大学附属龙华医院科研副院长，上海中医药大学脊柱病研究所所长，上海中医药大学与国际华人骨研学会联合研究中心主任；新疆大学客座教授；上海市名老中医学术经验研究施杞工作室的学术继承人。兼任中华中医药学会整脊分会副会长；上海市中西医结合学会骨伤科专业委员会副主任委员；世界中医骨科联合会常务副主席；中国康复医学会颈椎病专业委员会副会长；中华中医药学会中医骨伤科分会常委；上海市中医药学会骨伤科专业委员会副主任委员。

担任国家科技部科技成果评审专家；国家科技部科技计划评审专家；国家自然科学基金委员会一审与二审专家；国

家教育部科技评审专家；国家科技部国际合作司评审委员；中国中西医结合学会脊柱医学专业委员会副主任委员；国家中医药管理局中医药科技咨询与评审专家；上海市科学技术委员会评审委员；Member of American Society for Bone and Mineral Research (ASBMR); Member of International Bone and Mineral Society (IBMS); Member of Orthopaedics Research Society (ORS); Member of International Chinese Hard Tissue Society (ICHTS);《中国骨伤》《脊柱外科杂志》《颈腰痛杂志》《中西医结合学报》《中国中医骨伤科杂志》《中国矫形外科杂志》编委。

王拥军教授主要进行中医药防治颈椎病、腰椎间盘突出症、骨与关节疾病的基础与应用研究；近五年作为课题第1、2负责人，承担科研项目48项，其中国家级课题11项(包括国家杰出青年科学基金、国家自然科学基金重点项目、国家自然科学基金重大国际合作项目、中美政府间国际合作重点项目)、部市级人才基金与重点项目19项；主编教材和专著2部，副主编4部，共发表论文218篇，在Spine、JBMR、JBC等发表SCI收录论文11篇，总影响因子50(单篇最高7.7)，论文共计被他人正面引用1321次；主办4次国际骨生物学术研讨会，主持11次国际学术交流，2次应邀参加WHO传统医学标准化会议；申请国家发明专利8项并授权1项，开发中药新药6项并转让3项；作为第1、2完成人，近5年荣获部市级科技成果奖一等奖3项、二等奖8项；获得中医药界目前唯一的中华医学科技奖一等奖(第1完成人)，成果纳入7本国家级本科生与研究生规划教材中；培养博士后3名、博士生8名、硕士生15名，协助指导研究生37名；选派6名研究人员赴美国进行合作研究；指导团队人员获NSFC青年基金4项、全国博士后等人才基金7项，获得全国二级以上专业学会优秀论文奖18人次，获ASBMR Young Investigator Award和Webster Jee Young Investigator Award。

王拥军教授是"国家杰出青年科学基金"获得者，国家教育部"新世纪优秀人才"、国家人事部新世纪百千万人才工程国家级人选、国家卫生部有突出贡献中青年专家；是上海市劳动模范、国家重点学科以及上海市医学重点学科(中医骨伤科学)学科带头人、上海市优秀学科带头人，上海市医学领军人才、上海市领军人才、上海市十大青年科技英才、上海市"曙光学者"计划、上海市"启明星"和"启明星"跟踪计划获得者。

人物名录

2015年何梁何利基金科技奖 11月4日下午，备受关注的何梁何利奖2015年颁奖大会在北京钓鱼台国宾馆隆重举行。本年度共有47位科学家获奖，分享了总额高达1100万港币的奖金，其中生物医药领域获奖人员名单如下：

科学与技术进步奖

高　福	生命科学奖	中国科学院微生物研究所/中国疾病预防控制中心
田志刚	医学药学奖	中国科学技术大学
于金明	医学药学奖	山东省肿瘤医院
任　进	医学药学奖	中国科学院上海药物研究所
蒋建新	医学药学奖	解放军第三军医大学第三附属医院野战外科研究所
马　丁	医学药学奖	华中科技大学同济医学院附属同济医院
张英泽	医学药学奖	河北医科大学第三医院
韩雅玲	医学药学奖	中国人民解放军沈阳军区总医院
姜　泊	医学药学奖	北京清华长庚医院消化内科
王金戌	产业创新奖	石药集团有限责任公司
朱兆云	区域创新奖	云南白药集团股份有限公司

2015年"吴杨奖" 12月3日，在陕西西安第四军医大学举行的颁奖典礼上，金有豫等13位中国医药卫生领域的优秀工作荣获第十六届吴阶平—保罗·杨森医学药学奖，其中生物医药领域获奖人员名单如下：

基础医学领域

张　学　中国医学科学院基础医学研究所

高　福　中国疾病预防控制中心/中国科学院微生物研究所

药学领域

王　锐　兰州大学医学院、新药临床前研究甘肃省重点实验室

王喜军　黑龙江中医药大学药学院

公共卫生领域

马冠生　北京大学公共卫生学院

曹务春　军事医学科学院微生物流行病研究所

2015年求是杰出青年学者奖 9月19日下午，"2015年度求是奖颁奖典礼"在中国科大先进技术研究院报告厅举行。其中生物医药领域获奖人员名单如下：

求是杰出科学家奖

张亭栋　哈尔滨医科大学

求是科技成就集体奖

厦门大学原核表达类病毒颗粒疫苗研究团队

夏宁邵　李少伟　张　军　吴　婷　黄守杰　李益民
葛胜祥　顾　颖　郑子峥　袁　权　潘晖榕　吴文翰
赵勤俭　史维国　罗文新　陈毅歆　程　通　俞　海

求是杰出青年学者奖

李雪明　清华大学生命科学学院

石　磊　中国医学科学院基础医学研究所

王立铭　浙江大学生命科学研究院

徐彦辉　复旦大学生物医学研究院

郭雪峰　北京大学化学与分子工程学院

2015 年第 8 届"谈家桢生命科学奖" 11 月 16 日上午，第八届"谈家桢生命科学奖"颁奖典礼在云南大学举行，12 位科学家荣获该奖项。

生命科学奖

赵国屏　中科院上海生命科学学院植物生理生态研究所

康　乐　中科院动物研究所

产业化奖

田克恭　国家兽用药品工程技术研究中心研究员获得

"生命科学奖"创新奖

刘　文　中科院上海有机化学研究所

祁　海　清华大学医学院

杨正林　电子科技大学附属医院、四川省人民医院

周　斌　中科院上海生命科学研究院营养科学研究所

赵　强　中科院上海药物研究所

钦伦秀　复旦大学附属华山医院

徐　涛　中科院生物物理研究所

徐彦辉　复旦大学生物医学研究院

高绍荣　同济大学生命科学与技术学院

2015 年药明康德生命化学研究奖 2 月 14 日电，国内生命科学研究领域的国家级奖项，第九届"药明康德生命化学研究奖"13 日在北京公布评选结果，来自国内高校、科研院所以及医院临床一线的 18 位优秀科研工作者和医院专家获奖。

第九届药明康德生命化学研究奖杰出成就奖获得者：

陈义汉　同济大学医学院

季加孚　北京肿瘤医院

张　锋　复旦大学生命科学学院

第九届药明康德生命化学研究奖学者奖获得者：

于颖彦　上海交通大学医学院附属瑞金医院

刘占举　上海市第十人民医院/同济大学附属第十人民医院

刘祖国　厦门大学医学院

李　昂　中国科学院上海有机化学研究所

李军民　上海交通大学医学院附属瑞金医院

李秋荣　中国人民解放军南京军区南京总医院

李海涛　清华大学医学院

李培峰　青岛大学转化医学研究院

余洛汀　四川大学生物治疗国家重点实验室

张　学　中国医学科学院基础医学研究所

陈子江　山东大学医学院

周荣斌　中国科技大学生命科学学院

郑劲平　广州医科大学附属第一医院

2015 李时珍医药创新奖

李　琦　上海中医药大学附属曙光医院

项目：大肠癌脾虚湿热证治理论构建与应用研究

人员：李　琦　蔡国响　刘建文　侯风刚　王　炎　刘宁宁　任建琳　隋　华　周利红　刘　宣　季　青　付晓伶　张彦博　韩植芬　柴　妮

谈　勇　南京中医药大学

项目：滋阴补阳方序贯对多囊卵巢综合征周期重建的治疗作用

人员：谈　勇　任青玲　聂晓伟　邹奕洁　周　阁　郭银华　殷燕云　胡荣魁　赵　娟

王振国　山东中医药大学

项目：中医学术流派研究与评价体系的建立及应用

人员：王振国　刘更生　宋咏梅　张效霞　张丰聪　王　鹏　刘桂荣　田思胜　朱毓梅　米　鹂　赵　颖　黎　立　李　静　董利利　李绍林

廖利平　深圳市卫生和计划生育委员会

项目：《中药编码规则及编码》国家标准的研究与制定

人员：廖利平　吕爱平　曾庆明　徐美渠　吴培凯　易炳学　李顺民　周　哲　徐甘霖　包文虎　兰青山　马双成　李海燕　郭兰萍　谭登平

2015 年度"康缘杯"中华中医药学会中青年创新人才及优秀管理人才奖获奖者名单

中青年创新人才：

喻　嵘　湖南中医药大学

袁　媛　中国中医科学院中药资源中心

岳冬辉　长春中医药大学

陈秀华　广东省中医院

优秀管理人才：

刘清泉　首都医科大学附属北京中医医院

杨　骏　安徽中医药大学第一附属医院

陈士林　中国中医科学院中药研究所

杨思进　泸州医学院附属中医医院

肖　臻　上海中医药大学附属龙华医院

2015年度"康缘杯"中华中医药学会岐黄国际奖获奖者名单

孙　鹤(美国)　天士力控股集团有限公司
劳力行(美国)　香港大学中医药学院

2015年第18届中国药学会-施维雅青年药物化学奖

孙昊鹏　中国药科大学
陈益华　华东师范大学
梁　广　温州医科大学
郑灿辉　解放军第二军医大学
严春艳　广东药学院

2015年中国药学会-施维雅青年医院药学奖

安卓玲　首都医科大学附属北京朝阳医院
李新刚　首都医科大学附属北京天坛医院
彭　燕　武汉大学人民医院
孙凤军　重庆西南医院
吴　斌　上海交通大学医学院附属仁济医院
杨志文　上海市松江区中心医院
俞振伟　浙江大学医学院附属邵逸夫医院
张　弨　北京大学第三医院

2015年中国药学会-中恒青年药剂学奖

杜丽娜　军事医学科学院放射与辐射医学研究所
高会乐　四川大学华西药学院
李　翀　西南大学药学院
汪贻广　北京大学药学院
王永军　沈阳药科大学药学院
张志平　华中科技大学同济药学院

2015年中国药学会-赛诺菲青年生物药物奖

甘茂罗　中国医学科学院医药生物技术研究所
高　栋　浙江海正药业股份有限公司
刘洪卓　沈阳药科大学
沙先谊　复旦大学
王晓辉　中国科学院长春应用化学研究所
肖伟烈　中国科学院昆明植物研究所
徐　静　第四军医大学
徐颖华　中国食品药品检定研究院

（徐云龙）

学会与学术活动

Associations and Academic Activities

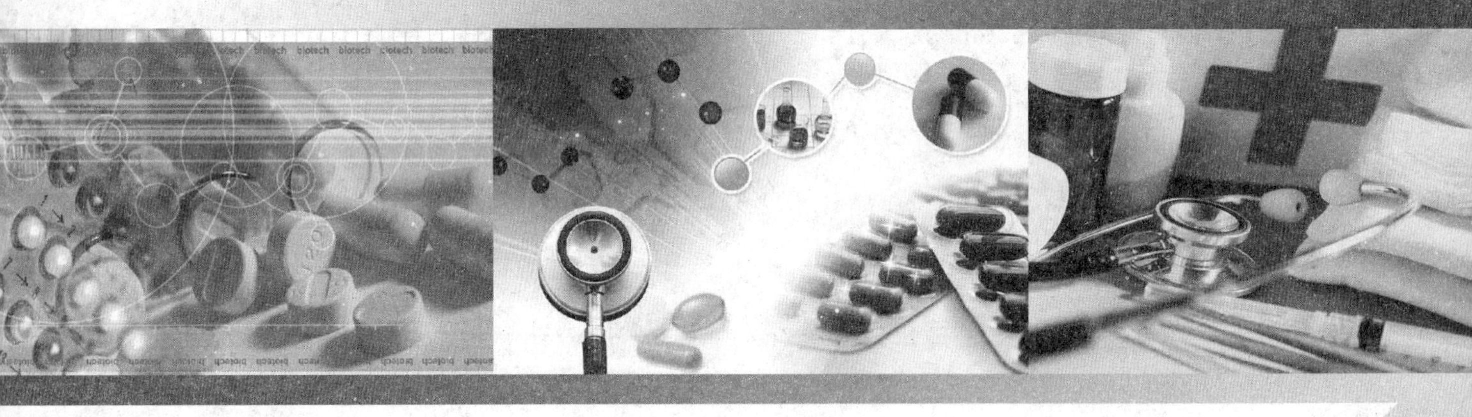

2015年中国药学大会暨第十五届中国药师周 2015年11月6～8日，以“中医药理论、文化与创新”为主题的“中国药学大会暨第十五届中国药师周”在天津召开。会议由中国药学会主办，天津市药学会承办。来自各省市自治区直辖市食品药品监督管理局及药学会领导，中国药学会理事、媒体记者、合作设奖单位代表，以及科研院所、高等院校、医疗机构、医药企业专家学者3000余人参会。中国药学会副理事长、中国工程院院士陈志南主持开幕式并致开幕词。中国药学会理事长桑国卫院士作了题为“重大新药创制科技重大专项的进展与下一步考虑”的主旨报告。

中国药学会所属专业委员会组织设立11个分会场，特邀专家及论文报告240个。国际药学联合会主席卡门·佩妮亚作了题为“2020展望”的大会特邀报告。张伯礼院士、陈凯先院士、陈志南院士、刘昌孝院士、王广基院士、天士力控股集团董事局主席闫希军分别作了题为“中医药发展机遇与任务”、“中医药学在当代战略地位、重要作用与创新发展”“自循证医学至精准医学的跨越”、“从转化研究到精准治疗探讨新药发展”、“中药多组分药物代谢动力学与药效关联研究的探索”、“推进中药国际化、带动全产业链创新与升级”的大会专题报告。大会收录论文551篇，评选出优秀论文70篇。会议期间，召开了“中国药学会23届理事会第五次会议”，“2015年全国医药经济信息网工作会议”；举办了中国药学会药学教育专业委员会成立大会；举办了2015年中国药学会科普公益活动。会议期间表彰了2015年中国药学会优秀药师71名，2015年中国药学会-施维雅青年医院药学奖8名，2015年中国药学会-赛诺菲青年生物药物奖8名，2015年中国药学会-中恒青年药剂学奖6名，中国药学会-施维雅青年药化奖5名，2015年中国药学会科学技术奖11项。

（李友佳）

中国药理学会第十三次暨成立三十周年全国学术大会 2015年11月2～5日，以“创新转化，推动支撑临床治疗的药理学研究”为主题的“中国药理学会第十三次暨成立三十周年全国学术大会”在北京召开。会议由中国药理学会主办，旨在系统总结中国药理学会30年来建设与发展的经验，不断提高创新药物研发和临床合理用药的水平，及时交流我国药理学研究所取得的新成果和新经验、增进会员之间的交流与合作。来自全国各地药理工作者、国际药理联合会、日本药理学会、新加坡药理学会、美国药理与治疗学会等专家近1300人参会。会议收到论文摘要500余篇。中国药理学会副理事长兼秘书长张永祥教授主持开幕式。中国药理学会理事长杜冠华教授作了题为“中国药理学会30年回顾与展望”的大会报告。中国工程院院士詹启敏作了“精准医学发展的需求和重点任务”的主题报告。会议包括大会特邀报告、专题报告、青年英文学术报告、壁报展示及学术研讨等形式，共有4名院士、2位国外药理学家以及6位华裔药理学家作了大会特邀报告，100名参会代表进行了壁报交流；会议开设了10个专题分会场，内容涉及心脑血管药理、网络药理及中药与天然产物药理学、新药发现与筛选、神经药理与睡眠药理、分子药理、抗炎免疫药理、临床药理、肾脏药理、药理学前沿与交叉等。会议期间举行了第十九届中国药理学会-施维雅优秀青年药理学家奖的颁奖仪式。（李友佳）

第七届中国药师大会 2015年10月15日，由中国药师协会和国家卫生计生委合理用药专家委员会共同主办的“第七届中国药师大会”在湖北武汉举行。会议以“医改、药师、责任”为主题，来自全国10多个省市执业药师协会领导和药师代表400余人参会。中国药师协会副会长陈济生主持大会开幕式，中国执业药师协会会长张耀华、老会长张文周向全体与会代表致欢迎词。国家卫生计生委医疗管理服务指导中心主任赵明钢、国务院第一届医改专家咨询委员会委员房志武、国家食药监总局药品审评中心副主任周思源、国家食药监总局执业药师资格认证中心主任周福成、国家卫生计生委医政医管局医疗与护理处王曼莉、北京东直门医院药剂科主任曹俊岭、国药控股大药房有限公司副总经理曲文浩、上海复旦大学附属华山医院药剂科副主任王斌分别作了题为“支付制度改革对医院药学的机遇与挑战”、“美国PBM对中国医改的启示”、“药品注册审评情况”、“我国执业药师未来发展趋势”、“药师立法相关工作与合理用药推进”、“中成药合理使用”、“执业药师在慢病管理过程中的作用和价值”、“临床药师海外培训项目美国经验分享”的主题报告。会议采用主会场对话论坛与展览展示相结合等多种形式。参会代表探讨交流了药师立法、药品招标采购政策解读、医疗管理服务、医改与安全用药、临床路径与合理用药、药品注册审评、药品不良反应、执业药师管理、药品使用综合评价和中成药使用现状分析等内容。（李友佳）

第五届中国药物制剂大会 2015年9月25～27日，由中国药学会主办，浙江省药学会和浙江大学药学院承办的“第五届中国药物制剂大会”在浙江杭州召开。会议旨在促使我国广大药学工作者及时把握药物制剂领域发展动态，获取国内外最新研究成果信息，为从事药物制剂研究的专业人员提供展示成果的平台，促进国际交流与合作，推动我国药物新型制剂的发展。会议以“高端制剂的基础与应用研究”为主题。来自国内外高等院校、科研院所、制药企业、医院，以及国家自然科学基金委、国家食品药品监督管理总局等专家学者、在校研究生共1200余人参会。会议设大会报告主会场及基础药剂学、工业药剂学、药用辅料与包材、医院药剂学、青年药剂学、研究生论坛等6个分会场；6位国内外专家分别作了大会特邀报告，从基础研究、产业化研发、药用辅料与包装材料、临床应用等方面，共同探讨了药物制剂的研发及应用过程中的最新进展。分会场专家、优秀青年学者和在读研究生共作了85个分会场报告，介绍各领域的最新研究进展。会议设200个壁报展示，共评选出青年药剂学奖10名、研究生论坛优胜奖6名和优秀壁报奖6名。会议期间，召开了国际控释协会中国分会2015年学术年会。（李友佳）

中国药学会抗肿瘤药物专业委员会成立大会 2015年2月6日，中国药学会抗肿瘤药物专业委员会成立大会在北京召开。中国药学会抗肿瘤药物专业委员会第一届委员30余人参会。中国工程院院士、中国药学会理事长桑国卫，国家抗肿瘤药物临床研究基地中心主任孙燕院士出席会议并讲话。大会由中国药学会抗肿瘤药物专业委员会主任委员石远凯教授主持。中国药学会副理事长兼秘书长丁丽霞宣读了中国药学会关于成立中国药学会抗肿瘤专业委员会的批复，介绍了专业委员会的成立过程并公布了首届委员名单。桑国卫理事长在讲话中首先对中国药学会抗肿瘤专业委员会的成立表示了热烈祝贺，他殷切希望专业委员会在学会23届理事会的领导下，坚持民主办会、科学办会、依法办会、勤俭办会，为国家创新驱动发展战略实施及药学事业发展做出重要贡献。孙燕院士介绍了我国恶性肿瘤的防控形势、抗癌新药研发现状及面临的挑战和机遇，表示将对中国药学会抗肿瘤专业委员会的全力支持，并对其未来发展提出了殷切希望和要求。石远凯教授代表新成立的中国药学会抗肿瘤药物专业委员会表示，抗肿瘤药物专业委员会建立了一个有效沟通和合作平台，更好地为政府部门出谋划策，提供政策咨询和智力支持，帮助我国相关部门进行有效临床试验研究，同时激励临床医生进行高质量肿瘤药物治疗的转化研究。（李友佳）

第十四届全国肿瘤药理与化疗学术会议 2015年4月24～27日，由中国工程院医药卫生学部和中国抗癌协会抗癌药物专业委员会、中国药理学会肿瘤药理专业委员会联合主办，中国医科大学承办的2015医学前沿论坛暨第十四届全国肿瘤药理与化疗学术会议在辽宁沈阳召开。来自全国各地500余名代表参会。国内外抗肿瘤药理学共10名专家作了特邀报告，报告主题包括“精确医疗时代的抗肿瘤药物研发”、“抗肿瘤抗体偶联药物（ADC）的研究进展与策略思考”、“Mesenchymal Stem Cells and Tumor Progression”、“核受体非基因型作用机制及其在药物开发中的应用”、“Mechanisms of disease persistence in gastrointestinal stromal tumors”、“肿瘤创新药的全球研发方向及国际市场态势”、“肿瘤实验诊断进展及质量管理”、“药物相关基因多态性对肿瘤治疗效果的影响”“国际和我国抗肿瘤药物研究的新进展、新成果”等。会议收到论文近200篇，60余份壁报。会议设立了三个分会场，提供了壁报交流形式，由肿瘤药理研究及临床肿瘤药物治疗研究同仁进行论文交流。来自抗肿瘤基础、药物、临床研究领域的18位中青年专家作分会报告。会议报告的内容除了肿瘤药理学和肿瘤内科治疗学外，还包括药物化学、生物化学、肿瘤基础研究、放射治疗等。（李友佳）

中华医学会临床药学分会2015年全国学术年会 2015年4月25～26日，“中华医学会临床药学分会2015年全国学术会议”在上海召开。会议由中华医学会、中华医学会临床药学会主办，来自国内外共5000余名代表参会。国家卫生计生委相关领导及国内外临床药学领域知名专家受邀做报告，围绕临床药学的新思维、新成果及医改中出现的新问题进行学术交流，美国临床药学学会Michael Maddux教授及美国伊利诺伊大学芝加哥分校Alan Lau教授从国际临床药学角度做了报告；大会邀请到国内外90多位知名专家做学术报告，共设了1个主会场，11个分会场，2个卫星会场；会议收到论文1600多篇，评选出优秀论文81篇，并颁发了20位优秀临床药师奖及10位临床药师提名奖；与会代表围绕抗菌药物规范管理、转化医学和转化药学研究、药师在医疗保险政策落实中的作用、治疗药物监测、基因检测与个体化用药、临床药学实践、临床药师培训及继续教育、临床用药信息化管理、高危药品管理与用药安全、公立医院改革与临床药学相关的政策及方案解读、科研课题申报与论文撰写经验分享、临床药学学科建设与科室文化建设等内容分行了交流和探讨。（李友佳）

第四届安全药理学国际学术研讨会 2015年5月6～9日，由中国药理学会安全药理学专业委员会、中国食品药品检定研究院国家药物安全评价监测中心联合主办的“第四届安全药理学国际学术研讨会”在广东广州召开。会议以“把握安全药理学研究发展动向，全面提升安全药理学研究水平”为主题，旨在为我国安全药理学工作者搭建学术交流平台，提供与会者展示最新研究结果的良机，加强业内的协作与沟通，了解国内外在新药安全药理学评价领域的最新进展，提高我国安全药理学研究水平。安全药理学基础研究和应用研究人员、药物安全评价研究机构负责人、专题负责人、QAU人员以及实验人员、制药企业（公司）与新药研发人员、医药科研院（所）、药检单位和医药高等院校中从事药物研究的相关人员以及来自美国、日本的代表共210余人参会。会议收到论文113篇。中国食品药品检定研究院国家药物安全评价监测中心主任，美国安全药理学会主席Alfred Botchway博士，日本安全药理学会主席Kohei Sawada博士等29位国内外的专家做了专题报告，报告内容涉及中国安全药理学专业委员会工作未来规划、日本安全药理学研究及管理、安全药理学试验研究设计和相关问题探讨、核心组合实验方面的案例及经验总结、胃肠道研究方法及应用、遥测手术经验分享以及各种新技术新方法研究及应用等。（李友佳）

2015紫禁城国际药师论坛 2015年5月8～10日，由中国健康促进基金会、中国药学会联合主办的“2015 紫禁城国际药师论坛”在北京召开。论坛以“拓展药学服务，打造八星药师”为主题。来自全球 20 多个国家和地区，近 50 家国内外学术组织，300 余位国内外知名专家、学者及一线医药学工作者参加。开幕式上，国内 20 家医院被授予“合理用药咨询示范基地”称号。会议设置了药学教育、药事管理高端论坛、药品质量与临床用药安全、专科药师的工作模式与绩效评估、执业药师与基层药学服务、医疗保险，药物经济学与合理用药等 19 个学术专题；开展中国药师职业技能大赛、青年药师辩论比赛、基层合理用药科普之星大赛等 5 项比赛活动；开展了 Workshop 岗位实践技能分享等多种形式的活动。

（李友佳）

第七届药源性疾病与安全用药中国论坛 2015 年 5 月 15 ~ 16 日，以“风湿免疫疾病与肾病药物的药源性疾病与安全用药”为主题的“第七届药源性疾病与安全用药中国论坛”在北京举行。论坛旨在聚焦国内外的最新研究成果与发展趋势，力争密切联系临床医学与药学实践。由药物不良反应杂志社、中国药理学会药源性疾病学专业委员会联合中国医师协会风湿免疫科医师分会、中国药学会医院药学专业委员会、北京药理学会及合理用药国际网络中国中心组临床安全用药组共同主办。会议邀请了来自中、美、日等国家共 24 位专家做了专题报告，报告的内容包括“药源性肾病的现状及展望”、“在临床应用中如何看待药物的有效性和安全性”、“药源性肾损害的药物基因组学研究进展”等；论坛还举办典型病例报告、青年优秀论文评选等形式的交流和研讨；与会代表聚焦风湿免疫疾病与肾病药源性疾病等药物治疗安全问题，并针对老年人、妊娠期妇女等特殊人群合理用药问题，以及中药所致肾损害问题展开了讨论。会议期间，召开了第三届合理用药国际网络临床安全用药组年会。

（李友佳）

新药研发关键药理学问题国际专题研讨会 2015 年 5 月 23 ~25 日，由中国药理学会与国际基础与临床药理学联合会共同主办，陕西省药理学会协办的“新药研发关键药理学问题国际专题研讨会”在陕西西安召开。会议旨在配合国家“重大新药创制”科技重大专项的实施、推动创新药物研发。国际知名药理学和临床药理学专家、中国药理学会常务理事、国内部分药理学专家及著名企业主管新药研发的专家（千人计划专家）以及来自全国各省份地区的 200 余名代表参会。会议期间国外专家围绕新药研发中临床前药理学研究及临床试验的思路、方法及国际注册要求做了报告；国内专家针对新药研发所遇到的药理学问题作了专题介绍，结合国际新药注册的要求及我国新药研发尤其是中药研发所遇到的问题进行了研讨，听取了国外专家的意见和建议。

（李友佳）

第五届药物毒理学年会 2015 年 6 月 29 日至 7 月 2 日，以“关注药物安全，促进人类健康”为主题的“第五届药物毒理学年会”在海南海口召开。会议由中国毒理学会生殖毒理专业委员会、中国毒理学会遗传毒理专业委员会、中国毒理学会毒理研究质量保证专业委员会、中国药学会药物安全评价研究专业委员会、中国药理学会药物毒理专业委员会、中国药理学会安全药理学专业委员会、中国毒理学会药物毒理与安全性评价专业委员会、中华中医药学会中药毒理学与安全性研究分会和中国毒理学会中药与天然药物毒理专业委员会共 9 家联合主办。来自美国、日本同行业专家、高校安评中心负责人、食品药品监督机构、疾控中心、国内外医疗器械厂商等共 646 名药理毒理工作者注册参加。周宏灏院士作了“关于药物安全性的药物基因组学基础”的主旨报告；申秀萍主任受刘昌孝院士委托作了“胚胎干细胞用于预测药物安全性的初步探索”的专题报告。10 名国内外专家学者就新药安全性评价审评要则、药物毒理学领域的新研究进展、国际动态与发展趋势、学科前沿和高新技术以及各自的学术研究成果作了大会报告。会议设立了 6 个分会场，收到论文 374 篇。

（李友佳）

2015 年全国中药炮制学术年会 2015 年 7 月 3 ~ 5 日，由中国医药学会主办的“2015 年全国中药炮制学术年会”在辽宁大连召开，会议以“中药炮制如何现代化、中药炮制现代化新走向”为主题。中国科学院院士，国家科技部、国家中医药管理局科技司等各职能司局的领导出席大会，来自全国中药炮制学科领域的 300 余名专家代表参加会议。会议选举产生了中华中医药学会第四届炮制分会组成机构。参会代表围绕中药炮制现代化的途径、中药炮制现代化的机遇与挑战、中药炮制理论、炮制解毒机制、炮制工艺规范、饮片质量标准、重点学科建设、产学研结合、科技成果转化以及中药饮片生产和智能化加工炮制设备的研发等方面的内容展开了交流与探讨。

（李友佳）

2015 年医药卫生体制改革与药学服务论坛 2015 年 7 月 4 日，由中国药师协会，中国药学会药事管理专业委员会共同举办的“2015 年医药卫生体制改革与药学服务论坛”在北京召开。来自全国各地的 120 余位药师和政府部门的领导参加了此次论坛。北京协和医院教授李大魁、中国药学会药事管理专业委员会主任委员白慧良、中国药师协会会长张耀华担任大会主席。论坛邀请到国家卫生和计划生育委员会药政司、国家卫生和计划生育委员会医疗管理服务指导中心、国家食品药品监督管理总局、中国医疗保险研究会等国家政府部门的有关领导作国家医药相关政策方面的报告；还邀请了北京朝阳医院领导，复旦大学附属肿瘤医院、北京大学第六医院、北京协和医院、山东大学齐鲁医院、首都医科大学附属北京儿童医院、北京积水潭医院等医院的药剂科主

任，作国家医药卫生体制改革中医院及医院药房、药师的定位等报告，以及药师在工作中经验分享的报告。（李友佳）

2015 年全国医院药学（药学监护）学术会议 2015 年 7 月 31 日至 8 月 2 日，由中国药学会医院药学专业委员会主办，《中国医院药学杂志》编辑部承办的“2015 年全国医院药学（药学监护）学术会议”在青海西宁召开。会议以“精准医疗与药学监护”为主题，旨在让更多的药师掌握药学监护的定义和其包含的内容，认识我国开展药学监护的重要性、必然性和紧迫性，树立起对本行业的职责意识，从而在工作实践的发展方向上顺利地从传统药师，向知识信息型、医药结合型人才转变。来自全国 26 个省、市、自治州的 700 余名医院药学代表参会。国家卫计委医政医管局医疗与护理处李大川处长等 8 位专家分别作了题为“中国医院药事管理实践”、“肿瘤细胞囊泡：肿瘤治疗之路”、“药物基因检测：实现精准医疗的阶梯”、“精准医学背景下临床药学的发展”、“合理用药与医疗安全”、“循证药学指南的建立”、“基于药物转运体的临床药学科研选题”、“华法林的用药监护”的专题报告。参会代表围绕药物的安全性和毒性研究、个体化给药方案的创新、药物的相互作用及其相关研究、药物的体内体外监测、抗菌药物合理使用与个体化治疗等内容展开了讨论。大会评选出《中国医院药学杂志》2014 年度优秀论文 30 篇、会议优秀论文 16 篇。（李友佳）

2015 年生物技术药物理化特性分析与质量研究技术研讨会 2015 年 7 月 17～19 日，由中国药学会主办，中国药学会生物药品与质量研究专业委员会承办的“2015 年生物技术药物理化特性分析与质量研究技术研讨会”在北京举办，会议主题是抗体质量控制技术研究。来自中检院、生物技术药物研发机构和生产企业的 240 余名代表参会。大会开幕式由中国药学会秘书长助理、学术部主任王爱国主持，中国药学会生物药品与质量研究专业委员会主任委员、中国食品药品检定研究院副院长王军志研究员致辞。中检院重组药物室、单克隆抗体产品室、激素室等专家做了报告，报告内容包括：抗体及 Fc 融合蛋白理化对照品的一级结构确证、单克隆抗体 Fc 段效应子功能研究平台方法的建立、VEGF 靶点抗体类药物生物学活性测定方法研究、单克隆抗体药物糖分析的药学考量和生物技术药物质量控制要点等；来自生物技术药物研发和生产机构的专家们所做报告内容包括：抗体肽图分析科学性研究、抗体药物及相关杂质的表征鉴定及分析、抗体类药物精准分析策略及案例、基于质谱的位点特异性糖蛋白糖链结构解析研究以及复杂糖蛋白的寡糖分布研究及质量控制等。参会代表就生物技术药物研发、生产和关键质量控制中所关注的环节提出问题或介绍经验。（李友佳）

第六届中国医院药学政策论坛 2015 年 7 月 23～24 日，由中国医药创新促进会、中国药学会、中国药师协会联合主办，中国药学会医院药学专业委员会、中国药促会医药产业发展研究中心承办的“第六届中国医院药学政策论坛”在四川成都召开。会议主题为“政府简政放权后，药师如何在医药卫生体系中发挥作用”。来自国家卫计委药政司、中国医药创新促进会、中国药师协会、卫计委医院管理研究所等单位的同志，全国各大医疗机构的药剂科主任及临床专家，以及全国各地药学领域代表共 500 余人参会。论坛学术活动主要分为主题报告和专题讨论两个阶段。主题报告中，中国药促会宋瑞霖执行会长以“关于我国药品集中采购机制的思考”为题，对我国医改宏观政策进行了介绍；国家卫计委药政司基本药物使用管理处戚畅处长作了题为“加强药师队伍培养，促进以基本药物为重点的药品合理使用”的报告；北京药励学社咨询有限公司董事长康震作了题为“欧美药师职业的演变与职能定位分析”的报告；四川大学华西医院循证医学研究中心主任李幼平作了题为“如何发挥药师在医改中的作用”的报告；中国医科大学附属第四人民医院药学部主任马海英对辽宁省医院药学服务模式现状进行了分析，并结合其发展现状和与会专家进行了交流和沟通。专题报告中，参会代表围绕“药品价格放开后，药剂科在药品招标中的地位与作用”、“医改的变化对医院、药剂科的冲击所引发的思考”、“医药分开以后，医院运营的成本”、“如何来调动药师队伍的积极性”、“临床药学跟一般的临床药师服务，本质的区别”、“如何让医院真正回归到以诊疗、服务为中心而不是以利益为中心”以及“如何看待药房托管”等专题进行了交流和讨论。（李友佳）

中国药学会药事管理专业委员会 2015 年学术年会 2015 年 8 月 13～15 日，由中国药学会药事管理专业委员会主办，海南省药学会承办、海南医学院协办的“2015 年药事管理专业委员会年会暨‘推进法治社会建设，依法管理药品’学术研讨会”在海南海口召开。来自全国各大高等院校、药监、药检、医疗机构、企事业 77 个单位的代表近 170 人参会。会议邀请了国家食药监总局药品化妆品注册管理司副司长李茂忠、工业与信息化部消费品司副司长吴海东、北京秦脉医药咨询有限责任公司总裁王波等专家，分别做了题为“药品注册管理探索与实践”、“我国医药产业发展与十三五规划编制”、“药政改革新常态下的企业战略思考”的主题报告。本次年会还组织了形式“面对面”互动交流，到会专家就药品管理法修订与监督管理实践、药品注册与审批、新医药改革与实践存在的问题、药品价格与管理、中医药发展与管理、药事管理学科发展等专题与参会代表进行了面对面的交流。年会征集相关主题论文 166 篇，评选出优秀论文 43 篇，推选优秀组织奖 9 个。（李友佳）

第十四届全国生化与分子药理学学术会议 2015 年 8

月21 ~24日，由中国药理学会生化与分子药理学专业委员会主办，赤峰学院及赤峰学院附属医院承办的“第十四届全国生化与分子药理学学术会议”在内蒙古自治区赤峰市召开。来自国内生化及分子药理学相关领域专家和科研人员近200名代表参会。会议特邀中国医学科学院药物研究所杜冠华研究员等12位国内高校及科研院所的专家、学者作大会报告，内容包括：生化与分子药理学最新研究成果、生化及分子药理学研究领域的方向和任务、抗PD药物靶点研究进展与新药发现、现代生物技术进展与药理学研究等。此外，研讨会还安排了18个专题报告，内容涉及受体与离子通道药理、药物与生物大分子（包括酶、受体、膜和核酸）相互作用、细胞信号转导机制及药物的生化作用机制、网络药理学、药物靶点发现和验证的新技术、新方法、药物代谢和遗传药理学、组学研究在药理学中的应用等。本次会议共收到参会论文120篇，会上进行了青年优秀论文评选，29名科研工作者进行了优秀论文交流。会议期间，召开了中国药理学会生化与分子药理学专业委员会常委会。（李友佳）

2015年国际药学研究生学术论坛 2015年8月22 ~24日，“2015国际药学研究生学术论坛”在广东广州召开。论坛由中山大学研究生院主办，以“开拓研究视野、提高研究热情、促进学术规范、提供交流平台”为宗旨。全国多所高等院校共300余名研究生代表和科研工作者参会。会议交流形式分为研究生学术报告、专家报告和墙报三种，并设立了药理学、药剂学、药物化学、药物分析学、生药学5个专题。来自美国匹兹堡大学、美国德克萨斯奥斯汀分校、新加坡国立大学、香港中文大学、台湾大学、澳门大学、复旦大学、北京大学、中山大学、南京大学、兰州大学、中国药科大学、北京中医药大学、沈阳药科大学的23名优秀研究生进行了现场学术报告。药学领域专家报告了当今药学基础与应用研究的最新成果与发展趋势，提供互动交流平台。（李友佳）

2015年药物化学学术会议 2015年8月23 ~26日，由中国药学会药物化学专业委员会主办，兰州大学基础医学院、甘肃省新药临床前研究重点实验室（兰州大学）承办的“2015年中国药物化学学术会议暨第五届中英药物化学学术会议”在甘肃兰州召开。会议旨在讨论和交流药物化学及相关领域的前沿进展，为药物化学相关领域的研究者和企业界提供一个良好的交流平台，促进交流与合作，推动药物化学的发展与应用。会议主题是：创新药物发现助力精准医学和大健康产业发展。中国科学院陈凯先院士、陈新滋院士、詹启敏院士和中国工程院丁健院士等国内外著名学者作了大会报告；本届中英药物化学学术会议的主题为“抗耐药菌药物的研究”，来自中英双方的9名学者作了大会报告。参会代表围绕创新药物发现、药物化学前沿领域及热点问题、药物分子设计新理论、新方法，药物合成新方法与新工艺、药用材料化学、天然产物药物化学及中药研究、抗菌药物研究等议题对药物化学领域的最新进展及学术动态进行了交流和探讨。（李友佳）

第二届海峡两岸地道药材临床应用论坛 2015年8月28 ~31日，由中华中医药学会主办，台湾中华海峡两岸中医药合作发展交流协会、台湾中华药用植物学会、湖北省中医中药学会协办的“第二届海峡两岸地道药材临床应用论坛”在湖北武汉召开。论坛的主题是：神农架地道药材寻根之旅活动。论坛旨在通过海峡两岸对地道药材临床应用的经验交流和地道药材寻根之旅活动，加强两岸纯正中药材临床应用的交流与合作，增进海峡两岸中医药学者对地道药材产地的认同。湖北中医药大学李今庸教授、湖北中医药大学刘合刚教授、台湾医药大学药学暨中药资源系教授、中华药用植物学会理事长黄冠中教授等7位专家分别作了题为“从文字学的角度看《神农本草经》的成书年代”、“中国神农架中药资源及地道药材概况”、“台湾产真菌桑黄之学术研究”、“金匮方辨治疑难杂症举隅”、“飞龙掌血之药理研究及产品开发”、“天然化合物在乳癌细胞的作用机转研究”、“李时珍文化研究”的专题报告。会议期间还举行了海峡两岸专利转让及洽谈合作活动。（李友佳）

第三届中国—东盟药品合作发展高峰论坛 2015年9月18 ~19日，“第三届中国—东盟药品合作发展高峰论坛”在广西壮族自治区南宁召开，论坛由国家食品药品监督管理总局和广西壮族自治区人民政府共同主办。论坛的主题是“合作共赢——共创中国东盟药品合作发展新局面”，突出“合作发展”的话题，目的在于打造一个合作交流的平台，通过分享各自最新的监管政策和要求，寻求监管链条的彼此衔接，求同存异，增信释疑，共同保障和推动中国和东盟医药产业的发展。东盟各国代表和世界卫生组织、美国FDA中国办事处、欧盟等国际组织代表应邀参加会议。国家食品药品监督管理总局有关司局和直属单位、各省（市、区）食品药品监督管理局代表及制药企业代表400余人参会。国家食品药品监督管理总局党组成员、副局长吴浈出席并发言。论坛举办期间，与会国代表分别介绍了本国药品监管最新动态，并分别就“药品审评审批制度改革”、“仿制药”和“产业发展合作”等议题进行了演讲和讨论。（李友佳）

药品安全与政策研究国际论坛 2015年9月21 ~23日，由西安交通大学联合哈佛医学院共同主办，西安交大药品安全与政策研究中心、药学院承办的“药品安全与政策研究国际论坛”在陕西西安召开。哈佛医学院—世界卫生组织药物政策合作中心主任Dennis G. Ross-Degnan教授、西安交大药品安全与政策研究中心主任方宇副教授共同主持论坛开幕式。来自哈佛医学院、《柳叶刀》亚洲总编室、马来西亚理科大学、北京大学、香港中文大学、复旦大学、西安交通大学、国家卫生计生委卫生发展研究中心等20多家高校和机构的100余名专家学者出席论坛。会议期间，国内外专家学者就药品安全与药事管理、药物政策与全球卫生、卫生政策研究设计、《柳叶刀》期刊导向及高水平论文发表等主题展开研讨，共同规划药品安全与政策研究未来发展的思路和重点领域。（李友佳）

世界中医药学会联合会药用植物资源利用与保护专业委员会第三届学术年会 2015年10月16日，“世界中医药学会联合会药用植物资源利用与保护专业委员会第三届学术会议”在吉尔吉斯共和国召开。会议由世界中联药用植物资源利用与保护专业委员会主办，中国中医科学院中药资源中心和吉尔吉斯共和国国家科学院植物高新技术中心共同承办。世界中联领导、吉尔吉斯共和国伊塞克湖州地区领导、吉尔吉斯共和国国家科学院植物高新技术中心代表及国内药用资源领域的专家代表参会。会上，世界中联创会Kaiyrkul Shalpykov教授介绍了本研究所所做的工作，吉尔吉斯斯坦在天然药物方面的开发和使用现状，规划对某些药物进行重点研发（如药用芳香植物），具体介绍了若干种特色植物药的资源储量、药用剂型、对症治疗疾病、专利等情况。世界中联创会高文远教授及我国专家代表共12人分别作了题为“Medicinal Plant Tissue Culture in China”、“创建一个复杂的化学和制药生产综合体”、“河南省中药资源的现状与特点”、“纳米结构包合物基础上的甘草甜素酸”、“大量元素和氮对当归悬浮细胞培养的影响”、“吉尔吉斯斯坦含挥发油的植物”、“杜仲规范化生产技术研究及综合开发利用”、“新疆濒危药用阿魏属植物生物学特性和应用价值研究”、“药用植物产业化发展概况”、“沙漠中的瑰宝——肉苁蓉”、“苦豆子资源概况及不同器官成分分析”、“黑土茗茶系列产品研发”的学术报告。（李友佳）

中国药学会生化与生物技术药物专业委员会2015年学术年会 2015年10月16～19日，由中国药学会主办，中国药学会生化与生物技术药物专业委员会、山东大学药学院和绿叶制药集团有限公司承办的“中国药学会生化与生物技术药物专业委员会2015年学术年会暨抗体药物研发高峰论坛”在山东烟台召开。会议旨在促进我国医药工作者在生化和生物技术药物研究领域的深入交流与合作，提高我国药物特别是生化与生物技术药物的整体研究水平，总结本学科“十二五”取得的进展，展望“十三五”的发展前景。来自国内各药学院校、研究机构的学者代表参会。中国科学院上海药物研究所丁健院士、第四军医大学陈志南院士、温州医科大学李校堃教授、中国医学科学院药物研究所蒋建东研究员分别作了题为“精准医疗时代的抗肿瘤新药研发”、“基于5P医学的生物技术药物”、“生长因子药物（FGFs）转化医学研究”、“合成生物学在药学中的应用”的主题报告，从不同层面、不同领域展示了生化与生物技术药物及其相关领域最新、最权威、最先进的进展及其发展趋势，引起了与会代表的启发和思考。会议设立了青年学者论坛和会议代表交流版块。会议期间，召开了“中国药学会生化与生物技术药物专业委员会工作会议”，讨论并选举出下一届主任委员、副主任委员和委员。（李友佳）

中华中医药学会医院药学专业委员会2015年年会 2015年10月16～18日，由中华中医药学会医院药学专业委员会主办，河南中医学院第一附属医院、北京中医药大学东直门医院、中国医学科学院肿瘤医院联合承办的“中华中医药学会医院药学专业委员会2015年年会暨河南省中药饮片处方用名及合理用药培训班”在河南郑州召开。来自全国的300余名代表参会。会议以中药合理用药为主题，围绕国家最新中药政策、中药研究进展和中药临床药学内容与特点进行了交流和探讨。国家药典委员会综合处洪小栩处长作了“2015版药典解读”的专题报告；解放军第302医院、全军中药研究所副所长王伽伯副研究员的专题报告介绍了何首乌致肝损伤的最新研究成果；河南中医学院第一附属医院唐进法副主任药师介绍了河南省中药饮片处方用名的研究结果及试行推广情况。参会专家就中药临床药学的内容与特点分别进行了专题座谈和交流，对中药临床药学的现状与发展的迫切性、必要性进行了阐释，总结了影响中药临床药学发展的诸如中药教学科研与临床应用脱节、教材和参考书籍缺乏、无规范的中药临床药师培养模式和工作模式、未建立中药临床药师培养基地等重要问题。参会代表们对发展中药临床药学、规范中药临床药师的培养模式、建立中药临床药师培养基地、编写中药临床药学教材的必要性、迫切性等达成了一致共识。（李友佳）

第一届药物政策国际论坛 2015年10月19～20日，由沈阳药科大学工商管理学院、沈阳药科大学亦弘商学院、辽宁省药学会联合主办的第一届药物政策国际论坛在辽宁沈阳召开。来自国内外的专家学者、企业代表、高校学者共100余人参加了论坛。论坛的内容包括：药品上市许可制度设计、药物创新激励、社会共治与责任、药品监管科学、DMF制度、临床研究备案制6个主题模块和医药互联网+专题论坛。论坛主题模块由主题嘉宾报告与会议代表互动讨论两个部分组成；医药互联网+专题论坛，就互联网的对医药市场的影响以及医药企业如何实践操作等问题进行了探讨。此次论坛还对当前药品审评审批改革和未来药品管理法律修订的方向进行了研讨。会议后期召开了部分代表参加的闭门会议，研究了成立医药互联网+联盟的有关事宜，并原则通过了联盟章程和有关组织事宜。（李友佳）

第十五届全国中药和天然药物学术研讨会 2015年10月24日，由中国药学会中药和天然药物专业委员会以及《药学学报》编委会主办，南开大学药学院，药物化学生物学国家重点实验室及天津市药学会中药与天然药物专业委员会承办的"第十五届全国中药和天然药物学术研讨会"在天津市召开。来自医药领域的600余位国内外专家学者参加了本届论坛。陈凯先、张伯礼、刘昌孝三位院士分别作了题为"药物创新和十三五发展战略研究"、"中药现代化的机遇、现状与展望"、"转化医学到精准医学探讨新药成药性研究"的主题报告。中药和天然药物专业委员会主任委员陈士林研究员就"中药基因组与应用"进行了报告。论坛分设了"中药与天然药物"、"药物基础研究"、"药物研究新技术、新方法"、"新药研发"四个分会场。来自国内外知名科研机构、教育学府的50位专家学者均带来了各自研究领域的最新研究进展，与会者展开讨论交流。论坛征集到150余篇论文摘要并汇编成论文集。同时为参会代表安排了壁报展讲。

（李友佳）

药物流行病学专业委员会2015年学术年会 2015年10月24日～25日，由中国药学会药物流行病学专业委员会和药物流行病学杂志社主办，武汉大学中南医院承办的"中国药学会药物流行病学专业委员会2015年学术年会暨学科发展20年回顾"大会在湖北武汉召开。来自全国各地的近1000名专家学者代表参会。会议开幕式回顾了中国药物流行病学学科20周年的发展历程，并对20年来药物流行病学学科的开创工作者、先进个人、先进工作团队及优秀研究成果等进行了表彰奖励。其中，北京大学医学部药品上市后安全性研究中心主任詹思延教授获"中国药物流行病学学科开创工作者"的荣誉称号，其带领的团队开展的"抗结核药物治疗的药物流行病学研究"，和中心副主任、北医三院药剂科主任翟所迪教授团队的"基于WHO指南制定手册制定万古霉素治疗药物监测指南"获得优秀研究成果奖。年会邀请了21位专家分别作了专题报告，内容包括医学与科学、络病的基础理论和发展现状、大数据对药物流行病学研究的意义、病例登记研究的发展状况及分类等。在三个大会分会场上，翟所迪主任等17位特邀专家学者，分别从药物流行病学新理论、新方法和研究的新进展、新成果，药物警戒与合理用药，以及络病学研究新成果等方面报告了各自的研究成果。会议期间，召开了第四届中国药学会药物流行病学专业委员会会议和第七届《药物流行病学杂志》编委会会议。

（李友佳）

世界中医药学会联合会中药鉴定专业委员会第二届学术年会 2015年10月24～25日，由世界中医药学会联合会中药鉴定专业委员会主办，湖北中医药大学和黑龙江中医药大学、湖北省中医药学会承办的"世界中医药学会联合会中药鉴定专业委员会第二届学术年会"在湖北武汉召开。会议主题是：中药鉴定——传统经验及现代科技。来自中国、加拿大、日本、美国、中国台湾等国家和地区的专家学者共200余人参会。会上，黑龙江中医药大学王喜军教授、辽宁中医药大学康廷国教授、日本名古屋市立大学牧野利明教授、上海中医药大学王峥涛教授、第二军医大学秦路平教授、复旦大学陈道峰教授、沈阳药科大学袁丹教授、北京中医药大学刘春生教授和湖北中医药大学陈科力教授等14位国内外知名专家，分别围绕会议主题作了学术报告，内容涉及中药鉴定学的内涵、面临的机遇与挑战、传统鉴定经验、现代新技术应用以及药材品质评价等学科热点方向。会议评选出优秀论文17篇进行了表彰。

（李友佳）

第十二届海洋药物学术年会 2015年10月26～27日，"第十二届海洋药物学术年会"在浙江舟山召开。会议以"加快海洋创新药物研发，提升蓝色经济发展水平"为主题，由中国药学会海洋药物专业委员会、中国生物化学与分子生物学学会海洋分会、中国微生物学会海洋微生物学专业委员会、中国海洋湖沼学会药物学分会、中国药理学会海洋药物药理专业委员会联合主办，浙江海洋学院、浙江省海洋水产研究所承办。来自全国各地海洋药物领域相关的280余名代表参会。会议根据我国海洋药物源头发现和成药性评价的最新进展及其面临的基本科学和技术问题，安排了24个主题报告。主题内容包括海洋天然产物成药性评价、海洋药物规模化制备关键技术、海洋药物源头发现关键技术等。会议还设立了分会场报告和墙报展示等形式。在分会场报告中，与会代表围绕海洋药用生物资源学、海洋天然产物化学、海洋化学生态学、海洋药物的合成、合成生物学、海洋天然产物药理与药剂学、海洋中药、海洋药物药理学、海洋功能制品、海洋药物开发利用技术等展开了交流探讨。（李友佳）

首届壮医药(国际)学术研讨会 2015年11月3～5日，"中国民族医药学会壮医药分会成立大会暨首届壮医药(国际)学术研讨会"在广西南宁召开。会议由中国民族医药学会、广西科协、广西中医药管理局主办，广西民族医药协会、广西民族医药研究院承办。来自英国、加拿大、德国、乌克兰、马来西亚、印度尼西亚、泰国、柬埔寨及中国香港20个国家和地区的近200名代表参会。广西科协副主席方芳代表广西科协发表讲话。她指出，壮医药是中国民族医药的瑰宝，历史悠久，源远流长，当前壮医药的发展在面临着新的机遇的同时，也面临着新的挑战。作为传统的壮医药要加快发展，必须依靠科技进步和科技创新。中国民族医药学会壮医药分会的成立为广西壮医药提供了更大的舞台，注入了更强大的科技力量。大会期间，14位来自全国各地的民族医药专家、1位马来西亚的专家进行了专题的报告，就弘扬传统医学、发掘整理民族医药文献、推广应用民族医药特色诊疗技术、推动民族医药的国际交流合作等方面进行了交流；中国民族医药学会壮医药分会宣布成立，广西民族医药研究院院长韦英才当选为会长。（李友佳）

第五届全国药物分析大会 2015年11月4～6日，由全国药物分析大会理事会主办，中国药科大学承办，药物质量与安全预警教育部重点实验室、中国药科大学药物分析学国家重点学科等协办的“第五届全国药物分析大会”在江苏南京召开。会议的主题是“多学科交叉融合下的药物分析创新研究”。来自美国、新加坡以及香港、澳门等国内外150多所高等院校、科研院所、政府机构、药检系统以及仪器公司、制药企业的600余位药物分析、分析化学等相关领域的专家、学者代表参会。中国科学院院士陈洪渊教、中国工程院院士王广基教授、新加坡国立大学 Ong Choon Nam 教授、中国食品药品检定研究院张志军教授、国家药典委员会钱忠直教授分别作了题为“生命分析化学的机遇与挑战”、“中药多组分药代动力学与药效学关联性研究的探索”、“药物代谢组学研究：承诺与挑战”、“仿制药一致性评价工作思路”、“中国药典(2015版)四部简介”的大会特邀报告。会议共收到交流论文近300篇，进行各类大会和分会报告95场次，墙报展示交流120余篇，仪器厂商、学术期刊和网络媒体展示16家。参会代表们就药物分析学科前沿研究热点、最新研究成果以及未来发展趋势和挑战等进行了交流与探讨。（李友佳）

第七届国际药物警戒与药物安全学术会议 2015年11月6～7日，由中国工程院医药卫生学部、中南大学和香港中文大学共同主办，中南大学湘雅医院、中南大学临床药理研究所和遗传与发育协同创新中心承办的“第七届国际药物警戒与药物安全学术会议”在湖南长沙召开。会议以“个体化医学”为主题。来自中国大陆和美国、英国、加拿大、韩国、新加坡、香港、台湾的海专家、高等院校学者等600余人参会。大会邀请周宏灏、詹启敏、贺林、于金明、唐守清等院士在内的22位海内外知名大学、研究机构的杰出学者进行专题报告。会议内容包含个体化医学与国家政策解析、个体化医学与多组学研究等，从基础研究到临床应用与产业转化，从技术开发到政策管理，从个体治疗到大数据应用展现个体化医学领域的最新成就。（李友佳）

第五届定量药理学与新药评价国际会 2015年11月9～11日，“第五届定量药理学与新药评价国际会议(ISQP)暨首届东亚定量药理学论坛”在上海召开。会议由中国药理学会定量药理学专业委员会主办，复旦大学附属华山医院，上海《中国抗感染化疗杂志》承办。来自中国、美国、法国、瑞典、日本、韩国等国家和地区的药品管理机构、学术界、企业界300余名代表参加。ISQP 学术报告以大会专题报告形式进行，会议共设6个专题，包括：基于模型的药物研发现状、定量药理学的新兴领域、基于机制的 PK/PD 模型和生理药动学模型、以模型为基础的个体化给药和治疗药物监测、药物研发中 PK/PD 建模和模拟的案例分析、定量药理学及其相关内容。共有37位报告人受邀进行大会专题报告，报告题目包括定量药理学在药物研发和个体化用药时代的应用及发展趋势、定量药理学在新药研发中心脏安全评估中的应用、基于模型的药物研发(MID3)和药物与疾病模型资源库(DDMoRe)、基于机制的模型在早期临床开发中的应用等。在会议设置的专题讨论环节，参会代表和与会专家就基于模型的药物研发现状和定量药理学对中国药物研发的启示等热点问题展开了讨论。（李友佳）

第十三次中华中医药学会中药鉴定分会学术会议 2015年11月12～14日，由中华中医药学会主办，江西省中医药研究院承办的“第十三次中华中医药学会中药鉴定分会学术会议”在江西上饶召开。来自全国22个省市80余名专家学者参会。与会专家作了“名贵中药资源分子系统学及其药材的分子鉴别研究”、“抗类风湿关节炎中药活性物质基础及作用机制研究”、“论中药鉴定学的内涵”、“中药资源多样性与中药标准制修订”等专题报告。参会代表围绕中药鉴定新技术、新方法、新方向，民族药物鉴定与活性评价、中药资源鉴定与质量标准以及中药鉴定学科内涵探析等议题进行了探讨。在中药鉴定分会换届选举会议上，选举产生了中华中医药学会中药鉴定分会第六届委员会，黄璐琦研究员当选主任委员。（李友佳）

第十八届全国药学史本草学术会议 2015年11月13～15日，中国药学会药学史专业委员会“第十八届全国药史本草学术研讨会”在安徽合肥召开。会议由中国药学会药学史专业委员会主办，安徽中医药大学、中国中医科学院中药资源中心及中国医史文献研究所联合承办。来自大陆和香港的专家学者100余人参会。会议收到学术论文82篇，涉及道地药材与药材流通及其药市发展史研究、药物品种考证及道地药材研究、本草文献研究、药学史及单味药史研究四大主题。香港浸会大学中医药学院副院长赵中振教授等20多位专家分别作了题为“伦敦自然历史博物馆珍藏古代中药考”、“神农本草百药探”、“广西靖西端午节传统药市以及民间药用植物知识解读”、“建国初期高等药学院校的接管、改造与调整情况启示”、“白芍与赤芍品种、产地加工、炮制、临床疗效等方面的异同”、“中国留日药科先驱群体考略”、“‘辨状论质’的科学内涵研究”、“历代方书沿革与国家基本药物”等专题报告。（李友佳）

全国第六次麻醉药理学学术会议 2015年11月14～15日，由中国药理学会麻醉学专业委员会与上海市医师协会、上海市医师协会麻醉科医师分会联合主办，上海交通大学医学院附属瑞金医院和上海儿童医学中心共同承办的"全国第六次麻醉药理学学术会议"在上海举行。会议主题是:麻醉教育、百年树人。来自中国及美国、日本的1000余名代表参会。麻醉学院名誉院长曾因明教授作了"优秀人才培养的思考"的大会报告,戴体俊教授作了"对 MAC 的再认识"的学术报告。大会设立了六个分会场,参会代表共同探讨学科建设、人文教育、专业教育、医师培养、基础药理、知识更新等热点问题。会议期间还设立了"麻醉设备高级实训操作培训"课程,旨在为广大麻醉医师提供与各种麻醉新设备、新仪器、新技术的"重新认识"的机会,通过进一步了解设备性能,完善操作流程,发现设备的潜在临床应用价值,掌握设备的基础保养和维护知识。会议期间,向培训合格者颁发了医师协会认证的"麻醉设备高级实训操作培训合格证书"。

（李友佳）

↗ 中国药学会制药工程专业委员会 2015 年学术年会 2015 年 11 月 21 ~22 日,由中国药学会制药工程专业委员会主办,北京化工大学承办的"2015 年中国药学会制药工程专业委员会学术年会暨全国高校制药工程专业教育研讨会"在福建厦门召开。会议主题是"科技引领制药工业发展;制药工程专业建设与人才培养"。来自中国医药集团、中国食品药品检定研究院以及高等院校、科研院所、制药企业及相关领域的专家学者等200余人参会。中国药学会制药工程专业委员会主任委员俞雄研究员主持开幕式,北京化工大学副校长陈冬生教授在大会上致辞。会议邀请到中国药学会药物化学专业委员会委员、上海市药学会药物化学专业委员会委员复旦大学陈芬儿教授、中国食品药品检定研究院张启明教授、国内知名制药企业及科研院所、教育部高等学校药学类专业教学指导委员会负责人以及高等院校相关领域的专家学者做大会报告。参会代表就新版 GMP 的实施对制药企业的影响与机遇、企业对制药工程专业人才培养的要求、药物制剂新发展、新思路、新技术,制药工艺,中药制药质量研究与过程控制等方面内容进行了探讨。（李友佳）

↗ 第十五次全国生物制品学术研讨会 2015 年 11 月 26 ~27 日,由中国医药生物技术协会疫苗专业委员会、中国药学会生物制品与质量研究专业委员会、中华预防医学会生物制品分会和深圳市科学技术协会共同主办的"2015 中国生物制品年会暨第十五次全国生物制品学术研讨会"在广东深圳召开。来自国内外各生物制药生产企业、研发机构、高等院校和政府部门近400家单位的800余位代表参加会议。本次大会设置主会场以及预防性生物制品、治疗用生物制品、干细胞与基因治疗3个分会场。在主会场,中国科学院魏于全院士、中国食品药品检定研究院王军志研究员、冯子健研究员、郭中平研究员分别作了题为"生物治疗研究进展"、"生物制品质量监管"、"免疫规划工作的进展与展望"、"2015 新版中国药典与中国生物医药产业发展"的主题报告。在疫苗分会场,13位专家针对数种疫苗研发、临床试验、生产、质量控制与评价体系等最新进展进行了主题演讲。在干细胞与基因治疗分会场,12位专家就干细胞临床转化、质量检验、质量控制、基因治疗、精准医疗等热点问题进行了主题演讲。在治疗用生物制品分会场,15位专家就多种治疗用生物制品研究、抗体药物研发、生产工艺设计、质量监管等进行了探讨。会议期间,举行了"众生杯"优秀科技论文颁奖仪式。

（李友佳）

↗ 第 25 届全国医院药学学术年会暨第 75 届世界药学大会卫星会 2015 年 12 月 4 ~5 日,由中国药学会医院药学专业委员会主办,陕西省药学会承办,第四军医大学西京医院和唐都医院共同协办的"第 25 届全国医院药学学术年会暨第75届世界药学大会卫星会"在陕西西安召开。会议主题为"合理用药 + 医院药学发展"。来自全国各地的3000余名代表参会。会议收到论文469篇。大会设置了主会场,五个分会场及四个专题会场。在主会场上,国家卫计委医管中心赵明钢主任针对医改新形势下与药师队伍密切相关的热点话题,如取消药品加成政策落实、实行分级诊疗、医保支付方式改革、利用网络资源和试点开展线上医疗服务等内容进行了分析报告。第四军医大学西京医院院长熊利泽教授作了题为"如何科学选题与实现转化医学"的特邀报告。解放军第302医院肖小河教授作了题为"中药现代化:从实验室到临床-现代临床中药学研究及实践"的特邀报告。2013年国家科技进步一等奖获得者、军事医学科学院放射与辐射医学研究所高月教授作了题为"中药注射剂安全性分析及相关研究"的特邀报告。第四军医大学西京医院高天文教授作了题为"学科经营的艺术"的特邀报告。5个分会场的主题分别为"妇儿安全合理用药"、"疼痛和麻精药品安全合理用药"、"医院药事管理与药学服务实践"、"药学服务新常态:非公医疗经验分享"、"药物治疗新进展与临床药学学科建设"。4个专题会场的主题分别为"CPA 临床药师海外培训项目的实践与分享"、"互联网 + 药学服务"、"24 篇优秀论文交流"、"厚德精诚,推动创新—清华药事管理项目重温清华课堂"。12月5日举行了第75届世界药学大会卫星会,国际药学联合会(FIP)副主任曾亲临会议并做报告,近百位参会代表应邀到会分享会议最新资讯和发展动态。（李友佳）

↗ 2015 年学术年会第八次李时珍医药论坛暨浊毒理论论坛 2015 年 12 月 5 ~6 日,"中华中医药学会第八次李时珍医药论坛暨浊毒理论论坛"和"中华中医药学会李时珍研究分会换届选举会议"在云南昆明召开。来自全国25个省市120余名专家学者代表参会。云南省卫生计生委副主任郑进教授受邀作了题为"兰茂医学与云南中医学"的学术报告。论坛围绕兰茂医学与云南中医学、《肘后备急方》对《本草纲目》的影响及其对医药学贡献的探讨、浊毒学说的构建及其指导萎缩性胃炎的治疗、论李时珍的人文气质、合理使用粉末饮片提高疗效,保护资源、基于本草及古代医籍探析赤石脂的配伍应用、本草纲目药味及药味理论考等主题进行了专题探讨和交流。在举行的换届选举会上,选举产生了中华中医药学会李时珍研究分会第五届委员会。（李友佳）

全国第三届药物基因组学学术大会 2015 年 12 月 9 ~ 12 日,由中国药理学会药物基因组学专业委员会主办、上海交通大学 Bio-X 研究院与康昱盛承办的“国际精准医学与未来健康前沿研讨会暨全国第三届药物基因组学学术大会”在上海召开。来自国内外 500 余名代表参会。周宏灏院士、贺林院士分别作了“个体化医学向精准医疗迈进”、“基于中国人群的个体化医学研究”的主题报告。来自国内外共 38 位专家做了专题报告。会议涵盖精准医学、个性化医疗、药物基因组学、临床基因组学、系统生物学、大数据与云计算、复杂疾病的遗传学机制、遗传咨询、生命伦理、分子药理学、药物安全性的前期后期评价、新药研发、健康产业发展与政策、商业合作、产品开发以及新医学概念等;包括遗传咨询、肿瘤的个性化精准医疗、复杂疾病的遗传性机制研究与应用、基因组与健康大数据及云计算服务、精准医学背景下的新药创制与临床应用开发、精准医学与未来健康的政策和规范以及产业发展、基于测序的精准分子诊断与检测(产前检测,妇幼健康,精神疾病,糖尿病等)7 大议题。（李友佳）

第十四届全国青年药师成才之路论坛 2015 年 12 月 11 ~ 13 日,由中国药学会医院药学专业委员会主办、山东省药学会、山东省千佛山医院承办的“第十四届全国青年药师成才之路论坛”山省济南举行。论坛以“携手实践,实现青年药师价值”为主题。来自全国各地的药师代表近 400 人参会。论坛分为一个主论坛以及两个分论坛。在主论坛上北京协和医院朱珠主任等 10 位专家分别作了题为“健康中国,药师与医护患同行”、“驾照式合理用药管理流程”、“青年药师的能力培养”、“药物治疗个体化政策与实践”、“个体化药物治疗联合门诊工作模式分享”、“我在法国做临床药师”、“超说明书使用的风险、伦理与管理”、“营养支持团队中药师的价值与成长”、“信息化助力药品精细管理”、“药物转运体介导的药物相互作用”主题报告。在分论坛上,青年药师代表就循证药学、临床药学电子化信息化、药师能力的强化训练及抗菌药物临床应用、用药管理、药学服务的模式、个体化药物治疗、超说明书使用、循证药学、药品信息化管理、青年药师培养模式等方面作专题报告。会议共收到论文 106 篇。（李友佳）

药学书刊

Pharmaceutical Publications

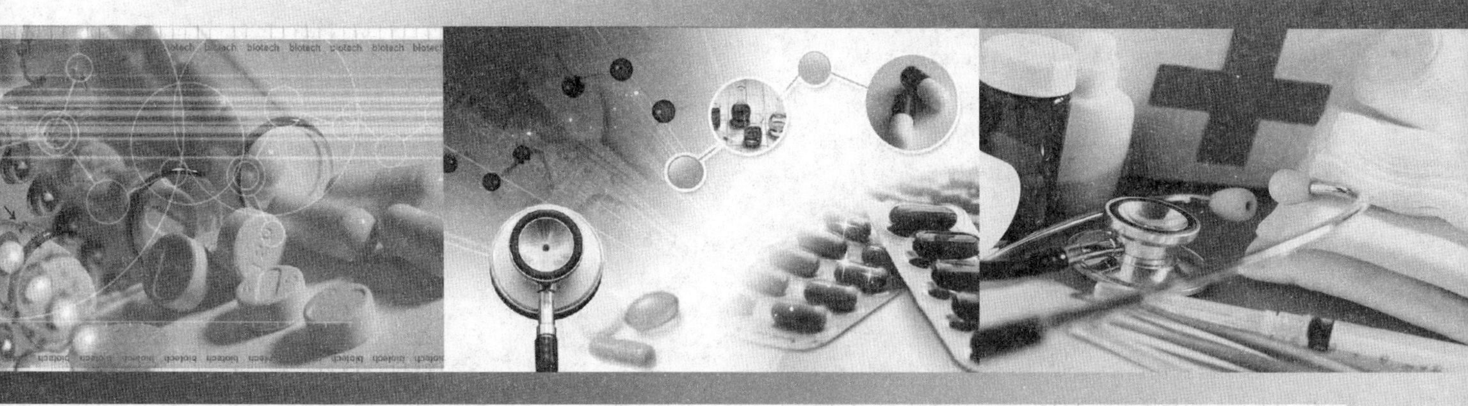

2015 年药学图书出版书目选录

《本草纲目》家用中药图谱
陈仁寿　主编
江苏科学技术出版社　303 页　16 开　39.80 元

《本草纲目》植物识别图谱
秦民坚　主编
江苏凤凰科学技术出版社　399 页　16 开　68.00 元

《串雅补》解注:民间医方传心录
胡永盛　张冬梅　赵德喜　编著
广西师范大学出版社　305 页　大 32 开　46.00 元

《里西房方药集》《下方寺伤科医录》点校本
傅宏伟　编著
浙江科学技术出版社　97 页　16 开　28.00 元

《伤寒论》方药剂量与配伍比例研究
李宇航　主编
人民卫生出版社　316 页　16 开　49.00 元

《神农本草经》理论与实践
任艳玲　主编
中国中医药出版社　365 页　16 开　49.00 元

《中国药典》2015 年版药品微生物限度检查方法实例
罗卓雅　著
中国医药科技出版社　208 页　16 开　68.00 元

100 种家庭常用中药辨、选、用
李爱科　著
吉林科学技术出版社　272 页　16 开　39.90 元

100 种药草疗愈全书
乔　夏　著　吕丽秋　插画
帕斯顿数位多媒体有限公司　480 页　16 开　117.00 元

2015 国家执业药师资格考试历年真题解析与解题思路(中药学类)
颐　恒　著
中国医药科技出版社　490 页　16 开　69.00 元

2015 年国家执业药师资格考试高分宝典(一)药学专业知识
王登峰　陈　语　王文静　主编
中国协和医科大学出版社　228 页　16 开　89.00 元

2015 年国家执业药师资格考试高分宝典(二)药学专业知识
王登峰　陈　语　王文静　主编
中国协和医科大学出版社　294 页　16 开　89.00 元

2015 年国家执业药师资格考试高分宝典(一)中药学专业知识
王登峰　陈　语　王文静　主编
中国协和医科大学出版社　287 页　16 开　89.00 元

2015 年国家执业药师资格考试高分宝典(二)中药学专业知识
王登峰　陈　语　王文静　主编
中国协和医科大学出版社　271 页　16 开　89.00 元

2015 年国家执业药师资格考试高分宝典(药事管理与法规)
王登峰　王文静　主编
中国协和医科大学出版社　164 页　16 开　89.00 元

2015 年国家执业药师资格考试高分宝典(综合知识与技能)药学
王登峰　王文静　主编
中国协和医科大学出版社　328 页　16 开　89.00 元

2015 年国家执业药师资格考试高分宝典(综合知识与技能)中药学
王登峰　王文静　主编
中国协和医科大学出版社　144 页　16 开　89.00 元

2015 年麻醉药理学进展
戴体俊　张莉蓉　胡兴国　主编
人民卫生出版社　181 页　16 开　48.00 元

2015 全国卫生专业技术资格考试中药学专业(师)通关测试卷(2 版)
杨　勇　主编
西安交通大学出版社　103 页　16 开　12.00 元

2015 全国卫生专业技术资格考试中药学专业(主管)通关测试卷(2 版)
王彦志　主编
西安交通大学出版社　103 页　16 开　12.00 元

2015 药学(中级)资格考试强化训练与试题解析(8 版)
刘　屏　柴　栋　主编
军事医学科学出版社　613 页　16 开　78.00 元

2016 国家执业药师资格考试辅导用书 金考卷 药学专业知识(一)
天明教育　编
辽宁大学出版社　62 页　16 开　36.00 元

2016 国家执业药师资格考试辅导用书 金考卷 药学专业知识(二)
天明教育　编
辽宁大学出版社　62 页　16 开　36.00 元

2016 国家执业药师资格考试辅导用书 金考卷 中药学专业知识(一)
天明教育　编
辽宁大学出版社　62 页　16 开　36.00 元

2016 国家执业药师资格考试辅导用书 金考卷 中药学专业知识(二)
天明教育　编
辽宁大学出版社　62 页　16 开　36.00 元

2016 国家执业药师资格考试辅导用书 金考卷(中药学综合知识与技能)
天明教育　编
辽宁大学出版社　62 页　16 开　36.00 元
2016 国家执业药师资格考试历年真题解析与解题思路(药学类)
颐　恒　著
中国医药科技出版社　439 页　16 开　69.00 元
2016 全国卫生专业技术资格考试 药学(师)模拟试卷
陈有亮　傅　强　著
人民卫生出版社　160 页　16 开　75.00 元
2016 全国卫生专业技术资格考试 药学(士)练习题集
陈有亮　著
人民卫生出版社　218 页　16 开　60.00 元
2016-药学(师)模拟试卷及解析
吕竹芬　杨　帆　著
人民军医出版社　287 页　16 开　49.00 元
2016-药学(士)模拟试卷及解析
吕竹芬　著
人民军医出版社　200 页　16 开　49.00 元
2016-药学(士)应试指导及历年考点串讲
吕竹芬　著
人民军医出版社　442 页　16 开　69.00 元
2016-药学(中级)模拟试卷及解析
吕竹芬　著
人民军医出版社　100 页　16 开　59.00 元
2016 药学(中级)资格考试强化训练与试题解析
刘　屏　著
军事医学科学出版社　325 页　32 开　85.00 元
2016 药学考前冲刺必做
吕竹芬　杨　帆　著
人民军医出版社　124 页　16 开　29.00 元
2016 国家执业药师资格考试辅导用书 金考卷 药学综合知识与技能
天明教育　编
辽宁大学出版社　62 页　16 开　36.00 元
2016 国家执业药师资格考试辅导用书 金考卷 药事管理与法规
天明教育
辽宁大学出版社　62 页　16 开　36.00 元
325 种常见中草药识别应用彩色图鉴
于俊林　胡彦武　秦汝兰　主编
化学工业出版社　338 页　大 32 开　69.00 元
450 种中草药彩色图鉴
戴义龙　著
福建科技出版社　660 页　16 开　45.00 元
500 种中草药识别图鉴
朱　强　主编
江苏科学技术出版社　616 页　16 开　148.00 元
6759 对药物配伍速查与释疑手册
李国锋　杨　凌　主编
化学工业出版社　555 页　16 开　99.00 元
80 种常用中草药栽培提取营销(3 版)
周成明　靳光乾　张成文　徐小琴等　编著
中国农业出版社　409 页　大 32 开　40.00 元
Ethnopharmacology Phytochemistry and Pharmacology Review of Traditional Chinese Medicine-I 传统中药的民族药学、药理学及天然药物化学的研究进展(英文版)
Maoxing Li　著
科学出版社　383 页　16 开　158.00 元
GMP 教程(第三版)
梁　毅　主编
中国医药科技出版社　337 页　16 开　52.00 元
GMP 实务
马丽虹　许一平　主编
中国医药科技出版社　264 页　16 开　42.00 元
GSP 实务
张　瑜　主编
中国医药科技出版社　379 页　16 开　56.00 元
MIMS 中国药品手册年刊 2014-2015(第 19 版)中国版
黄惠萍　著
美迪医讯亚太有限公司　934 页　16 开　300.00 元
Pharmacology 药理学精要与习题
(美)罗斯费尔德　(美)露丝　编
北京大学医学出版社　376 页　16 开　100.00 元
Pharmacology(药理学)
罗大力　主编
高等教育出版社　273 页　16 开　36.60 元
SCI 攻略:生物医药科技论文的撰写与发表(第二版)
解景田　谢来华　主编
科学出版社　348 页　16 开　49.80 元
SNP 检测技术与个体化药物治疗
周国华　主编
苏州大学出版社　294 页　16 开　40.00 元
TRIPS 协定下药品试验数据保护研究
褚　童　著
知识产权出版社　235 页　16 开　48.00 元
北方主要中药材栽培技术
郭　靖　王英平　主编
金盾出版社　347 页　大 32 开　27.00 元
北黄芪研究
周　然　主编

科学出版社　289 页　16 开　98.00 元
北京沟域药用植物栽培技术手册
李　琳　朱　莉　著
中国农业科学技术出版社　116 页　32 开　19.80 元
北京中医药文化传播发展报告(2015)
毛嘉陵　主编
社会科学文献出版社　253 页　16 开　79.00 元
本草便
(明)张懋辰　撰
中国中医药出版社　105 页　16 开　28.00 元
本草便读
(清)张秉成　编著
山西科学技术出版社　195 页　32 开　12.00 元
本草从新
(清)吴仪洛　编著
山西科学技术出版社　252 页　32 开　15.00 元
本草发明
(明)皇甫嵩　皇甫相　著
中国中医药出版社　346 页　16 开　65.00 元
本草纲目
(明)李时珍　著,张凤娇　译
北京联合出版公司　157 页　大 32 开　12.00 元
本草纲目(线装全四卷)
(明)李时珍　著
西安交通大学出版社　226 页　16 开　168.00 元
本草纲目类编临证学
(明)李时珍　著
辽宁科学技术出版社　1066 页　16 开　158.00 元
本草纲目类编中药学
(明)李时珍　著
辽宁科学技术出版社　879 页　16 开　178.00 元
本草纲目速查图典
谢文英　编著
浙江科学技术出版社　387 页　16 开　29.80 元
本草纲目中药煲汤养生速查全书
吴剑坤　于雅婷　主编
江苏凤凰科学技术出版社　248 页　16 开　42.00 元
本草明览
(清)佚　名　撰
中国中医药出版社　117 页　16 开　29.00 元
本草求真
(清)黄宫绣　编著
山西科学技术出版社　452 页　32 开　25.00 元
本草思辨录
(清)周　岩　编著
山西科学技术出版社　178 页　32 开　12.00 元
本草图谱(共 10 册)
(日)岩崎常正　著
浙江人民美术出版社　4436 页　32 开　980.00 元
本草易读
(清)汪讱庵　编著
山西科学技术出版社　434 页　32 开　22.00 元
本经逢源
(清)张　璐　编著
山西科学技术出版社　318 页　32 开　20.00 元
便秘饮食用药调养
栀　子　主编
化学工业出版社　217 页　16 开　36.00 元
病理学与药理学基础
金　英　著
科学出版社发行部　248 页　16 开　69.00 元
病证通用中药(第 2 版)
胡爱萍　编著
人民卫生出版社　356 页　16 开　46.00 元
不孕不育合理用药一册通晓
肖　军　胡小萍　吴绪祥　主编
人民军医出版社　171 页　24 开　25.00 元
彩色图解《神农本草经》
袁　松　编著
北京联合出版公司　421 页　大 16 开　45.00 元
藏医药学精要述评
青海省藏医药研究院　编
民族出版社　693 页　16 开　90.00 元
草木皆为药:一名基层老中医的 50 年中草药简易方
周正祎　著
人民军医出版社　248 页　16 开　38.00 元
常见病遣方用药规律
吴复苍　阚湘苓　主编
人民军医出版社　299 页　大 32 开　46.80 元
常见病遣方用药专家真传
王士才　赵燕芬　叶金汉　主编
人民军医出版社　311 页　大 32 开　30.00 元
常见病诊断与用药
戴德银　黄茂涛　张德云　主编
化学工业出版社　768 页　16 开　49.00 元
常见病中成药临床合理使用丛书(儿科分册)
张伯礼　高学敏　丛书主编
华夏出版社　329 页　大 32 开　39.00 元
常见病中成药临床合理使用丛书(耳鼻喉科分册)
张伯礼　高学敏　丛书主编
华夏出版社　267 页　大 32 开　36.00 元
常见病中成药临床合理使用丛书(风湿免疫科分册)
张伯礼　高学敏　丛书主编

华夏出版社　248页　大32开　33.00元

常见病中成药临床合理使用丛书(妇科分册)

张伯礼　高学敏　丛书主编

华夏出版社　229页　大32开　33.00元

常见病中成药临床合理使用丛书(肝胆科分册)

张伯礼　高学敏　丛书主编

华夏出版社　210页　大32开　28.00元

常见病中成药临床合理使用丛书(骨伤科分册)

张伯礼　高学敏　丛书主编

华夏出版社　173页　大32开　23.00元

常见病中成药临床合理使用丛书(呼吸科分册)

张伯礼　高学敏　丛书主编

华夏出版社　217页　大32开　29.00元

常见病中成药临床合理使用丛书(男科分册)

张伯礼　高学敏　丛书主编

华夏出版社　194页　大32开　26.00元

常见病中成药临床合理使用丛书(内分泌科分册)

张伯礼　高学敏　丛书主编

华夏出版社　129页　大32开　18.00元

常见病中成药临床合理使用丛书(皮肤科分册)

黄尧洲　分册主编

华夏出版社　157页　大32开　22.00元

常见病中成药临床合理使用丛书(神经科分册)

张伯礼　高学敏　丛书主编

华夏出版社　279页　大32开　37.00元

常见病中成药临床合理使用丛书(肾病与泌尿科分册)

张伯礼　高学敏　丛书主编

华夏出版社　228页　大32开　30.00元

常见病中成药临床合理使用丛书(外科分册)

张伯礼　高学敏　丛书主编

华夏出版社　242页　大32开　32.00元

常见病中成药临床合理使用丛书(消化科分册)

张伯礼　高学敏　丛书主编

华夏出版社　157页　大32开　21.00元

常见病中成药临床合理使用丛书(心血管内科分册)

张伯礼　高学敏　丛书主编

华夏出版社　101页　大32开　15.00元

常见病中成药临床合理使用丛书(血液科分册)

张伯礼　高学敏　丛书主编

华夏出版社　195页　大32开　26.00元

常见病中成药临床合理使用丛书(眼科分册)

张伯礼　高学敏　丛书主编

华夏出版社　196页　大32开　26.00元

常见病中西药用药指导

刘恩钊　著

人民卫生出版社发行部　344页　32开　45.00元

常见传染性疾病临证药对

周幸来　主编

金盾出版社　389页　16开　35.00元

常用非处方药物速查手册

欧阳荣　尹　桃　左美玲　任卫琼　主编

湖南科学技术出版社　746页　32开　52.00元

常用静脉药物配置使用手册(妇儿版)

张伶俐　罗碧如　著

人民卫生出版社　372页　32开　32.00元

常用青草药彩色图集

赵秀贞　著

福建科技出版社　396页　16开　20.00元

常用治疗肿瘤中药

谢东浩　武谦虎　主编

中国医药科技出版社　460页　16开　88.00元

常用中草药识别与应用彩色图谱

黄克南　朱意麟　李　斌　主编

化学工业出版社　590页　16开　128.00元

常用中草药识用图谱

郑小吉　饶　军　主编

人民卫生出版社　404页　大32开　60.00元

常用中药材薄层鉴别方法

夏华玲　秦　娜　赵新杰　赵治伟等　主编

郑州大学出版社　318页　16开　50.00元

常用中药材及饮片快速识别

张贵君等　主编

中国林业出版社　153页　16开　80.00元

常用中药三字经(2版)

张保群　张劲松　编著

山东科学技术出版社　286页　32开　36.00元

常用中药速记手册

黄　泳　王艳杰　著

广东科技出版社　217页　64开　10.00元

传世本草良方

温梦霞　编著

福建科学技术出版社　408页　16开　29.80元

传世奇效偏方

温梦霞　编著

福建科学技术出版社　408页　16开　29.80元

传世中医秘方

温梦霞　编著

福建科学技术出版社　408页　16开　29.80元

传统民族医药法律保护研究

乔世明　主编

法律出版社　262页　16开　30.00元

大环内酯类抗菌药物临床应用手册

侯　宁　著

中国协和医科大学出版社　162 页　16 开　32.00 元
大医生说:五谷杂粮吃对比药好
《健康时报》编辑部　著
江苏科学技术出版社　216 页　16 开　29.80 元
傣医外治法常用药与经验方
倪　凯　著
上海科学技术出版社　406 页　16 开　49.00 元
单味中药疗法
罗　仁　著
人民军医出版社　321 页　16 开　29.00 元
当代新药合成工艺
孟　歌　编著
西安交通大学出版社　417 页　16 开　63.00 元
得配本草
(清)严西亭　施澹宁　洪缉庵　同纂
山西科学技术出版社　253 页　32 开　15.00 元
德兴实用中草药
德兴市政协　编
江西人民出版社　324 页　16 开　68.00 元
地道中药健康入膳指南
张银柱　主编
科学出版社　191 页　16 开　32.00 元
电商来了,实体药店如何突围
尚　锋　著
中华工商联合出版社　220 页　16 开　52.00 元
独特用药治病小窍门
卢世秀　主编
中国医药科技出版社　329 页　16 开　46.00 元
恶性肿瘤合理用药一册通晓
孟威宏　谢晓东　侯明晓　主编
人民军医出版社　166 页　16 开　26.00 元
儿科疾病安全用药手册
徐荣谦　主编
科学出版社　128 页　16 开　28.00 元
儿科临床药理学
王　丽　主编
人民卫生出版社　846 页　16 开　129.00 元
儿科医生案头药物速查
张树林　主编
人民卫生出版社　1124 页　32 开　82.00 元
儿科治疗药物的安全应用
李德爱　陈志红　傅　平　主编
人民卫生出版社　1155 页　32 开　159.00 元
儿科中医医疗技术及中成药用药指导
国家卫生和计划生育委员会妇幼健康服务司　国家中医药管理局政司组织　编
中国中医药出版社　139 页　16 开　54.00 元
儿童常见慢性病用药分册
杜　光　容志惠　著
湖北科学技术出版社　179 页　32 开　13.80 元
耳鼻咽喉科疾病用药分册
杜　光　甄宏韬　著
湖北科学技术出版社　171 页　32 开　13.80 元
发酵制药技术
巩　健　主编
化学工业出版社　215 页　16 开　32.00 元
方剂学
周永学　李　铭　主编
中国中医药出版社　217 页　16 开　30.00 元
方剂学歌诀白话解
高　琳　主编
北京科学技术出版社　213 页　16 开　30.00 元
方剂学考点速查速记
杨雅西　于　鹰　主编
中国医药科技出版社　236 页　32 开　18.00 元
方剂学习快灵通
刘华东　主编
东南大学出版社　208 页　16 开　25.00 元
方剂学易考易错题精析与避错
王　欣　窦迎春　主编
中国医药科技出版社　161 页　16 开　25.00 元
方药量效学:第 2 版
仝小林　主编
科学出版社　438 页　16 开　118.00 元
防治"四高"药膳大全
朱成全　著
中国医药科技出版社　227 页　16 开　29.80 元
非酒精性脂肪性肝病的中医药治疗
季　光　李军祥　著
科学出版社　224 页　16 开　80.00 元
肥胖症的中医药调治
张光霁　黄建波　主编
上海科学技术出版社　286 页　16 开　45.00 元
肺结核合理用药一册通晓
高新云　严福明　主编
人民军医出版社　128 页　64 开　26.00 元
分子生药学(3 版)
黄璐琦　刘昌孝　主编
科学出版社　510 页　16 开　158.00 元
分子药理学
段为钢　云　宇　主编
科学出版社　472 页　16 开　158.00 元
伏牛山药用植物志．第六卷
尹卫平　高致明等　著

科学出版社　248 页　16 开　118.00 元
伏牛山药用植物志．第五卷(下册)
尹卫平　高致明等　著
科学出版社　339 页　16 开　135.00 元
伏羲中医药学
杨国栋　主编
甘肃科学技术出版社　725 页　16 开　198.00 元
福建道地药材现代研究
徐榕青　主编
福建科学技术出版社　500 页　16 开　168.00 元
妇产科疾病用药分册
刘　东　马　丁　著
湖北科学技术出版社　256 页　32 开　13.80 元
妇科疾病安全用药手册
薛晓鸥　主编，中华中医药学会组　编
科学出版社　133 页　16 开　32.00 元
妇科中医特效药膳精粹
胡　荣　主编
华中科技大学出版社　180 页　32 开　26.80 元
妇科中医医疗技术及中成药用药指导
国家卫生和计划生育委员会妇幼健康服务司　国家中医药管理局政司组织　编
中国中医药出版社　190 页　16 开　58.00 元
甘肃省药用植物病害及其防治
陈秀蓉　主编
科学出版社　302 页　16 开　138.00 元
肝癌的药物靶向治疗
秦建民　李　琦　朱惠蓉　主编
郑州大学出版社　339 页　16 开　68.00 元
肝病中药方剂
李建宇　杜　宁　主编
金盾出版社　317 页　大 32 开　32.00 元
肛肠疾病安全用药手册
张书信　主编
科学出版社　96 页　32 开　25.00 元
高警示药品与用药安全
孙世光　闫　荟　著
人民军医出版社　290 页　大 32 开　76.00 元
高黎贡山药用植物
钱子刚　李安华　杨耀文　主编
科学出版社　321 页　16 开　240.00 元
高血压合理用药
王忠壮　邬时民　主编
华东理工大学出版社　222 页　大 32 开　28.00 元
高血压合理用药指南
国家卫生计生委合理用药专家委员会　中国医师协会高血压专业委员会　编
人民卫生出版社　226 页　32 开　13.00 元
工业药剂学(第三版)
潘卫三　主编
中国医药科技出版社　533 页　16 开　79.00 元
公立医院药品价格法律制度——以国家干预为视角
高红梅　著
社会科学文献出版社　212 页　16 开　49.00 元
古代医疗技术：从中草药到解剖刀：from herbs to scalpels
(美)迈克尔·伍兹　(美)玛丽·B. 伍兹　著
上海科学技术文献出版社　89 页　16 开　25.00 元
骨科疾病用药分册
龙　萍　吕冬莲　主编
湖北科学技术出版社　175 页　16 开　13.80 元
贵州常用民族药用植物原色图鉴
孙　超　谢　华　编著
科学出版社　181 页　16 开　150.00 元
桂本草．第二卷(上下两册)
邓家刚　主编
北京科学技术出版社　1416 页　大 16 开　980.00 元
国际医药贸易理论与实务
马爱霞　主编
中国医药科技出版社　401 页　16 开　54.00 元
国家低价药品手册·中成药
刘皋林　主编
人民卫生出版社　320 页　16 开　28.00 元
国家药包材标准
中国食品药品检定研究院　编
中国医药科技出版社　382 页　16 开　460.00 元
国家药典中药彩色图鉴
李葆莉　胡炳义　主编
军事医学科学出版社　230 页　16 开　59.00 元
国家执业药师考试历年真题试卷与解析：2015 中药学专业(7 版)
本书编委会　编写
中国医药科技出版社　308 页　16 开　55.00 元
国家执业药师资格考试．药事管理与法规历年真题及全真模拟
汪星辉　编著
安徽科学技术出版社　186 页　16 开　25.00 元
国家执业药师资格考试．药学专业知识(一)历年真题及全真模拟
张智聪　编著
安徽科学技术出版社　185 页　16 开　25.00 元
国家执业药师资格考试．药学专业知识(二)历年真题及全真模拟
张恩立　编著
安徽科学技术出版社　178 页　16 开　25.00 元

国家执业药师资格考试．药学综合知识与技能历年真题及全真模拟
董经昕　编著
安徽科学技术出版社　170页　16开　25.00元
国家执业药师资格考试考试大纲：2015(7版)
国家食品药品监督管理总局制定
中国医药科技出版社　129页　16开　39.00元
国家执业药师资格考试押题宝典(2015)药事管理与法规
专家编写组　编著
北京科学技术出版社　156页　16开　39.00元
国家执业药师资格考试押题宝典(2015)药学综合知识与技能
专家编写组　编著
北京科学技术出版社　127页　16开　36.00元
国家执业药师资格考试押题宝典(2015)一，药学专业知识
专家编写组　编著
北京科学技术出版社　129页　16开　39.00元
国家执业药师资格考试押题宝典(2015)二，药学专业知识
专家编写组　编著
北京科学技术出版社　201页　16开　45.00元
国药准字
肖　飞　著
白山出版社　300页　16开　32.80元
国医堂养生百草/理气药平肝熄风药安神药开窍药
张瑞贤　著
广西科学技术出版社有限公司　106页　16开　16.00元
哈尼族传统药物探究
杨久云　诸锡斌　编著
中国科学技术出版社　268页　16开　70.00元
汉方中草药对症图典．第1册
李冈荣　主编
新疆科技卫生出版社　431页　16开　78.00元
汉方中草药对症图典．第2册
李冈荣　主编
新疆科技卫生出版社　431页　16开　78.00元
汉方中草药对症图典．第3册
李冈荣　主编
新疆科技卫生出版社　415页　16开　78.00元
汉方中草药对症图典．第4册
李冈荣　主编
新疆科技卫生出版社　431页　16开　78.00元
好药材就在菜市场
谭兴贵　主编
湖南科学技术出版社　308页　16开　39.00元
河北珍稀濒危药用植物资源
赵建成　谢晓亮　主编
科学出版社　194页　16开　98.00元
核心药物保障-核心用药目录与招采机制
陈　竺　著
中华医学电子音像出版社　95页　16开　48.00元
黑龙江省植物食用特性与药用价值
冯永刚　著
中国农业出版社　315页　16开　48.00元
黑水城出土西夏文医药文献整理与研究
梁松涛　著
社会科学文献出版社　504页　大32开　148.00元
很老很老的老偏方
徐　峰　著
广东科技出版社　100页　32开　27.00元
呼吸疾病安全用药手册
苏惠萍　主编
科学出版社　156页　16开　36.00元
呼吸科常见疾病用药分册
杜　光　袁春平　著
湖北科学技术出版社　256页　32开　12.80元
湖南黑茶药理作用研究
杜万红　著
中南大学出版社　140页　16开　32.00元
护理药理
孙玉斌　主编
高等教育出版社　326页　16开　28.00元
护理药理学
王嗣雷　谭安雄　主编
北京大学医学出版社有限公司　277页　16开　36.00元
护理药理学
张　庆　陈淑瑜　主编
中国医药科技出版社　507页　16开　72.00元
护理药理学 学习指导与习题集(第2版)
姜国贤　著
人民卫生出版社　205页　16开　26.00元
护士必知的200个用药问题
张志清　樊德厚　杨秀岭　主编
化学工业出版社　342页　32开　29.00元
化工与制药工程制图
姚瑰妮　曹秋娥　王　林　著
化学工业出版社　257页　16开　38.00元
化学药品对照品图谱集．总谱
胡昌勤　马双成　主编
中国医药科技出版社　1474页　大16开　488.00元
化学药物高效液相色谱标准图谱
李效宽　著
科学出版社　196页　16开　88.00元
化学药物液相色谱标准图谱集
李效宽　主编

科学出版社　180页　大16开　88.00元

化学制药工艺学(第四版)

赵临襄　主编

中国医药科技出版社　447页　16开　69.00元

化学制药工艺与反应器(3版)

陆　敏　蒋翠岚　主编

化学工业出版社　194页　16开　27.00元

话人参:人参的合理应用

涂宏海　编著

第四军医大学出版社　190页　大32开　28.00元

黄帝内经与本草纲目健康食典

李林溪　宋　攀　编著

化学工业出版社　217页　16开　38.00元

黄芪的基础与临床

陈可翼　孙　燕　主编

人民卫生出版社　314页　16开　69.00元

肌肉松弛药(2版)

闻大翔　欧阳葆怡　俞卫锋　主编

上海世界图书出版公司　470页　16开　150.00元

基于药品临床疗效的药品价格管理制度研究

刘树奎　著

人民军医出版社　157页　16开　34.00元

家庭常备中成药速查手册

蒋　燕　主编

金盾出版社　210页　16开　21.00元

家庭用药实用问答

孟　慧　主编

江苏科学技术出版社　196页　16开　29.90元

家庭用药宜忌随身查

蔡向红　编著

天津科学技术出版社　306页　16开　18.00元

甲亢合理用药与食疗

尹国有　主编

金盾出版社　230页　大32开　21.00元

假药

潘习龙　著

中国人民大学出版社　392页　32开　39.00元

见心斋药录

见心斋主人　著

中国中医药出版社　175页　16开　40.00元

江西中药资源

刘　勇　著

中国科学技术出版社　1034页　16开　280.00元

讲中药故事谈老医秘验

魏玉香　宋月航　张慧卿　编著

中国中医药出版社　228页　16开　39.00元

进出境中药材监管及鉴定指南

刘世尧　主编

中国质检出版社　206页　16开　45.00元

近藤诚说:一定要用抗癌药吗?

近藤诚　著

天津科学技术出版社　227页　16开　32.00元

经方本原剂量问题研究

傅延龄　宋　佳　张　林　著

科学出版社　178页　16开　59.00元

经方用量秘旨

王　付　编著

人民军医出版社　620页　16开　89.00元

精神科药物解析

David Healy　原著

北京大学医学出版社　329页　大32开　56.00元

精研古今 融会中西——中医药国际研究生优秀论文精选

应森林　著

中国医药科技出版社　860页　16开　288.00元

颈椎病的中医药治疗与康复

宋志靖　著

中山大学出版社　280页　32开　49.80元

静脉用药集中调配实用技术

王秋香　主编

中国医药科技出版社　264页　16开　40.00元

静脉用药物调配技术

刘　圣　傅先明　主编

安徽科学技术出版社　717页　16开　120.00元

救荒本草译注

(明)朱　橚　著

上海古籍出版社　470页　大32开　65.00元

决胜2016国家执业药师资格考试2015年真题试卷解析——药学专业

本书编委会

中国医药科技出版社　157页　16开　48.00元

决胜2016国家执业药师资格考试2015年真题试卷解析——中药学专业

本书编委会

中国医药科技出版社　157页　16开　48.00元

决胜2016历年考点试卷汇编·西药(4册套装)

彭贺玲　著

西安交通大学出版社　553页　16开　120.00元

决胜2016历年考点试卷汇编·中药(4册套装)

彭贺玲　著

西安交通大学出版社　476页　16开　120.00元

决胜2016药考必备模拟试卷及解析·西药(4册套装)

李军珂　著

上海第二军医大学出版社　336 页　16 开　116.00 元

决胜 2016 药考必备模拟试卷及解析·中药(4 册套装)

王九芝　著

上海第二军医大学出版社　316 页　16 开　116.00 元

抗感染临床药学

陈广斌　陈华萍　吴柱国　主编

科学出版社　490 页　16 开　168.00 元

抗菌药物临床应用指导原则:2015 年版

《抗菌药物临床应用指导原则》修订工作组

人民卫生出版社　184 页　大 32 开　23.00 元

抗衰老药物药理学概论

蒲秀瑛　主编

军事医学科学出版社　192 页　16 开　38.00 元

抗体偶联药物

(瑞士)劳伦斯(Laurent D.)　著

科学出版社　247 页　16 开　98.00 元

抗体药物的药理学与治疗学研究

刘昌孝　主编

科学出版社　546 页　16 开　188.00 元

抗肿瘤药物药理学实验指南:符合 CFDA 临床研究申报要求的实验方法

徐寒梅　主编

中国医药科技出版社　121 页　16 开　24.00 元

抗肿瘤药物脂质体研究

孙维彤　著

化学工业出版社　122 页　B5　48.00 元

科学用药:生病吃药知多少

刘振华　主编

中国科学技术出版社　242 页　16 开　48.00 元

口腔科疾病用药分册

陈美玲　杜　光

湖北科学技术出版社　193 页　32 开　14.80 元

老年人合理用药

董文哲　吴国忠　编著

复旦大学出版社　85 页　16 开　26.00 元

老年人学中医文化:中医药掌故趣谈

孙文钟　主编

复旦大学出版社　88 页　16 开　26.00 元

老年心血管病用药指南

吴永健　鲁卫星　贾清华

中国医药科技出版社　421 页　16 开　49.00 元

栗锦迁理法方药专辑

范玉强　主编

人民军医出版社　224 页　16 开　35.00 元

连锁药店门店实用手册

王淑玲　编著

中国财富出版社　318 页　16 开　63.00 元

连锁药店运营管理

邓冬梅　柯小梅　主编

化学工业出版社　231 页　16 开　32.00 元

梁野山原生药用植物彩色图谱

戴德昇　林裕芳　主编

厦门大学出版社　383 页　16 开　298.00 元

两岸药品现代流通比较研究

李兰冰　著

南开大学出版社　197 页　32 开　31.00 元

辽宁中药志:动物、矿物、海洋类

高　松　主编

辽宁科学技术出版社　617 页　16 开　198.00 元

临床常用中草药鉴别与应用

刘绍贵　欧阳荣　廖建萍　张裕民　主编

湖南科学技术出版社　626 页　16 开　280.00 元

临床合理用药指南(第三版)

王顺年等　主编

人民军医出版社　596 页　16 开　60.00 元

临床路径治疗药物释义 神经外科分册

本书编委会

中国协和医科大学出版社　324 页　32 开　96.00 元

临床疼痛药物治疗学

李德爱　张文彬　严　敏　主编

人民卫生出版社　348 页　16 开　72.00 元

临床药理学(第 3 版)

怀　良　主编

高等教育出版社　352 页　大 32 开　48.60 元

临床药师工作手册

王顺年　吴新荣　石　磊　主编

人民军医出版社　416 页　大 32 开　45.00 元

临床药物手册(5 版)

黄　峻　黄祖瑚　主编

上海科学技术出版社　1945 页　32 开　98.00 元

临床药物治疗学

金　剑　吴飞华　主编

上海交通大学出版社　321 页　16 开　48.00 元

临床药物治疗学(2 版)

李明亚　主编

中国医药科技出版社　642 页　16 开　83.00 元

临床药物治疗学各论(上册)

张幸国　胡丽娜　主编

人民卫生出版社　695 页　16 开　78.00 元

临床药物治疗学各论(下册)

张幸国　胡丽娜　主编

人民卫生出版社　583 页　16 开　68.00 元

临床药物治疗学总论

李　俊　主编

人民卫生出版社　286 页　16 开　38.00 元

临床药学 高级教程

阚全程　主编

人民军医出版社　605 页　32 开　255.00 元

临床药学英语学习辅导

朱　珠　张进华　主编

人民卫生出版社　195 页　16 开　28.00 元

临床医护用药必备(第 4 版)

王顺年　著

人民军医出版社　594 页　16 开　60.00 元

临床中药学

聂　晶　刘红宁　主编

上海科学技术出版社　413 页　16 开　48.00 元

临床肿瘤病理学

陈　莉　何　松　主编

科学出版社　382 页　16 开　108.00 元

临证常用中药速查便览

刘清池　巩向军　胡志波　主编

中国医药科技出版社　618 页　32 开　48.00 元

灵芝的现代研究(第 4 版)

林志彬　主编

北京大学医学出版社　441 页　16 开　95.00 元

岭南本草(五)

陈蔚文　著

广东科技出版社　496 页　16 开　95.00 元

岭南针药相须流派精要传承

李滋平　著

人民卫生出版社发行部　590 页　32 开　48.00 元

岭南中医药名家许鑫梅教授经验集及病案荟萃

杨晓军　邝卫红　主编

中山大学出版社　140 页　16 开　52.00 元

岭南中医药名家许鑫梅教授经验集及病案荟萃

杨晓军　邝卫红　主编

中山大学出版社　140 页　16 开　52.00 元

泸州符氏中草药热灸:汉英对照

符天昇　李　蓉　主编

四川科学技术出版社　172 页　16 开　69.00 元

泸州市中草药图谱及民间药人

张华安　著

科学出版社　204 页　16 开　118.00 元

陆氏伤科外用药精萃

陆念祖　主编

中国中医药出版社　126 页　16 开　25.00 元

麻醉药品和精神药品的管理与临床应用

阚全程　主编

人民卫生出版社　246 页　16 开　52.00 元

慢性疼痛合理用药一册通晓

刘秀珍　著

人民军医出版社　176 页　16 开　25.00 元

慢性阻塞性肺疾病合理用药一册通晓

侯明晓　著

人民军医出版社　154 页　16 开　28.00 元

毛德西方药心悟

毛德西　主编

人民卫生出版社　232 页　16 开　42.00 元

每张处方最大量药品速查

张友干　汪有新　主编

中国医药科技出版社　378 页　16 开　48.00 元

美容药物学(2 版)

顾劲松　涂彩霞　姚苏宁　主编

科学出版社　238 页　16 开　39.00 元

美容中药学

冯居秦　王景洪　主编

中国中医药出版社　289 页　16 开　52.00 元

泌尿科疾病用药分册

黄掌欣　郭小林　著

湖北科学技术出版社　256 页　32 开　16.80 元

妙用六味地黄丸

李　艳　王惟恒　编著

人民军医出版社　120 页　32 开　19.50 元

妙用乌鸡白凤丸

李　艳　王惟恒　编著

人民军医出版社　109 页　24 开　19.50 元

妙用云南白药

吴延义　李　艳　编著

人民军医出版社　112 页　16 开　19.50 元

民族药资源开发与综合利用研究

刘　圆　李　莹　孟庆艳等　主编

科学出版社　186 页　16 开　98.00 元

民族医药营销与品牌文化建设研究

盛德荣　著

中国言实出版社　262 页　32 开　54.00 元

名贵中药材三七生产技术

杨生超　主编

中国农业出版社　118 页　大 32 开　15.00 元

名老中医话说中药养生

毛德西　编

华夏出版社　252 页　16 开　49.00 元

名老中医李乾构亲授食疗秘方(药物卷)

李乾构　编著

华夏出版社　201 页　16 开　59.00 元

名老中医用药心得(第4辑)
刘雪强　马治国　主编
人民军医出版社　210页　大32开　29.80元
名医推荐家庭必备秘方
肖国士　潘海涛　匡继林　主编
湖南科学技术出版社　421页　16开　47.00元
名医推荐家庭必备名方
周德生　刘利娟　主编
湖南科学技术出版社　398页　16开　45.00元
名医推荐家庭必备药膳
旷惠桃　主编
湖南科技出版社　388页　16开　43.00元
名医中药良方
樊岚岚　编著
浙江科学技术出版社　352页　16开　28.00元
名中医教你开药方
全世建　编著
人民军医出版社　154页　B5　25.00元
纳米技术在药物递送中的应用
金义光　主编
化学工业出版社　454页　16开　128.00元
纳米生物制药领域的创新绩效评价与机理研究
赵清俊　著
复旦大学出版社　276页　32开　29.00元
纳米药物
蒋　晨　主编
华东理工大学出版社　47页　16开　19.80元
耐药革兰阴性菌感染诊疗手册
卫生部合理用药专家委员会　著
人民卫生出版社　156页　16开　19.00元
耐药结构病化学治疗指南(2015)
肖和平　著
人民卫生出版社发行部　134页　32开　25.00元
男科中医特效药膳精粹
侯晓强　主编
华中科技大学出版社　154页　32开　22.80元
脑血管疾病安全用药手册
高　颖　主编
科学出版社　87页　32开　25.00元
内分泌及代谢病用药指导
葛建国　著
人民军医出版社　219页　16开　30.00元
内分泌及风湿常见疾病用药分册
张友智　胡　冰　主编
湖北科学技术出版社　249页　16开　17.80元
内分泌疾病安全用药手册
赵　丽　主编　中华中医药学会　编
科学出版社　114页　16开　28.00元
内科中医特效药膳精粹
卢训丛　著
华中科技大学出版社　143页　16开　22.80元
皮肤病安全用药手册
李邻峰　主编
科学出版社　156页　16开　36.00元
皮肤病性病用药分册
李　娟　徐祖森　著
湖北科学技术出版社　171页　32开　13.80元
皮肤病中药内用制剂
宋兆友　主编
中国中医药出版社　170页　16开　39.00元
千金方(全四卷)
(唐)孙思邈　著
西安交通大学出版社　609页　16开　168.00元
千金方家庭使用手册
刘　红　于雅婷　主编
江苏凤凰科学技术出版社　287页　16开　42.00元
千年药香:中国药都樟树纪事
欧阳娟　著
长江文艺出版社　161页　16开　25.00元
前列腺炎患者用药宜与忌
杨　玺　编著
金盾出版社　188页　16开　19.00元
黔本草(第一卷)
汪　毅　主编
贵州科技出版社　479页　16开　150.00元
黔南本草(上、下册)
司有奇　主编
贵州科技出版社　1122页　16开　498.00元
青草药识别应用图典
李冈荣　主编
新疆人民出版总社　224页　16开　29.80元
青草药识别应用图典
甘智荣　著
中国轻工业出版社　240页　16开　29.80元
青蒿素类抗疟药
李国桥　李英　李泽林　曾美怡　编著
科学出版社　482页　16开　158.00元
青囊药性赋
罗必炜　著

中国中医药出版社　143 页　16 开　35.00 元

轻松学习药理学

谭焕然　主编

北京大学医学出版社有限公司　223 页　16 开　32.00 元

求医问药找专家. 痛风知识问答

郭立新　胡　欣　主编

人民卫生出版社　266 页　32 开　32.00 元

曲黎敏图说人体自愈妙药

曲黎敏　陈震宇　著

江苏科学技术出版社　280 页　16 开　42.00 元

全彩图解《本草纲目》

任犀然　编著

北京联合出版公司　423 页　16 开　45.00 元

全国重名易混中药鉴别手册(第二版)

崔同寅　主编

中国医药科技出版社　410 页　16 开　88.00 元

全科医生中成药手册

陈德兴　主编

上海科学技术出版社　331 页　32 开　23.00 元

全科医师合理用药指南

李殊晌　编著

人民军医出版社　280 页　16 开　58.00 元

全科医师用药速查

覃裕旺　赵兰江　主编

人民军医出版社　653 页　16 开　68.00 元

让药丸变甜-提高病人顺应性的方法

马杜·戴维斯　著　季纯静　译

电子工业出版社　320 页　16 开　58.00 元

热分析法与药物分析

王　玉　主编

中国医药科技出版社　171 页　16 开　60.00 元

人参本草考证和中药检验研究

袁俊贤　编著

湖北科学技术出版社　172 页　16 开　32.00 元

肉毒毒素:原书第 3 版

卡拉瑟斯(Carruthers A.)　卡拉瑟斯(Carruthers J.)　原著

北京大学医学出版社　183 页　16 开　139.00 元

如何开展药物治疗管理(MTM)服务:药师指南:执业场所构建 MTM 服务模式和拟定项目计划书"ABC"

美国药师协会(APhA)　著

中国标准出版社　61 页　大 32 开　16.00 元

三味中药治大病

刘有缘　编著

山西科学技术出版社　446 页　16 开　31.00 元

神经内科治疗药物的安全应用

李德爱　吕良忠　魏筱华　主编

人民卫生出版社　982 页　大 32 开　168.00 元

神经与精神科常见疾病用药分册

耿立坚　崔　颖　著

湖北科学技术出版社　232 页　32 开　16.80 元

肾炎用药与食疗

陈惠中　主编

金盾出版社　242 页　16 开　24.00 元

肾盂肾炎合理用药一册通晓

李世俊　胡　芸　主编

人民军医出版社　144 页　32 开　28.00 元

生命八卦:世间可有长寿药

袁　越　著

生活·读书·新知三联书店　337 页　16 开　35.00 元

生物技术制药概论(第三版)

姚文兵　主编

中国医药科技出版社　305 页　16 开　42.00 元

生物药剂学(第四版)

程　刚　主编

中国医药科技出版社　234 页　16 开　34.00 元

生物药物分析(第二版)

张怡轩　著

中国医药科技出版社　415 页　16 开　62.00 元

生物药物检测技术

赵　丽　著

中国轻工业出版社发行部　212 页　16 开　29.00 元

生物药物与临床应用

王佃亮　乐卫东　主编

人民军医出版社　642 页　16 开　229.00 元

生物药物制剂学

裴　瑾　主编

科学出版社　159 页　16 开　45.00 元

生物医药信息检索与利用

薛晓芳　郝继英　陈　锐　主编

军事医学科学出版社　240 页　16 开　50.00 元

生物制药工程实习实训教程

王晓杰　主编

高等教育出版社　240 页　16 开　37.00 元

生物制药工艺(2 版)

曾青兰　张虎成　主编

华中科技大学出版社　315 页　16 开　43.00 元

生物制药工艺学(第四版)

吴梧桐　主编

中国医药科技出版社　586 页　32 开　86.00 元

生物制药及工程技术现状与应用前景

张　焜　赵肃清　主编

广东经济出版社　170 页　16 开　28.00 元

生药学

李　萍　主编

中国医药科技出版社　465 页　16 开　59.00 元

施秉白云岩喀斯特药用及食用植物图集

汤晓辛　乙　引　张　潮　著

科学出版社　248 页　16 开　228.00 元

十大将领药的临床应用

谭同来等　编著

山西科学技术出版社　500 页　大 32 开　35.00 元

石氏伤科外用药精粹

石仰山　邱德华　主编

中国中医药出版社　139 页　16 开　25.00 元

时珍说药:《本草纲目》养生药物串讲

王绪前　编著

人民卫生出版社　176 页　16 开　42.00 元

实用方剂与中成药

赵珍东　主编

重庆大学出版社　324 页　16 开　39.00 元

实用患者用药指导

中国药师协会　北京协和医院组织　编写

人民卫生出版社　605 页　32 开　72.00 元

实用临证对药手册

谭同来　张咏梅　编著

山西科学技术出版社　483 页　32 开　39.00 元

实用片剂制备技术

高鸿慈等　主编

化学工业出版社　451 页　16 开　128.00 元

实用眼科药物学

张仁俊等　主编

人民军医出版社　688 页　32 开　198.00 元

实用药品微生物检验检测技术指南

胡昌勤　杜平华　许华玉　主编

人民卫生出版社　204 页　16 开　78.00 元

实用药物商品知识(3 版)

杨群华　刘　立　主编

化学工业出版社　362 页　16 开　49.00 元

实用药学英语

崔成红　主编

中国轻工业出版社　194 页　大 32 开　25.00 元

实用疫苗学

刁连东　孙晓东　主编

上海科学技术出版社　502 页　16 开　130.00 元

实用中药药品检验检测技术指南

林瑞超等　主编

人民卫生出版社　488 页　16 开　158.00 元

实用中药英语:中英文对照

宁　娜　韩建军　主编

哈尔滨工业大学出版社　199 页　32 开　20.00 元

实用中医中药入门

刘恩钊　编著

人民卫生出版社　260 页　16 开　32.00 元

食疗本草校注

(唐)孟　诜　撰

河南科学技术出版社　175 页　16 开　53.00 元

食品药品安全司法实务与典型案例

中国应用法学研究所　编

人民法院出版社　267 页　16 开　45.00 元

食品药品分析检验教程

邢永恒　主编

化学工业出版社　216 页　16 开　39.00 元

食品药品监管法律制度汇编(2014 年)

国家食品药品监督管理总局法制司　著

中国医药科技出版社　446 页　大 16 开　98.00 元

食品药品检测测量不确定度评定实例

罗卓雅　主编

中国质检出版社　201 页　32 开　58.00 元

食品药品检验基本理论与实践

李云龙　主编

科学出版社　346 页　16 开　128.00 元

食物的药效全典

《中医堂》编委会　主编

黑龙江科学技术出版社　440 页　16 开　109.80 元

食用药用菌生产技术

王德芝　主编

重庆大学出版社　307 页　16 开　39.80 元

世界药用植物速查辞典

江纪武　主编

中国医药科技出版社　1378 页　16 开　358.00 元

淑景堂改订注释寒热温平药性赋

李文锦　著

中国中医药出版社　71 页　16 开　20.00 元

水溶性紫杉醇及其衍生物制备与功能检测

祖元刚　主编

科学出版社　296 页　16 开　118.00 元

糖尿病家庭用药、配餐与护理

谢翠华　王莉慧　主编

化学工业出版社　212 页　16 开　35.00 元

糖尿病食疗药膳

岳仁宋　著

江苏科学技术出版社　256 页　32 开　35.00 元

天然药物化学

董小萍　罗永明　主编

中国医药科技出版社　399 页　16 开　56.00 元

天然药物化学

吴方评　李艳玲　主编

江苏凤凰科学技术出版社　259 页　16 开　49.00 元

天然药物化学(2 版)

孔令义　主编

中国医药科技出版社　556 页　16 开　79.00 元

天然药物化学(2 版)

罗永明　主编

第四军医大学出版社　271 页　16 开　39.00 元

天然药物化学基础

刘诗泆　欧绍淑　主编

人民卫生出版社　171 页　16 开　27.00 元

天然药物化学实验

董小萍　罗永明　主编

中国医药科技出版社　130 页　16 开　20.00 元

天然药物化学实验教程

邓　君　主编

科学出版社　120 页　16 开　26.00 元

天然药物学

赵庆年　主编

江苏凤凰科学技术出版社　250 页　16 开　49.00 元

天然药物学基础

郑小吉　主编

人民卫生出版社　412 页　24 开　58.00 元

铁皮石斛 100 问:文化·认知·养生·栽培

何伯伟　主编

中国农业科学技术出版社　190 页　32 开　48.00 元

痛风合理用药一册通晓

唐晓红　著

人民军医出版社　166 页　16 开　26.00 元

头孢菌素类抗菌药物临床应用手册

侯　宁　著

中国协和医科大学出版社　273 页　16 开　50.00 元

头痛合理用药与调养

薛　亮　蔡　鸣　主编

金盾出版社　260 页　16 开　26.00 元

透视中国-中国医药卫生体制改革报告(上下两册)

陈文玲　著

中经文通图书有限责任公司　460 页　大 16 开　116.00 元

图解本草纲目养生法

李　杰　王信惠　编著

湖北科学技术出版社　250 页　16 开　36.00 元

图解药性赋

郑虎占　耿怡玮　注释

中国中医药出版社　256 页　大 32 开　19.80 元

图解药性歌括四百味

郑虎占　刘　敏等　注释

中国中医药出版社　220 页　64 开　19.80 元

土家族药物概论

杨付明　刘哨兵　主编

科学出版社　220 页　16 开　88.00 元

外科中医特效药膳精粹

陈茂华　主编

华中科技大学出版社　151 页　32 开　22.80 元

王瑞麟乙肝转阴经验和用药技巧

王瑞麟　王　旭　王超凡　主编

河南科学技术出版社　312 页　16 开　64.50 元

危害食品药品安全犯罪的防制对策

赵秉志　主编

清华大学出版社　313 页　16 开　48.00 元

危害医药卫生罪概论

丁朝刚　主编

浙江工商大学出版社　187 页　16 开　29.00 元

微生物制药技术

吴秀玲　李公斌　主编

中国轻工业出版社　330 页　16 开　39.00 元

微生物制药技术

李玲玲　编著

化学工业出版社　229 页　16 开　35.00 元

温州民俗中医药文化

胡　臻　主编

浙江工商大学出版社　121 页　大 32 开　18.80 元

无药

朱幼棣　著

世界图书出版公司　360 页　16 开　42.00 元

吴氏膏药方验案

吴海锋　著

山西科学技术出版社　330 页　32 开　30.00 元

西北野生药用植物红茂草资源的研究与利用

赵　强　王延璞　索有瑞　著

化学工业出版社　604 页　16 开　298.00 元

峡谷深处的健康智慧:怒族传统医药文化

王志红　谢　薇　杨　云　著

民族出版社 367页 16开 70.00元

现代生物制药技术(2版)

王玉亭 韦平和 主编

化学工业出版社 205页 16开 29.00元

现代实用药理知识

徐兴才 陈 念 主编

广东高等教育出版社 305页 16开 42.00元

现代药物的制备与合成(第三卷)

陈仲强 李 泉 编著

化学工业出版社 561页 16开 128.00元

现代药物研发实践

邱明丰 叶德全 主编

上海交通大学出版社 293页 16开 88.00元

现代制药工艺学

赵广荣 主编

清华大学出版社 303页 16开 48.00元

湘西药用植物资源开发与可持续利用

陈功锡等 编著

西南交通大学出版社 261页 16开 68.00元

湘雅名医谈合理用药

陶立坚 主编

人民卫生出版社 214页 16开 33.00元

消化科疾病用药分册

廖家智 杜 光 著

湖北科学技术出版社 135页 32开 12.80元

小郎中学医记. 药性赋白话讲记. 全4册

曾培杰 陈创涛 编著

人民军医出版社 940页 16开 140.00元

小郎中学医记·爷孙俩的中医故事(中药篇)全6册

曾培杰 陈创涛 编著

人民军医出版社 1532页 16开 207.00元

哮喘用药与饮食调养

陈惠中 主编

金盾出版社 245页 大32开 23.00元

协和临床用药速查手册

沈 悌 韩 潇 著

中国协和医科大学出版社 453页 32开 36.00元

新编百草名方大全(2版)

蔡向红 轩宇鹏 编著

陕西科学技术出版社 444页 16开 29.80元

新编常用中医药法规汇编

国家中医药管理局政策法规与监督司 编

中国中医药出版社 352页 大32开 39.00元

新编简明中药学

曲京峰 李建秀 著

西安交通大学出版社 526页 32开 200.00元

新编中草药识别与应用彩色图谱(2版)

潘超美 主编

中国中医药出版社 593页 32开 69.00元

新编中医验方大全(2版)

蔡向红 轩宇鹏 编著

陕西科学技术出版社 438页 16开 29.80元

新概念统计学:统计思维与三型理论在医药领域中的应用

胡良平 张天明 主编

中国中医药出版社 288页 32开 29.00元

新刊药性要略大全

郑 宁 著

中国中医药出版社 255页 16开 58.00元

新受体药理与临床

陈临溪 李兰芳 罗迪贤 主编

人民军医出版社 232页 16开 40.00元

新药设计与开发基础

赵桂森 史国生 著

山东大学出版社 339页 16开 36.00元

新医改了,药店就要这样开

尚 锋 著

企业管理出版社 216页 16开 49.80元

袖珍中草药彩色图谱(第二版)

华碧春 陈小峰 著

福建科技出版社 768页 64开 45.00元

雪潭居医药

陈 澈 著

中国中医药出版社 560页 16开 95.00元

血液病用药分册

方建国 周剑锋 著

湖北科学技术出版社 256页 32开 15.80元

血液病用药指导

葛建国 著

人民军医出版社 122页 16开 20.00元

血液病治疗药物的安全应用

李德爱 李雪松 张晓坚 主编

人民卫生出版社 520页 16开 88.00元

寻找魔球——现代制药传奇

京虎子 著

清华大学出版社 305页 16开 45.00元

炎性脱髓鞘疾病中医药治疗

樊永平 王 蕾 主编

人民军医出版社 194页 大16开 55.00元

颜正华中药学思想与临床用药研究全集

张 冰 著

科学出版社 480 页 32 开 148.00 元

眼科疾病用药分册

孙旭芳 杜 光 著

湖北科学技术出版社 200 页 32 开 16.80 元

阳台上的鲜药房

姜良铎 张海滨 主编

吉林科学技术出版社 216 页 大 16 开 35.00 元

疡科外用生肌方药大全:附疡科歌赋

伍光辉 陶开国 陶 源 主编

人民军医出版社 111 页 16 开 20.00 元

药茶

贺文彬 著

科学出版社 112 页 B5 29.80 元

药茶药酒药膳 对症疗方

徐 峰 著

广东科技出版社 240 页 16 开 39.80 元

药店零售与服务技术

石少婷 主编

人民卫生出版社 208 页 16 开 30.00 元

药剂设备应用技术

董天梅 张维洲 主编

中国医药科技出版社 274 页 16 开 39.00 元

药剂学

鄢海燕 王芝春主编

江苏凤凰科学技术出版社 325 页 16 开 59.00 元

药剂学

张平平 主编

江苏凤凰科学技术出版社 349 页 16 开 65.00 元

药剂学实验

高 峰 任福正 主编

华东理工大学出版社 120 页 16 开 25.00 元

药剂学实验教程

陈章宝 主编

科学出版社 113 页 16 开 24.00 元

药检人教您识中药(一)

北京市药品检验所 著

北京科学技术出版社 69 页 32 开 29.00 元

药镜

(明)蒋 仪 撰

中国中医药出版社 138 页 16 开 37.00 元

药理近考

陈 治 著

中国中医药出版社 59 页 大 32 开 18.00 元

药理学

秦红兵 梁建梅 吴卫华 主编

江苏凤凰科学技术出版社 287 页 16 开 54.00 元

药理学

张 庆 陈志红 韦翠萍 主编

江苏凤凰科学技术出版社 355 页 16 开 65.00 元

药理学

许正新 葛晓群 主编

科学出版社 151 页 16 开 34.00 元

药理学

徐 彭 苗明三 主编

清华大学出版社 376 页 16 开 55.00 元

药理学

宋光熠 主编

中国中医药出版社 294 页 16 开 39.00 元

药理学

杨丽珠 主编

中国医药科技出版社 520 页 16 开 68.00 元

药理学

龙子江 主编

中国中医药出版社 443 页 16 开 59.00 元

药理学(第二版)

贾焕金

科学出版社发行部 287 页 16 开 54.80 元

药理学(第二版)

凌沛学 主编

中国轻工业出版社 305 页 16 开 39.00 元

药理学(第四版)

钱之玉 主编

中国医药科技出版社 534 页 16 开 78.00 元

药理学(第四版)

李学军 邱光明 主编

北京大学医学出版社有限公司 377 页 16 开 43.00 元

药理学(英文版)

娄建石 主编

清华大学出版社 381 页 16 开 79.80 元

药理学(2 版)

何 涛 刘金义 刘晓菊 主编

复旦大学出版社 308 页 16 开 48.00 元

药理学(3 版)

杨宝峰 陈建国 主编

人民卫生出版社 608 页 大 16 开 98.00 元

药理学(3 版)

李 玲 梁建梅 主编

第四军医大学出版社 369 页 16 开 49.00 元

药理学(3 版)

俞月萍 杨素荣 主编

复旦大学出版社　383 页　16 开　58.00 元

药理学(8 版)

李武营　张　宾　著

第四军医大学出版社　254 页　16 开　36.00 元

药理学基础

符秀华　覃隶莲　主编

人民卫生出版社　314 页　16 开　40.00 元

药理学基础(2 版)

崔玉国　符秀华　主编

第四军医大学出版社　360 页　16 开　48.00 元

药理学教程

曹永孝　臧伟进　主编

高等教育出版社　381 页　16 开　39.90 元

药理学实验教程

罗永煌　著

科学出版社　86 页　16 开　18.00 元

药理学实验实训教程

刘培庆　主编

科学出版社　176 页　16 开　32.00 元

药理学实验与学习指导(3 版)

金　虹　李　晶　主编

第四军医大学出版社　206 页　16 开　28.00 元

药理学实验与指导(第三版)

钱之玉　主编

中国医药科技出版社　365 页　16 开　48.00 元

药理学学习指导与习题集

侯　晞　主编

人民卫生出版社　194 页　16 开　23.00 元

药理学要点速记

铁　璐　主编

北京大学医学出版社　266 页　32 开　20.00 元

药品 GMP 教程

邢永恒　主编

化学工业出版社　214 页　16 开　39.00 元

药品从业人员读本

王顺友　著

中国劳动社会保障　152 页　16 开　18.00 元

药品行政法专论

宋华琳　著

清华大学出版社　255 页　16 开　58.00 元

药品红外光谱集

国家药典委员会　编

中国医药科技出版社　48 页　16 开　198.00 元

药品化义

(明)贾所学　著,(清)李延昰　补订　杨金萍等校注

中国中医药出版社　113 页　16 开　28.00 元

药品检验员岗位培训手册

吴蠡荪　编著

人民军医出版社　376 页　32 开　60.00 元

药品经营质量管理—GSP 实务(第二版)

梁　毅　陈玉文　主编

中国医药科技出版社　265 页　16 开　39.00 元

药品经营质量管理规范

国家食品药品监督管理总局　编

中国医药科技出版社　69 页　32 开　19.00 元

药品生产过程验证

夏晓静　黄家利　著

化学工业出版社　169 页　16 开　25.00 元

药品市场营销学

杨文章　林莉莉　主编

中国医药科技出版社　225 页　16 开　38.00 元

药品营销(第二版)

王成业　邹绪芳　编

化学工业出版社　206 页　16 开　30.00 元

药品知识产权以案说法

袁红梅　杨舒杰　主编

人民卫生出版社　398 页　16 开　59.00 元

药品知识营销

申俊龙　汤少梁　主编

化学工业出版社　196 页　16 开　32.00 元

药师基本技能实战模拟手册

郭代红　孙　艳　著

军事医学科学出版社　388 页　大 32 开　19.00 元

药师临床实践案例精萃(第 3 版)

(美)金斯贝格(Ginsburg D. B.)　主编

化学工业出版社　436 页　16 开　98.00 元

药师用药手册

隋忠国　著

人民卫生出版社发行部　1050 页　16 开　126.00 元

药师咨询常见问题解答:面向患者,答疑解惑(3 版)

张石革　主编

化学工业出版社　598 页　32 开　29.80 元

药食百种概要

刘　群　著

浙江工商大学出版社　523 页　16 开　92.00 元

药事法概论

田　侃　喻小勇　主编

浙江工商大学出版社　370 页　16 开　49.00 元

药事法规

杨瑞虹　著

高等教育出版社 261 页 16 开 31.50 元

药事法规

李 梅 主编

中国中医药出版社 168 页 16 开 23.00 元

药事法规实用教程(第三版)

严 振 吴海侠 主编

化学工业出版社 273 页 32 开 32.80 元

药事管理学

聂建军 主编

吉林大学出版社 312 页 16 开 45.00 元

药事管理研究三十年:杨世民师生论文集(上下册)

杨世民等 著

西安交通大学出版社 840 页 16 开 140.00 元

药事管理与法规

田 侃 主编

上海科学技术出版社 215 页 16 开 26.00 元

药事管理与法规

毛春芳 潘雪英 主编

江苏凤凰科学技术出版社 225 页 16 开 42.00 元

药事管理与法规

万仁甫 主编

中国中医药出版社 365 页 16 开 55.00 元

药事管理与法规

本书编写组 编

中国医药科技出版社 173 页 16 开 28.00 元

药事管理与法规

张文芯 尹兴斌 主编

北京科学技术出版社 379 页 32 开 32.00 元

药事管理与法规

杨 林 著

科学出版社发行部 200 页 16 开 39.80 元

药事管理与法规

张琳琳 沈 力 主编

中国医药科技出版社 475 页 16 开 69.00 元

药事管理与法规(2015)7 版

徐景和 主编

中国医药科技出版社 497 页 16 开 99.00 元

药事管理与法规(7 版)

宿 凌 主编

中国医药科技出版社 240 页 16 开 49.00 元

药事管理与法规(9 版)

宿 凌 主编

中国医药科技出版社 263 页 16 开 49.00 元

药事管理与法规·内部讲义:2015 新大纲

执业药师考试研究中心 编著

上海世界图书出版公司 279 页 16 开 48.00 元

药物代谢动力学教程

刘晓东 柳晓泉 主编

江苏凤凰科学技术出版社 369 页 16 开 55.00 元

药物代谢动力学实验指导

陈卫东 李亚卓 主编

江苏科学技术出版社 174 页 16 开 30.00 元

药物毒理学

李 波 袁伯俊 廖明阳 主编

人民卫生出版社 886 页 16 开 138.00 元

药物分离与纯化技术(3 版)

张雪荣 主编

化学工业出版社 213 页 16 开 30.00 元

药物分析技术

王艳秋 著

科学出版社发行部 218 页 16 开 48.00 元

药物分析技术

戴君武 王 军 主编

人民卫生出版社 188 页 16 开 29.00 元

药物分析实验与指导(3 版)

宋 敏 主编

中国医药科技出版社 275 页 16 开 36.00 元

药物分析中的共性问题及分析方法探究

李淑贤 著

中国纺织出版社 210 页 16 开 42.00 元

药物合成技术(2 版)

李丽娟 主编

化学工业出版社 224 页 16 开 35.00 元

药物化学

徐 镰 宋海南 主编

江苏凤凰科学技术出版社 232 页 16 开 43.00 元

药物化学

张雪梅 韩正国 主编

化学工业出版社 168 页 16 开 29.00 元

药物化学

尤启冬 主编

化学工业出版社 542 页 16 开 55.00 元

药物化学

王 希 陈优生 主编

暨南大学出版社 260 页 16 开 36.00 元

药物化学

周淑琴 著

复旦大学出版社 300 页 32 开 68.00 元

药物化学

黄金敏 方应权 主编

中国医药科技出版社　405 页　16 开　59.00 元

药物化学(第二版)

郝艳霞　主编

化学工业出版社　281 页　16 开　38.00 元

药物化学进展(10)

彭司勋　主编

化学工业出版社　339 页　16 开　98.00 元

药物化学模块实验教程

叶晓霞　主编

高等教育出版社　167 页　16 开　26.00 元

药物化学实验教程

袁吕江　主编

科学出版社　142 页　16 开　28.00 元

药物化学学习指导

周淑琴　主编

复旦大学出版社　141 页　16 开　38.00 元

药物检验技术

朱伟军　马　林　主编

化学工业出版社　279 页　16 开　40.00 元

药物经济学(第三版)

孙利华　主编

中国医药科技出版社　200 页　16 开　29.00 元

药物临床试验

郭瑞臣　林　阳　主编

高等教育出版社　134 页　16 开　18.00 元

药物设计学(3 版)

叶德泳　主编

高等教育出版社　308 页　16 开　43.60 元

药物生殖与发育毒理学

孙祖越　周　莉　主编

上海科学技术出版社　498 页　16 开　348.00 元

药物使用手册:家庭版

郭瑞臣　王本杰　魏传梅　主编

军事医学科学出版社　279 页　16 开　52.00 元

药物涂层球囊在心血管疾病中的应用

季福绥　主编

人民卫生出版社　118 页　16 开　55.00 元

药物相互作用基础与临床(2 版)

刘治军　韩红蕾　主编

人民卫生出版社　1601 页　大 32 开　158.00 元

药物性肺损伤

王　静　田桂珍　高占成　主编

人民卫生出版社　86 页　32 开　18.00 元

药物性肝损伤:肝病临床最新研究进展

皮尔索帕罗斯(Pyrsopoulos N. T.)　著

人民军医出版社　263 页　大 32 开　45.00 元

药物性肝损伤诊治指南解读

中华医学会肝脏病学分会药物性肝病学组

上海科学技术出版社　112 页　16 开　25.00 元

药物学基础

姚　宏　黄　刚　主编

人民卫生出版社　263 页　16 开　39.00 元

药物熏洗

李钦青　著

科学出版社　180 页　16 开　35.00 元

药物研究中的分子识别

杨　铭　主编

北京大学医学出版社有限公司　184 页　16 开　50.00 元

药物依赖学:药物滥用控制与毒品成瘾治疗

杨　良　主编

人民卫生出版社　601 页　16 开　76.00 元

药物杂质谱分析

胡昌勤　著

化学工业出版社　480 页　16 开　228.00 元

药物政策与基本药物制度研究报告汇编

本书编委会

国家卫生计生委药物政策与基本药物制度司　589 页　16 开　280.00 元

药物制备综合实验教程

胡昌华　主编

科学出版社　182 页　16 开　34.00 元

药物制剂技术

陆丹玉　封家福　主编

江苏凤凰科学技术出版社　283 页　16 开　53.00 元

药物制剂技术

中国职业技术教育学会医药专业委员会组织编写

化学工业出版社　381 页　16 开　49.80 元

药物制剂技术

熊野娟　主编

复旦大学出版社　272 页　16 开　58.00 元

药物制剂技术

解玉岭　著

人民卫生出版社　377 页　16 开　47.00 元

药物制剂技术

李德鑫　刘裕红　主编

西南交通大学出版社　100 页　16 开　22.00 元

药物制剂技术

张炳盛　王　峰　主编

中国医药科技出版社　423 页　16 开　59.00 元

药物制剂技术(2版)
于广华　毛小明　主编
化学工业出版社　339页　16开　40.00元
药物制剂技术与设备(3版)
杨瑞虹　主编
化学工业出版社　289页　16开　38.00元
药物制剂生产设备及车间工艺设计
韩永萍　主编
化学工业出版社　270页　16开　39.00元
药物质量检测
赵　斌　著
广东高教出版社　206页　16开　30.00元
药香制作技艺
时雅莉　著
北京美术摄影出版社　165页　大32开　66.00元
药想治病须谨慎
刘治军　著
人民卫生出版社发行部　257页　16开　39.00元
药效惊人的精品酵素
(韩)金时汉　著,郭永强　译
中原农民出版社　255页　32开　35.00元
药性分类主治
屠道和　著
中国中医药出版社　75页　16开　20.00元
药性赋译释
辛海量　苏永华　主编
第二军医大学出版社　292页　16开　128.00元
药性热力学观及实践(2版)
肖小河　赵艳玲　主编
科学出版社　322页　16开　188.00元
药性纂要
王　逊　著
中国中医药出版社　327页　16开　68.00元
药学(士)应试指导及历年考点串讲(8版)
吕竹芬　杨　帆　主编
人民军医出版社　392页　16开　69.00元
药学(中级)应试指导及历年考点串讲(5版)
吕竹芬　杨　帆　主编
人民军医出版社　443页　16开　75.00元
药学服务技术
于志瀛　陶　勇　主编
中国轻工业出版社　213页　16开　28.00元
药学服务技术
樊予惠　著
郑州大学出版社　228页　16开　29.00元
药学服务与沟通技能
闫素英　主　编
人民卫生出版社　299页　32开　36.00元
药学概论
张庆柱　著
山东大学出版社　298页　16开　32.00元
药学概论(第四版)
吴春福　主编
中国医药科技出版社　150页　16开　24.00元
药学核心课程概述
黄　凌　著
科学出版社发行部　320页　16开　65.00元
药学化学实验(Ⅰ/Ⅱ)
王春华　马丽英　陈向明　主编
科学出版社　308页　16开　65.00元
药学前沿精品讲坛
蒋华良　著
科学出版社发行部　321页　16开　180.00元
药学实验与指导(上下册)
阿有梅　张红岭　主编
郑州大学出版社　593页　16开　65.00元
药学细胞生物学(第二版)
徐　威　主编
中国医药科技出版社　507页　32开　69.00元
药学信息检索与利用(第三版)
毕玉侠　主编
中国医药科技出版社　322页　16开　43.00元
药学信息学
胡晋红　储文功　主编
第二军医大学出版社　192页　16开　38.00元
药学专业知识(一)
药考过专家组　编写
电子科技大学出版社　258页　16开　49.00元
药学专业知识(一)
陈吉生　张泽鸿　主编
中国中医药出版社　452页　16开　72.00元
药学专业知识(一)
曲昌海　张晓燕　主编
北京科学技术出版社　228页　32开　25.00元
药学专业知识(一)7版
尤启冬　张岫美　主编
中国医药科技出版社　327页　16开　79.00元
药学专业知识(一)9版
李维凤　傅　强　陈有亮　主编
中国医药科技出版社　274页　16开　49.00元

药学专业知识(二)7 版
林　蓉　主编
中国医药科技出版社　229 页　16 开　49.00 元
药学专业知识(二)9 版
林　蓉　主编
中国医药科技出版社　296 页　16 开　59.00 元
药学专业知识(二)
药考过专家组　编写
电子科技大学出版社　194 页　16 开　49.00 元
药学专业知识(二)
本书编写组　编
中国医药科技出版社　213 页　16 开　30.00 元
药学专业知识(二)
闫　磊　尹兴斌　主编
北京科学技术出版社　455 页　32 开　39.00 元
药学专业知识·内部讲义:2015 新大纲(一)
执业药师考试研究中心　编著
上海世界图书出版公司　327 页　16 开　48.00 元
药学专业知识·内部讲义:2015 新大纲(二)
执业药师考试研究中心　编著
上海世界图书出版公司　461 页　16 开　58.00 元
药学综合及设计性试验教程
张俊清　著
科学出版社发行部　287 页　32 开　59.80 元
药学综合知识与技能
本书编写组　编
中国医药科技出版社　241 页　16 开　30.00 元
药学综合知识与技能
林龙飞　倪博然　主编
北京科学技术出版社　224 页　32 开　25.00 元
药学综合知识与技能
本书编写组　编
电子科技大学出版社　203 页　16 开　49.00 元
药学综合知识与技能(第 7 版)
梅　丹　刘晓红　主编
中国医药科技出版社　401 页　16 开　89.00 元
药学综合知识与技能(第 9 版)
钱春梅　陈有亮　主编
中国医药科技出版社　298 页　16 开　59.00 元
药学综合知识与技能:2015(4 版)
国家执业药师资格考试(含部队)推荐辅导用书编委会
人民军医出版社　311 页　16 开　50.00 元
药学综合知识与技能·内部讲义:2015 新大纲
执业药师考试研究中心　编著
上海世界图书出版公司　422 页　16 开　52.00 元
药用对了才治病.眼科疾病合理用药问答
赵家良　主编
人民卫生出版社　173 页　16 开　32.00 元
药用高分子材料学(第四版)
方　亮　主编
中国医药科技出版社　206 页　16 开　32.00 元
药用基础化学
刘德秀　石　慧　主编
华中科技大学出版社　413 页　16 开　78.00 元
药用拉丁语(第二版)
孙启时　主编
中国医药科技出版社　129 页　16 开　24.00 元
药用山茶的研究
王永奇　著
辽宁科学技术出版社　398 页　16 开　120.00 元
药用仪器分析
陈群力　著
复旦大学出版社　186 页　32 开　55.00 元
药用植物采集与图鉴
赵志礼　著
上海科学技术出版社　158 页　16 开　65.00 元
药用植物的细胞悬浮培养技术与应用
李永成　蒋志国　编著
化学工业出版社　228 页　16 开　69.00 元
药用植物分类学
胡　珂　郭凤根　主编
中国农业大学出版社　256 页　16 开　40.00 元
药用植物学
严铸云　郭庆梅　主编
中国医药科技出版社　400 页　16 开　58.00 元
药用植物学
王兴顺　主编
中国中医药出版社　337 页　16 开　66.00 元
药用植物学
严铸云　郭庆梅　主编
中国医药科技出版社　400 页　16 开　58.00 元
药用植物栽培技术
章承林　胡孔峰　主编
中国农业大学出版社　295 页　大 32 开　41.00 元
药用植物栽培系统及其调控
刘文科　赵姣姣　著
中国农业科学技术出版社　244 页　16 开　68.00 元
药用植物资源调查技术规范(2015)
本书编委会　编
中国中医药出版社　52 页　16 开　30.00 元

叶橘泉经方临床之运用
叶橘泉 编著
中国中医药出版社 134 页 16 开 25.00 元

叶橘泉临证实用方剂
叶橘泉 编著
中国中医药出版社 249 页 16 开 38.00 元

叶橘泉实用经效民间单方
叶橘泉 编著
中国中医药出版社 203 页 16 开 28.00 元

叶橘泉现代实用中药:增订本
叶橘泉 编著
中国中医药出版社 362 页 16 开 49.00 元

一百天学开中药方
杨 进 黄 煌 朱丽江 著
上海科学技术出版社 204 页 16 开 29.80 元

一味中药 养出健康
采 薇 编著
中国纺织出版社 223 页 16 开 35.00 元

一味中药降血压
田 燕 主编
金盾出版社 254 页 大 32 开 23.00 元

一味中药通便灵
田 燕 蒋 妮 主编
金盾出版社 272 页 16 开 26.00 元

一学就会经典药方
武建设 主编
江苏科学技术出版社 351 页 大 32 开 68.00 元

一眼认准中草药全图鉴
朱 强 主编
江苏科学技术出版社 335 页 16 开 39.80 元

医改中的中医药政策作用研究
刘维忠 主编
经济科学出版社 235 页 16 开 35.00 元

医生专用药物手册
魏太星 魏经汉 主编
河南科学技术出版社 1945 页 32 开 98.00 元

医药玻璃
田英良 主编
化学工业出版社 314 页 16 开 88.00 元

医药仓储与配送管理实务
钱芝网 著
上海财经大学出版社 358 页 16 开 36.00 元

医药产品经理营销呈现:winning in the healthcare business
(德)甘特·乌姆巴赫 著
电子工业出版社 232 页 16 开 48.00 元

医药电商实务
李 亚 主编
中国经济出版社 163 页 16 开 38.00 元

医药电子商务(第二版)
陈玉文 主编
中国医药科技出版社 277 页 16 开 44.00 元

医药管理统计学
邱家学 席晓宇 主编
中国医药科技出版社 410 页 大 16 开 55.00 元

医药化学基础实验(第二版)
李明梅 张 威 主编
化学工业出版社 120 页 大 32 开 20.00 元

医药计算机应用基础教程:第 4 版
沈亚诚 熊 伟 主编
科学出版社 281 页 16 开 38.00 元

医药伦理学(第四版)
赵迎欢 主编
中国医药科技出版社 324 页 大 16 开 48.00 元

医药商品购销员
杨文章 马承梅 著
中国劳动社会保障 188 页 16 开 29.00 元

医药商品基础
梁碧岩 著
科学出版社发行部 290 页 16 开 49.80 元

医药商品实务实训指导
姚 虹 著
复旦大学出版社 112 页 32 开 40.00 元

医药生物领域复审和无效典型案例评析
国家知识产权局专利复审委员会 著
知识产权出版社 142 页 16 开 30.00 元

医药市场营销技术
袁 静 著
科学出版社发行部 271 页 16 开 59.00 元

医药市场营销技术
厉 欢 著
郑州大学出版社 181 页 16 开 25.00 元

医药市场营销学
栾家杰 张志行 主编
江苏凤凰科学技术出版社 204 页 16 开 38.00 元

医药市场营销学
官翠玲 李 胜 主编
中国中医药出版社 271 页 16 开 39.00 元

医药市场营销学
冯国忠 主编
中国医药科技出版社 409 页 16 开 59.00 元

医药市场营销学
汤少梁　陈丹丹　主编
南京大学出版社　367 页　16 开　45.00 元

医药数据库系统原理与应用
杜建强　胡孔法　主编
中国中医药出版社　265 页　16 开　39.00 元

医药数理统计
马志庆　周介南　著
科学出版社　236 页　16 开　29.80 元

医药数理统计方法(第 2 版)
金　星　主编
第四军医大学出版社　167 页　16 开　25.00 元

医药数学模型与软件应用实践
马建忠　编著
科学出版社　166 页　16 开　29.00 元

医药卫生典-中华大典-卫生学分典
吕光荣　著
四川巴蜀书社　810 页　16 开　500.00 元

医药卫生和计划生育法律工具箱(2015)
中国法制出版社　编
中国法制出版社　787 页　32 开　60.00 元

医药卫生计生期刊出版从业人员培训教材
吕书红　刘哲峰　主编
人民卫生出版社　195 页　16 开　28.00 元

医药物理学
李松山等　编著
中国科学技术出版社　307 页　16 开　39.00 元

医药物流市场营销
施毓凤　编著
上海财经大学出版社　230 页　16 开　38.00 元

医药销售行为学
曾　智　申俊龙　主编
化学工业出版社　230 页　16 开　36.00 元

医药学基础(2 版)
戴　敏　主编
化学工业出版社　375 页　16 开　45.00 元

医药学基础实验(2 版)
戴　敏　主编
化学工业出版社　153 页　16 开　29.00 元

医药营销技术
杨美玲　张自英　主编
化学工业出版社　160 页　16 开　26.00 元

医药与法律:中国医药健康产业法律服务与实务指南
金杜律师事务所　著
法律出版社　313 页　32 开　48.00 元

医药之痛:药品安全和医药分开
赵林度　著
科学出版社　358 页　16 开　116.00 元

医药组织人力资源管理
徐怀伏　主编
中国医药科技出版社　240 页　16 开　32.00 元

医用药理学基础
李学军　薛　明　主编
世界图书出版公司　471 页　16 开　59.00 元

医院药师岗位技能考核辅导
张志清　刘保良　张俊贞　主编
化学工业出版社　351 页　大 32 开　49.00 元

医院药学高级教程:精装珍藏本
阚全程　主编
人民军医出版社　596 页　16 开　255.00 元

易混淆药用植物图鉴
秦路平　黄宝康　顺庆生　主编
上海科学技术出版社　299 页　16 开　168.00 元

易混淆中药鉴别
孙德海　武谦虎　主编
中国医药科技出版社　298 页　32 开　49.00 元

引爆药店成交率 1:店员导购实战
范月明　著
中华工商联合出版社　203 页　大 32 开　52.00 元

引爆药店成交率 2:经营落地实战
范月明　著
中华工商联合出版社　218 页　16 开　52.00 元

应用分子药理学
王晓良　著
中国协和医科大学出版社　586 页　大 16 开　120.00 元

用药交代:医院调剂药师手册
王　斌　钟明康　主编
第二军医大学出版社　225 页　32 开　18.00 元

有备无患——制药界和医学界的危机管理经典教程
[瑞典]B. 哈格曼(Bruce Hugman)　编,[瑞典]J. 拉巴迪(Jerry Labadie)　著,周　耕等　译
化学工业出版社　171 页　16 开　50.00 元

有毒中药附子
叶祖光　主编
中国中医药出版社　584 页　32 开　49.00 元

有机中药材优质高效栽培
马新立等　编
金盾出版社　122 页　16 开　13.00 元

云南哈尼族传统药物探究
杨久云　诸锡斌　著

中国科学技术出版社 288 页 32 开 70.00 元

孕妇饮食禁忌与用药安全

陈升平 许兰芬 主编

中国医药科技出版社 309 页 16 开 39.80 元

运动促进药物依赖者康复的理论与应用

周成林 王东石 著

东北大学出版社 284 页 16 开 55.00 元

在家种出补益中草药

彭春生 石万钦 主编

青岛出版社 159 页 16 开 29.80 元

在中国,医药营销这样做

段继东 著

中华工商联合出版社 279 页 16 开 66.00 元

战略性新兴产业创新驱动发展研究(以北京市生物医药产业为例)

乔 晗 著

科学出版社发行部 164 页 16 开 62.00 元

樟树中药文化研究

龚 鹏 丁根莲 龚明轩 编著

江西人民出版社 230 页 32 开 22.50 元

浙江优势药用资源研究

江凌圳 竹剑平 王 英 主编

上海科学技术出版社 518 页 16 开 185.00 元

针灸治疗药物成瘾研究与临床应用

宋小鸽 著

北京科学技术出版社 214 页 16 开 98.00 元

镇痛药物使用手册

陈 宁 杨 程 柳培雨等 主编

中国医药科技出版社 310 页 大 32 开 29.00 元

支气管哮喘合理用药一册通晓

孟威宏 陈 萍 张志远 主编

人民军医出版社 136 页 16 开 25.00 元

支气管炎用药与饮食调养

陈惠中 著

金盾出版社 177 页 16 开 18.00 元

知针知药——谷世喆

王朝阳 侯中伟 冯永伟 主编

中国中医药出版社 393 页 16 开 39.00 元

执业药师 2016 年国家资格考试金考卷 西药(4 册套装)

国家执业药师资格考试命题研究组 编

辽宁大学出版社 576 页 16 开 144.00 元

执业药师 2016 年国家资格考试金考卷 中药(4 册套装)

国家执业药师资格考试命题研究组 编

辽宁大学出版社 576 页 16 开 144.00 元

执业药师胜券在握:(2015 版)药事管理与法规

左根永 主编

中国协和医科大学出版社 287 页 16 开 46.00 元

芷园臆草题药

卢 复 著

中国中医药出版社 35 页 16 开 15.00 元

制剂设备操作技术

韩恩远 著

郑州大学出版社 289 页 16 开 32.00 元

制药安全工程概论

庞 磊 靳江红 主编

化学工业出版社 245 页 16 开 38.00 元

制药除锈工艺实施手册

何国强 主编

化学工业出版社 314 页 16 开 149.00 元

制药单元操作技术(上)2 版

张宏丽 张天兵 闫志谦

化学工业出版社 238 页 16 开 31.00 元

制药单元操作技术(下)2 版

于文国 耿海义 主编

化学工业出版社 271 页 16 开 36.00 元

制药工程实训

周长征 主编

中国医药科技出版社 185 页 16 开 25.00 元

制药工程学(3 版)

王志祥 编著

化学工业出版社 387 页 16 开 49.00 元

制药工程原理与设备

周长征 主编

中国医药科技出版社 329 页 16 开 48.00 元

制药工程专业实验

蔡照胜 刘红霞 吴 静 孙国香 编著

华东理工大学出版社 265 页 16 开 42.00 元

制药工程专业实验

孟江平 张 进 徐 强 主编

化学工业出版社 132 页 16 开 37.00 元

制药设备与车间设计习题集

王 沛 主编

金盾出版社 360 页 大 32 开 35.00 元

中草药辨识图谱与应用

谢 明 翟延君 主编

辽宁科学技术出版社 187 页 16 开 60.00 元

中草药彩色图鉴

李葆莉 胡炳义 主编

军事医学科学出版社　230 页　16 开　59.00 元

中草药经典图谱

沈连生　主编

华夏出版社　602 页　32 开　199.00 元

中成药用药指导

王庆林　张金莲　主编

中国中医药出版社　258 页　16 开　39.00 元

中国传统医药的保护与可持续发展——基于惠益分享的思考

成　功　著

知识产权出版社　159 页　16 开　38.00 元

中国传统医药文化

杨　洁　邓子鲲　著

南京大学出版社　254 页　64 开　35.00 元

中国毒性民族药志

万定荣　著

科学出版社　1164 页　16 开　358.00 元

中国满族医药

刘淑云　宋柏林　主编

中国中医药出版社　393 页　16 开　198.00 元

中国民间生草药原色图谱(上册)

潘超美　主编

广东科技出版社　943 页　16 开　336.00 元

中国民族民间药物应用大全

张力群　著

山西科学技术出版社　436 页　16 开　59.00 元

中国秦岭常见药用植物图鉴(上下册)

刘文哲　著

世界图书出版公司　516 页　16 开　396.00 元

中国食品药品检验年鉴 2014

中国食品药品检定研究院　编

中国医药科技出版社　285 页　16 开　298.00 元

中国药典中药材 DNA 条形码标准序列

陈士林　主编

科学出版社　568 页　16 开　348.00 元

中国药典中药材及饮片彩色图鉴:(全彩版)全六卷

高学敏　张德芹　钟赣生　邓家刚　编

山西科学技术出版社　1056 页　16 开　1180.00 元

中国药机药包材企业及产品博览 2015

国家食品药品监督管理总局信息中心　编

经济导报社　578 页　16 开　380.00 元

中国药科大学年鉴(2014)

《中国药科大学年鉴》编辑委员会　编

中国药科大学　422 页　16 开　42.20 元

中国药事法理论与实务

邵　蓉　著

中国医药科技出版社发行部　350 页　16 开　49.00 元

中国药学年鉴(2014)

彭司勋　主编

中国医药科技出版社　412 页　16 开　320.00 元

中国药用动物原色图典

李军德　黄璐琦　李春义　著

福建科技出版社　1340 页　64 开　698.00 元

中国药用植物志(第四卷)被子植物门 双子叶植物纲

陆玲娣　主编

北京大学医学出版社　1141 页　大 16 开　650.00 元

中国医药卫生改革与发展相关文件汇编(2014～2015 年度)

中国医药科技出版社　编

中国医药科技出版社　623 页　16 开　49.80 元

中国医药卫生体制改革报告(上)

陈文玲　著

中国经济出版社　722 页　16 开　116.00 元

中国执业药师资格制度 20 年:1994-2014 年

杨世民　主编

中国医药科技出版社　372 页　16 开　49.00 元

中国中草药三维图典(第 1 册)

叶华谷等　主编

广东科技出版社　292 页　16 开　138.00 元

中国中医药年鉴(2015 年行政卷)

本书编委会　编

中国中医药出版社　809 页　16 开　298.00 元

中国中医药年鉴(2014)学术卷

《中国中医药年鉴(学术卷)》编辑委员会

上海辞书出版社　460 页　16 开　280.00 元

中国中医药文化遗存

范玉强　著

天津社会科学院出版社　307 页　16 开　128.00 元

中国重要药用昆虫

杨大荣　主编

河南科学技术出版社　400 页　16 开　198.00 元

中华海洋本草图鉴(第 1 卷)

管华诗　王曙光　主编

上海科学技术出版社　330 页　16 开　398.00 元

中华临床中药学(第 2 版)

张廷模　彭　成　主编

人民卫生出版社　400 页　16 开　278.00 元

中华奇效验方

国医编委会　主编

黑龙江科学技术出版社　384 页　16 开　39.80 元

中华人民共和国食品药品法典(应用版)

法律出版社法规中心　编

法律出版社　713 页　16 开　98.00 元

中华人民共和国药典(2015 年版)一部

国家药典委员会　编

中国医药科技出版社　1749 页　16 开　890.00 元

中华人民共和国药典(2015 年版)二部

国家药典委员会　编

中国医药科技出版社　1608 页　16 开　790.00 元

中华人民共和国药典:(2015 年版)三部

国家药典委员会　编

中国医药科技出版社　650 页　16 开　360.00 元

中华人民共和国药典(2015 年版)四部

国家药典委员会　编

中国医药科技出版社　675 页　16 开　460.00 元

中华人民共和国药品管理法

中国法制出版社　编

中国法制出版社　33 页　大 32 开　5.00 元

中华中草药图谱全典

《中医堂》编委会　主编

黑龙江科学技术出版社　1003 页　16 开　198.00 元

中西药制剂制备方法

汪付田　李俊江　主编

兰州大学出版社　475 页　16 开　58.60 元

中药必背速记

谢　伟　刘　洋　编著

人民军医出版社　380 页　64 开　29.80 元

中药材彩色图谱

王绪前　陈科力　主编

中国医药科技出版社　684 页　16 开　98.00 元

中药材及饮片彩色图谱

林余霖　主编

军事医学科学出版社　230 页　16 开　59.00 元

中药材栽培实用技术 500 问

谢晓亮　杨太新　主编

中国医药科技出版社　495 页　大 32 开　58.00 元

中药材栽培与加工技术

孙超等　编著

科学出版社　370 页　16 开　120.00 元

中药彩色图谱:速认速记速用

苗明三　代丽萍　主编

山西科学技术出版社　402 页　大 32 开　80.00 元

中药储存与养护

陈　文　刘　岩　主编

中国医药科技出版社　288 页　16 开　45.00 元

中药方剂学

刘德军　主编

中国中医药出版社　314 页　16 开　42.00 元

中药分析实验与指导(第 2 版)

刘丽芳　著

中国医药科技出版社发行部　143 页　16 开　19.00 元

中药分析学

张　丽　尹　华　主编

中国医药科技出版社　284 页　16 开　44.00 元

中药分析学(第二版)

刘丽芳　主编

中国医药科技出版社　438 页　16 开　63.00 元

中药分析学实验

张　丽　尹　华　主编

中国医药科技出版社　92 页　16 开　18.00 元

中药功效快快记忆法(第 3 版)

王满恩　薛建英　编著

化学工业出版社　156 页　16 开　18.00 元

中药灌肠治疗灵效方集编

陈志农　编著

上海交通大学出版社　426 页　32 开　39.50 元

中药合理应用指导手册

吴　玢　主编

化学工业出版社　160 页　16 开　20.00 元

中药化学

郭　力　康文艺　主编

中国医药科技出版社　451 页　大 16 开　68.00 元

中药化学实验

郭　力　康文艺　主编

中国医药科技出版社　155 页　16 开　26.00 元

中药化学实用技术

何桂霞　主编

中国中医药出版社　238 页　16 开　32.00 元

中药鉴定

于海帅　主编

化学工业出版社　164 页　16 开　28.00 元

中药鉴定技术

沈　力　主编

中国中医药出版社　443 页　16 开　87.00 元

中药鉴定技术

李炳生　主编

中国中医药出版社　298 页　16 开　59.00 元

中药鉴定学

吴啟南　主编

中国医药科技出版社　400 页　16 开　89.00 元

中药鉴定学实验
吴啟南　主编
中国医药科技出版社　166 页　16 开　25.00 元

中药快速记忆法
何天富　陈泓静　谢英彪　主编
金盾出版社　332 页　大 32 开　30.00 元

中药临床用量流域研究
傅延龄　张　林　宋　佳　主编
科学出版社　409 页　16 开　128.00 元

中药炮制化学
贾天柱　许　枬　主编
上海科学技术出版社　654 页　16 开　198.00 元

中药炮制技术
李松涛　著
中国医药科技出版社　346 页　16 开　50.00 元

中药炮制技术 学习指导与习题集(第 3 版)
刘　波　李　铭　著
人民卫生出版社　232 页　16 开　26.00 元

中药炮制学(第 2 版)
丁安伟　孙秀梅　著
科学出版社　256 页　16 开　32.00 元

中药炮制学(第 3 版)
张春凤　著
中国医药科技出版社　319 页　16 开　42.00 元

中药炮制学:英汉对照
钟凌云,(美)戴维·卡劳(David Karlau),龚千锋　主编
中国中医药出版社　219 页　16 开　30.00 元

中药炮制学实验
陆兔林　胡昌江　主编
中国医药科技出版社　106 页　16 开　18.00 元

中药配对 能消百病
纪　清　王桂茂　主编
化学工业出版社　205 页　16 开　32.80 元

中药生物技术(第二版)
刘吉华　著
中国医药科技出版社　315 页　16 开　42.00 元

中药生制饮片临床鉴别应用
贾天柱　主编
人民卫生出版社　803 页　大 16 开　155.00 元

中药士专业实践能力
倪　健　蔡程科　翟华强　主编
北京科学技术出版社　237 页　32 开　29.00 元

中药调剂
杨守娟　主编
中国医药科技出版社　282 页　16 开　43.00 元

中药调剂员(三级)第 2 版
上海市职业技能鉴定中心
中国劳动社会保障出版社　356 页　16 开　52.00 元

中药显微鉴定实验与指导(第二版)
毕志明　主编
中国医药科技出版社　142 页　16 开　29.00 元

中药学
李飞雁　主编
中国中医药出版社　443 页　16 开　58.00 元

中药学
鲁耀邦　赵　权　主编
中国农业大学出版社　403 页　16 开　55.00 元

中药学
武荣芳　黄显章　主编
江苏凤凰科学技术出版社　301 页　16 开　57.00 元

中药学
李　森　主编
中国医药科技出版社　299 页　16 开　46.00 元

中药学
牛　菲　主编
中国医药科技出版社　186 页　32 开　15.00 元

中药学 学习指导与习题集
杨德全　著
人民卫生出版社　309 页　16 开　30.00 元

中药学笔记(2 版)
翟华强　郭桂明　胡　彪　主编
人民卫生出版社　209 页　16 开　36.00 元

中药学歌诀(3 版)
董明强　编著
人民军医出版社　239 页　32 开　20.00 元

中药学歌诀白话解
胡素敏　主编
北京科学技术出版社　354 页　16 开　45.00 元

中药学基本术语(2015)
中国中药协会编
中国中医药出版社　106 页　16 开　39.00 元

中药学考点速查速记
张　艳　主编
中国医药科技出版社　224 页　32 开　18.00 元

中药学易考易错题精析与避错
李明蕾　主编
中国医药科技出版社　182 页　16 开　25.00 元

中药学专业基础实验(上册)
仇佩虹　主编
高等教育出版社　142 页　16 开　22.00 元

中药学专业知识(一)
本书编写组 编
中国医药科技出版社 234 页 16 开 30.00 元
中药学专业知识(一)
杨瑶珺 张 超 主编
北京科学技术出版社 433 页 32 开 38.00 元
中药学专业知识(一)4 版
国家执业药师资格考试(含部队)推荐辅导用书编委会
人民军医出版社 286 页 16 开 48.00 元
中药学专业知识(一)7 版
王 建 李 敏 郭 力 主编
中国医药科技出版社 283 页 16 开 49.00 元
中药学专业知识(一)7 版
国家食品药品监督管理总局执业药师资格认证中心编写
中国医药科技出版社 419 页 16 开 89.00 元
中药学专业知识(一)9 版
王 建 李 敏 郭 力 主编
中国医药科技出版社 291 页 16 开 59.00 元
中药学专业知识(二)
本书编写组 编
中国医药科技出版社 255 页 16 开 30.00 元
中药学专业知识(二)
陈吉生 张泽鸿 主编
中国中医药出版社 344 页 16 开 56.00 元
中药学专业知识(二)
吴嘉瑞 翟华强 主编
北京科学技术出版社 350 页 32 开 30.00 元
中药学专业知识(二)4 版
国家执业药师资格考试(含部队)推荐辅导丛书编委会编
人民军医出版社 249 页 16 开 45.00 元
中药学专业知识(二)7 版
国家食品药品监督管理总局执业药师资格认证中心编写
中国医药科技出版社 358 页 16 开 89.00 元
中药学专业知识(二)9 版
王 建 傅超美 主编
中国医药科技出版社 268 页 16 开 49.00 元
中药学专业知识·内部讲义:2015 新大纲(二)
执业药师考试研究中心 编著
世界图书出版公司 414 页 16 开 52.00 元
中药学专业知识·内部讲义:2015 新大纲(一)
执业药师考试研究中心 编著
上海世界图书出版公司 431 页 16 开 52.00 元
中药学综合知识与技能
本书编写组 编
中国医药科技出版社 166 页 16 开 30.00 元
中药学综合知识与技能
张冰 林志健 主编
北京科学技术出版社 306 页 32 开 30.00 元
中药学综合知识与技能
张 宇 主编
中国医药科技出版社 124 页 32 开 19.00 元
中药学综合知识与技能(4 版)
王延年 主编
人民军医出版社 197 页 16 开 32.00 元
中药学综合知识与技能(7 版)
马维骐 卢先明 主编
中国医药科技出版社 270 页 16 开 49.00 元
中药学综合知识与技能(7 版)
国家食品药品监督管理总局执业药师资格认证中心编写
中国医药科技出版社 270 页 16 开 69.00 元
中药学综合知识与技能(9 版)
马维骐 卢先明 主编
中国医药科技出版社 166 页 16 开 39.00 元
中药学综合知识与技能·内部讲义:2015 新大纲
执业药师考试研究中心 编著
上海世界图书出版公司 286 页 16 开 48.00 元
中药养生 300 问
王 慧 著
上海第二军医大学出版社 174 页 32 开 18.00 元
中药养生学
周 浓 杨 勤 主编
中国中医药出版社 328 页 大 32 开 49.00 元
中药药剂学
朱晓薇 何 群 主编
中国农业大学出版社 342 页 16 开 47.00 元
中药药剂学 学习指导与习题集(第 2 版)
胡志方 李建民 著
人民卫生出版社 309 页 16 开 33.00 元
中药药剂学实验
傅超美 刘 文 主编
中国医药科技出版社 123 页 16 开 20.00 元
中药药理学
顾江萍 主编
华东理工大学出版社 237 页 16 开 49.00 元
中药药理学
叶兆伟 主编

重庆大学出版社　268 页　16 开　36.00 元

中药药理学(2 版)

陈长勋　主编

上海科学技术出版社　301 页　16 开　28.00 元

中药药理学实验:双语教材

马世平　主编

东南大学出版社　295 页　16 开　49.00 元

中药药理与应用

冯彬彬　主编

中国中医药出版社　284 页　16 开　37.00 元

中药药物警戒

张　冰　著

人民卫生出版社　646 页　16 开　115.00 元

中药饮片临床应用与辨析

赵　静　陈　詰　主编

中国中医药出版社　372 页　16 开　53.00 元

中药栽培养殖学

张永清　杜　弢　主编

中国医药科技出版社　497 页　16 开　64.00 元

中药知识实用手册

冯培心　著

黑龙江科学技术　744 页　32 开　98.00 元

中药制剂分析实验技术

王向军　主编

浙江大学出版社　78 页　16 开　18.00 元

中药制剂技术

张利华　易东阳　主编

中国医药科技出版社　307 页　16 开　48.00 元

中药制剂检验技术

杨工昶　著

郑州大学出版社　258 页　16 开　35.00 元

中药制药设备

王　沛　主编

中国中医药出版社　359 页　16 开　48.00 元

中药制药生产技术(3 版)

张素萍　主编

化学工业出版社　327 页　16 开　40.00 元

中药质量学

张贵君　著

人民卫生出版社　319 页　16 开　46.00 元

中药注射剂安全应用案例分析

曾聪彦　梅全喜　主编

人民卫生出版社　322 页　16 开　48.00 元

中药注射剂临床合理使用手册

刘效栓　李喜香　主编

化学工业出版社　546 页　16 开　158.00 元

中药专业(初级师)考前冲刺

《全国中医药专业技术资格考试中药专业考前冲刺》编委会　编

中国中医药出版社　179 页　16 开　39.00 元

中药专业(初级士)考前冲刺

《全国中医药专业技术资格考试中药专业考前冲刺》编委会　编

中国中医药出版社　190 页　16 开　39.00 元

中药专业(初级师)题考指南(2015)

全国中医药专业技术资格考试命题研究专家组　编写

中国医药科技出版社　280 页　16 开　39.00 元

中药专业(初级师)习题集(2015)

刘　斌　编

中国中医药出版社　379 页　16 开　66.00 元

中药专业(初级士)题考指南(2015)

全国中医药专业技术资格考试命题研究专家组　编写

中国医药科技出版社　272 页　16 开　39.00 元

中药专业(中级)习题集(2015)

刘　斌　编

中国中医药出版社　494 页　16 开　86.00 元

中药专业(初级师)2 版

国家中医药管理局专业技术资格考试专家委员会　编写

中国中医药出版社　888 页　16 开　129.00 元

中药专业(初级士)2 版

国家中医药管理局专业技术资格考试专家委员会　编写

中国中医药出版社　676 页　16 开　95.00 元

中药专业(中级)2 版

国家中医药管理局专业技术资格考试专家委员会　编写

中国中医药出版社　1124 页　16 开　158.00 元

中医本草之韵:173 种中草药趣谈及应用学问

王化猛　王宜芳　黄　辉　编著

人民军医出版社　212 页　16 开　49.50 元

中医辨证选药速查表典

王玉兴　主编

人民卫生出版社　317 页　16 开　28.00 元

中医经方全书(珍藏本)

翟岳云　主编

湖南科技出版社　1010 页　大 16 开　138.00 元

中医临床三基训练全真模拟试卷(药师分册)

乐　魏　编

湖南科学技术出版社　200 页　16 开　36.00 元

中医药科研设计与 SCI 论文写作(第一卷)

陈可冀　主编

青岛出版社　246 页　16 开　49.80 元

中医药膳学
左铮云　刘志勇　乐毅敏　主编
中国中医药出版社　344 页　16 开　48.00 元
中医药膳学(2 版)
何清湖　潘远根　主编
中国中医药出版社　284 页　16 开　48.00 元
中医药统计学
史周华　著
科学出版社　288 页　16 开　34.00 元
中医药统计学与软件应用
史周华　何　雁　主编
中国中医药出版社　570 页　16 开　69.00 元
中医药文化传承与传播的价值实现
申俊龙　朱佩枫　主编
科学出版社　194 页　16 开　58.00 元
中医药文化传承与传播的哲学智慧
申俊龙　曾　智　主编
科学出版社　188 页　16 开　48.00 元
中医药文化传承与传播的知识创新
申俊龙　王希泉　主编
科学出版社　147 页　16 开　58.00 元
中医药文献检索与利用
常傲冰　主编
科学出版社　192 页　16 开　29.80 元
中医药信息学
崔　蒙　吴朝晖　乔延江　主编
科学出版社　550 页　16 开　128.00 元
中医药学概论
祝祎玮　钱善军　主编
江苏凤凰科学技术出版社　199 页　16 开　37.00 元
中医药学概论(第二版)
郭　姣　主编
中国医药科技出版社　467 页　16 开　68.00 元
中医药与健康
鄢圣英　著
南京大学出版社　253 页　大 32 开　35.00 元
中医药与中西医结合临床研究方法指南
中国医师协会中西医结合医师分会,中国中西医结合学会循证医学专业委员会　编
人民卫生出版社　165 页　16 开　25.00 元
肿瘤靶向治疗药物临床应用方案评价
束永前　刘连科　编著
科学出版社　490 页　32 开　88.00 元
肿瘤本草
陈桂阳　编著
人民军医出版社　378 页　大 32 开　39.80 元
肿瘤患者药膳妙方
刘继洪　著
总后勤部金盾出版社　490 页　32 开　50.00 元
肿瘤科中医特效药膳精粹
贺海波　宋先仁　主编
华中科技大学出版社　155 页　32 开　22.80 元
肿瘤内科处方分析与合理用药
赵作伟　陈　骏　李荣宽　主编
军事医学科学出版社　467 页　32 开　40.00 元
朱氏妇科药对药组精粹
朱南孙　主编
上海古籍出版社　55 页　大 16 开　280.00 元
竹节参基础与应用研究
袁　丁　张长城　王　婷　著
科学出版社　140 页　16 开　108.00 元
住院医师用药手册
孙淑娟　著
人民卫生出版社发行部　1209 页　16 开　128.00 元
滋补药安全用药手册
曹俊岭　李国辉　主编
科学出版社　91 页　32 开　25.00 元
自我保健一本通:三高食疗与用药
李靖靖　陈　燕　编著
中国医药科技出版社　249 页　大 32 开　35.00 元
邹平中药志
时霄霄　主编
中医古籍出版社　1118 页　16 开　196.00 元
最高人民法院关于食品药品纠纷司法解释理解与适用
最高人民法院民事审判第一庭　编著
人民法院出版社　403 页　16 开　68.00 元

2015年药学期刊名录

2015年药学期刊概况

名称	主办单位	创刊年份	刊期	主编	国内统一刊号(CN)	国际标准刊号(ISSN)	定价/期	出版地	网址	中国知网(2015)	
										综合影响因子	复合影响因子
《安徽医药》	安徽省药学会	1997	月刊	刘自林	34-1229/R	1009-6469	12.00	合肥市	www. ahyyzz. cn	0.809	0.896
《安徽中医药大学学报》	安徽中医药大学	1981	双月刊	周美启	34-1324/R	2095-7246	10.00	合肥市	http://xuebao. ahtcm. edu. cn	0.473	0.779
《北方药学》	内蒙古自治区食品药品学会	2004	月刊	王玉杰	15-1333/R	1672-8351	12.00	呼和浩特市	www. nmgbfyx. com	0.141	0.198
《北京中医药》	北京中医药学会、北京中西医结合学会、北京市中药研究所	1982	月刊	赵　静	11-5635/R	1674-1307	10.00	北京市	http://www. bjtcm. net	0.397	0.691
《北京中医药大学学报》	北京中医药大学	1959	月刊	王永炎	11-3574/R	1006-2157	10.00	北京市	http://xb. bucm. edu. cn	0.921	1.500
《长春中医药大学学报》	长春中医药大学	1985	双月刊	刘宏岩	22-1375/R	2095-6258	15.00	长春市	http://jlzyy. ccucm. edu. cn	0.491	0.706
《成都中医药大学学报》	成都中医药大学	1958	季刊	梁繁荣	51-1501/R	1004-0668	5.00	成都市	http://xuebao. cdutcm. edu. cn/	0.269	0.508
《当代医药论丛》	吉林省当代医药论丛杂志社有限公司、中华中医药学会	2003	半月刊	欣　格	22-1407/R	2095-7629	28.00	吉林市	www. ddyylczz. com		
《东方药膳》	湖南中医药大学	1995	月刊	谭兴贵	43-1461/R	1671-3591	6.00	长沙市	http://www. cqvip. com/QK/98564B/		
《东南国防医药》	南京军区医学科学技术委员会	1986	双月刊	方胜昔	32-1713/R	1672-271X	15.00	南京市	http://dngfyy. paperopen. com/	0.561	0.619
《毒理学杂志》	北京市预防医学研究中心、北京大学医学部公共卫生学院	1987	双月刊	高　星	11-5263/R	1002-3127	8.00	北京市	http://www. cnki. com. cn/Journal/E-E1-WSDL. htm	0.402	0.487
《儿科药学杂志》	重庆医科大学附属儿童医院、中国药学会儿科药学专业组	1995	月刊	李廷玉	50-1156/R	1672-108X	9.00	重庆市	http://ekyx. jourserv. com/	0.452	0.505
《福建医药杂志》	福建省医学会	1979	双月刊	林才经	35-1071/R	1002-2600	10.00	福州市	www. fjsyky. com	0.164	0.210
《福建中医药》	福建省中医药学会、福建中医药大学	1956	双月刊	李灿东	35-1073/R	1000-338X	4.50	福州市	http://zzs. fjtcm. edu. cn/	0.241	0.482
《甘肃医药》	甘肃省医学科学研究院	1982	月刊	陈学忠	62-1076/R	1004-2725	7.00	兰州市	http://www. gsyxzz. com	0.172	0.231
《广东药学院学报》	广东药学院	1985	双月刊	郭　姣	44-1413/R	1006-8783	10.00	广州市	http://branch. gdpu. edu. cn/xuebao/	0.497	0.701
《广西中医药》	广西中医药大学、广西中医药学会	1977	双月刊	唐　农	45-1123/R	1003-0719	4.50	南宁市	http://gxzy. chinajournal. net. cn	0.249	0.434
《广西中医药大学学报》	广西中医药大学	1998	季刊	唐　农	45-1391/R	2095-4441	6.00	南宁市	http://gszb. chinajournal. net. cn	0.212	0.293
《广州中医药大学学报》	广州中医药大学	1984	双月刊	陈蔚文	44-1425/R	1007-3213	8.00	广州市	http://www. gzzyydxxb. cn/	0.572	0.975
《广州医药》	广州市第一人民医院	1970	双月刊	黄达德	44-1199/R	1000-8535	8.00	广州市	http://gzyy. cbpt. cnki. net	0.326	0.390
《贵州医药》	贵州省医药卫生学会办公室	1976	月刊	徐秀菽	52-1062/R	1000-744X	6.00	贵阳市	http://gzyi. chinajournal. net. cn	0.194	0.237
《国际生物制品学杂志》	中华医学会和上海生物制品研究有限责任公司	1978	双月刊	晏子厚	31-1962/R	1673-4211	6.00	上海市	http://www. ijbiol. com	0.089	0.110
《国际药学研究杂志》	军事医学科学院毒物药物研究所和中国药学会	1958	双月刊	刘克良	11-5619/R	1674-0440	20.00	北京市	http://www. pharmacy. ac. cn	0.565	0.858
《国际医药卫生导报》	中华医学会和国际医药卫生导报社	1995	半月刊	钟国华	44-1417/R	1007-1245	15.00	广州市	http://www. imhgn. com	0.143	0.162
《国际中医中药杂志》	中华医学会和中国中医科学院中医药信息研究所	1978	月刊	曹洪欣	11-5398/R	1673-4246	12.00	北京市	http://gjzy. cintcm. com/	0.192	0.249
《国外医药抗生素分册》	中国医药集团总公司四川抗菌素工业研究所、中国医学科学院医药生物技术研究所	1980	双月刊	苟小军	51-1127/R	1001-8751	12.00	成都市	www. cnki. com. cn/Journal/E-EC-GYKS. htm	0.283	0.386
《哈尔滨医药》	哈尔滨市医学会	1981	双月刊	张叶萍	23-1164/R	1001-8131	9.00	哈尔滨市	http://www. cqvip. com/QK/92357X/	0.165	0.207
《海峡药学》	中国药学会福建分会	1988	月刊	张炳祥	35-1173/R	1006-3765	10.00	福州市	http://haix. chinajournal. net. cn	0.215	0.274
《河北医药》	河北省医学情报研究所	1972	半月刊	狄　岩	13-1090/R	1002-7386	8.00	石家庄市	http://www. hebimi. cn/index. do?templet = hbyy	0.303	0.365
《河北中医药学报》	河北医科大学	1986	季刊	高维娟	13-1214/R	1007-5615	5.00	石家庄市	http://www. cnki. com. cn/Journal/E-E2-HZYX. htm	0.380	0.620
《黑龙江医药》	黑龙江省药品审评认证中心	1988	双月刊	任春晓	23-1383/R	1006-2882	8.80	哈尔滨市	http://www. cqvip. com/QK/90529X/	0.135	0.208
《黑龙江医药科学》	佳木斯大学	1972	双月刊	江清林	23-1421/R	1008-0104	10.00	佳木斯市	http://www. cqvip. com/QK/96409A/	0.147	0.210
《黑龙江中医药》	黑龙江省中医药科学院	1958	双月刊	王　顺	23-1221/R	1000-9906	5.00	哈尔滨市	http://www. cnki. com. cn/Journal/E-E2-HLZY. htm	0.154	0.267
《湖北医药学院学报》	湖北医药学院	1982	双月刊	涂汉军	42-1815/R	1006-9674	10.00	十堰市	http://yyyx. cbpt. cnki. net	0.303	0.338
《湖北中医药大学学报》	湖北中医药大学	1999	双月刊	王　华	42-1844/R	1008-987X	10.00	武汉市	http://hbzyy. cnjournals. com/ch/index. aspx	0.366	0.530
《湖南中医药大学学报》	湖南中医药大学	1979	月刊	黄惠勇	43-1472/R	1674-070X	10.00	长沙市	http://hnzyy. jourserv. com/front/default. aspx	0.436	0.629

（续表）

名称	主办单位	创刊年份	刊期	主编	国内统一刊号（CN）	国际标准刊号（ISSN）	定价/期	出版地	网址	中国知网（2015）	
										综合影响因子	复合影响因子
《华西药学杂志》	四川大学和四川省药学会	1986	双月刊	张志荣	51-1218/R	1006-0103	10.00	成都市	http://www. cnki. com. cn/Journal/E-EC-HXYO. htm	0.463	0.565
《化工与医药工程》	中国石化集团上海工程有限公司	1980	双月刊	王江义	31-2101/TQ	2095-817X	15.00	上海市	www. nicpd. com. cn	0.086	0.138
《淮海医药》	蚌埠市医学科学情报站和《淮海医药》编辑部	1983	双月刊	刘雪洁	34-1189/R	1008-7044	8.00	蚌埠市	http://www. cnki. com. cn/Journal/E-ED-HHYY. htm	0.142	0.170
《环球中医药》	中华国际医学交流基金会	2008	月刊	王永炎 张伯礼	11-5652/R	1674-1749	15.00	北京市	http://www. hqzyy. com/	0.576	0.953
《吉林医药学院学报》	吉林医药学院	1979	双月刊	蔡建辉	22-1368/R	1673-2995	11.00	吉林市	http://www. cnki. com. cn/Journal/E-EE-JLDS. htm	0.193	0.346
《吉林中医药》	长春中医药大学	1979	月刊	曲晓波	22-1119/R	1003-5699	10.00	长春市	http://jlzyy. ccucm. edu. cn	0.463	0.753
《家庭医药-就医选药》/《家庭医药-快乐养生》	广西科学技术协会	2002	月刊	吴孟超	45-1301/R	1671-4954	8.00	南宁市	http://www. jtyy. com		
《家庭用药》	中国科学院上海药物研究所、上海市药理学会	2001	月刊	冯林音	31-1845/R	1009-6620	8.00	上海市	www. shjtyy. com		
《家庭中医药》	中国中医科学院中药研究所	1993	月刊	张瑞贤	11-3379/R	1005-3743	10.00	北京市	http://wuxizazhi. cnki. net/MagaList/JTZY. html		
《江苏医药》	江苏省人民医院	1975	半月刊	黄　峻	32-1221/R	0253-3685	10.00	南京市	http://yiya. cbpt. cnki. net	0.277	0.330
《江苏中医药》	江苏省中医药学会、江苏省中西医结合学会、江苏省针灸学会	1956	月刊	黄亚博	32-1630/R	1672-397x	8.00	南京市	http://www. jstcm. com	0.315	0.596
《江西医药》	江西省医学会	1961	月刊	李　利	36-1094/R	1006-2238	10.00	南昌市	http://www. jxma. org	0.341	0.393
《江西中医药》	江西中医学院和江西省中医药学会	1951	月刊	刘红宁	36-1095/R	0411-9584	8.00	南昌市	http://www. ajutcm. com	0.165	0.315
《江西中医药大学学报》	江西中医药大学	1988	双月刊	刘红宁	36-1331/R	2095-7785	10.00	南昌市	http://www. ajutcm. com	0.204	0.353
《解放军药学学报》	中国人民解放军总后勤部卫生部药品仪器检验所	1985	双月刊	张炯	11-4227/R	1008-9926	15.00	北京市	http://www. jfjyxxb. cn	0.323	0.415
《解放军医药杂志》	北京军区医学科学技术委员会	1989	月刊	赵会懂	13-1406/R	2095-140x	15.00	石家庄市	http://mag. zgkw. cn/jfjyy	0.757	0.859
《今日药学》	广东省药学会和中国药学会	1991	月刊	郑志华	44-1650/R	1674-229X	10.00	广州市	www. jinriyaoxue. com	0.191	0.261
《开卷有益求医问药》	天津市医药集团有限公司	1981	月刊	张　平	12-1216/R	1007-2950	8.00	天津市	http://www. cqvip. com/QK/96358A/		
《抗感染药学》	苏州市第五人民医院	2004	双月刊	丁龙其	32-1726/R	1672-7878	12.80	苏州市	http://www. aiph. org. cn	0.319	0.473
《辽宁中医药大学学报》	辽宁中医药大学	1999	月刊	杨关林	21-1543/R	1673-842X	10.00	沈阳市	http://lzxb. cbpt. cnki. net	0.374	0.608
《临床合理用药杂志》	河北省科学技术协会	2008	旬刊	马　智	13-1389/R	1674-3296	10.00	北京市	http://www. cnki. com. cn/Journal/E-EC-PLHY. htm	0.165	0.206
《临床药物治疗杂志》	北京药学会	2003	双月刊	冯国安	11-4989/R	1672-3384	18.00	北京市	http://linchuangyaowuzhiliao. cntg. org. cn/	0.607	0.732
《临床医药实践》	山西医科大学第二医院	1974	月刊	武　晋	14-1300/R	1671-8631	8.00	太原市	http://SXLC. chinajournal. net. cn	0.202	0.240
《内蒙古中医药》	内蒙古自治区中医药学会、内蒙古自治区中蒙医研究所	1982	月刊	苏根元 赛西娅	15-1101/R	1006-0979	6.00	呼和浩特市	http://www. nmgzyy. com. cn/	0.077	0.123
《南京中医药大学学报》	南京中医药大学	1959	双月刊	范欣生	32-1247/R	1672-0482	12.00	南京市	http://xb. njutcm. edu. cn	0.805	1.147
《青岛医药卫生》	青岛市医学会	1972	双月刊	孙金阁	37-1249/R	1006-5571	8.00	青岛市	http://yuanjian. cnki. com. cn/CJFD/Detail/Index/QDYW	0.141	0.168
《青海医药杂志》	青海省医药卫生学会联合办公室	1958	月刊	张进京	63-1018/R	1007-3795	8.00	西宁市	http://www. cnki. com. cn/Journal/E-ED-QHYZ. htm	0.056	0.073
《山东医药》	山东卫生报刊社	1957	周刊	田　伟 欧一平	37-1156/R	1002-266x	8.00	济南市	http://www. sdyy. cbpt. cnki. net	0.510	0.613
《山东中医药大学学报》	山东中医药大学	1977	双月刊	皋永利	37-1279/R	1007-659x	6.50	济南市	http://sdyx. chinajournal. net. cn	0.257	0.493
《山西医药杂志》	山西医药卫生传媒集团有限责任公司	1957	半月刊	董海原	14-1108/R	0253-9926	5.00	太原市	http://sxyy. cbpt. cnki. net	0.137	0.168
《上海医药》	上海医药行业协会	1979	半月刊	张永信	31-1663/R	1006-1533	10.00	上海市	http://www. cnki. com. cn/Journal/E-EC-SYIY. htm	0.414	0.554
《上海中医药大学学报》	上海中医药大学、上海市中医药研究院	1960	双月刊	陈凯先	31-1788/R	1008-861x	10.00	上海市	http://www. shzyyzz. com	0.495	0.735
《上海中医药杂志》	上海中医药大学、上海市中医药学会	1955	月刊	严世芸	31-1276/R	1007-1334	10.00	上海市	http://www. shzyyzz. com	0.460	0.713
《沈阳药科大学学报》	沈阳药科大学	1957	月刊	毕开顺	21-1349/R	1006-2858	20.00	沈阳市	http://www. syyd. cbpt. cnki. net	0.473	0.615
《时珍国医国药》	时珍国医国药杂志社	1990	月刊	肖　璜 周　虹	42-1436/R	1008-0805	15.00	黄石市	http://www. shizhenchina. com	0.466	0.689
《实用临床医药杂志》	扬州大学和中国高校科技期刊研究会	1997	半月刊	史宏灿	32-1697/R	1672-2353	10.00	扬州市	http://www. sylcyy. com	0.475	0.525
《实用药物与临床》	辽宁省药学会和中国医科大学附属盛京医院	1998	月刊	张成普	21-1516/R	1673-0070	10.00	沈阳市	http://lylc. cbpt. cnki. net/	0.733	0.822

（续表）

名称	主办单位	创刊年份	刊期	主编	国内统一刊号（CN）	国际标准刊号（ISSN）	定价/期	出版地	网址	中国知网（2015）综合影响因子	中国知网（2015）复合影响因子
《实用医药杂志》	济南军区联勤部卫生部	1984	月刊	王正国 高春芳 蔡锦方	37-1383/R	1671-4008	8.00	济南市	http://qeyy.cbpt.cnki.net	0.162	0.194
《实用中医药杂志》	重庆医科大学中医药学院	1985	月刊	曹文富	50-1056/R	1004-2814	8.00	重庆市	http://ZYAO.cbpt.cnki.net	0.169	0.316
《食品与药品》	山东省生物药物研究院	1991	双月刊	凌沛学	37-1438/R	1672-979X	15.00	济南市	http://www.cnki.com.cn/Journal/B-B6-SDPK.htm	0.387	0.546
《食药用菌》	浙江省食用菌协会	1982	双月刊	蔡为明	33-1371/S	2095-0934	10.00	杭州市	www.emmushroom.com	0.229	0.275
《世界科学技术—中医药现代化》	中科院科技政策与管理科学研究所	1999	双月刊	张志华	11-5699/R	1674-3849	58.00	北京市	www.wst.ac.cn	0.919	1.132
《世界临床药物》	上海医药工业研究院和中国药学会	1980	月刊	周　斌	31-1939/R	1672-9188	26.00	上海市	www.jwph.com.cn	0.434	0.613
《世界中医药》	世界中医药学会联合会	2006	月刊	李振吉	11-5529/R	1673-7202	12.00	北京市	www.sjzyyzz.com	0.748	1.181
《首都食品与医药》	《首都医药》杂志社	1994	半月刊	高　军	10-1288/R	1005-8257	12.50	北京市	www.sdyyzz.com.cn	0.126	0.175
《数理医药学杂志》	武汉大学、中国工业与应用数学学会、医药数学专业委员会	1988	月刊	张选群 马建忠	42-1303/R	1004-4337	15.00	武汉市	http://slyy.chinajournal.net.cn	0.164	0.213
《天津药学》	天津市医药集团有限公司和天津市药学会	1989	双月刊	董志立	12-1230/R	1006-5687	10.00	天津市	www.pharm.com.cn/kw	0.358	0.467
《天津医药》	天津市医学科学技术信息研究所	1959	月刊	王贺胜	12-1116/R	0253-9896	10.00	天津市	http://www.tjyybjb.ac.cn	0.632	0.762
《天津中医药》	天津中医药大学、天津中医药学会、天津中西医结合学会	1984	月刊	张伯礼	12-1349/R	1672-1519	8.00	天津市	www.tjzhongyiyao.com	0.704	0.945
《天津中医药大学学报》	天津中医药大学	1982	季刊	张伯礼	12-1391/R	1673-9043	6.00	天津市	www.tjzhongyiyao.com	1.114	1.281
《天然产物研究与开发》	中国科学院成都文献情报中心	1989	月刊	李伯刚	51-1335/Q	1001-6880	35.00	成都市	http://www.trcw.ac.cn	0.612	0.851
《西北药学杂志》	西安交通大学、陕西省药学会	1986	双月刊	杨世民	61-1108/R	1004-2407	6.00	西安市	http://XBYZ.cbpt.cnki.net	0.605	0.761
《西部中医药》	甘肃省中医药研究院、中华中医药学会	1988	月刊	潘　文	62-1204/R	1004-6852	8.00	兰州市	http://gszy.paperopen.com/	0.349	0.489
《西南国防医药》	成都军区医学科学技术委员会	1973	月刊	牛文忠	51-1361/R	1004-0188	15.00	成都市	http://www.cnki.com.cn/Journal/E-ED-XNGF.htm	0.265	0.320
《西藏医药》	西藏医学会	1975	季刊	卢彦朝	54-1030/R	1005-5177	4.00	拉萨市	http://XZYY.cbpt.cnki.net	0.066	0.080
《现代药物与临床》	天津药物研究院和中国药学会	1980	月刊	邹美香	12-1407/R	1674-5515	20.00	天津市	www.tiprpress.com	0.716	0.899
《现代医药卫生》	重庆市卫生信息中心	1985	半月刊	杜晓峰	50-1129/R	1009-5519	15.00	重庆市	http://xdyy.journserv.com	0.198	0.254
《现代中药研究与实践》	安徽中医药高等专科学校	1987	双月刊	胡世林 赵国胜	34-1267/R	1673-6427	10.00	芜湖市	http://jzzy.cbpt.cnki.net	0.243	0.320
《现代中医药》	中华中医药学会和陕西中医学院	1981	双月刊	邢玉瑞	61-1397/R	1672-0571	8.00	咸阳市	http://www.cnki.com.cn/Journal/E-E2-XDZY.htm	0.205	0.390
《新疆中医药》	新疆维吾尔自治区中医药学会	1981	双月刊	周铭心	65-1067/R	1009-3931	7.00	乌鲁木齐市	http://www.cnki.com.cn/Journal/E-E2-XJZY.htm	0.102	0.184
《亚太传统医药》	中国民族医药学会、湖北省科技信息研究院	2005	半月刊	鄢　良	42-1727/R	1673-2197	18.00	武汉市	www.aptm.com.cn	0.207	0.336
《亚洲社会药学》（英文）	沈阳药科大学与汉草坊医药有限公司	2006	季刊	黄泰康		1818-0884	60.00	沈阳市	www.asianjsp.com		
《药品评价》	江西省药学会	2004	半月刊	母义明 赵志刚	36-1259/R	1672-2809	15.00	北京市	http://www.cnki.com.cn/Journal/E-EC-YPPJ.htm	0.424	0.540
《药物不良反应杂志》	中华医学会	1999	双月刊	程经华 王育琴	11-4015/R	1008-5734	25.00	北京市	http://www.cadrj.com	0.484	0.512
《药物分析学报》英文版	西安交通大学	1985	双月刊	贺浪冲	61-1484/R	2095-1779	50.00	西安市	http://www.journals.elsevier.com/journal-of-pharmaceutical-analysis/	0.241	0.509
《药物分析杂志》	中国药学会	1951	月刊	金少鸿	11-2224/R	0254-1793	30.00	北京市	http://www.ywfxzz.cn	0.837	1.029
《药物流行病学杂志》	中国药学会、武汉医药（集团）股份有限公司	1992	月刊	曾繁典	42-1333/R	1005-0698	12.00	武汉市	http://www.cnjpe.org	0.480	0.521
《药物生物技术》	中国药科大学、中国医药科技出版社、中国药学会	1994	双月刊	吴梧桐	32-1488/R	1005-8915	30.00	南京市	http://www.ywswjs.com	0.249	0.359
《药物评价研究》	中国药学会和天津药物研究院	1978	双月刊	汤立达	12-1409/R	1674-6376	25.00	天津市	http://www.tiprpress.com	0.947	1.244
《药学服务与研究》	第二军医大学	2001	双月刊	胡晋红	31-1877/R	1671-2838	15.00	上海市	http://www.pcarjournal.net.cn	0.354	0.411
《药学教育》	中国药科大学、广东药学院、中国医药教育协会	1985	双月刊	吴晓明	32-1352/G4	1007-3531	10.00	南京市	http://jiaoyu.cpu.edu.cn/	0.511	0.554
《药学进展》	中国药科大学	1959	月刊	陈凯先	32-1109/R	1001-5094	30.00	南京市	http://www.cpupps.cn	0.514	0.724
《药学实践杂志》	第二军医大学、中国药学会药事管理专业委员会	1983	双月刊	李捷玮	31-1685/R	1006-0111	16.00	上海市	http://www.yxsjzz.cn	0.381	0.502
《药学学报》	中国药学会和中国医学科学院药物研究所	1953	月刊	王晓良	11-2163/R	0513-4870	40.00	北京市	http://www.yxxb.com.cn	1.028	1.435

（续表）

名称	主办单位	创刊年份	刊期	主编	国内统一刊号（CN）	国际标准刊号（ISSN）	定价/期	出版地	网址	中国知网(2015)	
										综合影响因子	复合影响因子
《药学研究》	山东省食品药品检验所、山东省药学会	1982	月刊	史国生	37-1493/R	2095-5375	10.00	济南市	http://sdyg.cbpt.cnki.net	0.407	0.519
《药学与临床研究》	江苏省药学会	1993	双月刊	谈恒山	32-1773/R	1673-7806	15.00	南京市	http://www.pcr.org.cn	0.499	0.611
《医药导报》	中国药理学会、华中科技大学同济医学院附属同济医院	1982	月刊	杜　光	42-1293/R	1004-0781	25.00	武汉市	http://www.yydb.cn	0.601	0.714
《医药论坛杂志》	中华预防医学会、河南省医学情报研究所	1980	月刊	乔国祥	11-5479/R	1672-3422	10.00	郑州市	http://www.zgyylt.cn/	0.111	0.142
《医药前沿》	河北省疾病预防控制中心	2011	旬刊	崔　泽	13-1405/R	2095-1752	30.00	保定市	www.yyqyzz.net		
《医药与保健》	西安交通大学	1993	月刊	任惠民	61-1246/R	1004-8650	30.00	西安市	http://www.xjtu.edu.cn/info/1093/5617.htm		
《云南医药》	云南省医学会	1958	双月刊	任国钧	53-1056/R	1006-4141	12.00	昆明市	http://www.cnki.com.cn/Journal/E-ED-YNYY.htm	0.082	0.088
《云南中医中药杂志》	云南省中医中药研究院、云南省中医药学会	1980	月刊	郑　进	53-1120/R	1007-2349	5.00	昆明市	http://www.cnki.com.cn/Journal/E-E2-YZYY.htm	0.195	0.347
《浙江中医药大学学报》	浙江中医药大学	1977	月刊	范永升	34-1349/R	1005-5509	10.00	杭州市	http://xuebao.zcmu.edu.cn	0.523	0.784
《中草药》	天津药物研究院、中国药学会	1970	半月刊	汤立达	12-1108/R	0253-2670	30.00	天津市	http://中草药杂志社.中国	1.359	1.722
《中草药英文版》	天津药物研究院，中国医学科学院药用植物研究所	2009	季刊	刘昌孝	14-1410/R	1674-6384	30.00	天津市	www.tiprpress.com	0.526	0.732
《中成药》	国家食品药品监督管理局信息中心中成药信息站、上海中药行业协会	1978	月刊	陶建生	31-1368/R	1001-1528	32.00	上海市	www.zcyjournal.com	0.853	1.121
《中国处方药》	国家食品药品监督管理局南方医药经济研究所	2002	月刊	陶剑虹	44-1549/T	1671-945X	25.00	广州市	http://www.zgcfyzz.com/	0.121	0.152
《中国当代医药》	中国保健协会和当代创新（北京）医药科学研究院	1994	旬刊	李凤义	11-5786/R	1674-4721	20.00	北京市	www.dangdaiyiyao.com	0.283	0.356
《中国海洋药物》	中国药学会	1982	双月刊	管华诗	37-1155/R	1002-3461	16.00	青岛市	http://hyyw.journalsystem.net	0.470	0.738
《中国基层医药》	中华医学会和安徽医科大学	1994	半月刊	吴孟超 郑芙林	34-1190/R	1008-6706	10.00	淮南市	www.cjpmp.com	0.217	0.237
《中国抗生素杂志》	中国医药集团总公司四川抗菌素工业研究所、中国医学科学院医药生物技术研究所	1976	月刊	苟小军	51-1126/R	1001-8689	16.00	成都市	www.zgkss.com.cn	0.615	0.829
《中国临床药理学与治疗学》	中国药理学会	1996	月刊	孙瑞元	34-1206/R	1009-2501	12.00	芜湖市	www.cjcpt.com	0.660	0.837
《中国临床药理学杂志》	中国药学会	1985	月刊	韩启德	11-2220/R	1001-6821	15.00	北京市	http://zglcyl.qikann.com/	0.989	1.151
《中国临床药学杂志》	中国药学会主办，复旦大学药学院	1992	双月刊	姚明辉	31-1726/R	1007-4406	10.00	上海市	www.chinesejcp.com	0.275	0.319
《中国疫苗和免疫》	中国预防医学科学院和卫生部疾病控制司	1995	双月刊	赵　铠	11-5517/R	1006-916X	10.00	北京市	http://ymmy.chinacdc.cn/ch/index.aspx	1.921	1.987
《中国民族民间医药》	云南省民族民间医药研究会	1992	半月刊	郑　进	53-1102/R	1007-8517	16.00	昆明市	www.mzmjyy.com	0.088	0.144
《中国民族医药杂志》	全国中医药图书情报工委会和内蒙古中蒙医研究所	1994	月刊	苏根元	15-1175/R	1006-6810	8.00	呼和浩特市	http://www.cnki.com.cn/Journal/E-E2-ZMYZ.htm	0.073	0.107
《中国生化药物杂志》	无锡锡报期刊传媒有限公司	1976	月刊	詹启敏	32-1355/R	1005-1678	15.00	无锡市	www.cbcpharm.com		
《中国生物制品学杂志》	中华预防医学会	1988	月刊	封多佳	22-1197/Q	1004-5503	15.00	长春市	http://www.zgswj.com.cn	0.316	0.413
《中国食品药品监管》	中国医药报社	2003	月刊	仵荣彬 刘晓明	11-5362/D	1673-5390	18.00	北京市	http://www.cnki.com.cn/Journal/E-EC-YPJD.htm	0.028	0.079
《中国实验方剂学杂志》	中国医学科学院中药研究所、中国中西医结合学会中药专业委员会	1995	半月刊	吴以岭	11-3495/R	1005-9903	35.00	北京市	www.syfjxzz.com	0.983	1.319
《中国实用医药》	中国康复医学会	2006	旬刊	杜占明	11-5547/R	1673-7555	20.00	北京市	http://www.zgsyyy.cn	0.170	0.213
《中国天然药物》（英文版）	中国药科大学和中国药学会	2003	双月刊	吴晓明 孙汉董	32-1708/R	1672-3651	50.00	南京市	www.cpucjnm.com	0.768	1.116
《中国现代药物应用》	中国水利电力医学科学技术学会	2007	半月刊	王炳护	11-5581/R	1673-9523	20.00	北京市	http://www.zgxdywyy.cn	0.172	0.215
《中国现代应用药学》	中国药学会	1984	月刊	张幸国	33-1210/R	1007-7693	30.00	杭州市	www.chinjmap.com	0.708	0.842
《中国现代医药杂志》	北京航天总医院	1999	月刊	王建国	11-5248/R	1672-9463	8.00	北京市	www.zgxdyyzz.com.cn	0.257	0.316
《中国现代中药》	中国中药协会、中国医药集团总公司、中国药材公司	1999	月刊	肖培根 赵润怀	11-5442/R	1673-4890	15.00	北京市	http://www.zgxdzy.net	0.503	0.692
《中国乡村医药》	中国农村卫生协会	1994	半月刊	朱宝铎	11-3458/R	1006-5180	8.00	北京市	http://www.crmp.cn	0.093	0.121
《中国新药与临床杂志》	中国药学会、上海市食品药品监督管理局科技情报研究所	1982	月刊	唐希灿	31-1746/R	1007-7669	12.00	上海市	http://xyyl.cbpt.cnki.net	0.588	0.688

（续表）

名称	主办单位	创刊年份	刊期	主编	国内统一刊号（CN）	国际标准刊号（ISSN）	定价/期	出版地	网址	中国知网(2015)	
										综合影响因子	复合影响因子
《中国新药杂志》	中国医药科技出版社、中国医药集团总公司、中国药学会	1991	半月刊	桑国卫	11-2850/R	1003-3734	30.00	北京市	http://www.newdrug.cn	0.783	0.981
《中国药店》	中国整形美容协会	1994	半月刊	张　斌	11-4476/R	1009-5012	8.00	北京市	www.zgyd.org		
《中国药房》	中国医院协会、中国药房杂志社	1990	旬刊	胡　欣	50-1055/R	1001-0408	15.00	重庆市	http://www.china-pharmacy.com	0.601	0.713
《中国药科大学学报》	中国药科大学	1956	双月刊	彭司勋	32-1157/R	1000-5048	30.00	南京市	http://www.zgykdxxb.cn	0.502	0.643
《中国药剂学杂志(网络版)》	沈阳药科大学	2003	双月刊	张志荣				沈阳市	http://syphu-pd.com		
《中国药理学报》(英文版)	中国药理学会、中科院上海药物研究所	1980	月刊	丁　建	31-1347/R	1671-4083	80.00	上海市	http://www.chinaphar.com	0.737	1.080
《中国药理学通报》	中国药理学会	1985	月刊	魏　伟 李　俊	34-1086/R	1001-1978	25.00	合肥市	http://www.zgylxtb.cn/	1.103	1.454
《中国药理学与毒理学杂志》	军事医学科学院毒物药物研究所、中国药理学会和中国毒理学会	1986	双月刊	张永祥	11-1155/R	1000-3002	30.00	北京市	http://www.cjpt.ac.cn	0.785	1.111
《中国药品标准》	国家药典委员会	2000	双月刊	张　伟	11-4422/R	1009-3656	12.00	北京市	http://ypbz.cnjournals.com/ch/index.aspx	0.316	0.351
《中国药师》	国家食品药品监督管理局高级研修学院和武汉医药(集团)股份有限公司	1998	月刊	江德元 张生勇	42-1626/R	1008-049X	22.00	武汉市	http://www.zgys.org	0.572	0.659
《中国药事》	中国食品药品检定研究所	1987	月刊	桑国卫	11-2858/R	1002-7777	25.00	北京市	www.zhgysh.org	0.523	0.619
《中国药物化学杂志》	沈阳药科大学和中国药学会	1990	双月刊	张礼和	21-1313/R	1005-0108	20.00	沈阳市	http://zgyh.cbpt.cnki.net	0.422	0.571
《中国药物经济学》	中国中医药研究促进会	2006	月刊	刘国恩	11-5482/R	1673-5846	26.80	北京市	www.zgywjjxzz.com	0.105	0.144
《中国药物警戒》	国家食品药品监督管理局药品评价中心暨国家药品不良反应监测中心	2004	月刊	金少鸿	11-5219/R	1672-8629	10.00	北京市	http://www.zgywjj.com	0.603	0.796
《中国药物滥用防治杂志》	中国药物滥用防治协会、军事医学科学院毒物药物研究所	1995	双月刊	李　锦	11-3742/R	1006-902X	10.00	北京市	http://zhongguoyaowulanyongfangzhi.cntg.org.cn/	0.363	0.445
《中国药物评价》	国家食品药品监督管理局主管、国家食品药品监督管理局信息中心	2011	双月刊	洪晓顺	10-1056/R	2095-3593	18.00	北京市	http://www.zgywpj.cn/ch/index.aspx	0.610	0.757
《中国药物依赖性杂志》	北京大学、中国毒理学会	1992	双月刊	陆　林	11-3920/R	1007-9718	10.00	北京市	www.ywyb.cbpt.cnki.net	0.458	0.542
《中国药物应用与监测》	中国人民解放军总医院	2004	双月刊	郭代红	11-5227/R	1672-8157	9.00	北京市	http://www.cnki.com.cn/Journal/E-EC-YWYY.htm	0.962	1.055
《中国药物与临床》	中国医院协会	2001	月刊	董海原	11-4706/R	1671-2560	10.00	太原市	http://ywlc.chinajournal.net.cn	0.324	0.382
《中国药学》(英文版)	中国药学会	1992	月刊	张礼和	11-2863/R	1003-1057	40.00	北京市	http://www.jcps.ac.cn	0.460	0.640
《中国药学杂志》	中国药学会	1953	半月刊	桑国卫	11-2162/R	1001-2494	30.00	北京市	www.zgyxzz.com.cn	0.718	0.942
《中国药业》	重庆市食品药品监督管理局	1992	半月刊	刘　斌	50-1054/R	1006-4931	10.00	重庆市	http://zgyy.jourserv.com	0.586	0.661
《中国医药》	中华医学会	2006	月刊	杨　秋	11-5451/R	1673-4777	12.00	北京市	http://www.chinamedicinej.com/	0.744	0.773
《中国医药导报》	中国医学科学院	1992	旬刊	田　玲 王　丽	11-5539/R	1673-7210	20.00	北京市	http://yycy.qikan.com/	0.639	0.772
《中国医药导刊》	国家食品药品监督管理局信息中心	1999	月刊	胡大一	11-4395/R	1009-0959	50.00	北京市	http://www.zgyydk.cn	0.378	0.449
《中国医药工业杂志》	上海医药工业研究院、中国药学会和中国化学制药业工业协会	1970	月刊	周伟澄	31-1243/R	1001-8255	20.00	上海市	www.cjph.com.cn	0.392	0.502
《中国医药技术与市场》	全国医药技术市场协会	1993	双月刊	王明学			30.00	北京市	http://www.cntg.org.cn/newadd/中国医药技术与市场/index.html		
《中国医药科学》	海峡两岸医药卫生交流协会	2011	半月刊	詹洪春	11-6006/R	2095-0616	20.00	北京市	http://zazhi.zgyykx.com/	0.312	0.375
《中国医药生物技术》	中国医药生物技术协会	2006	双月刊	蒋建东	11-5512/R	1673-713X	18.00	北京市	http://www.cmbp.net.cn	0.337	0.484
《中国医药指南》	中国保健协会	2003	旬刊	王宝群	11-4856/R	1671-8194	10.00	北京市	www.zgyyzn2004.com	0.136	0.186
《中国医院药学杂志》	中国药学会	1981	半月刊	张　玉	42-1204/R	1001-5213	18.00	武汉市	www.zgyyyx.com	0.716	0.856
《中国医院用药评价与分析》	中国医药生物技术协会、中国药房杂志社	2001	月刊	马　劲	11-4975/R	1672-2124	12.00	北京市	http://yypf-china.com	0.535	0.585
《中国执业药师》	中国执业药师协会	2003	月刊	张耀华	11-5132/R	1672-5433	8.00	北京市	http://www.zhongguoyaoshi.com	0.409	0.492
《中国制药信息》	中国化学制药工业协会和中国医药集团公司	1984	月刊	潘广成			20.00	北京市	http://www.cqvip.com/qk/97400A/		
《中国中药杂志》	中国药学会	1955	半月刊	张伯礼	11-2272/R	1001-5302	50.00	北京市	www.cjcmm.com.cn 或 www.中国中药杂志.com	1.396	1.860
《中国中医药科技》	中华中医药学会	1994	双月刊	陈可冀	23-1353/R	1005-7072	10.00	哈尔滨市	http://www.cqvip.com/qk/97940X/	0.404	0.569

（续表）

名称	主办单位	创刊年份	刊期	主编	国内统一刊号（CN）	国际标准刊号（ISSN）	定价/期	出版地	网址	中国知网（2015）综合影响因子	中国知网（2015）复合影响因子
《中国中医药图书情报杂志》	中国中医科学院中医药信息研究所	1960	双月刊	崔　蒙	10-1113/R	2095-5707	20.00	北京市	http://tsqb. cintcm. com		
《中国中医药现代远程教育》	世中联（北京）远程教育科技发展中心	2003	半月刊	杨建宇	11-5024/R	1672-2779	10.00	北京市	http://www. zgzyyycjy. com	0.117	0.208
《中国中医药信息杂志》	中国中医科学院中医药信息研究所	1994	月刊	叶祖光	11-3519/R	1005-5304	20.00	北京市	http://xxzz. cintcm. com	0.478	0.738
《中华中医药学刊》	中华中医药学会、辽宁中医药大学	1982	月刊	杨关林	21-1546/R	1673-7717	10.00	沈阳市	http://zyhs. chinajournal. net. cn	0.617	0.865
《中华中医药杂志》	中国中医药学会	1986	月刊	佘　靖	11-5334/R	1673-1727	50.00	北京市	www. zhzyyzz. com	0.767	1.138
《中南药学》	湖南省药学会	1999	月刊	李焕德	43-1408/R	1672-2981	15.00	长沙市	http://znyx. cbpt. cnki. net	0.548	0.681
《中药材》	国家食品药品监督管理局中药材信息中心站	1978	月刊	元四辉	44-1286/R	1001-4454	25.00	广州市	http://zyca. chinajournal. net. cn	0.673	0.924
《中药新药与临床药理》	广州中医药大学	1990	双月刊	王宁生	44-1308/R	1003-9783	10.00	广州市	www. zyxy99. com	0.706	1.036
《中药药理与临床》	四川中药研究所和中国药理学会	1985	双月刊	邓文龙	51-1188/R	1001-859X	30.00	成都市	http://www. zyyl. cbpt. cnki. net	0.729	1.031
《中药与临床》	成都中医药大学	2010	双月刊	彭　成	51-1723/R	1674-926X	8.00	成都市	http://zylc. paperopen. com	0.471	0.715
《中医药导报》	湖南省中医药管理局、湖南省中医药学会、中华中医药学会	1995	半月刊	袁长津	43-1446/R	1672-951X	12.00	长沙市	http://zyydb. com	0.458	0.638
《中医药管理杂志》	中华中医药学会	1993	月刊	曹正逵	11-3070/R	1007-9203	20.00	北京市	http://www. cnki. com. cn/Journal/E-E2-ZYYG. htm	0.118	0.152
《中医药临床杂志》	中华中医药学会	1988	月刊	王　键	34-1268/R	1672-7134	6.00	合肥市	http://ahlc. cbpt. cnki. net	0.204	0.351
《中医药通报》	中华中医药学会、厦门市中医药学会	2002	双月刊	卢太坤	35-1250/R	1671-2749	10.00	厦门市	http://www. cnki. com. cn/Journal/E-E2-ZYTB. htm	0.137	0.271
《中医药信息》	中华中医药学会、黑龙江中医药大学	1984	双月刊	匡海学	23-1194/R	1002-2406	6.00	哈尔滨市	http://www. cnki. com. cn/Journal/E-E2-ZYXN. htm	0.469	0.796
《中医药文化》	上海中医药大学、中华中医药学会	2005	双月刊	张智强	31-1971/R	1673-6281	8.00	上海市	http://www. shzyyzz. com	0.052	0.123
《中医药学报》	中华中医药学会、黑龙江中医药大学	1973	双月刊	匡海学	23-1193/R	1002-2392	6.00	哈尔滨市	http://www. cntg. org. cn/zazhi/中医药学报/kanshe298. html	0.414	0.729
《肿瘤药学》	湖南省肿瘤医院	2011	双月刊	任华益	43-1507/R	2095-1264	10.00	长沙市	http://www. zgzlyx. com	0.594	0.788

注：复合影响因子和综合影响因子数据源自 CNKI 网站：http://epub. cnki. net/kns/in/

2015 年 CSCD 收录的药学期刊

名　称	CSCD（2015-2016）
《北京中医药大学学报》	C
《毒理学杂志》	E
《国际药学研究杂志》	C
《华西药学杂志》	C
《南京中医药大学学报》	E
《沈阳药科大学学报》	E
《时珍国医国药》	E
《天然产物研究与开发》	C
《药物不良反应杂志》	E
《药物分析学报》英文版 Journal of Pharmaceutical Analysis	C
《药物分析杂志》	C
《药学学报》	C
《中草药》	C
《中成药》	E
《中国海洋药物》	C
《中国抗生素杂志》	E
《中国临床药理学与治疗学》	C
《中国临床药理学杂志》	C
《中国生物制品学杂志》	E
《中国实验方剂学杂志》	E
《中国天然药物》（英文版）Chinese Journal of Natural Medicines	C

（续表）

名　称	CSCD（2015-2016）
《中国现代应用药学》	E
《中国新药与临床杂志》	C
《中国新药杂志》	E
《中国药科大学学报》	C
《中国药理学报》（英文版）Acta Pharmacologica Sinica	C
《中国药理学通报》	C
《中国药理学与毒理学杂志》	C
《中国药物化学杂志》	E
《中国药物依赖性杂志》	E
《中国药学》（英文版）Journalof Chinese Pharmaceutical Sciences	C
《中国药学杂志》	C
《中国医药工业杂志》	C
《中国医院药学杂志》	E
《中国中药杂志》	C
《中国中医药信息杂志》	E
《中华中医药杂志》	E
《中药材》	C
《中药新药与临床药理》	C
《中药药理与临床》	C

2015 年北大核心收录的药学期刊

名 称	北大核心
《北京中医药大学学报》	Y(6)
《毒理学杂志》	R1(20)
《广州中医药大学学报》	R2(19)
《华西药学杂志》	R9(12)
《江苏医药》	R(23)
《南京中医药大学学报》	R2(17)
《沈阳药科大学学报》	R9(10)
《时珍国医国药》	R2(16)
《天津医药》	R(33)
《天然产物研究与开发》	R2(9)
《药物分析杂志》	R9(6)
《药学学报》	R9(1)
《医药导报》	R(29)
《中草药》	R2(2)
《中成药》	R2(7)
《中国海洋药物》	R9(16)
《中国抗生素杂志》	R9(14)
《中国临床药理学杂志》	R9(11)
《中国生化药物杂志》	R9(15)
《中国实验方剂学杂志》	R2(18)
《中国新药与临床杂志》	R9(9)
《中国新药杂志》	R9(5)
《中国药科大学学报》	R9(4)
《中国药理学通报》	R9(3)
《中国药理学与毒理学杂志》	R9(13)
《中国药学杂志》	R9(2)
《中国医药工业杂志》	R9(8)
《中国医院药学杂志》	R9(7)
《中国中药杂志》	R2(1)
《中华中医药杂志》	R2(8)
《中药材》	R2(3)
《中药新药与临床药理》	R2(12)
《中药药理与临床》	R2(13)

2015 年中信所药学期刊影响因子

名 称	中国科技核心	
	核心影响因子	拓展影响因子
《安徽医药》	0.745	1.941
《安徽中医药大学学报》	0.401	0.796
《北方药学》		0.633
《北京中医药》	0.399	0.718
《北京中医药大学学报》	0.836	1.568
《长春中医药大学学报》	0.601	0.916
《成都中医药大学学报》	0.268	0.572
《东方药膳》		0.004
《东南国防医药》	0.620	0.992
《毒理学杂志》	0.337	0.504
《儿科药学杂志》	0.414	1.03
《福建医药杂志》		0.525
《福建中医药》		0.518
《甘肃医药》		0.531

(续表)

名 称	中国科技核心	
	核心影响因子	拓展影响因子
《广东药学院学报》	0.404	0.698
《广西中医药》		0.611
《广西中医药大学学报》		0.558
《广州中医药大学学报》	0.463	1.055
《广州医药》		0.811
《贵州医药》	0.241	0.493
《国际生物制品学杂志》		0.103
《国际药学研究杂志》	0.554	0.806
《国际医药卫生导报》		0.781
《国际中医中药杂志》	0.246	0.411
《国外医药抗生素分册》		0.852
《哈尔滨医药》		0.697
《海峡药学》		0.643
《河北医药》	0.584	1.075
《河北中医药学报》	0.433	0.865
《黑龙江医药》		0.597
《黑龙江医药科学》		0.694
《黑龙江中医药》		0.425
《湖北医药学院学报》		0.504
《湖北中医药大学学报》	0.369	0.873
《湖南中医药大学学报》	0.425	1.098
《华西药学杂志》	0.427	0.624
《化工与医药工程》		0.19
《淮海医药》		0.58
《环球中医药》	0.569	1.553
《吉林医药学院学报》		0.459
《吉林中医药》	0.494	0.843
《家庭医药-就医选药》/《家庭医药-快乐养生》		0.015
《家庭用药》		0.003
《家庭中医药》		0.015
《江苏医药》		0.707
《江苏中医药》	0.569	0.663
《江西医药》		0.793
《江西中医药》		0.416
《江西中医药大学学报》		0.575
《解放军药学学报》	0.311	0.529
《解放军医药杂志》	0.759	1.264
《今日药学》		0.413
《开卷有益求医问药》		0.016
《抗感染药学》		0.505
《辽宁中医药大学学报》	0.347	0.775
《临床合理用药杂志》		0.799
《临床药物治疗杂志》	0.515	1.07
《临床医药实践》		0.735
《内蒙古中医药》		0.444
《南京中医药大学学报》	0.763	1.658
《青岛医药卫生》		0.693
《青海医药杂志》		0.257
《山东医药》	0.540	1.225
《山东中医药大学学报》	0.339	0.52

(续表)

名　称	中国科技核心	
	核心影响因子	拓展影响因子
《山西医药杂志》	0.194	0.504
《上海医药》		0.781
《上海中医药大学学报》	0.452	0.788
《上海中医药杂志》	0.435	0.755
《沈阳药科大学学报》	0.407	0.604
《时珍国医国药》		0.887
《实用临床医药杂志》	0.451	1.543
《实用药物与临床》	0.640	1.633
《实用医药杂志》		0.513
《实用中医药杂志》		0.546
《食品与药品》		0.537
《世界科学技术—中医药现代化》	0.826	1.175
《世界临床药物》	0.396	0.849
《世界中医药》	0.689	1.266
《数理医药学杂志》		0.479
《天津药学》		0.794
《天津医药》	0.634	1.107
《天津中医药》	0.659	0.998
《天津中医药大学学报》	0.984	1.324
《天然产物研究与开发》	0.538	0.783
《西北药学杂志》	0.584	0.912
《西部中医药》	0.331	0.98
《西南国防医药》	0.334	0.672
《西藏医药》		-
《现代药物与临床》	0.646	1.179
《现代医药卫生》		0.758
《现代中药研究与实践》	0.241	0.409
《现代中医药》		0.487
《新疆中医药》		0.512
《亚太传统医药》		0.743
《药品评价》		0.672
《药物不良反应杂志》	0.699	0.667
《药物分析学报》英文版 Journal of Pharmaceutical Analysis		0.244
《药物分析杂志》	0.746	1.039
《药物流行病学杂志》	0.470	0.746
《药物生物技术》	0.331	0.463
《药物评价研究》	0.860	1.199
《药学服务与研究》	0.490	0.64
《药学教育》		0.908
《药学进展》		0.624
《药学实践杂志》	0.303	0.701
《药学学报》	1.006	1.274
《药学研究》		0.653
《药学与临床研究》	0.494	0.95
《医药导报》	0.595	1.042
《医药论坛杂志》		0.47
《医药前沿》		0.114
《医药与保健》		0.234
《云南医药》		0.459

(续表)

名　称	中国科技核心	
	核心影响因子	拓展影响因子
《云南中医中药杂志》		0.598
《浙江中医药大学学报》	0.437	1.049
《中草药》	1.236	1.632
《中草药》(英文版)Chinese Herbal Medicines	0.434	0.6
《中成药》	0.711	1.217
《中国处方药》		0.649
《中国当代医药》		1.215
《中国海洋药物》	0.433	0.539
《中国基层医药》		1.003
《中国抗生素杂志》	0.550	1.08
《中国临床药理学与治疗学》		0.97
《中国临床药理学杂志》	0.839	1.91
《中国临床药学杂志》	0.237	0.502
《中国疫苗和免疫》	1.726	2.311
《中国民族民间医药》		0.594
《中国民族医药杂志》		0.28
《中国生物制品学杂志》	0.300	0.417
《中国食品药品监管》		0.099
《中国实验方剂学杂志》		1.62
《中国实用医药》		0.797
《中国天然药物》(英文版)Chinese Journal of Natural Medicines	0.687	0.859
《中国现代药物应用》		0.862
《中国现代应用药学》	0.644	0.877
《中国现代医药杂志》		0.689
《中国现代中药》	0.528	0.65
《中国乡村医药》		0.426
《中国新药与临床杂志》	0.508	0.967
《中国新药杂志》	0.677	1.039
《中国药店》		0.052
《中国药房》	0.483	0.956
《中国药科大学学报》	0.443	0.655
《中国药理学报》(英文版)Acta Pharmacologica Sinica	0.751	0.926
《中国药理学通报》	0.992	1.54
《中国药理学与毒理学杂志》	0.743	1.182
《中国药品标准》		0.372
《中国药师》	0.535	0.944
《中国药事》		0.844
《中国药物化学杂志》	0.454	0.463
《中国药物经济学》		0.712
《中国药物警戒》	0.597	1.105
《中国药物滥用防治杂志》		0.584
《中国药物评价》		1.09
《中国药物依赖性杂志》	0.338	0.629
《中国药物应用与监测》	0.826	1.983
《中国药物与临床》		0.846
《中国药学》(英文版)Journalof Chinese Pharmaceutical Sciences	0.374	0.534
《中国药学杂志》	0.618	0.957

（续表）

名　称	中国科技核心	
	核心影响因子	拓展影响因子
《中国药业》		1.369
《中国医药》	0.794	1.356
《中国医药导报》	0.569	1.759
《中国医药导刊》	0.662	1.408
《中国医药工业杂志》	0.338	0.487
《中国医药科学》		1.083
《中国医药生物技术》	0.326	0.368
《中国医药指南》		0.758
《中国医院药学杂志》	0.650	1.198
《中国医院用药评价与分析》		1.142
《中国执业药师》		0.62
《中国中药杂志》	1.205	1.718
《中国中医药科技》		1.156
《中国中医药图书情报杂志》		0.556
《中国中医药现代远程教育》		0.531
《中国中医药信息杂志》	0.510	0.889

（续表）

名　称	中国科技核心	
	核心影响因子	拓展影响因子
《中华中医药学刊》	0.608	1.007
《中华中医药杂志》	0.784	1.135
《中南药学》	0.505	0.736
《中药材》	0.595	0.913
《中药新药与临床药理》	0.593	0.908
《中药药理与临床》		0.996
《中药与临床》		0.885
《中医药导报》	0.551	0.952
《中医药管理杂志》		0.597
《中医药临床杂志》		0.636
《中医药通报》		0.333
《中医药信息》	0.646	1.219
《中医药文化》		0.06
《中医药学报》	0.623	1.169
《肿瘤药学》		1.124

（赵　莉）

药学记事

Events

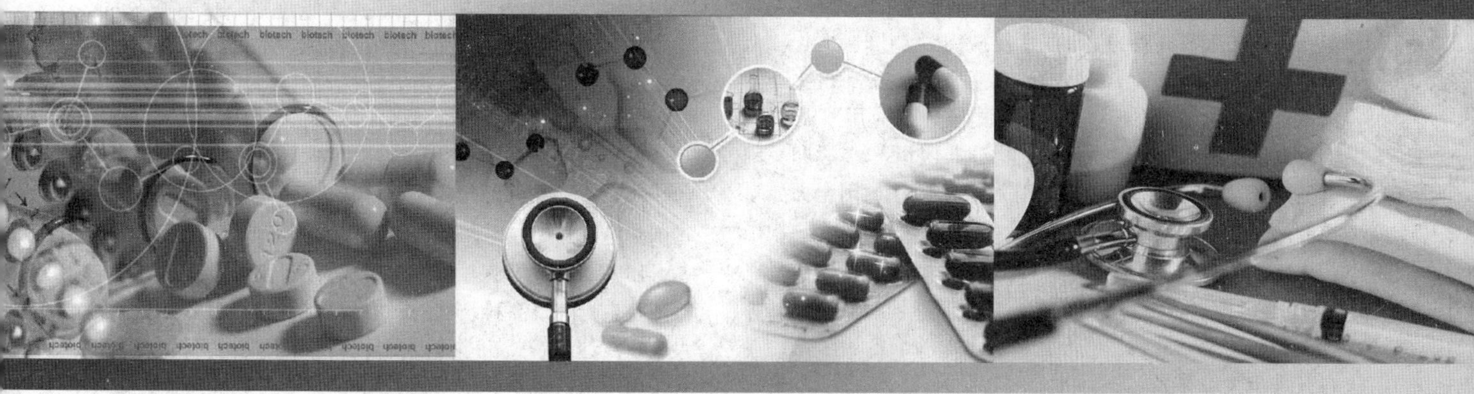

1 月

9 日　2014 年度国家科学技术奖励大会在京举行，共有318 项成果获奖，其中 2 项中医药成果获一等奖，6 项中医药成果获二等奖。获国家科技进步一等奖的中医药成果分别为：由中国工程院院士、中国中医科学院院长、天津中医药大学校长张伯礼领衔的“中成药二次开发核心技术体系创研及其产业化”项目，由中国中医科学院及相关单位参与的“我国首次对甲型 H1N1 流感大流行有效防控及集成创新性研究”。这是继“血瘀证与活血化瘀研究”、“低纬高原地区天然药物资源野外调查与研究开发”和“中药安全性关键技术研究与应用”后，中医药成果第四次获一等奖。“中草药微量活性物质识别与获取的关键技术及应用”“调肝启枢化浊法防治糖脂代谢紊乱性疾病基础与应用研究”“中药材生产立地条件与土壤微生态环境修复技术的研究与应用”“源于中医临床的中药药效学评价体系的构建与应用”“多囊卵巢综合征病证结合研究的示范和应用”与“中药注射剂全面质量控制及在清开灵、舒血宁、参麦注射液中的应用”等 6 项中医药成果获科技进步二等奖。

另外，四川科伦药业股份有限公司自主研发、拥有 20 多项专利的新型输液包装——直立式聚丙烯输液袋荣获国家科技进步奖二等奖。

9 日　由健康报社组织的 2014 年度卫生十大新闻、2014 年度十大健康事件评选结果出炉。2014 年度卫生十大新闻评选结果是：医改不断深化，县级公立医院综合改革再次扩容；分级诊疗制度寻路，完善推进需强力支持；国家版低价药品清单，为药品保障机制探索创新路径；医教协同，创新临床人才培养模式；出台多项举措，构建和谐医患关系；控烟条例草案出台，国家层面首次有了控烟法规；三十载打磨，中医药立法走到前台；卫生信息化步伐加快，移动互联或将改变医疗行业生态；多点执业持续引发关注，医生该不该成“社会人”；锻造医学科研诚信规范，剑指科研不端行为。2014 年度十大健康事件评选结果是：埃博拉疫情暴发成为全球公共卫生事件焦点；登革热疫情局部暴发引发对公共卫生体系思考；突发事件考验卫生救援能力；安徽公布 53 种不需输液疾病清单；中华医学会 8.2 亿元赞助遭质疑；严重雾霾频发，生态环境污染受关注；西安幼儿园儿童被服药事件暴露监管漏洞；二代基因测序技术临床应用遭遇波折；兰州自来水苯超标事件；医疗事故罪审理引起业内关注。

11 日　2015 年全国中医药工作会议在京召开。会前，中共中央政治局委员、国务院副总理刘延东做出重要批示，充分肯定了 2014 年中医药工作取得的成绩，对做好 2015 年工作提出了明确要求。国家卫生计生委主任、党组书记李斌出席会议并在讲话中强调，各级卫生计生行政部门、中医药部门要进一步增强大局意识、攻坚意识、责任意识，始终坚持中西医并重的方针，全力支持中医药事业改革发展。国家卫生计生委副主任、国家中医药管理局局长王国强作工作报告。

12 日　全国中医药行业高等教育“十三五”规划教材建设工作正式启动。此次启动的教材由国家中医药管理局教材办公室和中国中医药出版社组织实施。率先启动的第一批教材涵盖中医学、中药学专业、针灸推拿学、中西医临床医学及护理学等 5 个专业，共 109 种，新教材将于 2016 年陆续出版并投入使用。

13 日　世界卫生组织驻华代表处代表施贺德博士一行来到国家中医药文化宣传教育基地、北京首家民办中医药博物馆——北京御生堂中医药博物馆参观，从《内经》时代的九针、砭石到宋代的黑釉大药缸，再到明清老药铺医方广告包装，感受中医药文化的源远流长。

14 日　国家食品药品监管总局批准了全球首个 Sabin 株脊髓灰质炎灭活疫苗（单苗）的生产注册申请。该疫苗是由中国医学科学院医学生物学研究所研发，通过采用现行脊髓灰质炎减毒活疫苗的生产毒株（Sabin 株），经在 Vero 细胞生物反应器培养收获病毒，结合灭活疫苗生产工艺制备而成。该疫苗主要通过注射途径用于儿童预防脊髓灰质炎病毒的感染。

18 日　由中华医学会主办、扬子江药业集团协办的我国医药卫生行业最高科技奖——中华医学科技奖（2014）颁奖大会在江苏省泰州市举行。此次获奖项目共计 85 项，其中有 4 项中医药成果分获二、三等奖。全国人大常委会副委员长、中华医学会会长、中华医学科技奖评审委员会主任委员陈竺，全国人大常委会委员、中国药学会理事长桑国卫出席。4 项中医药获奖项目分别是：“非酒精性脂肪肝病证结合防治技术及其转化应用”获二等奖；“补肾方药治疗原发性骨质疏松症的生物学机制及新药研发”、“基于方证相应的阴虚动风证帕金森病异动症研究与临床应用”、“银屑病（白疕）‘从血论治’辨证体系的系统确证研究”等获三等奖。另外，中国中医科学院中医药信息研究所参与的“医药卫生科学数据共享网”项目获三等奖。

20 日　国家食品药品监督管理总局高研院举办首届博士后入站导师见面会。首批来自医药企业、高校以及具有海外工作背景的 7 名博士后科研人员正式入站。

22 日　2015 年全国医疗器械监督管理工作会议在北京召开。会议总结 2014 年医疗器械监管工作，部署安排 2015 年医疗器械监管工作。国家食品药品监管总局副局长焦红出席会议并讲话。

22 日　从在京召开的医药国际贸易形势发布会上获悉，2014 年 1～11 月，我国中药类产品出口总额达 32 亿美元，中药类产品进口总额首现下降。

26 日　吴浈副局长应约会见来访的丹麦卫生部佩尔·奥凯尔斯副部长一行。双方回顾了在药品监管领域的友好合作情况，并就药品审评审批等共同关心的议题交换了看法。总局国际合作司主要负责人，法制司和药品化妆品注册管理司有关负责人参加了会见。

26日　澳门特别行政区行政长官崔世安访问国家中医药管理局，与国家卫生计生委副主任、国家中医药管理局局长王国强就推动内地与澳门中医药合作举行工作会谈。

27日　国家食品药品监督管理总局港澳台办公室和人事司联合举办“海峡两岸关系政策解读及医药卫生合作进展”培训，邀请国务院台湾事务办公室交流局程金中局长就当前海峡两岸关系形势以及《海峡两岸医药卫生合作协议》实施进展等作专题讲座。总局党组成员、药品安全总监孙咸泽，总局港澳台办公室、驻总局监察局主要负责人以及机关和在京直属单位有关人员参加会议。会议由总局党组成员、食品安全总监兼人事司司长郭文奇主持。

28日　由中国中医药报社推选的“2014年度中国中医药新闻人物”揭晓，第二届国医大师群体和中国中医科学院副院长黄璐琦当选。

29日[*]　由国家中医药管理局新闻办公室和中国中医药报社共同主办的2014年中医药十大新闻评选揭晓。2014年中医药十大新闻是：①《毛泽东年谱(1949～1976)》首次披露毛泽东关于中医药工作系列论述，在卫生和中医药行业引起强烈反响；②隆重表彰第二届国医大师，国务院副总理刘延东亲切接见国医大师代表并发表重要讲话；③全面深化中医药改革，加快综合改革试验区建设，形成一批可复制、可推广的经验；④《中医药法》向社会公开征求意见，引发广泛关注和热议；⑤《中国公民中医养生保健素养》发布，“中国中医”微信正式上线，养生科普途径多样规范；⑥中医药国际影响力进一步提升，ISO首次发布中医药国际标准，世界卫生大会通过我国发起提出的传统医学决议；⑦中药安全性研究获国家科学技术进步一等奖；⑧经国家科学技术奖励工作办公室批准，民族医药首次颁发科学技术奖；⑨中医药健康旅游、服务贸易积极推进，探索推动中医药健康服务业发展；⑩医教协同，全面推进中医临床医学人才培养改革。

31日　世界中医药学会联合会2015年专业(工作)委员会会长级会议在北京召开。

2月

3日　2015年全国食品药品科技标准工作会议在南京市召开。

2月4日　日前，由中国广告主协会、中国人民大学公共外交研究院、中国传媒大学广告学院联合在北京主办的“2014(第三届)中国企业领袖与媒体领袖年会”上，山东东阿阿胶股份有限公司凭借其坚守道地品质，严格把控质量，保障产品安全与纯粹等特质，获“2014年度最具消费者信赖品牌”称号。

5日　国家食品药品监督管理总局正式对外发布《2015年版国家执业药师资格考试大纲》。该考纲于2015年1月29日起正式实施，2015年全国执业药师资格考试将全面启用该版考纲。

5日　2015年全国药品监管工作会议在北京召开。国家食品药品监管总局副局长吴浈出席会议并讲话。

10日　国家食品药品监督管理总局局长毕井泉会见了来访的联合国工业发展组织总干事李勇一行。双方就共同关注的食品安全、药品监管、包容和可持续工业发展等问题交换了意见，并探讨了签署《谅解备忘录》以及开展食品安全能力建设项目合作等事宜。总局党组成员、食品安全总监郭文奇，国际合作司主要负责同志参加了会见。

16日　中国医药科技出版社旗下执业药师资格考试线上辅导平台“药师在线”全新改版上线。

3月

2日　从上海“创意英伦盛典”上传出消息，位于英国牛津的生命科学公司——凡诺华集团研制的凡诺华缓解关节肌肉疼痛片作为首个中草药产品，经英国药品及保健品管理署(MHRA)批准，现可在全英OTC专柜发售。这是2004年4月欧盟颁布《传统植物药注册程序指令》后第一个在英国注册成功的中草药产品，此举是MHRA政策进步的显著标志。

4日　全国政协十二届三次会议科协和科技界联组讨论在北京会议中心展开，中共中央政治局常委、国务院副总理张高丽参加。全国政协委员陈凯先院士作为科技界别代表在联组会上发言，主题是“把发展中医药摆到国家科技战略高度，推动我国科技原始创新”。

5日　十二届全国人大三次会议在北京人民大会堂开幕。国务院总理李克强代表国务院向十二届全国人大三次会议做政府工作报告，“积极发展中医药和民族医药事业”在报告中被提及。

11日　国家食品药品监督管理总局副局长吴浈会见了来访的美国贸易代表办公室副贸易代表何礼曼一行。双方就我国药品化妆品法律法规修订、药品审评审批制度改革情况，以及双方在2015年的合作等有关事宜交换了意见。国际合作司主要负责同志、药化注册司有关负责同志参加了会见。

11日　世界中医药学会联合会在北京召开新闻发布会，宣布世界中联与世界卫生组织(WHO)建立官方正式合作关系。世卫组织驻华代表施贺德转达了总干事陈冯富珍的祝贺。

16日　近日，来自台湾义守大学中医系的师生来到陕西省药王山和扁鹊纪念馆，拜谒药王孙思邈和神医扁鹊，感受中医药文化魅力。

19日* 以"'十三五'中医药现代化推进方略"为主题的国家中医药发展会议(珠江会议)第17届学术研讨会在广州举行。

24日 国家食品药品监督管理总局副局长尹力会见了来访的美国前国防部长科恩一行。双方就中国食品药品监管体制改革、药品审评审批制度改革、中国药品管理法修订进展情况,以及加强中美食品药品监管领域合作等议题交换了意见。国际合作司主要负责同志,法制司、药化注册司、药化监管司有关负责同志,以及中国外交学会有关同志参加了会见。

25日 全国保健食品监督管理工作会议在北京召开。总局副局长滕佳材同志出席会议并讲话。

25日* 国家卫生计生委组建儿童用药专家委员会,旨在完善儿童用药数据,促进儿童用药安全科学合理使用,保障儿童基本用药需求。

26日 第五届中非卫生合作国际研讨会在北京召开,会议主题为"促进全民健康覆盖,扩大基本药物流通"。其中"传统医药对全民健康覆盖的贡献"为五大议题之一,这也是传统医药首次被会议列为独立议题。

26日 国家卫生计生委在北京召开2015年全国药政工作会议,全面贯彻落实《国务院办公厅关于完善公立医院药品集中采购工作的指导意见》和全国卫生计生工作会议精神,研究部署2015年药政工作,深入推进药品供应保障体系建设。

27日 国家食品药品监督管理总局副局长吴浈会见了来访的世界卫生组织基本药物和健康产品司杨切雷司长和世界卫生组织驻华办公室施贺德代表一行。双方就共同关注的药品预认证、综合药品监管体系评估、药品审评审批体制改革、脊髓灰质炎疫苗等问题交换了意见。药品化妆品监管司主要负责人、国际合作司有关负责人参加了会见。

27日 国家食品药品监督管理总局副局长焦红一行赴安徽调研督导医疗器械监管工作,并召开了医疗器械新法规实施情况座谈会。安徽省花建慧副省长陪同调研。

4月

13日 国家卫生计生委发布《国家基本药物目录管理办法》,并自发布之日起施行。

18日 "中国药品质量受权人协会代表大会暨研讨会"在杭州举行。研讨会主题聚焦"质量受权人如何更好地履行职责",来自全国各制药企业的150多名质量受权人代表参加了本次大会。

24日 第十二届全国人民代表大会常务委员会第十四次会议决定对《中华人民共和国药品管理法》作如下修改:一、删去第七条第一款中的"凭《药品生产许可证》到工商行政管理部门办理登记注册"。二、删去第十四条第一款中的"凭《药品经营许可证》到工商行政管理部门办理登记注册"。三、删去第五十五条。四、将第八十九条改为第八十八条,并删去其中的"第五十七条"。五、删去第一百条。本决定自公布之日起施行。《中华人民共和国药品管理法》根据本决定作相应修改,重新公布。

5月

12日 国家食品药品监督管理总局副局长吴浈会见了香港卫生署署长陈汉仪一行。双方就内地与香港中药安全及质量标准、新药临床试验与技术审评、人员交流及信息沟通等问题深入交换了意见。国际合作司主要负责同志、药化注册司有关负责同志参加了会见。

15日 全球规模最大的健康产业展会——健康产业领袖峰会(tHIS)在上海开幕。这是中国大健康产业首次在一次展会上实现全产业链展示。主办方国药励展首次将旗下三大展会CMEF(医博会)、PharmChina(药交会)、API China(原料会)融为一体。

19日 国家食品药品监督管理总局副局长吴浈会见了来访的印度尼西亚食品药品监督管理局主席斯帕林格一行。双方就开展人员和信息交流、推进互信、建立食品药品领域监管合作机制等问题进行了交流。国际合作司、食监三司、药化注册司、药化监管司、稽查局有关负责同志参加了会见。

28日 中美商贸联委会(JCCT)药品和医疗器械小组2015年工作会议在北京召开。来自中美双方政府部门的代表围绕药品数据保护、打击网络销售假药、医疗器械临床试验机构监管、唯一器械标识(UDI)等议题展开双边会谈磋商。

6月

2日 国家食品药品监督管理总局局长毕井泉会见了来访的古巴驻华大使白诗德一行。双方就药品审评审批机制改革、中古生物技术领域合作等议题进行了交流。总局药品安全总监孙咸泽以及国合司、药化注册司主要负责人参加了会见。

5日 国家食品药品监督管理总局颁布《中华人民共和国药典》2015年版,新版药典将于2015年12月1日起实施。

10日 我国疫苗生产企业华兰生物生产的流感疫苗通过了世界卫生组织(WHO)的预认证,纳入联合国相关机构采购计划。这是中国流感疫苗生产企业首次通过 WHO 预认证,并进入联合国疫苗采购计划。

16 日　根据《中华人民共和国政府和瑞士联邦委员会关于食品、药品、医疗器械和化妆品领域的合作协议》,中瑞食品、药品、医疗器械和化妆品合作指导委员会第一次会议在北京召开。总局国际合作司主要负责同志与瑞士全球卫生事务大使、瑞士联邦内政部公共卫生局副局长兼国际司司长塔妮娅杜赛-卡瓦西尼(Tania DUSSEY-CAVASSINI)作为双方联席主席共同主持了会议。中瑞双方讨论了指导委员会工作规则,就食品药品监管法律法规最新进展以及食品、药品、医疗器械和化妆品领域工作进行了交流,并提出了下一阶段合作建议。

17 日　国家食品药品监督管理总局日前在监督检查中发现,云南云龙制药股份有限公司生产的药品"蛮龙液"、内蒙古蒙奇药业有限公司生产的药品"清血八味片"等 8 个严重违法广告宣传超出了食品药品监管部门批准的内容,国家总局予以曝光。

26 日　中国食品药品国际交流中心和中国美国商会共同在北京举办"2015 年食品安全风险交流国际研讨会"。来自中美食品安全监管部门、学术界、产业界以及媒体共 80 余名代表参与了研讨会。

7 月

10 日　从第 36 届全国医药行业质量管理(QC)小组成果发布会上得知,扬子江药业集团以 95 项 QC 成果一等奖,94 项最佳发表奖的成绩,再夺全国医药行业 QC 成果一等奖总数"桂冠",奖牌总数再创历史最好水平,并蝉联全国医药行业 QC 成果一等奖"十一连冠"。

10 日　我国著名化学制药专家、中国制药工业企业第一位中国工程院院士、东北制药高级工程师及终身员工安静娴在北京逝世。由于组织和主持中国头孢系列药物的开发与研制,填补了国内企业头孢类抗生素的生产空白,安静娴被誉为"中国头孢第一人"。

11 日　以"微革命·e+健康·新生态"为主题、由中国医药工业信息中心主办的 2015 年(第 32 届)全国医药工业信息年会在成都召开。来自国家食品药品监督管理总局、工业和信息化部、国家卫生和计生委、国家发展改革委等相关政府部门的领导、行业专家、企业高管共计 1000 余人参会,他们围绕《中国药典》2015 年版的修订、医药工业"十三五"规划、药价改革进程、医保支付标准制定等政策展开讨论,共商医药行业发展大计。中国医药报社和中国医药工业信息中心联合举办了"对话·药监"——药品监管标准的信息化建设座谈会。四川省副省长陈文华出席年会并致辞。中国工程院院士桑国卫、工业和信息化部前总工程师朱宏任分别做专题演讲。本届信息年会发布了行业权威的 2014 年度中国医药工业百强榜,以及"2015 年中国医药研发产品线最佳工业企业"、"2015 年中国医药工业最具投资价值企业(非上市)"、"2015 年中国医药工业最具成长力企业"名单。

13 日　国家食品药品监督管理总局局长毕井泉会见了来访的法国驻华大使顾山一行。双方就我国新修订食品安全法的实施、药品审评审批体制改革、化妆品监管以及电子商务领域的食品药品监管等议题进行了交流。总局国合司、法制司、药化注册司主要负责同志参加了会见。

20 日　国家食品药品监督管理总局发布《国家药品不良反应监测年度报告(2014 年)》。报告显示,以县为单位,药品不良反应报告覆盖率达 94.4%,全国每百万人口平均报告数量为 991 份,报告数量接近发达国家水平。

8 月

1 日　"儿科专用药高峰论坛暨神曲消食口服液中国地区上市会"在泰州市扬子江药业集团总部召开,国家卫计委儿童专业用药专委会顾问张文康,国家卫计委儿童用药专委会主任委员、北京儿童医院副院长、中华医学会儿科学分会主任委员申昆玲,中国医师协会儿科医师分会会长朱宗涵,扬子江药业集团董事长徐镜人,以及来自全国各地医疗卫生系统儿科领域的专家、教授 500 余人出席了大会。会上,扬子江药业集团对外发布了针对儿科专用药"神曲消食口服液",并启动了该药中国地区上市仪式。

12 日　国家食品药品监督管理总局副局长吴浈会见了来访的肯尼亚共和国议会卫生委员会副主席罗伯特·普科瑟一行。双方就中药注册管理、处方药与非处方药转换和注册、执业药师管理以及药品监督管理队伍建设等议题进行了交流。总局国际合作司、药化注册司、药化监管司、人事司有关负责同志参加了会见。

14 日　"第七届海峡两岸医药品论坛"在厦门市开幕,来自海峡两岸的 200 多名业界代表参加了这一盛会,其中台湾地区代表占半数。论坛期间,"自贸区"、"生物技术"、"合作新契机"等热词频频出现在讨论中。

18 日　国家食品药品监督管理总局副局长吴浈出席国务院新闻办新闻发布会,向公众解读国务院日前印发的《关于改革药品医疗器械审评审批制度的意见》(国发〔2015〕44 号),并回答记者提问。总局药化注册司、器械注册司主要负责同志陪同参加新闻发布会。

19 日,国家食品药品监督管理总局副局长孙咸泽会见了来访的台湾民意代表廖国栋一行。双方就两岸药品审评审批以及药品监管方面的工作等内容进行了交流,孙咸泽就药品有关审评审批改革的内容进行了介绍。总局国际合作司、法制司、药化注册司、药化监管司相关同志参加了会见。

24日　全国药品审评审批制度改革工作会议在上海召开。会议贯彻落实国务院关于改革药品审评审批制度的意见。总局局长毕井泉出席会议并讲话，上海市常务副市长屠光绍到会致辞，总局副局长吴浈、孙咸泽出席会议。

27日　国家食品药品监督管理总局副局长吴浈会见了来访的美国食品药品管理局驻华办公室主任古丽一行。双方就药品临床试验数据完整性、我国药品审评审批制度改革以及中美药品监管制度交流合作等问题交换了意见。国际合作司、药化注册司、药化监管司、核查中心相关负责同志参加了会见。

9月

1日* "8.12"爆炸事故发生后，国家食品药品监督管理总局高度重视事故救援工作，密切关注救援工作进展，要求天津市场监管委切实做好救援工作中的食品药品质量安全保障。

9日　国家食品药品监督管理总局决定自2016年1月1日起启用新版《药品生产许可证》和《医疗机构制剂许可证》。

18日* 由国家食品药品监督管理总局和广西壮族自治区人民政府共同主办的"第三届中国-东盟药品合作发展高峰论坛"在南宁市召开，总局副局长吴浈出席并发言。

22日　"第六届中国医疗器械监督管理国际论坛"在广州白云国际会议中心召开。国家食品药品监督管理总局焦红副局长出席了论坛开幕式并讲话。

23日　"第六届世界药典会议暨2015中国药典科学年会"在江苏省苏州市召开。来自国外药典机构、国内药品检验机构和国内外生产企业的500余名代表参加了会议。本届会议的主题为"展示2015，展望2020"。大会由世界卫生组织（WHO）和中国国家药典委员会（ChP）共同主办、中国医药质量管理协会承办，并且得到了江苏康缘药业股份有限公司及扬子江药业集团的大力支持。

10月

5日　瑞典卡罗琳医学院在斯德哥尔摩宣布将2015年诺贝尔生理学或医学奖授予中国女药学家屠呦呦，以及爱尔兰的威廉·坎贝尔和日本的大村智，表彰他们在寄生虫疾病治疗研究方面取得的成就。在获悉自己获得今年的诺贝尔生理学或医学奖后，屠呦呦称："青蒿素是传统中医药送给世界人民的礼物，对防治疟疾等传染性疾病、维护世界人民健康具有重要意义。青蒿素的发现是集体发掘中药的成功范例，由此获奖是中国科学事业、中医中药走向世界的一个荣誉。"早在2011年，屠呦呦就获得拉斯克奖，获奖理由是"因为发现青蒿素——一种用于治疗疟疾的药物，挽救了全球特别是发展中国家的数百万人的生命。"由于获得拉斯克奖的科学家很多也会获得诺贝尔奖，因此该奖被视为诺贝尔奖的风向标。

5日　一年一度的国际质量管理小组竞赛（ICQCC）在韩国昌原举行，代表中国药企参与角逐的扬子江药业勇夺ICQCC最高奖项——金奖2个，创造了中国药企首次登上国际质量管理最高舞台、首次获得ICQCC金奖两项纪录。据悉，此次扬子江药业5个课题参与发表，其中"降低银杏叶片的乙醇含量达到欧盟标准"和"设计和建立一套新的冻干粉针剂无菌保障隔离系统"夺得金奖，"提高紫杉醇注射液灌装过程能力"等3个课题获得铜奖。

8日　国家卫生计生委、国家中医药管理局、国家食品药品监督管理总局联合召开祝贺屠呦呦研究员荣获2015年诺贝尔生理学或医学奖座谈会。全国人大常委会副委员长陈竺，国家卫生计生委副主任、国家中医药管理局局长王国强，国家卫生计生委副主任刘谦，国家食品药品监督管理总局副局长孙咸泽出席会议。

15日　国家食品药品监督管理总局局长毕井泉会见了来访的世界卫生组织总干事陈冯富珍一行。双方就药品审评审批制度改革、疫苗供应和监管、中非药品生产合作、传统药标准合作、世卫组织综合评估工具以及食品安全等议题进行了交流。国合司、综合司、食监一司、食监二司、食监三司、药化注册司和药化监管司有关负责同志参加了会见。

16日　由国家药品不良反应监测中心主办、《中国药物警戒》杂志社承办的"第五届中国药物警戒大会"在成都市成功举办。国家食品药品监督管理总局副局长吴浈出席开幕式并讲话。

29日　国家标准化管理委员会和国家中医药管理局联合发布《中药方剂编码规则及编码》（GB/T 31773-2015）、《中药编码规则及编码》（GB/T 31774-2015）和《中药在供应链管理中的编码与表示》（GB/T 31775-2015）系列中医药国家标准，标志着我国有了统一的中药、中药方剂、中药供应链编码体系。该系列标准将于今年12月1日起正式实施。

11月

2日　国家食品药品监督管理总局局长毕井泉会见了来访的德国驻华大使柯慕贤一行。双方就中国新修订的食品安全法及中德食品药品监管合作等议题进行了交流。国合司主要负责同志参加了会见。

9日　由中国化学制药工业协会、中国医药商业协会、中国非处方药物协会、中国医药企业发展促进会、国药励展展览有限责任公司共同主办的“2015中国化学制药行业年度峰会”在南京市举办。会上发布了“2015中国化学制药行业优秀企业和优秀产品品牌”榜，榜单包括了2015中国医药行业企业集团十强、2015中国化学制药行业优秀企业品牌、2015中国化学制药行业优秀产品品牌及特设奖，共计四大板块的28个奖项。百余家在2014年具有良好销售和出口业绩、品牌竞争力、新药研发创新突出表现的国内知名医药企业榜上有名。

12日　国家食品药品监督管理总局执业药师资格认证中心在常州市组织召开了“药品安全与执业药师”第三期研讨会。会上，该中心与中国药学会、中国非处方药物协会和中国医药商业协会共同发布了《执业药师业务规范（试行）》（以下简称《规范》），《规范》将于2016年1月1日起施行。国家总局综合司、法制司相关领导，以及来自30个省（区、市）执业药师监管部门、注册机构、教育培训机构、执业药师协会、高等医药院校、医疗机构、药品生产经营企业共210余人参加了会议。

19日　由中国医药质量管理协会主办、江苏医药质量管理协会协办、江苏康缘药业股份有限公司承办的“2015中国医药质量年会”在连云港市召开。会议围绕“互联网+医药质量”展开话题，并颁发了首届中国医药质量管理奖，共有9家企业获得这一奖项。本次大会共吸引了来自全国制药企业、科研院所及医药质量管理协会分支机构的260名代表参加，充分普及了“互联网+医药质量”的概念。

19日　以“保障药品安全，维护公众健康”为主题的“2015年中国药品质量安全年会”在广州市召开，国家食品药品监督管理总局副局长、药品安全总监孙咸泽出席会议并讲话。会议发布了《2014年度国家药品医疗器械抽验结果和质量状况报告》，来自各级药品、医疗器械、药包材与辅料检验检测机构、药品生产企业、药品研发单位及大专院校和科研院所专业技术人员等近1500人参加会议。

25日　国家食品药品监督管理总局和捷克国家药品监督管理局联合举办的“中捷药品监管研讨会”在北京召开。双方围绕药品生产质量管理规范、保障用药安全、加强监管机构合作等议题进行了交流讨论。捷克共和国总理斯博特卡到会并致辞，国家食品药品监督管理总局副局长吴浈、捷克共和国卫生部部长涅麦切克出席并讲话。中捷双方有关专家，部分省市食品药品监管部门和企业代表100余人参加了研讨会。

12月

3日　全国政协在北京召开第43次双周协商座谈会，围绕“仿制药的质量问题与对策”建言献策。全国政协主席俞正声主持会议并讲话。

4日　国家食品药品监督管理总局在北京召开“全国药物临床试验数据核查工作座谈会”，通报了前一阶段临床试验数据自查核查工作情况，研究部署下一阶段工作。食品药品监管总局局长毕井泉，副局长吴浈、孙咸泽，食品安全总监郭文奇出席会议。

6日*　屠呦呦研究员参加了诺贝尔基金会举办的活动，并向诺贝尔博物馆赠送了记载青蒿素发现历程的《青蒿抗疟研究》（1971～1978）一书及印有她本人工作照、亲笔签名和青蒿图像等图案的纪念瓷盘。之后，屠呦呦研究员参加了在斯德哥尔摩卡罗林斯卡医学院的诺贝尔大厅举办的诺贝尔生理学或医学奖新闻发布会。面对各媒体的提问，屠呦呦表示：“希望大家更多地去关注、去研究如何应对疟疾的抗药性。我也会继续搞科研，为人类的健康做贡献。”

7日　首届“全国食品药品安全与监管博士后论坛”在北京举行。本次论坛以“食品药品安全社会共治”为主题。食品药品监督管理总局郭文奇出席论坛开幕式并致辞。论坛由食品药品监管总局人事司会同全国博士后管委会办公室共同举办，总局高级研修学院承办。来自各领域博士后流动站和工作站的80余位博士后、有关专家学者，以及学术期刊、新闻媒体，食品药品监管总局相关司局和直属单位的领导和代表共计140余人参加了论坛。

15日*　根据党中央、国务院关于推进社会信用体系建设的工作部署，以及国务院《关于印发社会信用体系建设规划纲要（2014～2020年）的通知》，国家食品药品监督管理总局出台《关于推进食品药品安全信用体系建设的指导意见》（下简称《意见》）。

（注：*为事件报道日期，非事件发生日期）

（王延凤　曹雪松）

附录

Appendix

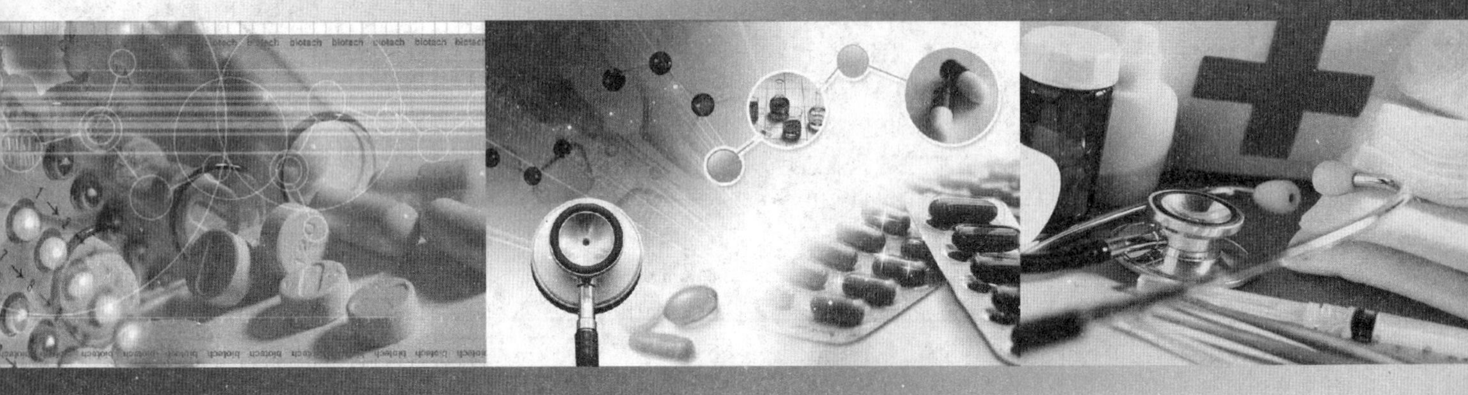

2015年国务院发布的9大医药政策一览

李克强总理在2015年政府工作报告中提出,健康是群众的基本需求,我们要不断提高医疗卫生水平,打造健康中国。为帮助老百姓解决"看病难、看病贵"的难题,今年以来,国务院接连出台了推进分级诊疗、全面实施大病保险、促进社会办医、加强乡村医生队伍建设等多项重要政策。

1. 药品集中采购,合理降低药价

政策:2月,国务院办公厅印发了《关于完善公立医院药品集中采购工作的指导意见》。

红利:《意见》按照市场在资源配置中起决定性作用和更好发挥政府作用的总要求,借鉴国际药品采购通行做法,充分吸收基本药物采购经验,围绕"招什么、怎么招,怎么配送,怎么结算,如何监管"等关键环节,提出了一系列有针对性的具体措施:一是放管结合,根据药品供应保障情况实行分类采购,对不同药品分别采取双信封制公开招标采购、谈判采购、医院直接采购、定点生产等方式,调动药品生产企业积极性,增强医院参与度。这是完善公立医院药品集中采购政策的一大亮点。二是改进药款结算方式。明确药款结算时限,强化合同约束。鼓励药品生产企业与医院直接结算药品货款,与配送企业结算配送费用,进一步减少中间环节。三是加强药品配送管理。强化生产企业主体责任,确保药品配送及时到位,重点保障偏远、交通不便地区药品供应配送,鼓励各地结合实际探索县乡村一体化配送。四是规范采购平台建设。拓展省级药品集中采购平台功能,推动药品采购编码标准化,实现药品采购数据共享和互联互通。公立医院使用的所有药品(不含中药饮片)均应通过省级药品集中采购平台采购。五是强化综合监督管理。全面推进信息公开,确保药品采购各环节在阳光下运行,严格执行诚信记录和市场清退制度,严肃查处医院和药品生产经营企业违法违规行为。

——2015年2月28日《国务院办公厅关于完善公立医院药品集中采购工作的指导意见》国办发〔2015〕7号

2. 加强乡村医生队伍建设,筑牢农村医疗卫生服务网底

政策:3月,国务院办公厅印发《关于进一步加强乡村医生队伍建设的实施意见》,部署进一步加强乡村医生队伍建设,切实筑牢农村医疗卫生服务网底。

红利:围绕乡村医生队伍建设的主要目标,《意见》提出了针对性的政策措施:一是明确功能任务。乡村医生主要负责向农村居民提供公共卫生和基本医疗服务,并承担卫生计生行政部门委托的其他工作,原则上按照每千服务人口不少于1名的标准配备乡村医生。二是加强执业管理。严格乡村医生执业准入,加强乡村医生执业管理和服务质量监管,规范开展考核。三是优化学历结构。面向村卫生室免费定向培养3年制中、高职医学生,支持在岗乡村医生进入中、高等医学院校接受学历教育,各地可选派具有执业医师或执业助理医师资格的优秀乡村医生到省、市级医院接受免费培训。四是提高岗位吸引力。同等条件下,乡镇卫生院优先聘用获得执业助理医师及以上资格的乡村医生,鼓励开展乡村一体化管理试点,规范开展岗位培训。五是转变服务模式。探索实施乡村医生与农村居民的签约服务,并按规定收取费用;建立乡村全科执业助理医师制度。六是保障合理收入。落实乡村医生多渠道补偿政策,2014年和2015年农村地区新增的人均5元基本公共卫生服务补助资金,以政府购买服务的方式全部用于乡村医生,今后继续重点倾斜;对艰苦边远地区乡村医生加大补助力度。七是建立健全养老和退出政策。完善乡村医生养老政策,提高养老待遇,同步建立退出机制。八是改善工作条件和执业环境。采取公建民营、政府补助等方式,支持村卫生室建设和设备购置,建立乡村医生执业风险化解机制。

——2015年3月23日《国务院办公厅关于进一步加强乡村医生队伍建设的实施意见》国办发〔2015〕13号

3. 完善医疗救助制度,全面开展重特大疾病医疗救助工作

政策:4月,国务院办公厅转发民政部、财政部、人力资源社会保障部、卫生计生委、保监会等部门《关于进一步完善医疗救助制度全面开展重特大疾病医疗救助工作的意见》,对完善医疗救助制度、全面开展重特大疾病医疗救助工作作出部署。

红利:《意见》提出,各地要科学测算资金需求,加大财政投入,省级和地市级财政应加大对本行政区域内经济困难地区的资金补助力度,中央财政在分配补助资金时加大对地方各级财政筹资情况的考核力度。做到医疗救助与相关信息管理平台互联互享、公开透明,健全"一站式"即时结算。明确定点医疗机构的责任义务和服务规范,防控不合理医疗行为和费用,对不按规定提供救助服务的要终止协议、取消资格并依法追责。落实有关财税优惠、费用减免等政策,支持、引导社会力量参与医疗救助;搭建信息共享平台,及时提供救助需求信息,为社会力量参与医疗救助创造条件、提供便利,形成工作合力。

——2015年4月30日《国务院办公厅转发民政部等部门关于进一步完善医疗救助制度全面开展重特大疾病医疗救助工作意见的通知》国办发〔2015〕30号

4. 改革县级公立医院,努力让群众就地就医

政策:5月,国务院办公厅印发《关于全面推开县级公立医院综合改革的实施意见》。

红利:《意见》提出9方面31条改革任务:一是优化县域医疗资源配置。明确县级公立医院功能定位、床位规模、建设标准和设备配置标准,落实支持和引导社会资本办医政策。二是改革管理体制。建立统一高效、权责一致的政府办医体制,落实县级公立医院独立法人地位和经营管理自主权,建立科学的绩效考核制度,健全内部管理制度。三是建

立县级公立医院运行新机制。破除以药补医机制,理顺医疗服务价格,落实政府投入责任。四是完善药品供应保障制度。降低药品和高值医用耗材费用,加强药品配送管理和药品采购全过程监管。五是改革医保支付制度。深化医保支付方式改革,充分发挥各类医疗保险对医疗服务行为和费用的调控引导与监督制约作用。六是建立符合行业特点的人事薪酬制度。完善编制管理办法和医务人员评价制度。七是加强县级公立医院能力建设和信息化建设。八是加强上下联动。推动医疗资源集约化配置,建立上下联动的分工协作机制,推动建立分级诊疗制度。九是强化服务监管。严格控制医药费用不合理增长。

——2015 年 5 月 8 日《国务院办公厅关于全面推开县级公立医院综合改革的实施意见》国办发〔2015〕33 号

5. 改革城市公立医院,破解“以药养医、看病扎堆”现象

政策:5 月,国务院办公厅印发《关于城市公立医院综合改革试点的指导意见》。

红利:《意见》主要内容包括 9 个方面 30 条,重点任务包括 7 个方面:一是改革公立医院管理体制。建立高效的政府办医体制,落实公立医院自主权,建立以公益性为导向的考核评价机制,加强精细化管理,完善多方监管机制。二是建立维护公益性、调动积极性、保障可持续的公立医院运行新机制。破除以药补医机制,降低药品和医用耗材费用,理顺医疗服务价格,落实政府投入责任。三是强化医保支付和监控作用。深化医保支付方式改革,逐步提高保障绩效。四是建立符合医疗行业特点的人事薪酬制度。深化编制人事制度改革,合理确定医务人员薪酬水平,强化医务人员绩效考核。五是构建各类医疗机构协同发展的服务体系。优化城市公立医院规划布局,推进社会力量参与公立医院改革,强化分工协作机制,加强人才队伍培养和提升服务能力。六是推动建立分级诊疗制度。构建分级诊疗服务模式,完善相应的医保政策。七是加快推进医疗卫生信息化建设。加强区域医疗卫生信息平台建设,推进医疗信息系统建设与应用。

——2015 年 5 月 17 日《国务院办公厅关于城市公立医院综合改革试点的指导意见》国办发〔2015〕38 号

6. 促进社会办医,满足多样化看病需求

政策:6 月,国务院办公厅印发《关于促进社会办医加快发展的若干政策措施》,促进社会办医成规模、上水平发展,加快形成公立医院与社会办医相互促进、共同发展格局。

红利:《措施》主要内容包括 4 个方面。一是进一步放宽准入。清理规范医疗机构审批事项,公开区域医疗资源规划,减少运营审批限制,控制公立医院规模。二是拓宽投融资渠道。加强财政资金扶持,丰富筹资渠道,优化融资政策。三是促进资源流动和共享。促进大型设备共建共享,推进医师多点执业,加强业务合作。四是优化发展环境。落实医疗机构税收政策,将社会办医纳入医保定点范围,提升临床水平和学术地位,规范收费政策,完善监管机制,营造良好氛围。

——2015 年 6 月 15 日《国务院办公厅印发关于促进社会办医加快发展若干政策措施的通知》国办发〔2015〕45 号

7. 防止发生家庭灾难性医疗支出

政策:8 月,国务院办公厅印发《关于全面实施城乡居民大病保险的意见》部署加快推进城乡居民大病保险制度建设,筑牢全民基本医疗保障网底,让更多的人民群众受益。

红利:《意见》提出,2015 年底前,大病保险覆盖所有城乡居民基本医保参保人群,大病患者看病就医负担有效减轻;到 2017 年,建立起比较完善的大病保险制度,与医疗救助等制度紧密衔接,共同发挥托底保障功能,有效防止发生家庭灾难性医疗支出,城乡居民医疗保障的公平性得到显著提升。《意见》明确了五方面的工作举措。一是完善筹资机制。从城镇居民基本医疗保险、新型农村合作医疗基金中划出一定比例或额度作为大病保险资金,参保群众不额外缴纳费用。二是提高保障水平。大病保险的保障范围与城乡居民基本医保相衔接。参保人患大病发生高额医疗费用,由大病保险对经城乡居民基本医保按规定支付后个人负担的合规医疗费用给予保障。2015 年大病保险支付比例应达到 50% 以上,并随着大病保险筹资能力、管理水平不断提高,进一步提高支付比例,更有效地减轻个人医疗费用负担。三是加强不同保障制度衔接。做好基本医保、大病保险、医疗救助、疾病应急救助、商业健康保险及慈善救助等制度间的互补联动,明确分工,细化措施,在政策制定、待遇支付、管理服务等方面做好衔接,努力实现大病患者应保尽保。对经大病保险支付后自付费用仍有困难的患者,民政等部门要及时落实相关救助政策。四是规范大病保险承办服务。原则上通过政府招标选定商业保险机构承办大病保险业务。商业保险机构承办大病保险获得的保费实行单独核算,确保资金安全和偿付能力。规范大病保险招标投标与合同管理。遵循收支平衡、保本微利的原则,合理控制商业保险机构盈利率。五是严格监督管理。强化大病保险运行的监管,督促商业保险机构提高服务质量和水平,并主动接受社会监督。加强对医疗机构、医疗服务行为和质量的监管,强化诊疗规范,规范医疗行为,控制医疗费用。

——2015 年 8 月 2 日《国务院办公厅关于全面实施城乡居民大病保险的意见》国办发〔2015〕57 号

8. 推进分级诊疗制度建设,合理配置医疗资源

政策:9 月,国务院办公厅印发《关于推进分级诊疗制度建设的指导意见》,部署加快推进分级诊疗制度建设,形成科学有序就医格局,提高人民健康水平,进一步保障和改善民生。

红利:《意见》明确了两大方面工作举措:一方面,以强基层为重点完善分级诊疗服务体系。主要采取 6 项措施:一是明确城市二、三级医院、县级医院、基层医疗卫生机构以及慢性病医疗机构等各级各类医疗机构功能定位。二是加强基层医疗卫生人才队伍建设，实现城乡每万名居民有2-3名合格的全科医生，发挥全科医生的居民健康“守门人”作用。三是通过组建医疗联合体、对口支援、医师多点执业、鼓励开办个体诊所等多种形式，提升基层医疗卫生服务能力。四是全面提升县级公立医院综合能力，加强县级公立医院临床专科建设，县域内就诊率提高到90%左右，基本实现大病不出县。五是整合并开放二级以上医院检查检验等资源，推动区域资源共享。六是加快推进医疗卫生信息化建设，促进跨地域、跨机构就诊信息共享。

——2015年9月11日《国务院办公厅关于推进分级诊疗制度建设的指导意见》国办发〔2015〕70号

9. 推进医疗卫生与养老服务相结合

政策：11月，国务院办公厅转发卫生计生委、民政部、发展改革委、财政部、人力资源社会保障部、国土资源部、住房城乡建设部、全国老龄办、中医药局《关于推进医疗卫生与养老服务相结合的指导意见》，全面部署进一步推进医疗卫生与养老服务相结合，满足人民群众多层次、多样化的健康养老服务需求。

红利：《意见》提出，到2020年，符合国情的医养结合体制机制和政策法规体系基本建立，医疗卫生和养老服务资源实现有序共享，覆盖城乡、规模适宜、功能合理、综合连续的医养结合服务网络基本形成，基层医疗卫生机构为居家老年人提供上门服务的能力明显提升。所有医疗机构开设为老年人提供挂号、就医等便利服务的绿色通道，所有养老机构能够以不同形式为入住老年人提供医疗卫生服务，基本适应老年人健康养老服务需求。《意见》明确了五方面重点任务。一是建立健全医疗卫生机构与养老机构合作机制。鼓励养老机构与周边的医疗卫生机构开展多种形式的协议合作。通过建设医疗养老联合体等多种方式，为老年人提供一体化的健康和养老服务。二是支持养老机构开展医疗服务。养老机构可根据服务需求和自身能力，按相关规定申请开办医疗机构，提高养老机构提供基本医疗服务的能力。三是推动医疗卫生服务延伸至社区、家庭。推进基层医疗卫生机构和医务人员与社区、居家养老结合，与老年人家庭建立签约服务关系，为老年人提供连续性的健康管理服务和医疗服务。四是鼓励社会力量兴办医养结合机构。在制定医疗卫生和养老相关规划时，要给社会力量举办医养结合机构留出空间，鼓励有条件的地方提供一站式便捷服务。五是鼓励医疗卫生机构与养老服务融合发展。统筹医疗卫生与养老服务资源布局，提高综合医院为老年患者服务的能力，提高基层医疗卫生机构康复、护理床位占比，全面落实老年医疗服务优待政策。

——2015年11月20日《国务院办公厅转发卫生计生委等部门关于推进医疗卫生与养老服务相结合指导意见的通知》国办发〔2015〕84号。

（来源中国政府网新媒体）

索引

Index

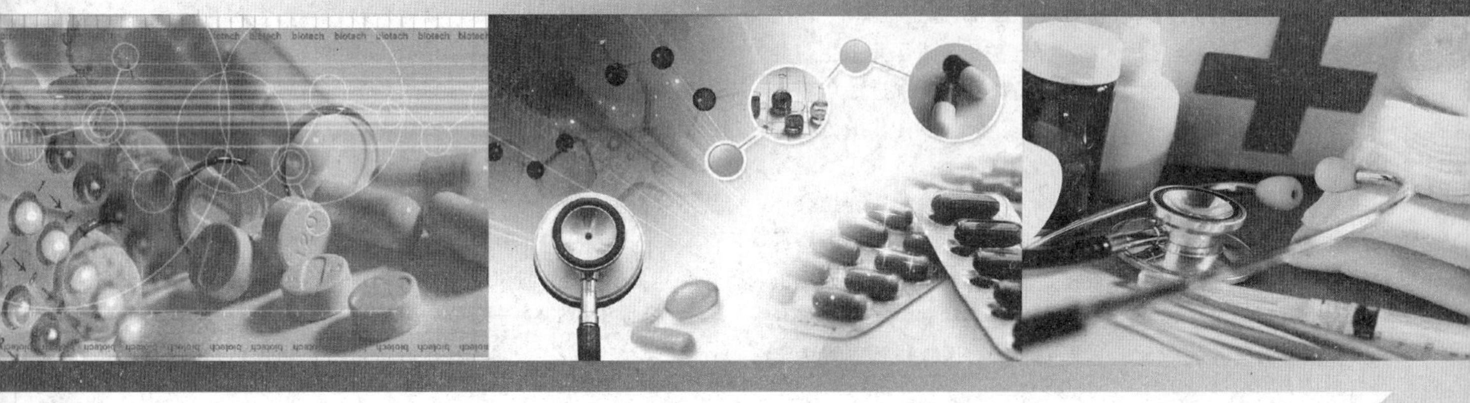

1980～2016卷企事业机构索引

科研、情报机构

T

W

学　校

医药企业、药厂

药检、监察机构

医院药学部、药剂科

药品经营机构

1980～2016卷药学人物索引

图书在版编目(CIP)数据

中国药学年鉴. 第32卷，2016 / 彭司勋主编. —北京:中国医药科技出版社，2018.3

ISBN 978-7-5214-0075-5

Ⅰ. ①中… Ⅱ. ①彭… Ⅲ. ①药物学—中国—2016—年鉴 Ⅳ. ①R9-54

中国版本图书馆 CIP 数据核字(2018)第 053504 号

中国药学年鉴(2016)

编　　辑:《中国药学年鉴》编辑委员会

责任编辑:浩云涛　赵　敏　李　娜　郑　民

地　　址:南京市童家巷 24 号　邮编:210009

电　　话:025-83271478　83271458(传真)

出　　版:中国医药科技出版社

地　　址:北京市海淀区文慧园北路甲 22 号　邮编:100082

电　　话:010-62227427(发行)　010-62236938(邮购)

网　　址:www.cmstp.com

印　　刷:南京台城印务有限责任公司

规　　格:889×1194mm　1/16

印　　张:正文:32　彩插:12

字　　数:1160 千字

版　　次:2018 年 3 月第 1 版

印　　次:2018 年 3 月第 1 次印刷

经　　销:全国各地新华书店

南京东汉文化传播有限公司(电话:025-83750085)

书　　号:ISBN 978-7-5214-0075-5

定　　价:**320.00** 元

广告经营许可证号:3200004050738